Manual de Doenças Oculares do Wills Eye Hospital

Tradução
André Garcia Islabão

Revisão técnica
Eduardo Marques Mason (Coordenador, Caps. 1, 3, 6, 7, 13 e Apêndices)
Médico oftalmologista da Clínica Visão, Porto Alegre, RS. Especialista em Cirurgia Plástica Ocular pelo Serviço de Plástica Ocular Dr. Eduardo Soares, Belo Horizonte, MG e pelo Moorfields Eye Hospital, Londres, Inglaterra.

Anelise Decavatá Szortyka (Cap. 9)
Médica oftalmologista. Especialista em Glaucoma pelo Hospital de Clínicas de Porto Alegre (HCPA). Pós-graduação em Saúde Pública pela Universidade Federal do Rio Grande do Sul (UFRGS).

Luciana Costa Gama (Caps. 2-5, 10, 14)
Médica oftalmologista. Especialista em Segmento Anterior pelo HCPA.

Paula Gabriela Batista dos Santos (Cap. 8)
Médica oftalmologista.

Rafael Zaniol Migon (Caps. 11-12)
Médico oftalmologista. Especialista em Oftalmologia pelo Serviço de Oftalmologia da Santa Casa de Porto Alegre e em Retina e Vítreo pelo Instituto Suel Abujamra e pela Universidade da Califórnia, Irvine, Estados Unidos.

Nota

A medicina é uma ciência em constante evolução. À medida que novas pesquisas e a própria experiência clínica ampliam o nosso conhecimento, são necessárias modificações na terapêutica, onde também se insere o uso de medicamentos. Os autores desta obra consultaram as fontes consideradas confiáveis, num esforço para oferecer informações completas e, geralmente, de acordo com os padrões aceitos à época da publicação. Entretanto, tendo em vista a possibilidade de falha humana ou de alterações nas ciências médicas, os leitores devem confirmar estas informações com outras fontes. Por exemplo, e em particular, os leitores são aconselhados a conferir a bula completa de qualquer medicamento que pretendam administrar, para se certificar de que a informação contida neste livro está correta e de que não houve alteração na dose recomendada nem nas precauções e contraindicações para o seu uso. Essa recomendação é particularmente importante em relação a medicamentos introduzidos recentemente no mercado farmacêutico ou raramente utilizados.

M294   Manual de doenças oculares do Wills Eye Hospital : diagnóstico e tratamento no consultório e na emergência / Organizadores de texto, Kalla A. Gervasio, Travis J. Peck, Multimídia: Cherie A. Fathy, Meera D. Sivalingam ; Idealizadores: Mark A. Friedberg, Christopher J. Rapuano ; tradução: André Garcia Islabão ; revisão técnica: Eduardo Marques Mason ... [et al]. – 8. ed. – Porto Alegre : Artmed, 2023.
xvi, 477 p. : il. color. ; 25 cm.

ISBN 978-65-5882-089-5

1. Oftalmologia. 2. Doenças oculares. 3. Wills Eye Hospital. I. Gervasio, Kalla A. II. Peck, Travis J. III. Fathy, Mark A. IV. Sivalingam, Meera D. V. Mark A. Friedberg. VI. Christopher J. Rapuano

CDU 617.7

Catalogação na publicação: Karin Lorien Menoncin – CRB 10/2147

8ª EDIÇÃO

Manual de Doenças Oculares do Wills Eye Hospital

Diagnóstico e Tratamento
no Consultório e na Emergência

Kalla A. Gervasio
Travis J. Peck
[Texto]

Cherie A. Fathy
Meera D. Sivalingam
[Multimídia]

Mark A. Friedberg
Christopher J. Rapuano
[Idealizadores]

[ORGANIZADORES]

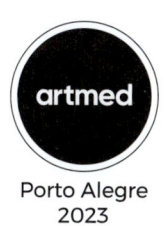

Porto Alegre
2023

Obra originalmente publicada sob o título *The Wills Eye manual: office and emergency room diagnosis and treatment of eye disease*, 8th Edition.
ISBN 9781975160753
Copyright(c)2021 Wolters Kluwer Health, Inc. Wolters Kluwer did not participate in the translation of this title.
Published by arrangement with Wolters Kluwer Health, Inc., USA.

Gerente editorial
Letícia Bispo de Lima

Colaboraram nesta edição

Editora
Mirian Raquel Fachinetto

Capa
Márcio Monticelli

Preparação de originais
Carine Garcia Prates

Leitura Final
Sandra Helena Milbratz Chelmicki

Editoração
Know How Editorial Ltda.

Reservados todos os direitos de publicação, em língua portuguesa, ao
GRUPO A EDUCAÇÃO S.A.
(Artmed é um selo editorial do GRUPO A EDUCAÇÃO S.A.)
Rua Ernesto Alves, 150 – Bairro Floresta
90220-190 – Porto Alegre – RS
Fone: (51) 3027-7000

SAC 0800 703 3444 – www.grupoa.com.br

É proibida a duplicação ou reprodução deste volume, no todo ou em parte, sob quaisquer formas ou por quaisquer meios (eletrônico, mecânico, gravação, fotocópia, distribuição na Web e outros), sem permissão expressa da Editora.

IMPRESSO NO BRASIL
PRINTED IN BRAZIL

Autores

OITAVA EDIÇÃO

Austin R. Meeker, M.D.
Cherie A. Fathy, M.D., M.P.H.
Connie M. Wu, M.D.
Dilru C. Amarasekera, M.D.
Douglas R. Matsunaga, M.D.
Erin E. Nichols, M.D.
Joshua H. Uhr, M.D.
Kalla A. Gervasio, M.D.
Kyle B. McKey, M.D.
Marisa A. Schoen, M.D.
Meera D. Sivalingam, M.D.
Michael D. Abendroth, M.D., M.B.A.
Michele D. Markovitz, M.D.
Ollya V. Fromal, M.D.
Rakhi Melvani, M.D.
Samir N. Patel, M.D.
Travis J. Peck, M.D.
Vikram A. Shankar, M.D.

SÉTIMA EDIÇÃO

Alice L. Williams, M.D.
Alison Huggins, M.D.
Blair Armstrong, M.D.
Brenton Finklea, M.D.
Christine Talamini, M.D.
Faheem Ahmed, M.D.
Jinali Patel, M.D.
Marta McKeague, M.D.
Michael N. Cohen, M.D.
Michelle Wilson, M.D.
Murtaza K. Adam, M.D.
Nathan Cutler, M.D.
Nina Ni, M.D.
Priya Sharma, M.D.

SEXTA EDIÇÃO

Adam T. Gerstenblith, M.D.
Amanda E. Matthews, M.D.
Anne M. Nguyen, M.D.
Brandon B. Johnson, M.D.
Christopher J. Brady, M.D.
Douglas M. Wisner, M.D.
Eileen Wang, M.D.
Fatima K. Ahmad, M.D.
Gary Shienbaum, M.D.
Jennifer H. Kim, M.D.
Katherine G. Gold, M.D.
Kristina Yi-Hwa Pao, M.D.
Linda H. Ohsie, M.D.
Meg R. Gerstenblith, M.D.
Melissa D. Neuwelt, M.D.
Michael P. Rabinowitz, M.D.
Mindy R. Rabinowitz, M.D.
Sebastian B. Heersink, M.D.
Suzanne K. Jadico, M.D.
Vikram J. Setlur, M.D.

QUINTA EDIÇÃO

Texto

Allison P. Young, M.D.
Andrew Lam, M.D.
Avni H. Patel, M.D.
Bhairavi V. Kharod, M.D.
Bradley T. Smith, M.D.
Chirag P. Shah, M.D., M.P.H.
Chrishonda C. McCoy, M.D.
Dara Khalatbari, M.D.
David Fintak, M.D.
Eliza N. Hoskins, M.D.
Emily A. DeCarlo, M.D.
Garth J. Willis, M.D.
Gregory L. Fenton, M.D.
Heather N. Shelsta, M.D.
Jesse B. McKey, M.D.
John M. Cropsey, M.D.
Joselitio S. Navaleza, M.D.
Justis P. Ehlers, M.D.
Katherine A. Lane, M.D.
Maria P. McNeill, M.D.
Matthew R. Kirk, M.D.
Michael A. Malstrom, M.D.
Nicole R. Fram, M.D.
Omesh P. Gupta, M.D., M.B.A.
Paul S. Baker, M.D.
Robert E. Fintelmann, M.D.
Shaleen L. Belani, M.D.
Shawn Chhabra, M.D.
Susan M. Gordon, M.D.
Vikas Tewari, M.D.

Imagens

Alan R. Forman, M.D.
Becky Killian
Bruce M. Schnall, M.D.
Carol L. Shields, M.D.

Chirag P. Shah, M.D., M.P.H.
Christopher J. Rapuano, M.D.
Donelson R. Manley, M.D.
Elisabeth J. Cohen, M.D.
Elizabeth L. Affel, M.S., R.D.M.S.
George L. Spaeth, M.D.
Heather N. Shelsta, M.D.
Jerry A. Shields, M.D.
Julia Monsonego, C.R.A.
Jurij R. Bilyk, M.D.
Justis P. Ehlers, M.D.
Kammi B. Gunton, M.D.
Peter J. Savino, M.D.
Robert C. Sergott, M.D.
Robert S. Bailey, Jr., M.D.
Scott M. Goldstein, M.D.
William E. Benson, M.D.
William Tasman, M.D.

Ilustração
Paul Schiffmacher

QUARTA EDIÇÃO

Anson T. Miedel, M.D.
Brian C. Bigler, M.D.
Brian D. Dudenhoefer, M.D.
Carolyn A. Cutney, M.D.
Christine Buono, M.D.
Colleen P. Halfpenny, M.D.
Daniel E. Shapiro, M.D.
Derek Y. Kunimoto, M.D.
Derrick W. Shindler, M.D.
Edward H. Bedrossian, Jr., M.D.
Heather A. Nesti, M.D.
Henry C. Lee, M.D.
Jacqueline R. Carrasco, M.D.
John A. Epstein, M.D.
Kunal D. Kantikar, M.D.
Mary S. Makar, M.D.
Michael A. Negrey, M.D.
Mimi Liu, M.D.
Nicholas A. Pefkaros, M.D.
Parveen K. Nagra, M.D.
R. Gary Lane, M.D.
Robert Sambursky, M.D.
Sandra Y. Cho, M.D.
Seema Aggarwal, M.D.
Stephen S. Hwang, M.D.

ThucAnh T. Ho, M.D.
Vasudha A. Panday, M.D.
Vatinee Y. Bunya, M.D.

TERCEIRA EDIÇÃO

Brian M. Sucheski, M.D.
Brian P. Connolly, M.D.
Christine W. Chung, M.D.
Douglas J. Rhee, M.D.
Jay C. Rudd, M.D.
Kammi B. Gunton, M.D.
Mark F. Pyfer, M.D.
Mark R. Miller, M.D.
Ralph E. Oursler III, M.D.
Vincent A. Deramo, M.D.

Ilustração
Marlon Maus, M.D.

SEGUNDA EDIÇÃO

Allen C. Ho, M.D.
Benjamin Chang, M.D.
Carl D. Regillo, M.D.
Carol J. Hoffman, M.D.
C. Byron Faulkner, M.D.
Christopher Williams, M.D.
Florentino E. Palmon, M.D.
Forest J. Ellis, M.D.
Jack Dugan, M.D.
Janine G. Tabas, M.D.
Jerry R. Blair, M.D.
John R. Trible, M.D.
J. William Harbour, M.D.
Mark C. Austin, M.D.
Mark L. Mayo, M.D.
Mark R. Stokes, M.D.
Mary Elizabeth Gallivan, M.D.
Mary Ellen Cullom, M.D.
Michele A. Miano, M.D.
Paul M. Herring, M.D.
R. Douglas Cullom, Jr., M.D.
Scott H. Smith, M.D.
Thomas I. Margolis, M.D.
Timothy J. O'Brien, M.D.
Tony Pruthi, M.D.
William B. Phillips, M.D.
Wynne A. Morley, M.D.

Ilustração
Neal H. Atebara, M.D.

PRIMEIRA EDIÇÃO

Bret L. Fisher, M.D.
Bruce J. Keyser, M.D.
Catharine J. Crockett, M.D.
Christopher J. Rapuano, M.D.
Eric P. Suan, M.D.
James T. Handa, M.D.
Mark A. Friedberg, M.D.
Melissa M. Brown, M.D.
Patrick M. Flaharty, M.D.
Paul A. Raskauskas, M.D.
Ronald L. McKey, M.D.
Victor A. Holmes, M.D.

Ilustração
Marlon Maus, M.D.

Consultores

CÓRNEA

Consultores
Beeran B. Meghpara, M.D.
Brad H. Feldman, M.D.
Brandon D. Ayres, M.D.
Brenton D. Finklea, M.D.
Christopher J. Rapuano, M.D
Irving M. Raber, M.D.
Parveen K. Nagra, M.D.
Zeba A. Syed, M.D.

GLAUCOMA

Consultores principais
Aakriti G. Shukla, M.D.
Natasha N. Kolomeyer, M.D.
Reza Razeghinejad, M.D.

Consultores
Anand V. Mantravadi, M.D.
Daniel Lee, M.D.
L. Jay Katz, M.D.
Marlene R. Moster, M.D.
Michael J. Pro, M.D.
Scott J. Fudemberg, M.D.

NEURO-OFTAMOLOGIA

Consultores
Adam A. Debusk, D.O.
Mark L. Moster, M.D.
Robert C. Sergott, M.D.

OCULOPLÁSTICA

Consultor principal
Jurij R. Bilyk, M.D.

Consultores
Alison B. Huggins Watson, M.D.
Blair K. Armstrong, M.D.
Jacqueline R. Carrasco, M.D.
Mary A. Stefanyszyn, M.D.
Michael P. Rabinowitz, M.D.
Robert B. Penne, M.D.
Sathyadeepak Ramesh, M.D.
Scott M. Goldstein, M.D.

ONCOLOGIA

Consultor
Carol L. Shields, M.D.

PEDIATRIA

Consultores
Alex V. Levin, M.D.
Barry N. Wasserman, M.D.
Bruce M. Schnall, M.D.
Jade M. Price, M.D.
Yoshihiro Yonekawa, M.D.

RETINA

Consultores principais
Allen C. Ho, M.D.
Carl D. Regillo, M.D.
James F. Vander, M.D.
Jason Hsu, M.D.
Omesh P. Gupta, M.D., M.B.A.
Sunir J. Garg, M.D.
William E. Benson, M.D.

Consultores
Julia A. Haller, M.D.
Marc J. Spirn, M.D.
Richard S. Kaiser, M.D.

UVEÍTE

Consultores
James P. Dunn, M.D.
Sunir J. Garg, M.D.

OFTALMOLOGIA GERAL

Consultor principal
Bruce J. Markovitz, M.D.

Consultores
Brad H. Feldman, M.D.
Christina B. McGowan, M.D.
Elizabeth N. Derham, M.D.

FELLOW

Archana Srinivasan, M.D.
David Xu, M.D.
Jason S. Flamendorf, M.D.
John C. Anhalt, M.D.
Jordan D. Deaner, M.D.
Lindsay A. Machen, M.D.
Luv G. Patel, M.D.
Matthew R. Starr, M.D.

Maya Eiger-Moscovich, M.D.
Michael E. Sulewski, Jr., M.D.
Michael J. Ammar, M.D.
Neil R. Vadhar, M.D.
Ravi R. Pandit, M.D., M.P.H.
Shaza N. Al-Holou, M.D.
Zachary C. Landis, M.D.

Apresentação

Há mais de uma década, no Orbis Flying Eye Hospital, em Vienciana, estava examinando pacientes com um pequeno grupo de oftalmologistas do sudeste asiático, de Laos, Cambodja, Vietnã, Tailândia e Mianmar. Uma senhora de meia-idade chegou com uma vitreíte intensa e consegui, com a ajuda de um oftalmoscópio indireto, através da opacidade, ver uma lesão ativa de toxoplasmose que ameaçava a mácula no polo posterior. Começamos a revisar os antibióticos disponíveis naquela região e, para ajudar na discussão, peguei uma caixa onde guardávamos as últimas edições do *Manual de doenças oculares do Wills Eye Hospital*. À medida que pesquisávamos na seção do livro sobre toxoplasmose, percebi alguns sussurros na sala e questionei meu intérprete sobre o motivo daquela agitação. "É seu livro", ele explicou, "Estão todos animados em vê-lo. Eles já haviam visto uma fotocópia dele em Bangkok".

Como fiquei orgulhosa ao dizer ao grupo espantado que tínhamos um exemplar do *Manual do Wills* para cada um deles, trazidos da Filadélfia! Seu deleite perceptível foi uma bela retribuição ao presente.

Aquele orgulho encontra eco hoje quando olho para a nova edição deste livro que se tornou um ícone da oftalmologia, o mais vendido em nossa área, originalmente compilado a partir de uma "pilha" de anotações famosas feitas por dois residentes do Wills Eye Hospital, Chris Rapuano e Mark Friedberg. Aquele compêndio de bolso, compartilhado com seus colegas para consulta durante o trabalho no consultório ou na emergência, cresceu até se transformar no primeiro *Manual*, publicado em 1990. Mais de trinta anos depois, ele ainda mantém sua urgência e relevância clínica apesar de muitas repetições e alterações, mais recentemente para trazê-lo ao universo multimídia – por meio da inclusão de vídeos que expandem as informações apresentadas – e, é claro, a razão para isso deve-se ao fato de o livro ainda ser de autoria dos residentes do Wills Eye Hospital, os quais conhecem as demandas do cuidado na linha de frente: informações disponíveis de maneira rápida, conveniente, concisa, acurada e atualizada!

Esta apresentação, no entanto, não estaria completa sem um agradecimento a dois gigantes que não estão mais conosco, cujas habilidades editoriais serviram de base para o livro nas últimas três décadas: Dr. William Tasman e Dr. Edward Jaeger. Revisores e conselheiros incansáveis e incomparáveis, sua orientação e suporte foi fundamental para o sucesso e alcance da obra. Espero que esta nova edição do *Manual de doenças oculares do Wills Eye Hospital* sirva como retribuição especial não apenas pelo Serviço de Residência do Wills, ao qual esses tremendos acadêmicos serviram de maneira tão hábil, mas também por seu legado de editoria insubstituível, aconselhamento sábio, perspicácia clínica e coleguismo incomparável.

Julia A. Haller, M.D.
Oftalmologista-chefe do Wills Eye Hospital

ORGANIZADORES DO *MANUAL DE DOENÇAS OCULARES DO WILLS EYE HOSPITAL*

Primeira edição, 1990
Organizadores: Mark A. Friedberg, M.D. e Christopher J. Rapuano, M.D.

Segunda edição, 1994
Organizadores: R. Douglas Cullom, Jr., M.D. e Benjamin Chang, M.D.

Terceira edição, 1999
Organizadores: Douglas J. Rhee, M.D. e Mark F. Pyfer, M.D.

Quarta edição, 2004
Organizadores: Derek Y. Kunimoto, M.D., Kunal D. Kanitkar, M.D. e Mary S. Makar, M.D.

Quinta edição, 2008
Organizadores: Justis P. Ehlers, M.D. e Chirag P. Shah, M.D.
Organizadores associados: Gregory L. Fenton, M.D., Eliza N. Hoskins, M.D. e Heather N. Shelsta, M.D.

Sexta edição, 2012
Organizadores: Adam T. Gerstenblith, M.D. e Michael P. Rabinowitz, M.D.
Organizadores associados: Behin I. Barahimi, M.D. e Christopher M. Fecarotta, M.D.

Sétima edição, 2017
Organizadores: Nika Bagheri, M.D. e Brynn N. Wajda, M.D.
Organizadores – multimídia: Charles M. Calvo, M.D. e Alia K. Durrani, M.D.

Oitava edição, 2022
Organizadores: Kalla A. Gervasio, M.D. e Travis J. Peck, M.D.
Organizadores – multimídia: Cherie A. Fathy, M.D., M.P.H. e Meera D. Sivalingam, M.D.

Prefácio

É com grande prazer que apresentamos a 8ª edição do *Manual de doenças oculares do Wills Eye Hospital*. Esta edição tem como base todos os colaboradores das edições anteriores e, como nos anos passados, ela não teria sido possível sem a colaboração, trabalho em equipe dos residentes, *fellows* e acadêmicos do Wills Eye Hospital com suas mentes inquietas. Esperamos que os leitores encontrem nesta obra as informações e recomendações clínicas mais atualizadas sobre avaliação, diagnóstico, manejo e tratamento das doenças oftalmológicas, seja em consultório ou na emergência.

Esta edição inclui os resultados de importantes ensaios clínicos realizados após a última edição, assim como tendências de mudança na avaliação, classificação e tratamento de várias especialidades oftalmológicas, incluindo trauma, oculoplástica, córnea, pediatria, neuro-oftalmologia, uveíte e doença retiniana, que se refletem aqui. Temos orgulho em compartilhar o componente multimídia atualizado do *Manual de doenças oculares do Wills Eye Hospital*, incluindo vídeos de várias condições clínicas, além de novos procedimentos ambulatoriais e de emergência.* Ao incorporarmos as tendências médicas e tecnológicas atuais, tentamos manter o objetivo original dos organizadores anteriores que é o de oferecer um recurso simples, conciso e de consulta rápida para os profissionais de saúde que atendem pacientes que necessitam de cuidados oculares.

Esperamos que você continue a utilizar a 8ª edição do *Manual de doenças oculares do Wills Eye Hospital* e o considere um guia prático e útil para o manejo das doenças oftalmológicas.

Kalla A. Gervasio, M.D.
Travis J. Peck, M.D.
Cherie A. Fathy, M.D., M.P.H.
Meera D. Sivalingam, M.D.

---

*Confira vídeos (legendados) criteriosamente selecionados para complementar as principais técnicas, descrevendo uma ampla gama de procedimentos comuns no *hotsite* do livro, disponível em apoio.grupoa.com.br/gervasio8ed.

Prefácio à primeira edição

Nosso objetivo foi elaborar um livro conciso, com dicas úteis para o diagnóstico e informação terapêutica específica com relação às doenças oculares. Percebemos a necessidade deste livro durante o tratamento de pacientes no setor de emergência em um dos maiores e mais movimentados hospitais para doenças oculares dos Estados Unidos. Até agora, informações confiáveis só podiam ser obtidas em pesados livros-texto ou periódicos de difícil acesso.

Como residentes no Wills Eye Hospital, ao escrevermos este livro, fomos beneficiados pelo conhecimento de alguns dos mais renomados especialistas em oftalmologia do mundo. Mais importante ainda, estamos cientes das questões que o residente em oftalmologia, o oftalmologista e o médico do setor de emergência (não treinado em oftalmologia) precisam ter rapidamente respondidas.

O livro foi escrito para o médico oftalmologista que, no meio da avaliação de um problema ocular, precisa ter acesso rápido à informação adicional. Tentamos ser tão específicos quanto possível, descrevendo as modalidades terapêuticas utilizadas em nossa instituição. Muitas das recomendações não são, portanto, a única maneira de se tratar uma doença, mas indicam uma preferência pessoal. Elas são diretrizes, não regras.

Em função da abundância e atualização constante do conhecimento oftalmológico, é possível que haja omissões e erros, particularmente no que diz respeito ao tratamento. Embora as dosagens dos medicamentos tenham sido cuidadosamente verificadas, recomenda-se que o leitor consulte o *Dicionário de Especialidades Farmacêuticas (DEF)* ao prescrever aqueles com os quais não esteja familiarizado. (Nem todos os efeitos colaterais e contraindicações foram aqui descritos.)

Acreditamos que este livro será uma companhia indispensável para médicos que tratam de problemas oculares. Ele é tudo aquilo que você queria saber e nada mais.

Christopher J. Rapuano, M.D.
Mark A. Friedberg, M.D.

Sumário

Capítulo 1
DIAGNÓSTICO DIFERENCIAL DE SINTOMAS OCULARES   1

Capítulo 2
DIAGNÓSTICO DIFERENCIAL DE SINAIS OCULARES   5

Capítulo 3
TRAUMA   11
- 3.1 Queimadura química   11
- 3.2 Abrasão corneana   14
- 3.3 Corpos estranhos corneanos e conjuntivais   15
- 3.4 Laceração conjuntival   17
- 3.5 Irite traumática   18
- 3.6 Hifema e micro-hifema   19
- 3.7 Iridodiálise/ciclodiálise   22
- 3.8 Laceração palpebral   23
- ▶ VÍDEO: Reparo de laceração palpebral
- 3.9 Fratura *blow-out* da órbita   28
- 3.10 Hemorragia retrobulbar traumática (hemorragia orbital)   32
- ▶ VÍDEO: Cantotomia e cantólise
- 3.11 Neuropatia óptica traumática   36
- ▶ VÍDEO: Defeito pupilar aferente relativo
- 3.12 Corpo estranho intraorbital   39
- 3.13 Laceração corneana   41
- 3.14 Ruptura de globo e lesão ocular penetrante   43
- ▶ VÍDEO: Cola corneana de cianoacrilato
- 3.15 Corpo estranho intraocular   45
- 3.16 Lesões relacionadas a fogos de artifício   estilhaços e projéteis   46
- 3.17 Edema retiniano   47
- 3.18 Ruptura coroidal traumática   48
- 3.19 Coriorretinite esclopetária   49
- 3.20 Retinopatia de Purtscher   50
- 3.21 Síndrome do bebê sacudido   51

Capítulo 4
CÓRNEA   53
- 4.1 Ceratopatia punctata superficial   53
- 4.2 Erosão corneana recorrente   55
- 4.3 Síndrome do olho seco   56
- 4.4 Ceratopatia filamentar   58
- 4.5 Ceratopatia por exposição   59
- 4.6 Ceratopatia neurotrófica   61
- 4.7 Ceratopatia por ultravioleta   62
- 4.8 Ceratite punctata superficial de Thygeson   63
- 4.9 Pterígio/pinguécula   64
- 4.10 Ceratopatia em faixa   65
- 4.11 Ceratite bacteriana   67
- ▶ VÍDEO: Procedimento de cultura da córnea
- 4.12 Ceratite fúngica   71
- 4.13 Ceratite por *Acanthamoeba*   73
- 4.14 Ceratopatia cristalina   74
- 4.15 Vírus herpes simples   75
- 4.16 Herpes-zóster oftálmico/vírus varicela-zóster   79
- 4.17 Ceratite intersticial   82
- 4.18 Hipersensibilidade estafilocócica   84
- 4.19 Flictenulose   85
- 4.20 Problemas relacionados a lentes de contato   87
- 4.21 Conjuntivite papilar gigante induzida por lentes de contato   90
- 4.22 Ulceração/afinamento corneano periférico   91
- 4.23 *Dellen*   94
- 4.24 Ceratocone   94
- 4.25 Distrofias corneanas   96
- 4.26 Distrofia endotelial de Fuchs   99
- 4.27 Ceratopatia bolhosa afácica/ceratopatia bolhosa pseudofácica   101
- 4.28 Rejeição de enxerto corneano   102
- 4.29 Complicações de cirurgia refrativa corneana   103

Capítulo 5
DOENÇA DA CONJUNTIVA/ESCLERA/ÍRIS/EXTERNA   109
- 5.1 Conjuntivite aguda   109
- 5.2 Conjuntivite crônica   115
- 5.3 Conjuntivite oculoglandular de Parinaud   117
- 5.4 Ceratoconjuntivite límbica superior   118
- 5.5 Hemorragia subconjuntival   119
- 5.6 Episclerite   121
- 5.7 Esclerite   122
- 5.8 Blefarite/meibomite   125
- 5.9 Rosácea ocular   126
- 5.10 Penfigoide de mucosas (penfigoide cicatricial ocular)   127
- 5.11 Dermatite de contato   129
- 5.12 Tumores conjuntivais   130
- 5.13 Melanoma maligno da íris   133

Capítulo 6
PÁLPEBRA   136
- 6.1 Ptose   136
- 6.2 Calázio/hordéolo   138
- 6.3 Ectrópio   140
- 6.4 Entrópio   141

6.5 Triquíase 141
6.6 Síndrome da frouxidão palpebral (*floppy eyelid syndrome*) 142
6.7 Blefarospasmo 143
6.8 Canaliculite 144
6.9 Dacriocistite/inflamação do saco lacrimal 145
6.10 Celulite pré-septal 147
6.11 Tumores malignos da pálpebra 150

Capítulo 7
ÓRBITA 154

7.1 Doença da órbita 154
7.2 Doença inflamatória da órbita 156
7.3 Doença infecciosa da órbita 162
7.4 Tumores orbitais 168
7.5 Doença traumática da órbita 178
7.6 Massa em glândula lacrimal/dacrioadenite crônica 178
7.7 Doenças variadas da órbita 181

Capítulo 8
PEDIATRIA 183

8.1 Leucocoria 183
8.2 Retinopatia da prematuridade 185
8.3 Vitreorretinopatia exsudativa familiar 188
8.4 Esodesvios 189
8.5 Exodesvios 192
8.6 Síndromes de estrabismo 195
8.7 Ambliopia 196
8.8 Catarata congênita 197
8.9 Oftalmia neonatal (conjuntivite do recém-nascido) 199
8.10 Obstrução congênita do ducto nasolacrimal 201
8.11 Glaucoma congênito/infantil 202
8.12 Disgenesias/anomalias desenvolvimentais do segmento anterior e do cristalino 205
8.13 Ptose congênita 207
8.14 A criança bilateralmente cega 208

Capítulo 9
GLAUCOMA 210

9.1 Glaucoma primário de ângulo aberto 210
9.2 Glaucoma primário de ângulo aberto de baixa tensão (glaucoma de pressão normal) 217
9.3 Hipertensão ocular 218
9.4 Glaucoma agudo de ângulo fechado 219
9.5 Glaucoma crônico de ângulo fechado 223
9.6 Glaucoma de recessão angular 224
9.7 Glaucoma de ângulo aberto inflamatório 224
9.8 Crise glaucomatociclítica/síndrome de Posner-Schlossman 226
9.9 Glaucoma secundário aos esteroides 227
9.10 Síndrome de dispersão pigmentar/glaucoma pigmentar 228
9.11 Síndrome de pseudoexfoliação/glaucoma exfoliativo 230
9.12 Glaucoma relacionado ao cristalino 232
9.13 Íris em platô 234
9.14 Glaucoma neovascular 236
9.15 Síndrome iridocorneana endotelial 238
9.16 Glaucoma pós-operatório 240
9.17 Síndrome do desvio do aquoso/glaucoma maligno 241
9.18 Complicações pós-operatórias da cirurgia de glaucoma 242
9.19 Blebite 245

Capítulo 10
NEURO-OFTALMOLOGIA 247

10.1 Anisocoria 247
10.2 Síndrome de Horner 249
10.3 Pupilas de Argyll Robertson 251
10.4 Pupila de Adie (tônica) 251
10.5 Paralisia isolada do terceiro nervo craniano 252
▶ **VÍDEO: Paralisia de terceiro nervo craniano**
10.6 Regeneração aberrante do terceiro nervo craniano 255
10.7 Paralisia isolada do quarto nervo craniano 256
▶ **VÍDEO: Paralisia de quarto nervo craniano**
10.8 Paralisia isolada do sexto nervo craniano 258
▶ **VÍDEO: Paralisia de sexto nervo craniano**
10.9 Paralisia isolada do sétimo nervo craniano 260
10.10 Seio cavernoso e síndromes associadas (paralisias múltiplas de nervos motores oculares) 263
10.11 Miastenia grave 266
▶ **VÍDEO: Miastenia ocular**
10.12 Oftalmoplegia externa progressiva crônica 269
10.13 Oftalmoplegia internuclear 270
▶ **VÍDEO: Oftalmoplegia internuclear**
10.14 Neurite óptica 271
10.15 Papiledema 274
10.16 Hipertensão intracraniana idiopática/pseudotumor cerebral 276
10.17 Neuropatia óptica isquêmica arterítica (arterite de células gigantes) 277
10.18 Neuropatia óptica isquêmica não arterítica, 279
10.19 Neuropatia óptica isquêmica posterior 280
10.20 Neuropatias ópticas variadas 280
10.21 Nistagmo 282
10.22 Perda visual transitória/amaurose fugaz 285
10.23 Insuficiência da artéria vertebrobasilar 287
10.24 Cegueira cortical 287
10.25 Perda visual não fisiológica 288
10.26 Cefaleia 290
10.27 Enxaqueca 291
10.28 Cefaleia em salvas 293

Capítulo 11
RETINA   295

11.1 Descolamento vítreo posterior   295
11.2 Ruptura de retina (laceração)   296
11.3 Descolamento de retina   297
▶ **VÍDEO: Tutorial de ultrassonografia em modo-B**
11.4 Retinosquise   300
11.5 Exsudatos algodonosos   302
11.6 Oclusão da artéria central da retina   304
11.7 Oclusão de ramo arterial da retina   305
11.8 Oclusão da veia central da retina   306
11.9 Oclusão de ramo da veia da retina   308
11.10 Retinopatia hipertensiva   310
11.11 Síndrome isquêmica ocular/doença oclusiva da carótida   311
11.12 Retinopatia diabética   312
11.13 Hemorragia vítrea   317
▶ **VÍDEO: Tutorial de ultrassonografia em modo-B**
11.14 Edema macular cistoide   319
11.15 Coriorretinopatia serosa central   321
11.16 Degeneração macular não exsudativa (seca) relacionada à idade   324
11.17 Degeneração macular neovascular ou exsudativa (úmida) relacionada à idade   326
11.18 Vasculopatia polipoidal idiopática da coroide   328
11.19 Macroaneurisma arterial retiniano   329
11.20 Retinopatia falciforme (incluindo doença, anemia e traço falciforme)   330
11.21 Retinopatia de Valsalva   331
11.22 Miopia patológica/degenerativa   332
11.23 Estrias angioides   334
11.24 Histoplasmose ocular   335
11.25 Adesão vitreomacular/tração vitreomacular/buraco macular   337
11.26 Membrana epirretiniana (*pucker* macular, retinopatia por enrugamento da superfície, maculopatia em celofane)   339
11.27 Efusão/descolamento coroidal   340
▶ **VÍDEO: Tutorial de ultrassonografia em modo-B**
11.28 Retinoide pigmentar e distrofias coriorretinianas herdadas   342
11.29 Distrofias de cones   346
11.30 Doença de Stargardt (*fundus flavimaculatus*)   347
11.31 Doença de Best (distrofia macular viteliforme)   349
11.32 Toxicidade por cloroquina/hidroxicloroquina   350
11.33 Retinopatia cristalina   351
11.34 Fosseta do disco óptico   353
11.35 Retinopatia solar ou fótica   353
11.36 Nevo coroidal e melanoma maligno da coroide   355

Capítulo 12
UVEÍTE   358

12.1 Uveíte anterior (irite/iridociclite)   359
12.2 Uveíte intermediária   366
12.3 Uveíte posterior e pan-uveíte   369
12.4 Uveíte associada ao antígeno leucocitário humano B27   372
12.5 Toxoplasmose   373
12.6 Sarcoidose   375
12.7 Doença de Behçet   377
12.8 Necrose retiniana aguda   378
12.9 Retinite por citomegalovírus   381
12.10 Microvasculopatia retiniana não infecciosa/retinopatia por HIV   383
12.11 Síndrome de Vogt-Koyanagi-Harada   384
12.12 Sífilis   386
12.13 Endoftalmite pós-operatória   388
12.14 Uveíte pós-operatória crônica   391
12.15 Endoftalmite traumática   393
12.16 Endoftalmite bacteriana endógena   394
12.17 Retinite/uveíte/endoftalmite por *Candida*   395
12.18 Oftalmia simpática   397

Capítulo 13
PROBLEMAS OFTÁLMICOS GERAIS   399

13.1 Catarata adquirida   399
13.2 Cristalino subluxado ou luxado   401
13.3 Gravidez   403
13.4 Doença de Lyme   404
13.5 Insuficiência de convergência   405
13.6 Espasmo acomodativo   406
13.7 Eritema multiforme   síndrome de Stevens-Johnson e necrólise epidérmica tóxica   407
13.8 Deficiência de vitamina A   409
13.9 Albinismo   410
13.10 Doença de Wilson   411
13.11 Síndrome de hipotonia   412
13.12 Olho cego e doloroso   414
13.13 Facomatoses   416

Capítulo 14
MODALIDADES DE IMAGEM EM OFTALMOLOGIA   421

14.1 Radiografia simples   421
14.2 Tomografia computadorizada   421
14.3 Ressonância magnética   423
14.4 Angiografia por ressonância magnética   426
14.5 Venografia por ressonância magnética   427

14.6 Arteriografia convencional   427
14.7 Medicina nuclear   427
14.8 Ultrassonografia oftálmica   428
▶ **VÍDEO: Tutorial de ultrassonografia em modo-B**
14.9 Estudos fotográficos   430
14.10 Angiografia com fluoresceína intravenosa   430
14.11 Angiografia com indocianina verde   432
14.12 Tomografia de coerência óptica   432
14.13 Oftalmoscopia confocal por varredura a *laser*   433
14.14 Microscopia confocal   434
14.15 Topografia e tomografia da córnea   434

Apêndices   435

A.1 Colírios dilatadores   435
A.2 Profilaxia do tétano   436
A.3 Testes de cobertura e de cobertura alternada   436
A.4 Tela de Amsler   437
A.5 Teste de Seidel para detectar vazamento de ferida   438
A.6 Teste de ducção forçada e teste de geração de força ativa   439
A.7 Técnica para sondagem diagnóstica e irrigação do sistema lacrimal   440
▶ **VÍDEO: Sondagem e irrigação**
A.8 Procedimento de cultura da córnea   442
A.9 Antibióticos/antifúngicos tópicos fortificados   443
A.10 Técnica para injeções retrobulbar/subtenoniana/subconjuntival   443
A.11 Punção e injeção intravítrea   444
▶ **VÍDEO: Injeção intravítrea**
▶ **VÍDEO: Punção e injeção intravítrea**
A.12 Antibióticos intravítreos   445
A.13 Paracentese da câmara anterior   446
▶ **VÍDEO: Paracentese de câmara anterior**
A.14 Classificação do ângulo   447
A.15 Iridotomia periférica com YAG *laser*   450

Lista de vídeos

O *hotsite* do livro (www.apoio.grupoa.com.br/gervasio8ed) inclui alguns vídeos, todos com narrativa (legendados), os quais são relacionados às respectivas seções listadas a seguir.

- ▶ **3.8. VÍDEO:** Reparo de laceração palpebral
- ▶ **3.10. VÍDEO:** Cantotomia e cantólise
- ▶ **3.11. VÍDEO:** Defeito pupilar aferente relativo
- ▶ **3.14. VÍDEO:** Cola corneana de cianoacrilato
- ▶ **4.11. VÍDEO:** Procedimento de cultura da córnea
- ▶ **10.5. VÍDEO:** Paralisia de terceiro nervo craniano
- ▶ **10.7. VÍDEO:** Paralisia de quarto nervo craniano
- ▶ **10.8. VÍDEO:** Paralisia de sexto nervo craniano
- ▶ **10.11. VÍDEO:** Miastenia ocular
- ▶ **10.13. VÍDEO:** Oftalmoplegia internuclear
- ▶ **11.3. VÍDEO:** Tutorial de ultrassonografia em modo-B
- ▶ **11.13. VÍDEO:** Tutorial de ultrassonografia em modo-B
- ▶ **11.27. VÍDEO:** Tutorial de ultrassonografia em modo-B
- ▶ **14.8. VÍDEO:** Tutorial de ultrassonografia em modo-B
- ▶ **Apêndice A.7. VÍDEO:** Sondagem e irrigação
- ▶ **Apêndice A.11. VÍDEO:** Injeção intravítrea
- ▶ **Apêndice A.11. VÍDEO:** Punção e injeção intravítrea
- ▶ **Apêndice A.13. VÍDEO:** Paracentese de câmara anterior

Capítulo 1

Diagnóstico diferencial de sintomas oculares

QUEIMAÇÃO

Mais comum. Blefarite, meibomite, síndrome do olho seco e conjuntivite.

Menos comum. Inflamação de pterígio e pinguécula, episclerite, ceratoconjuntivite límbica superior, toxicidade ocular (medicamentos, maquiagem, soluções para lentes de contato), problemas relacionados a lentes de contato.

ESTRABISMO EM CRIANÇAS

Ver Seção 8.4, Esodesvios (olhos desviados para dentro), ou Seção 8.5, Exodesvios (olhos desviados para fora).

DIMINUIÇÃO DA ACUIDADE VISUAL

1. Monocular
   - Aguda

Indolor. Oclusão de artéria ou de veia da retina, oclusão de artéria oftálmica, neuropatia óptica isquêmica, arterite de células gigantes, hemorragia vítrea, descolamento de retina, descoberta súbita de perda visual unilateral preexistente.

Dolorosa. Lesão corneana (abrasão, úlcera), uveíte, síndrome do olho seco, glaucoma agudo de ângulo fechado, endoftalmite, hidropsia corneana, neurite óptica (dor à movimentação ocular; porém, ~10% dos casos são indolores).

   - Transitória (visão retorna ao normal dentro de 24 horas)

Indolor. Amaurose fugaz, drusas de disco óptico, oclusão da veia central da retina (OVCR) iminente, síndrome isquêmica ocular, hipotensão ortostática.

Dolorosa. Enxaqueca, síndrome do olho seco, ceratopatia punctata superficial.

2. Binocular
   - Aguda e/ou transitória

Indolor. Acidente vascular encefálico (AVE) (hemianopsia homônima), insuficiência vertebrobasilar, espasmos ciliares ou rotação de corpo ciliar, papiledema.

Dolorosa. Enxaqueca, síndrome do olho seco, ceratopatia punctata superficial, apoplexia pituitária, papiledema (pode haver dor de cabeça).

3. Monocular/binocular
   - Crônica

Indolor. Erro de refração, catarata, glaucoma de ângulo aberto, glaucoma crônico de olho fechado, cicatriz corneana, neuropatia óptica, síndrome do olho seco, doença retiniana crônica (p. ex., retinopatia diabética, degeneração macular relacionada à idade [DMRI]).

Dolorosa. Síndrome do olho seco, ceratopatia punctata superficial.

4. Perda visual pós-traumática

Irregularidade corneana, hifema, ruptura de globo, catarata traumática, edema retiniano, descolamento de retina, hemorragia retiniana ou vítrea, luxação de cristalino, neuropatia óptica traumática, neuropatias cranianas, lesão do sistema nervoso central (SNC), oftalmia simpática (rara).

 NOTA: Embora seja um diagnóstico de exclusão, lembre-se de considerar uma perda visual não fisiológica.

SECREÇÃO

Ver Olhos vermelhos neste capítulo.

DISTORÇÃO DA VISÃO

Mais comum. Erro de refração incluindo astigmatismo (p. ex., por cirurgia de segmento anterior, edema/massa periorbital ou palpebral [p. ex., calázio, trauma orbital]), doença macular (p. ex., coriorretinopatia serosa central, edema macular e

DMRI), irregularidade corneana (p. ex., ceratocone, distrofia de membrana epitelial basal), opacidade corneana, intoxicação (p. ex., etanol, metanol).

Menos comum. Degeneração pelúcida marginal, ectasia corneana após cirurgia refrativa, colírios (p. ex., mióticos, cicloplégicos), descolamento da retina, enxaqueca (transitória), hipotonia, farmacológica (medicamentos anticolinérgicos) e não fisiológicas.

VISÃO DUPLA (DIPLOPIA)

1. **Monocular** (a diplopia permanece quando o olho não envolvido é ocluído)

Mais comum. Erro de refração, alinhamento incorreto dos óculos, opacidade ou irregularidade corneana incluindo ceratocone, catarata, defeitos da íris (p. ex., iridectomia), síndrome do olho seco, ceratopatia punctata superficial.

Menos comum. Luxação de cristalino ou lente implantada, doença macular, causas do SNC (raras), não fisiológicas.

2. **Binocular** (a diplopia é eliminada quando um dos olhos é ocluído)
   - **Tipicamente intermitente:** Miastenia grave, descompensação intermitente de uma foria existente.
   - **Constante:** Paralisia isolada de sexto, terceiro ou quarto pares cranianos; doença da órbita (p. ex., doença ocular da tireoide, fístula carotídeo-cavernosa); síndrome do seio cavernoso; condição após cirurgia ocular (p. ex., anestesia residual, deslocamento muscular, cirurgia muscular, restrição por *buckle* escleral, aniseiconia grave após cirurgia refrativa); condição após trauma (p. ex., fratura de parede orbital com aprisionamento de musculatura extraocular, edema orbital); insuficiência de convergência/divergência; oftalmoplegia internuclear; insuficiência de artéria vertebrobasilar; outras lesões do SNC; problemas com os óculos.

OLHOS SECOS

Ver Seção 4.3, Síndrome do olho seco.

PERDA DE CÍLIOS

Trauma, queimadura, neoplasias cutâneas (p. ex., carcinoma sebáceo), inflamação ou infecção palpebral, radiação, doença cutânea crônica (p. ex., alopecia areata), tricotilomania.

CROSTAS NAS PÁLPEBRAS

Mais comum. Blefarite, meibomite, conjuntivite.

Menos comum. Canaliculite, obstrução do ducto nasolacrimal, dacriocistite.

QUEDA DAS PÁLPEBRAS (PTOSE)

Ver Seção 6.1, Ptose.

EDEMA PALPEBRAL

1. **Associado com inflamação** (geralmente eritematoso e doloroso à palpação)

Mais comum. Hordéolo, blefarite, conjuntivite, celulite pré-septal ou orbital, trauma, dermatite de contato, dermatite por herpes simples ou por herpes-zóster.

Menos comum. Ectrópio, patologia corneana, urticária ou angioedema, picada de insetos, dacrioadenite, erisipela, massa palpebral ou de glândula lacrimal, autoimunidades (p. ex., lúpus discoide, dermatomiosite).

2. **Não inflamatório:** Calázio; prolapso de gordura orbital; massa palpebral ou de glândula lacrimal; corpo estranho; doença cardíaca, renal ou tireoidiana; síndrome da veia cava superior; *festoons*.

FASCICULAÇÃO PALPEBRAL

Mioquimia orbicular (relacionada à fadiga, ao excesso de cafeína, a medicamentos ou ao estresse), irritação corneana ou conjuntival, síndrome do olho seco, blefarospasmo (bilateral), espasmo hemifacial, síndrome de Tourette, *tic douloureux*, albinismo/glaucoma congênito (fotossensibilidade).

INCAPACIDADE DE FECHAR COMPLETAMENTE AS PÁLPEBRAS (LAGOFTALMO)

Proptose intensa, ectrópio ou frouxidão palpebral, quemose intensa, fibrose palpebral, fibrose do músculo retrator da pálpebra, paralisia do sétimo par craniano, estado após injeção de toxina botulínica, após cirurgia facial cosmética ou reconstrutiva, doença ocular tireoidiana.

OLHOS SALIENTES (PROPTOSE)

Ver Seção 7.1, Doença da órbita.

MOVIMENTOS INVOLUNTÁRIOS DOS OLHOS (OSCILOPSIA)

Nistagmo adquirido, oftalmoplegia internuclear, miastenia grave, perda de função vestibular, opsoclono/*flutter* ocular, mioquimia do oblíquo superior, distúrbios variados do SNC.

FLASHES DE LUZ

Mais comum. Descolamento vítreo posterior, ruptura ou descolamento de retina, enxaqueca, movimentos oculares rápidos (particularmente na escuridão), estimulação oculodigital, disfotopsias por lente intraocular.

Menos comum. Retinite/uveíte (p. ex., síndrome de pontos brancos), distúrbios do SNC (particularmente do lobo occipital), insuficiência de artéria vestibulobasilar, neuropatias ópticas, fenômenos entópticos, relacionados a drogas, alucinações, iatrogênicos (p. ex., após fotocoagulação com *laser*).

MOSCAS VOLANTES

Ver Manchas na frente dos olhos neste capítulo.

SENSAÇÃO DE CORPO ESTRANHO

Síndrome do olho seco, blefarite, conjuntivite, triquíase, anormalidade corneana ou conjuntival (p. ex., abrasão, erosão, corpo estranho, sutura frouxa/rompida, ponta de fio/tubo/cinta/implante exposto, cisto conjuntival, erosão corneana recorrente, ceratopatia punctata superficial), problema relacionado à lente de contato, episclerite, pterígio, pinguécula, pós-operatório.

OFUSCAMENTO (GLARE)

Catarata, pseudofaquia, opacidade capsular posterior, opacidade ou edema corneano, dilatação farmacológica, alteração da estrutura ou resposta pupilar, estado após cirurgia refrativa, descolamento vítreo posterior.

ALUCINAÇÕES (PERCEPÇÃO DE IMAGENS)

Descolamento vítreo posterior, descolamento de retina ou coroide, neuropatias ópticas, cegueira ou oclusão ocular bilateral (i.e., síndrome de Charles Bonnet), psicose, lesões parietotemporais, outras causas do SNC, medicamentos.

HALOS AO REDOR DE LUZES

Catarata, pseudofaquia, opacidade capsular posterior, edema corneano por glaucoma agudo de ângulo fechado ou outras causas (p. ex., distrofia de Fuchs, ceratopatia bolhosa afácica ou pseudofácica, uso excessivo de lentes de contato), distrofias corneanas, opacidade corneana, estado após cirurgia refrativa, secreção, síndrome do olho seco, ceratopatia punctata superficial, síndrome da dispersão pigmentar, opacidades vítreas, fármacos (p. ex., digital, cloroquina).

CEFALEIA

Ver Seção 10.26, Cefaleia.

PRURIDO OCULAR

Conjuntivite (especialmente alérgica, atópica e viral), blefarite, síndrome do olho seco, dermatite de contato, conjuntivite papilar gigante, problemas relacionados a lentes de contato.

SENSIBILIDADE À LUZ (FOTOFOBIA)

1. Exame ocular anormal

Mais comum. Anormalidade corneana (p. ex., abrasão, úlcera, edema), uveíte anterior.

Menos comum. Conjuntivite (fotofobia leve), uveíte posterior, esclerite, albinismo, aniridia, cegueira total para cores, midríase de qualquer etiologia (p. ex., farmacológica, traumática), glaucoma congênito.

2. **Exame ocular normal:** Enxaqueca, meningite, concussão, neurite óptica retrobulbar, hemorragia subaracnóidea, neuralgia do trigêmeo, íris de cor clara.

CEGUEIRA NOTURNA

Mais comum. Erro de refração (especialmente miopia não completamente corrigida), atrofia óptica ou glaucoma avançado, miose (especialmente farmacológica), retinoide pigmentar, cegueira noturna estacionária congênita, após panfotocoagulação retiniana, fármacos (p. ex., fenotiazinas, cloroquina, quinina).

Menos comum. Deficiência de vitamina A, atrofia girata, coroideremia.

DOR

1. **Ocular**
   - Tipicamente leve a moderada: Síndrome do olho seco, blefarite, conjuntivite infecciosa, episclerite, inflamação de pinguécula ou pterígio, corpo estranho (corneano ou conjuntival), ceratopatia punctata superficial, ceratoconjuntivite límbica superior, toxicidade ocular por medicamentos, problemas relacionados a lentes de contato, pós-operatório, síndrome isquêmica ocular, sobrecarga ocular por erro de refração não corrigido (astenopia).
   - Tipicamente moderada a severa: Distúrbios corneanos (p. ex., abrasão, erosão, infiltrado/úlcera, lesão química, queimadura por luz ultravioleta), trauma, uveíte anterior, esclerite, endoftalmite, glaucoma agudo de ângulo fechado.

2. **Periorbital:** Trauma, hordéolo, celulite pré-septal, dacriocistite, dermatite (p. ex., de contato, química, varicela-zóster ou herpes simples), dor referida (p. ex., dental, sinusal), arterite de células gigantes, neuralgia do trigêmeo.

3. **Orbital:** Trauma, sinusite, celulite orbital, síndrome inflamatória orbital idiopática, tumor ou massa orbital, neurite óptica, dacrioadenite aguda, enxaqueca ou cefaleia em salvas, paralisia de nervo craniano microvascular, neuralgia pós-herpética.

4. **Astenopia:** Erro de refração não corrigido, foria ou tropia, insuficiência de convergência, espasmo acomodativo, farmacológica (mióticos).

OLHOS VERMELHOS

1. **Causas dos anexos oculares:** Triquíase, distiquíase, síndrome da frouxidão palpebral, entrópio ou ectrópio, lagoftalmo, blefarite, meibomite, acne rosácea, dacriocistite, canaliculite.

2. **Causas conjuntivais:** Oftalmia neonatal (em lactentes), conjuntivite (infecciosa, química, alérgica, atópica, vernal, toxicidade medicamentosa), hemorragia subconjuntival, pinguécula inflamada, ceratoconjuntivite límbica superior, conjuntivite papilar gigante, corpo estranho conjuntival, simbléfaro e etiologias associadas (p. ex., penfigoide de mucosas, síndrome de Stevens-Johnson, necrólise epidérmica tóxica), neoplasia conjuntival.

3. **Causas corneanas:** Ceratite infecciosa ou inflamatória, problemas relacionados a lentes de contato (ver Seção 4.20, Problemas relacionados a lentes de contato), corpo estranho corneano, erosão corneana recorrente, pterígio, ceratopatia neurotrófica, queimadura medicamentosa, química ou por luz ultravioleta.

4. **Outras:** Trauma, pós-operatório, síndrome do olho seco, uveíte anterior, episclerite, esclerite, endoftalmite, farmacológicas (p. ex., análogos de prostaglandinas), glaucoma de ângulo fechado, fístula carotídeo-cavernosa (vasos conjuntivais em saca-rolhas), cefaleia em salvas.

MANCHAS NA FRENTE DOS OLHOS

1. **Transitórias:** enxaqueca.

2. **Persistentes**

Mais comum. Sinérese vítrea, descolamento vítreo posterior, hemorragia vítrea, uveíte intermediária ou posterior.

Menos comum. Hifema/micro-hifema, ruptura ou descolamento de retina, opacidade ou corpo estranho corneano.

 NOTA: Alguns pacientes referem-se a uma escotoma em seu campo visual causada por distúrbio retiniano, do nervo óptico ou do SNC.

LACRIMEJAMENTO

1. **Adultos**
   - **Dor presente:** Anormalidade corneana (p. ex., abrasão, erosão, corpo estranho ou *rust ring*, edema), uveíte anterior, distúrbios de cílios e pálpebras (p. ex., triquíase, entrópio), corpo estranho conjuntival, dacriocistite, dacrioadenite, canaliculite, trauma.
   - **Dor mínima/ausente:** Síndrome do olho seco, blefarite, obstrução de ducto nasolacrimal, oclusão de ponto lacrimal, massa de saco lacrimal, ectrópio, conjuntivite (especialmente alérgica e tóxica), lágrimas de crocodilo (congênitas ou por paralisia do sétimo nervo craniano), estado emocional.

2. **Crianças:** Obstrução do ducto nasolacrimal, glaucoma congênito, corpo estranho corneano ou conjuntival, distúrbio irritativo.

Capítulo 2

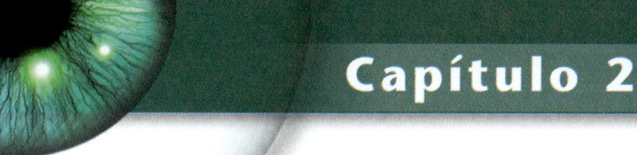

Diagnóstico diferencial de sinais oculares

CÂMARA ANTERIOR/ ÂNGULO DA CÂMARA ANTERIOR

Hifema

Trauma, iatrogênico (p. ex., *laser* ou cirurgia intraocular), neovascularização da íris, discrasia sanguínea ou distúrbio da coagulação (p. ex., hemofilia), anticoagulação, iridociclite por herpes simples ou herpes-zóster, iridociclite heterocrômica de Fuchs, tumor intraocular (p. ex., xantogranuloma juvenil, retinoblastoma, angioma).

Hipópio

Ceratite infecciosa, uveíte anterior severa (p. ex., associada a HLA-B27, doença de Behçet), endoftalmite, contaminação durante cirurgia intraocular (i.e., síndrome tóxica do segmento anterior), retenção de partículas do cristalino, corpo estranho intraocular, necrose tumoral intraocular (p. ex., pseudo-hipópio por retinoblastoma), lentes de contato apertadas, reação inflamatória intensa por erosão corneana recorrente, fármacos (p. ex., rifampicina).

Sangue no canal de Schlemm à gonioscopia

Iatrogênica (compressão de vasos episclerais por um gonioprisma), síndrome de Sturge-Weber, fístula arteriovenosa (p. ex., fístula carotídeo-cavernosa [fístula c-c]), oclusão da veia cava superior, hipotonia.

ACHADOS EM CÓRNEA/CONJUNTIVA

Edema conjuntival (quemose)

Alergia, qualquer inflamação ocular ou periocular, pós-operatório, fármacos, congestão venosa (p. ex., fístula c-c), angioedema hereditário, mixedema.

Ressecamento conjuntival/corneano (ceratoconjuntivite seca)

Exposição (p. ex., lagoftalmo, proptose, redução do reflexo de piscar), síndrome de Sjögren, deficiência de vitamina A, penfigoide de mucosas, conjuntivite pós-cicatricial, síndrome de Stevens-Johnson, radiação, dacrioadenite crônica.

Cristais corneanos

Ver Seção 4.14, Ceratopatia cristalina.

Edema corneano

1. **Congênito:** Trauma de parto (p. ex., lesão por fórceps), glaucoma congênito, distrofia endotelial hereditária congênita (bilateral), distrofia corneana polimorfa posterior (DCPP).
2. **Adquirido:** Trauma, lesão química, uso excessivo de lentes de contato, aumento agudo da pressão intraocular (p. ex., glaucoma de ângulo fechado), hidropsia corneana (ceratocone descompensado), ceratite por herpes simples ou herpes-zóster, uveíte, edema pós-operatório, ceratopatia bolhosa afácica ou pseudofácica, distrofia endotelial de Fuchs, falha de enxerto corneano, síndrome iridocorneana endotelial (ICE), DCPP.

Opacificação corneana na infância

Trauma de parto (p. ex., lesão por fórceps), ceratite infecciosa, anormalidades metabólicas (bilateral; p. ex., mucopolissacaridoses), disgenesia do segmento anterior (p. ex., anomalia de Peters, esclerocórnea), edema (p. ex., glaucoma congênito), distrofia endotelial ou estromal hereditária congênita (bilateral), DCPP, dermoide corneano.

Vasos episclerais dilatados (sem dor ou irritação ocular)

Neoplasia uveal subjacente, fístula arteriovenosa (p. ex., fístula c-c), policitemia vera, leucemia, trombose de veia oftálmica ou de seio cavernoso, bloqueio extravascular (compressivo) do fluxo de saída venoso oftálmico ou orbital.

Nervos corneanos dilatados

Neoplasia endócrina múltipla tipo 2 (i.e., carcinoma medular de tireoide e feocromocitoma), neurofibromatose, ceratite por *acanthamoeba*, ceratocone, falha de enxerto corneano, distrofia endotelial de Fuchs, DCPP, mieloma múltiplo, síndrome de Refsum, disautonomia de Riley-Day, trauma, glaucoma congênito, hanseníase, ictiose, idiopáticos, variante da normalidade.

Folículos na conjuntiva
Ver Seções 5.1, Conjuntivite aguda, e 5.2, Conjuntivite crônica.

Conjuntivite membranosa
O ensinamento clássico é de que a remoção da membrana é difícil e causa sangramento. Estreptococos, pneumococos, *Corynebacterium diphtheriae*, herpes simples, lesão química, conjuntivite lenhosa, vaccínia ocular, raramente ceratoconjuntivite epidêmica ou síndrome de Stevens–Johnson (mais comumente, causa conjuntivite pseudomembranosa).

Conjuntivite pseudomembranosa
O ensinamento clássico é de que a remoção da pseudomembrana é fácil e não causa sangramento. Todas as causas de conjuntivite membranosa listadas anteriormente, gonococos, estafilococos, clamídias (especialmente em recém-nascidos), penfigoide de mucosas, ceratoconjuntivite límbica superior.

Pannus (invasão vascular superficial da córnea)
Hipoxia por lente de contato apertada ou uso excessivo, hipersensibilidade estafilocócica, flictênulas, rosácea ocular, ceratite por herpes simples ou herpes-zóster, clamídia (tracoma e conjuntivite de inclusão), lesão química, ceratoconjuntivite límbica superior (*micropannus*), ceratoconjuntivite vernal, penfigoide de mucosas, aniridia, molusco contagioso, hanseníase.

Papilas na conjuntiva
Ver Seções 5.1, Conjuntivite aguda, e 5.2, Conjuntivite crônica.

Pigmentação/descoloração da conjuntiva
Melanose associada à cor da pele (perilímbica), melanose adquirida primária, nevo, melanoma, melanocitose ocular e oculodérmica (azul-acinzentada, não conjuntival, mas episcleral), doença de Addison, gestação, radiação, icterícia, hemorragia subconjuntival em resolução, corpo estranho conjuntival ou subconjuntival, farmacológica (p. ex., clorpromazina, epinefrina tópica), cosmética (p. ex., depósitos de máscara/maquiagem, tatuagens).

Simbléfaro (fusão entre pálpebra e conjuntiva bulbar)
Penfigoide de mucosas, síndrome de Stevens-Johnson, lesão química, trauma, ceratoconjuntivite epidêmica, conjuntivite atópica, conjuntivite crônica, radiação, fármacos, congênito, iatrogênico (p. ex., pós-operatório).

Córnea verticilata (opacidades espiraladas no epitélio corneano)
Amiodarona, cloroquina, atovaquona, doença de Fabry ativa ou portador, fenotiazinas, indometacina, inibidores tópicos da Rho-cinase (p. ex., netarsudil, ripasudil).

ANORMALIDADES PALPEBRAIS

Edema palpebral
Ver Edema palpebral no Capítulo 1, Diagnóstico diferencial de sintomas oculares.

Lesão palpebral
Ver Seção 6.11, Tumores malignos da pálpebra.

Ptose e pseudoptose
Ver Seção 6.1, Ptose.

ANOMALIAS NO FUNDO DO OLHO

Espículas ósseas (depósitos de pigmento disseminados)
Ver Seção 11.28, Retinoide pigmentar e distrofias coriorretinianas herdadas.

Maculopatia em alvo (*bull's eye*)
Degeneração macular relacionada à idade (DMRI), doença de Stargardt ou *fundus flavimaculatus*, albinismo, distrofia de cones, distrofia de cones-bastonetes, retinopatia por cloroquina ou hidroxicloroquina, distrofia viteliforme foveomacular do adulto, síndrome de Spielmeyer-Vogt, distrofia coroidal areolar central.
Ver Seção 11.32, Toxicidade por cloroquina/hidroxicloroquina.

Dobras de coroide
Tumor orbital ou coroidal, esclerite posterior, síndrome inflamatória orbital idiopática, hipotonia, doença ocular da tireoide, descolamento de retina, hipermetropia marcada, laceração escleral, papiledema, pós-operatório.

Neovascularização coroidal (membrana cinza-esverdeada ou sangue atrás da retina)

Mais comum. DMRI, vasculopatia coroidal polipoide, síndrome de histoplasmose ocular, miopia elevada, estrias angioides, ruptura coroidal (trauma).

Menos comum. Drusas na cabeça do nervo óptico, fibrose retiniana após fotocoagulação a *laser*, tumor, uveíte posterior (p. ex., doença de Vogt-Koyanagi-Harada, coroidite multifocal, coroidite serpiginosa), idiopática.

Exsudatos algodonosos
Ver Seção 11.5, Exsudatos algodonosos.

Êmbolo
Ver Seção 10.22, Perda visual transitória/amaurose fugaz; Seção 11.6, Oclusão de artéria central da retina; Seção 11.7, Oclusão de ramo da artéria da retina; Seção 11.33, Retinopatia cristalina.
- Fibrinoplaquetário (cinza-opaco e alongado): Doença carotídea, menos comumente cardíaca.
- Colesterol (amarelo-brilhante, geralmente em uma bifurcação arterial): Doença carotídea.
- Cálcio (branco-opaco, geralmente perto ou sobre o disco): Doença cardíaca.
- Mixoma cardíaco (comum em pacientes jovens, particularmente no olho esquerdo; costuma ocluir a artéria oftálmica ou retiniana central retrobulbar, não sendo visualizado).
- Talco ou amido de milho (pequenas partículas brilhantes amarelo-esbranquiçadas em arteríolas maculares; pode produzir neovascularização retiniana periférica): Uso de drogas intravenosas (IV).
- Lipídeos ou ar (geralmente são vistos exsudatos algodonosos em vez de êmbolos): Trauma torácico (retinopatia de Purtscher) e fratura de ossos longos.
- Outros (tumores, parasitas, corpos estranhos).

Exsudatos maculares
Mais comum. Diabetes, membrana neovascular coroidal, hipertensão.

Menos comum. Macroaneurisma, doença de Coats (em crianças), hemangioma capilar retiniano periférico, oclusão de veia retiniana, papiledema, retinopatia por radiação.

Fundo normal com visão reduzida
Neurite óptica retrobulbar, outras neuropatias ópticas (infiltrativas, tóxicas [p. ex., álcool, tabaco], neuropatia óptica hereditária de Leber), ambliopia, doença de Stargardt ou *fundus flavimaculatus*, degeneração de cones, monocromatismo de bastonetes, retinopatia associada a câncer (RAC), retinopatia associada a melanoma (RAM), perda visual não fisiológica.

Shunt de vasos optociliares no disco
Tumor orbital ou intracraniano (especialmente meningioma), glioma de nervo óptico, oclusão prévia de veia central da retina, papiledema crônico (p. ex., pseudotumor cerebral), glaucoma crônico de ângulo aberto.

Neovascularização retiniana
1. **Polo posterior:** Diabetes, oclusão prévia de artéria ou veia central da retina.
2. **Periférica:** Retinopatia falciforme, após oclusão de ramo de veia retiniana, diabetes, sarcoidose, sífilis, síndrome isquêmica ocular (doença oclusiva da carótida), *pars planite*, doença de Coats, retinopatia da prematuridade, embolização por abuso de drogas IV (p. ex., retinopatia por talco), uveíte crônica, leucemia, anemia, doença de Eales, vitreorretinopatia exsudativa familiar.

Manchas de Roth (hemorragias retinianas com centros brancos)
Mais comum. Diabetes, leucemia, coriorretinite séptica (p. ex., por endocardite bacteriana).

Menos comum. Anemia perniciosa (e, raramente, outras formas de anemia), anemia falciforme, escorbuto, lúpus eritematoso sistêmico, outras doenças do tecido conjuntivo.

Embainhamento de veias retinianas (periflebite)
Mais comum. Sífilis, sarcoidose, *pars planite*, anemia falciforme.

Menos comum. Tuberculose, esclerose múltipla, doença de Eales, retinite viral (p. ex., herpes, vírus da imunodeficiência humana), doença de Behçet, retinite fúngica, bacteremia.

Tumor
Ver Seção 11.36, Nevo coroidal e melanoma maligno da coroide.

PRESSÃO INTRAOCULAR

Elevação aguda na pressão intraocular
Glaucoma agudo de ângulo fechado, glaucoma inflamatório de ângulo aberto, glaucoma maligno,

hifema, crise glaucomatociclítica (síndrome de Posner-Schlossman), complicações pós-operatórias (ver Complicações pós-operatórias neste capítulo), hemorragia supracoroidal, fístula c-c, fechamento espontâneo de ciclodiálise, hemorragia retrobulbar, outra doença da órbita.

Elevação crônica da pressão intraocular

Ver as Seções 9.1, Glaucoma primário de ângulo aberto, e 9.5, Glaucoma crônico de ângulo fechado.

Pressão intraocular diminuída (hipotonia)

Ruptura do globo, *phthisis bulbi*, descolamento da retina/coroide, iridociclite, desidratação severa, ciclodiálise, isquemia ocular, fármacos (p. ex., medicamentos para glaucoma), complicações pós-operatórias (ver Complicações pós-operatórias neste capítulo), bloqueio traumático do corpo ciliar.

ÍRIS

Heterocromia da íris (íris de cores diferentes)

1. **A íris envolvida é mais clara do que a normal:** Síndrome de Horner congênita, a maioria dos casos de iridociclite heterocrômica de Fuchs, uveíte crônica, xantogranuloma juvenil, carcinoma metastático, síndrome de Waardenburg.
2. **A íris envolvida é mais escura do que a normal:** Melanocitose ocular ou melanocitose oculodérmica, hemossiderose, siderose, corpo estranho intraocular retido, melanoma maligno ocular, nevos difusos na íris, retinoblastoma, leucemia, linfoma, síndrome ICE, alguns casos de iridociclite heterocrômica de Fuchs.

Lesão na íris

1. **Melanótica (marrom):** Nevo, melanoma, adenoma ou adenocarcinoma do epitélio pigmentar da íris.

 NOTA: Cistos, corpos estranhos, neurofibromas e outras lesões podem parecer pigmentadas em íris fortemente pigmentadas.

2. **Amelanótica (branca, amarela ou laranja):** Melanoma amelanótico, nódulo inflamatório ou granuloma (p. ex., sarcoidose, tuberculose, hanseníase, outra doença granulomatosa), neurofibroma, hiperemia setorial da sífilis, xantogranuloma juvenil, meduloepitelioma, corpo estranho, cisto, leiomioma, disseminação de um tumor do segmento posterior.

Neovascularização da íris

Retinopatia diabética, síndrome isquêmica ocular, oclusão prévia de artéria ou veia central da retina ou de seus ramos, uveíte crônica, descolamento crônico da retina, tumor intraocular (p. ex., retinoblastoma, melanoma) ou outra doença vascular da retina.

CRISTALINO

Ver também Seção 13.1, Catarata adquirida.

Luxação do cristalino (*ectopia lentis*)

Ver Seção 13.2, Cristalino subluxado ou luxado.

Partículas iridescentes no cristalino

Fármacos, hipocalcemia, distrofia miotônica, hipotireoidismo, familiar, idiopáticas.

Lenticone

1. **Anterior (convexidade marcada do cristalino anterior):** Síndrome de Alport (nefrite hereditária).
2. **Posterior (concavidade marcada do cristalino posterior):** Geralmente idiopática, pode estar associada à persistência da vasculatura fetal.

ANORMALIDADES NEURO-OFTÁLMICAS

Defeito pupilar aferente

1. **Severo (2+ a 3+):** Doença do nervo óptico (p. ex., neuropatia óptica isquêmica, neurite óptica, tumor, glaucoma); oclusão de veia ou artéria central da retina; menos comumente, uma lesão do quiasma ou do trato óptico; retinosquise ou descolamento retiniano extenso.
2. **Leve (traços a 1+):** Qualquer dos precedentes, ambliopia, hemorragia vítrea densa, degeneração macular avançada, oclusão de ramo de artéria ou veia retiniana, retinosquise ou descolamento retiniano menos extenso, outras patologias retinianas.

Anisocoria (pupilas de tamanhos diferentes)

Ver Seção 10.1, Anisocoria.

Limitação da motilidade ocular

1. **Com exoftalmo e resistência à retropulsão:** Ver Seção 7.1, Doença da órbita.
2. **Sem exoftalmo ou resistência à retropulsão:** Paralisia isolada do terceiro, quarto ou sexto

nervo craniano; paralisias múltiplas de nervos motores oculares (ver Seção 10.10, Seio cavernoso e síndromes associadas [paralisias múltiplas de nervos motores oculares]), miastenia grave, oftalmoplegia externa progressiva crônica e síndromes associadas, fratura *blow-out* da órbita com encarceramento muscular, enxaqueca oftalmoplégica, síndrome de Duane e outros distúrbios do sistema nervoso central (SNC).

Atrofia do disco óptico

Mais comum. Glaucoma; após oclusão de artéria ou veia central da retina; neuropatia óptica isquêmica prévia; neurite óptica crônica; papiledema crônico; compressão do nervo óptico, quiasma ou trato por tumor ou aneurisma; neuropatia óptica traumática prévia.

Menos comum. Sífilis, degeneração retiniana (p. ex., retinoide pigmentar), neuropatia óptica tóxica ou metabólica, atrofia óptica hereditária de Leber, amaurose congênita de Leber, neuropatia por radiação, doença do armazenamento lisossomal (p. ex., doença de Tay-Sachs), outras formas de atrofia óptica congênita ou hereditária (nistagmo quase sempre presente nas formas congênitas).

Edema do disco óptico

Ver Seção 10.15, Papiledema.

Shunt vascular optociliar

Ver Anomalias no fundo do olho neste capítulo.

Reação pupilar paradoxal (a pupila dilata na claridade e contrai na escuridão)

Cegueira noturna estacionária congênita, acromatopsia congênita, hipoplasia de nervo óptico, amaurose congênita de Leber, doença de Best, neurite óptica, atrofia óptica dominante, albinismo, retinoide pigmentar, raramente ambliopia.

ÓRBITA

Espessamento de músculos extraoculares em exames de imagem

Mais comum. Orbitopatia tireoidiana (geralmente poupa tendões), síndrome inflamatória orbital idiopática (envolve tendões).

Menos comum. Tumor (p. ex., linfoma, metástases ou disseminação de tumor da glândula lacrimal para o músculo), fístula c-c, trombose de veia oftálmica superior, hemangioma cavernoso (em geral, aparece no cone muscular sem espessamento muscular), rabdomiossarcoma (em crianças).

Lesões da glândula lacrimal

Ver Seção 7.6, Massa em glândula lacrimal/dacrioadenite crônica.

Lesão do nervo óptico (isoladamente)

Mais comum. Glioma do nervo óptico (normalmente, em crianças), meningioma do nervo óptico (em especial, em adultos).

Menos comum. Metástase, leucemia, síndrome inflamatória orbital idiopática, sarcoidose, pressão intracraniana aumentada com edema secundário do nervo óptico.

Lesões orbitais/proptose

Ver Seção 7.1, Doença da órbita.

PEDIATRIA

Leucocoria (reflexo pupilar branco)

Ver Seção 8.1, Leucocoria.

Nistagmo na infância

Ver também a Seção 10.21, Nistagmo.
Nistagmo congênito, *spasmus nutans*, catarata congênita, opacidades corneanas congênitas, aniridia, albinismo, hipoplasia de nervo óptico, amaurose congênita de Leber, lesão do SNC (talâmica), glioma do nervo óptico ou quiasma.

COMPLICAÇÕES PÓS-OPERATÓRIAS

Câmara anterior rasa

1. **Acompanhada de pressão intraocular aumentada:** Bloqueio pupilar (glaucoma agudo de ângulo fechado), síndrome do bloqueio capsular, hemorragia supracoroidal, glaucoma maligno (redirecionamento do aquoso).
2. **Acompanhada de pressão intraocular diminuída:** Vazamento de ferida operatória, descolamento coroidal, após procedimento filtrante para glaucoma.

Hipotonia

Vazamento de ferida operatória, descolamento coroidal, ciclodiálise, descolamento de retina, bloqueio do corpo ciliar, supressão farmacológica do aquoso, após procedimento filtrante para glaucoma.

PROBLEMAS REFRATIVOS

Hipermetropia progressiva

Compressão do globo posterior por tumor orbital, elevação da retina (p. ex., fluido sub-retiniano por coriorretinopatia serosa central, espessamento coroidal por esclerite posterior), presbiopia, hipoglicemia, após ceratotomia radial ou outra cirurgia refrativa.

Miopia progressiva
Miopia elevada (patológica), estafiloma e alongamento do globo, diabetes, catarata, ectasia corneana (ceratocone ou sequela de cirurgia refrativa corneana), medicamentos (p. ex., colírios mióticos, sulfas, tetraciclina), infância (fisiológica).

ANORMALIDADES DO CAMPO VISUAL

Defeito de campo altitudinal
Mais comum. Neuropatia óptica isquêmica, neurite óptica, oclusão total de ramo de veia ou artéria da retina.
Menos comum. Glaucoma, lesão do nervo ou quiasma óptico, coloboma do nervo óptico.

Escotoma arqueado
Mais comum. Glaucoma.
Menos comum. Neuropatia óptica isquêmica (especialmente não arterítica), drusas do disco óptico, miopia elevada, neurite óptica.

Defeito de campo nasal binocular
Mais comum. Glaucoma, doença retiniana bitemporal (p. ex., retinoide pigmentar).
Raro. Doença occipital bilateral, tumor ou aneurisma comprimindo ambos os nervos ou o quiasma óptico, aracnoidite quiasmática, não fisiológico.

Hemianopsia bitemporal
Mais comum. Lesão no quiasma (p. ex., adenoma pituitário, meningioma, craniofaringeoma, aneurisma, glioma).
Menos comum. Discos ópticos inclinados.
Raro. Retinoide pigmentar nasal.

Aumento da mancha cega
Papiledema, glaucoma, drusas do nervo óptico, coloboma do nervo óptico, fibras nervosas mielinizadas fora do disco, fármacos, disco com crescente miópico, síndrome dos pontos brancos evanescentes multifocais (MEWDS, do inglês *multiple evanescent white dot syndrome*), síndrome do aumento agudo da mancha cega idiopática (pode estar no mesmo espectro da MEWDS).

Escotoma central
Doença macular, neurite óptica, neuropatia óptica isquêmica (produz mais comumente um defeito de campo altitudinal), atrofia óptica (p. ex., por tumor comprimindo o nervo, doença tóxica ou metabólica) e, de forma rara, lesão no córtex occipital.

Constrição dos campos periféricos que resulta em pequeno campo central residual (visão em túnel)
Glaucoma, retinoide pigmentar ou outros distúrbios retinianos periféricos (p. ex., atrofia girata), papiledema crônico, sequela de crioterapia ou panfotocoagulação retiniana, oclusão de artéria central da retina com preservação da artéria ciliorretiniana, infarto de lobo occipital bilateral com preservação macular, perda visual não fisiológica (p. ex., fenotiazinas), deficiência de vitamina A, carcinoma, melanoma, retinopatia associada a doenças autoimunes.

Hemianopsia homônima
Lesão do lobo cerebral temporal, parietal ou occipital (p. ex., mais comumente, acidente vascular encefálico [AVE] e tumor; menos comumente, aneurisma e trauma), lesão do corpo geniculado lateral ou trato óptico, enxaqueca (transitória).

VÍTREO

Opacidades vítreas
Hialose asteroide, hemorragia vítrea, células inflamatórias por vitreíte ou uveíte posterior, opacidades em bola de neve de *pars planite* ou sarcoidose, estrias vítreas normais por degeneração vítrea relacionada à idade, células tumorais, corpo estranho, remanescentes da hialoide, *synchysis scintillans*, raramente amiloidose ou doença de Whipple.

Capítulo 3

Trauma

3.1 Queimadura química

O tratamento deve ser instituído IMEDIATAMENTE, mesmo antes de testar a visão, a menos que se suspeite de ruptura do globo ocular.

> **NOTA:** Isso inclui álcalis (p. ex., soda cáustica, cimentos, gessos, pó de *airbag*, alvejantes, amônia), ácidos (p. ex., ácido de bateria, limpador de piscinas, vinagre), solventes, detergentes e outras substâncias irritantes (p. ex., *spray* de pimenta).

Tratamento de emergência

1. Irrigação copiosa, mas delicada, usando solução salina ou Ringer lactato. Pode-se utilizar água potável domiciliar na ausência dessas soluções, sendo, inclusive, mais eficaz para inibir a elevação do pH intracameral do que o soro fisiológico geralmente utilizado nas queimaduras por álcalis. Nunca usar soluções ácidas para neutralizar as alcalinas ou vice-versa, pois as próprias reações acidobásicas podem gerar substratos prejudiciais e causar lesões térmicas secundárias. Um espéculo palpebral e um anestésico tópico (p. ex., proparacaína) podem ser colocados antes da irrigação. Os fórnices superior e inferior devem ser evertidos e irrigados. Após a exclusão de perfuração do globo ocular, as partículas retidas devem ser retiradas por irrigação ou de forma manual. O uso de tubulação (equipo) conectada a um frasco de soro facilita o processo de irrigação.

2. Aguardar de 5 a 10 minutos após cessar a irrigação para que o diluente seja absorvido. Após esse período, deve-se verificar o pH nos fórnices, utilizando-se um papel tornassol. A irrigação deve continuar até que se alcance o pH neutro (i.e., de 7,0-7,4). O pH deve ser medido antes da secagem do papel tornassol.

> **NOTA:** O volume do fluido de irrigação necessário para se alcançar o pH neutro varia conforme o produto químico e a duração da exposição a ele. O volume necessário pode variar entre poucos e muitos litros (mais de 10 litros).

3. Os fórnices conjuntivais devem ser limpos com um cotonete umedecido para remover quaisquer partículas retidas de material cáustico ou de conjuntiva necrótica, sobretudo no caso de pH persistentemente anormal. Se houver suspeita de material retido, a eversão dupla das pálpebras com retratores palpebrais Desmarres pode ser realizada para identificar e remover partículas na profundidade dos fórnices.

4. Corpos estranhos ácidos ou básicos aderidos à conjuntiva, à córnea, à esclera ou aos tecidos adjacentes podem necessitar de excisão cirúrgica.

QUEIMADURAS LEVES A MODERADAS

Sinais

Críticos. Os defeitos epiteliais corneanos variam de áreas difusas de ceratopatia punctata superficial (CPS) à perda epitelial focal e, até mesmo, à perda de todo o epitélio. Não são vistas áreas significativas de isquemia perilímbica (i.e., não há branqueamento da conjuntiva ou de vasos episclerais).

Outros. Áreas focais de defeito epitelial, quemose, hiperemia, hemorragias ou uma combinação destas na conjuntiva; edema palpebral leve; reação leve da câmara anterior (CA); queimaduras de primeiro e segundo graus da pele periocular com ou sem perda de cílios.

> **NOTA:** Se há suspeita de um defeito epitelial corneano, mas não se encontra um defeito com a coloração de fluoresceína, é preciso repetir a aplicação de fluoresceína no olho. Algumas vezes, o defeito demora a absorver o corante. Se houver perda de todo o epitélio, por exemplo, apenas a membrana de Bowman permanece, absorvendo pouco a fluoresceína.

Avaliação

1. História: Horário da lesão? Tipo específico de substância química? Tempo entre a exposição

e o início da irrigação? Duração, quantidade e tipo de irrigação? Proteção ocular? Amostras da substância, embalagens/rótulos ou dados sobre segurança do material são úteis para identificação e tratamento.

2. Realizar exame sob lâmpada de fenda com coloração de fluoresceína. Eversão da pálpebra para procura de corpos estranhos. Avaliar e fazer um diagrama das ulcerações e defeitos epiteliais corneanos e conjuntivais. Verificação da pressão intraocular (PIO). Na presença de distorção corneana, a PIO pode ser medida de maneira mais acurada com um Tono-Pen, um pneumotonômetro ou um tonômetro de rebote. Pode ser utilizada palpação delicada se houver necessidade.

Tratamento

1. Ver Tratamento de emergência nesta seção.
2. Considerar cicloplégicos (p. ex., ciclopentolato a 1% ou 2%, homatropina a 5%, 2-3 x/dia) se houver fotofobia, dor ou inflamação significativa da CA. Se houver suspeita de isquemia límbica, deve-se evitar fenilefrina devido às suas propriedades vasoconstritoras.
3. Uso frequente (p. ex., a cada 1-2 horas durante a vigília) de colírios de lágrimas artificiais sem conservantes, lágrimas artificiais ou pomada de antibiótico (p. ex., eritromicina, bacitracina), dependendo da presença e do tamanho dos defeitos epiteliais corneanos e/ou conjuntivais.
4. Considerar esteroides tópicos (p. ex., acetato de prednisolona a 1%, 4 x/dia) como tratamento adjunto com antibióticos tópicos (p. ex., colírios de trimetoprima/polimixina B ou fluoroquinolona, 4 x/dia) por uma semana, mesmo se houver defeitos epiteliais, especialmente nas lesões alcalinas.
5. Analgésicos orais (p. ex., paracetamol com ou sem codeína) conforme a necessidade.
6. Se a PIO estiver elevada, pode-se administrar acetazolamida, 250 mg, via oral (VO), 4 x/dia; acetazolamida, 500 mg de liberação prolongada, VO, 2 x/dia; ou metazolamida, 25 a 50 mg, VO, 2 ou 3 x/dia. Os eletrólitos, especialmente o potássio, devem ser monitorados em pacientes que recebem esses medicamentos. Acrescenta-se um betabloqueador tópico (p. ex., timolol 0,5%, 2 x/dia) se for necessário o controle adicional da PIO. Os alfa-agonistas devem ser evitados devido a seus efeitos vasoconstritores, especialmente se houver isquemia límbica.

Seguimento

Inicialmente diário, depois a cada alguns dias até a cicatrização do defeito epitelial corneano. Esteroides tópicos devem ser iniciados se houver inflamação significativa. Deve-se monitorar a presença de ruptura epitelial, afinamento estromal e infecção.

QUEIMADURAS GRAVES

Sinais (além dos anteriores)
(Ver Figura 3.1.1.)

Críticos. Quemose intensa e palidez conjuntival, edema e opacificação da córnea, reação de CA moderada a severa (pode não ser vista se a córnea estiver opacificada).

Outros. PIO elevada, queimaduras de segundo e terceiro graus na pele adjacente, retinopatia necrótica local como resultado da penetração direta de álcali através da esclera.

Avaliação

A mesma das queimaduras leves a moderadas.

Tratamento

1. Ver Tratamento de emergência nesta seção.
2. A internação hospitalar pode ser necessária para monitoramento cuidadoso da PIO e da cicatrização corneana.
3. Desbridar o tecido necrótico que contenha partículas de corpo estranho.
4. Cicloplégicos (p. ex., ciclopentolato a 1% ou 2%, 2-3 x/dia, homatropina a 5%, 2-3 x/dia ou atropina a 1%, 1-2 x/dia). Evitar a fenilefrina devido à vasoconstrição.

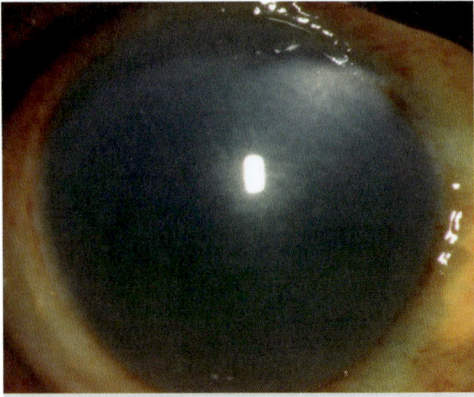

Figura 3.1.1 Queimadura por álcali.

5. Antibióticos tópicos (p. ex., colírios de trimetoprima/polimixina B ou fluoroquinolona, 4 x/dia; pomada de eritromicina ou bacitracina, 4 x/dia, a cada 2 horas na vigília). Cuidado no uso de ciprofloxacino em defeitos epiteliais grandes, pois ele pode precipitar na córnea.

6. Esteroides tópicos (p. ex., acetato de prednisolona a 1% ou dexametasona a 0,1%, 4 x/dia até a cada 2 horas na vigília) com a concomitante cobertura antibiótica mesmo na presença de defeito epitelial, especialmente se houver inflamação corneana ou da CA significativa. Pode-se usar uma combinação de antibiótico/esteroide, como o colírio ou a pomada de tobramicina/dexametasona a cada 1 a 2 horas na vigília.

7. Medicamentos para reduzir a PIO, como anteriormente, se a PIO estiver elevada ou não puder ser determinada.

8. Uso frequente (p. ex., a cada 1 hora durante a vigília) de gel ou lágrimas artificiais sem conservantes se não estiverem sendo utilizadas pomadas frequentemente.

9. Tetraciclinas e vitamina C orais também podem reduzir a colagenólise e o *melting* estromal (p. ex., doxiciclina, 100 mg, VO, 2 x/dia, e vitamina C, 1.000 mg, VO/dia).

10. Pode ser útil a lise de aderências conjuntivais 2 x/dia com a varredura dos fórnices. Se começar a ser formado um simbléfaro apesar das tentativas de lise, considerar o uso de um anel de membrana amniótica (p. ex., ProKera Plus Ring) ou concha escleral para manter os fórnices.

11. Em casos graves com grandes áreas de perda epitelial nas superfícies bulbar e dos fórnices, considerar a sutura de uma membrana amniótica muito grande nos fórnices.

12. Outras considerações:
    - Para defeitos epiteliais com cicatrização ruim, pode-se considerar uma lente de contato terapêutica, um recobrimento conjuntival, um enxerto de membrana amniótica (p. ex., membrana suturada/colada ou autorretida) ou uma tarsorrafia.
    - Há relatos de que, em queimaduras por álcalis, o ascorbato e o citrato aceleram a cicatrização e permitem melhor resultado visual. A administração tem sido estudada intravenosamente (IV), oralmente (ascorbato, 500 a 2.000 mg, 1 x/dia) e topicamente (ascorbato a 10%, a cada 1 hora). Deve-se ter cuidado em pacientes com comprometimento renal devido à potencial toxicidade renal.

- Se ocorrer algum *melting* da córnea, outros inibidores da colagenase podem ser usados (p. ex., colírio de acetilcisteína a 10% ou 20%, a cada 4 horas na vigília).
- Os fluidos biológicos tópicos, como lágrimas de soro autólogo, plasma rico em plaquetas, soro de cordão umbilical e suspensões de membrana amniótica, podem ser úteis para promover a epitelização.
- Em caso de progressão do *melting* (ou perfuração da córnea), deve-se considerar o uso de um adesivo tecidual de cianoacrilato. Pode haver necessidade de um enxerto ou transplante corneano de emergência; porém, há melhor prognóstico dos enxertos quando realizados meses depois da lesão inicial (mais de 12-18 meses).

Seguimento

Esses pacientes devem ser monitorados cuidadosamente, tanto em nível hospitalar quanto em consultório diariamente na fase inicial. Os esteroides tópicos devem ser retirados, gradualmente, após 7 a 14 dias, pois podem causar *melting* da córnea. Se houver necessidade de tratamento anti-inflamatório prolongado, considerar a troca para o acetato de medroxiprogesterona a 1% para evitar o *melting* do estroma corneano. Pode ser necessário o uso, a longo prazo, de lágrimas artificiais sem conservantes a cada 1 a 6 horas e pomada lubrificante ao deitar ou até 4 x/dia. Para olho severamente seco, talvez haja a necessidade de tarsorrafia ou retalho conjuntival. Em lesões unilaterais que não cicatrizam dentro de várias semanas ou meses, pode ser realizado transplante de células-tronco límbicas ou conjuntivais do olho contralateral.

LESÃO OCULAR POR SUPERCOLA (CIANOACRILATO)

 NOTA: As supercolas de solidificação rápida endurecem rapidamente em contato com a umidade.

Tratamento

1. Se as pálpebras estiverem coladas uma na outra, elas podem ser separadas com uma leve tração. Talvez seja preciso cortar os cílios para separar as pálpebras. Um fórceps delicado pode ser utilizado para a remoção cuidadosa de cílios mal direcionados, de cola endurecida que cause atrito na córnea e de cola aderida à córnea. Pode-se usar irrigação copiosa com soro fisiológico morno, compressas mornas ou pomadas para

amolecer a cola endurecida nas pálpebras, nos cílios, na córnea e na conjuntiva.
2. Os defeitos epiteliais são tratados como abrasões corneanas (ver Seção 3.2, Abrasão corneana).
3. O uso de compressas mornas quatro vezes ao dia pode auxiliar a remover qualquer resíduo de cola nos cílios que não necessite de remoção urgente.
4. Se a remoção completa da cola não for possível a partir da margem palpebral, uma lente de contato terapêutica pode ser aplicada junto com um colírio antibiótico até que a cola se desprenda.

Seguimento
Inicialmente diário, depois a cada poucos dias até a cicatrização dos defeitos epiteliais corneanos.

3.2 Abrasão corneana

Sintomas
Dor aguda, fotofobia, sensação de corpo estranho, lacrimejamento, desconforto ao piscar, visão borrada e história de coçar ou bater o olho.

Sinais
(Ver Figura 3.2.1.)

Críticos. Defeito epitelial que se cora com fluoresceína, ausência de opacificação corneana subjacente (sua presença indica infecção ou inflamação).

Outros. Injeção conjuntival, edema palpebral e reação leve da CA.

Diagnóstico diferencial
- Erosão recorrente (ver Seção 4.2, Erosão corneana recorrente).
- Ceratite por herpes simples (ver Seção 4.15, Vírus herpes simples).
- Ceratopatia punctata superficial (CPS) confluente (ver Seção 4.1, Ceratopatia punctata superficial).
- Ceratopatia por ultravioleta (ver Seção 4.7, Ceratopatia por ultravioleta).
- Ceratopatia por exposição (ver Seção 4.5, Ceratopatia por exposição).
- Ceratopatia neurotrófica (ver Seção 4.6, Ceratopatia neurotrófica).
- Queimadura química (ver Seção 3.1, Queimadura química).

Avaliação
1. Exame sob lâmpada de fenda: Utilizar corante de fluoresceína, medir o tamanho (i.e., altura e largura) da abrasão e fazer um diagrama de sua localização. Avaliar a presença de corpo estranho, infiltrados (opacificação corneana subjacente), reação da CA, hifema, laceração corneana e trauma penetrante.
2. Fazer a eversão das pálpebras para afastar a presença de corpo estranho, especialmente na presença de abrasões verticais ou lineares.

Tratamento
1. Antibióticos
    - Não usuário de lentes de contato: Pomada de antibiótico (p. ex., eritromicina, bacitracina ou bacitracina/polimixina B a cada 2-4 horas durante a vigília) ou colírio antibiótico (p. ex., polimixina B/trimetoprima ou fluoroquinolona, 4 x/dia). As abrasões secundárias a lesões por unhas ou por material vegetal devem ser tratadas com colírio de fluoroquinolona (p. ex., ciprofloxacino, moxifloxacino ou besifloxacino) ou pomada (p. ex., ciprofloxacino), pelo menos 4 x/dia.
    - Usuário de lentes de contato: Deve ser feita a cobertura antipseudomonas (i.e., fluoroquinolonas). Pode-se utilizar antibiótico em pomada ou em colírio pelo menos 4 x/dia.

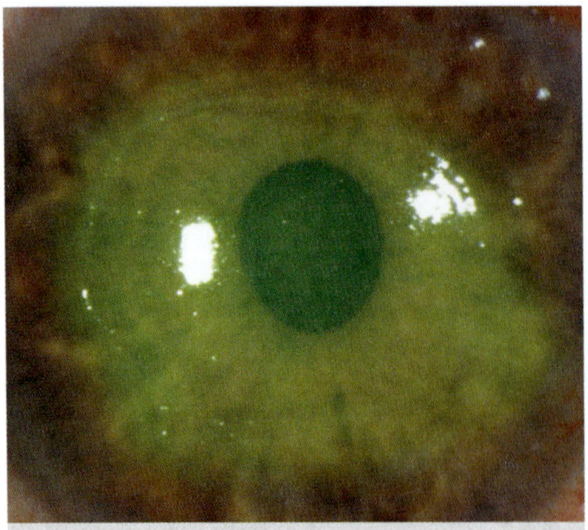

Figura 3.2.1 Abrasão corneana com coloração por fluoresceína.

> **NOTA:** A decisão de utilizar colírio ou pomada depende das necessidades do paciente. As pomadas são mais eficazes para a função de barreira e para a lubrificação entre as pálpebras e a abrasão, mas tendem a causar turvamento temporário na visão. Elas podem ser utilizadas para potencializar o efeito dos colírios durante a noite. Recomenda-se o uso frequente de pomadas.

2. Agente cicloplégico (p. ex., ciclopentolato a 1 a 2%, 2-3 x/dia) para irite traumática, que pode se desenvolver em 24 a 72 horas após o trauma. Evitar o uso de esteroides para irite com defeitos epiteliais, pois eles podem impedir a cicatrização epitelial e aumentar o risco de infecção. Evitar o uso de cicloplégicos de longa ação para abrasões pequenas para permitir recuperação visual mais rápida.
3. O uso de curativo raramente é necessário e pode causar abrasão grave se não for aplicado adequadamente. O curativo deve ser evitado em todas as abrasões corneanas relacionadas a lentes de contato devido ao maior risco de infecção.
4. Considerar um curso breve de colírio de anti-inflamatório não esteroide (AINE) (p. ex., cetorolaco a 0,4% a 0,5%, 4 x/dia, por 3 dias) para controle da dor. Evitar em pacientes com outras doenças da superfície ocular. O paracetamol, os AINEs ou os narcóticos orais (em casos graves) também podem ser utilizados para o controle da dor.

> **NOTA:** Nunca prescrever anestésicos tópicos (p. ex., proparacaína, tetracaína) para analgesia, pois isso pode retardar a cicatrização epitelial e aumentar o risco de infecção e ulceração.

5. É necessário desbridar partes soltas ou pendentes do epitélio, pois podem inibir a cicatrização. Um cotonete embebido em anestésico tópico (p. ex., proparacaína) ou um fórceps estéril de joalheiro (utilizado com cuidado) podem ser empregados.
6. Lentes de contato terapêuticas podem ser usadas para aumentar o conforto e proteger o epitélio durante a cicatrização. As lentes de contato raramente são usadas em cenários de emergência devido a preocupações relativas à adesão do paciente e ao seguimento. Se for colocada uma lente de contato terapêutica, os pacientes devem usar antibióticos tópicos profiláticos (p. ex., polimixina B/trimetoprima ou fluoroquinolona, 4 x/dia) e devem ser cuidadosamente monitorados quanto à cicatrização epitelial e à substituição da lente de contato. Não usar em casos de abrasões associadas a usuários de lentes de contato ou se houver suspeita de infecção.

Seguimento
Não usuário de lentes de contato
1. Se usar curativo ou lente de contato terapêutica, o paciente deve retornar em 24 horas (ou antes, se os sintomas piorarem) para reavaliação.
2. Com abrasão corneana grande ou central: Retornar no dia seguinte para determinar se o defeito epitelial está melhorando. Se a abrasão estiver em processo de cicatrização, pode retornar em 2 ou 3 dias. Instruir o paciente a retornar antes se os sintomas piorarem. Retornar para avaliação a cada 3 a 5 dias até que tenha ocorrido a cicatrização.
3. Com abrasão pequena ou periférica: Retornar entre 2 e 5 dias. Instruir o paciente a retornar antes se os sintomas piorarem. Retornar para avaliação a cada 3 a 5 dias até que tenha ocorrido a cicatrização.

Usuário de lentes de contato
Seguimento cuidadoso até a resolução do defeito epitelial; após, tratamento com antibiótico tópico (p. ex., colírio de fluoroquinolona) por mais 1 a 2 dias. O paciente pode voltar a usar lentes de contato após sentir o olho normal por 1 semana após a cessação do curso adequado de medicamentos. Nesse ponto, deve ser usada uma lente de contato nova.

3.3 Corpos estranhos corneanos e conjuntivais

Sintomas
Sensação de corpo estranho, lacrimejamento, dor e vermelhidão.

Sinais
(Ver Figura 3.3.1.)

Críticos. Corpo estranho corneano ou conjuntival com ou sem *rust ring* (anel ferruginoso).

Outros. Injeção conjuntival, edema palpebral, reação leve da CA e CPS. Um pequeno infiltrado pode circundar um corpo estranho corneano, sendo geralmente reacional e estéril. A presença

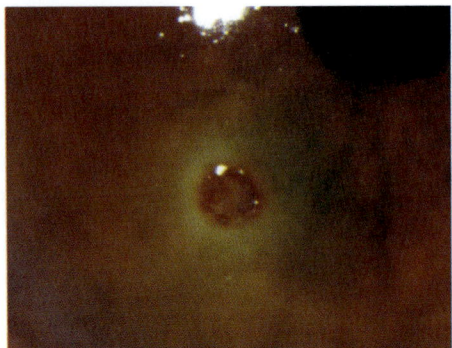

Figura 3.3.1 Corpo estranho metálico corneano com *rust ring*.

de abrasões corneanas lineares orientadas verticalmente ou de CPS pode indicar um corpo estranho sob a pálpebra superior.

Avaliação

1. História: Determinar o mecanismo da lesão (p. ex., metal atingindo metal, ferramentas elétricas ou cortadores de grama, trajeto direto sem óculos de proteção, distância entre o paciente e o instrumento da lesão etc.). Tentar determinar o tamanho, o formato, a velocidade, a força e a composição do objeto. Sempre lembrar da possibilidade de um corpo estranho intraocular (CEIO).
2. Documentar a acuidade visual antes de realizar qualquer procedimento. Pode haver necessidade de uma ou duas gotas de anestésico tópico para facilitar o exame.
3. Exame sob lâmpada de fenda: Localizar e avaliar a profundidade do corpo estranho. Examinar cuidadosamente possíveis locais de entrada (excluir a presença de lacerações autosseladas), irregularidades pupilares, lacerações da íris e defeitos de transiluminação (DTIs), perfurações capsulares, opacidades do cristalino, hifema, CA rasa (ou profunda em perfurações esclerais) e PIO assimetricamente baixa no olho envolvido.

 NOTA: Pode haver múltiplos corpos estranhos em lesões causadas por equipamentos elétricos ou debris de explosivos.

Se não há evidência de perfuração, everter as pálpebras e inspecionar os fórnices à procura de corpos estranhos adicionais. Talvez seja necessária a eversão dupla da pálpebra superior com um retrator palpebral Desmarres. Inspecionar cuidadosamente as lacerações conjuntivais para descartar uma laceração ou perfuração escleral subjacente. Medir e fazer um diagrama das dimensões de qualquer infiltrado corneano ou escleral e o grau de qualquer reação da CA para monitorar a resposta à terapia e a progressão de possível infecção.

 NOTA: Na presença de infiltrado acompanhado por reação significativa da CA, secreção purulenta ou dor e injeção conjuntival excessivas, deve-se realizar exame cultural para a exclusão de infecção, tratar vigorosamente com antibióticos e realizar seguimento intensivo (ver Seção 4.11, Ceratite bacteriana).

4. Dilatar o olho e examinar o segmento posterior à procura de um possível CEIO (ver Seção 3.15, Corpo estranho intraocular).
5. Considerar a ultrassonografia em modo-B, a tomografia computadorizada (TC) da órbita (incidências axial, coronal e parassagital com cortes de 1 mm) ou a biomicroscopia ultrassônica (UBM, do inglês *ultrasound biomicroscopy*) para excluir um corpo estranho intraocular ou intraorbital. Embora prefiramos a TC, uma radiografia simples também pode ser usada para descartar corpos estranhos radiodensos. Evitar a ressonância magnética (RM) se houver histórico de possível corpo estranho metálico.

Tratamento

Corpo estranho corneano (superficial ou de espessura parcial)

1. Aplicar anestésico tópico (p. ex., proparacaína). Remover o corpo estranho corneano com uma lanceta (*spud*) ou pinça fina, como a de joalheiro, sob lâmpada de fenda. Os corpos estranhos superficiais múltiplos podem ser removidos com mais facilidade por irrigação.

 NOTA: Se houver preocupação com corpo estranho corneano de espessura completa, deve ser realizada a exploração e remoção na sala de cirurgia.

2. Remover por completo o *rust ring*, de preferência na primeira tentativa. Isso pode exigir uma sonda oftálmica do tipo *burr* (ver **Figura 3.3.2**). Algumas vezes, é mais seguro deixar um *rust ring* profundo e central, permitindo que migre com o tempo para a superfície corneana, de onde poderá ser removido com mais facilidade.
3. Medir e fazer um diagrama do tamanho do defeito epitelial corneano resultante.
4. Tratar conforme indicado para a abrasão corneana (ver Seção 3.2, Abrasão corneana).

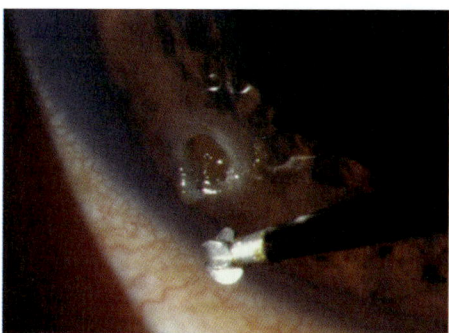

Figura 3.3.2 Remoção de *rust ring* metálico com sonda do tipo *burr*.

> **NOTA:** A pomada de eritromicina não deve ser utilizada para defeitos epiteliais residuais causados por corpos estranhos corneanos, pois não fornece cobertura antibiótica suficientemente adequada.

5. Alertar o paciente para que retorne o mais rápido possível se houver qualquer piora dos sintomas.
6. Aconselhar o paciente em relação ao uso de proteção ocular.

Corpo estranho conjuntival

1. Remover o corpo estranho sob anestesia tópica.
   - Os corpos estranhos superficiais múltiplos ou soltos geralmente podem ser removidos com irrigação de soro fisiológico.
   - Um corpo estranho pode ser removido com um cotonete embebido em anestésico tópico ou com uma pinça delicada. Para corpos estranhos profundamente localizados, considerar o pré-tratamento com um cotonete embebido em fenilefrina a 2,5% para reduzir o sangramento conjuntival.
   - Os corpos estranhos subconjuntivais pequenos e um tanto inacessíveis podem, algumas vezes, permanecer no olho sem danos, a menos que sejam infecciosos ou causem inflamação. Com o tempo, podem migrar para a superfície, de onde poderão ser retirados com mais facilidade. Algumas vezes, é indicada a excisão conjuntival.
   - Verificar o pH se houver suspeita de lesão química associada (p. ex., álcali de fogos de artifício). Ver Seção 3.1, Queimadura química.

2. Varrer os fórnices conjuntivais com um cotonete embebido com anestésico tópico para remover quaisquer partes remanescentes do corpo estranho.
3. Ver Seção 3.4, Laceração conjuntival, se houver laceração conjuntival significativa.
4. Pode-se utilizar um antibiótico tópico (p. ex., pomada de bacitracina, colírio de trimetoprima/polimixina B ou de fluoroquinolona, 4 x/dia).
5. Podem-se administrar lágrimas artificiais sem conservantes para a irritação ocular.

Seguimento

1. **Corpo estranho corneano:** Mesmo seguimento para abrasão corneana (ver Seção 3.2, Abrasão corneana). Se houver *rust ring* residual, reavaliar em 24 horas.
2. **Corpo estranho conjuntival:** Seguimento conforme a necessidade, ou em uma semana, se permanecer corpo estranho residual na conjuntiva.

3.4 Laceração conjuntival

Sintomas

Dor, vermelhidão e/ou sensação de corpo estranho, com história de trauma.

Sinais

Coloração da conjuntiva por fluoresceína. A conjuntiva pode estar rasgada e enrolada sobre si mesma. Pode ser notada a exposição da esclera branca. Geralmente, estão presentes hemorragias conjuntivais e subconjuntivais.

Avaliação

1. História: Determinar a natureza do trauma e se há ruptura do globo ou corpo estranho intraocular ou intraorbital. Avaliar o mecanismo para um possível envolvimento de corpo estranho, incluindo tamanho, forma e velocidade do objeto.
2. Exame oftalmológico completo, incluindo a exploração cuidadosa da esclera (após anestesia tópica, p. ex., proparacaína ou lidocaína gel oftálmico) na região da laceração conjuntival para se excluir laceração escleral ou corpo estranho subconjuntival. Toda a esclera sob a laceração conjuntival deve ser inspecionada. Uma vez que a conjuntiva é móvel, examinar uma área ampla da esclera sob a laceração. Utilizar um cotonete estéril embebido em proparacaína para manipular a conjuntiva. Pode ser útil a

irrigação com solução salina para a remoção de debris esparsos. O teste de Seidel pode ser útil (ver Apêndice 5, Teste de Seidel para detectar vazamento de ferida). As lancetas cirúrgicas de celulose podem ser úteis para a detecção de vítreo através de uma ferida. O exame de fundo de olho sob dilatação com oftalmoscopia indireta deve ser realizado com cuidado, avaliando-se especialmente a área subjacente à lesão conjuntival.

3. Considerar uma TC da órbita sem contraste (incidências axial, coronal e parassagital, cortes de 1 mm) para excluir um corpo estranho intraocular ou intraorbital. Ultrassonografia em modo-B ou UBM podem ser úteis.
4. Pode ser necessária a exploração do local afetado, sob anestesia geral, quando houver suspeita de ruptura do globo, especialmente em crianças.

Tratamento

Em caso de ruptura de globo ou lesão ocular penetrante, ver Seção 3.14, Ruptura de globo e lesão ocular penetrante. Caso contrário,

1. Administrar antibiótico em pomada (p. ex., eritromicina, bacitracina ou bacitracina/polimixina B, 4 x/dia). Curativo compressivo pode raramente ser utilizado nas primeiras 24 horas para conforto ocular.
2. A maioria das lacerações cicatriza sem reparo cirúrgico. Algumas lacerações grandes (≥ 1-1,5 cm) podem ser suturadas com poliglactina 910 8-0 (p. ex., Vicryl) ou categute simples 6-0. Ao se fazer a sutura, deve-se ter cuidado para não encobrir pregas de conjuntiva nem incorporar a cápsula de Tenon na ferida. Evita-se a sutura da prega semilunar ou da carúncula na conjuntiva.

Seguimento

Se não existir dano ocular concomitante, os pacientes com lacerações conjuntivais grandes são reexaminados dentro de uma semana. Os pacientes com lesões pequenas são vistos a intervalos maiores e instruídos a retornar imediatamente se os sintomas piorarem.

3.5 Irite traumática

Sintomas

Dor surda, contínua ou latejante, fotofobia, lacrimejamento, ocasionalmente moscas volantes e início dos sintomas geralmente dentro de 1 a 3 dias do trauma.

Sinais

Críticos. Leucócitos e *flare* na CA (visto sob ampliação de alta potência, focalizando-se a CA com um feixe pequeno, tangencial e intenso da lâmpada de fenda).

Outros. Dor no olho traumatizado quando a luz penetra no olho (fotofobia consensual); PIO mais baixa (por bloqueio/choque do corpo ciliar) ou mais alta (por debris inflamatórios e/ou trabeculite) que no outro olho; pupila menor ou com pouca dilatação ou pupila maior (geralmente devido a lacerações do esfíncter da íris) no olho traumatizado; injeção conjuntival perilímbica; visão reduzida.

Diagnóstico diferencial

- Uveíte anterior não granulomatosa: Sem histórico de trauma, ou a intensidade do trauma não é consistente com o grau de inflamação. Ver Seção 12.1, Uveíte anterior (irite/iridociclite).
- Micro-hifema ou hifema traumático: Hemácias na CA. Ver Seção 3.6, Hifema e micro-hifema.
- Abrasão corneana traumática: Pode também haver reação estéril na CA. Ver Seção 3.2, Abrasão corneana.
- Descolamento traumático da retina: Pode produzir reação da CA ou demonstrar pigmento no vítreo anterior. Ver Seção 11.3, Descolamento de retina.

Avaliação

Exame oftálmico completo, incluindo medição da PIO e exame de fundo de olho sob dilatação.

Tratamento

Agente cicloplégico (p. ex., ciclopentolato a 1% ou 2%, 2-3 x/dia). Pode-se utilizar um colírio de esteroide (p. ex., acetato de prednisolona a 0,125% a 1%, 4 x/dia). Evitar esteroides tópicos na presença de defeito epitelial.

Seguimento

1. Reavaliar entre 5 e 7 dias.
2. Se houver resolução, suspender o agente cicloplégico e reduzir gradualmente o colírio esteroide, se este estiver em uso.
3. Um mês após o trauma, realizar gonioscopia à procura de recessão angular e oftalmoscopia indireta com depressão escleral para procurar lacerações ou descolamento da retina.

3.6 Hifema e micro-hifema

HIFEMA TRAUMÁTICO

Sintomas

Dor, visão borrada e história de trauma fechado ou penetrante.

Sinais

(Ver Figura 3.6.1.)

Sangue coagulado ou não na CA, geralmente visível sem lâmpada de fenda. Um hifema total (100%) pode ser preto ou vermelho. Quando preto, é denominado hifema "bola-8" ou "bola preta", indicando sangue desoxigenado. Quando vermelho, as células sanguíneas circulantes podem assentar com o tempo, tornando-se um hifema de menos de 100%.

Avaliação

1. História: Verificar o mecanismo da lesão, incluindo a força, a velocidade, o tipo e a direção da lesão. Verificar o uso de óculos de proteção, bem como o horário da lesão. Verificar se o paciente foi submetido à cirurgia intraocular recente e o momento e a extensão da perda visual. O comprometimento visual máximo costuma ocorrer no momento da lesão; a redução da visão com o tempo sugere ressangramento ou sangramento continuado (o que pode aumentar a PIO). Há uso de medicamento anticoagulante (p. ex., ácido acetilsalicílico, AINEs, varfarina ou clopidogrel)? Há histórico familiar ou pessoal de anemia ou traço falciforme? Há sintomas de coagulopatia (p. ex., epistaxe, sangramento gengival ao escovar os dentes, hematomas fáceis, sangue nas fezes)?

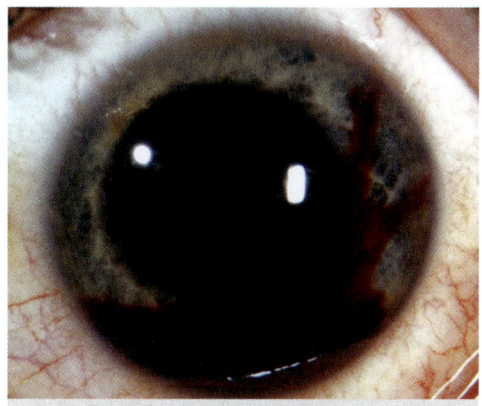

Figura 3.6.1 Hifema.

2. Exame ocular: Primeiramente descartar ruptura de globo (ver Seção 3.14, Ruptura de globo e lesão ocular penetrante). Investigar outras lesões traumáticas. Documentar a extensão (p. ex., medir a altura do hifema) e a localização de qualquer coágulo ou sangramento. Medir a PIO. Realizar avaliação retiniana sob dilatação sem depressão escleral. Considerar a ultrassonografia em modo-B delicada se a visualização do fundo de olho for ruim. Evitar a gonioscopia a menos que haja elevação intratável da PIO, mas, se necessário, realizar com delicadeza. Se a visualização for ruim, considerar a UBM para melhor avaliar o segmento anterior e procurar possível ruptura da cápsula do cristalino, CEIO ou outras anormalidades do segmento anterior.

3. Considerar a TC das órbitas e do cérebro (incidências axial, coronal e parassagital, cortes de 1 mm) quando indicado (p. ex., suspeita de fratura orbital ou CEIO, perda de consciência).

4. Pacientes devem ser investigados para uma possível doença ou traço falciforme (solicitar teste Sickledex; se necessário, pode-se solicitar eletroforese de hemoglobina) conforme a indicação clínica.

Tratamento

Muitos aspectos permanecem controversos, incluindo a necessidade de hospitalização e de repouso absoluto no leito, mas um ambiente atraumático e o posicionamento ereto são essenciais. Considerar a hospitalização para pacientes não colaborativos, para aqueles com diátese hemorrágica ou discrasia sanguínea, outras lesões graves oculares ou orbitais e/ou elevação significativa concomitante da PIO e anemia ou traço falciforme. Além disso, considerar a hospitalização e o tratamento vigoroso para as crianças, em especial aquelas sob risco de ambliopia (p. ex., aquelas com menos de 7-10 anos), quando um exame completo for difícil ou quando houver suspeita de abuso infantil.

1. Limitar o paciente a repouso no leito, com liberação para ir ao banheiro, ou à atividade limitada. Elevar a cabeceira da cama para permitir o assentamento do sangue. Desencorajar atividades extenuantes, inclinação frontal ou levantamento de pesos.

2. Colocar um escudo rígido (metal ou plástico transparente) sobre o olho afetado durante o

tratamento. Não utilizar curativos, pois isso impede que se reconheça uma mudança visual repentina no caso de ressangramento.

3. Aplicar cicloplégico no olho afetado (p. ex., ciclopentolato a 1% ou 2%, 2-3 x/dia, homatropina a 5%, 2-3 x/dia, ou atropina a 1%, 1-2 x/dia).
4. Evitar medicamentos antiplaquetários/anticoagulantes (i.e., produtos contendo ácido acetilsalicílico e AINEs), a menos que haja indicação clínica. Não suspender abruptamente o uso de ácido acetilsalicílico sem consultar o médico que o prescreve.
5. Utilizar apenas analgésicos leves (p. ex., paracetamol). Evitar os sedativos.
6. Utilizar esteroides tópicos (p. ex., acetato de prednisolona 1%, 4 x/dia a até 1/1 hora) se houver qualquer suspeita de irite (p. ex., fotofobia, dor intensa, hiperemia ciliar), evidência de ruptura da cápsula do cristalino, qualquer proteína (p. ex., fibrina) ou presença de leucócitos na CA. Tentar a redução rápida dos esteroides assim que os sinais e sintomas melhorarem para reduzir a probabilidade de glaucoma induzido por esteroides.

> **NOTA:** Não há evidências definitivas em relação ao uso de esteroides na melhora dos desfechos de hifemas. O seu uso deve considerar os riscos relacionados (aumento do potencial de infecção, PIO elevada, catarata). Em crianças, deve-se ter particular cautela em relação a esteroides tópicos. As crianças podem apresentar elevações rápidas da PIO, e, com o uso prolongado, há risco de catarata. Conforme já citado, em certos casos, os esteroides podem ser benéficos, mas devem ser prescritos de maneira individualizada. As crianças devem ser monitoradas com cuidado para PIO elevada e devem ter os esteroides reduzidos gradualmente assim que possível.

7. Para PIO elevada:
   - Sem anemia ou traço falciforme (≥ 30 mmHg):
     - Iniciar com um betabloqueador (p. ex., timolol ou levobunolol a 0,5%, 2 x/dia).
     - Se a PIO continuar elevada, acrescentar um alfa-agonista tópico (p. ex., apraclonidina 0,5% ou brimonidina 0,1% a 0,2%, 3 x/dia) ou um inibidor da anidrase carbônica tópico (p. ex., dorzolamida 2% ou brinzolamida 1%, 3 x/dia). Evitar os análogos da prostaglandina e os mióticos (podem aumentar a inflamação). Nas crianças com menos de 2 anos, estão contraindicados os alfa-agonistas.

> **NOTA:** A PIO elevada, em especial logo após o trauma, pode ser transitória, secundária ao bloqueio mecânico agudo por tamponamento da malha trabecular. A elevação da cabeceira da cama do paciente pode diminuir a PIO por causar a deposição das hemácias inferiormente e a sua coagulação.

- Se a terapia tópica falhar, acrescentar acetazolamida (até 500 mg, VO, a cada 12 horas, para adultos; e 20 mg/kg/dia, divididos em três doses diárias, para crianças) ou manitol (1 a 2 g/kg, IV, em 45 minutos, a cada 24 horas). Se o manitol for necessário para controlar a PIO, a abordagem cirúrgica pode ser iminente.
- Com anemia ou traço falciforme (≥ 24 mmHg):
  - Iniciar com um betabloqueador (p. ex., timolol ou levobunolol 0,5%, 2 x/dia).
  - Todos os outros agentes devem ser utilizados com extremo cuidado: A dorzolamida e a brinzolamida tópicas podem reduzir o pH do humor aquoso e induzir ao aumento da falcização; os alfa-agonistas tópicos (p. ex., brimonidina ou apraclonidina) podem afetar a vasculatura da íris; os mióticos e as prostaglandinas podem promover a inflamação.
  - Se possível, evitar os diuréticos sistêmicos, pois podem promover a falcização por induzir acidose sistêmica e redução de volume. Se houver necessidade de inibidor da anidrase carbônica, usar metazolamida (50 ou 100 mg, VO, 2-3 x/dia) em vez de acetazolamida (controverso). Se o manitol for necessário para controlar a PIO, a abordagem cirúrgica pode ser iminente.
  - A paracentese da CA pode ser considerada se a PIO não puder ser reduzida por meio farmacológico de modo confiável (ver Apêndice 13, Paracentese da câmara anterior). Esse procedimento geralmente é uma medida temporária quando se prevê a necessidade de abordagem cirúrgica urgente.

8. Em caso de hospitalização, usar antieméticos conforme a necessidade para náuseas ou vômitos (p. ex., ondansetrona, 4 ou 8 mg a cada 4-8 horas, conforme a necessidade; se < 12 anos, conferir as instruções para dosagem apropriada). **Indicações para a abordagem cirúrgica de hifema:**
   - Impregnação de sangue no estroma corneano, especialmente em crianças.
   - Deterioração visual significativa.

- Hifema que não diminui para ≤ 50% em 8 dias (para prevenir **sinequias anteriores periféricas**).
- PIO ≥ 60 mmHg por ≥ 48 horas, apesar de terapia clínica máxima (para prevenir atrofia óptica).
- PIO ≥ 25 mmHg com hifema total por ≥ 5 dias (para prevenir impregnação do estroma corneano com sangue).
- PIO ≥ 24 mmHg por ≥ 24 horas (ou qualquer aumento transitório da PIO ≥ 30 mmHg) em pacientes com anemia ou traço falciforme.
- Considerar a intervenção cirúrgica precoce em crianças de risco para ambliopia.

NOTA: O ácido aminocaproico sistêmico já foi utilizado em pacientes hospitalizados para estabilizar o coágulo e prevenir o ressangramento. Essa terapia raramente é usada atualmente. As evidências que sustentam o uso de agentes fibrinolíticos tópicos, como o ácido aminocaproico e o ácido tranexâmico, são inconclusivas. Alguns estudos sugerem que os agentes antifibrinolíticos tópicos podem ser úteis na redução do risco de ressangramento, mas podem prolongar o tempo até a resolução. Além disso, foi relatado que o ácido aminocaproico tem vários efeitos colaterais; os benefícios e riscos da terapia antifibrinolítica ainda são controversos.

Seguimento

1. O paciente deve ser visto diariamente após o trauma inicial para se avaliar a acuidade visual e a PIO e para se realizar um exame na lâmpada de fenda. Deve-se procurar novos sangramentos (mais comuns nos primeiros 5-10 dias), PIO elevada, impregnação sanguínea da córnea e outras lesões intraoculares à medida que o sangue é eliminado (p. ex., iridodiálise; cristalino subluxado, deslocado ou com catarata). A hemólise, que pode aparecer como líquido vermelho brilhante, deve ser diferenciada de um ressangramento, que forma um novo coágulo vermelho brilhante. O ressangramento ocorre em 0,4 a 35% dos pacientes, geralmente 2 a 7 dias após o trauma. Se a PIO estiver elevada, tratar como descrito anteriormente. O intervalo entre as consultas pode ser aumentado quando for documentada melhora consistente no exame clínico.
2. O paciente deve ser orientado a retornar de imediato se notar aumento súbito da dor ou diminuição da visão (que podem ser sintomas de ressangramento ou PIO elevada).
3. Se ocorrer ressangramento significativo ou aumento intratável da PIO, pode-se considerar a hospitalização ou a evacuação cirúrgica do sangue.
4. Após o período cuidadoso de seguimento inicial, o paciente pode ser mantido com um agente cicloplégico de ação longa (p. ex., atropina a 1%, 1-2 x/dia), dependendo da gravidade da condição. Os esteroides tópicos podem ser reduzidos de modo gradual à medida que o sangue, a fibrina e os leucócitos são eliminados.
5. Óculos de proteção ou escudo ocular devem ser usados durante o dia, além de um escudo ocular à noite.
6. O paciente deve evitar as atividades físicas extenuantes (incluindo manobras de Valsalva) por pelo menos 1 semana após a lesão inicial ou o ressangramento. As atividades normais podem ser reassumidas assim que o hifema estiver resolvido e o paciente esteja fora da janela de ressangramento.
7. Seguimento ambulatorial posterior:
    - No caso de hospitalização, consultar 2 a 3 dias após a alta. Se não houver hospitalização, ver depois de vários dias ou 1 semana após o período inicial de seguimento diário, dependendo da gravidade da condição (quantidade de sangue, potencial para aumento da PIO, outras lesões oculares ou orbitais).
    - Seguimento 4 semanas após o trauma para gonioscopia e exame do fundo de olho sob dilatação com depressão escleral em todos os pacientes.
    - Alguns especialistas sugerem seguimento anual devido ao potencial para o desenvolvimento de glaucoma de recessão angular.
    - Se surgir qualquer complicação, será necessário seguimento mais frequente.
    - Se for realizada cirurgia filtrante, o seguimento e a restrição de atividades serão estabelecidos conforme as recomendações específicas do cirurgião.

MICRO-HIFEMA TRAUMÁTICO

Sintomas
Ver Hifema traumático nesta seção.

Sinais
Hemácias em suspensão na CA (sem sangue ou coágulos assentados), visíveis com lâmpada de fenda. Algumas vezes, pode existir uma quantidade grande de hemácias em suspensão suficientes para que se note o embaçamento da CA (p. ex., a visualização precária de detalhes da íris) sem uma lâmpada de fenda; nesses casos, as hemácias podem se assentar como um hifema franco.

Avaliação
Ver Hifema traumático nesta seção.

Tratamento
1. A maioria dos micro-hifemas pode ser tratada ambulatorialmente.
2. Ver o tratamento para hifema anteriormente descrito.

Seguimento
1. O paciente deve retornar no terceiro dia após o trauma inicial e, novamente, em uma semana. Se a PIO estiver > 25 mmHg na apresentação inicial, o paciente deve ser acompanhado por três dias consecutivos para monitoramento da pressão e, novamente, em uma semana. Pacientes com anemia falciforme e PIO inicial ≥ 24 mmHg também devem ser acompanhados diariamente por 3 dias consecutivos.
2. Para mais detalhes, ver o seguimento para hifema nesta seção.

HIFEMA OU MICRO-HIFEMA NÃO TRAUMÁTICO (ESPONTÂNEO) E PÓS-CIRÚRGICO

Sintomas
Pode se apresentar com diminuição da visão ou perda visual transitória (lembrar-se de que o sangramento intermitente pode turvar a visão de forma temporária).

Etiologia do hifema espontâneo ou micro-hifema
- Trauma oculto: Deve ser excluído, considerando-se a possibilidade de abuso em crianças e idosos.
- Neovascularização da íris ou do ângulo (p. ex., por diabetes, oclusão vascular antiga da retina, síndrome isquêmica ocular, uveíte crônica).
- Discrasias sanguíneas e coagulopatias.
- Fricção entre a íris e a lente intraocular.
- Ceratouveíte herpética.
- Uso de anticoagulantes (p. ex., etanol, ácido acetilsalicílico, varfarina).
- Outras (p. ex., iridociclite heterocrômica de Fuchs), microaneurismas de íris, leucemia, melanoma de íris ou corpo ciliar, retinoblastoma, xantogranuloma juvenil).

Avaliação
Como nos hifemas, mais:
1. Gonioscopia delicada inicialmente para avaliar a presença de neovascularização ou massas no ângulo.
2. Considerar os exames a seguir:
   - Tempo de protrombina (TP)/índice normalizado internacional (INR), tempo de tromboplastina parcial (TTP), hemograma com plaquetas, tempo de sangria e proteínas C e S.
   - UBM para avaliar a possibilidade de malposicionamento dos hápticos da lente intraocular, massas no corpo ciliar ou outra patologia do segmento anterior.
   - Angiografia com fluoresceína da íris.

Tratamento
Cicloplegia (ver Hifema), limitação da atividade, elevação da cabeceira da cama e o não uso de medicamentos antiplaquetários/anticoagulantes clinicamente desnecessários (p. ex., ácido acetilsalicílico e AINEs). Recomendar o uso de escudo rígido de metal ou plástico se a etiologia não estiver clara. Monitorar a PIO. Hifemas e micro-hifemas pós-operatórios costumam ser autolimitados e geralmente só necessitam de observação, com atenção cuidadosa à PIO.

REFERÊNCIA
Bansal S, Gunasekeran DV, Ang B, et al. Controversies in the pathophysiology and management of hyphema. *Surv Ophthalmol.* 2016;61(3):297-308.

3.7 Iridodiálise/ciclodiálise

Definições
Iridodiálise: É a desinserção da íris do esporão escleral. A PIO elevada pode ser resultado de dano à malha trabecular e/ou formação de sinequias anteriores periféricas.
Ciclodiálise: É a desinserção do corpo ciliar do esporão escleral. Ocorre inicialmente um fluxo uveoescleral aumentado com resultante hipotonia. Posteriormente, pode ocorrer a elevação da PIO por fechamento de uma fenda de ciclodiálise, levando ao glaucoma.

Sintomas
Em geral, assintomática, exceto se desenvolver glaucoma ou hipotonia/maculopatia por hipotonia.

As grandes iridodiálises podem estar associadas a diplopia monocular, ofuscamento e fotofobia. Ambas estão associadas a trauma contuso ou lesões penetrantes do globo. Geralmente, unilateral.

Sinais
(Ver Figura 3.7.1.)
Críticos. Achados característicos à gonioscopia, conforme descrito anteriormente.

Outros. PIO diminuída ou elevada, alterações glaucomatosas no nervo óptico (ver Seção 9.1, Glaucoma primário de ângulo aberto), recessão do ângulo e síndrome de hipotonia (ver Seção 13.11, Síndrome de hipotonia). Outros sinais de trauma incluem hifema, catarata e irregularidades pupilares.

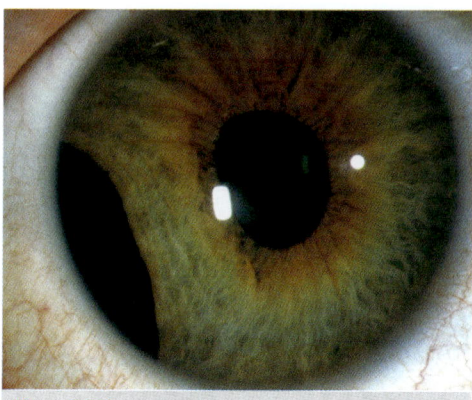

Figura 3.7.1 Iridodiálise.

Diagnóstico diferencial
Em caso de glaucoma, ver Seção 9.1, Glaucoma primário de ângulo aberto.

Avaliação
Ver Seção 9.6, Glaucoma de recessão angular.

Tratamento
1. Uso de óculos escuros, lentes de contato com pupila artificial ou correção cirúrgica se a iridodiálise for grande e o paciente, sintomático.
2. Em caso de desenvolvimento de glaucoma, o tratamento é semelhante ao do glaucoma primário de ângulo aberto (ver Seção 9.1, Glaucoma primário de ângulo aberto). Os supressores do humor aquoso são geralmente a terapia de primeira linha. Os mióticos são evitados com frequência, pois podem reabrir fendas de ciclodiálise, causando hipotonia. Os midriáticos mais potentes podem fechar as aberturas, resultando em picos de pressão. Geralmente, esses picos são transitórios e facilmente controlados com terapia tópica, pois a malha retoma a filtração de aquoso após algumas horas.
3. Se houver desenvolvimento da síndrome de hipotonia por fendas de ciclodiálise, o tratamento de primeira linha costuma ser atropina, 2 x/dia, para reaproximar o corpo ciliar e a esclera, e esteroides para diminuir a inflamação. Tratamentos cirúrgicos adicionais são descritos na Seção 13.11, Síndrome de hipotonia.

Seguimento
1. Ver 9.1, Glaucoma primário de ângulo aberto.
2. Monitorar cuidadosamente ambos os olhos devido à alta incidência de glaucoma tardio de ângulo aberto e em resposta a esteroides no olho traumatizado, com risco de cerca de 50% de glaucoma de ângulo aberto no olho não envolvido.

REFERÊNCIAS
González-Martín-Moro J, Contreras-Martín I, Muñoz-Negrete FJ, et al. Cyclodialysis: an update. *Int Ophthalmol.* 2017;37:441-457.

Tesluk GC, Spaeth GL. The occurrence of primary open-angle glaucoma in the fellow eye of patients with unilateral angle-cleavage glaucoma. *Ophthalmology.* 1985;92:904-911.

3.8 Laceração palpebral

Sintomas
Dor periorbital, lacrimejamento, sangramento e história de trauma facial.

Sinais
(Ver Figura 3.8.1.)

Defeito palpebral de espessura parcial ou total envolvendo a pele e os tecidos subcutâneos. Lacerações/abrasões superficiais podem mascarar uma laceração profunda, um corpo estranho ou uma lesão penetrante/perfurante do sistema de drenagem lacrimal (p. ex., ponto, canalículo, canalículo comum, saco lacrimal), globo, órbita ou calota craniana.

Avaliação
1. História: Determinar o mecanismo e o momento da lesão: mordida, potencial para corpo estranho etc.

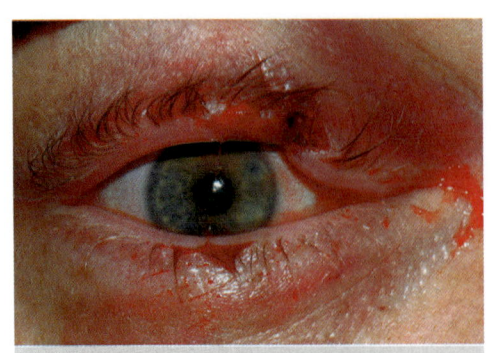

Figura 3.8.1 Laceração palpebral marginal.

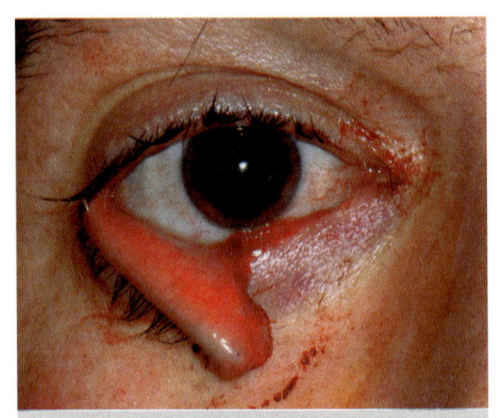

Figura 3.8.2 Laceração canalicular.

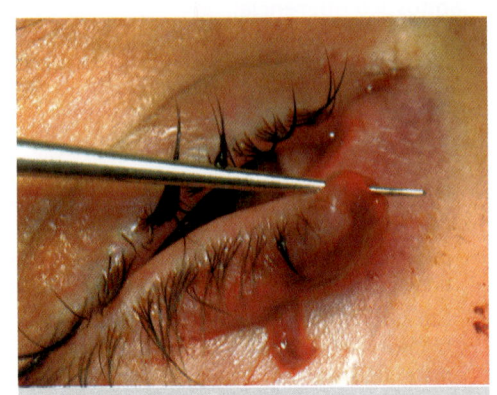

Figura 3.8.3 Laceração canalicular com exposição da ponta da sonda após a sondagem do ponto.

2. Completar a avaliação ocular, incluindo o exame do fundo de olho sob dilatação. Assegurar que não haja lesão do globo, tecidos moles orbitais (incluindo o nervo óptico) ou compartimento intracraniano antes de tentar o reparo palpebral.
3. Cuidadosamente, fazer eversão das pálpebras e usar pinça denteada ou cotonetes para empurrar delicadamente uma margem da ferida e determinar a profundidade da penetração. (Se houver suspeita de corpo estranho, deve-se obter os exames de imagem descritos anteriormente antes da exploração extensa da ferida).
4. TCs de cérebro, órbitas e face média (incidências axial, coronal e parassagital, cortes de 1 a 2 mm) devem ser obtidas quando houver história sugestiva de lesão penetrante ou trauma fechado severo para descartar fratura, retenção de corpo estranho, ruptura de globo ou lesão intracraniana. Se houver suspeita de lesão mais profunda, obter imagens *antes* do reparo da laceração palpebral. A perda de consciência demanda uma TC de cérebro. Dependendo do mecanismo da lesão, a coluna cervical deverá ser avaliada.
5. Se a laceração for nasal ao ponto, mesmo se não atingir claramente o sistema canalicular, deve-se considerar a dilatação do ponto e a sondagem com irrigação do sistema canalicular para excluir envolvimento canalicular (ver **Figuras 3.8.2** e **3.8.3**; Apêndice 7, Técnica para sondagem diagnóstica e irrigação do sistema lacrimal). Deve-se manter elevada suspeita para lacerações canaliculares não percebidas na população pediátrica, particularmente em casos de lesões por mordedura de cães.
6. Suspeite de trauma fechado lateral na bochecha (zigoma). Um mecanismo oblíquo lateral pode estirar abruptamente a anatomia cantal medial, resultando em avulsão do tendão cantal medial com laceração canalicular concomitante. As lacerações canaliculares costumam passar despercebidas com esse mecanismo, porque a atenção clínica é dirigida lateralmente para o zigoma e os tecidos moles cantais mediais geralmente retornam à posição normal, camuflando a extensão da lesão.

NOTA: As mordidas de cães notoriamente causam lacerações canaliculares e ocorrem predominantemente em crianças pequenas. As sondagens devem ser realizadas em todos esses casos, mesmo com lacerações que pareçam superficiais. Os pacientes não colaborativos devem ser submetidos a sedação consciente ou exame sob anestesia para o exame abrangente das pálpebras, do sistema de drenagem lacrimal e dos globos.

Tratamento

1. Considerar profilaxia para tétano (ver Apêndice 2, Profilaxia do tétano, para indicações).

2. Considerar antibióticos sistêmicos por 7 a 10 dias se houver suspeita de contaminação ou corpo estranho (p. ex., amoxicilina/ácido clavulânico [500/125 mg, VO, 2-3 x/dia, ou 875/125 mg, VO, 2 x/dia], doxiciclina [100 mg, VO, 2 x/dia], sulfametoxazol/trimetoprima [400/80 mg ou 800/160 mg, VO, 1-2 x/dia] ou cefalexina [250-500 mg, VO, 4 x/dia] [adultos]; 25-50 mg/kg/dia divididos em 4 doses [crianças]). Para mordeduras de humanos ou animais, considerar a penicilina V. Se indicado, considerar a profilaxia para raiva.

> **NOTA:** Em muitos lugares, as mordeduras de animais devem ser notificadas às autoridades de saúde locais.

3. Reparo da laceração palpebral.
   3A. Determinar o ambiente apropriado para o reparo. As indicações para o reparo em bloco cirúrgico incluem:
   - Associação com trauma ocular ou anexial profundo que exija cirurgia (p. ex., ruptura de globo ou corpo estranho intraorbital).
   - Envolvimento do aparato de drenagem lacrimal, exceto quando for não complicado e próximo ao ponto em paciente colaborativo. Observe que o reparo da laceração canalicular não é uma emergência oftálmica, podendo ser postergado por até 4 dias sem efeitos negativos.
   - Envolvimento da aponeurose do elevador da pálpebra superior ou do músculo reto superior.
   - Gordura orbital visível em uma laceração palpebral, indicando penetração do septo orbital. Para esses casos, há a necessidade de TC e de documentação cuidadosa da função do elevador e da musculatura extraocular (MEO). Pode ser necessária a exploração de planos teciduais mais profundos.
   - Avulsão do tendão cantal medial (exibe mau posicionamento, curvatura excessiva ou frouxidão anormal do canto medial).
   - Perda extensa de tecidos (mais de um terço da pálpebra) ou distorção severa da anatomia.
   3B. Procedimento para reparo de laceração palpebral à beira do leito:

> **NOTA:** Todos os profissionais de saúde devem usar proteção ocular.

- Colocar uma gota de colírio anestésico em cada olho. Colocar um escudo de proteção escleral sobre o olho afetado, cobrindo o olho não envolvido com gazes dobradas e umedecidas. Limpar a região da lesão e a pele adjacente com irrigação copiosa e solução de iodopovidona a 10% (evitar o sabão de povidona, pois pode irritar a córnea). Isolar a área com campos cirúrgicos.

> **NOTA:** As lacerações de mordeduras de humanos e animais ou aquelas com risco significativo de contaminação podem necessitar de mínimo desbridamento de tecido necrótico. Devido ao excelente suprimento sanguíneo das pálpebras, costuma ser realizado o reparo primário. De modo alternativo, as feridas contaminadas podem ser deixadas abertas para reparo tardio. Deve-se tentar ao máximo preservar a pele palpebral. Porém, deve-se considerar o enxerto cutâneo se porções significativas da pele estiverem necróticas ou forem perdidas na lesão inicial. Para o reparo primário, realizar as etapas subsequentes.

- Administrar anestésico subcutâneo local (p. ex., lidocaína 2% com epinefrina). Como a injeção direta de anestésico local causa distorção tecidual e sangramento, usar a quantidade mínima necessária de anestésico ou realizar bloqueio de campo (p. ex., bloqueio de nervo supraorbital, infraorbital e/ou etmoidal anterior).
- Se forem encontrados corpos estranhos inesperados e eles parecerem penetrar no globo ou nos tecidos orbitais, não se deve removê-los. O envolvimento de órbita, seio cavernoso ou cérebro exige uma avaliação pré-operatória abrangente, uma abordagem multidisciplinar (p. ex., otorrinolaringologia e neurocirurgia) e exames auxiliares (p. ex., angiografia).
- Fechar a laceração da seguinte maneira.

LACERAÇÃO PALPEBRAL NÃO MARGINAL

Ver itens anteriores. Depois, fechar a pele com sutura interrompida absorvível 6-0 (p. ex., categute simples, categute cromado). Alguns cirurgiões preferem usar material monofilamentoso não absorvível (p. ex., nylon, polipropileno) para tentar reduzir as cicatrizes. Fios não absorvíveis devem ser evitados em pacientes que podem não manter o seguimento adequado. Evitar suturas profundas dentro dos limites da margem orbital e nunca suturar o septo orbital. A pele e a derma são marcadamente mais espessas além da margem orbital.

Nessas áreas, um fechamento em camadas pode estar indicado para minimizar a tensão na pele.

LACERAÇÃO PALPEBRAL MARGINAL

Pontos-chave
- Há muitas maneiras de abordar o reparo da laceração palpebral marginal, e descreveremos um método tradicional. A etapa mais importante é a reaproximação do tarso ao longo de seu eixo vertical para permitir o alinhamento e a cicatrização adequados da pálpebra. A reaproximação do tarso na margem isoladamente não fornecerá integridade estrutural à pálpebra; o tarso lesado se afastará, resultando em uma chanfradura na pálpebra (ver **Figura 3.8.4C**).

> **NOTA:** Se a confiabilidade do paciente for duvidosa, usar suturas absorvíveis de poliglactina 6-0 (p. ex., Vicryl) em todas as etapas.

- Deve-se ter o cuidado de evitar suturas subcutâneas mais profundas, enterradas, que possam incorporar os septos orbitais, resultando em limitação do movimento da pálpebra. Em geral, deve-se evitar suturas profundas na zona entre o tarso e a margem orbital (os comprimentos verticais do tarso superior e inferior são de aproximadamente 10 mm e 5 mm, respectivamente).
- As suturas tarsais profundas devem ser lamelares (espessura parcial), especialmente na pálpebra superior, para evitar a penetração através da conjuntiva subjacente e a subsequente irritação/lesão corneana.
- Se houver dúvidas quanto à confiabilidade do paciente ou quanto àqueles que não irão cooperar com a retirada da sutura (p. ex., crianças pequenas, pacientes com demência avançada etc.), usar sutura absorvível de poliglactina 6-0 (p. ex., Vicryl) na margem palpebral em vez de material não absorvível (p. ex., seda).

Etapas do procedimento
(Ver Figura 3.8.4.)

a. Colocar sutura com seda 6-0 da linha cinzenta até a linha cinzenta, entrando e saindo da linha cinzenta a 2 mm da margem da laceração. (Como já foi apontado, deve-se utilizar apenas materiais absorvíveis em pacientes difíceis ou que não colaboram). Fazer tração na sutura com pinça hemostática para assegurar a boa reaproximação do tarso afastado e da linha cinzenta. Deixar a sutura não amarrada.

> **NOTA:** Essa sutura marginal não dá integridade estrutural à pálpebra; a sua principal função é alinhar a anatomia da margem palpebral para assegurar um bom reparo cosmético.

b. Realinhar as margens tarsais com suturas interrompidas colocadas por meio de uma abordagem anterior (p. ex., Vicryl 5-0 ou 6-0 em agulha espatulada). Esta é a etapa estrutural mais importante no fechamento de lacerações marginais. Na pálpebra superior, costumam ser colocadas três suturas. Na pálpebra inferior, o máximo é de duas suturas. Uma única sutura tarsal, além da sutura marginal, pode ser adequada para o realinhamento adequado do tarso, dependendo da altura da laceração. *A falha em reaproximar o tarso ao longo de todo o seu comprimento vertical resultará em afastamento e chanfradura da pálpebra.*

c. Amarrar e ajustar as suturas tarsais. Amarrar a sutura marginal de seda, deixando pontas compridas.

d. Colocar e amarrar outra sutura marginal com seda 6-0 anterior ou posteriormente à sutura da linha cinzenta, deixando, mais uma vez, as pontas compridas. A sutura posterior costuma ser desnecessária, e sua ausência pode reduzir o risco de abrasão corneana pós-operatória. Ao colocar as suturas marginais, tente realinhar a anatomia palpebral normal (linha dos cílios, glândulas meibomianas, linha cinzenta).

e. Utilizar suturas interrompidas de categute simples 6-0 para fechar a pele ao longo da extensão da laceração. Incorporar as pontas de todas as suturas da margem palpebral em uma sutura cutânea mais próxima da margem palpebral para manter as pontas longe da superfície corneana.

f. Etapas finais:
- Remover o escudo de proteção escleral.
- Aplicar pomada de antibiótico (p. ex., bacitracina ou eritromicina) na ferida, 3 x/dia.
- Fazer curativo e considerar antibióticos orais conforme a necessidade. No caso de lacerações além da margem orbital, onde a derme mais profunda se encontra, pode-se aplicar um adesivo tópico (benjoim ou Mastisol) e tiras adesivas tipo Steri-Strips perpendicularmente ao eixo da laceração para reforçar as suturas e reduzir a tensão na pele. A pomada de antibiótico é aplicada após a colocação das tiras.

Capítulo 3 TRAUMA

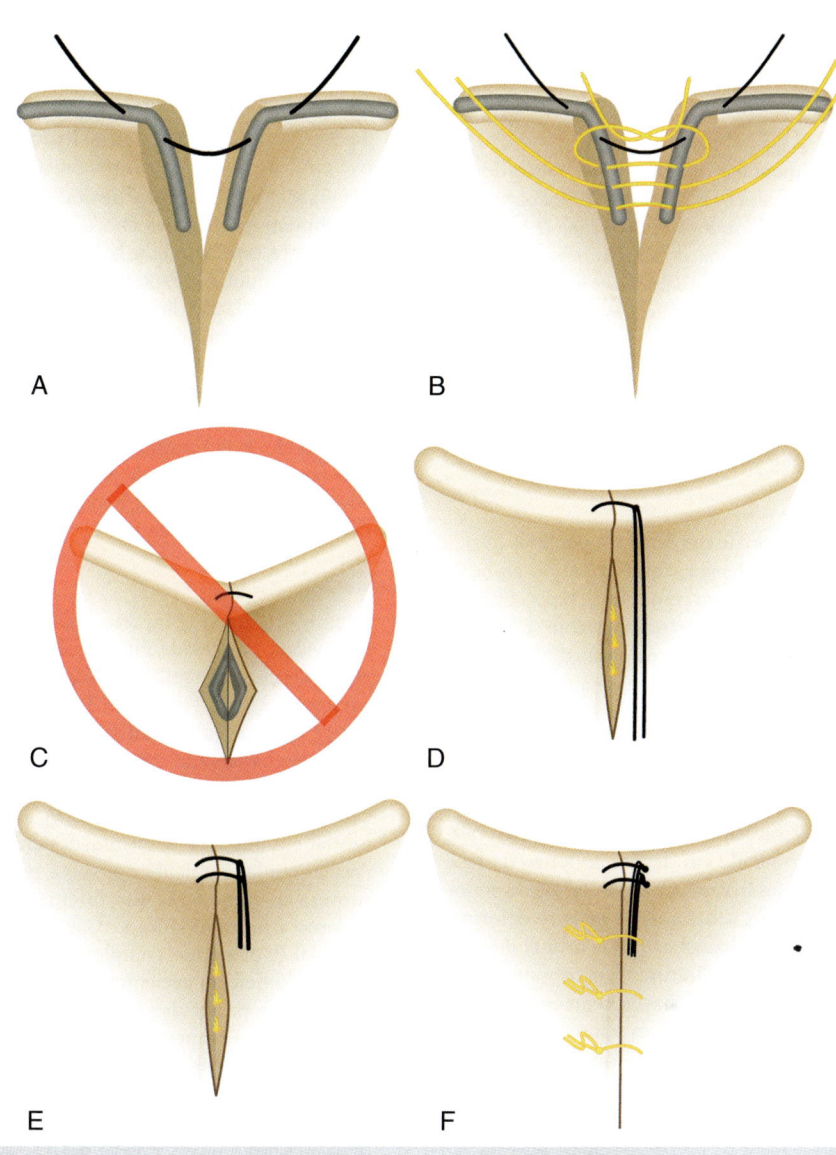

Figura 3.8.4 Reparo de laceração palpebral marginal, método tradicional. **A:** Reaproximar a linha cinzenta com uma sutura de seda 6-0. **B:** O passo mais importante é realinhar as margens tarsais com múltiplas suturas interrompidas com fio absorvível 5-0 ou 6-0 (p. ex., Vicryl). Fazer suturas de espessura parcial. **C:** A falha em realinhar o tarso comprometerá a integridade da pálpebra, resultando em afastamento e chanfradura. **D:** Unir as suturas do tarso e da linha cinzenta. **E:** Colocar outra sutura marginal com seda 6-0. **F:** Suturar a pele com categute simples 6-0 interrompido, fixando as extremidades das suturas marginais.

Seguimento

Se forem utilizadas suturas não absorvíveis (p. ex., seda), as suturas da margem palpebral devem ser mantidas por 5 a 10 dias, e outras suturas superficiais, por 4 a 7 dias. A integridade de um reparo de margem palpebral é fornecida pelas suturas tarsais de maior duração. Assim, as suturas da margem palpebral podem ser removidas precocemente em 5 dias no pós-operatório. Se houver um pequeno vinco, ele pode ser acompanhado nos 3 a 6 meses seguintes para permitir a maturação da cicatriz. Um pequeno vinco palpebral irá geralmente amolecer e desaparecer por si só.

3.9 Fratura *blow-out* da órbita

Sintomas
Dor à movimentação ocular; hipersensibilidade local; edema palpebral; diplopia binocular; crepitação (particularmente após assoar o nariz); e dormência da bochecha, do lábio superior e/ou dos dentes. O lacrimejamento pode ser um sintoma de obstrução ou lesão do ducto nasolacrimal percebida com fraturas do pilar medial, Le Fort II ou do complexo nasoetmoidal, mas essa é uma queixa tardia. O lacrimejamento agudo ocorre, em geral, devido à irritação ocular (p. ex., quemose, abrasão corneana, irite).

Sinais
Críticos. Restrição de movimentos oculares (especialmente do olhar para cima, lateral ou ambos), enfisema subcutâneo ou conjuntival, hipoestesia na distribuição do nervo infraorbital (lábio superior e bochecha ipsilateral), dor à palpação de um ponto, enoftalmia (pode inicialmente ser mascarada por edema e hemorragia orbital) e hipoglobo.

Outros. Epistaxe, edema palpebral e equimose. Fraturas de margem superior e teto orbital podem manifestar hipoestesia na distribuição do nervo supratroclear ou supraorbital (fronte ipsilateral), ptose e deformidade em degrau ao longo da face anterior dos seios frontais (margem orbital superior e glabela). Trismo, achatamento malar e deformidade em degrau palpável na borda orbital inferior são característicos de fraturas em trípode (complexo zigomático). Pode haver neuropatia óptica secundária a neuropatia óptica traumática indireta posterior (NOT-IP) ou por um mecanismo direto (síndrome de compartimento orbital [SCO] secundária a hemorragia retrobulbar, corpo estranho etc.; ver adiante).

Diagnóstico diferencial de compressão muscular em fratura orbital
- Edema e hemorragia orbitais com ou sem fratura *blow-out*: Pode haver limitação da movimentação ocular, edema periorbital e equimose, mas isso melhorará muito ou desaparecerá completamente em 7 a 10 dias.
- Paralisia de nervo craniano: Limitação do movimento ocular, mas sem restrição no teste de ducção forçada. Haverá resultado anormal no teste de geração de força ativa. Em casos de suspeita de neuropatia craniana traumática, deve-se obter TC, pois ocorreu lesão significativa em base do crânio e intracraniana.
- Laceração ou contusão direta das MEOs: Geralmente não se percebe o local da lesão penetrante, especialmente se ocorrer no fundo de saco conjuntival. Procurar cuidadosamente evidências de laceração conjuntival ou de prolapso de gordura orbital. Com frequência, a laceração completa da MEO resulta em grande desvio angular do olho para longe do músculo lesado sem movimentação ocular em direção ao músculo. A TC costuma ser útil para distinguir contusão de MEO de laceração da MEO. Algumas vezes, a exploração da MEO pode ser necessária sob anestesia.

Avaliação
1. Exame oftálmico completo, incluindo acuidade visual, motilidade, PIO e deslocamento do globo. Verificar as pupilas e a visão de cores para excluir uma NOT (ver Seção 3.11, Neuropatia óptica traumática). Comparar a sensibilidade da bochecha afetada com aquela da contralateral; palpar as pálpebras à procura de crepitação (enfisema subcutâneo); palpar a margem orbital em busca de deformidades em degrau. Avaliar cuidadosamente o globo à procura de ruptura aparente ou oculta, hifema ou micro-hifema, irite traumática e dano retiniano ou coroidal. Um exame completo sob dilatação pode ser difícil em pacientes não colaborativos com edema periocular, mas é extremamente importante no manejo de fraturas orbitais. Se os edemas palpebral e periocular limitarem a visão, técnicas especiais podem ser necessárias (p. ex., uso de retratores Desmarres ou clipes de papel limpos [ver **Figura 3.9.1**], cantólise lateral, exame sob anestesia geral).

> **NOTA:** É de crucial importância excluir uma lesão intraocular e do nervo óptico o mais breve possível em todos os pacientes com suspeita de fratura orbital.

> **NOTA:** Pacientes pediátricos estão particularmente sob risco para um tipo específico de lesão *blow-out*: a fratura em "alçapão". Como os ossos pediátricos não têm calcificação completa, eles tendem a "dobrar como galho verde" em vez de quebrar completamente. Isso resulta em uma fratura inicial, herniação de tecidos moles orbitais (incluindo a MEO) através do local de fratura e rápido retorno do osso maleável à sua posição como um alçapão.

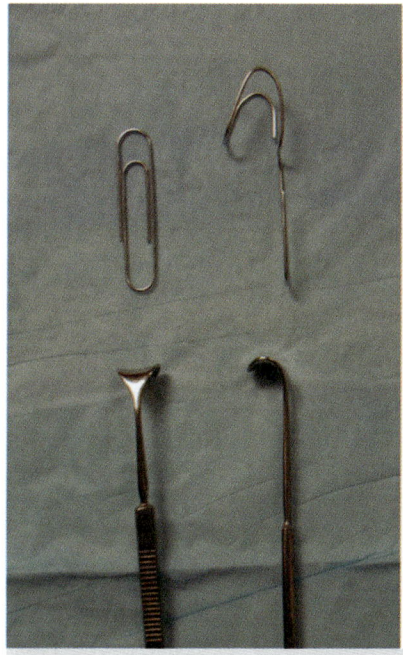

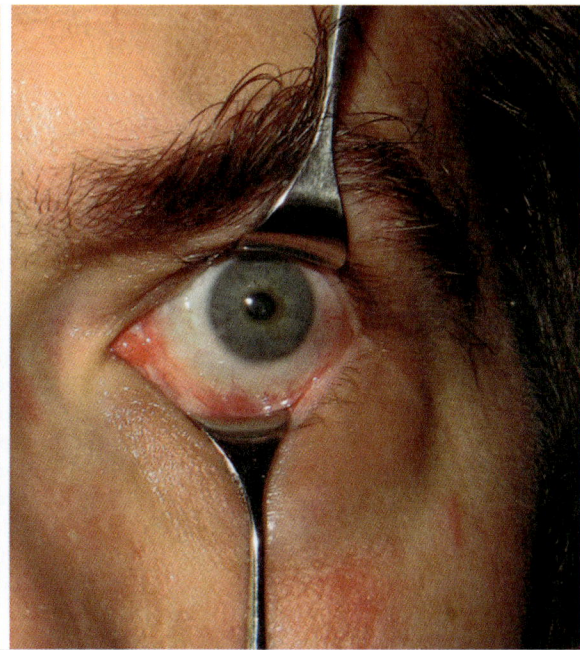

Figura 3.9.1 Retração palpebral com retratores Desmarres ou clipes de papel limpos.

Devido à reaposição justa das margens fraturadas, os tecidos moles presos na fratura ficam isquêmicos. As crianças com esse tipo de fratura costumam apresentar um aspecto periocular bastante benigno, mas com significativa restrição da MEO (geralmente vertical) ao exame; esta constelação de achados foi denominada fratura *blow-out* em "olho branco" (WEBOF, do inglês "*white-eyed*" *blow-out fracture*). As crianças podem apresentar uma história vaga, permitindo apenas um exame ocular limitado, e podem ser diagnosticadas com lesão intracraniana (p. ex., concussão), o que causa retardo no manejo da WEBOF. Deve-se estar alerta para o reflexo oculocardíaco (náuseas ou vômitos, bradicardia, síncope, desidratação) que pode acompanhar a compressão dos músculos. Mesmo em casos nos quais o exame de imagem correto é obtido, as evidências de fratura orbital à TC podem ser mínimas e rotineiramente passam despercebidas. O exame cuidadoso das incidências coronal e parassagital é fundamental nesses casos.

Em fraturas orbitais típicas (i.e., não WEBOF), o teste de ducção forçada ou o teste do reflexo dos olhos de boneca podem ser realizados se a limitação da movimentação ocular persistir além de 1 semana e se houver suspeita de restrição. Na fase inicial, costuma ser difícil diferenciar entre edema de tecidos moles e contusão por encarceramento de tecidos moles na fratura. Ver Apêndice 6, Teste de ducção forçada e teste de geração de força ativa.

2. Em todos os casos suspeitos de fratura orbital, é obtida TC de órbita e porção média da face (incidências axiais, coronais e parassagitais, cortes de 1-1,5 mm, sem contraste). As janelas ósseas são especialmente úteis na avaliação de fraturas (ver **Figuras 3.9.2** e **3.9.3**), incluindo a estreita e geralmente não percebida fratura WEBOF. A inclusão de ossos da porção média da face é mandatória para descartar fraturas do complexo zigomático e outras fraturas médias da face. Se houver histórico de perda de consciência, um exame de imagem cerebral é recomendado.

NOTA: Na ausência de sintomas visuais (alteração subjetiva na visão, diplopia, dor periocular, fotofobia, moscas volantes ou *flashes* de luz), é improvável que os pacientes com fraturas orbitais apresentem uma condição oftálmica que necessite de intervenção dentro de 24 horas. Contudo, todos os pacientes com fraturas orbitais devem ser submetidos a exame oftalmológico completo dentro de 48 horas após a lesão. Qualquer paciente que apresente visão borrada, dor severa ou outro sintoma visual significativo deve ser submetido a avaliação oftálmica mais urgente.

Tratamento

1. Considerar o uso de antibióticos orais de amplo espectro (p. ex., amoxicilina/ácido clavulânico [500/125 mg, VO, 2-3 x/dia, ou 875/125 mg, VO, 2 x/dia], doxiciclina [100 mg, VO, 1-2 x/dia], sulfametoxazol/trimetoprima [400/80 mg ou 800/160 mg, VO, 1-2 x/dia] ou cefalexina [250 a 500 mg, VO, 4 x/dia] [adultos]) por 7 a 10

dias. Os antibióticos podem ser considerados se o paciente tiver história de sinusite crônica, diabetes ou imunodepressão. Essa recomendação se baseia em evidências limitadas de relatos de casos. Em todos os outros casos, a decisão sobre o uso de antibióticos é estabelecida pelo médico responsável. Os antibióticos profiláticos não devem ser considerados mandatórios em pacientes com fraturas orbitais.

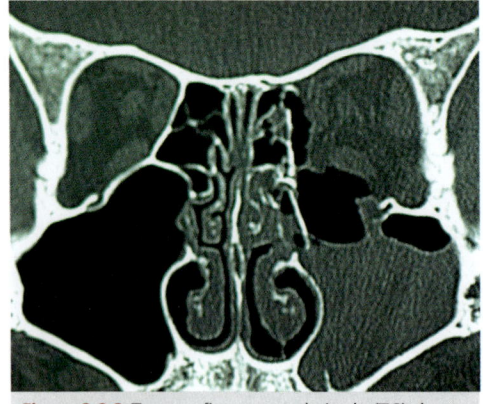

Figura 3.9.2 Tomografia computadorizada (TC) de fratura *blow-out* orbital.

2. Instruir o paciente que evite assoar o nariz. O ar forçado para dentro da órbita pode causar SCO e neuropatia óptica.
3. Utilizar descongestionante nasal (p. ex., oximetazolina em *spray* nasal, 2 x/dia) por 3 dias. Seu uso é limitado a 3 dias para minimizar a congestão nasal de rebote.
4. Aplicar bolsa de gelo nas pálpebras por 20 minutos a cada 1 a 2 horas nas primeiras 24 a 48 horas e tentar manter uma inclinação de 30 graus ao deitar.
5. Considerar corticosteroides orais (p. ex., metilprednisolona *dosepack**) se a extensão do edema limitar o exame da motilidade ocular e da posição do globo ocular. Alguns especialistas aconselham o uso de antibióticos orais se os corticosteroides forem utilizados, mas não há dados que sustentem a eficácia desse regime. Evitar corticosteroides em pacientes com lesão cerebral traumática (LCT) concomitante.

*N. de T. Embalagem de metilprednisolona disponível nos Estados Unidos, em que a dose diária a ser tomada já vem estabelecida durante o período de tratamento.

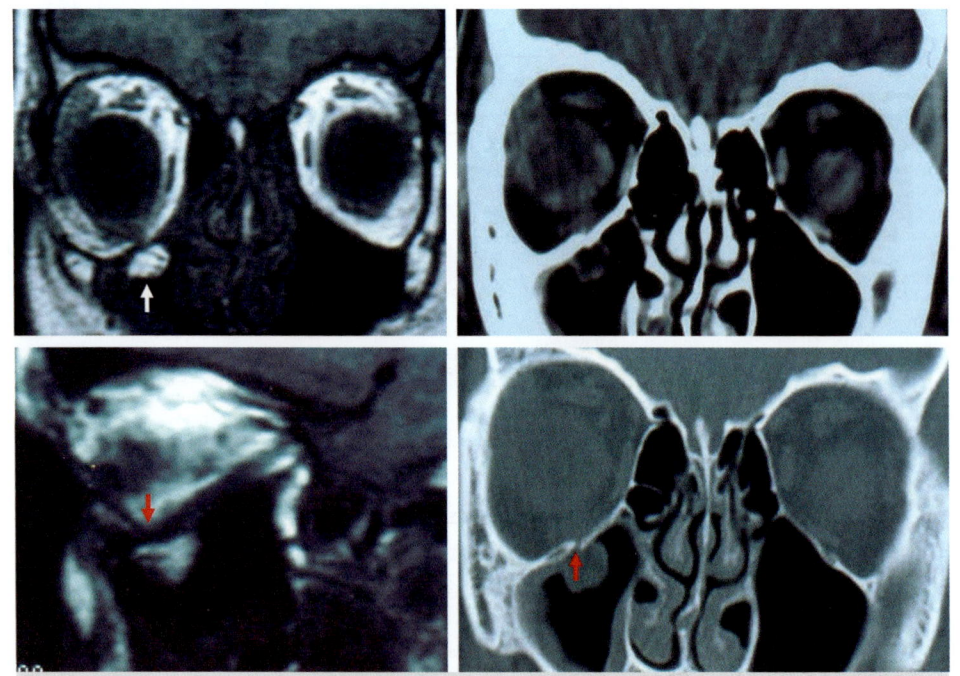

Figura 3.9.3 Cortes coronal e sagital de fratura *blow-out* em olho branco (WEBOF) em paciente com reto inferior encarcerado. Seta branca, tecidos moles orbitais encarcerados; setas vermelhas, fratura de assoalho orbital.

6. Uma consultoria neurocirúrgica é recomendada para todas as fraturas que envolvam o teto da órbita, o seio frontal ou a placa cribriforme, bem como para todas as fraturas associadas a hemorragia intracraniana. Do mesmo modo, uma consultoria com otorrinolaringologia e cirurgia bucomaxilofacial pode ser útil para fraturas de seio frontal, médio-faciais e mandibulares.
7. Considerar o reparo cirúrgico com base nos critérios a seguir.

> **NOTA:** O reparo da fratura orbital deve ser postergado se houver qualquer evidência de lesão de toda a espessura do globo ocular ou trauma penetrante. A presença de hifema ou micro-hifema geralmente retarda por 10 a 14 dias o reparo da fratura orbital.

Reparo imediato (dentro de 24 a 48 horas)
Se houver evidência clínica de compressão muscular com bradicardia que não melhora, bloqueio cardíaco, náuseas, vômitos ou síncope (mais comumente encontrados em crianças com WEBOF). Os pacientes com compressão muscular exigem exploração orbital urgente para liberar qualquer músculo encarcerado a fim de reduzir a chance de estrabismo restritivo permanente por isquemia muscular e fibrose, além de aliviar os sintomas sistêmicos decorrentes do reflexo oculocardíaco.

Reparo em uma ou duas semanas
- Diplopia sintomática persistente no olhar primário ou para baixo que não melhora após 1 a 2 semanas. A TC pode mostrar distorção do músculo ou herniação em volta das fraturas. As ducções forçadas podem ser úteis para identificar a restrição óssea. Observe que a diplopia pode demorar mais de 2 semanas para melhorar ou desaparecer. Alguns cirurgiões aguardarão 6 a 8 semanas antes de oferecer o reparo cirúrgico para a diplopia persistente.
- Grandes fraturas do assoalho orbital (> 50%) ou as fraturas combinadas de parede medial e assoalho orbital com maior probabilidade de causar distopia cosmeticamente inaceitável do globo (enoftalmo e/ou hipoglobo) com o tempo. A distopia do globo na apresentação inicial é indicativa de uma fratura grande. Também é razoável aguardar vários meses para ver se há desenvolvimento de enoftalmo antes de oferecer o reparo. Não há evidências claras de que o reparo precoce seja mais efetivo na prevenção ou na reversão do mal posicionamento do globo em comparação com o reparo tardio. Porém, muitos cirurgiões preferem o reparo precoce simplesmente porque os planos de dissecção e a anatomia óssea anormal (fraturada) são mais facilmente discerníveis antes que ocorra a fibrose pós-traumática. Pode ser prudente evitar a cirurgia precoce para prevenção de mal posicionamento do globo em pacientes mais velhos, pacientes com comorbidades significativas e pacientes que usam terapia anticoagulante por condições cardiovasculares significativas.
- Trauma complexo envolvendo a borda orbital ou deslocamento da parede lateral e/ou arco zigomático. Fraturas complexas da face média (complexo zigomático, Le Fort II) ou da base do crânio (Le Fort III). Fraturas do complexo naso-etmoidal. Fraturas da margem orbital superior ou superomedial envolvendo os seios frontais.

Reparo tardio
- Fraturas antigas que resultaram em enoftalmo ou hipoglobo podem ser corrigidas posteriormente.

> **NOTA:** O papel da anticoagulação no pós-operatório ou em pacientes após trauma é discutível. Relatos de casos têm descrito hemorragia orbital em pacientes com fraturas orbitais e de porção média da face anticoagulados para profilaxia contra trombose venosa profunda (TVP). Por outro lado, vários estudos grandes também demonstraram risco aumentado de TVP e embolia pulmonar (EP) no pós-operatório de pacientes comatosos ou que não podem caminhar. Todos os pacientes internados com fratura orbital e que aguardam a cirurgia e aqueles no pós-operatório de fratura orbital devem, no mínimo, receber terapia com compressão pneumática intermitente (CPI) e ser encorajados a caminhar. Em pacientes de alto risco para TVP, incluindo-se aqueles comatosos por lesão intracraniana concomitante, deve ser documentada uma discussão detalhada com a equipe médica sobre a anticoagulação, e os riscos e benefícios da terapia devem ser discutidos em detalhe com o paciente e a família.

Seguimento
Os pacientes devem ser vistos em 1 e 2 semanas após o trauma para que sejam avaliados quanto à presença de diplopia persistente e/ou enoftalmo após o edema orbital agudo ter melhorado. No caso de sintomas de sinusite, inclusive antes da lesão, o paciente deve ser visto dentro de poucos dias. Os pacientes também devem ser monitorados quanto ao desenvolvimento de lesões oculares associadas conforme a indicação (p. ex., celulite orbital, glaucoma de recessão angular, descolamento de retina). Realiza-se gonioscopia e exame do fundo de olho sob dilatação com depressão escleral cerca de 4 semanas após o trauma, se houver hifema ou micro-hifema. Os sintomas de suspeita de descolamento da retina e celulite orbital são explicados ao paciente.

3.10 Hemorragia retrobulbar traumática (hemorragia orbital)

Sintomas
Dor, visão reduzida, incapacidade de abrir as pálpebras devido a edema intenso, história recente de trauma ou cirurgia em pálpebras ou órbita e história de anticoagulação. Como a órbita é um compartimento ósseo com fixação anterior firme pelos tecidos moles do septo orbital, qualquer processo (sangue, pus, ar) que rapidamente a preencha resulta em uma síndrome de compartimento. À medida que aumenta a pressão dentro da órbita, ocorre isquemia do nervo óptico, do globo e da retina, podendo resultar em perda visual devastadora e permanente. *A SCO é uma emergência oftálmica.*

> **NOTA:** A maioria das hemorragias orbitais pós-operatórias iatrogênicas ocorre nas primeiras 6 horas após a cirurgia.

Sinais
(Ver Figura 3.10.1.)

Críticos. Proptose com resistência à retropulsão, pálpebras duras ("como pedra") que são difíceis de abrir, perda visual, defeito pupilar aferente, discromatopsia e PIO elevada.

Outros. Equimose palpebral, hemorragia subconjuntival difusa, quemose, congestão de vasos conjuntivais, evidência de edema de disco por neuropatia óptica compressiva ou oclusão vascular retiniana e limitação da motilidade extraocular em qualquer ou em todos os campos de visão.

Diagnóstico diferencial
- Celulite orbital: Febre, proptose, quemose, limitação ou dor com os movimentos oculares; pode também seguir-se a trauma, mas, geralmente, não é tão aguda. Um abscesso orbital de expansão rápida pode resultar em SCO, e, em tais casos, o manejo agudo é o mesmo da hemorragia orbital. Ver Seção 7.3.1, Celulite orbital.
- Enfisema orbital severo ("pneumo-órbita hipertensiva"): Órbita tensa, pálpebras tensas, crepitação e redução da motilidade extraocular; pode ocorrer após fratura orbital com ou sem o assoar do nariz. Ver Seção 3.9, Fratura *blow-out* da órbita.
- Fratura orbital: Motilidade extraocular limitada, enoftalmo ou proptose podem estar presentes. Ver Seção 3.9, Fratura *blow-out* da órbita.
- Ruptura de globo: Edema e hemorragia subconjuntivais podem mascarar uma ruptura do globo ocular. Ver Seção 3.14, Ruptura de globo e lesão ocular penetrante.
- Fístula carotídeo-cavernosa de alto fluxo (direta): Pode ocorrer após trauma de forma aguda ou subaguda; a maioria é espontânea e não traumática. Pode haver exoftalmo pulsátil, sopro sobre olho/sobrancelha, vasos conjuntivais arterializados em saca-rolhas, quemose e PIO elevada. Em geral, unilateral, embora sinais bilaterais por uma fístula unilateral possam ser vistos ocasionalmente. Ver Seção 10.10, Seio cavernoso e síndromes associadas (paralisias múltiplas de nervos motores oculares).
- Variz: Proptose que aumenta com manobra de Valsalva. Não costuma ser vista agudamente após trauma, e, na grande maioria das varizes orbitais, não há história de trauma ou cirurgia.
- Linfangioma: Com frequência, surge em pacientes mais jovens. Pode ter proptose aguda, equimose e oftalmoplegia externa após um trauma mínimo ou uma infecção do trato respiratório superior. A RM é geralmente diagnóstica.
- Hemorragia retrobulbar espontânea: Os sinais e sintomas são idênticos àqueles da hemorragia traumática ou pós-operatória. Pode ocorrer em pacientes cronicamente anticoagulados ou

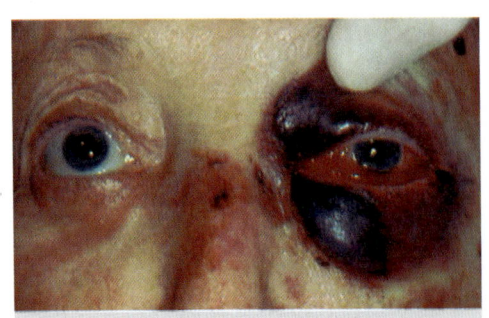

Figura 3.10.1 Hemorragia retrobulbar.

com coagulopatia secundária a outra doença sistêmica (p. ex., hemofilia). Ocasionalmente relatada em gestantes, especialmente durante o trabalho de parto. Geralmente vista como hematoma subperiósteo ao longo do teto orbital, podendo ser erroneamente diagnosticada como neoplasia orbital. A RM é útil na identificação de produtos de degradação do sangue (ver Seção 14.3, Ressonância magnética).

Avaliação

1. Exame oftálmico completo; verificar especificamente a presença de defeito pupilar aferente, perda de visão para cores, grau de firmeza das pálpebras, resistência à retropulsão, elevação da PIO, pulsações da artéria central da retina (costuma preceder a oclusão arterial), dobras coroidais (sinal de distorção do globo por estiramento grave do nervo óptico) e edema do nervo óptico. Observe que a função visual pode variar desde normal até ausência de percepção de luz.

2. TC da órbita (incidências axial, coronal e parassagital). Quando houver ameaça da visão e/ou da função do nervo óptico, a TC deve sempre ser postergada até o tratamento definitivo com cantotomia/cantólise. A TC raramente demonstra um discreto hematoma. A hemorragia retrobulbar se manifesta, normalmente, pelo aumento difuso do padrão reticular da gordura orbital intraconal. O chamado sinal da "gota de lágrima" ou "da tenda" pode ser visto: o nervo óptico está estirado ao máximo e distorce (em forma de tenda) a porção posterior do globo em um formato de gota de lágrima. Esse é um sinal radiológico de prognóstico ruim, especialmente se o ângulo escleral posterior for < 130 graus. A presença de fratura orbital pode ajudar a descomprimir a órbita e reduzir, mas não descartar, a possibilidade de SCO. É importante lembrar que os pacientes ainda podem desenvolver SCO e neuropatia óptica mesmo com grandes fraturas orbitais, pois o sangue pode simplesmente preencher o seio paranasal adjacente e causar uma SCO.

NOTA: A hemorragia retrobulbar com SCO é um diagnóstico clínico e não necessita de exame de imagem. Um retardo causado pela espera da TC pode causar comprometimento adicional da visão. Os exames de imagem podem ser obtidos após a descompressão da SCO e a estabilização da função visual.

Tratamento

A chave para o manejo efetivo da hemorragia retrobulbar clinicamente significativa com SCO é a descompressão oportuna e vigorosa dos tecidos moles. O objetivo inicial é reduzir a compressão sobre os tecidos moles críticos, principalmente o nervo óptico. Todos os pacientes devem ser tratados com a utilização das mesmas diretrizes, mesmo que se acredite que a hemorragia tenha ocorrido há horas ou dias, pois costuma ser impossível saber quando a neuropatia óptica se manifestou.

1. Se houver neuropatia óptica, deve-se liberar imediatamente a pressão orbital com uma cantotomia lateral e cantólise inferior (ver **Figura 3.10.2**). O procedimento pode ser realizado em consultório ou sala de emergência com instrumentação básica e anestesia local. Pode ser utilizada sedação consciente no setor de emergência se isso não atrasar o tratamento, mas geralmente não é necessária.

2. Se não existir nenhum sinal orbitário nem evidência de isquemia ocular ou neuropatia óptica compressiva, mas a PIO estiver elevada (p. ex., ≥ 35 mmHg em um paciente com o nervo óptico normal, ou ≥ 20 mmHg em um paciente com glaucoma que normalmente apresenta uma PIO mais baixa), o paciente é tratado de maneira mais gradual, em um esforço para se reduzir a PIO (ver adiante e também a Seção 9.1, Glaucoma primário de ângulo aberto).

Cantotomia e cantólise
(Ver Figura 3.10.2.)

O objetivo da cantotomia e da cantólise é o de realizar uma descompressão adequada dos tecidos moles da órbita por meio de desinserção da pálpebra inferior de seus pontos de fixação periosteais. Uma retina sem perfusão sofre infarto irreversível em cerca de 90 minutos, e uma demora no tratamento definitivo pode levar à morte das fibras nervosas retinianas e à perda de visão.

NOTA: De forma isolada, uma cantotomia não é um tratamento adequado. Deve ser realizada uma cantólise.

a. Considerar a infiltração da pele com lidocaína 2% com epinefrina (injetar longe do olho). A anestesia local pode não ser efetiva em virtude do edema palpebral e do ambiente local acidótico. Um bloqueio regional pode ser utilizado. O paciente deve ser alertado de

34 MANUAL DE DOENÇAS OCULARES DO WILLS EYE HOSPITAL

A

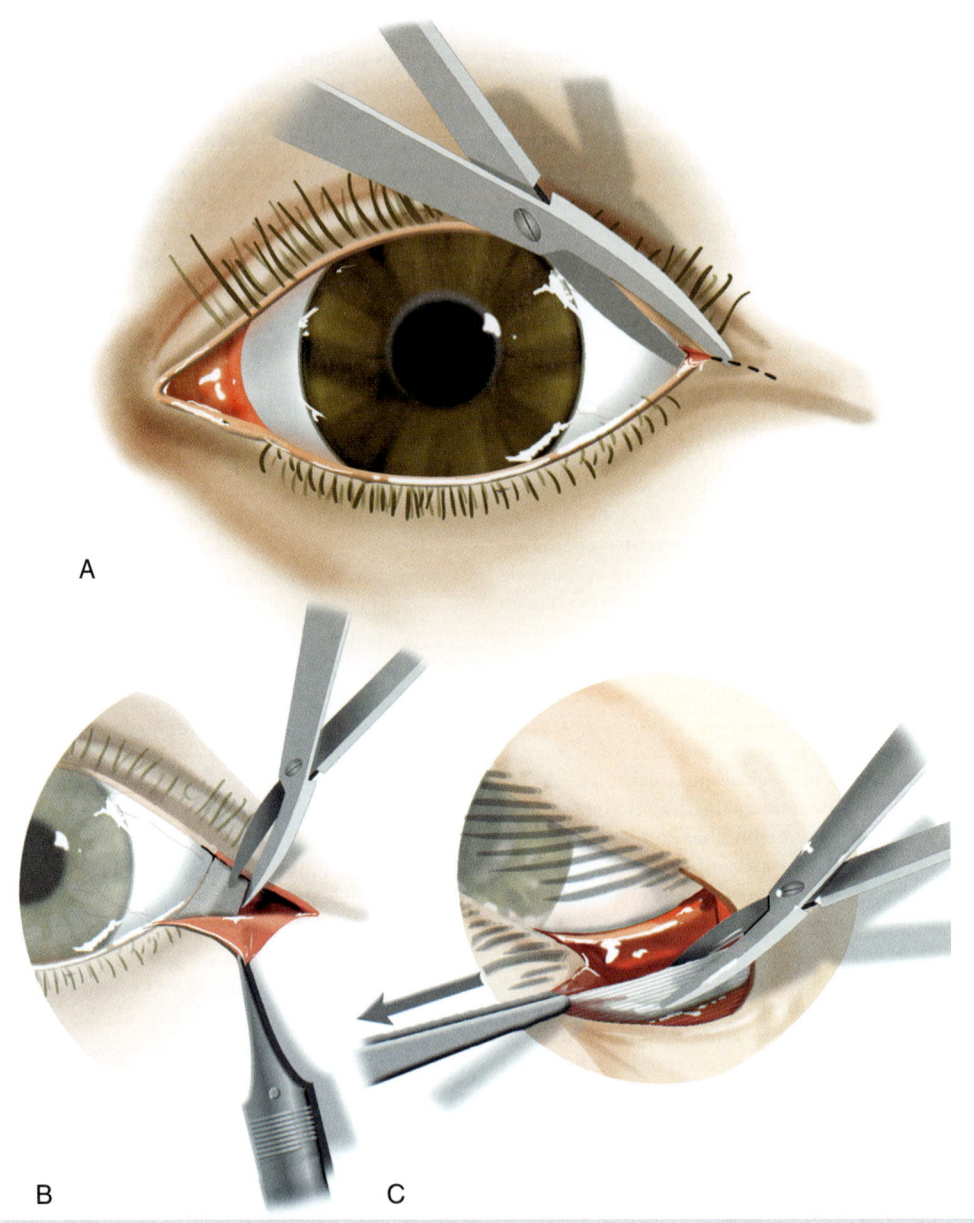

B　　　　　　　　　　　　C

Figura 3.10.2 Cantotomia lateral e cantólise: **A:** Cantotomia lateral. **B:** Segurar firmemente a lateral da pálpebra inferior utilizando uma pinça com dentes. **C:** Puxar a pálpebra anteriormente. Apontar a tesoura para o nariz do paciente, palpar o tendão cantal lateral e cortar.

que o procedimento pode ser doloroso, mas, felizmente, na maioria dos casos, a cantotomia e a cantólise podem ser realizadas rapidamente.

b. Considerar a colocação de pinça hemostática horizontalmente no canto lateral e clampear por 1 minuto para comprimir o tecido e reduzir o sangramento (uma etapa opcional que não deve ser realizada sem uma boa anestesia local).

c. São necessários apenas dois instrumentos para a cantotomia e a cantólise: uma tesoura de ponta romba (p. ex., Westcott ou Stevens) e uma pinça *robusta* com dentes (p. ex., Bishop

Harmon ou Adson). Evitar tesouras pontiagudas para minimizar a chance de lesão do globo. Uma pinça delicada (p. ex., Castroviejo 0,12 mm) não fornecerá tração suficiente para desinserir a pálpebra com eficiência; por isso, não deve ser utilizada.

d. Realizar a cantotomia. Colocar a tesoura através do canto lateral e fazer a incisão do canto por uma espessura de cerca de 1 cm (da conjuntiva à pele). A pinça não é necessária nessa etapa, que simplesmente alcança a cruz inferior do tendão cantal lateral e fornece pouca descompressão dos tecidos moles.

e. Realizar a cantólise inferior. Com a pinça com dentes, prender a pálpebra inferior na margem interna do canto incisado. Com o paciente em posição supina, a tração deve ser direcionada para cima, em direção ao teto. Colocar a tesoura em posição aberta logo abaixo da pele com as pontas apontando para a ponta do nariz, e começar a cortar. Alguns defendem que se "dedilhe" o tendão cantal lateral, mas isso não é fundamental, e algumas vezes é difícil de obter acesso devido ao edema tecidual. À medida que o tendão cantal for liberado, a pálpebra deverá afastar-se completamente do globo.

> **NOTA:** A cantotomia/cantólise é fundamental para descomprimir a órbita, sendo realizada exclusivamente pelo tato. Não se deve procurar visualmente um ponto de referência específico anatômico ou no tendão.

f. Existem várias dicas para uma cantólise bem-sucedida. A pálpebra deve ser completamente afastada do globo ocular. Uma vez que a pinça é liberada, a porção lateral da margem palpebral deve mover-se medialmente, geralmente para o aspecto lateral do limbo do globo. Se alguma porção da margem da pálpebra ainda permanecer em sua posição normal lateralmente ao limbo temporal, a cantólise não estará completa: continue cortando!

g. A incisão sangrará; porém, o uso de cautério não costuma ser necessário. A pressão sobre o osso da borda orbital lateral (mas não sobre o globo e a órbita) por vários minutos, com frequência, resultará em um controle adequado. Porém, com o uso disseminado de medicamentos anticoagulantes e antiplaquetários (p. ex., varfarina, ácido acetilsalicílico, clopidogrel), bem como o uso crescente de anticoagulantes irreversíveis (p. ex., rivaroxabana, dabigatrana etc.), pode-se encontrar sangramento excessivo. Nesses casos, a compressão manual costuma ser inadequada, e a aplicação de medidas hemostáticas (p. ex., agentes biológicos, como a trombina e o fibrinogênio, ou agentes físicos, como gelatina, colágeno, celulose) pode ser necessária. O cautério é efetivo, quando disponível.

h. Os resultados de uma cantólise bem-sucedida são, na maioria das vezes, evidentes em menos de 15 minutos. A PIO deve diminuir e a retina deve mostrar reperfusão. Estudos em cadáveres mostraram uma correlação confiável entre PIO e pressão intraorbital. Uma redução significativa na PIO após a cantólise é indicativa de uma descompressão bem-sucedida dos tecidos moles orbitais. Dependendo do intervalo entre a cantólise e a hemorragia, a visão pode melhorar consideravelmente. A cantólise superior não costuma ser necessária: estudos em cadáveres não demonstraram redução dramática na pressão intraorbital com a cantólise superior. Além disso, a cantólise superior pode resultar em incisão da glândula lacrimal, que pode sangrar em profusão. De longe, a razão mais comum para sinais persistentes de SCO após cantólise inferior é a cantólise inadequada. Por isso, deve-se ter certeza de que a cantólise seja realizada adequadamente.

3. Está indicada a observação cuidadosa de todos os casos de hemorragia retrobulbar, incluindo aqueles que ainda não afetaram a função visual. Dessa forma, é perigoso assumir que um paciente com uma lesão/cirurgia recente, hemorragia retrobulbar e função normal do nervo óptico esteja estável o suficiente para ser liberado. Em tais casos, é melhor acompanhar o paciente por 4 a 6 horas por meio de exames seriados na emergência ou no hospital. Se o paciente não apresentar evidências de SCO 6 ou mais horas após o evento inicial, é razoável liberar o paciente com instruções específicas (ver Seguimento). Para os pacientes que apresentam SCO, ver a nota a seguir.

> **NOTA:** A eficácia da cantólise inferior para SCO se baseia na suposição de que, no momento do procedimento, todo o sangramento orbital ativo tenha sido tamponado; este é o caso na maioria das hemorragias retrobulbares. Porém, se o sangramento ativo persistir, a SCO irá recorrer conforme o sangue preencher a órbita descomprimida. Por essa razão, é prudente monitorar os pacientes que apresentam SCO e neuropatia óptica por 12 a 24 horas após a cantólise.

4. Os anticoagulantes (p. ex., varfarina) e os agentes antiplaquetários (p. ex., ácido acetilsalicílico) são normalmente suspensos, se possível, para prevenir ressangramento. Essa decisão deve ser tomada em conjunto com um internista ou cardiologista. Corticosteroides intravenosos podem estar indicados para reduzir ainda mais o edema de tecidos moles quando não houver LCT. Antibióticos podem estar indicados, dependendo da etiologia da hemorragia. O uso frequente de compressas de gelo (20 minutos com e 20 minutos sem) é importante, e o uso adequado deve ser enfatizado para o paciente e a equipe de enfermagem.
5. Controle clínico da PIO conforme a necessidade (ver Seção 9.1, Glaucoma primário de ângulo aberto, e Seção 9.4, Glaucoma agudo de ângulo fechado, para indicações/contraindicações terapêuticas):
    - Agentes tópicos para redução da PIO, como betabloqueadores, alfa-agonistas e inibidores da anidrase carbônica.
    - Inibidores orais da anidrase carbônica (p. ex., acetazolamida).
    - Agentes hiperosmóticos (p. ex., manitol).

NOTA: Quando houver SCO em uma situação em que a cantotomia/cantólise não pode ser realizada imediatamente, o uso de manitol IV pode servir como medida temporária e ajudar na redução da pressão intraocular e intraorbital com base em um estudo recente em que primatas foram sujeitados a hemorragia orbital experimental. Porém, não deve haver qualquer contraindicação sistêmica ou intracraniana para o manitol antes da administração. *Observe que o manitol IV não é um substituto para o manejo definitivo da SCO com cantotomia/cantólise!*

Seguimento

Nos casos em que a visão estiver ameaçada, monitorar rigorosamente o paciente, até que esteja estável, com frequentes avaliações da visão e da PIO.

Qualquer paciente com hemorragia orbital pós-traumática de mais do que 6 a 8 horas e com função visual normal deve ser instruído em detalhes sobre como medir de forma seriada a função visual, em especial nas primeiras 24 horas, e retornar imediatamente se a visão se deteriorar. As feridas de cantólise podem ser deixadas abertas com aplicação de pomada antibiótica 3 x/dia para a cicatrização espontânea, ou podem ser fechadas com cantoplastia secundária 1 a 3 semanas depois. Se for indicada a reconstrução do canto lateral, deve ser realizada como um procedimento ambulatorial sob anestesia local. O tendão cantal inferior é suturado de volta no aspecto interno da borda orbital lateral. Curiosamente, uma porção significativa de pálpebras cicatrizarão adequadamente sem cirurgia. Se uma neuropatia óptica residual estiver presente, o paciente deve ser acompanhado com exames e campos visuais seriados. Não é incomum que a função visual continue a melhorar nos primeiros seis meses.

REFERÊNCIAS

Johnson D, Winterborn A, Kratky V. Efficacy of intravenous mannitol in the management of orbital compartment syndrome: a nonhuman primate model. *Ophthal Plast Reconstr Surg*. 2016;32:187-190.

Murchison AP, Bilyk JR, Savino PJ. Traumatic cranial neuropathies. In: Black EV, Nesi FA, Calvano CJ, Gladstone GJ, Levine MR, eds. *Smith and Nesi's Ophthalmic Plastic and Reconstructive Surgery*. C.V. Mosby; 2021.

3.11 Neuropatia óptica traumática

Sintomas

Acuidade visual reduzida, discromatopsia ou defeito de campo visual após lesão traumática ocular ou na região periocular; outros sintomas de trauma (p. ex., dor, edema periocular).

Sinais

Críticos. Defeito pupilar aferente novo em órbita traumatizada que não pode ser atribuído a outra patologia ocular preexistente ou concomitante.

Outros. Diminuição da visão para cores no olho afetado, defeito de campo visual e outros sinais de trauma. Agudamente, o disco óptico parece normal na maioria dos casos de NOT indireta posterior. Em casos de NOT anterior, a avulsão do disco óptico pode ser óbvia ao exame de fundo de olho, exceto se for ocultada por hemorragia vítrea (HV). A motilidade extraocular pode estar comprometida nesses casos devido à associação com avulsão ou contusão de MEOs. A NOT pode estar associada com lesão intracraniana.

NOTA: A palidez do disco óptico, em geral, não aparece por semanas após uma lesão traumática do nervo óptico. Se a palidez estiver presente imediatamente após o trauma, deve-se suspeitar de uma neuropatia óptica preexistente.

Diagnóstico diferencial de um defeito pupilar aferente traumático
- NOT assimétrica bilateral.
- Trauma retiniano grave: A anormalidade retiniana é evidente ao exame.
- HV traumática difusa: Ocultação da visualização da retina, defeito pupilar aferente relativo (DPAR) é leve, quando presente.
- Traumatismo intracraniano com dano assimétrico ao nervo óptico pré-quiasmático.

Etiologia
A NOT é classificada com base na localização da lesão (anterior ou posterior) e no mecanismo da lesão (direta ou indireta). A NOT anterior é definida de maneira arbitrária, ocorrendo anteriormente à entrada da artéria central da retina no nervo óptico. A NOT direta é geralmente causada por compressão, contusão e/ou laceração do nervo óptico. A NOT indireta é normalmente causada por lesão de desaceleração com cisalhamento do nervo e do suprimento sanguíneo no canal óptico, e muito menos comumente devido à rotação rápida do globo levando à avulsão da cabeça do nervo óptico.
- Neuropatia óptica compressiva por hemorragia orbital: É a NOT mais comum. (Ver Seção 3.10, Hemorragia retrobulbar traumática.)
- Neuropatia óptica compressiva por corpo estranho orbital: É uma subcategoria da NOT direta. (Ver Seção 3.12, Corpo estranho intraorbital.)
- Pinçamento ósseo: Uma NOT direta posterior que resulta de pinçamento da porção apical ou intracanalicular do nervo óptico por fratura do ápice orbital e/ou canal óptico. Os mecanismos variam muito. O pinçamento ósseo direto do canal óptico pode resultar de fratura da base do crânio que também envolve estruturas adjacentes, incluindo o seio cavernoso, resultando em neuropatia craniana (ver **Figura 3.11.1**).
- Hematoma da bainha do nervo óptico: É uma NOT direta ou indireta de extrema raridade e difícil de diagnosticar. O exame de imagem pode mostrar sangue perineural na bainha do nervo óptico. É geralmente um diagnóstico presuntivo que exige uma aparência anormal do fundo de olho, sendo típica uma combinação de oclusões de veias e artérias da retina (p. ex., oclusão de artéria central da retina e oclusão da veia central da retina). Pode ocorrer perda visual progressiva à medida que o hematoma sofre expansão. Na maioria dos casos, o hematoma da bainha do nervo óptico é visto junto com hemorragias retinianas e sangramento intracraniano subaracnóideo (síndrome de Terson).
- Lesão por desaceleração: É a segunda forma mais comum de NOT, especificamente conhecida como NOT indireta posterior, mas muitas vezes referida simplesmente como NOT. O crânio (geralmente a fronte, mas pode ser a porção média da face) atinge um objeto estático (p. ex., volante do carro, guidão de bicicleta, chão) enquanto os tecidos moles dentro da órbita continuam se movendo para frente. Como o nervo óptico é fixo no canal óptico, pode ocorrer ceifamento dos vasos piais nutrientes com subsequente edema do nervo óptico dentro do espaço confinado do canal óptico. Um segundo mecanismo de "onda de choque" também pode ocorrer. Estudos em cadáveres mostraram que um golpe no lobo frontal é transmitido para o canal óptico. A perda visual por NOT indireta posterior é geralmente imediata e progride em menos de 10% dos casos.
- Outros (p. ex., laceração do nervo óptico, avulsão pré-quiasmática do nervo óptico).

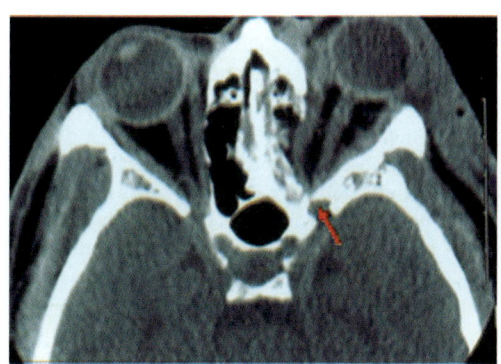

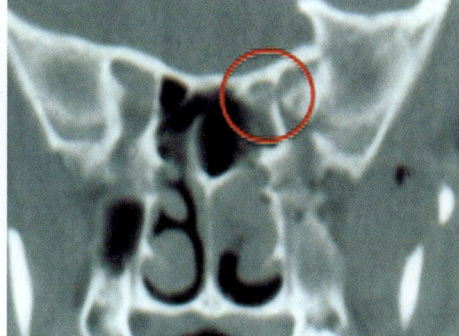

Figura 3.11.1 Tomografia computadorizada (TC) de pinçamento ósseo do nervo óptico. Círculo e seta vermelha, fraturas ósseas pinçando o nervo óptico.

Avaliação

1. História: Confirmar o mecanismo da lesão (p. ex., desaceleração, golpe na fronte). Verificar se há perda de consciência, náuseas e/ou vômitos, cefaleia, drenagem nasal clara (sugestiva de vazamento de líquido cerebrospinal). Verificar histórico prévio ocular, incluindo ambliopia, cirurgia para estrabismo, neuropatia óptica prévia, descolamento da retina, glaucoma.
2. Realizar exame oftalmológico completo, incluindo uma avaliação da acuidade visual e das pupilas, o que pode ser difícil se o estado mental do paciente estiver alterado pelo uso de sedativos, narcóticos etc.

> **NOTA:** Se uma NOT bilateral e simétrica estiver presente, um DPAR pode estar ausente. Lembre-se que, se um DPAR estiver presente, o paciente pode ter uma NOT unilateral ou uma NOT assimétrica bilateral. Além disso, a visão pode estar comprometida no outro olho, especialmente em pacientes comatosos ou sedados.

3. Testar a visão de cores em cada olho. Verificar a dessaturação do vermelho é uma alternativa útil se as cartelas de cores não estiverem disponíveis.
4. Testar os campos visuais por confrontação. O teste padrão de campo visual é útil se estiver disponível.
5. Realizar TC de crânio e órbitas (incidências axial, coronal e parassagital) em secções finas (i.e., 1 mm) por meio do canal óptico e da base do crânio para excluir corpo estranho intraorbital ou pinçamento ósseo sobre o nervo óptico. Pode haver fraturas ao longo da placa cribriforme, do seio esfenoidal e da parede medial do seio cavernoso. Uma TC normal nunca descarta uma NOT indireta posterior. Da mesma forma, uma fratura do canal óptico não significa que uma NOT está presente.
6. Ultrassonografia em modo-B se houver suspeita de avulsão da cabeça do nervo óptico, mas se ela estiver obscurecida clinicamente por hifema, HV ou outra opacidade de meio.

Tratamento

Depende do tipo de NOT:

1. Neuropatia óptica compressiva por hemorragia orbital: Ver Seção 3.10, Hemorragia retrobulbar traumática.
2. Neuropatia óptica compressiva por corpo estranho orbital: Ver Seção 3.12, Corpo estranho intraorbital.
3. Hematoma da bainha do nervo óptico: A fenestração da bainha do nervo óptico pode ser útil no estágio agudo se a neuropatia óptica estiver progredindo e nenhuma outra causa for evidente.
4. Laceração do nervo óptico: Nenhum tratamento efetivo.
5. Avulsão da cabeça do nervo óptico: Nenhum tratamento efetivo. Se houver oftalmoplegia externa, pode haver necessidade de exploração cirúrgica para avulsão de MEOs.
6. Lesão por desaceleração: O tratamento efetivo da NOT indireta posterior é extremamente limitado. Considerando os resultados do estudo *Corticosteroid Randomization After Significant Head Injury* (CRASH), os corticosteroides em altas doses nunca devem ser recomendados por oftalmologistas em pacientes com LCT concomitante ou se a NOT tiver mais de 8 horas. Na grande maioria dos casos, recomenda-se apenas observação. Se os corticosteroides forem recomendados (sem evidência de LCT, lesão com menos de 8 horas, sem comorbidades), a ausência de evidências terapêuticas significativas e os efeitos colaterais significativos devem ser discutidos com o paciente e/ou a família além da equipe assistente; na prática, esse cenário não é comumente encontrado. A dosagem de metilprednisolona inclui uma dose inicial de 30 mg/kg e, então, 5,4 mg/kg a cada 6 horas, por 48 horas. Inibidores da bomba de prótons (p. ex., omeprazol) devem ser administrados concomitantemente. Mais recentemente, a eritropoietina (EPO) e a estimulação elétrica transcorneana (TES, do inglês *transcorneal electrical stimulation*) foram estudadas como tratamentos potenciais para TON. Até o momento, a evidência é limitada pelo delineamento do estudo, sua baixa magnitude, além da ausência de randomização e mascaramento. Atualmente, nenhuma das modalidades deve ser considerada padrão de cuidados para NOT.
7. Pinçamento ósseo do canal óptico: A descompressão endoscópica do canal óptico e ápice orbital pode ser realizada em casos selecionados, em especial se a neuropatia óptica for progressiva. Porém, deve-se ter extremo cuidado devido à proximidade do seio cavernoso e do sifão carotídeo e possível instabilidade óssea da base do crânio. O procedimento só deve ser realizado por um otorrinolaringologista e/ou neurocirurgião com experiência em cirurgia endoscópica estereotáxica de seios e

base do crânio. O paciente e/ou os familiares também devem ser informados de que não existem dados definitivos que comprovem a eficácia desse procedimento em NOT e de que a descompressão do canal óptico pode resultar em dano adicional ao nervo óptico intracanalicular. Algumas vezes, uma abordagem transcraniana para descompressão do nervo óptico está indicada, dependendo da localização dos fragmentos ósseos.

Seguimento
Visão, reação pupilar e visão para cores devem ser avaliadas diariamente por 1 a 2 dias em casos de NOT indireta com suspeita de progressão. No caso de NOT não progressiva, o paciente pode ser acompanhado após semanas ou meses para avaliar a melhora espontânea. Se uma etiologia secundária estiver causando a NOT, o seguimento depende da intervenção oferecida e pode ser mais frequente e prolongado. Se for indicado o reparo de fratura facial e orbital, é crucial que se documente a acuidade visual e os campos visuais (se possível) no pré-operatório e que se explique ao paciente e aos familiares que a NOT já está presente, para evitar queixas posteriores de lesão iatrogênica do nervo óptico. Em pacientes comatosos, com suspeita de NOT, que exijam reparo de fratura facial ou orbital, a família deve ser informada de que apenas uma avaliação limitada da função visual é possível pré-operatoriamente, podendo ter ocorrido comprometimento visual traumático significativo. Lembrar sempre que um DPAR pode indicar NOT bilateral assimétrica; não se deve tranquilizar a família do paciente sobre a função visual contralateral normal no caso de pacientes obnubilados ou não colaborativos com DPAR. Há relatos de que a NOT indireta posterior leve a moderada pode mostrar melhora espontânea significativa em 3 a 6 meses em 30 a 60% dos pacientes, embora a perda visual inicial severa pareça indicar um prognóstico pior.

REFERÊNCIAS
Edwards P, Arango M, Balica L, et al. Final results of MRC CRASH, a randomised placebo-controlled trial of intravenous corticosteroid in adults with head injury-outcomes at 6 months. *Lancet*. 2005;365:1957-1959.

Murchison AP, Bilyk JR, Savino PJ. Traumatic cranial neuropathies. In: Black EV, Nesi FA, Calvano CJ, Gladstone GJ, Levine MR, eds. *Smith and Nesi's Ophthalmic Plastic and Reconstructive Surgery*. C.V. Mosby; 2021.

3.12 Corpo estranho intraorbital

Sintomas
Visão reduzida, dor, diplopia, ou pode ser assintomático. Histórico de trauma, pode ser remoto.

Sinais
(Ver Figuras 3.12.1 e 3.12.2.)
Críticos. Corpo estranho orbital identificado pelo exame clínico, radiografia, TC e/ou ultrassonografia orbital.

Outros. Massa orbital palpável, limitação da motilidade ocular, proptose, laceração palpebral ou conjuntival, eritema, edema ou equimose palpebral. A presença de defeito pupilar aferente pode indicar NOT.

Tipos de corpos estranhos
1. Mal tolerados (geralmente levam à inflamação ou infecção): Orgânicos (p. ex., madeira ou matéria vegetal; ver **Figura 3.12.3**), químicos

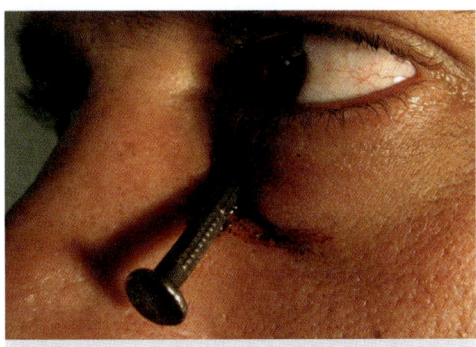

Figura 3.12.1 Corpo estranho intraorbital.

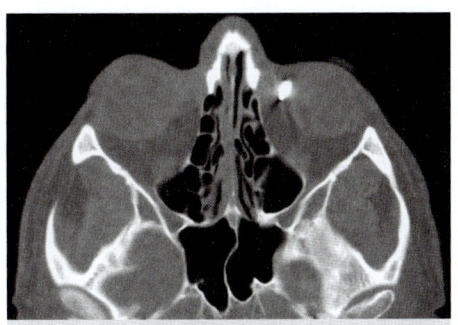

Figura 3.12.2 Tomografia computadorizada (TC) de corpo estranho intraorbital.

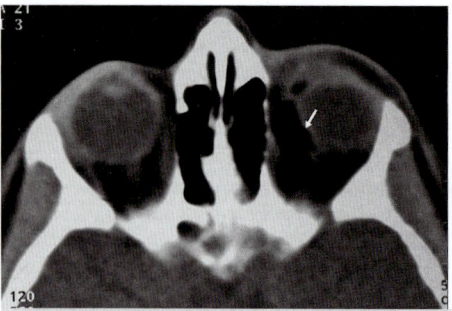

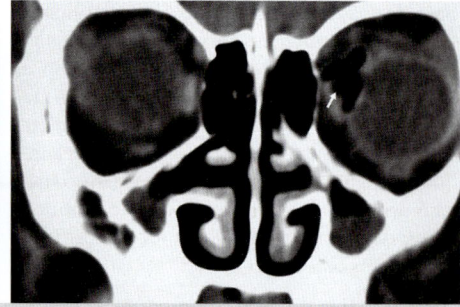

Figura 3.12.3 Tomografia computadorizada (TC) axial e coronal de um corpo estranho de madeira na órbita, inicialmente interpretado como enfisema orbital. Observe a margem escleral reta (*seta*) na imagem axial e o aspecto de "corno de veado" (*seta*) na imagem coronal, ambos sugestivos de madeira retida na órbita.

(p. ex., óleo diesel) e certos corpos estranhos metálicos tóxicos à retina (especialmente o cobre).

2. Relativamente bem tolerados (comumente, produzem reação inflamatória crônica de baixa intensidade): Ligas que tenham < 85% de cobre (p. ex., latão e bronze).
3. Bem tolerados (materiais inertes): Pedras, vidros, plásticos, ferro, chumbo, aço, alumínio e a maioria dos outros metais e ligas, considerando-se que não estejam contaminados no momento da entrada e tenham baixo potencial para inoculação microbiana.

Avaliação

1. História: Determinar a natureza da lesão e do corpo estranho. Deve-se ter um alto índice de suspeição em todos os traumas. Lembrar-se de que as crianças não costumam fornecer relatos adequados.
2. Exame completo ocular e periorbital com atenção especial à reação pupilar, à PIO e à avaliação do segmento posterior. Examinar cuidadosamente à procura de uma ferida de entrada: pelo menos 50% das feridas de entrada conjuntivais passam despercebidas ao exame clínico. Excluir ruptura oculta de globo. Uma gonioscopia delicada pode ser necessária.
3. TC da órbita e do cérebro (incidências axial, coronal e parassagital, com cortes não maiores que 1 mm na órbita) é o exame inicial de escolha independentemente do material do corpo estranho para descartar possível corpo estranho metálico. Contudo, a TC pode não detectar certos materiais (p. ex., a madeira pode aparecer como ar). Se houver suspeita de madeira ou matéria vegetal, é útil informar com antecedência ao radiologista, pois qualquer brilho dentro da órbita pode, então, ser mensurado em unidades Hounsfield para diferenciar madeira de ar. A RM nunca é o exame inicial na suspeita de corpo estranho, sendo contraindicada na suspeita de corpo estranho metálico ou quando isso não pode ser excluído, mas pode ser útil como adjunto da TC (especialmente se houver suspeita de corpo estranho de madeira) após se descartar corpo estranho metálico.
4. Com base nos exames de imagem, determinar a localização do corpo estranho intraorbital e excluir o envolvimento do nervo óptico e do sistema nervoso central (lobo frontal, seio cavernoso, artéria carótida).
5. Realizar a ultrassonografia em modo-B da órbita se houver suspeita de corpo estranho que não tenha sido detectado pela TC. Esse tipo de ultrassonografia é útil apenas na órbita anterior.
6. Coletar exames culturais de qualquer local de drenagem de secreção ou corpo estranho quando apropriado.

Tratamento

1. NUNCA se deve remover um corpo estranho intraorbital sob lâmpada de fenda sem primeiro obter um exame de imagem para determinar a profundidade e a direção da penetração. A remoção prematura pode resultar em sangramento intracraniano, vazamento de líquido cerebrospinal, piora da lesão intraocular etc.
2. Realizar exploração cirúrgica, irrigação e extração, com base nas seguintes indicações:
    - Sinais de infecção ou inflamação (p. ex., febre, proptose, restrição de motilidade, quemose severa, massa orbital palpável, abscesso na TC).

- Constatação de qualquer corpo estranho orgânico ou de madeira (em razão do alto risco de infecções e complicações, inclusive com perda de visão). Muitos corpos estranhos de cobre necessitam de remoção devido à intensa reação inflamatória ao material.
- Formação de fístula infecciosa.
- Sinais de compressão do nervo óptico ou amaurose direcional (visão diminuída em uma direção específica do olhar).
- Presença de um corpo estranho grande ou com bordas cortantes (independente da composição) que possa ser facilmente extraído.
- Em casos de ruptura de globo, este deve ser reparado antes. O corpo estranho orbital pode ser removido posteriormente, quando necessário.

> **NOTA:** Um corpo estranho inorgânico de localização posterior costuma ser simplesmente observado se for inerte e não causar compressão do nervo óptico, devido ao risco de neuropatia óptica iatrogênica ou de diplopia se for tentada a remoção cirúrgica. No entanto, mesmo um corpo estranho metálico inerte e assintomático localizado anteriormente e com facilidade de acesso pode ser removido com baixa morbidade.

> **NOTA:** Se o corpo estranho estiver localizado na órbita posteromedial, sua remoção pode ser mais bem obtida por abordagem endonasal. Considerar a consultoria com otorrinolaringologia e/ou neurocirurgia e protocolos de TC para cirurgia guiada por imagem quando necessário.

3. Utilizar toxoide tetânico conforme indicações (ver Apêndice 2, Profilaxia do tétano).
4. Considerar a hospitalização.
   - Administrar imediatamente antibióticos sistêmicos (p. ex., cefazolina 1 g, IV, a cada 8 horas, para objetos inertes e limpos). Se o objeto estiver contaminado ou for orgânico, tratar como celulite orbital (ver Seção 7.3.1, Celulite orbital).

- Acompanhar a visão, a intensidade (se houver alguma) de defeito pupilar aferente, a motilidade extraocular, a proptose e o desconforto ocular diariamente.
- Realizar exploração cirúrgica e remoção do corpo estranho quando indicado (ver anteriormente). Antes da cirurgia, discutir com o paciente e a família que pode não ser possível a remoção bem-sucedida do corpo estranho. A madeira costuma soltar farpas, e múltiplos procedimentos podem ser necessários para sua remoção completa. Os corpos estranhos orgânicos frequentemente causam infecção recorrente ou indolente que pode exigir meses de terapia antibiótica e exploração cirúrgica adicional. Isso pode resultar em fibrose progressiva de tecidos moles orbitais e estrabismo restritivo.
- Se for decidido por deixar o corpo estranho na órbita, liberar o paciente quando estável com antibióticos orais (p. ex., amoxicilina/ácido clavulânico, 250/125 a 500/125 mg, VO, a cada 8 horas, ou 875/125 mg, VO, 2 x/dia) para completar um curso de 10 a 14 dias.

5. Pacientes com corpos estranhos inorgânicos pequenos, que não exijam intervenção cirúrgica, podem ser liberados sem hospitalização com a prescrição de antibióticos orais para um período de 10 a 14 dias.

Seguimento

O paciente deve retornar dentro de 1 semana da alta (ou imediatamente se a condição piorar). O seguimento rigoroso é indicado por várias semanas após a interrupção da antibioticoterapia para assegurar que não haja evidência clínica de infecção ou de migração do corpo estranho orbital para uma estrutura orbital crítica (p. ex., nervo óptico, MEO, globo). Exames de imagens são repetidos conforme a necessidade. Ver Seções 3.14, Ruptura de globo e lesão ocular penetrante; 3.11, Neuropatia óptica traumática; e 7.3.1, Celulite orbital.

3.13 Laceração corneana

LACERAÇÃO PARCIAL DA ESPESSURA DA CÓRNEA

Sinais
(Ver Figura 3.13.1.)

A CA não é invadida, e, assim, a córnea não é perfurada.

Avaliação
1. Deve ser realizado um exame cuidadoso sob lâmpada de fenda para excluir penetração ocular.

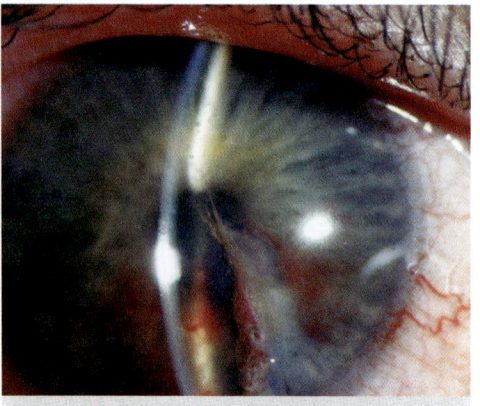

Figura 3.13.1 Laceração corneana.

Avaliar cuidadosamente a conjuntiva, a esclera e a córnea, procurando extensões além do limbo em casos que envolvam a periferia da córnea. Avaliar a profundidade da CA e comparar com o outro olho. Uma CA rasa indica uma ferida com vazamento ativo ou um vazamento já tamponado (ver Laceração completa da espessura da córnea, adiante). Avaliar a íris quanto à presença de DTIs e o cristalino quanto à presença de catarata ou de trajeto de corpo estranho (deve-se ter um alto nível de suspeição com objetos projéteis). A presença de DTIs e anormalidades no cristalino indicam ruptura do globo.

2. Teste de Seidel (ver Apêndice 5, Teste de Seidel para detectar vazamento de ferida). Se o teste de Seidel for positivo, uma laceração completa da espessura corneana está presente (ver Laceração completa da espessura da córnea, adiante). Um teste de Seidel negativo indica laceração parcial ou laceração completa autosselada.
3. Evitar a medida da PIO se o teste de Seidel for positivo. Medir a PIO com cuidado se o teste de Seidel for negativo para evitar a abertura de uma laceração completa da espessura autosselada.

Tratamento

1. Um cicloplégico (p. ex., ciclopentolato a 1-2%) e aplicação frequente de antibiótico (p. ex., pomada de polimixina B/bacitracina ou colírio de fluoroquinolona), dependendo da natureza da ferida.
2. Quando uma laceração corneana moderada a profunda for acompanhada por ferida aberta, costuma ser melhor suturar a ferida no bloco cirúrgico para fornecer estabilidade estrutural e para evitar fibrose excessiva com irregularidade corneana, especialmente quando isso ocorrer no eixo visual.
3. Se houver corpo estranho corneano, e ele for superficial, tratar conforme a Seção 3.3, Corpos estranhos corneanos e conjuntivais. Se o corpo estranho estiver na córnea mais profunda, se não houver sinais de infecção ou inflamação e se for bem tolerado (ver Seção 3.15, Corpo estranho intraocular, para corpos estranhos inertes), ele pode ser deixado no local e pode ser acompanhado cuidadosamente. Se o paciente for sintomático ou se houver sinais de infecção/inflamação, os corpos estranhos corneanos mais profundos devem ser removidos no bloco cirúrgico.
4. Uso de toxoide tetânico para feridas contaminadas (ver Apêndice 2, Profilaxia do tétano).

Seguimento
Reavaliar diariamente até a cicatrização do epitélio.

LACERAÇÃO COMPLETA DA ESPESSURA DA CÓRNEA

(Ver Figura 3.13.2.)
Ver Seção 3.14, Ruptura de globo e lesão ocular penetrante. Observe que as lacerações pequenas, autosseladas ou com vazamento lento com preservação da CA podem ser tratadas com supressores do aquoso, lentes de contato terapêuticas, colírios de fluoroquinolonas 4 x/dia e precauções, conforme listado na Seção 3.14, Ruptura de globo e lesão ocular penetrante. Evitar os esteroides tópicos. Se um CEIO estiver presente, ver Seção 3.15, Corpo estranho intraocular.

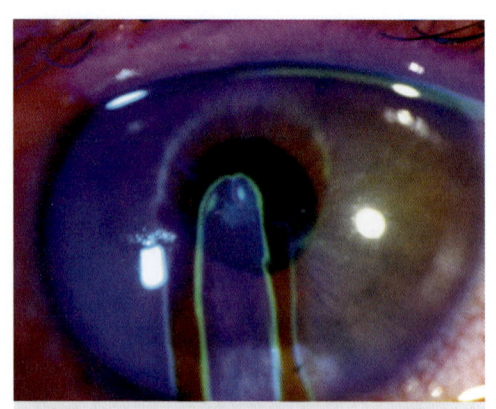

Figura 3.13.2 Laceração completa da espessura da córnea com teste de Seidel positivo.

3.14 Ruptura de globo e lesão ocular penetrante

Sintomas
Dor, visão diminuída e perda de líquido a partir do olho. Histórico de trauma, queda ou objeto afiado penetrando o globo.

Sinais
(Ver Figura 3.14.1.)

Críticos. Laceração completa da espessura escleral ou corneana, hemorragia subconjuntival severa (especialmente envolvendo 360 graus da conjuntiva bulbar, geralmente bolhosa), CA profunda ou rasa em comparação com a do outro olho, pupila pontiaguda ou irregular, DITs da íris, material do cristalino ou vítreo na CA, trato de corpo estranho ou nova opacidade no cristalino ou limitação da motilidade extraocular (maior na direção da ruptura). Pode haver exteriorização de conteúdo intraocular.

Outros. PIO baixa (também pode ser normal ou raramente aumentada), iridodiálise, ciclodiálise, hifema, equimose periorbital, HV e cristalino luxado ou subluxado. *Commotio retinae*, ruptura coroidal e lacerações retinianas podem ser vistos, mas costumam ser obscurecidos por HV.

Avaliação/tratamento
Após o diagnóstico de ruptura do globo, os exames adicionais devem ser postergados até o momento do reparo cirúrgico no bloco cirúrgico. Assim, evita-se que se coloque qualquer pressão sobre o globo, com consequente risco de extrusão do conteúdo intraocular. O diagnóstico deve ser feito por caneta de luz, oftalmoscopia indireta ou, se possível, por exame em lâmpada de fenda (com manipulação mínima). Ao realizar o diagnóstico, as seguintes medidas devem ser adotadas:

1. Proteger o olho sempre com escudo rígido. Não aplicar curativo no olho.
2. TC do cérebro e órbitas (incidências axial, coronal e parassagital com cortes de 1 mm) para descartar CEIO.
3. Ultrassonografia em modo-B cuidadosa pode ser necessária para a localização de ruptura posterior ou para excluir CEIOs que não sejam visíveis na TC (não metálicos, madeira etc.). Porém, a ultrassonografia em modo-B não deve ser realizada em pacientes com ruptura anterior evidente devido ao risco de extrusão do conteúdo ocular. Um oftalmologista experiente deve avaliar o paciente antes que a ultrassonografia em modo-B ou outra manipulação seja realizada em um globo com suspeita de ruptura.
4. Hospitalizar o paciente e mantê-lo em jejum.
5. Colocar o paciente em repouso no leito com possibilidade de ir ao banheiro. Evitar atividades extenuantes, inclinação anterior e manobras de Valsalva.
6. Antibióticos sistêmicos devem ser administrados dentro das primeiras 6 horas após a lesão. Em adultos, administrar cefazolina, 1 g, IV, a cada 8 horas, ou vancomicina, 1 g, IV, a cada 12 horas, e moxifloxacino, 400 mg, IV, 1 x/dia (ou uma fluoroquinolona equivalente). Em crianças ≤ 12 anos, administrar cefazolina, 25 a 50 mg/kg/d, IV, 3 x/dia, e gentamicina, 2 mg/kg, IV, a cada 8 horas. Alguns grupos recomendam 48 horas de antibióticos intravenosos no pré-operatório. Um curso de 1 semana de antibiótico costuma ser completado no pós-operatório com uma fluoroquinolona de amplo espectro (p. ex., levofloxacino, 750 mg, VO, 1 x/dia).

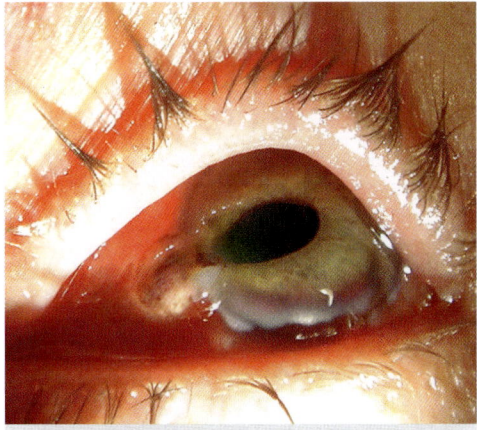

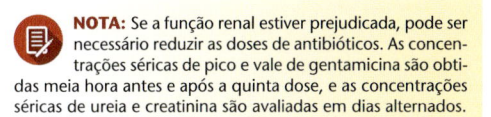

NOTA: Se a função renal estiver prejudicada, pode ser necessário reduzir as doses de antibióticos. As concentrações séricas de pico e vale de gentamicina são obtidas meia hora antes e após a quinta dose, e as concentrações séricas de ureia e creatinina são avaliadas em dias alternados.

Figura 3.14.1 Ruptura de globo mostrando câmara anterior (CA) plana, prolapso de íris e pupila pontiaguda.

7. Administrar o toxoide tetânico conforme a necessidade. (Ver Apêndice 2, Profilaxia do tétano).
8. Administrar antieméticos (p. ex., ondansetrona, 4 ou 8 mg a cada 4-8 horas) conforme a necessidade para náuseas e vômitos a fim de evitar a manobra de Valsalva e a possível expulsão de conteúdo intraocular.
9. Administrar analgésicos antes e depois da cirurgia conforme a necessidade (geralmente por via intravenosa).
10. Determinar o horário da última refeição do paciente. O momento do reparo cirúrgico costuma ser influenciado por essa informação.
11. Programar para que o reparo cirúrgico seja feito o mais breve possível.

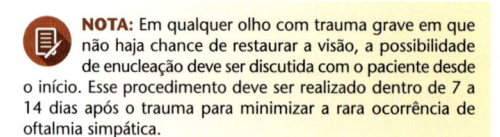

NOTA: Em qualquer olho com trauma grave em que não haja chance de restaurar a visão, a possibilidade de enucleação deve ser discutida com o paciente desde o início. Esse procedimento deve ser realizado dentro de 7 a 14 dias após o trauma para minimizar a rara ocorrência de oftalmia simpática.

É mais provável que ocorra infecção em olhos com lesões contaminadas, retenção de CEIO, ruptura da cápsula do cristalino e em pacientes com muito tempo decorrido até o reparo cirúrgico primário. Em pacientes de alto risco para infecção, alguns grupos recomendam antibióticos intravítreos no momento do fechamento cirúrgico (ver Seção 12.15, Endoftalmite traumática).

NOTA: Vários estudos examinaram fatores prognósticos para trauma ocular e lesões com globo aberto. Um sistema comumente utilizado e validado é o Escore de Trauma Ocular (OTS, do inglês *Ocular Trauma Score*). Ver **Tabelas 3.14.1 e 3.14.2**.

TABELA 3.14.1 Calculando o OTS

Variável	Pontuação
Visão inicial	
APL	60
PL/MM	70
1/200 a 19/200	80
20/200 a 20/50	90
> 20/40	100
Ruptura	-23
Endoftalmite	-17
Lesão perfurante	-14
Descolamento de retina	-11
Defeito pupilar aferente	-10

PL/MM, percepção de luz/movimentação de mãos; APL, ausência de percepção de luz.

REFERÊNCIA
Kuhn F, Maisiak R, Mann L, et al. The Ocular Trauma Score (OTS). *Ophthalmol Clin North Am*. 2002;15(2):163-165.

TABELA 3.14.2 Prognóstico visual conforme o OTS

Soma dos pontos	OTS	Ausência de percepção de luz (%)	Percepção de luz/ movimentação de mãos (%)	1/200 a 19/200 (%)	20/200 a 20/50 (%)	> 20/40 (%)
0 a 44	1	74	15	7	3	1
45 a 65	2	27	26	18	15	15
66 a 80	3	2	11	15	31	41
81 a 91	4	1	2	3	22	73
92 a 100	5	0	1	1	5	94

OTS, Escore de Trauma Ocular.

3.15 Corpo estranho intraocular

Sintomas
Dor ocular, visão diminuída, ou pode ser assintomático; história geralmente sugestiva (p. ex., martelando metal ou objeto afiado penetrando o globo).

Sinais
(Ver Figura 3.15.1.)
Críticos. Pode haver um local de perfuração corneana ou escleral clinicamente detectável, um buraco na íris, opacidade focal no cristalino ou CEIO. Os CEIOs costumam ser vistos na TC (cortes finos), na ultrassonografia em modo-B e/ou na UBM.
Outros. Ver Seção 3.14, Ruptura de globo e lesão ocular penetrante. Ocorrência de edema microcístico (epitelial) da córnea periférica (uma pista de que um corpo estranho pode estar escondido no ângulo da CA, no mesmo setor do olho). CEIOs de longa duração contendo ferro podem causar siderose, a qual se manifesta com anisocoria, heterocromia, depósitos endoteliais e epiteliais corneanos, catarata subcapsular anterior, luxação de cristalino, retinopatia e atrofia óptica.

Tipos de corpos estranhos
1. Com frequência, produzem reação inflamatória grave e podem encapsular dentro de 24 horas se localizados sobre a retina.
   Magnéticos: Ferro, aço e estanho.
   Não magnéticos: Cobre e material vegetal (pode ser grave ou leve).

2. Geralmente produzem reação inflamatória leve.
   Magnéticos: Níquel.
   Não magnéticos: Alumínio, mercúrio, zinco e matéria vegetal (pode ser grave ou leve).

3. Corpos estranhos inertes: Carbono, ouro, carvão, vidro, chumbo, gesso, platina, porcelana, borracha, prata e pedra. O latão, uma liga de cobre e zinco, também é relativamente atóxico. Porém, mesmo os corpos estranhos inertes podem ser tóxicos devido a uma cobertura ou a um aditivo químico. A maioria das munições pequenas e projéteis de armas são feitos de 80 a 90% de chumbo e 10 a 20% de ferro.

Avaliação
- História: Determinar a composição do corpo estranho. Definir o momento da última ingestão.
- Realizar exame ocular, incluindo acuidade visual e avaliação cuidadosa da integridade do globo. Se houver um local de perfuração evidente, a conclusão do exame pode ser postergada até a cirurgia. Se não parecer haver risco de extrusão do conteúdo intraocular, o globo é delicadamente inspecionado para localizar o local de perfuração e detectar o corpo estranho.
- Exame sob lâmpada de fenda; procurar o corpo estranho na CA e na íris, pesquisando DTIs na íris. Examinar o cristalino à procura de ruptura, catarata ou corpo estranho aderido. Medir a PIO.
- Considerar uma gonioscopia cuidadosa do ângulo da CA se não for detectado vazamento na ferida e se o globo parecer intacto.
- Realizar exame da retina sob dilatação utilizando oftalmoscopia indireta.
- Obter TC das órbitas e cérebro (incidências coronal, axial e parassagital com cortes não maiores que 1 mm nas órbitas). A RM é contraindicada na presença de corpo estranho metálico. Lembrar que pode ser difícil visualizar madeira, vidro ou plástico em uma TC, especialmente na fase aguda. A suspeita de CEIO não metálico deve ser especificamente mencionada ao radiologista que interpreta o exame.
- Realizar ultrassonografia em modo-B delicada de globo e órbita. Considerar que ar intraocular pode simular um corpo estranho. Considerar a UBM para inspecionar a CA se o CEIO não for visível ao exame clínico (p. ex., corpo estranho

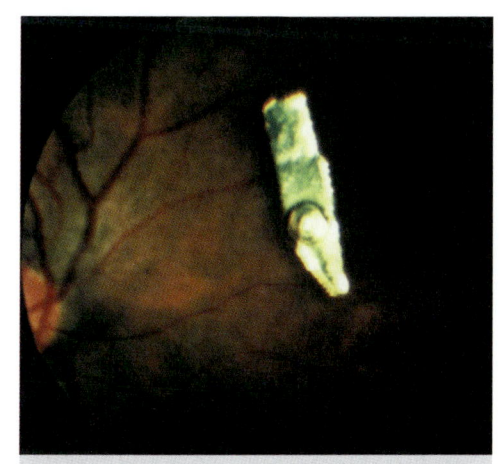

Figura 3.15.1 Corpo estranho intraocular.

no ângulo ou sulco da CA). Essas etapas devem ser postergadas em pacientes com ruptura anterior suspeitada ou definida devido ao risco de extrusão do conteúdo intraocular.
- Coletar cultura da ferida se ela parecer infectada.
- Determinar se o corpo estranho é magnético, examinando-se o material de onde se originou.

Tratamento

1. Determinar hospitalização em jejum (NPO) até a cirurgia.
2. Colocar um escudo rígido de proteção sobre o olho envolvido. Não aplicar curativo no olho.
3. Realizar profilaxia do tétano conforme a necessidade (ver Apêndice 2, Profilaxia do tétano).
4. Cobertura antibiótica de amplo espectro para Gram-positivos e Gram-negativos (p. ex., vancomicina, 1 g, IV, a cada 12 horas, e ceftazidima, 1 g, IV, a cada 12 horas, ou ciprofloxacino, 400 mg, IV, a cada 12 horas, ou moxifloxacino, 400 mg, IV, 1 x/dia).

> **NOTA:** As fluoroquinolonas são contraindicadas em crianças e em mulheres grávidas.

5. Cicloplegia (p. ex., atropina a 1%, 2 x/dia) para corpos estranhos de segmento posterior.
6. É aconselhável a remoção cirúrgica urgente de qualquer CEIO agudo para reduzir o risco de infecção e o desenvolvimento de vitreorretinopatia proliferativa (VRP). Para alguns corpos estranhos metálicos, um magneto pode ser útil durante a extração cirúrgica. Os corpos estranhos de cobre ou contaminados exigem remoção com especial urgência. Um CEIO crônico pode exigir remoção se associado à inflamação recorrente grave, se localizado no eixo visual ou se causar siderose.
7. Se ocorrer endoftalmite, tratar conforme especificado na Seção 12.15, Endoftalmite traumática.

Seguimento

Observar o paciente cuidadosamente no hospital quanto a sinais de inflamação ou infecção. Se o cirurgião não tiver certeza de que houve a remoção completa do corpo estranho, deve-se considerar um exame de imagem pós-operatório com ultrassonografia em modo-B ou UBM conforme descrito anteriormente. Há necessidade de seguimento periódico durante anos; observar a possibilidade de reação inflamatória tardia tanto no olho traumatizado quanto no não traumatizado. Quando um CEIO é deixado no local, um eletrorretinograma (ERG) deve ser obtido tão logo possa ser realizado de maneira segura. Deve-se realizar ERGs seriados para pesquisa de retinopatia tóxica, que habitualmente reverte se o corpo estranho for removido.

3.16 Lesões relacionadas a fogos de artifício, estilhaços e projéteis

Sintomas

Dor ocular, visão diminuída, sensação de corpo estranho, lacrimejamento, vermelhidão e fotofobia; história de trauma com fogos de artifício, armamentos de guerra ou dispositivos que resultam em impacto de alta velocidade e estilhaços/fragmentação particulada (p. ex., rojões, velas luminosas, armas de fogo, explosivos, granadas).

Sinais

Críticos. Corpos estranhos, geralmente de formato irregular e de natureza fragmentada, aderidos aos tecidos oculares e orbitais. Dano periocular secundário à liberação de alta energia aos tecidos adjacentes. Pode resultar em lesões abertas ou fechadas do globo.

Outros. Injeção conjuntival, edema palpebral, defeitos epiteliais ou lacerações corneanas/conjuntivais, queimaduras térmicas e/ou químicas de tecidos oculares (p. ex., pálpebra, conjuntiva, córnea), reação da CA, hifema, iridodiálise, recessão angular, HV e lesão de retina ou nervo óptico. Pode haver déficits de motilidade e mal posicionamento do globo se o corpo estranho estiver aderido à órbita ou ao redor dela.

Avaliação

1. História: Definir o mecanismo da lesão (p. ex., detonação de explosivo, projétil ou arma de fogo; distância entre o paciente e o instrumento da lesão etc.). Confirmar tamanho, peso, velocidade, força, forma e composição

do objeto. Verificar se há zumbido ou perda auditiva concomitantes (geralmente associados com explosão/arma de fogo).
2. Documentar a acuidade visual antes de realizar qualquer procedimento. A anestesia tópica pode ser necessária para facilitar o exame, mas deve-se ter cuidado para não causar a expulsão dos tecidos oculares se houver abertura do globo. Avaliar também a função do nervo óptico examinando a resposta pupilar e o teste da visão de cores.
3. Examinar os sinais orbitais avaliando a motilidade, o mal posicionamento do globo e a quemose/inflamação setorial, pois isso pode ajudar a localizar onde está alojado o estilhaço ou projétil que entrou, mas não saiu.
4. Observar a presença de queimaduras ou lacerações em tecidos perioculares, o que pode necessitar de avaliação pela medicina interna ou dermatologia.
5. Verificar o pH no fórnice se houver suspeita de lesão química associada. Ver Seção 3.1, Queimadura química.
6. Realizar exame sob lâmpada de fenda: Localizar e avaliar a profundidade de qualquer corpo estranho. Examinar cuidadosamente possíveis locais de entrada (excluir a presença de lacerações autosseladas), irregularidades pupilares, lacerações da íris e DTIs, perfurações capsulares, opacidades do cristalino, hifema, CA rasa (ou profunda em perfurações esclerais) e PIO assimetricamente baixa no olho envolvido. Avaliar qualquer dano ao aparato lacrimal.
7. Realizar um exame de fundo de olho sob dilatação para excluir possível CEIO, a menos que haja risco de extrusão de conteúdos intraoculares (ver Seção 3.15, Corpo estranho intraocular). A dilatação deve ser postergada se houver um corpo estranho alojado na íris. Em casos de lesão química, somente dilatar com cicloplégicos e evitar colírios alfa-agonistas (p. ex., fenilefrina), os quais podem exacerbar a isquemia límbica.
8. Considerar uma delicada ultrassonografia em modo-B, TC da órbita (incidências axial, coronal e parassagital com cortes de 1 mm) ou UBM para excluir um corpo estranho intraocular ou intraorbital. Evitar a RM se houver suspeita de corpo estranho metálico.

Tratamento e seguimento

1. Depende das lesões específicas presentes. Revisar as seções apropriadas conforme a necessidade. Dependendo do número e da extensão das lesões, considerar a exploração no bloco cirúrgico.
2. Considerar a profilaxia contra o tétano (ver Apêndice 2, Profilaxia do tétano).
3. Se houver evidência de trauma penetrante ou perfurante, ver Seção 3.13, Laceração corneana, e Seção 3.14, Ruptura de globo e lesão ocular penetrante.
4. Se houver corpo estranho, mas se ele for inacessível ou estiver associado com lesões que impedem sua remoção segura sob lâmpada de fenda, ver Seção 3.12, Corpo estranho intraorbital, ou Seção 3.15, Corpo estranho intraocular. Muitos corpos estranhos inertes são bem tolerados. O risco de neuropatia óptica iatrogênica ou de diplopia com a tentativa de remoção cirúrgica do corpo estranho deve ser ponderado contra o risco de complicações tardias se ele for deixado próximo a estruturas orbitais vitais.
5. Se houver evidência de alteração do pH, ver Seção 3.1, Queimadura química.
6. Se houver fraturas extensas da face e do crânio, pode ser necessário o manejo conjunto com neurocirurgia, otorrinolaringologia ou cirurgia bucomaxilofacial. Costuma haver necessidade de procedimentos de reconstrução tardios.
7. Manejo conjunto com medicina e dermatologia se houver queimadura periocular ou facial. O paciente pode precisar de cuidados em unidade de queimados.
8. O seguimento depende da extensão das lesões e das condições sendo tratadas.

3.17 Edema retiniano

Sintomas
Visão diminuída ou assintomática. Histórico de trauma ocular recente.

Sinais
(Ver Figura 3.17.1.)

Críticos. Área confluente de branqueamento da retina na periferia ou no polo posterior (edema de Berlin). Pode haver mancha em cereja junto com o edema de Berlin. Os vasos sanguíneos da retina estão inalterados na área de branqueamento da retina.

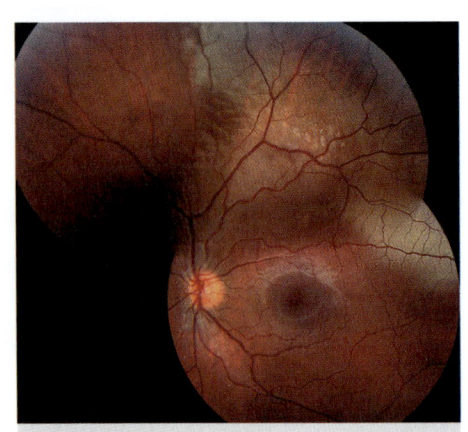

Figura 3.17.1 Edema retiniano.

- Oclusão de artéria da retina: Branqueamento da retina ao longo da distribuição de uma artéria. Ver Seção 11.6, Oclusão de artéria central da retina, e Seção 11.7, Oclusão de ramo da artéria da retina.
- Branco sem pressão: Achado benigno comum na periferia da retina. Pode estar associado a uma base vítrea proeminente.
- Camada de fibras nervosas mielinizadas: Ocorre após o nascimento (ver **Figura 11.5.2**).
- Coriorretinite esclopetária: Esclera desnuda visível por meio de ruptura retiniana ou coroidal ao exame sob dilatação. Ver Seção 3.19, Coriorretinite esclopetária.

Outros. Sinais adicionais de trauma ocular, como hemorragias retinianas, podem ser observados.

NOTA: A acuidade visual nem sempre está relacionada com o grau de branqueamento da retina.

Etiologia
O trauma fechado sobre o globo causa ondas de choque que danificam os fotorreceptores. O branqueamento é o resultado de fragmentação dos segmentos externos de fotorreceptores e de edema intracelular do epitélio pigmentar da retina (EPR). As camadas retinianas internas também podem estar envolvidas, dependendo da força da lesão.

Diagnóstico diferencial
- Descolamento de retina: Retina elevada associada à diálise ou à ruptura da retina. Ver Seção 11.3, Descolamento de retina.

Avaliação
Realizar avaliação oftálmica completa, incluindo exame de fundo de olho sob dilatação. Recomenda-se a realização de depressão escleral, exceto quando estiverem presentes ruptura de globo, hifema, micro-hifema ou irite. A tomografia de coerência óptica (OCT, do inglês *optical coherence tomography*) mostra alteração da zona elipsoide.

Tratamento
Não há necessidade de tratamento, pois a condição é autolimitada. Alguns pacientes com envolvimento da fóvea podem ficar com déficit visual crônico e atrofia ou hiperpigmentação do EPR.

Seguimento
O exame de fundo de olho sob dilatação é repetido entre 1 e 2 semanas. Os pacientes são instruídos a retornar para consulta imediatamente caso ocorram sintomas de descolamento da retina (ver Seção 11.3, Descolamento de retina).

3.18 Ruptura coroidal traumática

Sintomas
Visão diminuída ou assintomática. História de trauma ocular.

Sinais
(Ver Figura 3.18.1.)
Críticos. Uma estria sub-retiniana amarela ou branca em forma de crescente, geralmente concêntrica em relação ao disco óptico. Pode ser única ou múltipla. Geralmente, não pode ser vista até vários dias ou semanas após o trauma, pois pode estar obscurecida por sangue sub-retiniano sobrejacente.

Outros. Raramente, a ruptura pode ter orientação radial. Uma neovascularização coroidal (NVC) pode se desenvolver posteriormente. Há possibilidade de existir uma NOT.

Diagnóstico diferencial
- Rachaduras de verniz (*lacquer cracks*) da alta miopia: Frequentemente bilateral. Disco inclinado, crescente escleral adjacente ao disco e estafiloma posterior também podem ser vistos. Também pode haver NVC nessa condição. Ver Seção 11.22, Miopia patológica/degenerativa.

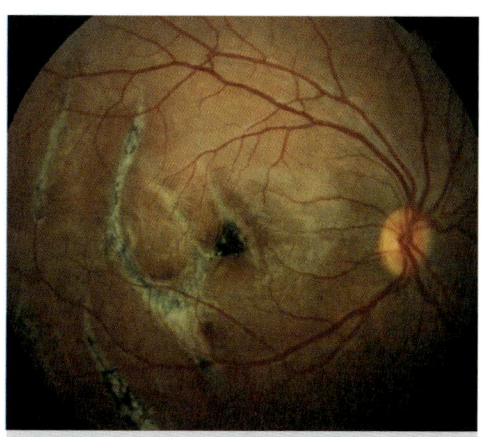

Figura 3.18.1 Ruptura coroidal.

- Estrias angioides: Estrias sub-retinianas bilaterais irradiando-se do nervo óptico, algumas vezes associadas com NVC. Ver Seção 11.23, Estrias angioides.

Avaliação
1. Avaliação ocular completa, incluindo exame do fundo de olho sob dilatação para descartar rupturas retinianas e detectar NVC.
2. Considerar o OCT para caracterizar uma ruptura coroidal e avaliar a possibilidade de NVC.
3. Considerar uma angiografia com fluoresceína para confirmar a presença e a localização de NVC se a lesão for antiga.

Tratamento
1. Manter o paciente em observação. Não há tratamento clínico nem cirúrgico no cenário agudo. Considerar a recomendação do uso de óculos de proteção. Pode ser fornecida uma tela de Amsler, e o paciente é orientado a retornar se houver qualquer alteração na aparência da tela (ver Apêndice 4, Tela de Amsler).
2. A terapia antifator de crescimento endotelial vascular (VEGF, do inglês *vascular endothelial growth factor*) pode ser usada se houver NVC. Ver Seção 11.17, Degeneração macular neovascular ou exsudativa (úmida) relacionada à idade, para mais informação sobre o tratamento de NVCs.

Seguimento
Após o trauma ocular, os pacientes com hemorragias que obscureçam a coroide subjacente são reavaliados a cada 1 a 2 semanas até que a coroide possa ser bem visualizada. Embora a NVC seja geralmente rara, as rupturas particularmente longas ou próximas da fóvea têm maior risco de desenvolver NVC. Os exames de fundo de olho podem ser realizados a cada 6 a 12 meses, dependendo da gravidade e do risco de progressão para NVC. Os pacientes tratados para NVC devem ser cuidadosamente acompanhados após o tratamento para pesquisa de NVC nova ou persistente (ver Seção 11.17, Degeneração macular neovascular ou exsudativa [úmida] relacionada à idade, para mais diretrizes de seguimento clínico).

3.19 Coriorretinite esclopetária

Sintomas
Perda visual; a intensidade depende da região envolvida. História de lesão orbital por projétil de alta velocidade (p. ex., munições pequenas, projéteis ou estilhaços).

Sinais
(Ver Figura 3.19.1.)

Críticos. Áreas de ruptura coroidal e retiniana deixando visível a esclera desnuda ao exame do fundo de olho, normalmente demonstrando uma configuração tipo "garra" pela atrofia e pigmentação do fundo de olho.

Outros. Hemorragia sub-retiniana, intrarretiniana, pré-retiniana e HV geralmente envolvendo a mácula. O sangue é finalmente reabsorvido, e

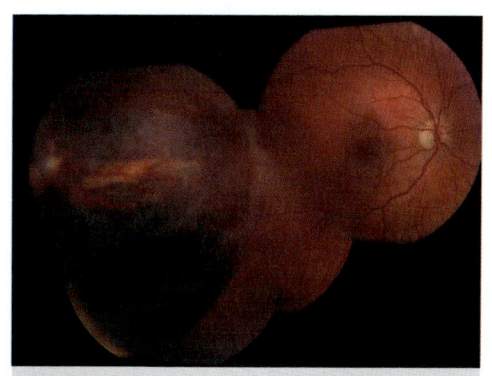

Figura 3.19.1 Coriorretinite esclopetária.

os defeitos resultantes são substituídos por tecido fibroso. Corpo estranho intraorbital. Pode haver avulsão associada da base vítrea, causando diálise retiniana periférica.

Etiologia
Causada por projétil de alta velocidade passando através da órbita sem perfurar o globo. As ondas de choque resultantes levam à ruptura coriorretiniana em relação à esclera.

Diagnóstico diferencial
- Ruptura de globo: Quemose e hemorragia subconjuntival grave, geralmente com CA profunda ou rasa, PIO baixa e pupila pontiaguda e irregular. Ver Seção 3.14, Ruptura de globo e lesão ocular penetrante.
- Ruptura coroidal: Estrias sub-retinianas brancas ou amarelas em forma de crescentes, quase sempre concêntricas em relação ao nervo óptico. Nenhuma ruptura retiniana está presente. Inicialmente, a hemorragia retiniana no polo posterior pode obscurecer uma ruptura coroidal, a qual fica aparente após o sangue ser eliminado. Ver Seção 3.18, Ruptura coroidal traumática.
- Avulsão do nervo óptico: Visão diminuída com DPAR ao exame e depressão ou escavação hemorrágica do disco óptico, se parcial, ou retração de todo o nervo, se completa. Geralmente associada com HV. Nenhum tratamento está disponível, e o prognóstico visual depende da extensão da lesão. Ver Seção 3.11, Neuropatia óptica traumática.

Avaliação
1. História: Averiguar se a lesão foi provocada por um projétil.
2. Completar a avaliação ocular incluindo o exame do fundo de olho sob dilatação. Procurar áreas de ruptura coroidal e retiniana com exposição da esclera subjacente. Examinar cuidadosamente a conjuntiva e a esclera para descartar ruptura do globo. Excluir um possível CEIO. Examinar cuidadosamente a periferia da retina para a pesquisa de diálise ou lacerações retinianas.
3. Proteger o olho com escudo rígido.
4. TC da órbita (incidências axial, coronal e parassagital com cortes de 1 mm) para verificar corpo estranho intraescleral, intraocular ou intraorbital. Ultrassonografia em modo-B ou UBM podem ser úteis para excluir corpo estranho intraocular ou intraorbital.

Tratamento
Observação, pois não há tratamento efetivo. As complicações, incluindo diálise e descolamento de retina, são tratadas adequadamente. A cirurgia pode ser considerada no caso de HV que não melhore.

Seguimento
Exames sequenciais são necessários a cada 2 a 4 semanas, observando-se sinais de descolamento da retina à medida que o sangue for reabsorvido. Os pacientes devem ser acompanhados até que uma cicatriz atrófica tipo "garra" substitua as áreas de hemorragia.

3.20 Retinopatia de Purtscher

Sintomas
Visão diminuída, geralmente súbita; pode ser severa. História de lesão por compressão na cabeça, no tórax ou nas extremidades inferiores (p. ex., fraturas de ossos longos), mas sem lesão ocular direta.

Sinais
(Ver Figura 3.20.1.)

Críticos. Múltiplos exsudatos algodonosos e/ou hemorragias intrarretinianas em configuração ao redor do nervo óptico; também pode haver áreas de branqueamento da superfície retiniana com clareamento perivascular (manchas de Purtscher). As alterações são normalmente bilaterais, mas podem ser assimétricas ou unilaterais.

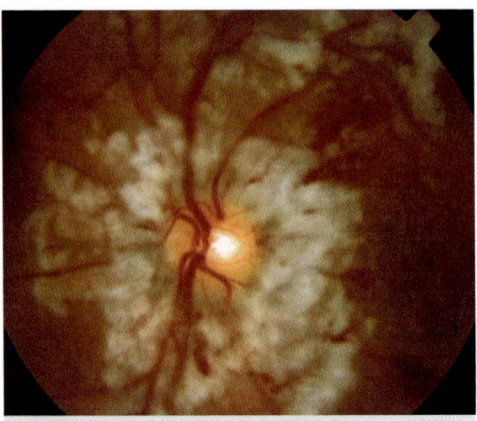

Figura 3.20.1 Retinopatia de Purtscher.

Outros. Descolamento macular seroso, vasos tortuosos e dilatados, exsudatos duros, edema de disco óptico (embora o disco geralmente pareça normal), mancha vermelha macular em pseudocereja, DPAR e atrofia óptica quando crônica.

Diagnóstico diferencial

1. Retinopatia pseudo-Purtscher: Várias entidades com apresentação igual ou semelhante, mas sem associação com trauma (a retinopatia de Purtscher, por definição, ocorre após trauma), incluindo pancreatite aguda, hipertensão maligna, púrpura trombocitopênica trombótica (PTT), síndrome hemolítico-urêmica (SHU), doenças vasculares do colágeno (p. ex., lúpus eritematoso sistêmico, esclerodermia, dermatomiosite, síndrome de Sjögren), insuficiência renal crônica, embolia de líquido amniótico, anestesia retrobulbar, injeção orbital de esteroides e uso de álcool.
2. Oclusão de veia retiniana central: Unilateral, hemorragias múltiplas e exsudatos algodonosos difusos na retina. Ver Seção 11.8, Oclusão da veia central da retina.
3. Oclusão da artéria central da retina: Branqueamento retiniano unilateral com uma mancha vermelho-cereja; ver Seção 11.6, Oclusão de artéria central da retina.

Etiologia

É pouco compreendida. Acredita-se que ocorra devido à oclusão de pequenas arteríolas na retina peripapilar por diferentes partículas, dependendo da condição sistêmica associada: ativação do complemento, agregados de fibrina, agregados de plaquetas-leucócitos ou embolia gordurosa.

Avaliação

1. História: Avaliar se houve lesão por compressão em cabeça ou tórax. Verificar a presença de fratura de ossos longos. Se não houver trauma, verificar a presença de quaisquer sintomas associados com causas de retinopatia pseudo-Purtscher (ver anteriormente, p. ex., insuficiência renal, doença reumatológica).
2. Completar a avaliação ocular incluindo o exame do fundo de olho sob dilatação. Excluir lesão direta ao globo.
3. TC de crânio, tórax ou ossos longos, conforme indicado.
4. Se houver achados característicos em associação com trauma severo na cabeça ou no tórax, então o diagnóstico é estabelecido e não há necessidade de avaliação adicional. Na ausência de trauma, o paciente necessita de avaliação sistêmica para investigar outras causas (p. ex., medição da pressão arterial, painel metabólico básico, hemograma, amilase, lipase, avaliação reumatológica).
5. Angiografia com fluoresceína: Mostra áreas esparsas de não perfusão capilar em regiões de branqueamento retiniano.

Tratamento

Não existe um tratamento ocular efetivo. Deve-se tratar a condição subjacente, quando possível, para prevenir dano adicional.

Seguimento

Repetir o exame de fundo de olho sob dilatação entre 2 e 4 semanas. As lesões retinianas melhoram em poucas semanas. A acuidade visual pode permanecer reduzida, mas pode retornar ao nível basal em 50% dos casos.

3.21 Síndrome do bebê sacudido

Definição

Forma de traumatismo craniano abusivo caracterizada por hemorragia intracraniana, lesão cerebral, fraturas multifocais e/ou hemorragias retinianas devido a repetidas forças de aceleração-desaceleração com ou sem impacto fechado no crânio. Os sinais externos de trauma costumam estar ausentes.

Sintomas

Mudança no estado mental, convulsões de início recente, alimentação ruim e irritabilidade. A criança costuma ter menos de 1 ano de idade, mas raramente tem mais de 3 anos. Os sintomas e os sinais são, em geral, inconsistentes com o histórico.

Sinais

Críticos. Hemorragias retinianas estão presentes em cerca de 85% dos casos. Em dois terços dos casos, elas são numerosas demais para contar e ocorrem em múltiplas camadas (pré, intra e sub-retinianas), se estendendo através da retina até a *ora serrata*. Hemorragias marcadamente assimétricas em até 20% dos casos, unilaterais em cerca de 2%. Pode ser vista a retinosquise macular (cistos maculares hemorrágicos, mais comumente abaixo da membrana limitante interna) com ou sem dobras retinianas paramaculares circundantes. As lesões cerebrais mais comumente associadas são hemorragias subaracnóidea e subdural. As fraturas características incluem costelas e/ou epífises de ossos longos. Edema cerebral e morte ocorrem em aproximadamente 20 a 30% dos casos.

Outros. Hemorragia sub-retiniana e HV são menos comuns. Descolamento de retina, papiledema, atrofia óptica tardia e avulsão de nervo óptico são infrequentes. Os achados *post mortem* incluem hemorragia orbital na bainha do nervo óptico, na bainha do nervo óptico intradural e intrascleral posterior.

Diagnóstico diferencial

- Lesão acidental grave: Acompanhada por outras lesões externas consistentes com o histórico. Mesmo nas lesões acidentais mais graves (p. ex., acidentes automobilísticos), as hemorragias retinianas são incomuns. No trauma habitual da infância, as hemorragias retinianas costumam ser leves e não se estendem até a *ora serrata*. Hemorragias retinianas graves semelhantes às da síndrome do bebê sacudido só foram relatadas em casos de esmagamento craniano fatal, acidentes automobilísticos fatais e em uma queda de 11 metros sobre o concreto.
- Trauma de parto: As hemorragias retinianas podem ser extensas, mas as hemorragias na camada de fibras nervosas desaparecem em 2 semanas, enquanto as hemorragias em pontos/manchas geralmente desaparecem em 4 a 6 semanas. As hemorragias foveais, pré-retinianas e HV podem persistir por mais tempo. Não há retinosquise nem dobras retinianas. O histórico clínico deve ser consistente. É a causa mais comum de hemorragia retiniana em neonatos.
- Coagulopatias, leucemia e outras discrasias sanguíneas: São raras, mas devem ser excluídas. Com exceção da leucemia, na qual costuma haver infiltrados, essas entidades não causam hemorragias retinianas extensas.
- Elevação hiperaguda da pressão intracraniana (p. ex., ruptura de aneurisma) pode causar hemorragia retiniana extensa. Isso é facilmente diferenciado por exames de neuroimagem. Caso contrário, a pressão intracraniana aumentada em crianças não resulta em hemorragia retiniana extensa além da área peripapilar.
- Hipoxia, imunizações, ressuscitação cardiopulmonar (RCP), meningite, sepse e trombose de veia cortical costumam ser oferecidas como explicações alternativas nos tribunais em casos de hemorragias retinianas, mas essas condições não são geralmente apoiadas pelas evidências clínicas e de pesquisas disponíveis. O tipo, a distribuição e o número das hemorragias são úteis para definir a causalidade.

Avaliação

1. A história coletada com cuidadores deve ser obtida por pediatra ou equipe representativa especializada em abuso infantil. Ficar alerta para um relato incompatível com as lesões ou para versões diferentes do ocorrido.
2. Completar o exame oftálmico, incluindo pupilas (para defeito pupilar aferente) e exame do fundo de olho sob dilatação.
3. Solicitar exames laboratoriais: Hemograma com plaquetas, tempo de protrombina/INR (TP/INR, do inglês *international normalized ratio*) e TTP. Considerar avaliação adicional com base nos resultados da triagem inicial.
4. Exames de imagem: TC ou RM; radiografia óssea. Considerar a cintilografia óssea.
5. Hospitalizar o paciente se houver suspeita da síndrome do bebê sacudido. Isto exige um cuidado coordenado entre neurocirurgia, pediatria, oftalmologia e serviço social.

> **NOTA:** A documentação cuidadosa deve ser parte integral da avaliação, já que o prontuário médico pode ser utilizado como um documento legal. A fotografia ocular não é o padrão-ouro para documentar as hemorragias retinianas, mas pode ser útil quando disponível. Uma descrição detalhada e abrangente é fundamental com ou sem um diagrama, incluindo tipo, número e distribuição das hemorragias e presença/ausência de retinosquise/dobras.

Tratamento

É predominantemente de suporte. O foco são as complicações sistêmicas, e as manifestações oculares são, em geral, apenas observadas. Em casos de HV densa que não seja reabsorvida, a vitrectomia pode ser considerada devido ao risco de ambliopia.

> **NOTA:** Nos Estados Unidos, todos os médicos são obrigados legalmente a relatar casos em que exista suspeita de violência contra a criança. Há precedentes legais de médicos que não relataram e foram processados.

Seguimento

O prognóstico é variável e imprevisível. Aqueles pacientes que se recuperam podem apresentar incapacidades cognitivas significativas, e uma perda visual severa ocorre em 20% das crianças, geralmente por atrofia óptica ou lesão cerebral. Mesmo se não houver hemorragia retiniana, o seguimento oftalmológico é recomendado para crianças com lesão cerebral.

Capítulo 4

Córnea

4.1 Ceratopatia punctata superficial

Sintomas

Dor, fotofobia, olho vermelho, sensação de corpo estranho e visão levemente reduzida.

Sinais

(Ver Figura 4.1.1.)

Críticos. Áreas puntiformes de ruptura ou dano de células do epitélio corneano que se coram com fluoresceína. Podem ser confluentes se o quadro for severo. O padrão de coloração pela fluoresceína pode elucidar a etiologia. A dor é aliviada com o uso de colírio anestésico. São também chamadas de erosões epiteliais puntiformes.

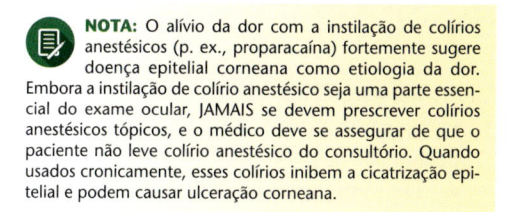

> **NOTA:** O alívio da dor com a instilação de colírios anestésicos (p. ex., proparacaína) fortemente sugere doença epitelial corneana como etiologia da dor. Embora a instilação de colírio anestésico seja uma parte essencial do exame ocular, JAMAIS se devem prescrever colírios anestésicos tópicos, e o médico deve se assegurar de que o paciente não leve colírio anestésico do consultório. Quando usados cronicamente, esses colírios inibem a cicatrização epitelial e podem causar ulceração corneana.

Outros. Injeção conjuntival e lacrimejamento.

Etiologia

A ceratopatia punctata superficial (CPS) é inespecífica, sendo vista com os seguintes distúrbios, os quais podem estar associados a um padrão de coloração específico:

- Coloração superior
  - Distúrbio relacionado a lentes de contato (p. ex., toxicidade química, síndrome da lente apertada, síndrome do uso excessivo de lentes de contato e conjuntivite papilar gigante). Ver Seção 4.20, Problemas relacionados a lentes de contato.
  - Corpo estranho sob a pálpebra superior: CPS geralmente linear, defeitos epiteliais finos dispostos verticalmente.

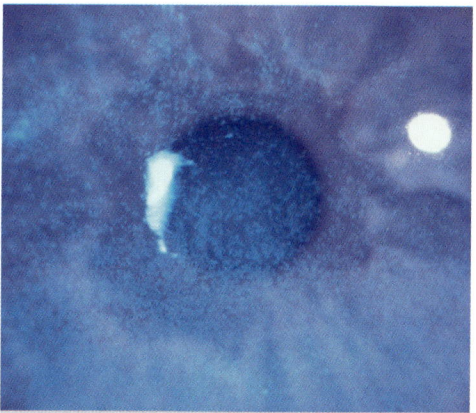

Figura 4.1.1 Ceratopatia punctata superficial corada com fluoresceína.

- Síndrome da frouxidão palpebral: Pálpebras superiores extremamente frouxas e que podem ser facilmente evertidas. Ver Seção 6.6, Síndrome da frouxidão palpebral (*floppy eyelid syndrome*).
- Ceratoconjuntivite límbica superior (CLS): Inflamação da conjuntiva bulbar superior. Ver Seção 5.4, Ceratoconjuntivite límbica superior.
- Conjuntivite vernal: Atopia, papilas conjuntivais grandes sob a pálpebra superior e/ou limbo. Ver Seção 5.1, Conjuntivite aguda.
- Coloração interpalpebral
  - Síndrome do olho seco: Menisco lacrimal reduzido, tempo de "quebra" do filme lacrimal (BUT, do inglês *break up time*) diminuído, teste de Schirmer diminuído. Ver Seção 4.3, Síndrome do olho seco.
  - Ceratopatia neurotrófica: Sensibilidade corneana reduzida. Pode progredir para ulceração corneana. Ver Seção 4.6, Ceratopatia neurotrófica.

- Queimadura/fotoceratopatia por ultravioleta: Geralmente ocorre em soldadores ou por bronzeamento artificial. Ver Seção 4.7, Ceratopatia por ultravioleta.
- Coloração inferior
  - Blefarite: Eritema, telangiectasias ou formação de crostas nas margens palpebrais, disfunção de glândulas meibomianas. Ver Seção 5.8, Blefarite/meibomite.
  - Ceratopatia de exposição: Oclusão palpebral incompleta com falha da cobertura do globo inteiro pela pálpebra. Ver Seção 4.5, Ceratopatia por exposição.
  - Toxicidade por fármacos tópicos (p. ex., neomicina, gentamicina, trifluridina, atropina, além de qualquer colírio com conservantes, incluindo lágrimas artificiais, ou qualquer colírio usado frequentemente).
  - Conjuntivite: Secreção, injeção conjuntival e pálpebras grudadas ao acordar. Ver Seções 5.1, Conjuntivite aguda, e Seção 5.2, Conjuntivite crônica.
  - Triquíase/distiquíase: Um ou mais cílios lesionando o epitélio da córnea (CPS superior se o cílio mal direcionado for o da pálpebra superior). Ver Seção 6.5, Triquíase.
  - Entrópio ou ectrópio: Margem palpebral virada para dentro ou para fora (CPS superior se for anormalidade da pálpebra superior). Ver Seção 6.3, Ectrópio, e Seção 6.4, Entrópio.
- Outros
  - Trauma: A CPS pode ocorrer após trauma relativamente leve, como no hábito crônico de esfregar os olhos.
  - Lesão química leve: Ver Seção 3.1, Queimadura química.
  - Ceratite punctata superficial de Thygeson: Ceratite epitelial recorrente bilateral caracterizada por lesões elevadas, sem defeito epitelial, que coram por fluoresceína sem injeção conjuntival. Ver Seção 4.8, Ceratite punctata superficial de Thygeson.

Avaliação

1. História: Trauma? Uso de lentes de contato? Uso de colírio? Secreção ou alterações anatômicas das pálpebras? Exposição a produtos químicos ou luz ultravioleta? Apneia do sono ou ronco? Tempo de evolução?
2. Avaliar a córnea, margem palpebral e filme lacrimal com fluoresceína. Everter as pálpebras superior e inferior. Avaliar, fechamento, posição e força palpebral. Avaliar crescimento ou posição anômala dos cílios.
3. Avaliar as lentes de contato, seu padrão ocular e a presença de depósitos ou danos nas mesmas.

NOTA: Uma lente de contato gelatinosa deve ser removida antes da instilação de fluoresceína.

Tratamento

Ver a seção apropriada para tratamento do distúrbio subjacente. A CPS é geralmente tratada inespecificamente da seguinte forma:

1. Não usuário de lentes de contato com pequena quantidade de CPS
   - Lágrimas artificiais, 4 x/dia, de preferência sem conservantes.
   - Pode-se adicionar gel ou pomada lubrificante ao deitar.
2. Não usuário de lentes de contato com grande quantidade de CPS
   - Lágrimas artificiais livres de conservantes a cada duas horas.
   - Pomada de antibiótico oftálmico (p. ex., bacitracina/polimixina B ou eritromicina, 4 x/dia, por 3 a 5 dias).
   - Considerar um colírio cicloplégico (p. ex., ciclopentolato a 1%, 3 x/dia) para alívio da dor e fotofobia.
3. Usuário de lentes de contato com uma pequena quantidade de CPS
   - Descontinuar o uso de lentes de contato.
   - Lágrimas artificiais, 4 x/dia, de preferência sem conservantes.
   - Pode-se adicionar gel ou pomada lubrificante ao deitar.
4. Usuário de lentes de contato com grande quantidade de CPS
   - Descontinuar o uso de lentes de contato.
   - Antibióticos: Colírio de fluoroquinolona (p. ex., ciprofloxacino, gatifloxacino, moxifloxacino ou besifloxacino) ou aminoglicosídeo (p. ex., tobramicina), 4 a 6 x/dia, além de pomada oftálmica ao deitar (p. ex., ciprofloxacino ou bacitracina/polimixina B). No caso de CPS confluente, considerar pomada oftálmica de antibiótico, 4 a 6 x/dia.
   - Considerar um colírio cicloplégico (p. ex., ciclopentolato a 1%, 3 x/dia) para alívio da dor e fotofobia.

> **NOTA:** NÃO ocluir defeitos epiteliais ou CPS relacionados a lentes de contato, pois podem transformar-se rapidamente em ulceração infecciosa grave.

Seguimento

1. Não usuários de lentes de contato com CPS não são vistos novamente apenas pela CPS, a menos que o paciente seja uma criança ou não seja confiável. Os demais pacientes são orientados a retornar se os sintomas piorarem ou se não melhorarem dentro de 2 ou 3 dias. Quando uma doença ocular subjacente for responsável pela CPS, o seguimento deverá ser de acordo com as diretrizes para a doença subjacente.
2. Usuários de lentes de contato com grande quantidade de CPS são atendidos a cada 1 ou 2 dias até que seja demonstrada uma melhora significativa. As lentes de contato não devem ser utilizadas enquanto a condição não for normalizada. O uso de antibióticos pode ser interrompido quando a CPS melhorar. O regime de uso de lentes de contato pelo paciente (p. ex., tempo de uso, rotina de limpeza) deve ser corrigido, ou as lentes de contato devem ser trocadas se forem responsáveis pelo problema (ver Seção 4.20, Problemas relacionados a lentes de contato). Os usuários de lentes de contato com pequena quantidade de CPS devem ser reavaliados em alguns dias ou em uma semana, dependendo dos sintomas e do grau de CPS.

> **NOTA:** Os usuários de lentes de contato devem ser aconselhados a não usar as lentes quando sentirem os olhos irritados.

4.2 Erosão corneana recorrente

Sintomas

Crises recorrentes de dor ocular aguda, fotofobia, sensação de corpo estranho e lacrimejamento. A dor pode acordar os pacientes ou ocorrer logo após a abertura dos olhos. Em geral, existe histórico de abrasão corneana prévia no olho envolvido.

Sinais

Críticos. Irregularidade localizada e mobilidade do epitélio corneano (o corante de fluoresceína pode demarcar a área com coloração negativa ou positiva) ou abrasão corneana. As alterações epiteliais podem melhorar em questão de horas após o início dos sintomas, de modo que as anormalidades podem ser sutis ou ausentes quando o paciente é examinado.

Outros. Pontos ou microcistos epiteliais corneanos, padrão de impressão digital ou linhas tipo mapa podem ser vistos em ambos os olhos se houver distrofia da membrana basal epitelial (*map-dot-fingerprint*). Esses achados também podem ser vistos unilateral e focalmente em qualquer olho que tenha erosões recorrentes.

Etiologia

Dano ao epitélio corneano ou à membrana basal epitelial por um dos seguintes casos:
- Distrofia corneana anterior: Membrana basal epitelial (mais comum), distrofias de Reis-Bücklers, Thiel-Behnke e Meesmann.
- Abrasão corneana traumática prévia: A lesão pode ter ocorrido anos antes da apresentação atual.
- Distrofia corneana estromal: Distrofias *lattice*, granular e macular.
- Degeneração corneana: Ceratopatia em faixa, degeneração nodular de Salzmann.
- Cirurgia ceratorrefrativa, transplante de córnea, cirurgia de catarata ou qualquer cirurgia em que o epitélio corneano seja removido (seja terapeuticamente ou para visualização).

Avaliação

1. História: Verificar a ocorrência de abrasão corneana, de cirurgia ocular e o histórico familiar (presença de distrofia corneana).
2. Exame sob lâmpada de fenda com coloração por fluoresceína em ambos os olhos (a visualização de linhas anormais na membrana basal pode ser amplificada pela instilação de fluoresceína procurando-se áreas de rápida eliminação do filme lacrimal, o que é denominado "coloração negativa").

Tratamento

1. Episódio agudo: Colírio cicloplégico (p. ex., ciclopentolato a 1%), 3 x/dia, e pomada oftálmica de antibiótico (p. ex., eritromicina, bacitracina), 4 a 6 x/dia. Pode-se utilizar pomada de cloreto de sódio a 5%, 4 x/dia, além da pomada antibiótica. Se o defeito epitelial for grande, pode-se colocar uma lente de contato terapêutica gelatinosa e colírio de antibiótico, 4 x/dia. Analgésicos orais conforme a necessidade.

2. Nunca prescrever colírios anestésicos tópicos.
3. Após a cicatrização epitelial se completar, lágrimas artificiais pelo menos 4 x/dia e pomada de lágrima artificial ao deitar, por pelo menos 3 a 6 meses, ou colírio de cloreto de sódio a 5%, 4 x/dia, e pomada de cloreto de sódio a 5% ao deitar, por pelo menos 3 a 6 meses.
4. Se o epitélio corneano estiver solto ou amontoado e não estiver cicatrizando, considerar o desbridamento epitelial. Aplicar anestésico tópico (p. ex., proparacaína) e usar cotonete ou esponja de celulose estéreis (p. ex., lancetas cirúrgicas Weck-Cel) para remover delicadamente todo o epitélio solto.
5. Para erosões que não respondam ao tratamento anterior, considerar o seguinte:
   - Tratamento clínico profilático com pomada de cloreto de sódio a 5% ao deitar.
   - Doxiciclina oral (inibidor das metaloproteinases da matriz), 50 mg, 2 x/dia, com ou sem um curso breve de colírio de esteroides tópico (p. ex., fluorometolona a 0,1%, 2-4 x/dia, por 2-4 semanas).
   - Uso estendido de lentes de contato terapêuticas gelatinosas por 3 a 6 meses com antibiótico tópico e troca rotineira da lente.
   - A punção estromal anterior pode ser aplicada em lesões localizadas, como em casos de trauma, fora do eixo visual em pacientes colaborativos. Pode ser realizada com ou sem um epitélio intacto. A punção estromal pode ser aplicada manualmente com uma agulha sob lâmpada de fenda ou com Nd-YAG *laser*. Esse tratamento pode causar pequenas cicatrizes corneanas permanentes que não costumam ter significado visual se estiverem fora do eixo visual.
   - Desbridamento epitelial com polimento por sonda de diamante da membrana de Bowman ou ceratectomia fototerapêutica (PTK, do inglês *phototherapeutic keratectomy*) com *laser excimer*. Ambos os procedimentos são altamente efetivos (até 90%) para áreas grandes de irregularidade epitelial e lesões no eixo visual. A ablação com *laser excimer* do estroma superficial pode ser particularmente útil se erosões repetidas tiverem criado opacidade (*haze*) ou fibrose estromal anterior. É importante lembrar que a PTK com *laser excimer* pode levar a um desvio refrativo hipermetrópico após o tratamento se for realizada uma ablação profunda.

Seguimento

A cada 1 ou 2 dias até que o epitélio tenha cicatrizado, e, então, a cada 1 a 3 meses, dependendo da gravidade e da frequência dos episódios. É importante orientar os pacientes para o uso persistente de pomada lubrificante (pomada de lágrima ou cloreto de sódio a 5%) por 3 a 6 meses após o processo cicatricial inicial para reduzir as chances de recorrência.

4.3 Síndrome do olho seco

Sintomas

Queimação, ressecamento, sensação de corpo estranho, visão leve a moderadamente diminuída, lacrimejamento excessivo. Geralmente exacerbada por fumaça, vento, calor, baixa umidade ou uso prolongado do olho (p. ex., ao trabalhar no computador com resultante redução no piscar). Em geral, bilateral e crônica (embora os pacientes algumas vezes manifestem sintomas de início recente em um olho). Com frequência, presença de desconforto geralmente fora de proporção em relação aos sinais clínicos.

Sinais

Críticos
- Menisco lacrimal escasso ou irregular observado na margem palpebral inferior: O menisco normal deve ter pelo menos 0,5 mm de altura e formato convexo.
- Tempo de quebra do filme lacrimal diminuído (medido a partir de uma piscada até o aparecimento de um defeito no filme lacrimal, pelo uso de coloração de fluoresceína): Menos do que 10 segundos indica instabilidade do filme lacrimal.

> **NOTA:** Defeitos do filme lacrimal devem ter localização aleatória, pois áreas isoladas de quebra do filme lacrimal precoce podem indicar uma irregularidade focal na superfície corneana.

Outros. Coloração puntiforme corneana ou conjuntival com fluoresceína, rosa-bengala ou lissamina verde; em geral, inferiormente ou na área interpalpebral. Em casos graves, pode ser encontrado excesso de muco ou debris no filme lacrimal e nos filamentos na córnea.

Diagnóstico diferencial
Ver Seção 4.1, Ceratopatia punctata superficial.

Etiologia
- Idiopática: Comum em mulheres na menopausa e pós-menopausa.
  - Evaporativa: Deficiência da camada lipídica lacrimal; geralmente associada com blefarite ou disfunção de glândulas meibomianas. Os sintomas podem piorar pela manhã, com queixas de visão borrada ao acordar.
  - Deficiência aquosa: Deficiência da camada aquosa da lágrima; a produção aquosa diminui com a idade. Os sintomas frequentemente pioram ao final do dia ou após uso extenso dos olhos.
  - Combinada: Deficiências evaporativa e aquosa costumam ocorrer em conjunto. Isso também pode incluir uma deficiência da camada de mucina lacrimal.
- Relacionada ao estilo de vida: Clima árido, exposição a alérgenos, tabagismo, períodos extensos de leitura/trabalho no computador/ assistir à televisão.
- Doenças do tecido conectivo (p. ex., síndrome de Sjögren, artrite reumatoide, granulomatose com poliangeíte [GPA, do inglês *granulomatosis with polyangiitis* – anteriormente denominada granulomatose de Wegener], lúpus eritematoso sistêmico.
- Fibrose conjuntival (p. ex., penfigoide de mucosas, síndrome de Stevens-Johnson, tracoma, queimadura química).
- Fármacos (p. ex., contraceptivos orais, anticolinérgicos, anti-histamínicos, antiarrítmicos, antipsicóticos, antiespasmódicos, antidepressivos tricíclicos, betabloqueadores, diuréticos, retinoides, inibidores seletivos da recaptação de serotonina, quimioterápicos).
- Infiltração das glândulas lacrimais (p. ex., sarcoidose, tumor).
- Fibrose após irradiação das glândulas lacrimais.
- Deficiência de vitamina A: Geralmente por desnutrição, má-absorção intestinal ou cirurgia bariátrica. Ver Seção 13.8, Deficiência de vitamina A.
- Após cirurgia de catarata ou cirurgia refrativa corneana, como as incisões de relaxamento límbico, ceratectomia fotorrefrativa (PRK, do inglês *photorefractive keratectomy*), ceratomileuse local assistida por *laser* (LASIK, do inglês *laser in situ keratomileusis*) e extração lenticular com pequena incisão (SMILE, do inglês *small incision lenticule extraction*): É provável que seja secundária à ruptura de nervos corneanos e tenha interferência com o lacrimejamento reflexo normal. O tamanho e a localização da incisão ou do retalho podem estar relacionados com o grau dos sintomas do paciente.

Avaliação
1. Investigar histórico e realizar exame externo para detectar a etiologia subjacente.
2. Exame sob lâmpada de fenda com coloração por fluoresceína para avaliar a superfície ocular e o tempo de quebra do filme lacrimal. Pode-se também utilizar coloração rosa-bengala e lissamina verde para examinar a córnea e a conjuntiva. O menisco lacrimal é mais bem avaliado antes da instilação de colírios.
3. Teste de secreção lacrimal. Técnica: Após remover o excesso de lágrimas no olho, o papel-filtro de Schirmer é colocado na junção dos terços médio e lateral da pálpebra inferior em cada olho por 5 minutos. Os olhos devem permanecer abertos e piscando normalmente.
   - Sem anestésico tópico: Mede o lacrimejamento basal e reflexo. O umedecimento normal é de, pelo menos, 15 mm em 5 minutos.
   - Com anestésico tópico: Mede apenas o lacrimejamento basal. O anestésico tópico (p. ex., proparacaína) é aplicado antes de se remover o excesso de lágrimas do olho e colocar o papel. É considerado anormal se o umedecimento for de 5 mm ou menos em 5 minutos. Menos do que 10 mm pode ser considerado limítrofe. Recomenda-se o método com anestesia por causar menos irritação.
4. Outros testes que podem ser úteis no consultório incluem a mensuração da osmolaridade lacrimal e da concentração de metaloproteinase-9 da matriz (MMP-9); a elevação desses fatores sugere ressecamento e filme lacrimal inadequado. A lactoferrina lacrimal também pode ser medida; níveis baixos sugerem olho seco por deficiência aquosa.
5. Considerar a triagem para síndrome de Sjögren, especialmente em associação com boca seca e sintomas relacionados à autoimunidade sistêmica.

Tratamento
Olho seco leve
Lágrimas artificiais, 4 x/dia, de preferência sem conservantes.

Olho seco moderado

1. Aumentar a frequência de aplicação das lágrimas artificiais para até a cada 1 a 2 horas; usar apenas lágrimas artificiais sem conservantes.
2. Acrescentar gel ou pomada lubrificante ao deitar.
3. Modificações no estilo de vida (p. ex., umidificadores e cessação do tabagismo).
4. A ciclosporina a 0,05% ou 0,09%, 2 x/dia, é efetiva em pacientes com olho seco crônico e diminuição de lágrimas secundária à inflamação ocular. A ciclosporina geralmente causa ardor após aplicação nas primeiras semanas e leva de 1 a 3 meses para melhora clínica significativa. Para acelerar a melhora e reduzir os efeitos colaterais, considerar o tratamento concomitante dos pacientes com um colírio esteroide tópico leve (p. ex., loteprednol a 0,5%, fluorometolona a 0,1% ou acetato de fluorometolona a 0,1%), 2 a 4 x/dia, por 1 mês, enquanto se inicia a terapia com ciclosporina.
5. O lifitegraste a 5%, 2 x/dia, é efetivo para os sinais e sintomas de olho seco. O lifitegraste pode causar queimação à instilação, pode causar visão borrada por vários minutos e pode deixar um gosto metálico na garganta. A melhora sintomática costuma ser notada dentro de 2 semanas do início do lifitegraste, mas pode demorar até 3 meses.
6. Se essas medidas não forem adequadas ou práticas, considerar a oclusão do ponto. Utilizar a oclusão com colágeno (temporária) ou com plugues de silicone ou acrílico (reversível). Deve-se ter certeza de que se esteja tratando qualquer componente inflamatório, incluindo blefarite, antes da oclusão do ponto.

Olho seco severo

1. Ciclosporina a 0,05% ou 0,09%, ou lifitegraste a 5%, conforme descrito anteriormente.
2. Oclusão do ponto lacrimal, como descrito anteriormente (é necessário ocluir os pontos inferior e superior), e lágrimas artificiais livres de conservantes, conforme a necessidade, a cada 1 ou 2 horas. Considerar a oclusão permanente com cautério térmico se os plugues continuamente caírem do lugar.
3. Acrescentar gel ou pomada lubrificante, 2 a 4 x/dia, conforme a necessidade.
4. Câmara úmida (filme plástico selado na borda orbital) ou óculos com lubrificação à noite.
5. Se filamentos ou aderências de muco estiverem presentes, removê-los com pinça e considerar acetilcisteína a 10%, 4 x/dia.
6. Outras terapias podem incluir óleo de linhaça oral, ácidos graxos ômega-3 orais, lágrimas de soro autólogo, vitamina A tópica, lentes de contato terapêuticas ou lente escleral.
7. Considerar tarsorrafia lateral permanente se todas as medidas anteriores falharem. Uma tarsorrafia temporária com fita adesiva, para fechar o terço lateral da pálpebra, também pode ser utilizada, enquanto se aguarda a tarsorrafia cirúrgica.

> **NOTA:**
> 1. Além de tratar o olho seco, deve-se instituir um tratamento para os distúrbios que contribuem para isso (p. ex., blefarite, ceratopatia de exposição), se estiverem presentes.
> 2. Sempre utilizar lágrimas artificiais sem conservantes quando a dose for maior do que 4 x/dia, para prevenir toxicidade por conservantes.
> 3. Se a história sugerir a presença de uma doença do tecido conectivo (p. ex., história de dor artrítica, boca seca), considerar exames de sangue para essas condições e/ou encaminhamento para um internista ou reumatologista para avaliação adicional.

Seguimento

Em alguns dias ou meses, dependendo da intensidade dos sintomas e do grau de ressecamento. Qualquer pessoa com olhos gravemente secos, causados por doença sistêmica crônica subjacente (p. ex., artrite reumatoide, sarcoidose, penfigoide ocular), pode necessitar de monitoração mais rigorosa.

> **NOTA:** Os pacientes com olho seco significativo devem ser desencorajados a usar lentes de contato e a realizar cirurgia corneana refrativa, como PRK, LASIK e SMILE. Porém, as lentes de contato gelatinosas descartáveis podem obter sucesso se não forem apertadas e se forem combinadas com lubrificação vigorosa sem conservantes e plugues, se necessário.

Os pacientes com síndrome de Sjögren têm uma incidência aumentada de linfoma e problemas de membrana mucosa e podem exigir seguimento com internista, reumatologista, dentista e ginecologista.

4.4 Ceratopatia filamentar

Sintomas
Dor moderada a severa, olho vermelho, sensação de corpo estranho, lacrimejamento e fotofobia.

Sinais
Críticos. Faixas curtas coradas com fluoresceína de células epiteliais degeneradas ao redor de um

núcleo de muco aderente à superfície anterior da córnea.

Outros. Injeção conjuntival, filme lacrimal ruim e defeitos epiteliais puntiformes.

Etiologia
- Ressecamento ocular severo: Causa mais comum. Ver Seção 4.3, Síndrome do olho seco.
- CLS: Filamentos localizados na córnea superior, em associação com injeção conjuntival superior, coloração com fluoresceína puntiforme superior e *pannus* corneano superior. Ver Seção 5.4, Ceratoconjuntivite límbica superior.
- Erosões corneanas recorrentes: Abrasões corneanas espontâneas recorrentes geralmente ocorrendo ao acordar. Ver Seção 4.2, Erosão corneana recorrente.
- Adjacente à irregularidade de superfície da córnea (p. ex., pós-operatório, próximo a uma ferida cirúrgica).
- Oclusão por curativo (p. ex., pós-operatório, após abrasões corneanas) ou ptose.
- Ceratopatia neurotrófica: Ver Seção 4.6, Ceratopatia neurotrófica.

Avaliação
1. Avaliar o histórico, em especial para as condições previamente mencionadas.
2. Realizar exame sob lâmpada de fenda com coloração de fluoresceína.

Tratamento
1. Tratar a condição subjacente.
2. Considerar o desbridamento dos filamentos. Após aplicar anestesia tópica local (p. ex., proparacaína), remover delicadamente os filamentos pela sua base com uma pinça delicada ou um cotonete. Esse procedimento causa alívio temporário, mas os filamentos reaparecerão se a etiologia subjacente não for tratada.
3. Tratamento com um ou mais dos seguintes regimes:
   - Lágrimas artificiais sem conservantes, 6 a 8 x/dia, e gel ou pomada lubrificante ao deitar.
   - Oclusão do ponto.
   - Acetilcisteína a 10%, 4 x/dia.

> **NOTA:** A acetilcisteína não está comercialmente disponível como um colírio, mas pode ser feita em farmácia de manipulação.

4. Se os sintomas forem intensos e o tratamento falhar, considerar uma lente de contato terapêutica gelatinosa (a menos que o paciente tenha olho seco grave como etiologia subjacente). Poderá ser necessário o uso de lentes de contato gelatinosas terapêuticas de uso prolongado por semanas ou meses. São normalmente administrados antibióticos tópicos profiláticos ou terapêuticos, como o colírio de fluoroquinolonas, em especial se houver associação com abrasão corneana/defeito epitelial. Uma lente escleral pode ser útil em casos recalcitrantes.

Seguimento
Em 1 a 4 semanas. Se a condição não tiver melhorado, considerar a repetição da remoção dos filamentos ou a aplicação de uma lente de contato terapêutica gelatinosa. A lubrificação a longo prazo deve ser mantida se a condição subjacente não puder ser eliminada.

4.5 Ceratopatia por exposição

Sintomas
Irritação ocular, queimação, sensação de corpo estranho e vermelhidão em um ou ambos os olhos. Em geral, com piora pela manhã.

Sinais
Críticos. Ato de piscar e fechamento inadequados das pálpebras, resultando em ressecamento da córnea. Defeitos epiteliais pontilhados são encontrados no terço inferior da córnea ou como uma faixa horizontal na região da fissura palpebral (ver Figura 4.5.1).

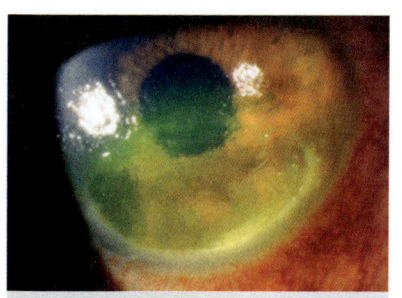

Figura 4.5.1 Ceratopatia de exposição com fluoresceína.

Outros. Quemose e injeção conjuntival, erosão corneana, infiltrado ou úlcera, deformidade palpebral ou fechamento anormal da pálpebra.

Etiologia

- Paralisia do sétimo nervo craniano: Fraqueza do músculo orbicular (p. ex., paralisia de Bell). Ver Seção 10.9, Paralisia isolada do sétimo nervo craniano.
- Sedação ou estado mental alterado.
- Deformidade palpebral (p. ex., ectrópio ou fibrose palpebral por trauma, cirurgia palpebral [p. ex., procedimentos de excisão], queimadura química ou herpes-zóster oftálmico).
- Lagoftalmo noturno: Incapacidade de fechar os olhos durante o sono.
- Proptose (p. ex., devido a um processo orbital, como doença ocular da tireoide). Ver Seção 7.1, Doença da órbita.
- Após procedimentos de reparo de ptose ou blefaroplastia.
- Síndrome da frouxidão palpebral. Ver Seção 6.6, Síndrome da frouxidão palpebral (*floppy eyelid syndrome*).
- Reflexo de piscar prejudicado (p. ex., doença de Parkinson, córnea neurotrófica).

Avaliação

1. História: Verificar a ocorrência de paralisia de Bell, cirurgia palpebral prévia e doença tireóidea.
2. Avaliar o fechamento palpebral e a exposição corneana. Solicitar ao paciente que feche os olhos suavemente (como no sono). Avaliar a presença do fenômeno de Bell (o paciente é orientado a fechar as pálpebras com força contra uma resistência; é anormal quando os olhos não viram para cima). Pesquisar possível frouxidão palpebral.
3. Avaliar a sensibilidade corneana antes da instilação de colírio anestésico. Se a sensibilidade estiver reduzida, há maior risco de complicações corneanas e o paciente pode precisar de manejo adicional para a ceratopatia neurotrófica. Ver Seção 4.6, Ceratopatia neurotrófica.
4. Realizar exame sob lâmpada de fenda: Avaliar o filme lacrimal e a integridade corneana com corante de fluoresceína. Procurar por sinais de infecção secundária (p. ex., infiltrado corneano, reação da câmara anterior, injeção conjuntival severa).
5. Investigar qualquer distúrbio subjacente (p. ex., etiologia da paralisia do sétimo nervo craniano).

Tratamento

A prevenção é fundamental. Todos os pacientes sedados ou obnubilados estão sob risco de ceratopatia por exposição e devem receber lubrificantes conforme as recomendações a seguir.

Na presença de infecção corneana secundária, ver Seção 4.11, Ceratite bacteriana.

1. Corrigir qualquer distúrbio subjacente.
2. Lágrimas artificiais sem conservantes a cada 2 a 6 horas. A oclusão do ponto com plugues também pode ser considerada.
3. Pomada de lubrificante ao deitar e até a cada 2 horas.
4. Considerar o uso de fita adesiva ou curativo palpebral ao deitar para manter as pálpebras em posição fechada. Se for grave, considerar o uso de fita adesiva para fechar o terço lateral das pálpebras (deixando o eixo visual aberto) durante o dia. O fechamento com fita raras vezes é mantido indefinidamente, mas é uma alternativa quando o distúrbio subjacente for temporário.
5. Um possível procedimento ambulatorial inclui a colocação de tecido de membrana amniótica autorretido (p. ex., membrana amniótica esterilizada e desidratada coberta por uma lente de contato terapêutica gelatinosa ou uma membrana amniótica especializada e congelada montada em anel plástico como a Prokera).
6. Quando a terapia clínica máxima falha na prevenção da deterioração corneana progressiva, um dos seguintes procedimentos cirúrgicos pode ser benéfico:
   - Tarsorrafia parcial (pálpebras são unidas por suturas ou cola).
   - Reconstrução palpebral (p. ex., para ectrópio).
   - Implante de peso palpebral de ouro ou platina (p. ex., para a paralisia do sétimo nervo craniano).
   - Descompressão orbital (p. ex., para proptose).
   - Retalho conjuntival ou enxerto de membrana amniótica suturada/colada (para descompensação corneana severa se os anteriores falharem).

Seguimento

Reavaliar a cada 1 ou 2 dias na presença de ulceração corneana. Exames menos frequentes (p. ex., em semanas ou meses) são necessários para doença corneana menos grave.

4.6 Ceratopatia neurotrófica

Sintomas
Visão turva ou borrada, olho vermelho e edema palpebral. A sensação de corpo estranho ou dor é menor que a esperada pelo grau de sinais oculares.

Sinais
Críticos. Perda da sensibilidade corneana, CLS interpalpebral ou defeitos epiteliais com coloração por fluoresceína.

Outros
- Iniciais: Injeção perilímbica e defeitos epiteliais puntiformes corneanos interpalpebrais ou um defeito epitelial franco que não cicatriza com margens enroladas, edema estromal e pregas de Descemet. Com frequência, localizada inferiormente ao eixo visual.
- Tardios: Úlcera corneana geralmente sem infiltrado infeccioso, embora possa ocorrer ceratite infecciosa concomitante. A úlcera tem, na maioria das vezes, margem epitelial elevada e cinzenta, tende a ocorrer na metade inferior da córnea e é horizontalmente oval. Pode haver afinamento progressivo rápido, causando descemetocele (perda de estroma corneano até a membrana de Descemet) ou perfuração corneana.

Diagnóstico diferencial
Ver Seção 4.1, Ceratopatia punctata superficial.

Etiologia
Ocorre em olhos com sensibilidade corneana reduzida ou ausente. O epitélio corneano e o filme lacrimal se tornam anormais e instáveis em virtude de desnervação. Pode ocorrer em qualquer das seguintes condições:
- Após infecção com vírus varicela-zóster (VVZ) ou vírus herpes simples (VHS).
- Após cirurgia ocular, particularmente após cirurgia incisional corneana ou com *laser* (p. ex., ceratoplastia, LASIK, SMILE, PRK).
- Tumor (especialmente neuroma acústico, em que tanto o quinto quanto o sétimo nervos cranianos podem estar afetados) ou qualquer lesão/doença neurológica do quinto nervo craniano (p. ex., acidente vascular encefálico [AVE], trauma, esclerose múltipla, síndrome de Riley-Day).
- Uso crônico de lentes de contato.
- Neuropatia diabética.
- Panfotocoagulação retiniana extensa: Pode danificar os nervos ciliares longos (esses pacientes costumam ter neuropatia diabética concomitante).
- Complicação de cirurgia do nervo trigêmeo ou dentária.
- Complicação de radioterapia ocular ou de estruturas anexiais.
- Medicamentos tópicos crônicos (p. ex., anti-inflamatórios não esteroides, timolol).
- Uso excessivo de anestésico tópico.
- Ceratopatia por *crack*: Frequentemente bilateral. Obter histórico cuidadoso de uso de *crack* ou potencial exposição. É aconselhável hospitalizar o paciente para removê-lo de seu ambiente.
- Lesão química ou exposição a sulfeto de hidrogênio ou dissulfeto de carbono (usado em manufatura).

Avaliação
1. História: Avaliar episódios prévios de olho vermelho ou doloroso. Avaliar história de infecção por herpes, herpes labial ou cobreiro ao redor do olho e/ou fronte e se sofre de diabetes. Verificar história de irradiação, AVE ou problemas auditivos. Verificar se há procedimento refrativo ou outra cirurgia ocular, bem como exposição química ou tabagismo e medicamentos tópicos.
2. Antes da instilação de anestesia, testar a sensibilidade corneana bilateralmente com um pedaço de algodão estéril.
3. Realizar exame sob lâmpada de fenda com coloração de fluoresceína da córnea e conjuntiva.
4. Verificar se a pele apresenta lesões herpéticas ou cicatrizes por infecção prévia por herpes-zóster.
5. Procurar sinais de um problema de exposição corneana (p. ex., incapacidade de fechar uma pálpebra, paralisia do sétimo nervo, ausência do fenômeno de Bell).
6. Se houver suspeita de uma lesão no sistema nervoso central (SNC), obter um exame de tomografia computadorizada (TC) ou ressonância magnética (RM) do crânio.

Tratamento
Olhos com ceratopatia neurotrófica têm capacidade de cicatrização reduzida. Se o tratamento não

for oportuno, um defeito epitelial em um olho com essa condição pode progredir para lise estromal e possível perfuração.

1. Ceratite epitelial pontilhada leve a moderada: Lágrimas artificiais sem conservantes a cada 2 a 4 horas e pomada de lágrima artificial ao deitar. Considerar o uso de plugues nos pontos e oclusão do olho ao deitar.
2. Defeitos epiteliais corneanos pequenos: Pomada de antibiótico (p. ex., eritromicina ou bacitracina, 4 x/dia, até a cada 1-2 horas) até a resolução. Geralmente, há necessidade de tratamento prolongado com lágrimas artificiais, conforme descrito anteriormente. Considerar a colocação de uma lente de contato terapêutica gelatinosa com colírios antibióticos profiláticos (p. ex., ofloxacino ou moxifloxacino, 3-4 x/dia) junto com o uso frequente de lágrimas artificiais sem conservantes (a cada 1-2 horas) como alternativa à pomada antibiótica.
3. Úlcera de córnea: Ver Seção 4.11, Ceratite bacteriana, para avaliação e tratamento de uma ulceração secundariamente infectada. As opções de tratamento para uma ulceração neurotrófica incluem pomada antibiótica a cada 2 horas, tarsorrafia, tecido de membrana amniótica autorretido, enxerto de membrana amniótica suturado/colado ou retalho conjuntival (ver Tratamento na Seção 4.5, Ceratopatia por exposição). A doxiciclina oral (50-100 mg, 2 x/dia), um inibidor da colagenase, pode reduzir a lise estromal. O ácido ascórbico sistêmico (p. ex., vitamina C, 1 a 2 g/dia) pode promover a síntese de colágeno e reduzir o nível da ulceração. Colírios autólogos de soro, albumina e soro do cordão umbilical também podem ser benéficos.
4. A cenegermina-bkbj a 0,002%, um fator de crescimento de nervos humanos recombinante, é o primeiro fármaco aprovado pelo Food and Drug Administration (FDA) para a ceratopatia neurotrófica, sendo muito efetiva em muitos olhos. Trata-se de uma solução oftálmica aplicada 6 x/dia, por período de 8 semanas.
5. Uma lente escleral (p. ex., *prosthetic replacement of the ocular surface ecosystem* [PROSE]) pode ser útil em longo prazo.
6. A neurotização corneana é um procedimento cirúrgico complexo em que os nervos são redirecionados ou, mais comumente, enxertados, para restabelecer a sensibilidade corneana.

> **NOTA:** Os pacientes com ceratopatia neurotrófica e exposição corneana costumam não responder ao tratamento, a menos que uma tarsorrafia seja realizada. Tarsorrafia temporária com fita adesiva (os terços laterais das pálpebras são unidos com fita) pode ser eficaz enquanto se aguarda um tratamento definitivo.

Seguimento

1. Ceratite epitelial leve a moderada: Em 3 a 14 dias.
2. Defeito epitelial corneano: A cada 1 a 3 dias até a demonstração de melhora e, então, a cada 5 a 7 dias até a resolução.
3. Úlcera de córnea: Diariamente, até a demonstração de melhora significativa. A hospitalização pode ser necessária para úlceras graves, especialmente se houver suspeita de que os pacientes não administrarão adequadamente os medicamentos no cenário de sensibilidade corneana reduzida ou quando o paciente fizer abuso de colírios anestésicos (ver Seção 4.11, Ceratite bacteriana).

4.7 Ceratopatia por ultravioleta

Sintomas

Dor ocular moderada a severa, sensação de corpo estranho, olho vermelho, lacrimejamento, fotofobia, visão borrada; é frequente o histórico de trabalho com solda ou uso de lâmpada de luz ultravioleta sem proteção ocular adequada. Os sintomas costumam piorar 6 a 12 horas após a exposição. Geralmente bilateral.

Sinais

Críticos. Defeitos epiteliais puntiformes densos e confluentes em distribuição interpalpebral com coloração por fluoresceína.

Outros. Injeção conjuntival, edema palpebral leve a moderado, nenhum ou discreto edema corneano, pupilas relativamente mióticas que reagem de modo lento e leve reação da câmara anterior.

Diagnóstico diferencial

- Ceratopatia epitelial tóxica por exposição a substâncias químicas (p. ex., solventes, álcool) ou fármacos (p. ex., neomicina, gentamicina, agentes antivirais, colírios anestésicos).
- Ceratopatia/queimadura térmica: Geralmente por contato com chapinha de cabelos, fluidos

ferventes, brasas ou chamas. Lesão geralmente limitada ao epitélio corneano; pode haver escara ou opacificação corneana superficial marcada. Tratar com possível desbridamento da área envolvida e, depois, como na abrasão corneana. Ver Seção 3.2, Abrasão corneana.
- Ver Seção 4.1, Ceratopatia punctata superficial.

Avaliação
1. História: Pesquisar uso de soldas, lâmpada de luz ultravioleta e medicamentos tópicos, bem como exposição química e episódios prévios. Verificar o uso de proteção ocular.
2. Realizar exame sob lâmpada de fenda: Utilizar corante de fluoresceína. Everter as pálpebras para procurar corpo estranho.
3. Se houver suspeita de exposição química, verificar o pH do lago lacrimal nos fórnices conjuntivais superior e inferior. Se este não estiver neutro (pH 6,8 a 7,5), tratar como queimadura química. Ver Seção 3.1, Queimadura química.

Tratamento
1. Colírio cicloplégico (p. ex., ciclopentolato a 1%).
2. Pomada antibiótica (p. ex., eritromicina ou bacitracina), 4 a 8 x/dia.
3. Analgésicos orais conforme a necessidade.

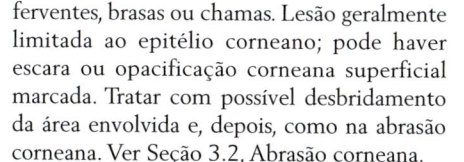

> **NOTA:** Pode ser usada uma lente de contato terapêutica gelatinosa com colírio antibiótico de amplo espectro no lugar de pomadas antibióticas frequentes.

Seguimento
1. Se estiver usando uma lente de contato terapêutica gelatinosa, o paciente deve ser visto em 1 a 2 dias.
2. Os pacientes confiáveis e sem lente de contato terapêutica são solicitados a avaliar seus próprios sintomas após 24 horas.
    - Se houver melhora significativa, ainda assim o paciente deve continuar com antibióticos tópicos (p. ex., pomada de eritromicina ou bacitracina, 4 x/dia).
    - Se ainda assim houver sintomas significativos, reavaliar. Se houver coloração puntiforme significativa, tratar novamente com cicloplégico e antibiótico, conforme discutido anteriormente.
3. Os pacientes não confiáveis ou aqueles sem etiologia clara não devem usar lente de contato terapêutica. Tais pacientes devem ser reexaminados em 1 a 2 dias.

4.8 Ceratite punctata superficial de Thygeson

Sintomas
Sensação de corpo estranho leve a moderada, fotofobia e lacrimejamento. Sem histórico de olho vermelho. Geralmente bilateral com evolução crônica de exacerbações e remissões, mas pode não estar ativa em ambos os olhos ao mesmo tempo.

Sinais
Críticos. Opacidades estreladas grosseiras de cor cinza-esbranquiçada que costumam ser centrais, discretamente elevadas e com impregnação leve por fluoresceína. Pode haver infiltrados subepiteliais subjacentes (ver **Figura 4.8.1**).

Outros. Injeção conjuntival mínima ou ausente, edema corneano, reação de câmara anterior ou anormalidades palpebrais.

Diagnóstico diferencial
Ver Seção 4.1, Ceratopatia punctata superficial.

Tratamento
Leve
1. Lágrimas artificiais, preferivelmente sem conservantes, 4 a 8 x/dia.

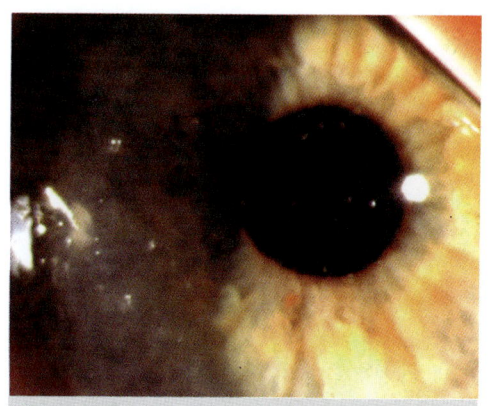

Figura 4.8.1 Ceratite punctata superficial de Thygeson.

2. Pomada de lágrima artificial ao deitar.

NOTA: O tratamento é mais baseado nos sintomas do paciente do que na aparência da córnea.

Moderada a severa
1. Esteroides leves tópicos (p. ex., fluorometolona a 0,1%, acetato de fluorometolona a 0,1% ou loteprednol a 0,2 a 0,5%, 4 x/dia) por 1 a 4 semanas, seguidos por uma redução gradual muito lenta. A terapia prolongada com esteroide tópico em baixa dosagem pode ser necessária.
2. Se não houver melhora com os esteroides tópicos, utilizar uma lente de contato gelatinosa terapêutica.
3. Colírios de ciclosporina a 0,05% ou 0,09%, 1 a 4 x/dia, ou de lifitegraste a 5%, 2 x/dia, podem ser alternativas ou tratamentos adjuntos, especialmente em pacientes com efeitos colaterais por esteroides.

Seguimento
Semanal durante uma exacerbação e, depois, a cada 3 a 6 meses. Os pacientes que recebem esteroides tópicos necessitam de mensurações da pressão intraocular (PIO) a cada 4 a 12 semanas.

4.9 Pterígio/pinguécula

Sintomas
Irritação, vermelhidão e visão diminuída; pode ser assintomático.

Sinais
Críticos. Um dos seguintes, quase sempre localizados na posição de 3 ou 9 horas do relógio em situação perilímbica.
- Pterígio: Prega de tecido fibrovascular em forma de asa que se origina da conjuntiva interpalpebral e se estende para a córnea. Não há associação com afinamento da córnea abaixo dessas lesões. Em geral, de localização nasal (ver **Figura 4.9.1**).
- Pinguécula: Lesão conjuntival amarelo-esbranquiçada, plana ou levemente elevada, quase sempre localizada na fissura interpalpebral adjacente ao limbo, mas não envolvendo a córnea.

Outros. Ambas as lesões podem ser acentuadamente vascularizadas e injetadas ou podem estar associadas a CPS ou *dellen* (afinamento da córnea adjacente secundário ao ressecamento). Uma linha ferrosa (linha de Stocker) pode ser vista na córnea adjacente à margem principal do pterígio.

Diagnóstico diferencial
- Neoplasia intraepitelial conjuntival (NIC): Massa unilateral papilomatosa tipo geleia, aveludada ou leucoplásica (branca), geralmente elevada e vascularizada. Pode não ter uma configuração em asa e não ter necessariamente a localização típica de 3 ou 9 horas do relógio de um pterígio ou pinguécula. Ver Seção 5.12, Tumores conjuntivais.

NOTA: Os pterígios atípicos exigem biópsia para se descartar NIC ou melanoma.

- Dermoide límbico: Lesão congênita branca e arredondada, geralmente no limbo inferotemporal. Ver Seção 5.12, Tumores conjuntivais.
- Outros tumores conjuntivais (p. ex., papiloma, nevo, melanoma). Ver Seção 5.12, Tumores conjuntivais.
- Pseudopterígio: Tecido conjuntival aderente à córnea periférica. Pode aparecer em localização de trauma prévio, cirurgia, ulceração corneana ou conjuntivite cicatricial. Costuma haver associação com afinamento da córnea subjacente.
- Degeneração corneana subepitelial hipertrófica periférica: Menos comum, geralmente bilateral, ocorrendo principalmente em mulheres

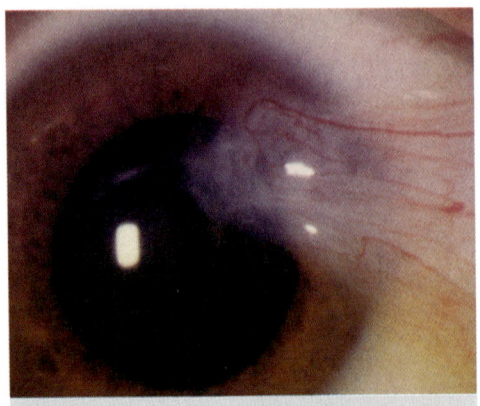

Figura 4.9.1 Pterígio.

brancas. Opacidades subepiteliais periféricas elevadas com anormalidades vasculares do limbo adjacente.
- *Pannus*: Vasos sanguíneos que crescem na córnea, quase sempre secundários ao uso crônico de lentes de contato, blefarite, rosácea ocular, ceratite herpética, ceratite flictenular, doença atópica, tracoma, trauma e outros. Em geral, ao nível da membrana de Bowman, com mínima ou nenhuma elevação.
- Esclerocerite: Ver Seção 5.7, Esclerite.

Etiologia
Degeneração elastótica de camadas conjuntivais profundas resultando em proliferação de tecidos fibrovasculares. Relacionados com exposição solar e irritação crônica. São mais comuns em indivíduos que vivem em regiões equatoriais.

Avaliação
Realizar exame sob lâmpada de fenda para identificar a lesão e avaliar a integridade e a espessura da córnea adjacente. Verificar a presença de astigmatismo corneano, o qual costuma ser irregular, mas pode ser orientado à regra.

Tratamento
1. Proteger os olhos do sol, da poeira e do vento (p. ex., óculos de proteção ou escuros com bloqueio ultravioleta, conforme a necessidade).
2. Lubrificação com lágrimas artificiais, preferivelmente sem conservantes, 3 a 8 x/dia, para reduzir a irritação ocular.
3. Para pinguécula ou pterígio inflamados:
   - Leve: Lágrimas artificiais, 4 x/dia.
   - Moderado a grave: Esteroide leve tópico (p. ex., fluorometolona a 0,1%, acetato de fluorometolona a 0,1% ou loteprednol a 0,2 a 0,5%, 4 x/dia), colírio de anti-inflamatório não esteroide (p. ex., cetorolaco a 0,4 a 0,5%, 4 x/dia) ou anti-histamínico ± estabilizador de mastócitos tópico (p. ex., bepotastina, cetotifeno, olopatadina) podem ser usados para redução dos sintomas.
4. Se houver presença de *dellen*, aplicar pomada de lágrima artificial a cada 2 horas. Ver Seção 4.23, *Dellen*.
5. A remoção cirúrgica é indicada quando:
   - O pterígio ameaça o eixo visual ou induz astigmatismo significativo.
   - O paciente apresenta irritação ocular excessiva que não é aliviada com o tratamento mencionado anteriormente.
   - A lesão interfere com o uso de lentes de contato.
   - A lesão é visualmente aparente e causa preocupações estéticas.
   - Considera-se sua remoção antes de cirurgia de catarata ou refrativa.

> **NOTA:** Os pterígios podem recorrer após a excisão cirúrgica. A dissecção da esclera nua seguida de um autoenxerto conjuntival ou enxerto de membrana amniótica reduz a taxa de recorrência. A aplicação intraoperatória de um antimetabólito (p. ex., mitomicina C) também reduz a recorrência. Os antimetabólitos são mais comumente reservados para a excisão de pterígios recorrentes, pois esses medicamentos estão associados a risco aumentado de afinamento ou necrose corneoescleral.

Seguimento
1. Pacientes estáveis e assintomáticos podem ser reavaliados a cada 1 a 2 anos.
2. Os pterígios devem ser medidos periodicamente (a cada 3-12 meses, inicialmente) para se determinar sua taxa de crescimento em direção ao eixo visual.
3. No caso de tratamento com esteroide tópico, avaliar após algumas semanas para monitorar a inflamação e a PIO. Diminuir a dose e descontinuar o colírio esteroide após várias semanas depois que a inflamação tenha cedido.

4.10 Ceratopatia em faixa

Sintomas
Visão reduzida, sensação de corpo estranho e branqueamento da córnea; pode ser assintomática.

Sinais
Críticos. Placa de cálcio na córnea anterior, ao nível da membrana de Bowman, geralmente na fenda interpalpebral e separada do limbo pela córnea normal. Pode haver espaços preservados na placa, gerando um aspecto de queijo suíço. A placa costuma começar nas posições de 3 e 9 horas do relógio, adjacente ao limbo. (Ver **Figura 4.10.1**.)

Outros. Pode haver outros sinais de doença ocular crônica.

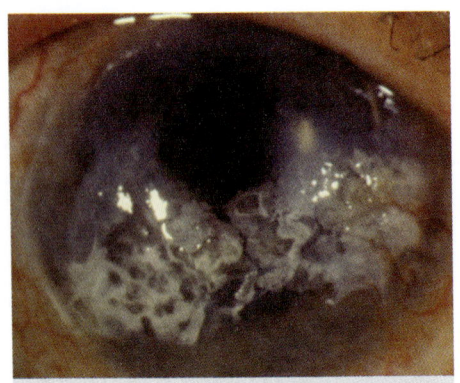

Figura 4.10.1 Ceratopatia em faixa.

Etiologia
Mais comuns. Uveíte crônica (p. ex., artrite idiopática juvenil [AIJ]), ceratite intersticial (CI), edema corneano, trauma, *phthisis bulbi*, glaucoma de longa evolução, olho seco, cirurgia ocular (especialmente reparo de descolamento de retina com óleo de silicone) e idiopática.

Menos comuns. Hipercalcemia (pode resultar de hiperparatireoidismo, insuficiência renal, sarcoidose, mieloma múltiplo, doença óssea de Paget, excesso de vitamina D etc.), hiperfosfatemia, gota, distrofia corneana, distrofia miotônica, exposição de longo prazo a substâncias irritantes (p. ex., vapores de mercúrio) e outras causas.

Avaliação
1. História: Verificar a existência de doença ocular crônica, cirurgia ocular prévia, exposição crônica a irritantes ambientais ou medicamentos oculares e doença sistêmica.
2. Realizar exame sob lâmpada de fenda.
3. Se nenhum sinal de doença crônica do segmento anterior ou glaucoma de longa data estiver presente, e a causa da ceratopatia em faixa não puder ser determinada, considerar a seguinte avaliação:
    - Concentrações séricas de cálcio, albumina, magnésio e fosfato. Ureia e creatinina. Concentração de ácido úrico se houver suspeita de gota.

Tratamento
Leve (p. ex., sensação de corpo estranho)
Lágrimas artificiais, preferivelmente sem conservantes, 4 a 6 x/dia, e pomada de lágrima artificial ao deitar ou até 4 x/dia, conforme a necessidade, acrescentando pomada antibiótica (p. ex., bacitracina, bacitracina-polimixina ou eritromicina) se o epitélio for irregular ou se houver defeitos epiteliais sobre os depósitos de cálcio. Considerar uma lente de contato terapêutica gelatinosa para conforto.

Severa (p. ex., obstrução da visão, irritação que não alivia com lubrificantes, problema estético)
A remoção do cálcio pode ser realizada na lâmpada de fenda ou no microscópio cirúrgico por quelação, utilizando-se ácido etilenodiaminotetracético (EDTA dissódico).

1. O EDTA dissódico a 3 a 4% é obtido em farmácias de manipulação.
2. Anestesiar o olho com anestésico tópico (p. ex., proparacaína) e posicionar um espéculo palpebral.
3. Desbridar o epitélio corneano sobre o cálcio com uma lâmina ou um cotonete estéreis.
4. Passar uma esponja de celulose ou *swab* de algodão saturado com a solução de EDTA sobre a ceratopatia em faixa até que o cálcio desapareça (o que pode levar de 10-60 minutos).
5. Irrigar com soro fisiológico, colocar pomada de antibiótico (p. ex., eritromicina) e colírio cicloplégico (p. ex., ciclopentolato a 1 a 2%). Considerar uma lente de contato terapêutica gelatinosa e colírio antibiótico (p. ex., moxifloxacino, gatifloxacino, 4 x/dia).
6. Considerar a administração de analgesia sistêmica (p. ex., paracetamol com codeína).

Seguimento
1. Se for feita a remoção cirúrgica, o paciente deve ser examinado a intervalos de alguns dias até a cicatrização do defeito epitelial.
2. A cicatriz residual do estroma anterior pode ser abordada com PTK pelo *laser excimer* para melhorar a visão. A PTK com *laser excimer* também pode ser usada para tentar melhorar a superfície ocular e evitar erosões recorrentes.
3. O paciente deve ser avaliado a cada 3 a 12 meses, dependendo da gravidade dos sintomas. A quelação com EDTA pode ser repetida se houver recorrência da ceratopatia em faixa.

Capítulo 4 CÓRNEA 67

4.11 Ceratite bacteriana

Sintomas
Olho vermelho, dor ocular moderada a severa, fotofobia, visão diminuída, secreção, intolerância abrupta a lentes de contato.

Sinais
(Ver Figura 4.11.1.)

Críticos. Opacidade focal (infiltrado) branca no estroma corneano associada com defeito epitelial e com afinamento/perda tecidual no estroma subjacente.

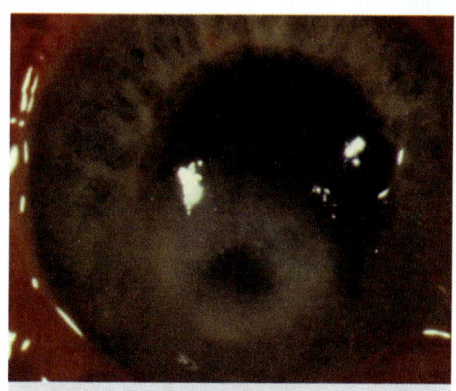

> **NOTA:** A íris não pode ser vista atrás de um infiltrado ou úlcera com o uso de um feixe de luz em fenda. Já o edema estromal e a cicatriz estromal anterior leve são mais transparentes.

Figura 4.11.1 Ceratite bacteriana.

Outros. Defeito epitelial, secreção mucopurulenta, edema estromal, dobras na membrana de Descemet, reação da câmara anterior, deposição endotelial de fibrina/células com ou sem formação de hipópio (o qual, na ausência de perfuração de globo, geralmente representa inflamação estéril), injeção conjuntival, edema de pálpebra superior. Em casos graves, podem ocorrer sinequias posteriores, hifema e PIO elevada.

Diagnóstico diferencial
- Fúngica: Sua presença deve ser considerada após qualquer lesão corneana traumática, em particular por material vegetal (p. ex., um galho de árvore), pois pode levar à ceratite fúngica filamentosa. O uso de lentes de contato é outro fator de risco. Os infiltrados comumente têm bordas irregulares e podem estar cercados por lesões satélites. As infecções por *Candida* mais frequentemente ocorrem em olhos com doença preexistente da superfície ocular e podem mimetizar o quadro clínico de úlceras bacterianas. Ver Seção 4.12, Ceratite fúngica.
- *Acanthamoeba*: Este protozoário classicamente causa uma ceratite e/ou um infiltrado estromal extremamente dolorosos; está associada com invasão perineural. Costuma ocorrer em quem faz uso diário de lentes de contato gelatinosas que podem ou não praticar uma boa higiene das lentes. Pode haver história de trauma ou de nadar e/ou usar banheiras usando lentes de contato. Nos estágios iniciais, a anormalidade epitelial pode parecer mais uma ceratite por VHS que uma úlcera bacteriana. Nos estágios tardios (3-8 semanas), o infiltrado costuma tomar a forma de anel. Ver Seção 4.13, Ceratite por *Acanthamoeba*.
- VHS: Pode haver vesículas palpebrais ou dendritos epiteliais corneanos. É comum um histórico de doença ocular unilateral recorrente ou herpes ocular. Se houver desenvolvimento de infiltrado que se impregna de corante em paciente com ceratite herpética estromal, deve-se descartar superinfecção bacteriana. Ver Seção 4.15, Vírus herpes simples.
- Micobactérias atípicas: Geralmente ocorrem após lesões oculares com material vegetal ou cirurgia ocular, como extração de catarata, enxertos corneanos e cirurgia refrativa (em especial, LASIK). Apresenta um curso mais indolente. As placas de cultura (em meio de Lowenstein-Jensen) devem ser mantidas por 8 semanas. Uma lâmina para pesquisa de bacilo álcool ácido-resistente pode ser muito útil.
- Úlceras e afinamento corneano estéreis: Secreção mínima ou ausente, irite leve, infiltração estromal periférica com impregnação sobrejacente por corante e vascularização adjacente e culturas negativas. O *melting* corneano pode estar associado com várias doenças sistêmicas. Ver Seção 4.22, Ulceração/afinamento corneano periférico.
- Hipersensibilidade estafilocócica: Presença de infiltrados corneanos periféricos, às vezes com

um defeito epitelial sobrejacente, em geral múltiplos, bilaterais, com um espaço normal entre o infiltrado e o limbo. A injeção conjuntival é localizada ao invés de difusa, e há menos dor. Existe mínima ou nenhuma reação da câmara anterior. Costuma coexistir com blefarite/meibomite. Ver Seção 4.18, Hipersensibilidade estafilocócica.
- Infiltrados corneanos estéreis: Normalmente, por reação imune a soluções de lentes de contato ou hipoxia relacionada ao uso de lentes de contato. Geralmente, múltiplos infiltrados subepiteliais pequenos e comumente periféricos com pouca impregnação sobrejacente e mínima reação da câmara anterior. É um diagnóstico de exclusão após se descartar processo infeccioso. Lesões semelhantes podem ocorrer após conjuntivite adenoviral, mas essas tendem a ser mais centrais e menos densas com história precedente de conjuntivite. Ver Seção 5.1, Conjuntivite aguda.
- Corpo estranho corneano residual ou *rust ring* (anel ferruginoso): Apresenta histórico de lesão com corpo estranho. Pode estar acompanhado por inflamação estromal, edema e, algumas vezes, infiltrado estéril na córnea. Também pode haver reação leve da câmara anterior. O infiltrado e a inflamação costumam melhorar após o corpo estranho ou o *rust ring* terem sido removidos, mas pode ocorrer superinfecção.
- Uso excessivo de anestésico tópico: Deve-se suspeitar de um tipo de úlcera neurotrófica quando existe pouca resposta à terapia apropriada. Nos estágios tardios do abuso de anestésicos, o aspecto da córnea pode simular um processo infeccioso, como a ceratite estromal por *Acanthamoeba* ou herpes simples. Grande opacidade em anel, edema e reação da câmara anterior são característicos. A ceratopatia por cocaína do tipo *crack* tem uma aparência semelhante. A resolução, com ou sem cicatrizes, ocorre quando se interrompe a exposição ao anestésico.

Etiologia

Os microrganismos bacterianos são a causa mais comum de ceratite infecciosa. Em geral, acredita-se que as infecções corneanas sejam bacterianas até que se prove o contrário por estudos laboratoriais ou até que um teste terapêutico com antibióticos tópicos tenha falhado. No Wills Eye Hospital, as causas mais comuns de ceratite bacteriana são *Staphylococcus*, *Pseudomonas*, *Streptococcus*, *Moraxella* e *Serratia* spp. Os achados clínicos variam amplamente dependendo da gravidade da doença e do microrganismo envolvido. As seguintes características clínicas podem ser úteis na identificação do microrganismo envolvido. Porém, a impressão clínica nunca deve tomar o lugar do tratamento inicial de amplo espectro e da avaliação laboratorial apropriada. Ver Apêndice 8, Procedimento de cultura da córnea.

- As úlceras estafilocócicas têm normalmente um infiltrado estromal cinza-esbranquiçado bem definido que pode aumentar de tamanho para formar um abscesso estromal denso.
- Os infiltrados estreptocócicos podem ser tanto purulentos quanto cristalinos (ver Seção 4.14, Ceratopatia cristalina). Um início agudo fulminante com reação intensa da câmara anterior e formação de hipópio é comum nos infiltrados purulentos, enquanto os cristalinos tendem a ter um curso mais indolente e ocorrer em pacientes em uso crônico de esteroides tópicos (p. ex., pacientes com transplante de córnea).
- A ceratite por *Pseudomonas* normalmente se apresenta como infiltrado necrótico, supurativo e rapidamente progressivo associado com hipópio e secreção mucopurulenta, sendo comumente vista em usuários de lentes de contato gelatinosas (ver **Figura 4.11.2**).
- A *Moraxella* pode causar ceratite infecciosa em pacientes com doença preexistente da superfície ocular e em pacientes imunocomprometidos. Os infiltrados são geralmente indolentes, se localizam na porção inferior da córnea, têm tendência a alcançar toda a espessura e podem raramente perfurar.

Avaliação

1. História: Verificar sempre o uso de lentes de contato e seu hábito de cuidado. Definir se o paciente dorme com as lentes de contato.

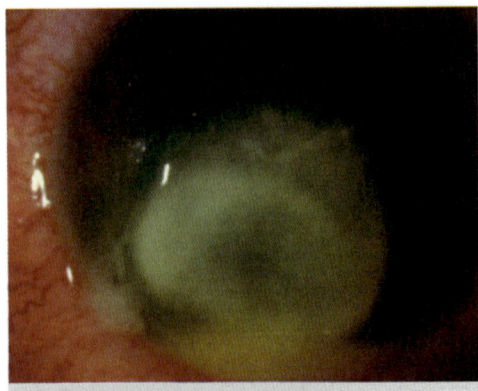

Figura 4.11.2 Ceratite por *Pseudomonas*.

Averiguar se as lentes são de uso diário ou prolongado, convencionais, de troca frequente ou de uso único. Investigar o uso de soluções de desinfecção, alteração recente na rotina ou exposição a água (nadar ou uso de banheira) com as lentes, bem como trauma ou corpo estranho corneano. Avaliar se há cirurgia corneana, incluindo cirurgia refrativa, e se houve algum tratamento ocular antes da consulta (p. ex., antimicrobianos ou esteroides tópicos). Verificar se há doença corneana prévia ou doença sistêmica.

2. Realizar exame sob lâmpada de fenda: Corar com fluoresceína para determinar se há perda epitelial sobre o infiltrado; documentar o tamanho, a profundidade e a localização do infiltrado corneano e o defeito epitelial. Avaliar a reação da câmara anterior e documentar a presença e o tamanho do hipópio. Medir a PIO, preferivelmente com Tono-Pen.

3. Coletar raspados corneanos para lâmina e cultura, se apropriado, e se houver disponibilidade de meios de cultura. Rotineiramente, fazemos cultura dos infiltrados se forem maiores que 1 a 2 mm, estiverem no eixo visual, se não responderem ao tratamento inicial ou se houver suspeita de microrganismo incomum com base na história ou no exame clínico. Ver Apêndice 8, Procedimento de cultura da córnea.

4. Em usuários de lentes de contato com suspeita de úlcera infecciosa, as lentes de contato e o estojo devem ser enviados para cultura, se possível. Explicar ao paciente que as lentes de contato cultivadas serão descartadas. Uma cultura positiva a partir de uma lente de contato deve ser interpretada com o juízo clínico. Embora um contaminante possa ser enganoso, um resultado que suporte os achados do exame pode ser útil.

Tratamento

Úlceras e infiltrados são tratados inicialmente como bacterianos, exceto se existir alto índice de suspeição de outra forma de infecção. A terapia inicial deve ter amplo espectro. Lembre-se que a coinfecção bacteriana algumas vezes pode complicar a ceratite fúngica ou a ceratite por *Acanthamoeba*. Também podem ocorrer infecções bacterianas mistas.

1. Colírio cicloplégico para conforto e para evitar a formação de sinequias (p. ex., ciclopentolato a 1%, 3 x/dia; atropina a 1%, 2-3 x/dia, recomendada se houver hipópio). O medicamento específico depende da gravidade da inflamação na câmara anterior.

2. Recomendar antibióticos tópicos de acordo com as seguintes determinações:

Risco baixo de perda visual

Infiltrado periférico pequeno e que não se cora, com reação mínima da câmara anterior e sem secreção:
- Não usuário de lentes de contato: Antibióticos de amplo espectro tópicos (p. ex., fluoroquinolonas [moxifloxacino, gatifloxacino, besifloxacino, levofloxacino] ou polimixina B/trimetoprima em colírio a cada 1-2 horas na vigília).
- Usuário de lentes de contato: Colírio de fluoroquinolonas (p. ex., moxifloxacino, gatifloxacino, ciprofloxacino, besifloxacino, levofloxacino) a cada 1 a 2 horas na vigília ± colírio de polimixina B/trimetoprima a cada 1 a 2 horas na vigília. Pode-se acrescentar pomada de tobramicina ou ciprofloxacino, 1 a 4 x/dia.

Risco limítrofe de perda visual

Infiltrado periférico de tamanho médio (1-1,5 mm de diâmetro) ou qualquer infiltrado menor, associado a defeito epitelial, reação leve da câmara anterior ou secreção moderada:
- Fluoroquinolonas (p. ex., moxifloxacino, gatifloxacino, ciprofloxacino, besifloxacino, levofloxacino) a cada 1 hora nas 24 horas ± polimixina B/trimetoprima a cada 1 hora nas 24 horas. Considerar o uso de uma dosagem inicial a cada 5 minutos por 5 doses, depois, a cada 30 minutos até a meia-noite, e, após, a cada 1 hora.

> **NOTA:** Moxifloxacino e besifloxacino têm cobertura um pouco melhor para Gram-positivos. Gatifloxacino e ciprofloxacino têm cobertura um pouco melhor para *Pseudomonas* e *Serratia*.

Com ameaça à visão

A prática atual no Wills Eye Hospital é a de iniciar antibióticos fortificados para a maioria das úlceras maiores do que 1,5 a 2 mm, no eixo visual ou que não respondam ao tratamento inicial. Ver Apêndice 9, Antibióticos/antifúngicos tópicos fortificados. Se os antibióticos fortificados não estiverem imediatamente disponíveis, iniciar com uma fluoroquinolona e polimixina B/trimetoprima até que os antibióticos fortificados possam ser obtidos em farmácia de manipulação.
- Gentamicina ou tobramicina fortificados (15 mg/mL) a cada 1 hora, alternando com cefazolina fortificada (50 mg/mL) ou vancomicina fortificada (25 mg/mL) a cada 1 hora.

Assim, o paciente colocará um colírio no olho a cada meia hora, dia e noite. O colírio de vancomicina deve ser utilizado para organismos resistentes, pacientes com risco de organismos resistentes (p. ex., devido à hospitalização ou exposição a antibióticos, que não respondam ao tratamento inicial) e para pacientes que são alérgicos a penicilinas ou cefalosporinas. Atualmente, um número cada vez maior de infecções por *Staphylococcus aureus* resistentes à meticilina (MRSA, do inglês *methicillin-resistant Staphylococcus aureus*) é adquirido na comunidade. Se a úlcera for grave e se houver suspeita de *Pseudomonas*, considerar o início com tobramicina fortificada a cada 30 minutos e com cefazolina fortificada a cada 1 hora, dia e noite; além disso, considerar a ceftazidima fortificada a cada 1 hora ou uma fluoroquinolona a cada 1 hora, dia e noite.

NOTA: Todos os pacientes com risco significativo de perda visual ou úlceras com ameaça grave à visão são primeiramente tratados com doses de iniciais de antibióticos, utilizando-se o seguinte esquema: uma gota a cada 5 minutos por 5 doses, e, então, a cada 30 a 60 minutos, dia e noite.

1. Em alguns casos, acrescentam-se corticosteroides tópicos após o organismo bacteriano e a sensibilidade aos antibióticos serem conhecidos, a infecção estar controlada e a inflamação severa persistir. A ceratite infecciosa pode piorar significativamente com esteroides tópicos, especialmente quando causada por fungos, micobactérias atípicas, *Nocardia* ou *Pseudomonas*.
2. Os olhos com afinamento corneano devem ser protegidos por um tampão, sem curativo (um curativo nunca deve ser colocado sobre um olho com suspeita de infecção). O uso de um inibidor de metaloproteinases da matriz (p. ex., doxiciclina, 100 mg, VO, 2 x/dia) e de um promotor da síntese de colágeno, como o ácido ascórbico sistêmico (p. ex., vitamina C 1-2g/dia), pode ajudar a suprimir a destruição do tecido conectivo e evitar a perfuração da córnea.
3. Evitar o uso de lentes de contato.
4. Utilizar medicamentos analgésicos oral conforme a necessidade.
5. As fluoroquinolonas orais (p. ex., ciprofloxacino, 500 mg, VO, 2 x/dia; moxifloxacino, 400 mg, VO, 1 x/dia) penetram bem no olho. Elas podem trazer benefício adicional para pacientes com extensão escleral ou nos casos com perfuração franca ou iminente. O ciprofloxacino é preferido para *Pseudomonas* e *Serratia*.
6. Antibióticos sistêmicos também são necessários nas infecções por *Neisseria* (p. ex., ceftriaxona, 1 g, IV, a cada 12-24 horas, se houver envolvimento corneano, ou uma dose única IM se houver apenas envolvimento conjuntival) e para as infecções por *Haemophilus* (p. ex., de amoxicilina/ácido clavulânico oral [20-40 mg/kg/dia, 3 x/dia]) devido ao ocasional envolvimento extraocular como otite média, pneumonia e meningite.

NOTA: As fluoroquinolonas sistêmicas eram historicamente usadas para a *Neisseria gonorrhoeae*, mas não são mais recomendadas para tratar as infecções gonocócicas (especialmente em homens homossexuais, em áreas de alta resistência endêmica e em pacientes com viagem recente ao exterior) devido ao aumento da resistência. Além disso, elas estão contraindicadas em gestantes e crianças.

7. A hospitalização pode ser necessária se:
    - A infecção ameaçar a visão e/ou se houver perfuração iminente.
    - Os pacientes tiverem dificuldade para administrar os antibióticos na frequência prescrita.
    - Existir a alta probabilidade de não adesão aos colírios ou ao seguimento diário.
    - Existir a suspeita de uso excessivo de anestésicos tópicos.
    - Antibióticos intravenosos conforme a necessidade (p. ex., conjuntivite gonocócica com envolvimento corneano). Geralmente usados na presença de perfuração corneana e/ou extensão escleral da infecção.
8. Para micobactérias atípicas, considerar o tratamento prolongado (a cada 1 hora por 1 semana, depois reduzindo gradualmente) com um ou mais dos seguintes agentes tópicos: fluoroquinolona (p. ex., moxifloxacino ou gatifloxacino), amicacina fortificada (15 mg/mL), claritromicina (1-4%) ou tobramicina fortificada (15 mg/mL). Considerar o tratamento oral com claritromicina, 500 mg, 2 x/dia. LASIK prévia tem sido implicada como fator de risco para infecções por micobactérias atípicas.

Seguimento

1. Avaliação diária inicialmente, incluindo mensurações repetidas do tamanho do infiltrado,

do defeito epitelial e do hipópio. Os critérios mais importantes para avaliar a resposta ao tratamento são a quantidade de dor, o tamanho do defeito epitelial (que pode inicialmente aumentar devido à raspagem para cultura e lâmina), o tamanho e a profundidade do infiltrado e a reação da câmara anterior. A PIO deve ser verificada e tratada quando elevada (ver Seção 9.7, Glaucoma de ângulo aberto inflamatório). A redução da dor costuma ser o primeiro sinal de resposta positiva ao tratamento.

2. Se houver melhora, o regime antibiótico é gradualmente reduzido, mas nunca para menos do que a dose mínima necessária para inibir a emergência de resistência (de 3-4 x/dia, dependendo do agente). Caso contrário, o regime antibiótico é ajustado de acordo com os resultados da cultura e testes de sensibilidade.
3. Considerar culturas e colorações novas ou repetidas (sem parar o tratamento) em casos de falta de resposta ou de piora do infiltrado/ úlcera. Tratar com antibióticos fortificados e modificar o tratamento com base nos resultados da cultura e na evolução clínica. A hospitalização pode ser recomendada. Ver Apêndice 8, Procedimento de cultura da córnea.
4. A biópsia da córnea pode ser necessária se a condição estiver piorando e ainda houver suspeita de infecção apesar das culturas negativas.
5. Em caso de perfuração corneana completa ou iminente, um transplante de córnea ou enxerto de retalho deve ser considerado. A cola de tecido de cianoacrilato também pode funcionar em uma úlcera de córnea tratada que tenha perfurado apesar do controle da infecção. Os antibióticos frequentes são continuados após a aplicação da cola para tratar a infecção.

> **NOTA:** Nos Estados Unidos, os pacientes ambulatoriais devem ser orientados a retornar imediatamente se a dor aumentar, a visão diminuir ou se notarem um aumento no tamanho da úlcera ao se olharem no espelho.

4.12 Ceratite fúngica

Sintomas
Dor, fotofobia, vermelhidão, lacrimejamento, secreção, sensação de corpo estranho. Geralmente com histórico de trauma discreto, em particular com material vegetal (p. ex., um galho de árvore), uso de lentes de contato, doença ocular crônica e/ou um histórico de má resposta à terapia antibacteriana convencional. Costuma ser mais indolente do que a ceratite bacteriana.

Sinais
Críticos
- Fungos filamentosos: Presença de opacidade cinza-esbranquiçada no estroma corneano (infiltrado) com borda espiculada. O epitélio sobre o infiltrado pode estar elevado e acima do restante da superfície corneana ou pode haver um defeito epitelial com afinamento estromal (úlcera).
- Fungos não filamentosos: Infiltrado estromal cinza-esbranquiçado semelhante a uma úlcera bacteriana.

Outros. Lesões satélites circundando o infiltrado primário, injeção conjuntival, secreção mucopurulenta, reação da câmara anterior, hipópio. O infiltrado tem mais probabilidade de se estender para além do defeito epitelial do que em úlceras bacterianas.

Diagnóstico diferencial
Ver Seção 4.11, Ceratite bacteriana.

Etiologia
- Fungos filamentosos (p. ex., espécies de *Aspergillus* ou *Fusarium*): Geralmente por trauma com matéria vegetal em olhos previamente saudáveis ou em associação com uso de lentes de contato.
- Fungos não filamentosos (p. ex., espécies de *Candida*): Geralmente em olhos com doenças prévias (p. ex., olho seco, ceratite por herpes simples ou varicela-zóster, ceratopatia por exposição e uso crônico de colírios esteroides), (ver **Figura 4.12.1**).

Avaliação
Ver Seção 4.11, Ceratite bacteriana, para avaliação completa e procedimento de cultura.
1. Sempre que forem realizadas lâminas e culturas, incluir colorações de Gram, Giemsa, branco de calcoflúor ou KOH para os microrganismos; as colorações de ácido periódico de Schiff, metenamina de prata de Gomori e de hematoxilina e eosina (H&E) também podem ser usadas. Raspar profundamente a borda da úlcera para coletar o material. Ver Apêndice 8, Procedimento de cultura da córnea.

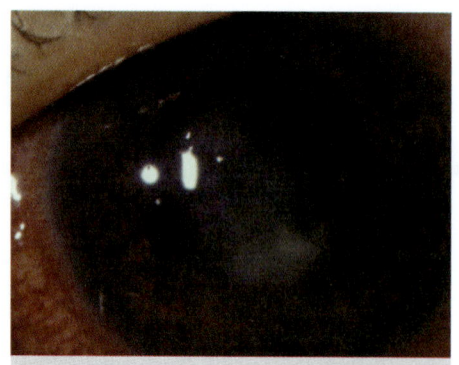

Figura 4.12.1 Ceratite fúngica por *Candida*.

2. Se ainda existir suspeita de etiologia infecciosa, apesar das culturas negativas, considerar biópsia de córnea para se obter mais informação diagnóstica.
3. Considerar culturas e esfregaços da solução e do estojo das lentes de contato.
4. Algumas vezes, todos os exames são negativos, ainda que a doença siga progredindo, sendo necessária uma ceratoplastia penetrante (CP) terapêutica para diagnóstico e tratamento.

Tratamento

Úlceras e infiltrados corneanos de etiologia desconhecida são tratados como bacterianos até que se demonstre o contrário (ver Seção 4.11, Ceratite bacteriana). Se as colorações ou culturas indicarem ceratite fúngica, instituir as seguintes medidas:

1. Colírio de natamicina a 5% (especialmente para fungos filamentosos), colírio de anfotericina B a 0,15% (especialmente para *Candida*) e/ou voriconazol fortificado tópico a 1%, inicialmente a cada 1-2 horas, dia e noite, depois reduzido gradualmente ao longo de várias semanas com base na resposta à terapia (ver Apêndice 9, Antibióticos/antifúngicos fortificados tópicos).

> **NOTA:** A natamicina é o único agente antifúngico tópico comercialmente disponível; todos os outros devem ser manipulados.

2. Colírio cicloplégico (p. ex., ciclopentolato a 1%, 3 x/dia; atropina a 1%, 2-3 x/dia, é recomendada se houver hipópio, fibrina ou reação significativa na câmara anterior).
3. Não utilizar esteroides tópicos. Se o paciente estiver utilizando esteroides, eles devem ser reduzidos rapidamente e suspensos.
4. Considerar a adição de agentes antifúngicos orais (p. ex., fluconazol ou itraconazol, 200 a 400 mg, VO, em dose inicial, e depois 100 a 200 mg, VO, 1 x/dia, posaconazol, 300 mg, VO, 2 x/dia, por 1 dia, e depois 300 mg, VO, 1 x/dia, ou voriconazol, 200 mg, VO, 2 x/dia). Os agentes antifúngicos orais costumam ser usados em úlceras corneanas profundas ou na suspeita de endoftalmite fúngica.
5. Considerar o desbridamento epitelial para facilitar a penetração do medicamento antifúngico. Os antifúngicos tópicos não penetram adequadamente na córnea, sobretudo com epitélio intacto. Quando forem conhecidos os resultados da cultura e dos testes de sensibilidade, pode-se considerar o uso de injeções intraestromais de depósito de anfotericina (10 mcg/0,1 mL) ou voriconazol (voriconazol 50 mcg/0,1 mL).
6. Medir a PIO (preferivelmente com Tono-Pen). Tratá-la quando estiver elevada (ver Seção 9.7, Glaucoma de ângulo aberto inflamatório).
7. Utilizar um oclusor ocular, sem curativo, na presença de afinamento corneano.
8. A hospitalização pode ser necessária se houver dúvidas quanto à adesão do paciente ao tratamento, pois pode levar semanas para se alcançar a resolução completa.
9. Se não for possível controlar a infecção apesar de tratamento prolongado, pode-se considerar uma ceratoplastia penetrante terapêutica, idealmente antes de a infecção atingir o limbo. Deve ser considerado o uso de medicamentos antifúngicos intracamerais (p. ex., voriconazol, 50 mcg/0,1 mL ou anfotericina, 10 mcg/0,1 mL) no momento da ceratoplastia terapêutica. A ceratoplastia lamelar anterior está relativamente contraindicada devido ao elevado risco de recorrência da infecção.

Seguimento

Os pacientes são reexaminados diariamente no início. Contudo, a resposta clínica inicial ao tratamento na ceratite fúngica é muito mais lenta em comparação àquela da ceratite bacteriana. A estabilidade da infecção após o início do tratamento é geralmente um sinal favorável. Ao contrário das úlceras bacterianas, a cicatrização epitelial na ceratite fúngica nem sempre é um sinal de resposta positiva. As infecções fúngicas no estroma corneano profundo podem ser recalcitrantes à terapia. Esse tipo de úlcera pode exigir semanas ou meses de tratamento, sendo necessário, em alguns casos, transplante de córnea quando a infecção progride apesar da terapia clínica máxima ou quando há perfuração da córnea.

4.13 Ceratite por *Acanthamoeba*

Sintomas
Podem variar desde sensação de corpo estranho até dor ocular severa (geralmente desproporcional aos achados clínicos iniciais), vermelhidão e fotofobia ao longo de várias semanas.

Sinais
(Ver Figuras 4.13.1 e 4.13.2.)

Críticos. Iniciais: Epitelite com pseudodendritos, espirais, cristas epiteliais e/ou microcistos subepiteliais difusos. Infiltrados subepiteliais (algumas vezes, ao longo de nervos corneanos, produzindo uma ceratoneurite radial).

Tardios (3 a 8 semanas): Infiltrado em forma de anel no estroma corneano.

> **NOTA:** A ceratite por *Acanthamoeba* deve ser considerada em qualquer paciente com história de uso de lentes de contato gelatinosas, higiene ruim das lentes (p. ex., uso de água da torneira para limpar as lentes, desinfecção infrequente) e/ou história de trauma ou exposição a água (nadar, pescar, usar banheira) usando as lentes de contato. Embora a maioria dos pacientes com *Acanthamoeba* tenha história de uso de lentes de contato, alguns pacientes não têm, e estes pacientes costumam ter diagnósticos tardios. As culturas para bactérias são negativas (a menos que haja superinfecção). A condição geralmente não melhora com medicamentos antibióticos e antivirais, seguindo um curso crônico, progressivo e de piora. É importante considerar a *Acanthamoeba* em pacientes com suposta ceratite por VHS que não respondem ao tratamento, já que a ceratite por VHS responde bem ao tratamento apropriado. O diagnóstico de ceratite por VHS em usuário de lentes de contato deve sempre incluir a consideração de *Acanthamoeba*, pois o aspecto clínico dessas duas entidades pode ser semelhante nos estágios iniciais da doença.

Outros. Edema palpebral, injeção conjuntival (em especial, pericorneana), células e *flare* na câmara anterior. Mínima secreção ou vascularização corneana.

Pode haver coinfecção com bactérias ou fungos tardiamente.

Diagnóstico diferencial
A ceratite por VHS é a primeira opção no diagnóstico diferencial. Ver Seções 4.11, Ceratite bacteriana, e Seção 4.15, Vírus herpes simples.

Avaliação
Ver Seção 4.11, Ceratite bacteriana, para uma avaliação geral. Quando existir suspeita de *Acanthamoeba*, um ou mais dos seguintes procedimentos deve ser realizado:

1. Raspado corneano para colorações de Gram, Giemsa, branco de calcoflúor e ácido periódico de Schiff (as colorações de Giemsa e ácido periódico de Schiff podem mostrar os cistos típicos). Ver Apêndice 8, Procedimento de cultura da córnea.
2. Considerar uma cultura em meio ágar não nutriente com cobertura de *Escherichia coli*.
3. Considerar biópsia de córnea se as colorações e culturas forem negativas e se a condição não estiver melhorando com o tratamento instituído.
4. Considerar culturas e esfregaços das lentes de contato e do estojo.
5. A biomicroscopia confocal pode ser útil se estiver disponível.

Tratamento
Os seguintes tratamentos são geralmente utilizados em combinação, algumas vezes já no hospital:
1. Colírio de poli-hexametileno biguanida a 0,02% (PHMB) a cada 1 hora ou colírio de clorexidina a 0,02% a cada 1 hora.

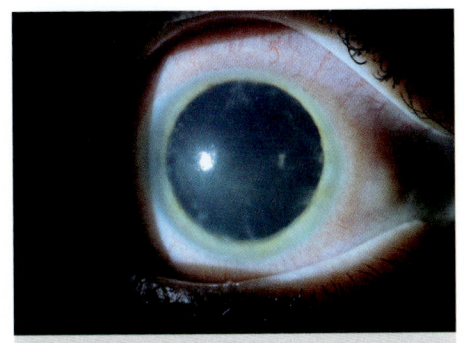

Figura 4.13.1 Ceratite por *Acanthamoeba* com ceratoneurite radial.

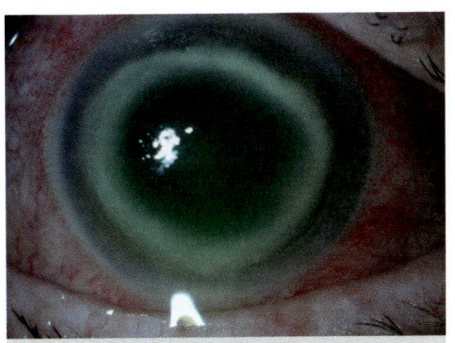

Figura 4.13.2 Ceratite por *Acanthamoeba* com infiltrado anelar denso.

2. Colírio de isetionato de propamidina a 0,1% a cada 1 hora é geralmente acrescentado ao PHMB e à clorexidina. A pomada de isetionato de dibromopropamidina a 0,15% também está disponível.
3. Considerar um agente antifúngico oral (p. ex., itraconazol, 400 mg, VO, em dose inicial, depois 100 a 200 mg, VO, 1 x/dia, cetoconazol, 200 mg, VO, 1 x/dia, ou voriconazol, 200 mg, VO, 1-2 x/dia).

Para todos os pacientes:

4. A miltefosina é designada pela FDA como um fármaco órfão para o tratamento da ceratite por *Acanthamoeba*, podendo ser considerada um tratamento adjunto à terapia tópica. No Wills Eye Hospital, nós começamos esse medicamento após a identificação patológica de cistos de *Acanthamoeba* e prescrevemos 50 mg, 2 a 3 x/dia, por 4 semanas. Antes de iniciar a miltefosina, deve-se solicitar um painel metabólico básico, testes de função hepática e teste de gravidez (se aplicável), pois sabe-se que esse medicamento traz sérios riscos à gravidez. Observe que pode haver inflamação de rebote após suspensão da miltefosina, a qual pode responder a esteroides tópicos.

5. Interromper o uso de lentes de contato em ambos os olhos.
6. Colírio cicloplégico (p. ex., ciclopentolato a 1%, 3 x/dia, ou atropina a 1%, 2 x/dia).
7. Na presença de inflamação, dor e/ou esclerite, podem ser usados agentes anti-inflamatórios não esteroides (p. ex., naproxeno, 250-500 mg, VO, 2 x/dia). Analgésicos narcóticos orais adicionais também costumam ser necessários.

NOTA: Um transplante de córnea em caso de falha do tratamento pode ser indicado, mas corre-se o risco de infecção recorrente. Por isso, é melhor postergá-lo de 6 a 12 meses após completar o tratamento clínico.

Seguimento

A cada 1 a 4 dias, até que haja melhora significativa, e, após, a cada 1 a 4 semanas. Os medicamentos podem então ser reduzidos, mas com cautela. O tratamento geralmente estende-se por três meses após a eliminação da inflamação, o que pode levar de 6 a 12 meses.

NOTA: Terapias alternativas incluem colírios de hexamidina a 0,1%, clotrimazol a 1%, miconazol a 1% ou paromomicina a cada 2 horas. Colírios de corticosteroides em baixa dose podem ser úteis na redução da inflamação quando a infecção já estiver controlada; contudo, o uso de esteroides é controverso.

NOTA:
1. O colírio de isetionato de propamidina a 0,1% está disponível no Reino Unido e em outros países; ele pode ser manipulado nos Estados Unidos.
2. O PHMB está disponível no Reino Unido como Cosmocil. Ele pode ser preparado em farmácias de manipulação nos Estados Unidos a partir do Baquacil, um desinfetante de piscinas.

4.14 Ceratopatia cristalina

Sintomas

Visão diminuída, fotofobia, pode haver redução da sensibilidade corneana. Pode ser assintomática.

Sinais

Presença de cristais na região subepitelial e/ou estromal da córnea. Pode ou não haver um defeito epitelial sobrejacente. Na presença de um transplante de córnea, as opacidades cristalinas frequentemente se localizam ao longo de um trajeto de sutura existente.

Etiologia

- Ceratopatia cristalina infecciosa: É vista em enxertos corneanos e em córneas com inflamação crônica. O *Streptococcus viridans* é o organismo mais comum nesse caso, mas pode haver presença de outros organismos, como *Staphylococcus epidermidis*, bactérias do gênero Corynebacterium, *Pseudomonas aeruginosa* e fungos. Pacientes com história de cirurgia refrativa têm risco maior de micobactérias atípicas e espécies de *Alternaria*.
- Distrofia corneana de Schnyder: É lentamente progressiva e autossômica dominante. Há presença de cristais corneanos subepiteliais em 50% dos pacientes (colesterol e fosfolipídeos), opacificação corneana central e na periferia média, arco denso e diminuição de sensibilidade da córnea. Apresenta também um distúrbio local do metabolismo de lipídeos corneanos que pode estar associado à hiperlipidemia e hipercolesterolemia. Há prevalência mais alta em pacientes de descendência sueco-finlandesa. Ver Seção 4.25, Distrofias corneanas.
- Distrofia córneo-retiniana cristalina de Bietti: É rara e autossômica recessiva. Cristais retinianos

(diminuem com o tempo) e manchas brilhantes amarelo-esbranquiçadas no limbo corneano na camada subepitelial e no estroma superficial da córnea.

- Cistinose: Defeito metabólico sistêmico raro, autossômico recessivo. Forma infantil (nefropática): Nanismo, disfunção renal progressiva, cristais policromáticos de cistina na conjuntiva, estroma corneano (mais denso na periferia da córnea, mas presente em todo o estroma anterior) e malha trabecular. Forma adolescente/intermediária: O envolvimento renal é menos severo. Forma adulta: Há expectativa de vida normal.
- Distúrbios linfoproliferativos (p. ex., gamopatia monoclonal de significado incerto, crioglobulinemia essencial ou mieloma múltiplo): Opacidades cristalinas finas difusamente distribuídas pela córnea, mais comumente no estroma anterior e na periferia da córnea do que no estroma posterior e na córnea central.

Avaliação

1. Ceratopatia cristalina infecciosa: Coletar culturas conforme descrito no Apêndice 8, Procedimento de cultura da córnea. Obter culturas para micobactérias/coloração para bacilo álcool ácido-resistente (especialmente em pacientes com história de cirurgia refrativa).
2. Perfil lipídico em jejum em pacientes com distrofia corneana de Schnyder.
3. O eletrorretinograma pode apresentar redução em estágios tardios da distrofia cristalina de Bietti.
4. Cistinose: É necessária análise cuidadosa, principalmente para a forma infantil, que pode ser fatal na primeira década de vida sem um transplante renal. Realizar biópsia conjuntival e esfregaço de sangue ou medula óssea.
5. Se existir suspeita de distúrbio linfoproliferativo, consultar a área de hematologia e considerar um hemograma completo com diferencial, bioquímica sérica (incluindo cálcio), creatinina, albumina, desidrogenase láctica, beta-2 microglobulina, proteína C-reativa (PCR), proteinograma sérico (PGS), proteinograma urinário (PGU) e esfregaço periférico e de medula óssea.

Tratamento

1. Ceratopatia cristalina infecciosa: Tratar conforme descrito na Seção 4.11, Ceratite bacteriana, e na Seção 4.29, Complicações de cirurgia refrativa corneana. Se o paciente estiver recebendo terapia esteroide tópica, reduzir a frequência ou a potência dos esteroides em vez de suspendê-los abruptamente.
2. Distrofia corneana de Schnyder: A PTK com *laser excimer* pode ser efetiva para os cristais subepiteliais. Transplante de córnea para os casos mais graves. Dieta e/ou medicamentos se houver associação com dislipidemia sistêmica.
3. Distrofia cristalina de Bietti: Não há tratamento específico.
4. Cistinose: A aplicação tópica de colírio de cisteamina reduz a densidade de depósitos cristalinos e a dor corneana. CP para casos graves (embora possa haver recorrência dos depósitos corneanos). Os pacientes precisam submeter-se à avaliação sistêmica por clínico geral e/ou geneticista.
5. Distúrbio linfoproliferativo: Consultar um hematologista e/ou oncologista.

4.15 Vírus herpes simples

Sintomas

Olho vermelho, sensação de corpo estranho, fotofobia, lacrimejamento, visão reduzida, erupção vesicular na pele (p. ex., pálpebra), história de episódios prévios; geralmente unilateral.

Sinais

A infecção primária pelo VHS não costuma ser clinicamente aparente. Porém, a infecção neonatal primária por herpes é uma doença rara e com potencial devastador, sendo associada à infecção localizada na pele, no olho e na boca e à infecção grave no SNC ou em múltiplos órgãos (ver Seção 8.9, Oftalmia neonatal [conjuntivite do recém-nascido]). Em comparação com os adultos, as crianças tendem a exibir doença mais grave que pode ser bilateral, recorrente e associada com envolvimento palpebral intenso, múltiplos dendritos corneanos/conjuntivais e maior grau de fibrose corneana secundária e astigmatismo. Os possíveis desencadeantes de recorrências incluem cirurgia ocular, determinados medicamentos tópicos, febre, estresse, menstruação e infecção do trato respiratório superior. A infecção pode se apresentar como qualquer um dos seguintes casos:

Envolvimento de pálpebra/pele
Vesículas claras em base eritematosa que progridem para crostas, cicatrizam sem fibrose, cruzam dermátomos, mas são normalmente unilaterais (apenas 10% dos casos de dermatite primária por VHS são bilaterais).

Conjuntivite
Apresenta injeção conjuntival com conjuntivite folicular unilateral aguda, com ou sem dendritos conjuntivais e úlceras geográficas.

Ceratite epitelial
(Ver Figura 4.15.1.)

Pode ser vista como ceratite macropunctata, ceratite dendrítica (ulceração epitelial ramificada, fina e linear, com bulbos terminais em forma de clava no final de cada ramo) ou como úlcera geográfica (úlcera corneana grande, em forma de ameba, com margem dendrítica). As bordas das lesões herpéticas são elevadas, com células epiteliais edemaciadas que se coram bem com rosa-bengala ou lissamina verde; a ulceração central se cora bem com fluoresceína. A sensibilidade corneana pode estar diminuída. Pode haver o desenvolvimento de fibrose subepitelial e opacidades (dendritos fantasmas) à medida que os dendritos epiteliais melhoram. A ceratite epitelial é considerada uma doença com vírus vivo e replicante, e o tratamento deve considerar essa condição.

Diagnóstico diferencial de dendritos corneanos
Um dendrito "verdadeiro" (ulceração epitelial ramificada com bulbos terminais) é patognomônico de VHS, mas há muitas lesões de aspecto semelhante que devem ser diferenciadas:
- VVZ: Os pseudodendritos do VVZ são discretamente elevados e não têm ulceração central. Eles não têm bulbos terminais verdadeiros e geralmente não se coram bem com fluoresceína. Ver Seção 4.16, Herpes-zóster oftálmico/vírus varicela-zóster.
- Erosões corneanas recorrentes ou qualquer abrasão corneana recente: Um defeito epitelial em cicatrização costuma ter aspecto que lembra dendritos. As erosões recorrentes em pacientes com distrofia *lattice* podem ter um formato geográfico. Ver Seção 4.2, Erosão corneana recorrente.
- Pseudodendritos de ceratite por *Acanthamoeba*: Apresenta histórico de uso de lentes de contato gelatinosas, dor desproporcional

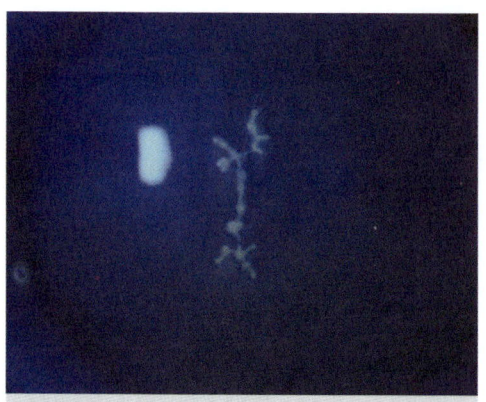

Figura 4.15.1 Ceratite dendrítica por herpes simples.

em relação à inflamação e curso crônico. Há lesões epiteliais elevadas em vez de ulcerações epiteliais. Ver Seção 4.13, Ceratite por *Acanthamoeba*.
- Outros: Córnea verticilata por medicamentos ou doença de Fabry e, raramente, tirosinemia.

Ceratite estromal
- Ceratite estromal sem ulceração (termos alternativos: ceratite não necrosante, ceratite estromal imune, ceratite intersticial): Branqueamento ou opacidade estromal unifocal ou multifocal, geralmente com edema estromal, na ausência de ulceração epitelial. A presença concomitante de vascularização estromal indica cronicidade ou episódios prévios. O diagnóstico diferencial de ceratite estromal sem ulceração inclui qualquer causa de CI (ver adiante). A ceratite estromal por VHS é considerada uma reação imune em vez de processo infeccioso ativo, e, assim, o tratamento deve considerar essa condição.
- Ceratite estromal com ulceração (ceratite necrosante): Inflamação estromal supurativa, afinamento com defeito epitelial adjacente ou sobrejacente. O aspecto pode ser indistinguível de ceratite infecciosa (fúngica, bacteriana, parasitária), e, assim, a infecção deve ser descartada. A ceratite estromal pode provocar afinamento ou fibrose, e, dessa forma, deve ser tratada sem demora.
- Ceratite endotelial (ceratite disciforme): Edema corneano estromal e epitelial em padrão arredondado ou distinto, associado à área de precipitados ceráticos geralmente desproporcionais à quantidade de inflamação na câmara anterior.

Úlcera neurotrófica
- Apresentação crônica em córnea relativamente neurotrófica devido a déficit sensorial do quinto nervo craniano após ceratite. Apresenta úlcera estéril com margens epiteliais suaves sobre uma área de doença estromal interpalpebral que persiste ou piora apesar da terapia antiviral. Pode estar associada a *melting* estromal e perfuração. Sem uma história conhecida ou ceratite por VHS, outras causas de ceratite neurotrófica devem ser consideradas, incluindo: VVZ, diabetes, cirurgia craniana ou irradiação.

Uveíte
- Pode surgir reação inflamatória de câmara anterior durante doença do estroma corneano ou independentemente da ceratite. A PIO elevada secundária a trabeculite costuma sugerir uveíte herpética. Defeitos esparsos de transiluminação da íris também são característicos.

Retinite
Causa rara. Ver Seção 12.8, Necrose retiniana aguda.

Avaliação
1. História: Investigar episódios prévios, histórico de abrasão corneana, uso de lentes de contato e feridas orais ou nasais prévias, além do uso de esteroides sistêmicos ou tópicos recentes e a presença de imunodeficiência. Definir se houve febre recente ou exposição ao sol/raios ultravioleta (UV, do inglês *ultraviolet*). Verificar se há história de herpes-zóster.
2. Realizar exame externo: Observar a distribuição das vesículas cutâneas, se presentes. As lesões são mais sugestivas de VHS do que de VVZ quando concentradas ao redor do olho e sem extensão para a fronte, o couro cabeludo e a ponta do nariz. O VHS costuma envolver as pálpebras superior e inferior.
3. Verificar a sensibilidade corneana (antes da instilação de anestésico tópico), pois pode estar reduzida em presença tanto de VHS quanto de VVZ.
4. Realizar exame sob lâmpada de fenda com medida da PIO.
5. Exame de fundo de olho sob dilatação (EFOD): A retinite viral deve ser descartada em todas as apresentações novas.
6. O VHS, em geral, é diagnosticado clinicamente e não exige testes laboratoriais para confirmá-lo.

Se existir dúvida quanto ao diagnóstico, qualquer dos seguintes testes pode ser útil:
- PCR viral (ou cultura): Um cotonete estéril é utilizado para coletar um *swab* da córnea, conjuntiva ou pele (após romper as vesículas com uma agulha estéril), sendo colocado em um meio de transporte viral. Prontamente disponível na maioria dos laboratórios com sensibilidade relativamente boa.
- Raspados de lesão corneana ou cutânea (raspar a borda de uma úlcera corneana ou a base de uma lesão cutânea) para coloração de Giemsa, a qual demonstra células gigantes multinucleadas (isso não ajudará a diferenciar o VHS de outros vírus da família herpes). Também está disponível o teste de ensaio imunoabsorvente ligado à enzima específico para VHS.
- Títulos de anticorpos para VHS com frequência estão presentes nos pacientes. Eles aumentam após a infecção primária, mas não após a infecção recorrente. A ausência de anticorpos para VHS1 ajuda a descartar o VHS como causa da ceratite estromal. Títulos positivos são inespecíficos, pois o VHS é onipresente e as taxas de exposição na população geral são extremamente altas.

Tratamento
Blefaroconjuntivite: Pele/pálpebra/conjuntivite
1. Autolimitada, mas o tratamento pode encurtar a evolução e reduzir a exposição corneana ao vírus vivo. Pode ser útil a terapia sistêmica (aciclovir, 400 mg, 5 x/dia, ou valaciclovir, 500 mg, 2 x/dia, ou fanciclovir, 250 mg, 2 x/dia, por 7 a 10 dias) ou tópica (ganciclovir a 0,15% em gel oftálmico, 5 x/dia, ou trifluridina a 1%, 9 x/dia, por 7 a 10 dias).

Ceratite epitelial
1. Pode-se usar terapia antiviral sistêmica ou tópica. Muitos especialistas em córnea atualmente preferem o tratamento sistêmico para obter uma maior concentração intraocular, pela facilidade de uso e redução da toxicidade corneana pelos medicamentos.
    - Dendrítica: Tratamento oral (aciclovir, 400 mg, 5 x/dia, ou valaciclovir, 500 mg, 2-3 x/dia, ou fanciclovir, 250 mg, 2-3 x/dia) por 7 a 10 dias ou ganciclovir tópico a 0,15% em gel oftálmico ou aciclovir em

pomada oftálmica a 3%, 5 x/dia, até a cicatrização, depois 3 x/dia, por 7 dias, ou trifluridina colírio a 1%, 9 x/dia, até a cicatrização, depois 3 x/dia, por 7 dias (mas não passando de 21 dias). O uso tópico de gel de ganciclovir e de pomada de aciclovir parece ter menor incidência de toxicidade corneana em comparação com o colírio de trifluridina.
- Geográfica: Tratamento oral (aciclovir, 400 a 800 mg, 5 x/dia, ou valaciclovir, 500 a 1.000 mg, 2-3 x/dia, ou fanciclovir, 250 a 500 mg, 2-3 x/dia) por 14 a 21 dias ou a terapia tópica conforme descrito anteriormente.

2. Considerar colírio cicloplégico (p. ex., ciclopentolato a 1%, 3 x/dia) se houver reação de câmara anterior ou fotofobia.
3. Antibióticos tópicos (colírio ou pomada) podem ser administrados em dose profilática para evitar a superinfecção bacteriana até a cicatrização do epitélio.
4. Os pacientes que utilizam esteroides tópicos devem reduzi-los rapidamente.
5. O desbridamento limitado do epitélio infectado pode ser usado como adjunto para os agentes antivirais.
    - Técnica: Após a anestesia tópica, um cotonete úmido e estéril ou um instrumento semiafiado deve ser utilizado com cuidado para descamar as lesões na lâmpada de fenda. Após o desbridamento, deve ser instituído o tratamento antiviral ou ele deve ser continuado conforme descrito anteriormente.
6. No caso de defeitos epiteliais que não melhoram após 1 a 2 semanas, deve-se suspeitar de coinfecção bacteriana ou ceratite por *Acanthamoeba*. Também se deve considerar a falta de adesão e a toxicidade tópica dos antivirais. Nesse caso, o agente antiviral tópico deve ser interrompido, e pomada de lágrima artificial sem conservantes ou pomada antibiótica (p. ex., eritromicina) devem ser utilizadas 4 a 8 x/dia, por vários dias, com seguimento cuidadoso. Esfregaços para *Acanthamoeba* devem ser realizados sempre que existir suspeita desse diagnóstico.

Ceratite estromal sem ulceração epitelial
- Dose terapêutica de esteroide tópico: Acetato de prednisolona a 1%, 6 a 8 x/dia, com redução gradual lenta. Os pacientes podem necessitar de terapia de manutenção com baixa dose/potência por tempo indeterminado.
- Antiviral oral profilático: Aciclovir, 400 mg, 2 x/dia, ou valaciclovir, 500 mg, 1 a 2 x/dia, ou fanciclovir, 250 mg, 1 a 2 x/dia.
- As superinfecções bacterianas devem ser descartadas e tratadas. Pode haver necessidade de adesivo tecidual ou de transplante de córnea se houver perfuração de córnea.

Ceratite estromal com ulceração epitelial
- Dose limitada de esteroide tópico: Acetato de prednisolona a 1%, 2 x/dia.
- Dose terapêutica de antiviral oral por 7 a 10 dias: Aciclovir, 800 mg, 3 a 5 x/dia, ou valaciclovir, 1 g, 2 a 3 x/dia, ou fanciclovir, 500 mg, 2 a 3 x/dia. O agente antiviral oral deve ser reduzido para uma dose profilática desde que os esteroides tópicos sejam continuados.

Ceratite endotelial
Dose terapêutica de esteroide tópico e dose terapêutica de antiviral oral (ver as doses anteriormente).

Úlcera neurotrófica
Ver Seção 4.6, Ceratopatia neurotrófica.

NOTA: O uso crônico de antivirais orais profiláticos pode ajudar a prevenir episódios subsequentes de ceratouveíte por VHS.

- Os medicamentos adjuntos que podem ser utilizados incluem:
    - Antibiótico tópico (p. ex., pomada de eritromicina) na presença de defeitos epiteliais.
    - Supressores do humor aquoso para PIO elevada. Evitar os análogos das prostaglandinas devido à associação com uveíte e infecções recorrentes por VHS.

NOTA:
1. Os esteroides tópicos são contraindicados para pacientes com doença epitelial infecciosa.
2. Raramente, um esteroide sistêmico (p. ex., prednisona, 40-60 mg, VO, 1 x/dia, diminuída rapidamente) é administrado a pacientes com doença estromal grave acompanhada de defeito epitelial e hipópio. Nesse caso, as culturas devem ser realizadas para descartar superinfecção.
3. Embora não tenha sido demonstrado que os antivirais orais (p. ex., aciclovir, valaciclovir e fanciclovir) sejam benéficos no tratamento da doença estromal, eles costumam ser usados, podendo ser benéficos no tratamento da uveíte herpética (ver Seção 12.1, Uveíte anterior [irite/iridociclite]).

4. O valaciclovir tem maior biodisponibilidade que o aciclovir. Pouco tem sido publicado sobre o fanciclovir em relação ao VHS, mas sua tolerância é melhor em pacientes com efeitos colaterais pelo uso de aciclovir, como cefaleia, fadiga ou desconforto gastrintestinal.
5. A dosagem dos antivirais discutidos anteriormente (p. ex., aciclovir, valaciclovir e fanciclovir) deve ser ajustada em pacientes com insuficiência renal. A verificação de ureia e creatinina é recomendada em pacientes de risco para doença renal antes de iniciar com doses altas desses medicamentos.
6. O valaciclovir deve ser usado com cuidado em pacientes com o vírus da imunodeficiência humana (HIV, *human immunodeficiency virus*) devido a relatos de púrpura trombocitopênica trombótica (PTT) e síndrome hemolítico-urêmica (SHU) nessa população.
7. A persistência de úlcera com ceratite estromal costuma ocorrer em razão de inflamação subjacente (exigindo terapia esteroide cuidadosa); porém, também pode ocorrer devido à toxicidade antiviral ou à infecção epitelial ativa por VHS. Quando existe o aprofundamento de uma úlcera, o desenvolvimento de novos infiltrados ou o aumento da reação da câmara anterior, devem-se realizar esfregaços e culturas para bactérias e fungos. Ver Apêndice 8, Procedimento de cultura da córnea.

Seguimento

1. Os pacientes devem ser reexaminados em 2 a 7 dias para se avaliar a resposta ao tratamento, e, então, a cada 1 a 2 semanas, dependendo dos achados clínicos. Os seguintes parâmetros clínicos são avaliados: o tamanho do defeito epitelial e da úlcera, a espessura corneana e a profundidade do envolvimento corneano, a reação da câmara anterior e a PIO (ver Seção 9.7, Glaucoma de ângulo aberto inflamatório, para manejo do glaucoma). Os pacientes com ceratite necrosante devem ser acompanhados diariamente ou ser hospitalizados se houver ameaça de perfuração.

2. Os medicamentos antivirais tópicos para dendritos corneanos e úlceras geográficas não devem ser continuados por mais de 14 a 21 dias (ver as doses anteriormente).
3. Os esteroides tópicos utilizados para doença estromal corneana devem ser reduzidos lentamente (em geral, ao longo de meses ou anos). A concentração inicial do esteroide (p. ex., acetato de prednisolona a 1%) é posteriormente reduzida (p. ex., loteprednol a 0,5% ou acetato de prednisolona a 0,125%). A retirada estendida resulta em uma dosagem em dias alternados, 2 x/semana, 1 x/semana etc., em especial nos pacientes com histórico de reagudizações quando os esteroides são interrompidos. Os agentes antivirais sistêmicos profiláticos (ver as doses anteriormente) são usados até que os esteroides estejam sendo administrados 1 x/dia ou menos, quando então eles podem ser continuados ou suspensos.
4. O transplante de córnea pode acabar sendo necessário se cicatrizes pós-herpéticas inativas afetarem de forma significativa a visão, embora uma lente de contato rígida gás-permeável (RGP) e a maximização da superfície ocular com lubrificação vigorosa devam ser tentadas antes. O olho deve estar bem durante pelo menos 3 a 6 meses antes da cirurgia. A profilaxia antiviral sistêmica é normalmente continuada por pelo menos 1 ano (em geral, indefinidamente) após a cirurgia.
5. Recomendar profilaxia de longo prazo com antiviral oral (p. ex., aciclovir, 400 mg, 2 x/dia) se o paciente tiver apresentado múltiplos episódios de doença epitelial ou doença estromal.

4.16 Herpes-zóster oftálmico/vírus varicela-zóster

Sintomas

Dor em dermátomo, parestesias e erupção ou desconforto cutâneo. Pode ser precedido por cefaleia, febre ou mal-estar, e acompanhado ou seguido por visão turva, dor ocular e olho vermelho.

Sinais

Críticos. Erupção cutânea vesicular aguda em dermátomo ao longo da primeira divisão do quinto nervo craniano. Caracteristicamente, a erupção é unilateral e costuma poupar a pálpebra inferior. O sinal de Hutchinson (envolvimento da ponta do nariz na distribuição do ramo nasociliar de V1) é um sinal de risco maior de envolvimento ocular. Embora o edema da erupção vesicular associada possa se estender bilateralmente, as lesões sempre respeitam a linha média.

Outros. Com menor frequência, são comprometidos a pálpebra inferior, a bochecha em um lado (V2) e um lado da mandíbula (V3), ainda que de forma rara. Pode ocorrer conjuntivite, envolvimento corneano (p. ex., múltiplas pequenas lesões dendritiformes epiteliais precoces, seguidas por pseudodendritos maiores – placas mucosas elevadas que podem estar presentes na córnea ou conjuntiva, ver **Figura 4.16.1** –, CPS, ceratite estromal imune e

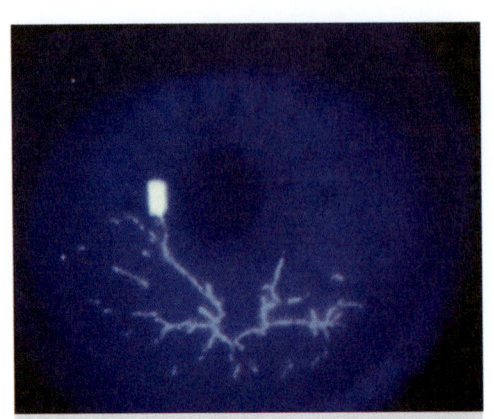

Figura 4.16.1 Ceratite por herpes-zóster com pseudodendritos.

ceratite neurotrófica), uveíte, atrofia setorial da íris, esclerite, retinite, coroidite, neurite óptica, paralisias de nervos cranianos e PIO elevada. A nevralgia pós-herpética tardia também pode ocorrer.

> **NOTA:** A doença corneana pode ocorrer vários dias, semanas ou meses após a erupção cutânea aguda, podendo durar anos. Algumas vezes, o diagnóstico pode ser mais difícil nos casos em que não haja erupção cutânea detectável clinicamente ou nos casos em que a doença corneana preceda a erupção cutânea. Há aumento nos títulos de VVZ após o zóster.

Diagnóstico diferencial
VHS: Os pacientes costumam ser mais jovens, e a erupção não respeita dermátomos. Ver Seção 4.15, Vírus herpes simples.

Avaliação
1. História: Averiguar a duração da erupção e da dor e se há imunocomprometimento ou fatores de risco para HIV/síndrome da imunodeficiência adquirida (Aids, do inglês *acquired immunodeficiency syndrome*). Pesquisar alterações da audição, dor ou fraqueza facial, vertigem (envolvimento do sétimo nervo craniano [síndrome de Ramsay Hunt]). Verificar a presença de erupções cutâneas.
2. Exame oftalmológico completo, incluindo uma avaliação em lâmpada de fenda com coloração por fluoresceína ou rosa-bengala, verificar a PIO e realizar exame do fundo de olho sob dilatação com avaliação cuidadosa para necrose retiniana aguda (NRA) em pacientes imunocompetentes e necrose progressiva da retina externa (PORN, do inglês *progressive outer retinal necrosis*) em pacientes imunodeprimidos. Ver Seção 12.8, Necrose retiniana aguda.
3. Considerar a avaliação clínica para a condição de imunocomprometimento se houver suspeita de imunodeficiência a partir da história.
4. Em pacientes > 60 anos (especialmente se houver previsão de iniciar terapia sistêmica com esteroides), ou se houver envolvimento de quaisquer outros sistemas orgânicos ou de sítios não oftálmicos, há necessidade de avaliação pelo médico de atenção primária do paciente ou por outro subespecialista.

Tratamento
Ver **Tabela 4.16.1**.

> **NOTA:** Os pacientes imunocomprometidos não devem receber esteroides sistêmicos.

Envolvimento cutâneo
1. Em adultos com erupção cutânea moderada a grave com menos de 4 dias, em que lesões cutâneas ativas estejam presentes. Considerar em pacientes que estejam no final da primeira semana e com lesões ativas:
   - Agente antiviral oral (p. ex., aciclovir, 800 mg, VO, 5 x/dia, valaciclovir, 1.000 mg, VO, 3 x/dia, ou fanciclovir, 500 mg, VO, 3 x/dia) por 7 a 10 dias. Se a condição for grave, conforme manifestado por envolvimento orbital, de nervo óptico ou de nervo craniano, ou se o paciente estiver sistemicamente enfermo, hospitalizar e prescrever aciclovir, 5 a 10 mg/kg, IV, a cada 8 horas, por 5 a 10 dias.
   - Pomada oftálmica antibiótica (p. ex., bacitracina ou eritromicina) para as lesões cutâneas, 2 x/dia.
   - Utilizar compressas mornas na pele periocular, 3 x/dia.
2. Em adultos com erupção cutânea de mais de uma semana de duração ou sem lesões cutâneas ativas:
   - Pomada oftálmica antibiótica (p. ex., bacitracina ou eritromicina) para as lesões cutâneas, 2 x/dia.
   - Utilizar compressas mornas na pele periocular, 3 x/dia.
3. Crianças: Discutir com o pediatra e considerar a dosagem de aciclovir baseada no peso (20 mg/kg a cada 8 horas) para crianças < 12 anos de idade

TABELA 4.16.1 Diretrizes para terapia antiviral para o vírus herpes-zóster

Fármaco	Informação sobre a dosagem	Toxicidades	Contraindicações
Aciclovir	Se imunocompetente, 800 mg, VO, 5 x/dia; se imunocomprometido, iniciar com 10 mg/kg, IV, a cada 8 horas (a cada 12 horas se a creatinina for > 2,0), por 7 a 10 dias, seguido por 800 mg, VO, 5 x/dia para evitar a reativação.	Intravenoso: toxicidade renal e neurológica reversível.	Utilizar com cautela em pacientes com histórico de comprometimento renal.
Fanciclovir	500 mg, VO, a cada 8 horas. Ajustar a dosagem para depuração de creatinina < 60 mL/min.	Cefaleia, náusea, diarreia, tontura, fadiga.	Utilizar com cautela em pacientes com histórico de comprometimento renal.
Valaciclovir	1 g, VO, a cada 8 horas. Ajustar a dosagem para depuração de creatinina < 60 mL/min.	Cefaleia, náusea, vômito, diarreia.	PTT/SHU têm sido relatadas em pacientes com HIV/Aids avançada.

ou com menos de 40 kg; caso contrário, usar a dosagem de adulto anteriormente descrita. Em caso de disseminação sistêmica, hospitalizar e prescrever aciclovir intravenoso em conjunto com pediatra e infectologista.

Envolvimento ocular

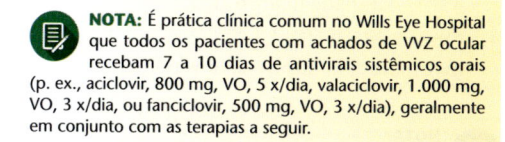

> **NOTA:** É prática clínica comum no Wills Eye Hospital que todos os pacientes com achados de VVZ ocular recebam 7 a 10 dias de antivirais sistêmicos orais (p. ex., aciclovir, 800 mg, VO, 5 x/dia, valaciclovir, 1.000 mg, VO, 3 x/dia, ou fanciclovir, 500 mg, VO, 3 x/dia), geralmente em conjunto com as terapias a seguir.

1. Envolvimento conjuntival: Compressas frias e pomada oftálmica (p. ex., bacitracina ou eritromicina) ocular, 2 x/dia.
2. CPS: Fazer lubrificação com lágrimas artificiais livres de conservantes a cada 1 a 2 horas e utilizar pomada ao deitar.
3. Pseudodendritos em placas na mucosa em córnea ou conjuntiva. Fazer lubrificação com lágrimas artificiais livres de conservantes a cada 1 a 2 horas e utilizar pomada ao deitar. Considerar o uso de pomada antibiótica para evitar a superinfecção bacteriana. Antivirais tópicos (p. ex., gel de ganciclovir, 4-5 x/dia) podem ser úteis para pseudodendritos em placas recalcitrantes na mucosa da córnea.
4. Ceratite estromal imune: Esteroides tópicos (p. ex., acetato de prednisolona a 1%) iniciados com frequência de 4 a 8 x/dia e ajustados conforme a resposta clínica. Os esteroides tópicos devem ser reduzidos gradualmente ao longo de meses a anos usando esteroides mais fracos com objetivo de usá-los menos de 1 x/dia (p. ex., dias alternados, 2 x/semana, 1 x/semana etc.).
5. Uveíte (com ou sem ceratite estromal imune): Esteroide tópico (p. ex., acetato de prednisolona a 1%), 4 a 8 x/dia, e colírio cicloplégico (p. ex., ciclopentolato a 1%, 3 x/dia). Ver Seção 12.1, Uveíte anterior (irite/iridociclite). Tratar a PIO elevada com supressão vigorosa do humor aquoso; evitar análogos da prostaglandina.
6. Ceratite neurotrófica: Tratar os defeitos epiteliais leves com pomada antibiótica oftálmica (p. ex., eritromicina), 4 a 8 x/dia. Se ocorrer ulceração corneana, obter esfregaços e culturas apropriados para descartar infecção (ver Seção 4.11, Ceratite bacteriana). Se o infiltrado for estéril e se não houver resposta ao tratamento, considerar o uso de plugues no ponto, lente de contato terapêutica gelatinosa, tarsorrafia, tecido de membrana amniótica, lágrimas de soro autólogo, fator de crescimento de nervos recombinante ou retalho conjuntival junto com antibióticos tópicos profiláticos (ver Seção 4.6, Ceratopatia neurotrófica).
7. Esclerite: Ver Seção 5.7, Esclerite.
8. Retinite, coroidite, neurite óptica ou paralisia de nervo craniano: Prescrever aciclovir, 5 a 10 mg/kg, IV, a cada 8 horas, por 1 semana, e prednisona, 60 mg, VO, por 3 dias, e, após reduzir ao longo de 1 semana. O manejo de NRA ou PORN pode necessitar de antivirais intraoculares (ver Seção 12.8, Necrose retiniana aguda). Deve-se considerar a consultoria com infectologia e neurologia para descartar envolvimento do SNC. Os pacientes com doença grave podem desenvolver uma arterite craniana de grandes vasos, resultando em acidente cerebrovascular maciço.

9. PIO elevada: Pode ocorrer em resposta aos esteroides ou ser secundária à inflamação. Se houver uveíte, aumentar a frequência da administração de esteroides por alguns dias e usar supressores do aquoso tópicos (p. ex., timolol a 0,5%, 1-2 x/dia, brimonidina a 0,2%, 3 x/dia, ou dorzolamida a 2%, 3 x/dia; ver Seção 9.7, Glaucoma de ângulo aberto inflamatório, e Seção 9.9, Glaucoma secundário aos esteroides). Os inibidores orais da anidrase carbônica podem ser necessários se a PIO for > 30 mmHg. Se a PIO permanecer elevada e a inflamação estiver controlada, substituir o acetato de prednisolona por colírio de fluorometolona a 0,1% ou loteprednol a 0,5% e tentar diminuir a dose.

> **NOTA:** A dor pode ser severa durante as primeiras duas semanas, e podem ser necessários analgésicos narcóticos. Um antidepressivo (p. ex., amitriptilina, 25 mg, VO, 3 x/dia) pode ser benéfico para a nevralgia pós-herpética e para a depressão que se desenvolve em VVZ. Pomada de capsaicina a 0,025% ou doxepina pode ser aplicada na pele 3 a 4 x/dia, após a melhora da erupção (não ao redor dos olhos), para nevralgia pós-herpética. A gabapentina ou a pregabalina orais podem ser úteis para dor aguda e nevralgia pós-herpética. O manejo da nevralgia pós-herpética deve envolver o médico clínico do paciente ou um especialista no manejo da dor.

Seguimento

No caso de envolvimento ocular, examinar o paciente a cada 1 a 7 dias, dependendo da gravidade. Os pacientes sem envolvimento ocular podem ser examinados a cada 1 a 4 semanas. Após o fim do episódio agudo, avaliar o paciente a cada 3 a 6 meses (a cada 3 meses se estiver fazendo uso de esteroides), já que as recaídas podem ocorrer meses ou anos mais tarde, particularmente quando os esteroides são reduzidos. O uso de esteroides sistêmicos é controverso.

> **NOTA:** O VVZ é contagioso em crianças e adultos que não tiveram varicela ou que não foram vacinados contra varicela, e a disseminação ocorre por inalação. As mulheres grávidas que não tiveram varicela devem evitar contato com paciente infectado por VVZ. É recomendada uma vacina contra herpes zóster para pessoas a partir de 50 anos de idade.

VÍRUS HERPES-ZÓSTER (VARICELA)

Sintomas
Erupção facial, olho vermelho e sensação de corpo estranho.

Sinais
Iniciais. Conjuntivite aguda com vesículas ou pápulas no limbo, na pálpebra ou na conjuntiva. Lesões epiteliais corneanas pseudodendríticas, ceratite estromal, uveíte anterior, neurite óptica, retinite e oftalmoplegia ocorrem raramente.

Tardios. Ceratite neurotrófica ou estromal imune.

Tratamento
1. Comprometimento conjuntival e/ou lesões epiteliais corneanas: Compressas frias e pomada oftálmica antibiótica (p. ex., eritromicina, 3 x/dia) no olho e nas lesões periorbitais.
2. Ceratite estromal com uveíte: Esteroide tópico (p. ex., acetato de prednisolona a 1%, 4 x/dia), colírio cicloplégico (p. ex., ciclopentolato a 1%, 3 x/dia).
3. Ceratite neurotrófica: É incomum; ver Seção 4.6, Ceratopatia neurotrófica.
4. Obstrução canalicular: É incomum. Deve ser manejada com intubação dos pontos.

> **NOTA:**
> 1. O ácido acetilsalicílico está contraindicado em crianças devido ao risco da síndrome de Reye.
> 2. As crianças imunocomprometidas com varicela podem necessitar de aciclovir IV.

Seguimento
1. De 1 a 7 dias, dependendo da gravidade da doença ocular. Diminuir os esteroides tópicos de forma lenta.
2. Observar ceratite neurotrófica ou estromal em 4 a 6 semanas após a resolução da varicela.

4.17 Ceratite intersticial

A CI é amplamente definida como qualquer inflamação não ulcerativa do estroma corneano sem envolvimento epitelial ou endotelial, mas geralmente com neovascularização. A CI é o final comum de muitas doenças corneanas.

Sinais
Fase aguda
Críticos. Edema e vasos sanguíneos estromais corneanos bem evidentes.

Capítulo 4 CÓRNEA

Outros. Células e *flare* na câmara anterior, precipitados ceráticos discretos no endotélio corneano, injeção conjuntival.

Fase crônica
(Ver Figura 4.17.1.)

Fibrose ou *haze* corneano profundo, vasos sanguíneos estromais corneanos contendo mínimo ou nenhum sangue (vasos fantasmas), afinamento estromal.

Etiologia

Mais comum. O VHS é a causa mais comum de CI (ver Seção 4.15, Vírus herpes simples). Outras causas comuns incluem: VVZ, sífilis congênita (bilateral em 80% dos casos, geralmente ocorrendo na primeira ou segunda décadas de vida, rara nos primeiros anos de vida). Afeta ambos os olhos com intervalo de 1 ano entre eles (mais comumente ocorrendo como doença tardia inativa/imunomediada e menos comumente como doença aguda/infecciosa), sífilis adquirida e tuberculose (TB, unilateral e geralmente setorial).

Menos comum. Vírus Epstein-Barr (EBV, do inglês *Epstein-Barr virus*), doença de Lyme, hanseníase e síndrome de Cogan (distúrbio autoimune caracterizado por CI bilateral, vertigem, zumbido, perda auditiva e sorologia negativa para sífilis; também associada com vasculite sistêmica [p. ex., poliarterite nodosa] e geralmente ocorre em adultos jovens).

Avaliação

Para CI ativa ou CI antiga sem tratamento prévio:

1. História: Verificar a ocorrência de doença venérea na mãe durante a gestação ou no paciente. Definir se há perda auditiva ou zumbido ou se há antecedente de VHS ou zóster.
2. Realizar exame externo: Procurar deformidade de nariz em sela, dentes de Hutchinson, bossa frontal ou outros sinais de sífilis congênita. Procurar lesões cutâneas hipopigmentadas ou anestésicas, pregas cutâneas espessadas, perda de sobrancelha temporal e perda de cílios, como na hanseníase.
3. Realizar exame sob lâmpada de fenda: Examinar os nervos corneanos quanto a espessamento segmentar, como contas em um colar (hanseníase). Examinar a íris quanto a nódulos (hanseníase) e hiperemia com nódulos carnudos e rosados (sífilis). Medir a PIO.

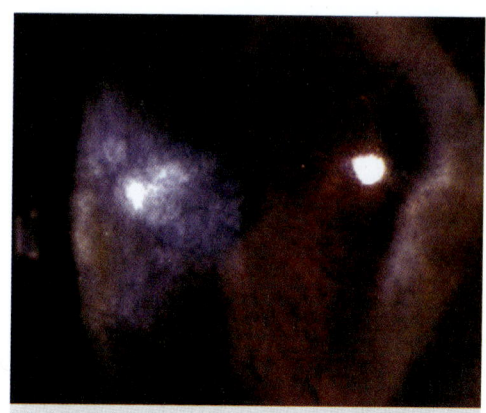

Figura 4.17.1 Ceratite intersticial.

4. Realizar exame de fundo de olho sob dilatação: Pesquisar a clássica retinite em sal e pimenta ou a atrofia óptica da sífilis.
5. Avaliação laboratorial: Teste treponêmico fluorescente de absorção de anticorpos (FTA-ABS, do inglês *fluorescent treponemal antibody absorption*) ou teste treponêmico específico (p. ex., micro-hemaglutinação para *Treponema pallidum* [MHA-TP]) para exposição prévia; *Venereal Disease Research Laboratory* (VDRL) ou de reagina plasmática rápida (RPR) para a atividade da doença. Ver 12.12, Sífilis.
6. Derivado proteico purificado (PPD, do inglês *purified protein derivative*) ou ensaio de liberação de gamainterferona (IGRA, do inglês *interferon-gamma release assay*) (p. ex., Quanti-FERON-TB Gold).
7. Sorologia para Lyme em regiões endêmicas.
8. Radiografia de tórax ou TC de tórax de FTA-ABS (ou MHA-TP) negativo ou se PPD ou IGRA positivos.
9. Considerar a velocidade de hemossedimentação (ERS, do inglês *erythrocyte sedimentation rate*), fator reumatoide, hemograma completo e anticorpos para EBV.

Tratamento

1. Doença aguda:
   - Colírio cicloplégico tópico (p. ex., ciclopentolato a 1%, 3 x/dia, ou atropina a 1%, 2 x/dia).
   - Utilizar esteroide tópico (p. ex., acetato de prednisolona a 1%, a cada 2-6 horas, dependendo do grau de inflamação).
   - Tratar eventual doença subjacente.

2. Doença inativa antiga com cicatriz central:
   - Lente de contato RGP ou escleral se a visão estiver diminuída por astigmatismo irregular.
   - O transplante de córnea pode melhorar a visão quando há ambliopia mínima.
3. Doença inativa recente ou inativa antiga:
   - Se o teste treponêmico específico ou o FTA-ABS forem positivos e o paciente apresentar sífilis ativa ou não tratada, ou se o título de VDRL ou RPR forem positivos e não tiverem diminuído o esperado após o tratamento, então está indicado o tratamento da sífilis. Ver 12.12, Sífilis.
   - Se PPD ou IGRA forem positivos e o paciente for < 35 anos e não tiver sido tratado para TB no passado, ou se houver evidência de TB sistêmica ativa (p. ex., achado positivo na radiografia de tórax), encaminhar o paciente para um internista ou infectologista para o tratamento da TB.
   - Se a síndrome de Cogan estiver presente, encaminhar o paciente a um otorrinolaringologista e a um reumatologista.
   - Se os anticorpos e títulos para doença de Lyme forem positivos, tratar conforme a Seção 13.4, Doença de Lyme.

Seguimento

1. Doença aguda: De início, a cada 3 a 7 dias, e, após, a cada 2 a 4 semanas. A frequência da administração de esteroides deve ser reduzida lentamente à medida que a inflamação melhorar ao longo de meses (pode demorar anos). A PIO deve ser monitorada com cuidado e reduzida com medicamentos, com base no grau de elevação e na aparência do nervo óptico (ver Seção 9.7, Glaucoma de ângulo aberto inflamatório).
2. Doença inativa antiga: Seguimento anual, exceto se existir a necessidade de tratamento para etiologia subjacente.

4.18 Hipersensibilidade estafilocócica

Sintomas
Fotofobia leve, dor leve, olho vermelho setorizado, formação crônica de crostas palpebrais, sensação de corpo estranho ou ressecamento. Histórico com episódios agudos recorrentes, calázio ou terçol.

Sinais
(Ver Figura 4.18.1.)

Críticos. Infiltrados periféricos no estroma corneano únicos ou múltiplos, unilaterais ou bilaterais, geralmente com um espaço claro entre os infiltrados e o limbo. Coloração variável pela fluoresceína. Mínima inflamação da câmara anterior. Geralmente ocorre injeção conjuntival setorial.

Outros. Blefarite, CPS inferior, flictênulas (infiltrados estéreis vascularizados, elevados e em forma de cunha próximos ao limbo, geralmente em crianças). Fibrose periférica e neovascularização corneana. Os achados costumam estar presentes no olho contralateral ou em outros pontos do olho afetado.

Diagnóstico diferencial
- Infiltrados corneanos infecciosos: Com frequência arredondados, dolorosos e associados à reação da câmara anterior. Em geral, não são múltiplos nem recorrentes. Ver Seção 4.11, Ceratite bacteriana.
- Outras causas de infiltrados/afinamento marginal: Ver Seção 4.22, Ulceração/afinamento corneano periférico.

Etiologia
Acredita-se que os infiltrados sejam uma reação de hipersensibilidade mediada por células ou tardia de tipo IV contra antígenos bacterianos em um cenário de blefarite estafilocócica.

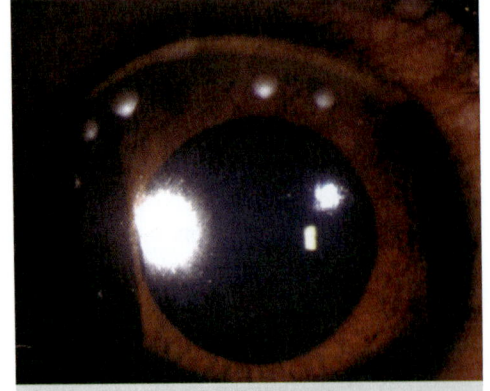

Figura 4.18.1 Hipersensibilidade estafilocócica.

> **NOTA:** Pacientes com rosácea ocular (p. ex., inflamação de glândula meibomiana e telangiectasias das pálpebras) também são suscetíveis a essa condição.

Avaliação
1. História: Verificar se há episódios recorrentes e se o paciente é usuário de lentes de contato (fator de risco para infecção).
2. Exame sob lâmpada de fenda com coloração por fluoresceína e mensuração da PIO.
3. Se houver suspeita de infiltrado infeccioso, obter raspados corneanos para culturas e esfregaços. Ver Apêndice 8, Procedimento de cultura da córnea.

Tratamento
Leve
Compressas mornas, higiene ocular e colírio antibiótico, 4 x/dia (p. ex., fluoroquinolona ou trimetoprima/polimixina B) e pomada antibiótica oftálmica ao deitar (p. ex., bacitracina, eritromicina, bacitracina/polimixina B). Ver Seção 5.8, Blefarite/meibomite.

Moderada a severa
- Tratar conforme descrito para a doença leve, mas acrescentar um esteroide tópico de dose baixa (p. ex., loteprednol a 0,5%, fluorometolona a 0,1%, acetato de fluorometolona a 0,1% ou acetato de prednisolona a 0,125%, 4 x/dia) com um antibiótico (p. ex., fluoroquinolona ou trimetoprima/polimixina B, 4 x/dia). Também pode ser utilizada uma combinação de antibiótico/esteroide, 4 x/dia (p. ex., loteprednol a 0,5%/tobramicina a 0,3%, dexametasona a 0,1%/tobramicina a 0,3% ou dexametasona a 0,05%/tobramicina a 0,3%). Não se recomenda o uso de esteroides sem cobertura de antibióticos. Manter o tratamento até que os sintomas melhorem e, então, reduzir gradualmente.
- Se os episódios recorrerem apesar da higiene palpebral, acrescentar doxiciclina (100 mg, VO, 2 x/dia, por 2 semanas; após, 1 x/dia, por 1 mês; depois, 50-100 mg, 1 x/dia, titulado conforme a necessidade) até que a doença ocular esteja controlada por vários meses. Esse medicamento tem efeito anti-inflamatório sobre as glândulas sebáceas, além de sua ação antimicrobiana. Pode ser útil o uso tópico de azitromicina ao deitar, eritromicina ao deitar ou ciclosporina 2 x/dia para controlar a inflamação ocular.
- Os antibióticos em dose baixa (p. ex., pomada de bacitracina ou eritromicina ao deitar) podem precisar ser mantidos indefinidamente.

> **NOTA:** As tetraciclinas como a doxiciclina estão contraindicadas em crianças < 8 anos, gestantes e mulheres que amamentam. A eritromicina, 200 mg, VO, 1 ou 2 x/dia, pode ser utilizada em crianças, a fim de diminuir a recorrência da doença.

Seguimento
Em 2 a 7 dias, dependendo do quadro clínico. A PIO deve ser monitorada enquanto os pacientes estiverem recebendo esteroides tópicos.

4.19 Flictenulose

Sintomas
Lacrimejamento, irritação, dor, fotofobia leve a severa. História de episódios semelhantes ou de calázios. As flictênulas corneanas são mais sintomáticas que as flictênulas conjuntivais.

Sinais
Críticos
- Flictênula conjuntival: Pequeno nódulo inflamatório branco e arredondado na conjuntiva bulbar, geralmente no limbo ou próximo dele, no centro de uma área de hiperemia.
- Flictênula corneana: Presença de um nódulo pequeno e branco, inicialmente no limbo, com vasos sanguíneos conjuntivais dilatados aproximando-se dele. Em geral, associado à ulceração epitelial e migração corneana central, produzindo fibrose e neovascularização corneana em forma de cunha atrás da margem da lesão que progride centralmente na córnea. Pode ser bilateral e recorrente (ver **Figura 4.19.1**).

Outros. Injeção conjuntival, blefarite, cicatrizes corneanas.

Diagnóstico diferencial
- Pinguécula inflamada: É incomum em crianças. Localiza-se na área da fenda palpebral e geralmente há um tecido conectivo da lesão até o limbo. Frequentemente bilateral. Ver Seção 4.9, Pterígio/pinguécula.

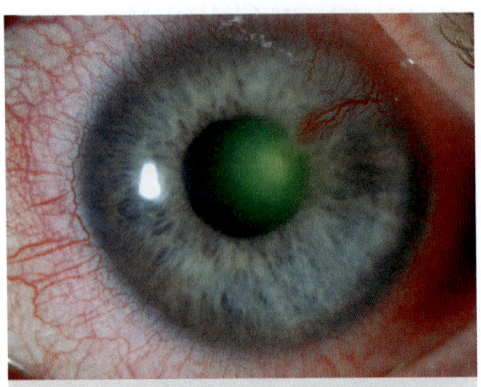

Figura 4.19.1 Flictênulas corneanas.

- Úlcera corneana infecciosa: Com a migração, as flictênulas corneanas produzem úlcera estéril circundada por um infiltrado branco. Quando existe suspeita de úlcera infecciosa (p. ex., presença de dor aumentada, reação da câmara anterior), são necessários tratamento antibiótico apropriado e culturas e esfregaços para diagnóstico. Ver Apêndice 8, Procedimento de cultura da córnea.
- Hipersensibilidade estafilocócica: Presença de infiltrados corneanos periféricos, às vezes com um defeito epitelial sobrejacente, em geral múltiplos, bilaterais, com um espaço normal entre o infiltrado e o limbo. A reação da câmara anterior é mínima. Ver Seção 4.18, Hipersensibilidade estafilocócica.
- Rosácea ocular: Neovascularização corneana com afinamento e infiltração subepitelial podem se desenvolver em um olho com rosácea. Ver Seção 5.9, Rosácea ocular.
- Ceratite por herpes simples: Pode produzir neovascularização corneana associada a infiltrado estromal. Geralmente unilateral. Ver Seção 4.15, Vírus herpes simples.

Etiologia
Reação de hipersensibilidade tardia, normalmente como resultado de:
- *Staphylococcus*: Geralmente relacionado com blefarite. Ver Seção 4.18, Hipersensibilidade estafilocócica.
- Raramente TB ou outro agente infeccioso (p. ex., coccidioidomicose, candidíase, linfogranuloma venéreo).

Avaliação
1. História: Verificar a ocorrência de TB ou infecção recente.
2. Realizar exame sob lâmpada de fenda: Inspecionar a margem palpebral à procura de sinais de rosácea e blefarite anterior estafilocócica.
3. PPD e/ou IGRA em pacientes sem blefarite e naqueles de alto risco para TB.
4. Radiografia de tórax ou TC de tórax se houver suspeita elevada de TB ou PPD ou IGRA positivos.

Tratamento
Indicado para os pacientes sintomáticos.
1. Utilizar esteroide tópico (p. ex., loteprednol a 0,5% ou acetato de prednisolona a 1%, 4 x/dia, dependendo da gravidade dos sintomas). Também pode ser utilizada uma combinação de antibiótico/esteroide, 4 x/dia (p. ex., loteprednol a 0,5%/tobramicina a 0,3% ou dexametasona a 0,1%/tobramicina a 0,3%).
2. Regime antibiótico oftálmico tópico na presença de úlcera corneana. Ver Seção 4.11, Ceratite bacteriana. Caso contrário, pomada antibiótica (p. ex., eritromicina, bacitracina) ao deitar.
3. Fazer a higiene palpebral 2 a 3 x/dia no caso de blefarite. Ver Seção 5.8, Blefarite/meibomite.
4. Utilizar lágrimas artificiais sem conservantes, 4 a 6 x/dia.
5. Em casos de blefarite intensa ou acne rosácea, usar doxiciclina, 100 mg, VO, 1 a 2 x/dia, ou eritromicina, 200 mg, VO, 1 a 2 x/dia. Ver Seção 5.8, Blefarite/meibomite.
6. Se PPD, IGRA ou radiografia de tórax forem positivos para TB, encaminhar o paciente a um internista ou a um especialista em doenças infecciosas para o manejo adequado.

Seguimento
Reavaliar em vários dias. A cura costuma ocorrer após 10 a 14 dias, com a presença de uma cicatriz estromal residual. Quando os sintomas apresentarem melhora significativa, diminuir lentamente os esteroides. Manter a pomada antibiótica e a higiene palpebral por tempo indefinido. Continuar os antibióticos orais por 3 a 6 meses. A ciclosporina tópica pode ser um benéfico agente poupador de esteroides em pacientes com inflamação recorrente.

4.20 Problemas relacionados a lentes de contato

Sintomas
Dor, fotofobia, sensação de corpo estranho, visão diminuída, olho vermelho, prurido, secreção, queimação, intolerância a lentes de contato.

> **NOTA:** Todos os usuários de lentes de contato que apresentem dor ou vermelhidão devem removê-las imediatamente e passar por um exame oftalmológico completo assim que possível caso os sintomas persistam ou piorem.

Sinais
Ver as características distintas de cada etiologia.

Etiologia
- Úlceras/infiltrados corneanos infecciosos (bactérias, fungos, *Acanthamoeba*): Lesão corneana branca que pode se corar com fluoresceína. Deve sempre ser descartada em pacientes com lentes de contato que manifestem dor ocular. Ver Seção 4.11, Ceratite bacteriana, Seção 4.12, Ceratite fúngica, e Seção 4.13, Ceratite por *Acanthamoeba*.
- Conjuntivite papilar gigante: Prurido, secreção mucosa e intolerância às lentes em pacientes com papilas conjuntivais tarsais superiores grandes. Ver Seção 4.21, Conjuntivite papilar gigante induzida por lentes de contato.
- Reações de hipersensibilidade/toxicidade a conservantes em soluções: É típica a presença de injeção conjuntival e irritação ocular logo após a limpeza e a colocação das lentes, podendo também estar presentes de modo crônico. Podem ocorrer por uma alteração recente do tipo ou da marca de solução utilizada. O problema não apenas ocorre em pacientes que usam soluções de preservação mais antigas (p. ex., timerosal ou clorexidina como componente), mas também é visto com as soluções mais novas para "todo tipo de uso". O enxágue inadequado das lentes após o uso de enzimas também pode ser a causa das alterações oculares. Os sinais incluem CPS, injeção conjuntival, folículos conjuntivais bulbares, infiltrados corneanos estromais ou subepiteliais, irregularidade epitelial superior e cicatrizes superficiais.
- Depósitos em lentes de contato: Múltiplos depósitos pequenos sobre as lentes de contato, levando à irritação corneana e conjuntival. A lente de contato geralmente é antiga e pode não ter sido limpa ou tratada com enzimas de maneira adequada.
- Síndrome da lente apertada: Os sintomas podem ser graves, desenvolvendo-se em 1 ou 2 dias após a colocação da lente de contato (em geral, uma lente gelatinosa), especialmente se o paciente dorme à noite com lentes de uso diário. Não há movimento da lente com o piscar dos olhos, e a lente parece "sugada" pela córnea (isso pode ocorrer após a reutilização de uma lente gelatinosa que secou e depois foi reidratada). Uma marca na conjuntiva costuma ser observada após a remoção da lente. Pode haver desenvolvimento de edema corneano central, CPS, reação da câmara anterior e, algumas vezes, um hipópio estéril.
- Olho vermelho associado a lentes de contato (CLARE, do inglês *contact lens-associated red eye*): Pode haver olho vermelho, edema corneano, irite com ou sem hipópio, infiltrados estromais ou subepiteliais hipóxicos (geralmente múltiplos).
- *Warpage** corneano: Costuma ocorrer em usuários de longa data de lentes de contato duras e de polimetilmetacrilato. Inicialmente, a visão fica borrada com o uso de óculos (*spectacle blur***), mas mantém-se adequada com as lentes de contato. A ceratometria revela miras distorcidas, e a topografia corneana mostra astigmatismo irregular, que melhora após a descontinuação do uso da lente.
- Neovascularização corneana: Os pacientes, com frequência, são assintomáticos até que o eixo visual seja envolvido. A neovascularização corneana superficial de 1 mm é comum e, em geral, não deve ser uma preocupação em usuários afácicos de lentes de contato. Com qualquer

---

*N. de T. Tipo de deformidade corneana induzida pelo uso de lentes de contato.

**N. de T. Borramento visual que ocorre com o uso de óculos logo após a retirada das lentes de contato.

sinal de hipoxia crônica, deve-se aumentar a permeabilidade ao oxigênio, aumentar a movimentação das lentes e descontinuar o uso prolongado destas.

- Deficiência de células-tronco límbicas: Os sinais iniciais incluem impregnação puntiforme em padrão de espiral no epitélio próximo ao limbo, em geral superiormente. Sem tratamento, a epiteliopatia pode se estender e envolver toda a córnea. Pode haver neovascularização e *haze*.
- Ceratopatia por lentes de contato (pseudo-CLS): Hiperemia e coloração com fluoresceína da conjuntiva bulbar superior, em particular no limbo. Podem ser encontrados CPS, infiltrados subepiteliais, *haze* e irregularidades na córnea superior, representando reação de hipersensibilidade ou toxicidade aos conservantes de soluções de lentes de contato (como o timerosal, mas também com conservantes mais novos). Não há filamentos corneanos, reação papilar ou associação com doença tireóidea.
- Lentes de contato deslocadas: Na maioria das vezes, a lente caiu do olho e foi perdida. Se ainda estiver no olho, a lente é quase sempre encontrada no fórnice superior, o que pode exigir eversão dupla da pálpebra superior para sua remoção. A fluoresceína cora as lentes gelatinosas, o que as torna mais fáceis de encontrar.
- Outros: Lentes de contato colocadas ao contrário, abrasão corneana (ver Seção 3.2, Abrasão corneana), lentes mal-adaptadas, lentes de contato danificadas, alteração no erro de refração.

Avaliação

1. História: Verificar a queixa principal (dor leve a severa, desconforto, prurido). Definir o tipo de lente de contato (gelatinosa, gás-permeável, de uso estendido, substituição frequente ou descartável de uso diário) e a idade da lente. Definir quando a lente foi usada pela última vez e o tempo de uso contínuo, além de saber se o paciente dorme com as lentes. Verificar como é feita a limpeza e a desinfecção das lentes, se há o uso de pastilhas de enzimas e produtos livres de conservantes. Identificar se há alterações recentes em hábitos ou soluções de lentes de contato. Averiguar como a dor se relaciona com o tempo de uso e se ela melhora com a remoção da lente.
2. Em condições não infecciosas, enquanto as lentes de contato continuam nos olhos, avaliar sua adaptação e examinar a sua superfície à procura de depósitos e defeitos sob lâmpada de fenda.
3. Remover as lentes e examinar o olho com fluoresceína. Everter as pálpebras superiores dos dois olhos e inspecionar a conjuntiva tarsal superior à procura de papilas.
4. Deve-se coletar material para esfregaços e culturas quando houver suspeita de úlcera corneana infecciosa com infiltrado > 1 mm, envolvimento do eixo visual ou quando houver suspeita de microrganismo incomum (p. ex., *Acanthamoeba* ou fungo). Ver Seção 4.11, Ceratite bacteriana, Seção 4.12, Ceratite fúngica, Seção 4.13, Ceratite por *Acanthamoeba*, e Apêndice 8, Procedimento de cultura da córnea.
5. Ocasionalmente, as lentes de contato e o seu estojo também podem ser cultivados.

Tratamento

Quando há suspeita de infecção:
1. Descontinuar o uso de lentes de contato.
2. O uso de antibiótico varia de acordo com o diagnóstico, conforme segue.

Possível úlcera corneana (infiltrado corneano, defeito epitelial, reação da câmara anterior, dor)

a. Obter esfregaços e culturas apropriados. Ver Apêndice 8, Procedimento de cultura da córnea.
b. Iniciar antibióticos tópicos intensivos; ver Seção 4.11, Ceratite bacteriana.

Infiltrados subepiteliais pequenos, abrasão corneana ou CPS difusa

a. Utilizar colírio de antibiótico tópico (p. ex., fluoroquinolona), 4 a 8 x/dia, e colírio cicloplégico.
b. Também se pode acrescentar pomada de fluoroquinolona ou bacitracina/polimixina B ao deitar. Deve-se estar atento para a toxicidade relacionada ao uso prolongado.
c. Ver Seção 3.2, Abrasão corneana, ou Seção 4.1, Ceratopatia punctata superficial, para detalhes específicos.

> **NOTA:** Nunca utilizar curativo compressivo em usuário de lentes de contato devido ao risco de rápido desenvolvimento de infecção.

Quando há suspeita de um problema específico com lentes de contato, pode-se tratar da seguinte forma:

Conjuntivite papilar gigante

(Ver Seção 4.21, Conjuntivite papilar gigante induzida por lentes de contato.)

Reação de hipersensibilidade/toxicidade

a. Descontinuar o uso de lentes de contato.
b. Utilizar lágrimas artificiais livres de conservantes, 4 a 6 x/dia.
c. Após a resolução da condição, o paciente pode voltar a utilizar lentes de contato novas, de preferência lentes de descarte diário. Se o paciente optar por lentes convencionais ou de substituição frequente, recomendar os sistemas com base em peróxido de hidrogênio e revisar a higiene adequada das lentes.

Depósitos em lentes de contato

a. Descontinuar o uso de lentes de contato.
b. Trocar por lentes de contato novas após a melhora dos sintomas. Considerar a mudança da marca das lentes, ou mudar para lentes de descarte diário ou de substituição frequente.
c. Orientar o paciente quanto ao cuidado apropriado com as lentes, reforçando o tratamento semanal com enzimas para lentes de substituição superior a 2 semanas.

Síndrome da lente apertada e CLARE

a. Descontinuar o uso de lentes de contato.
b. Considerar um colírio cicloplégico tópico (p. ex., ciclopentolato a 1%, 3 x/dia) na presença de uma reação de câmara anterior.
c. Uma vez resolvido o problema, readaptar os pacientes a uma lente de contato mais plana e mais permeável ao oxigênio. Descontinuar o uso prolongado de lentes de contato.
d. Se uma lente gelatinosa secar, descartá-la e proceder à readaptação.

> **NOTA:** Não é necessário fazer cultura em pacientes com hipópio e alta suspeita de síndrome da lente apertada (i.e., se a superfície estiver intacta, com edema, mas sem infiltrado).

Warpage corneano

a. Descontinuar o uso de lentes de contato. Explicar ao paciente que a visão pode ficar prejudicada de 2 a 6 semanas e que pode ser necessária uma mudança na prescrição de óculos. Se preciso, descontinuar o uso das lentes de contato em um olho de cada vez, de modo que o paciente possa exercer suas atividades rotineiras.
b. Uma lente de contato rígida gás-permeável deve ser readaptada quando a refração e as leituras ceratométricas tiverem estabilizado.

Neovascularização corneana

a. Descontinuar o uso de lentes de contato.
b. Considerar esteroide tópico (p. ex., prednisolona a 1%, 4 x/dia, ou loteprednol a 0,5%, 4 x/dia) para neovascularização profunda extensa (raramente necessária).
c. Readaptar com cautela o uso de lente de contato descartável, de uso diário, com alta taxa de transmissão de oxigênio que se mova adequadamente sobre a córnea.

Deficiência de células-tronco límbicas

a. Descontinuar o uso de lentes de contato.
b. Usar lágrimas artificiais sem conservantes e pomada lubrificante.
c. Considerar a oclusão do ponto.
d. Considerar um curso breve de esteroides tópicos (p. ex., loteprednol a 0,5%, fluorometolona a 0,1% ou acetato de fluorometolona a 0,1%).
e. Considerar colírios de soro autólogo (p. ex., a 20%, 4 x/dia).
f. Em casos mais avançados, podem ser indicadas considerações cirúrgicas, como o desbridamento epitelial seletivo para a deficiência parcial de células-tronco límbicas ou o enxerto de células-tronco límbicas na deficiência completa de células-tronco límbicas.

Pseudoceratoconjuntivite límbica superior

a. Tratar conforme descrito para reações de hipersensibilidade/toxicidade. Usar lágrimas artificiais sem conservantes. Quando uma grande opacidade subepitelial se estender em direção ao eixo visual, pode-se adicionar, com cuidado, esteroides tópicos (p. ex., loteprednol a 0,5%, 4 x/dia), mas eles costumam ser ineficientes. O uso de esteroides em problemas relacionados a lentes de contato deve ter cobertura antibiótica concomitante.

Lentes deslocadas

a. Inspecionar cuidadosamente as lentes à procura de danos. Se a lente estiver íntegra, deve-se lavá-la e desinfetá-la; se houver danos, descartá-la e substituí-la. Verificar novamente a adaptação após a melhora dos sintomas.

Seguimento

1. No dia seguinte, se não for possível descartar uma infecção. Manter o tratamento até a resolução da condição.

2. Em condições não infecciosas, reavaliar em 1 a 4 semanas, dependendo da situação clínica. O uso de lentes de contato pode ser retomado após a resolução da condição. Os pacientes que usam esteroides tópicos devem ser acompanhados com mais cuidado, com atenção especial ao monitoramento da PIO.
3. Os procedimentos de cuidado com lentes de contato descritos a seguir são recomendados caso não seja possível o uso de lentes de contato descartáveis diárias de uso único:
   a. Limpeza, desinfecção diária e remoção das lentes ao dormir para todos os tipos de lente, inclusive aqueles aprovados para "uso prolongado" e "uso durante a noite". Prefere-se lentes-padrão em vez de lentes com alta taxa de transmissão de oxigênio para substituição frequente, já que estas últimas podem permitir maior aderência de organismos.
   b. Regime de limpeza diária para lentes de contato gelatinosas:
      - Solução para limpeza diária sem conservantes.
      - Solução salina sem conservantes.
      - Desinfetante, de preferência do tipo peróxido de hidrogênio.
      - As soluções de desinfecção devem ser usadas pelo período recomendado (horas) antes da reinserção da lente.
      - Tratamento semanal com pastilhas de enzimas (não é necessário para lentes descartáveis substituídas a cada 2 a 4 semanas ou menos).
   c. Lentes RGP: Limpeza, umidificação e enxágue com solução multiúso. As lentes podem ser recolocadas logo depois de serem retiradas da solução desinfetante.

4.21 Conjuntivite papilar gigante induzida por lentes de contato

Sintomas
Prurido, secreção mucosa, intolerância às lentes de contato, percepção aumentada das lentes de contato e movimentação excessiva da lente.

Sinais
Críticos. Papilas gigantes na conjuntiva tarsal superior (ver **Figura 4.21.1**).

> **NOTA:** A pálpebra superior precisa ser evertida para a realização do diagnóstico. Esse procedimento deve ser realizado sempre que se faça o exame ocular, em qualquer paciente que utilize lentes de contato.

Outros. Depósitos nas lentes de contato, lentes que se deslocam para cima, injeção conjuntival leve, ptose (em geral, é um sinal tardio).

Diagnóstico diferencial
- Ceratoconjuntivite vernal: Conjuntivite alérgica bilateral mais comumente vista em pacientes mais jovens. Variação sazonal (primavera e verão tendem a ser as piores). Pode haver papilas límbicas gelatinosas (nódulos de Horner-Trantas) e úlcera em escudo.
- Ceratoconjuntivite atópica: História de atopia, dermatite e/ou asma. Papilas gigantes ocasionalmente vistas nas conjuntivas superior e inferior.

> **NOTA:** Considerar etiologias alternativas se não houver melhora das papilas após a suspensão do uso das lentes ou se houver sintomas sistêmicos.

Avaliação
1. História: Avaliar as condições de uso das lentes de contato, inclusive o tempo de uso das lentes, a forma de uso (diário ou prolongado), a frequência de troca e o regime de limpeza e de tratamento enzimático.
2. Realizar exame sob lâmpada de fenda: Everter as pálpebras superiores e examinar à procura de papilas grandes (≥ 1 mm).

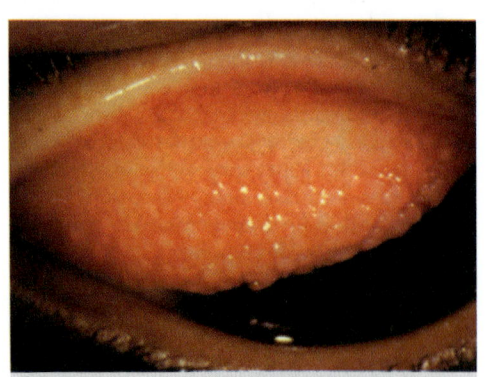

Figura 4.21.1 Conjuntivite papilar gigante.

Tratamento

1. Modificar o regime de uso de lentes de contato conforme segue:

Conjuntivite papilar gigante leve a moderada

a. Substituir e readaptar as lentes de contato. Considerar lentes de substituição planejada ou lentes descartáveis diariamente (prefere-se as descartáveis).
b. Reduzir o tempo de uso das lentes de contato (passar de uso prolongado para uso diário).
c. Orientar o paciente a limpar as lentes por completo, de preferência com o uso de soluções livres de conservantes, solução salina livre de conservantes e um sistema de desinfecção com peróxido de hidrogênio.
d. Aumentar o uso de enzimas (uso pelo menos semanal).

Conjuntivite papilar gigante grave

a. Suspender o uso de lentes de contato.
b. Recomeçar com novas lentes de contato quando houver resolução dos sintomas e sinais (em geral, de 1 a 4 meses), de preferência com lentes de contato gelatinosas de descarte diário.
c. Realizar higiene cuidadosa das lentes, conforme descrito anteriormente.
d. Iniciar o uso tópico de um estabilizador de mastócitos ou uma combinação de anti-histamínico/estabilizador de mastócitos (p. ex., pemirolaste, nedocromil, lodoxamida, cromolina, alcaftadina, olopatadina, bepotastina ou epinastina).

e. Em casos incomumente graves, pode-se considerar o uso por curto prazo de um esteroide tópico de baixa dose (p. ex., loteprednol a 0,5%, fluorometolona a 0,1% ou acetato de fluorometolona a 0,1%, 4 x/dia). Não se deve utilizar lentes de contato durante o curso do esteroide tópico.
f. Se houver necessidade de tratamento por longo prazo, os agentes anti-inflamatórios tópicos poupadores de esteroides, como a ciclosporina a 0,05% ou 0,09% ou o lifitegraste a 5% podem ser benéficos.

Seguimento

Em 2 a 4 semanas. O paciente pode voltar a fazer uso de lentes de contato quando os sintomas melhorarem. Os sintomas podem melhorar antes da resolução das papilas. Os estabilizadores de mastócitos devem ser mantidos enquanto os sinais persistirem, por tempo indeterminado, para se manter a tolerância às lentes de contato. Se os esteroides tópicos forem usados, eles costumam ser diminuídos lentamente, e os pacientes devem ser monitorados quanto aos efeitos colaterais dos esteroides.

> **NOTA:** A conjuntivite papilar gigante pode ser resultado não apenas do uso de lentes de contato e da conjuntivite atópica/vernal, mas também da exposição de uma sutura ou prótese ocular. As suturas expostas devem ser removidas, enquanto as próteses devem ser rotineiramente limpas e polidas. Uma cobertura pode ser colocada sobre a prótese para reduzir a conjuntivite papilar gigante. De outro modo, deve ser tratada conforme descrito anteriormente.

4.22 Ulceração/afinamento corneano periférico

Sintomas
Dor, fotofobia, olho vermelho; pode ser assintomática.

Sinais
Afinamento corneano periférico (mais bem visto com feixe de luz estreito); pode estar associado com úlcera ou infiltrado estéril.

Diagnóstico diferencial
Infiltrado ou úlcera infecciosos. As lesões costumam ser tratadas como infecções até que as culturas retornem negativas. Ver Seção 4.11, Ceratite bacteriana.

Etiologia
- Ceratite ulcerativa periférica (CUP) idiopática ou relacionada a doença sistêmica do tecido conectivo: Artrite reumatoide, GPA, policondrite recorrente, poliarterite nodosa, lúpus eritematoso sistêmico, entre outras. O afinamento e as úlceras corneanas periféricas (unilaterais ou bilaterais) podem estar associados a infiltrados inflamatórios estéreis. A esclera pode estar envolvida. Podem progredir de forma circunferencial, envolvendo toda a córnea periférica. Perfuração pode ocorrer e ser a primeira manifestação de doença sistêmica (ver **Figura 4.22.1**).

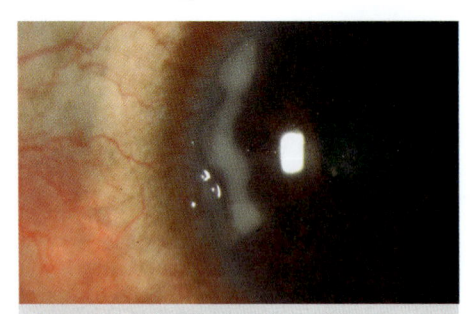

Figura 4.22.1 Ceratite ulcerativa periférica.

- Degeneração marginal de Terrien: Geralmente bilateral e costuma ser assintomática. Afinamento lentamente progressivo da córnea periférica; geralmente superior; mais comum em homens. A câmara anterior está normal e o olho não costuma estar injetado, embora possa haver associação com sinais e sintomas inflamatórios secundários a rupturas epiteliais e a infiltrados inflamatórios ou infecciosos. Pode aparecer uma linha amarela (lipídeos) com um *pannus* fino ao longo da margem central do afinamento. O afinamento pode progredir lentamente de forma circunferencial. Costuma haver alterações refrativas, incluindo astigmatismo irregular e contra a regra. O epitélio, em geral, permanece intacto, mas pode ocorrer perfuração após trauma mínimo.
- Úlcera de Mooren: É unilateral ou bilateral. Ulceração e afinamento corneano doloroso com inflamação. Começa como uma área focal na córnea periférica nasal ou temporal com envolvimento do limbo; mais tarde, se estende circunferencialmente ou centralmente. Ao contrário da CUP, a úlcera de Mooren não costuma envolver a esclera. Costuma haver defeito epitelial, infiltrado/afinamento da córnea e margem avançada erosada. Os vasos sanguíneos límbicos podem crescer para dentro da úlcera, e perfuração pode ocorrer. Idiopática (autoimunidade pode ter papel importante); diagnóstico de exclusão após descartar as causas sistêmicas citadas de CUP. Úlceras semelhantes às de Mooren têm sido associadas à infecção sistêmica pelo vírus da hepatite C. Os casos bilaterais são mais resistentes ao tratamento que os unilaterais.
- Degeneração marginal pelúcida: Afinamento periférico da córnea inferior que é indolor, não inflamatório, bilateral e assimétrico (geralmente entre 4 e 8 horas do relógio). Não há reação da câmara anterior, injeção conjuntival, deposição de lipídeos ou vascularização. O epitélio apresenta-se intacto. Pode ser observada protrusão corneana acima da área de afinamento. O afinamento pode progredir lentamente.
- Degeneração de Furrow: Presença de afinamento indolor da córnea, logo na periferia de um arco senil, geralmente em idosos. Não é inflamatório e não tem vascularização. A perfuração é rara. Em geral, não progride e não exige tratamento.
- *Dellen*: Presença de afinamento corneano oval indolor, resultante de ressecamento corneano e desidratação estromal adjacente a uma elevação corneana ou conjuntival anormal. O epitélio sobrejacente pode estar comprometido, mas costuma ser intacto. Ver Seção 4.23, *Dellen*.
- Hipersensibilidade estafilocócica/ceratite marginal: Presença de infiltrado(s) corneano(s) branco(s) periférico(s), sem envolvimento do limbo, que pode(m) ter um defeito epitelial e leve afinamento. Ver Seção 4.18, Hipersensibilidade estafilocócica.
- Síndrome do olho seco: Presença de *melting* corneanos periféricos (ou centrais) estéreis que podem resultar de casos graves de olho seco. Ver Seção 4.3, Síndrome do olho seco.
- Ceratopatia neurotrófica/de exposição: Em casos graves, pode aparecer uma úlcera oval estéril na porção interpalpebral inferior da córnea sem sinais de inflamação significativa. Pode estar associada a uma anormalidade palpebral, a um defeito do quinto ou sétimo nervo craniano ou à proptose. A úlcera pode se tornar superinfectada. Ver Seção 4.5, Ceratopatia por exposição, e Seção 4.6, Ceratopatia neurotrófica.
- Escleroceratite: A ulceração corneana pode estar associada com esclerite. Ocorre edema escleral com ou sem nódulos, os vasos esclerais ficam ingurgitados e a esclera pode desenvolver coloração azulada. Deve-se descartar uma doença do tecido conectivo subjacente, em especial a GPA. Ver Seção 5.7, Esclerite.
- Rosácea ocular: Normalmente, afeta a córnea inferior em pacientes de meia-idade. Presença de eritema, telangiectasias das margens palpebrais e neovascularização corneana. Ver Seção 5.9, Rosácea ocular.
- Outros: Cirurgia de catarata, doença intestinal inflamatória, infecções por VHS ou VVZ prévias e leucemia podem raramente causar ulceração/afinamento corneano periférico.

Avaliação

1. História: Avaliar se o paciente é usuário de lentes de contato ou se há histórico de ceratite

prévia por VHS ou VVZ. Verificar eventual presença de doença do tecido conectivo ou doença intestinal inflamatória, outros sintomas sistêmicos, conjuntivite sazonal com prurido (vernal) e cirurgia ocular prévia.
2. Realizar exame externo: Verificar presença de cicatrizes faciais antigas de VVZ, lagoftalmo ou outro problema de fechamento palpebral causando exposição. Observar se há coloração azulada da esclera e fácies de rosácea.
3. Realizar exame sob lâmpada de fenda: Procurar infiltrado, úlcera corneana, hipópio, uveíte, esclerite, cicatriz corneana herpética antiga, filme lacrimal deficiente, CPS, blefarite. Verificar a sensibilidade corneana antes de instilar o anestésico. Procurar papilas gigantes na conjuntiva tarsal superior ou papilas límbicas. Medir a PIO.
4. Teste de Schirmer (ver Seção 4.3, Síndrome do olho seco).
5. Realizar exame de fundo de olho sob dilatação: Procurar exsudatos algodonosos consistentes com doença do tecido conectivo ou evidência de esclerite posterior (p. ex., vitreíte, líquido sub-retiniano, pregas coriorretinianas, descolamento exsudativo da retina).
6. Realizar culturas e raspados da córnea quando houver suspeita de infecção. Ver Apêndice 8, Procedimento de cultura da córnea.
7. Considerar a avaliação sistêmica incluindo velocidade de hemossedimentação, hemograma completo com diferencial, fator reumatoide, anticorpo antinuclear, concentrações de anticorpos anticitoplasma de neutrófilos, enzima conversora da angiotensina e radiografia ou TC de tórax para descartar doença do tecido conectivo ou leucemia.
8. Avaliação para esclerite, quando presente (ver Seção 5.7, Esclerite).
9. Encaminhar para um internista (e/ou reumatologista) quando houver suspeita de doença do tecido conectivo.

Tratamento

Ver seções sobre *dellen*, hipersensibilidade estafilocócica, síndrome do olho seco, ceratopatias neurotrófica e de exposição, esclerite, conjuntivite vernal e rosácea ocular.
1. Doença imunomediada sistêmica associada à CUP: O manejo costuma ser coordenado com um internista ou reumatologista.

- Pomada oftálmica antibiótica (p. ex., pomada de eritromicina) ou pomada de lágrimas artificiais sem conservantes a cada 2 horas.
- Prescrever colírio cicloplégico (p. ex., ciclopentolato a 1% ou atropina a 1%, 2-3 x/dia) quando reação da câmara anterior ou dor estiverem presentes.
- Considerar a doxiciclina, 100 mg, VO, 2 x/dia, por suas propriedades de inibição das metaloproteinases e o ácido ascórbico (vitamina C, 1 a 2 g/dia) como promotor da síntese de colágeno.
- Esteroides sistêmicos (p. ex., prednisona, 60 a 100 mg, VO/dia; a dose é ajustada conforme a resposta) e profilaxia contra úlceras (p. ex., ranitidina, 150 mg, VO, 2 x/dia ou pantoprazol, 40 mg/dia) são usados para o afinamento corneano significativo e progressivo, mas não em casos de perfuração.
- Costuma haver necessidade de um agente imunossupressor (p. ex., metotrexato, micofenolato de mofetila, infliximabe, azatioprina, ciclofosfamida), especialmente para GPA. Isso deve ser feito em conjunto com o internista ou reumatologista do paciente.
- A excisão ou recessão da conjuntiva inflamada adjacente algumas vezes é útil quando a condição progride apesar do tratamento.
- Oclusão do ponto lacrimal na presença de síndrome do olho seco. Também pode ser útil o uso tópico de ciclosporina a 0,05 a 2%, 2 a 4 x/dia, ou de lifitegraste a 5%, 2 x/dia. Ver Seção 4.3, Síndrome do olho seco.
- Considerar o adesivo tecidual cianoacrilato ou cirurgia de transplante de córnea para perfuração de córnea franca ou iminente. Retalho conjuntival ou enxerto de membrana amniótica também podem ser utilizados para uma perfuração corneana iminente.
- Pacientes com afinamento corneano significativo devem utilizar seus óculos (ou óculos de proteção – p. ex., lentes de policarbonato) durante o dia e um oclusor ocular durante a noite.

> **NOTA:** Os esteroides tópicos devem ser usados com cautela na presença de afinamento corneano significativo devido ao risco de perfuração. Deve-se reduzir gradualmente os esteroides tópicos se o paciente já os estiver utilizando. É importante observar que o afinamento corneano causado por policondrite recorrente pode melhorar com esteroides tópicos (p. ex., acetato de prednisolona a 1%, a cada 1-2 horas).

2. Degeneração marginal de Terrien: Corrigir o astigmatismo com óculos ou lentes de contato

quando possível. Os óculos de proteção devem ser utilizados na presença de afinamento significativo. Enxertos lamelares podem ser realizados se o afinamento for extremo.

3. Úlcera de Mooren: Doenças sistêmicas subjacentes devem ser descartadas antes da realização do diagnóstico. Podem ser benéficos esteroides tópicos, ciclosporina tópica a 0,05 a 2%, excisão da conjuntiva límbica, uso de cola para perfuração corneana e ceratoplastia lamelar ou penetrante. Tem sido descrito o uso de imunossupressão sistêmica (p. ex., esteroides orais, metotrexato, ciclofosfamida e ciclosporina).

4. Degeneração marginal pelúcida: Ver Seção 4.24, Ceratocone.

5. Degeneração de Furrow: Não há necessidade de tratamento.

Seguimento

Os pacientes com doença grave devem ser examinados diariamente; aqueles com condições mais leves são avaliados com menos frequência. Procurar com atenção por sinais de superinfecção (p. ex., aumento de dor, infiltração estromal, células e *flare* na câmara anterior, injeção conjuntival), PIO elevada e afinamento corneano progressivo. O tratamento deve ser mantido até que o defeito epitelial sobre a úlcera tenha cicatrizado, sendo gradualmente reduzido. Se defeito epitelial estiver presente, há risco de afinamento progressivo e perfuração.

4.23 Dellen

Sintomas

Irritação e sensação de corpo estranho, ou pode ser assintomático.

Sinais

Críticos. Afinamento corneano, quase sempre do limbo e na forma de elipse, acompanhado de elevação corneana ou conjuntival focal adjacente.

Outros. Acúmulo de fluoresceína na área, mas pode haver impregnação. Ausência de infiltrado, sem reação de câmara anterior, hiperemia leve a moderada.

Diagnóstico diferencial

Ver Seção 4.22, Ulceração/afinamento corneano periférico.

Etiologia

Má distribuição do filme lacrimal sobre área focal da córnea (com consequente desidratação estromal) devido à elevação da superfície adjacente (p. ex., quemose, hemorragia conjuntival, bolha filtrante, pterígio, tumor e pós-cirurgia para estrabismo).

Avaliação

1. História: Verificar se há cirurgia ocular prévia.

2. Exame sob lâmpada de fenda com coloração de fluoresceína: Procurar por área adjacente de elevação.

Tratamento

1. Pomada oftálmica lubrificante ou antibiótica a cada 2 a 4 horas e ao deitar. A oclusão temporária pode ser útil para promover a reidratação do estroma corneano na presença de afinamento excessivo.

2. Tratar a lesão elevada causadora conforme a etiologia. A excisão cirúrgica pode ser necessária.

3. Se a causa não puder ser removida (p. ex., bolha filtrante), uma pomada lubrificante deve ser aplicada todas as noites, e um colírio de lágrima artificial viscoso deve ser utilizado 4 a 8 x/dia. Se os colírios forem necessários mais do que 4 x/dia, deve ser utilizado um colírio livre de conservantes.

Seguimento

A menos que haja afinamento severo, novo exame pode ser realizado dentro de 1 a 7 dias, pois esse é o tempo necessário para que a córnea recupere sua espessura normal. Se isso não acontecer, continuar com a lubrificação vigorosa.

4.24 Ceratocone

Sintomas

Redução progressiva da visão, visualização de estrelas e halos, geralmente começa na adolescência e continua na meia idade. Hidropsia corneana aguda pode causar diminuição súbita na visão, dor, olho vermelho, fotofobia e lacrimejamento profuso.

Sinais

(Ver Figura 4.24.1.)

Críticos. Ectasia não inflamatória do estroma corneano vista como astigmatismo irregular lentamente progressivo e resultando de afinamento paracentral (geralmente inferior) e abaulamento da córnea (afinamento máximo perto do ápice da protrusão), linhas de tensão verticais na córnea posterior (estrias de Vogt), irregularidade do reflexo retinoscópico corneano (reflexo em tesoura) e miras ovais à ceratometria. A avaliação topográfica da córnea demonstra uma porção inferior mais íngreme, com elevação posterior inferocentral e afinamento na avaliação tomográfica. Quase sempre bilateral, mas geralmente assimétrica.

Outros. Anel de Fleischer (depósitos epiteliais de ferro na base do cone), abaulamento da pálpebra inferior ao olhar para baixo (sinal de Munson), cicatrizes corneanas superficiais. A hidropsia corneana (desenvolvimento súbito de edema corneano) resulta de uma ruptura na membrana de Descemet (ver **Figura 4.24.2**).

Associações

O ceratocone está associado com apneia do sono, síndrome da frouxidão palpebral, síndrome de Down, doença atópica, síndrome de Turner, amaurose congênita de Leber, prolapso valvar mitral, retinoide pigmentar e síndrome de Marfan. Ele está frequentemente associado ao hábito crônico de esfregar os olhos. Um histórico familiar de ceratocone é um fator de risco.

Diagnóstico diferencial

- Degeneração marginal pelúcida: Incomum e não hereditária. Afinamento corneano na periferia inferior entre 4 e 8 horas do relógio a 1 a 2 mm do limbo. Ausência de inflamação. A córnea faz protrusão superiormente à faixa de afinamento, o que se manifesta como astigmatismo elevado irregular contra a regra.

> **NOTA:** O tratamento para degeneração marginal pelúcida é o mesmo que para o ceratocone, exceto pelo transplante de córnea (penetrante ou lamelar), que é tecnicamente mais difícil em função do afinamento periférico, tendo taxa de falência mais elevada devido à necessidade de enxertos maiores.

- Ceratoglobo: Raro, congênito, não hereditário e não progressivo. Córnea uniforme com formato globular e afinamento de limbo a limbo. Associação com síndrome de Ehlers-Danlos e esclera azul.
- Ectasia após cirurgia refrativa: Após cirurgias refrativas como LASIK e SMILE, e raramente com a ablação de superfície, pode haver o desenvolvimento de uma condição muito semelhante ao ceratocone. Ela é tratada do mesmo modo que o ceratocone.

Avaliação

1. História: Avaliar a duração e a velocidade de diminuição da visão. Verificar mudança frequente na prescrição de óculos, histórico de coceira ocular, alergias e problemas clínicos. Investigar o histórico familiar e cirurgia refrativa prévia.
2. Realizar exame sob lâmpada de fenda, com atenção especial para a localização e as características do afinamento corneano, estrias de Vogt e anel de Fleischer (a visualização é melhor com luz de azul-cobalto).
3. Retinoscopia e refração. Procurar astigmatismo irregular e reflexo vermelho em gota d'água ou em tesoura.
4. Topografia corneana (pode mostrar córnea íngreme central e inferior), tomografia (pode

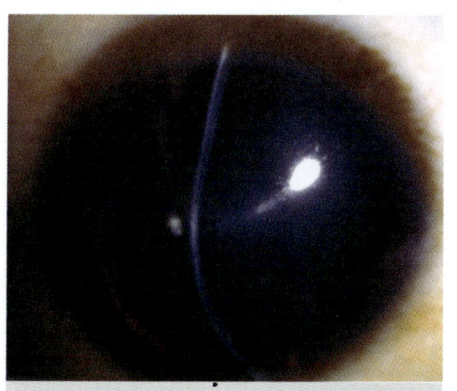

Figura 4.24.1 Ceratocone.

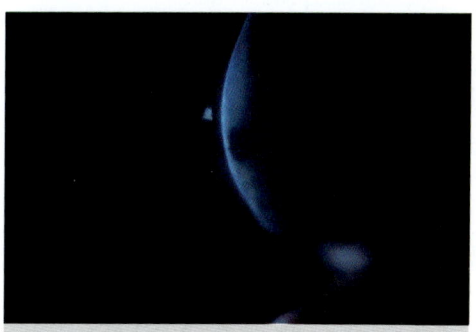

Figura 4.24.2 Hidropsia corneana aguda.

mostrar elevação corneana posterior, afinamento e deslocamento inferior da parte mais fina) e ceratometria (miras irregulares e córnea íngreme).

Tratamento

1. Os pacientes devem ser orientados a não esfregar os olhos.
2. Corrigir erros de refração com óculos ou lentes de contato gelatinosas (para casos leves) ou lentes de contato RGP (bem-sucedido na maioria dos casos). Outras opções são as lentes de contato híbridas ou *piggyback* (lente rígida sobre lente gelatinosa).
3. A cirurgia de transplante corneano de espessura parcial (ceratoplastia lamelar profunda anterior) ou de espessura total costuma estar indicada quando as lentes de contato não forem toleradas ou não produzirem efeito visual satisfatório.
4. Segmentos de anel intracorneano têm sido bem-sucedidos por proporcionar aos pacientes o retorno às lentes de contato, em especial em ceratocone leve a moderado.
5. O *cross-linking* corneano (CXL, do inglês *corneal cross-linking*) é um procedimento realizado para reduzir ou interromper a doença ativamente progressiva por meio do fortalecimento de ligações moleculares entre fibrilas de colágeno. O protocolo atualmente aprovado pelo FDA envolve a criação de um defeito epitelial corneano de 9 mm com a posterior instilação de gotas de riboflavina sobre a córnea por pelo menos 30 minutos; depois, é aplicada luz ultravioleta sobre a córnea por mais 30 minutos. Embora o FDA tenha aprovado o procedimento para as idades de 14 anos ou mais, ele também pode ser realizado em regime *off-label* para crianças menores.

Hidropsia corneana aguda:
- A membrana de Descemet geralmente cicatriza e o edema melhora em 3 meses. Porém, o tratamento pode ser útil.

- Um agente cicloplégico (p. ex., ciclopentolato a 1%, 3 x/dia) pode ser benéfico para alívio da dor se não houver associação com reação da câmara anterior. Em alguns pacientes, a dilatação da pupila pode exacerbar a fotossensibilidade.
- Considerar o uso de um supressor do aquoso, como a brimonidina a 0,1%, 2 a 3 x/dia.
- Iniciar o uso de pomada de cloreto de sódio a 5%, 2 a 4 x/dia, até a resolução (geralmente, várias semanas ou meses).
- Considerar o uso de esteroides tópicos para suprimir a neovascularização corneana e/ou aumentar o conforto ocular.
- Óculos ou oclusor deve ser utilizado pelos pacientes em risco de trauma ou por aqueles que têm o hábito de coçar os olhos.
- O uso intracameral de ar, hexafluoreto de enxofre (SF_6) ou perfluoropropano (C_3F_8) pode ajudar na resolução mais rápida do edema, mas pode ser equivalente ao manejo conservador na melhor acuidade visual corrigida (MAVC). Essa intervenção pode causar catarata e glaucoma por bloqueio pupilar. Raramente, a sutura da espessura corneana total na fenda pode acelerar a resolução, mas também pode causar vazamento de aquoso.

> **NOTA:** A hidropsia aguda não é indicação para transplante de córnea de emergência, exceto no caso extremamente raro de perfuração corneana (que deve ser tratada clinicamente e, algumas vezes, com adesivos teciduais). Pode ocorrer vazamento lento de aquoso através da fenda de líquido estromal e do epitélio edematoso, mas isso costuma ter resolução espontânea.

Seguimento

A cada 3 a 12 meses, dependendo da progressão dos sintomas. Após episódio de hidropsia, examinar o paciente a cada 1 a 4 semanas, até a resolução (que pode levar vários meses).

4.25 Distrofias corneanas

Distúrbios corneanos progressivos e geralmente bilaterais sem inflamação ou neovascularização corneana. Não há relação com fatores ambientais ou sistêmicos. A maioria consiste em distúrbio autossômico dominante, exceto a distrofia macular, a distrofia *lattice* tipo 3 e a distrofia endotelial hereditária congênita (autossômicas recessivas).

> **NOTA:** O sistema IC3D (International Committee for Classification of Corneal Dystrophies) para classificação de distrofias corneanas as descreveu de acordo com a camada mais afetada; epitelial e subepitelial, epitelial-estromal, estromal e aquelas que afetam a membrana de Descemet e o endotélio. As distrofias com uma base genética comum conhecida (TGFBI, do inglês *transforming growth factor beta induced*) também são agrupadas.

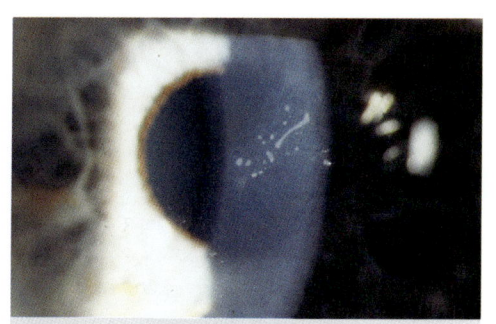

Figura 4.25.1 Distrofia de membrana basal epitelial com múltiplos "mapas e pontos" centralmente.

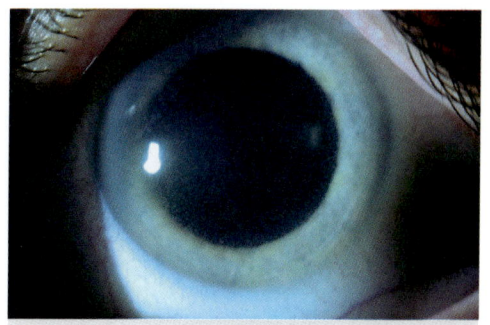

Figura 4.25.3 Distrofia corneana de Meesmann demonstrando múltiplas vesículas pequenas e distintas à retroiluminação direta.

DISTROFIAS EPITELIAIS E SUBEPITELIAIS

Distrofia da membrana basal epitelial (distrofia *map-dot-fingerprint*)

É a distrofia anterior mais comum. Placas cinzentas difusas (mapas), cistos brancos cremosos (pontos) ou linhas finas refrangentes (impressões digitais) no epitélio corneano, mais bem vistas com retroiluminação ou feixe amplo na lâmpada de fenda com incidência lateral (ver **Figuras 4.25.1** e **4.25.2**). Pode haver desenvolvimento de erosões corneanas espontâneas dolorosas, em particular ao abrir os olhos após o sono. Pode causar diminuição da visão, diplopia monocular e imagens com sombras. Ver Seção 4.2, Erosão corneana recorrente, para tratamento.

Distrofia de Meesmann

É uma distrofia epitelial rara presente nos primeiros anos de vida, sendo geralmente assintomática até a meia-idade. A retroiluminação mostra vesículas epiteliais pequenas e distintas envolvendo toda a córnea, podendo ser segmentares (ver **Figuras 4.25.3** e **4.25.4**). Embora o tratamento, em geral, não seja necessário, lentes de contato gelatinosas terapêuticas ou ceratectomia superficial podem ser benéficas se houver fotofobia significativa ou se a acuidade visual estiver severamente afetada.

Distrofias epiteliais-estromais ligadas ao TGFBI Reis-Bücklers e Thiel-Behnke

Surgem nos primeiros anos de vida. As opacidades reticulares cinzentas subepiteliais são vistas primariamente na córnea central (ver **Figura 4.25.5**). Episódios dolorosos causados por erosões recorrentes são relativamente comuns e exigem tratamento. A cirurgia de transplante de córnea pode ser necessária para melhorar a visão, mas a distrofia com frequência recorre na córnea transplantada. A PTK com *laser excimer* ou a ceratectomia lamelar superficial pode ser um tratamento adequado em muitos casos.

DISTROFIAS ESTROMAIS CORNEANAS

Quando essas condições causam redução da visão, os pacientes geralmente se beneficiam com um transplante de córnea (lamelar ou penetrante) ou com a PTK por *laser excimer*.

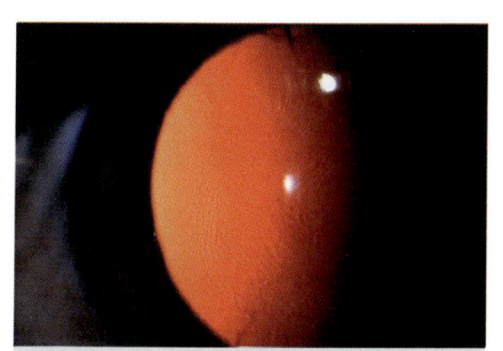

Figura 4.25.2 Distrofia de membrana basal epitelial mostrando múltiplas linhas tipo "impressão digital".

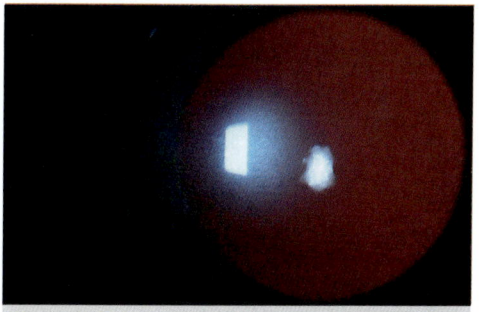

Figura 4.25.4 Distrofia corneana de Meesmann demonstrando múltiplas vesículas pequenas e distintas à retroiluminação.

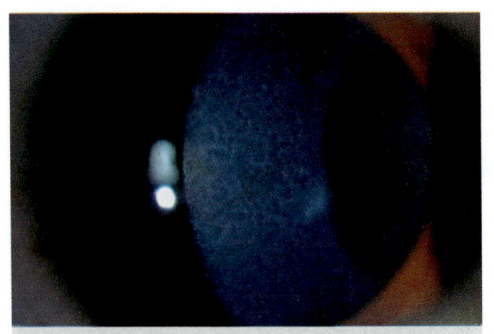

Figura 4.25.5 Distrofia corneana de Reis–Bücklers.

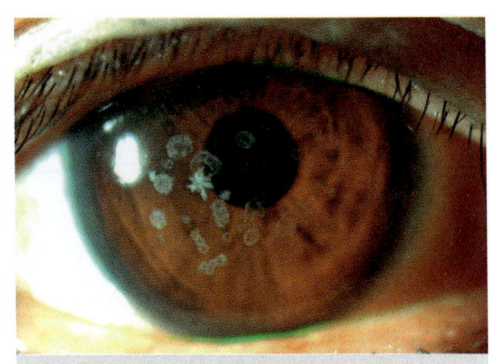

Figura 4.25.7 Distrofia granular com opacidades distintas.

Distrofia *lattice*
Há quatro formas clínicas.
- Tipo 1 (mais comum): Linhas ramificadas refrangentes, pontos brancos subepiteliais e fibrose central do estroma corneano, mais bem vistos sob retroiluminação. Erosões recorrentes são comuns (ver Seção 4.2, Erosão corneana recorrente). A periferia da córnea geralmente é clara (ver **Figura 4.25.6**). Tende a recorrer dentro de 5 anos após a PTK com *laser excimer* ou transplante corneano.
- Tipo 2 (síndrome de Meretoja): Associada com amiloidose sistêmica, fácies tipo máscara, anormalidades auditivas, paralisias de nervos cranianos e periféricos, pele seca e frouxa.
- Tipos 3 e 4: Sintomas demoram até a quinta ou sétima década de vida para aparecerem.

Distrofia granular tipo I
Distrofia granular clássica. Depósitos estromais anteriores brancos na córnea central separados por distintos espaços claros entre eles (opacidades tipo "migalhas de pão") (ver **Figura 4.25.7**). A periferia da córnea é poupada. Aparece na primeira década de vida, mas raramente se torna sintomática antes da idade adulta. Pode haver erosões recorrentes. Também pode recorrer após PTK com *laser excimer* ou transplante de córnea dentro de 5 anos.

Distrofia granular tipo II
Também denominada distrofia combinada granular-*lattice* ou distrofia de Avellino. Semelhante à distrofia granular tipo I, mas com deposição significativa de amiloide consistente com a distrofia *lattice*.

Distrofia macular
Opacidades estromais cinza-esbranquiçadas com margens pouco definidas que se estendem de limbo a limbo intercaladas por espaços turvos (ver **Figura 4.25.8**). Pode envolver a espessura completa do estroma, de modo mais superficial na parte central e mais profundo na periferia. As córneas tendem a ser mais planas e finas que o normal. Causa diminuição da visão tardiamente de maneira mais comum do que erosões recorrentes. Pode haver recorrência muitos anos depois do transplante de córnea. Autossômica recessiva.

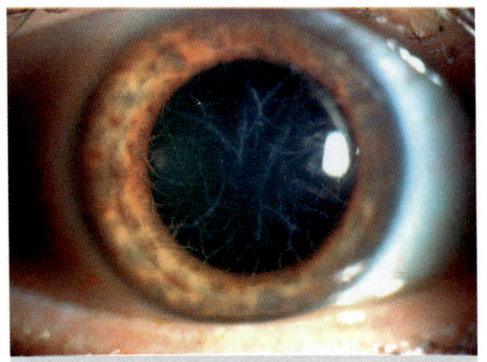

Figura 4.25.6 Distrofia *lattice* com linhas ramificadas.

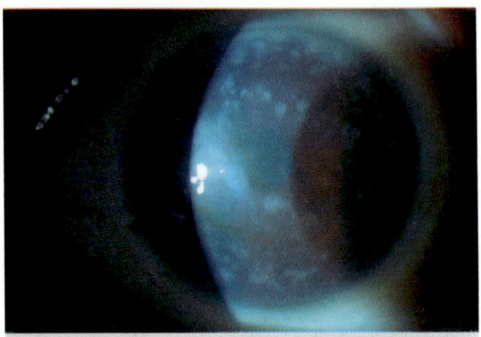

Figura 4.25.8 Distrofia macular mostrando opacidades com margens pouco definidas.

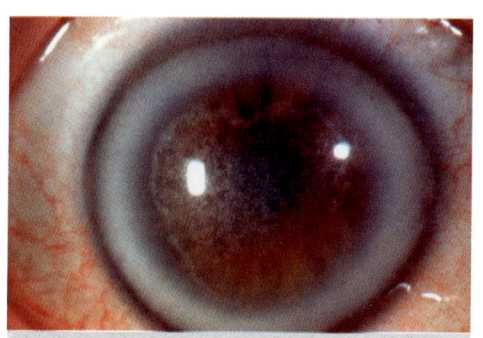

Figura 4.25.9 Cristais estromais anteriores na distrofia corneana de Schnyder.

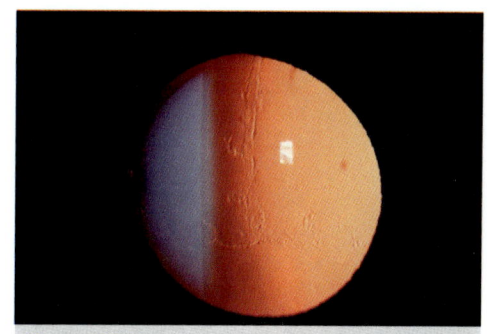

Figura 4.25.10 Distrofia corneana polimorfa posterior com faixas lineares.

Distrofia corneana de Schnyder

Cristais amarelo-esbranquiçados finos no estroma anterior localizados na córnea central são vistos em metade dos pacientes (ver **Figura 4.25.9**). Posteriormente, há o desenvolvimento de *haze* central de toda a espessura e arco senil denso. A avaliação inclui as concentrações séricas em jejum de colesterol e triglicerídeos para avaliar associação com anormalidades dos lipídeos sistêmicos. Pode comprometer a visão a ponto de necessitar de PTK com *laser excimer* ou transplante de córnea. Ver Seção 4.14, Ceratopatia cristalina.

DISTROFIAS ENDOTELIAIS E DA MEMBRANA DE DESCEMET

Distrofia de Fuchs

Ver Seção 4.26, Distrofia endotelial de Fuchs.

Distrofia corneana polimorfa posterior

Alterações ao nível da membrana de Descemet, incluindo vesículas dispostas em padrão linear ou agrupadas, opacidade difusa acinzentada ou faixas amplas com margens irregulares recortadas (ver **Figura 4.25.10**). Anormalidades da íris, incluindo-se aderências iridocorneanas e corectopia (pupila descentralizada), podem estar presentes e estão ocasionalmente associadas a edema corneano. Também pode ocorrer glaucoma. Ver Seção 8.12, Disgenesias/anomalias desenvolvimentais do segmento anterior e do cristalino, para diagnóstico diferencial. O tratamento inclui o manejo do edema corneano e o transplante de córnea para casos graves.

Distrofia endotelial hereditária congênita

Edema corneano bilateral (geralmente assimétrico), diâmetro corneano normal, PIO normal e sem depósitos na córnea. Presente ao nascer, não progressiva, associada com nistagmo. Dor ou fotofobia são incomuns. Causa rara. Autossômica recessiva. (Ver Seção 8.11, Glaucoma congênito/infantil, para o diagnóstico diferencial).

Tratamento

Alguns pacientes podem se beneficiar com um transplante de córnea (ceratoplastia penetrante ou endotelial).

4.26 Distrofia endotelial de Fuchs

Sintomas

Visão borrada e ofuscamento, sendo pior ao acordar. Pode progredir para dor intensa devido à ruptura de bolhas. Os sintomas costumam ocorrer na quinta e sexta décadas de vida.

> **NOTA:** A córnea *guttata* central sem edema estromal é denominada distrofia endotelial (ver **Figura 4.26.2**). A condição pode progredir para distrofia de Fuchs ao longo dos anos.

Sinais

Críticos. Córnea *guttata* com edema estromal +/- epitelial (ver **Figura 4.26.1**). Bilateral, mas pode ser assimétrica.

Outros. Pigmentos finos acumulados sobre o endotélio, bolhas e edema epitelial central, dobras na membrana de Descemet, edema estromal, *haze* subepitelial ou fibrose.

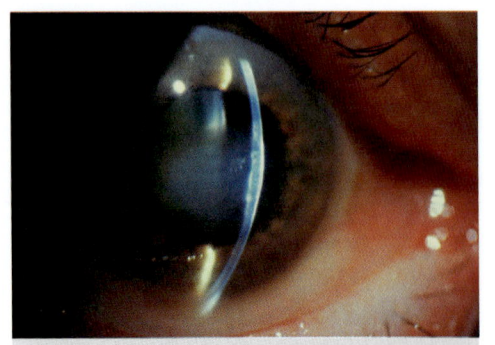

Figura 4.26.1 Edema corneano secundário à distrofia endotelial de Fuchs.

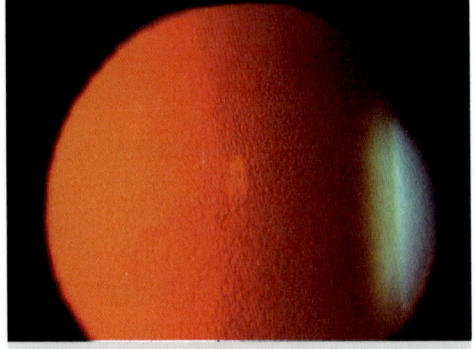

Figura 4.26.2 Córnea *guttata* na distrofia endotelial.

Diagnóstico diferencial
- Edema corneano pós-cirúrgico (também denominado ceratopatia afácica ou pseudofácica): História de cirurgia de catarata ou de outra cirurgia do segmento anterior (p. ex., *shunt* com tubo). Ver Seção 4.27, Ceratopatia bolhosa afácica/ceratopatia bolhosa pseudofácica.
- Distrofia endotelial hereditária congênita: Edema corneano bilateral ao nascimento. Ver Seção 4.25, Distrofias corneanas.
- Distrofia corneana polimorfa posterior: Aparece no início da vida. O endotélio corneano mostra vesículas agrupadas, lesões geográficas acinzentadas ou faixas amplas. Ocasionalmente, ocorre edema corneano. Ver Seção 4.25, Distrofias corneanas.
- Síndrome iridocorneana endotelial: Aspecto de "metal batido" no endotélio corneano, com edema corneano, sinequias anteriores periféricas, PIO elevada, afinamento variável da íris, corectopia e policoria. Geralmente, é unilateral em adultos jovens ou de meia-idade. Ver Seção 9.15, Síndrome iridocorneana endotelial.

Avaliação
1. História: Avaliar se o paciente já foi submetido a alguma intervenção cirúrgica.
2. Realizar exame sob lâmpada de fenda: A córnea *guttata* é mais bem avaliada com retroiluminação. A coloração de fluoresceína pode demonstrar bolhas intactas ou rompidas.
3. Medir a PIO.
4. Paquimetria corneana para determinar a espessura corneana central.
5. Considerar a microscopia especular para avaliar as células endoteliais, embora possa ser difícil visualizar a camada endotelial através de uma córnea edematosa e entre as alterações *guttatas*.
6. Considerar a tomografia corneana para ajudar a monitorar a progressão da doença.

Tratamento
1. Utilizar cloreto de sódio a 5% tópico em colírio, 4 x/dia, e em pomada ao deitar.
2. Pode-se aplicar ar quente com secador de cabelos com distância equivalente a um braço sobre os olhos por alguns minutos, todas as manhãs, para desidratar a córnea.
3. Redução da PIO, quando indicada; também ajuda a melhorar o edema corneano.
4. As bolhas corneanas rompidas são dolorosas e devem ser tratadas como erosões recorrentes (ver Seção 4.2, Erosão corneana recorrente).
5. Cirurgia: A ceratoplastia endotelial (ceratoplastia endotelial da membrana de Descemet [DMEK, do inglês *Descemet membrane endothelial keratoplasty*] ou ceratoplastia endotelial com desnudamento da membrana de Descemet [DSEK, do inglês *Descemet stripping endothelial keratoplasty*]) costuma ser indicada quando a acuidade visual reduz devido ao edema corneano; a CP está indicada se houver fibrose significativa do estroma anterior. O desnudamento apenas da membrana de Descemet (DSO, do inglês *Descemet stripping only*) pode ser uma opção para as formas mais leves da distrofia endotelial de Fuchs.

Seguimento
A cada 3 a 12 meses, para verificar a PIO e avaliar o edema corneano. A condição progride muito lentamente e a acuidade visual permanece boa até o desenvolvimento de edema estromal, edema epitelial e/ou fibrose corneana.

4.27 Ceratopatia bolhosa afácica/ceratopatia bolhosa pseudofácica

Sintomas
Visão diminuída, dor, lacrimejamento, sensação de corpo estranho, fotofobia e vermelhidão. História de cirurgia de catarata no olho envolvido.

Sinais
(Ver Figura 4.27.1.)

Críticos. Edema corneano em um olho do qual foi removido o cristalino.

Outros. Bolhas corneanas, dobras de Descemet, *haze* ou fibrose subepitelial, neovascularização corneana com ou sem aparência *guttata* preexistente. Pode estar presente edema macular cistoide (EMC).

Etiologia
Multifatorial: Dano endotelial corneano, inflamação intraocular, vítreo ou cristalino luxado ou tubo de *shunt* tocando (de forma contínua ou intermitente) a córnea, disfunção endotelial preexistente e glaucoma.

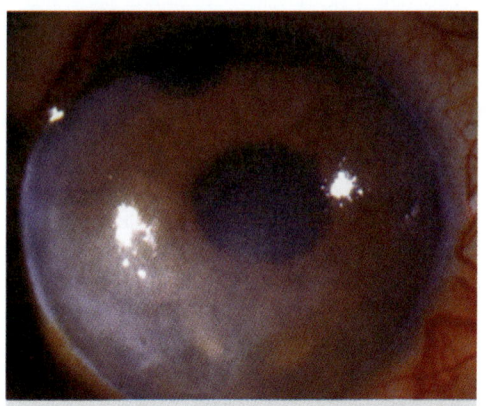

Figura 4.27.1 Ceratopatia bolhosa pseudofácica.

Avaliação
1. Realizar exame sob lâmpada de fenda: Corar a córnea com fluoresceína para pesquisar epitélio desnudo. Verificar a posição do cristalino quando presente, determinar se o vítreo está tocando no endotélio corneano, avaliar o olho quanto à inflamação e verificar a presença de *haze* ou fibrose subepitelial. Avaliar o olho contralateral para a presença de distrofia endotelial.
2. Medir a PIO.
3. Realizar exame de fundo de olho sob dilatação: Procurar EMC.
4. Considerar um angiograma com fluoresceína ou uma tomografia de coerência óptica para ajudar a detectar EMC, embora a avaliação possa estar limitada pela opacificação corneana.

Tratamento
1. Prescrever cloreto de sódio a 5% tópico em colírio, 4 x/dia, e pomada ao deitar, caso esteja presente edema epitelial.
2. Reduzir a PIO com medicamentos, quando necessário. Evitar derivados da epinefrina ou análogos da prostaglandina, se possível, devido ao risco de EMC (ver Seção 9.1, Glaucoma primário de ângulo aberto).
3. As bolhas epiteliais rompidas (produzindo defeitos epiteliais corneanos) podem ser tratadas com as seguintes medidas:
    - Colírio ou pomada de antibióticos (p. ex., eritromicina ou bacitracina) e um cicloplégico (p. ex., ciclopentolato a 1%, 3 x/dia). O antibiótico tópico pode ser usado com frequência (p. ex., a cada 2 horas) sem oclusão.
    - De modo alternativo, colírio ou pomada de cloreto de sódio a 5%, 4 x/dia, uma lente de contato terapêutica gelatinosa ou, em pacientes com potencial visual limitado, micropunção estromal anterior ou PTK com *laser excimer* podem ser usados para quadros recorrentes de ruptura de bolhas epiteliais (ver Seção 4.2, Erosão corneana recorrente).
4. Transplante da espessura completa da córnea ou ceratoplastia endotelial (DMEK ou DSEK) em combinação com possível reposicionamento da lente intraocular, sua substituição ou remoção e/ou vitrectomia podem estar indicados quando a visão não melhora ou quando a doença se torna avançada e dolorosa. Micropunção estromal anterior, PTK com *laser excimer*, retalho conjuntival ou cirurgia de enxerto de membrana amniótica podem ser considerados em caso de olho doloroso com baixo potencial visual.
5. Ver Seção 11.14, Edema macular cistoide, para tratamento de EMC.

NOTA: Embora tanto o EMC quanto a doença corneana possam contribuir para visão diminuída, com frequência é difícil de se determinar no pré-operatório o papel exato de cada um. O EMC é menos provável no caso de lentes intraoculares de câmara posterior ou de câmara anterior com alça fechada em relação às lentes intraoculares de alça fechada em câmara anterior, as quais não são mais usadas.

Seguimento

Se houver bolhas rompidas, a cada 1 a 3 dias até a demonstração de melhora; depois, a cada 5 a 7 dias até a cicatrização do defeito epitelial. Caso contrário, a cada 1 a 6 meses, dependendo dos sintomas.

4.28 Rejeição de enxerto corneano

Sintomas

Visão diminuída, dor leve, vermelhidão e fotofobia com história de transplante corneano prévio, geralmente meses a anos antes do quadro. Em geral, é assintomática e diagnosticada em exames rotineiros de seguimento.

Sinais

(Ver Figura 4.28.1.)

Críticos. Novos precipitados ceráticos localizados no endotélio doador. Pode haver associação com edema estromal e/ou epitelial, uma linha de precipitados ceráticos sobre o epitélio corneano (linha de rejeição endotelial ou linha de Khodadoust), infiltrados subepiteliais (manchas de Krachmer), linha epitelial irregularmente elevada (linha de rejeição epitelial) ou neovascularização estromal localizada.

Outros. Injeção conjuntival (particularmente pericorneana), inflamação da câmara anterior, neovascularização estendendo-se em direção ao enxerto, ruptura da sutura do enxerto. Pode haver lacrimejamento, mas não há secreção mucoide.

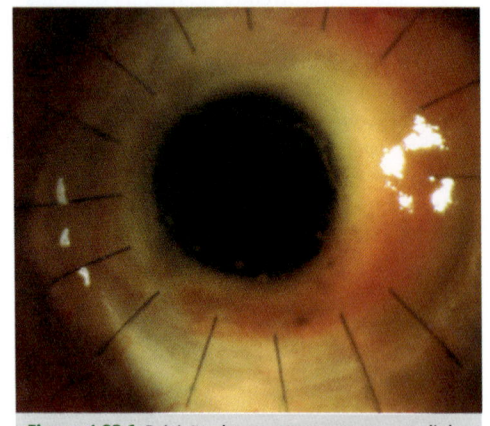

Figura 4.28.1 Rejeição de enxerto corneano com linha de rejeição endotelial e precipitados ceráticos.

Diagnóstico diferencial

- Abscesso de sutura ou infecção corneana: Pode haver infiltrado corneano, hipópio ou secreção purulenta. Remover a sutura (tracionando a porção contaminada por meio do menor trajeto possível) e obter esfregaços e culturas, incluindo cultura da sutura. A frequência dos esteroides costuma ser reduzida. Tratar de forma intensiva com fluoroquinolona tópica ou com antibióticos fortificados e monitorar cuidadosamente, às vezes no hospital. Ver Seção 4.11, Ceratite bacteriana.
- Uveíte: Células na câmara anterior e *flare* com precipitados ceráticos que não se limitam ao endotélio do enxerto. Em geral, há histórico prévio de uveíte, mas recomenda-se tratar como se fosse uma rejeição de enxerto. Se houver história conhecida de VHS, acrescentar terapia supressiva antiviral, se já não estiver em uso. A irite por VHS está frequentemente associada com PIO elevada. Ver Capítulo 12, Uveíte.
- Crescimento epitelial intraocular: Pode apresentar-se como uma linha que avança com bordas lisas ou recortadas sobre a superfície endotelial. Pode estar presente no endotélio do doador e/ou receptor. Não responderá a esteroides e está associado com menos edema corneano.
- PIO elevada: PIO elevada pode produzir edema corneano epitelial sem outros sinais de rejeição de enxerto. O edema melhora depois que a PIO é reduzida.
- Outras causas de falha do enxerto: Descompensação ou doença recorrente não imunomediada tardia no endotélio do enxerto corneano (p. ex., ceratite herpética, distrofia corneana).

Avaliação

1. História: Verificar o tempo transcorrido desde o transplante de córnea, medicamentos oculares atuais, adesão aos medicamentos oculares e seguimento pós-operatório e mudança

recente no regime esteroide tópico. Verificar a indicação para o transplante de córnea (p. ex., VHS).
2. Realizar exame sob lâmpada de fenda, com inspeção cuidadosa para linha de rejeição endotelial, precipitados ceráticos, infiltrados subepiteliais e outros sinais referidos anteriormente.

Tratamento
Rejeição endotelial (linha de rejeição endotelial, edema corneano e/ou precipitados ceráticos)

1. Utilizar esteroides tópicos (p. ex., acetato de prednisolona a 1%, a cada 1 hora, ou difluprednato a 0,05%, a cada 2 horas, enquanto acordado, e pomada de dexametasona a 0,1%, ao deitar).
2. Se a rejeição for severa, recorrente ou recalcitrante, considerar esteroides sistêmicos (p. ex., prednisona, 40 a 80 mg, VO, 1 x/dia) ou, raramente, esteroides subconjuntivais (p. ex., betametasona, 3 mg em 0,5 mL). Em pacientes de alto risco com rejeição severa, considerar a hospitalização e metilprednisolona, 500 mg, IV, por um total de 1 a 3 doses.
3. Em casos selecionados, outros imunossupressores sistêmicos podem ser considerados, incluindo ciclosporina e, raramente, tacrolimo.

4. Agente cicloplégico (p. ex., ciclopentolato a 1%, 3 x/dia).
5. Controlar a PIO, se aumentada. Ver Seção 9.7, Glaucoma de ângulo aberto inflamatório.
6. Ciclosporina tópica a 0,05 a 2%, 2 a 4 x/dia, pode ser útil no tratamento e na prevenção de rejeição do enxerto.

Rejeição estromal e epitelial (infiltrados subepiteliais ou linha de rejeição epitelial)

1. Duplicar a dose vigente de esteroides tópicos ou utilizar acetato de prednisolona a 1%, 4 x/dia (o que for maior).
2. Prescrever agente cicloplégico, ciclosporina tópica e controlar a PIO, conforme citado anteriormente.

Seguimento
Instituir tratamento imediatamente para aumentar ao máximo a probabilidade de sobrevida do enxerto. Examinar o paciente a cada 3 a 7 dias. Assim que houver melhora, os esteroides devem ser reduzidos lentamente, sendo necessário, em alguns casos, mantê-los em baixas doses por meses ou anos. A PIO precisa ser verificada regularmente em pacientes que estejam utilizando esteroides tópicos.

4.29 Complicações de cirurgia refrativa corneana

O princípio básico da cirurgia refrativa corneana é o de induzir uma alteração na curvatura da córnea para corrigir um erro de refração preexistente.

COMPLICAÇÕES DE PROCEDIMENTOS DE ABLAÇÃO DE SUPERFÍCIE (CERATECTOMIA FOTORREFRATIVA, CERATECTOMIA SUBEPITELIAL A *LASER* E CERATOMILEUSE LOCAL ASSISTIDA POR *LASER* EPITELIAL)

Na PRK, o epitélio corneano é removido, e o estroma corneano sofre ablação utilizando-se um *laser excimer* de argônio-fluoreto (193 nm, ultravioleta) para corrigir um erro de refração. Na LASEK, o epitélio é *quimicamente* separado da camada de Bowman, movido para a periferia antes da ablação a *laser* do estroma e, então, recolocado de volta na sua posição original. Na ceratomileuse local assistida por *laser* epitelial (epi-LASIK, do inglês *epitelial laser in situ keratomileusis*), o epitélio é mecanicamente separado da camada de Bowman, movido para a periferia antes da ablação a *laser* do estroma e recolocado de volta na sua posição original ou descartado (ver **Tabela 4.29.1**).

Sintomas
Iniciais (1 a 14 dias). Redução da acuidade visual e aumento da dor.

> **NOTA:** O defeito epitelial induzido pela cirurgia, o qual demora alguns dias para cicatrizar, normalmente causará dor pós-operatória. Uma lente de contato terapêutica gelatinosa costuma ser usada para minimizar esse desconforto.

Tardios (2 semanas a vários meses). Redução da acuidade visual, ofuscamento severo e diplopia monocular.

Sinais
Infiltrado corneano e fibrose corneana central.

TABELA 4.29.1 Características das cirurgias refrativas

	PRK	LASEK	Epi-LASIK	LASIK	SMILE
Retalho endotelial ou método de exposição estromal	Nenhum retalho. Epitélio removido por lâmina, espátula, escova, *laser excimer* ou álcool absoluto diluído.	Retalho epitelial criado por álcool absoluto concentrado 20% sobre o epitélio por marcador do tipo *well*.	Retalho epitelial criado por epicerátomo de lâmina romba. O retalho epitelial pode ser recolocado (*epi-on*) ou descartado (*epi-off*).	Retalhos epitelial e estromal criados por microcerátomo afiado ou *laser femtosecond*.	Nenhum retalho. Disco fino de estroma criado por *laser femtosecond* e depois mecanicamente extraído por uma pequena incisão.
Profundidade da exposição	Membrana de Bowman	Membrana de Bowman	Membrana de Bowman	Estroma anterior (a ceratomileuse sub-Bowman gera mais exposição do estroma superficial).	Estroma anterior
Limitações refrativas típicas	Variação esférica: −8.0D a +3.0D, variação cilíndrica até 3.0D	Variação esférica: −8.0D a +3.0D, variação cilíndrica até 3.0D	Variação esférica: −8.0D a +3.0D, variação cilíndrica até 3.0D	Variação esférica: −10.0D a +3.0D, variação cilíndrica até 3.0D	Variação esférica: −10.0D a −1.0D, variação cilíndrica até 3.0D
Vantagens	Útil em córneas finas e patologia epitelial. Sem problemas de cicatrização do retalho estromal.	Útil em córneas finas e patologia epitelial. Sem problemas de cicatrização do retalho estromal.	Útil em córneas finas e patologia epitelial. Sem problemas de cicatrização do retalho estromal.	Dor mínima, recuperação visual rápida, *haze* estromal mínimo.	Dor mínima, recuperação visual rápida. Sem complicações do retalho. Possível menos olho seco que com LASIK.
Desvantagens	Dor pós-operatória, recuperação visual mais lenta, maior risco de *haze* subepitelial.	Dor pós-operatória, recuperação visual mais lenta, maior risco de *haze* subepitelial.	Dor pós-operatória, recuperação visual mais lenta, maior risco de *haze* subepitelial. Não é ideal em caso de glaucoma significativo ou fibrose corneana anterior.	Não é o ideal para córneas finas, distrofias epiteliais, olho seco grave, glaucoma significativo. Presença de retalho com possíveis complicações (ver texto).	Atualmente, apenas para miopia ou astigmatismo míope nos Estados Unidos. Não é o ideal para córneas finas ou em córneas com patologia epitelial. A remoção de lentículas estromais pode ser tecnicamente difícil. Dificuldade de repetir o SMILE; reoperações geralmente feitas com PRK.

Etiologia
Inicial
- Lente de contato terapêutica gelatinosa deslocada ou mal-adaptada (ver Seção 4.20, Problemas relacionados a lentes de contato).
- Defeito epitelial que não cicatriza (ver Seção 3.2, Abrasão corneana). Também se deve considerar a ceratite por VHS.
- Úlcera corneana (ver Seção 4.11, Ceratite bacteriana).
- Alergia a medicamentos (ver Seção 5.1, Conjuntivite aguda).

Tardia
- Correção excessiva ou insuficiente.
- *Haze* corneano (cicatriz) notado no estroma corneano anterior.
- Astigmatismo irregular (p. ex., ilha central, ablação descentrada).
- Regressão ou progressão do erro de refração.
- Glaucoma ou hipertensão ocular induzidos por esteroides (ver Seção 9.9, Glaucoma secundário aos esteroides).

Avaliação
1. Exame oftálmico completo, incluindo mensuração da PIO por Tono-Pen ou aplanação. A PIO pode ser subestimada em função da diminuição da espessura corneana.
2. Refração no caso de suspeita de alteração no erro de refração. A sobrerrefração com lentes de contato rígidas corrige o astigmatismo irregular.
3. Topografia e/ou tomografia corneana se houver suspeita de astigmatismo irregular.

Tratamento e Seguimento
1. Defeito epitelial (ver Seção 3.2, Abrasão corneana).
2. Ceratite infecciosa (ver Seção 4.15, Ceratite por herpes simples, e Seção 4.11, Ceratite bacteriana).
3. *Haze* corneano: Aumentar a frequência de colírios esteroides. Seguimento em 1 a 2 semanas. Os casos de *haze* severo podem responder a PTK com *laser excimer* com mitomicina C.
4. Erro de refração ou astigmatismo irregular: Considerar o aumento da ablação da superfície. Se houver astigmatismo irregular, pode haver necessidade de ablação de superfície guiada por topografia, PTK com *laser excimer* ou lente de contato rígida.
5. Glaucoma induzido por esteroides. Ver Seção 9.9, Glaucoma secundário aos esteroides.

COMPLICAÇÕES DA CERATOMILEUSE LOCAL ASSISTIDA POR *LASER*

Na LASIK, é criado um retalho (*flap*) da espessura parcial da córnea, pediculado, utilizando-se um microcerátomo ou *laser femtosecond*, realizando-se a ablação do estroma subjacente com *laser excimer* para corrigir o erro de refração. O retalho corneano é reposicionado sobre o leito estromal sem suturas.

Sintomas
Iniciais (1 a 14 dias). Redução da acuidade visual e aumento da dor.

Tardios (2 semanas a vários meses). Redução da acuidade visual, ofuscamento severo, diplopia monocular e sintomas de olho seco.

Sinais
Injeção conjuntival severa, infiltrado corneano, grande defeito epitelial que se impregna com fluoresceína, deslocamento do retalho corneano, inflamação da interface, crescimento interno por sob o retalho, fibrose corneana central, CPS, retinoscopia ou reflexo de luz em tesoura e córnea irregularmente íngreme ou afinada.

Etiologia
Inicial
- Olho seco/ceratopatia neurotrófica. Sem dúvida, a complicação inicial mais comum.
- Dobras, deslocamento ou perda do retalho corneano.
- Defeito epitelial grande.
- Ceratite lamelar difusa (CLD). Também conhecida como "areia do Saara" em função de sua aparência (infiltrados inflamatórios discretos e múltiplos na interface do retalho). Geralmente, ocorre dentro de 5 dias da cirurgia (ver **Figura 4.29.1**).
- Úlcera corneana e/ou infecção na interface do retalho. Ver Seção 4.11, Ceratite bacteriana.
- Ceratopatia tóxica central (CTC). Opacificação e consolidação central do estroma corneano de etiologia desconhecida, causando afinamento e achatamento da córnea. Tende a melhorar em 6 a 12 meses.
- Alergia a medicamentos. Ver Seção 5.1, Conjuntivite aguda.

NOTA: Após LASIK, os pacientes apresentam sensibilidade corneana reduzida na área do retalho por pelo menos 3 meses (retorna à sensibilidade normal em 6 a 12 meses).

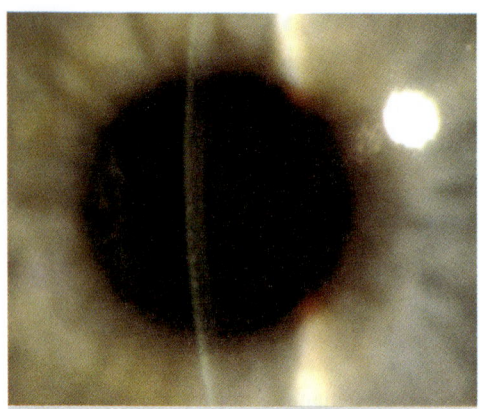

Figura 4.29.1 Ceratite lamelar difusa.

Tardia
- Crescimento epitelial para dentro da interface do retalho.
- *Haze* corneano (cicatriz): Menos comum do que após procedimentos de ablação de superfície.
- Astigmatismo irregular (p. ex., ablação descentrada, ilha central, irregularidade de retalho, ectasia).
- Regressão ou progressão do erro de refração.
- Síndrome do olho seco/ceratopatia neurotrófica.
- CLD pode ocorrer semanas a anos após LASIK em resposta a uma lesão na córnea, como abrasão corneana, erosão recorrente ou ceratite viral.
- Ceratite estromal induzida por pressão (PISK, do inglês *pressure-induced stromal keratitis*). PIO elevada (geralmente secundária a esteroides) pode levar ao desenvolvimento de fluido na interface com aspecto clínico semelhante à CLD. As medidas da PIO são falsamente baixas devido à fenda de fluido, e a pressão deve ser medida com Tono-Pen ou com outro tonômetro manual na córnea central e perifericamente ao retalho da LASIK.

Avaliação
1. Realizar exame completo sob lâmpada de fenda, incluindo-se coloração com fluoresceína e medida de PIO por Tono-Pen e aplanação. A PIO pode ser subestimada devido à criação do retalho e à diminuição da espessura corneana. Verificar a PIO perifericamente à margem do retalho se houver suspeita de PISK.
2. Realizar teste de Schirmer, conforme a necessidade.
3. Refração em todos os pacientes que não apresentem visão sem correção de 20/20. Refração com lentes de contato rígidas para astigmatismo irregular.
4. Topografia e/ou tomografia corneana na suspeita de astigmatismo irregular.

Tratamento e Seguimento
1. Anormalidades do retalho:
   - Dobras estromais visualmente significativas: Levantar o retalho e reposicioná-lo dentro de 24 horas.
   - Deslocamento do retalho: Exige reposicionamento cirúrgico urgente.
   - Estrias sintomáticas persistentes no retalho podem exigir levantamento e sutura do retalho.
2. Perda de retalho corneano: Tratar como defeito epitelial. Ver Seção 3.2, Abrasão corneana.
3. Defeito epitelial. Ver Seção 3.2, Abrasão corneana.
4. CPS e olho seco. Ver Seção 4.1, Ceratopatia punctata superficial, e Seção 4.3, Síndrome do olho seco.
5. CLD: Tratamento vigoroso com esteroides tópicos frequentes (p. ex., acetato de prednisolona a 1%, a cada 1 hora). Se grave, pode ser necessário o levantamento do retalho e a irrigação da interface. Tratar qualquer causa subjacente (defeito epitelial).
6. CTC: Não há tratamento comprovado. Lubrificação e observação.
7. PISK: Medicamentos para reduzir a pressão ocular e redução rápida dos esteroides.
8. Infiltrado corneano. Ver Seção 4.11, Ceratite bacteriana, e Apêndice 8, Procedimento de cultura da córnea. Pode ser necessário levantar o retalho para se obterem melhores resultados nas culturas.
9. Crescimento epitelial para dentro da córnea (*epithelial ingrowth*): Observar se for muito periférico e não afetar a visão. Desbridamento cirúrgico se for denso, afetar a integridade do retalho, alcançar o eixo visual ou afetar a visão. Pequenas bolsas também podem ser tratadas com YAG *laser*.
10. *Haze* corneano: Aumentar a frequência de colírios esteroides. Seguimento em 1 a 2 meses.
11. Erro de refração ou astigmatismo irregular: Refração apropriada. Considerar aumento da LASIK ou PRK. No caso de astigmatismo irregular, considerar o reposicionamento do retalho, a repetição do procedimento de forma personalizada (*custom*) ou orientada por topografia ou a adaptação de lentes de contato.
12. Considerar o CXL em casos de ectasia.

COMPLICAÇÕES DA EXTRAÇÃO DE LENTÍCULAS COM PEQUENA INCISÃO

Na SMILE, é usado um *laser femtosecond* para criar um fino disco de tecido (lentícula) dentro do estroma corneano, o qual é então mecanicamente dissecado e extraído por meio de uma pequena incisão periférica.

Sintomas
Precoces (1 a 14 dias). Redução da acuidade visual e aumento da dor.
Tardios (2 semanas a vários meses). Redução da acuidade visual, ofuscamento severo, diplopia monocular e sintomas de olho seco.

Sinais
Injeção conjuntival severa, infiltrado corneano, defeito epitelial grande, inflamação da interface, crescimento do epitélio para dentro na interface, fibrose corneana central, padrão de tesoura no reflexo de luz ou retinoscopia e córnea irregularmente afinada ou íngreme.

Etiologia
Precoce
- Microestrias no pedículo.
- Defeito epitelial grande.
- CLD: Também conhecida como "areia do Saara" em função de sua aparência (infiltrados inflamatórios discretos e múltiplos na interface do retalho). Geralmente ocorre até 5 dias após a cirurgia.
- Úlcera corneana e/ou infecção na interface. Ver Seção 4.11, Ceratite bacteriana.
- Olho seco/ceratopatia neurotrófica
- Alergia a medicamentos. Ver Seção 5.1, Conjuntivite aguda.

NOTA: Os sintomas pós-operatórios iniciais de olho seco com SMILE são comparáveis aos de LASIK, mas a recuperação costuma ser mais rápida.

Tardia
- Crescimento epitelial para dentro da bolsa estromal (interface).
- *Haze* corneano (cicatriz): Menos comum do que após procedimentos de ablação de superfície.
- Astigmatismo irregular (p. ex., retenção de fragmentos de lentícula, tratamento descentralizado, ectasia).

- Regressão ou progressão do erro de refração.
- Síndrome do olho seco/ceratopatia neurotrófica.
- CLD pode ocorrer semanas a anos após SMILE em resposta a uma lesão na córnea, como abrasão corneana, erosão recorrente ou ceratite viral.
- PISK: A PIO elevada (geralmente secundária aos esteroides) pode levar ao surgimento de fluido na interface com um aspecto clínico semelhante ao da CLD. As medidas da PIO são falsamente baixas devido à fenda de fluido, e a pressão deve ser medida com Tono-Pen ou outro tonômetro manual na córnea central e perifericamente ao pedículo da SMILE.

Avaliação
1. Realizar exame completo sob lâmpada de fenda, incluindo coloração com fluoresceína e medida de PIO por Tono-Pen e aplanação. A PIO pode ser subestimada considerando-se a extração da lentícula e a redução da espessura corneana. Verificar a PIO perifericamente à margem do pedículo se houver suspeita de PISK.
2. Realizar teste de Schirmer, conforme a necessidade.
3. Refração em todos os pacientes que não apresentem visão sem correção de 20/20. Refração com lentes de contato rígidas para astigmatismo irregular.
4. Topografia e/ou tomografia corneana na suspeita de astigmatismo irregular.

Tratamento e Seguimento
1. Microestrias do pedículo: Massagem delicada do pedículo, esteroides tópicos frequentes.
2. Defeito epitelial. Ver Seção 3.2, Abrasão corneana.
3. CPS e olho seco. Ver Seção 4.1, Ceratopatia punctata superficial, e Seção 4.3, Síndrome do olho seco.
4. CLD: Tratamento agressivo com esteroides tópicos frequentes (p. ex., acetato de prednisolona a 1%, a cada 1 hora). Se grave, pode ser necessário o levantamento do retalho e a irrigação da interface. Tratar qualquer causa subjacente (defeito epitelial).
5. PISK: Medicamentos para reduzir a pressão ocular e redução rápida dos esteroides.
6. Infiltrado corneano. Ver Seção 4.11, Ceratite bacteriana, e Apêndice 8, Procedimento de cultura da córnea.

7. Crescimento epitelial para dentro da córnea (*epithelial ingrowth*): Observar se for muito periférico e não afetar a visão. Conversão de um pedículo em um retalho e desbridamento cirúrgico se for denso, afetar a saúde do pedículo, aproximar-se do eixo visual ou afetar a visão. As bolsas pequenas também podem ser tratadas com YAG *laser*.
8. *Haze* corneano: Aumentar a frequência de colírios esteroides. Seguimento em 1 a 2 semanas.
9. Erro de refração ou astigmatismo irregular: Refração apropriada. Considerar a repetição da PRK. No caso de astigmatismo irregular, considerar a repetição personalizada ou guiada por topografia ou a adaptação de lentes de contato.
10. Considerar o CXL em casos de ectasia.

COMPLICAÇÕES DA CERATOTOMIA RADIAL

Na ceratotomia radial (CR), são realizados cortes radiais de espessura parcial na córnea periférica com uma lâmina de diamante (frequentemente, 90-95% de profundidade), o que resulta em um aplanamento da córnea central e correção da miopia. A ceratotomia astigmática (CA) é um procedimento semelhante no qual incisões arqueadas ou tangenciais relaxantes são feitas para corrigir o astigmatismo. Atualmente, é pouco usada devido à taxa de complicações e aos avanços da tecnologia.

Sintomas

Iniciais (1 a 14 dias). Redução da acuidade visual e aumento da dor.

Tardios (2 semanas a anos). Redução da acuidade visual, ofuscamento severo e diplopia monocular.

> **NOTA:** A CR enfraquece a integridade corneana, colocando os pacientes em alto risco de ruptura após trauma.

Sinais

Infiltrado corneano, defeitos epiteliais grandes que se coram com fluoresceína, ruptura no local de incisão da CR após trauma, reação da câmara anterior.

Etiologia
Inicial
- Defeito epitelial grande. Ver Seção 3.2, Abrasão corneana.
- Infecção/úlcera corneana na incisão da CR. Ver Seção 4.11, Ceratite bacteriana.
- Alergia a medicamentos. Ver Seção 5.1, Conjuntivite aguda.
- De forma rara, endoftalmite. Ver Seção 12.13, Endoftalmite pós-operatória.

Tardia
- Incisões da CR alcançando o eixo visual e causando ofuscamento e pontos luminosos com borramento visual.
- Astigmatismo irregular.
- Regressão do erro de refração; comum nos primeiros meses após a cirurgia.
- Progressão do erro de refração (hipermetropia consecutiva); comum depois dos primeiros anos após a cirurgia.
- Ruptura de globo ocular no local de incisão da CR após trauma. Ver Seção 3.14, Ruptura de globo e lesão ocular penetrante.

Avaliação

1. Realizar exame completo sob lâmpada de fenda, incluindo medida da PIO e coloração com fluoresceína.
2. Refração em todos os pacientes que não apresentarem visão sem correção de 20/20. Refração com lentes de contato rígidas para astigmatismo irregular.
3. Topografia e/ou tomografia corneana se houver suspeita de astigmatismo irregular.

Tratamento e Seguimento

1. Infiltrado corneano: Ver Seção 4.11, Ceratite bacteriana, e Apêndice 8, Procedimento de cultura da córnea.
2. Defeito epitelial: Ver Seção 3.2, Abrasão corneana.
3. Endoftalmite: Ver Seção 12.13, Endoftalmite pós-operatória.
4. Erro de refração ou astigmatismo irregular: Refração apropriada. Considerar retoque das incisões de CR ou CA. Raramente, pode ser utilizada ablação a *laser* da superfície com mitomicina C. O astigmatismo irregular pode exigir lente de contato rígida.
5. Ruptura de globo ocular na incisão da CR. Exige reparo cirúrgico. Ver Seção 3.14, Ruptura de globo e lesão ocular penetrante.

Capítulo 5

Doença da conjuntiva/esclera/íris/externa

5.1 Conjuntivite aguda

Sintomas
"Olho vermelho" (hiperemia conjuntival), secreção, pálpebras grudadas ou com crostas (pior ao acordar) e sensação de corpo estranho, com menos de 4 semanas de duração dos sintomas (caso contrário, ver Seção 5.2, Conjuntivite crônica) (ver **Figura 5.1.1**).

CONJUNTIVITE VIRAL/CERATOCONJUNTIVITE EPIDÊMICA

Sintomas
Prurido, queimação, lacrimejamento e sensação de areia ou corpo estranho; história de recente infecção do trato respiratório superior ou de contato com alguém com conjuntivite viral. Com frequência, inicia em um olho e afeta o outro dentro de poucos dias.

Sinais
(Ver Figura 5.1.2.)

Críticos. Folículos conjuntivais na pálpebra inferior (ver **Figura 5.1.3**) e linfonodo pré-auricular palpável e doloroso.

Outros. Lacrimejamento, pálpebras edematosas e avermelhadas, hemorragias subconjuntivais puntiformes, ceratopatia punctata (erosão epitelial em casos graves) e membrana/pseudomembrana (ver **Figura 5.1.4**). Microcistos intraepiteliais finos são um achado corneano precoce que, se presente, pode ser útil no diagnóstico. Infiltrados subepiteliais (ISEs) no estroma anterior podem surgir 1 a 2 semanas após o começo da conjuntivite.

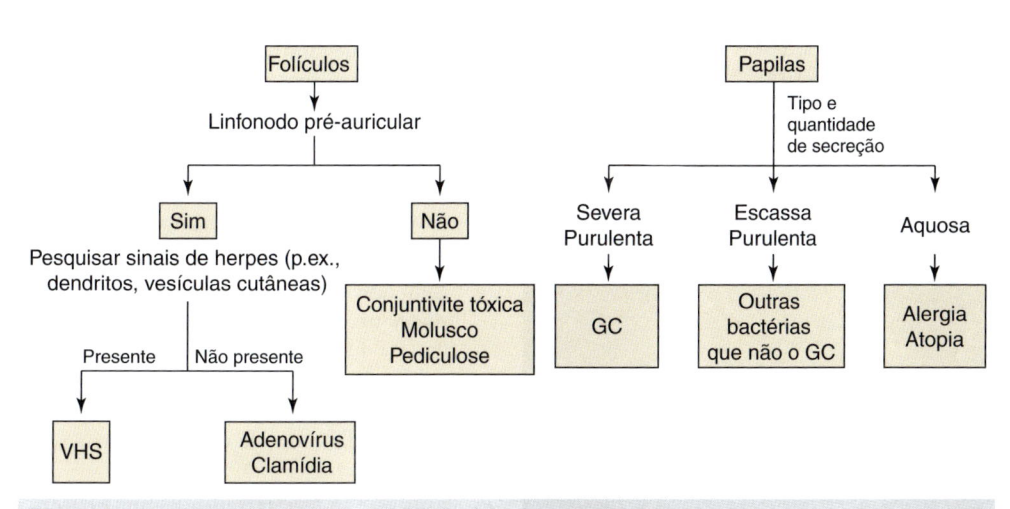

Figura 5.1.1 Algoritmo para folículos e papilas. VHS, vírus herpes simples; GC, gonococo.

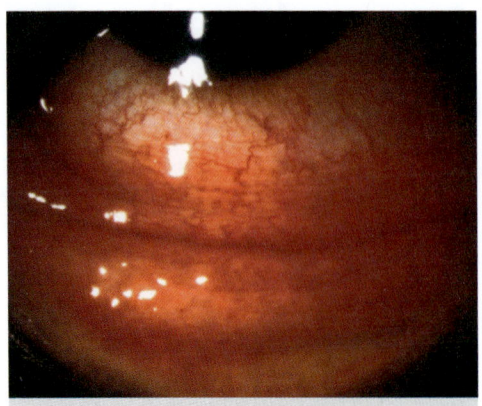

Figura 5.1.2 Conjuntivite viral.

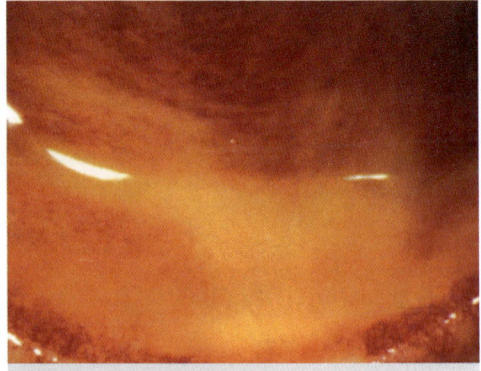

Figura 5.1.4 Conjuntivite viral com pseudomembranas.

Etiologia e variantes da conjuntivite viral
- Mais comumente por adenovírus: A ceratoconjuntivite epidêmica é mais comumente causada pelo subgrupo D dos sorotipos 8, 19 e 37. A febre faringoconjuntival está associada com faringite e febre, geralmente em crianças, sendo causada pelos sorotipos 3 e 7 com maior frequência.
- Conjuntivite hemorrágica aguda: Associada com hemorragias subconjuntivais proeminentes, geralmente com 1 a 2 semanas de duração, tendendo a ocorrer em regiões tropicais. Causada por enterovírus 70 (raramente seguida por uma paralisia tipo poliomielite), vírus *coxsackie* A24 e adenovírus sorotipo 11.

> **NOTA:** Muitas síndromes virais sistêmicas (p. ex., sarampo, caxumba, *influenza* e coronavírus) podem causar uma conjuntivite inespecífica. A condição subjacente deve ser tratada de forma apropriada, e os olhos, com lágrimas artificiais, 4 a 8 x/dia. Se as lágrimas forem usadas mais do que 4 x/dia, recomenda-se que sejam sem conservantes.

Avaliação
Não há indicação para culturas e *swabs*, exceto se a secreção for excessiva ou a condição se torne crônica (ver Seção 5.2, Conjuntivite crônica).

Tratamento
1. Explicar ao paciente que a conjuntivite viral é uma condição autolimitada, sendo típica a sua piora durante os primeiros 4 a 7 dias, podendo não melhorar por 2 a 3 semanas ou mais, caso ocorra envolvimento corneano.
2. A conjuntivite viral é altamente contagiosa (geralmente por 10 a 12 dias a partir de seu começo) quando os olhos estão vermelhos (quando não recebem esteroides) ou têm secreção/lacrimejamento ativo. Os pacientes devem evitar tocar em seus olhos, cumprimentar com aperto de mãos, compartilhar toalhas ou travesseiros etc. Restringir atividades de trabalho e escola para pacientes com exposição significativa a outros indivíduos enquanto os olhos estiverem vermelhos e com secreção.
3. Lavagem frequente das mãos.
4. Aplicação de lágrimas artificiais sem conservantes ou pomada de lágrimas, 4 a 8 x/dia, por 1 a 3 semanas. Utilizar flaconetes de uso único para limitar a contaminação da ponta e a disseminação da condição.
5. Recomendar o uso de compressas frias várias vezes ao dia.
6. Aplicação de colírios anti-histamínicos (p. ex., epinastina a 0,05%, 2 x/dia) se o prurido for intenso.
7. Se houver uma membrana/pseudomembrana, ela deve ser delicadamente retirada com um

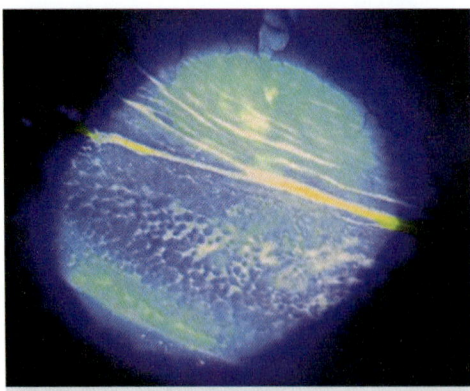

Figura 5.1.3 Folículos na conjuntiva palpebral inferior.

cotonete ou pinça para aumentar o conforto, minimizar os defeitos corneanos e ajudar a evitar a formação de simbléfaro.
8. Se houver uma membrana/pseudomembrana ou se ISEs reduzirem a visão e/ou causarem fotofobia significativa, deve-se iniciar com esteroides tópicos. Para as membranas/pseudomembranas, usar uma dose mais frequente de esteroides ou um esteroide mais forte (p. ex., loteprednol a 0,5% ou acetato de prednisolona a 1%, 4 x/dia). Considerar uma pomada de esteroide (p. ex., pomada de fluorometolona a 0,1%, 4 x/dia, ou pomada de dexametasona/tobramicina a 0,1%/0,3%, 4 x/dia) na presença de lacrimejamento significativo para manter uma exposição mais longa ao medicamento. Para os ISEs isolados, um esteroide mais fraco com dosagem menos frequente costuma ser suficiente (p. ex., loteprednol a 0,2% ou 0,5%, 2 x/dia). Em virtude da possibilidade de efeitos colaterais, a prescrição de esteroides tópicos no setor de emergência ou em pacientes com seguimento questionável deve ser feita com muita cautela. Os esteroides podem acelerar a resolução dos sintomas, mas, também, prolongar o período infeccioso. Além disso, os esteroides geralmente precisam de um período maior de retirada gradual, e os ISEs tardios podem recorrer durante ou após essa retirada. Os esteroides não devem ser prescritos se o paciente não tiver sido examinado por um oftalmologista sob lâmpada de fenda.

NOTA: O uso rotineiro de antibióticos tópicos para conjuntivite viral é desestimulado, a menos que haja erosões corneanas ou secreção mucopurulenta sugestivas de conjuntivite bacteriana (ver Conjuntivite bacteriana neste capítulo).

Seguimento
Em 2 a 3 semanas, ou mais cedo se a condição piorar significativamente ou se forem utilizados esteroides tópicos.

CONJUNTIVITE VIRAL POR HERPES SIMPLES

Ver Seção 4.15, Vírus herpes simples (VHS), para mais detalhes. Os pacientes podem apresentar histórico de lesões periorais. Manifesta-se com uma reação conjuntival folicular unilateral (às vezes, recorrente), linfonodo pré-auricular palpável e, ocasionalmente, vesículas herpéticas cutâneas concomitantes ao longo da margem palpebral ou da pele periocular. Terapia antiviral sistêmica (7-10 dias de aciclovir, 400 mg, 5 x/dia, ou valaciclovir, 500 mg, 2-3 x/dia, ou fanciclovir, 250 mg, 2-3 x/dia) ou tópica (ganciclovir em gel oftálmico a 0,15%, 5 x/dia, aciclovir em pomada, 5 x/dia, ou trifluridina a 1%, 9 x/dia, por 7 a 10 dias) e compressas mornas. Os esteroides são contraindicados.

CONJUNTIVITE ALÉRGICA

Sintomas
Prurido, lacrimejamento e histórico de alergias são típicos. Geralmente bilateral.

Sinais
Quemose, pálpebras vermelhas e edematosas, papilas conjuntivais, hiperpigmentação periocular e ausência de linfonodo pré-auricular (ver **Figura 5.1.5**).

Tratamento
1. Eliminar o agente desencadeante. Pode ser útil a lavagem frequente do cabelo e das roupas.
2. Recomendar o uso de compressas frias várias vezes ao dia.
3. Prescrever colírios tópicos, dependendo da gravidade.
   - Leve: Utilizar lágrimas artificiais, 4 a 8 x/dia.
   - Moderada: Usar colírios anti-histamínicos e/ou estabilizadores de mastócitos. Os medicamentos convenientes com dosagem 1 x/dia incluem os colírios de olopatadina a 0,2% (sem receita médica) ou a 0,7% e de alcaftadina a 0,25%. Os medicamentos comuns com dosagem 2 x/dia incluem os colírios de cetirizina a 0,24%,

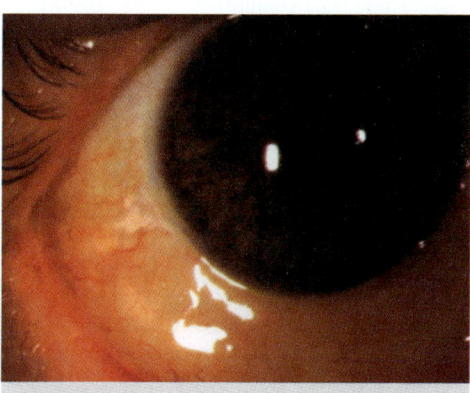

Figura 5.1.5 Conjuntivite alérgica.

azelastina a 0,05%, olopatadina a 0,1% (sem receita médica), epinastina a 0,05%, nedocromil a 2%, bepotastina a 1,5% ou cetotifeno a 0,025% (sem receita médica). Os colírios de pemirolaste a 0,1% e de lodoxamida a 0,1% também podem reduzir os sintomas, mas são recomendados em dosagem de 4 x/dia.

> **NOTA:** Um anti-inflamatório não esteroide (AINE) oftálmico como o cetorolaco a 0,5%, 4 x/dia, também pode ser efetivo na redução da inflamação ocular, mas seu uso deve ser monitorado considerando-se o risco conhecido de toxicidade corneana com a instilação crônica.

- Grave: Esteroides tópicos leves (p. ex., loteprednol a 0,2%, 4 x/dia, fluorometolona a 0,1%, 4 x/dia, ou acetato de fluorometolona a 0,1%, 4 x/dia, por 1 a 2 semanas), além dos medicamentos já citados.
4. Os anti-histamínicos orais (p. ex., difenidramina, 25 mg, via oral [VO], 3 a 4 x/dia, ou loratadina, 10 mg, VO, 1 x/dia) em casos moderados e graves podem ser muito úteis.

> **NOTA:** O uso rotineiro de esteroides ou antibióticos tópicos para conjuntivite alérgica é desaconselhado.

Seguimento
Por 2 semanas. Se esteroides tópicos estiverem sendo utilizados, é necessária a sua redução, e os pacientes devem ser monitorados quanto a efeitos colaterais.

CONJUNTIVITE VERNAL/ATÓPICA

Sintomas
Geralmente bilateral, mas prurido frequentemente assimétrico com secreção espessa e viscosa. Mais comum em meninos. Recorrências sazonais (primavera/verão) na conjuntivite vernal; história de atopia, dermatite e/ou asma sem correlação sazonal na conjuntivite atópica. Em geral, o tipo vernal ocorre em pacientes mais jovens.

Sinais
Críticos. Grandes papilas conjuntivais vistas sob a pálpebra superior ou ao longo do limbo (límbica vernal) (ver **Figura 5.1.6**).

Outros. Úlcera corneana superior em "escudo" (infiltrado cinza-esbranquiçado estéril e bem delineado recoberto por defeito epitelial), pontos brancos elevados no limbo (pontos de Horner-Trantas) formados por eosinófilos degenerados (ver **Figura 5.1.7**) e ceratopatia punctata superficial (CPS).

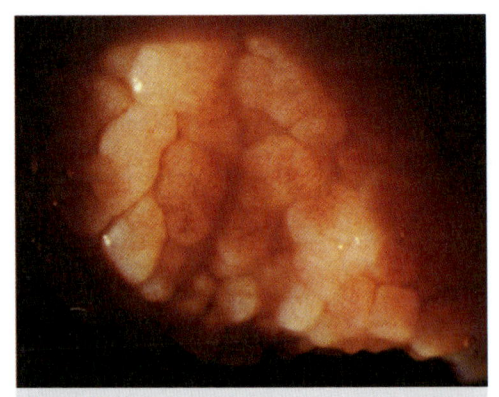

Figura 5.1.6 Conjuntivite atópica/vernal com papilas tarsais superiores grandes.

Tratamento
1. Tratar como conjuntivite alérgica, com exceção de garantir o uso profilático de um estabilizador de mastócitos ou de uma combinação de anti-histamínico/estabilizador de mastócitos (p. ex., olopatadina a 0,2% ou 0,7%, 1 x/dia, alcaftadina a 0,25%, 1 x/dia, olopatadina a 0,1%, 2 x/dia, cetotifeno a 0,1%, 2 x/dia, lodoxamida a 0,1%, 4 x/dia, e pemirolaste a 0,1%, 4 x/dia) por 2 a 3 semanas antes de iniciar a estação de alergias.
2. Se úlcera em escudo estiver presente, adicionar:
   - Esteroide tópico (p. ex., colírio de loteprednol a 0,5% ou acetato de prednisolona a 1%, pomada de dexametasona a 0,1%), 4 a 6 x/dia.
   - Colírio (trimetoprima/polimixina B, 4 x/dia) ou pomada (p. ex., eritromicina, 4 x/dia, bacitracina/polimixina B, 4 x/dia) de antibióticos.

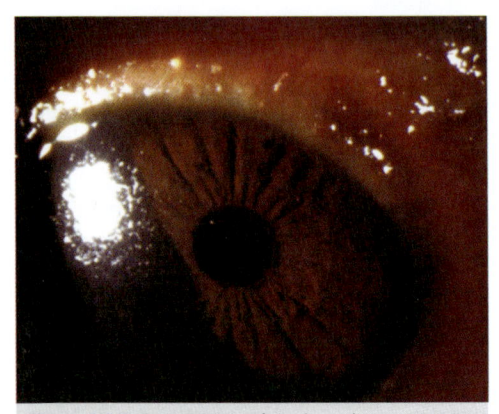

Figura 5.1.7 Conjuntivite atópica/vernal com pontos brancos elevados de eosinófilos ao longo do limbo.

- Agente cicloplégico (p. ex., ciclopentolato a 1%, 3 x/dia).

> **NOTA:** As úlceras em escudo podem precisar ser raspadas para a remoção do material superficial tipo placa antes que possa ocorrer a reepitelização.

3. Recomendar o uso de compressas frias, 4 x/dia.
4. Considerar ciclosporina a 0,05 a 2%, 2 a 4 x/dia, se não houver resposta ao tratamento anteriormente citado. Informar o paciente de que o máximo efeito desse colírio não é percebido antes de várias semanas.
5. Se houver associação com dermatite atópica palpebral, considerar a aplicação da pomada de tacrolimo a 0,03 a 0,1%, ao deitar ou 2 x/dia (preferido), pimecrolimo em creme a 1%, 2 x/dia, ou pomada oftálmica de esteroide (p. ex., fluorometolona a 0,1%, 4 x/dia) na pele afetada, por 1 a 2 semanas.

Seguimento
A cada 1 a 3 dias na presença de úlcera em escudo; caso contrário, por algumas semanas. Os medicamentos tópicos devem ser reduzidos lentamente à medida que ocorra melhora. O colírio antialérgico deve ser mantido durante toda a estação, podendo ser reiniciado algumas semanas antes da próxima primavera. Os pacientes que usam esteroides tópicos devem ser monitorados regularmente com atenção à pressão intraocular (PIO), mesmo que o uso seja apenas cutâneo.

CONJUNTIVITE BACTERIANA (NÃO GONOCÓCICA)

Sintomas
Vermelhidão, sensação de corpo estranho e secreção; o prurido é muito menos proeminente.

Sinais
Críticos. Secreção branco-amarelada purulenta de grau leve a moderado.

Outros. Papilas conjuntivais, quemose, geralmente ausência de linfonodo pré-auricular (diferentemente da gonocócica, na qual um linfonodo pré-auricular costuma ser palpado).

Etiologia
São comuns *Staphylococcus aureus* (associado à blefarite, a flictênulas e a infiltrados estéreis marginais), *Staphylococcus epidermidis*, *Haemophilus influenzae* (especialmente em crianças e comumente associado à otite média), *Streptococcus pneumoniae* e *Moraxella catarrhalis*.

> **NOTA:** Suspeitar de infecções gonocócicas se o início for hiperagudo com secreção significativa (ver Conjuntivite gonocócica nesta seção).

Avaliação
Se o quadro for grave, recorrente ou recalcitrante, enviar raspados conjuntivais para imediata coloração de Gram (para avaliar gonococos) e para exames culturais de rotina e sensibilidade (p. ex., em ágar-sangue e ágar-chocolate).

Tratamento
1. Utilizar terapia antibiótica tópica (p. ex., colírio ou pomada de trimetoprima/polimixina B ou fluoroquinolona, 4 x/dia) por 5 a 7 dias.
2. A conjuntivite por *H. influenzae* deve ser tratada com amoxicilina/ácido clavulânico oral (20 a 40 mg/kg/dia, em três doses diárias) em função de envolvimento extraocular ocasional (p. ex., otite média, pneumonia e meningite).
3. Se associada à dacriocistite, há necessidade de antibióticos sistêmicos. Ver Seção 6.9, Dacriocistite/inflamação do saco lacrimal.

Seguimento
A cada 2 a 3 dias inicialmente; depois, a cada 5 a 7 dias quando estável até a resolução. A terapia antibiótica é ajustada conforme os resultados das culturas e dos testes de sensibilidade.

CONJUNTIVITE GONOCÓCICA

Sinais
Críticos. Secreção purulenta intensa, início hiperagudo (classicamente, dentro de 12-24 horas).

Outros. Papilas conjuntivais, quemose marcada, adenopatia pré-auricular e edema palpebral. Ver Seção 8.9, Oftalmia neonatal (conjuntivite do recém-nascido), para uma discussão detalhada sobre conjuntivite gonocócica no recém-nascido.

Avaliação
1. Examinar toda a córnea em busca de úlceras periféricas (especialmente superiores) devido ao risco de rápida progressão para perfuração (ver **Figura 5.1.8**).
2. Enviar raspados conjuntivais para imediata coloração de Gram e para cultura e testes de

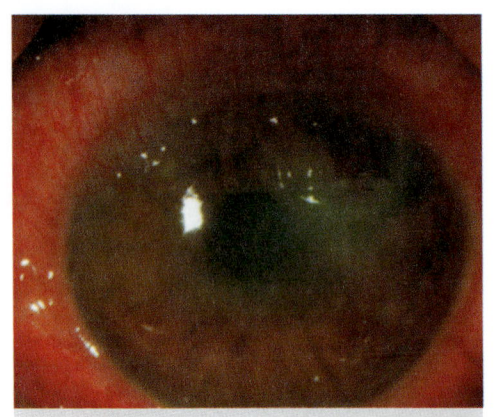

Figura 5.1.8 Conjuntivite gonocócica com envolvimento da córnea.

sensibilidade (p. ex., ágar-chocolate ou ágar Thayer-Martin).

Tratamento

Deve ser iniciado se a cultura de Gram mostrar diplococos intracelulares Gram-negativos ou se houver alta suspeita clínica de conjuntivite gonocócica.

1. Recomenda-se um regime terapêutico duplo de ceftriaxona 1 g, intramuscular (IM), MAIS azitromicina 1 g, VO, ambas em dose única. Se houver envolvimento corneano, ou se ele não puder ser excluído devido à quemose e ao edema palpebral, hospitalizar o paciente e tratar com ceftriaxona 1 g, intravenosa (IV), a cada 12 a 24 horas, no lugar da ceftriaxona IM. A duração do tratamento pode depender da resposta clínica. Considerar uma consultoria com infectologista em todos os casos de conjuntivite gonocócica.
2. Se a ceftriaxona não estiver disponível ou não for tolerada (p. ex., pacientes alérgicos a cefalosporinas), considerar os seguintes regimes terapêuticos:
   - Gemifloxacino, 320 mg, VO, em dose única, MAIS azitromicina, 2 g, VO, em dose única.
   - Gentamicina, 240 mg, IM, em dose única, MAIS azitromicina, 2 g, VO, em dose única.

NOTA: Não apenas as fluoroquinolonas orais estão contraindicadas em gestantes e crianças, mas elas não mais são recomendadas como monoterapia para o tratamento de infecções gonocócicas devido ao aumento da resistência. Observe que as fluoroquinolonas tópicas, como o moxifloxacino, são usadas com segurança em crianças > 4 meses de idade.

3. Uso tópico de pomada de fluoroquinolona, 4 x/dia, ou colírio de fluoroquinolona a cada 2 horas. Se a córnea estiver comprometida, utilizar um colírio de fluoroquinolona a cada 1 hora (p. ex., gatifloxacino, moxifloxacino, besifloxacino, levofloxacino ou ciprofloxacino).
4. Recomendar irrigação com soro fisiológico, 4 x/dia, até a resolução da secreção.
5. Tratar para uma possível coinfecção com clamídia (p. ex., azitromicina 1 g, VO, em dose única, ou doxiciclina, 100 mg, VO, 2 x/dia, por 7 dias).
6. Tratar os parceiros sexuais com antibióticos orais tanto para gonorreia quanto para clamídia, conforme descrito previamente.

Seguimento

Diariamente, até que melhora consistente seja observada, e, então, a cada 2 a 3 dias até a resolução da condição. O paciente e seu parceiro sexual devem ser avaliados pelos seus clínicos quanto a outras doenças sexualmente transmissíveis.

PEDICULOSE (PIOLHO, CHATOS)

Costuma desenvolver-se a partir do contato com piolhos púbicos (em geral, de transmissão sexual). Pode ser unilateral ou bilateral.

Sintomas

Prurido e injeção conjuntival leve.

Sinais

Críticos. Piolhos adultos, lêndeas e *debris* tingidos de sangue nas pálpebras e nos cílios (ver **Figura 5.1.9**).

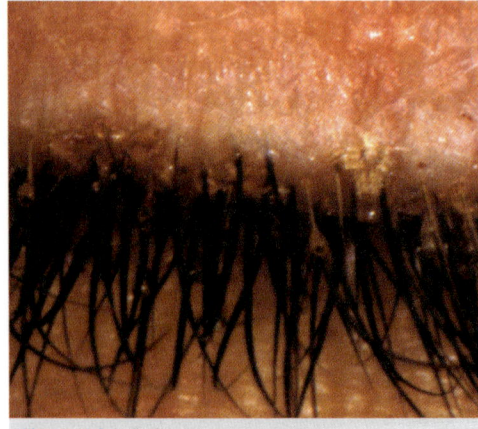

Figura 5.1.9 Pediculose.

Outros. Conjuntivite folicular.

Tratamento
1. Remoção mecânica de piolhos e lêndeas com pinça de joalheiro.
2. Recomendar pomada oftálmica (p. ex., eritromicina) nas pálpebras, 3 x/dia, por 10 dias, para sufocar os piolhos e as lêndeas.
3. Loção e xampu antipiolhos conforme o envolvimento das regiões não oculares para o paciente e contatos próximos.
4. Lavar e secar bem todas as roupas, toalhas e roupas de cama.

> **NOTA:** Em crianças, a ocorrência de pediculose pode levantar suspeita de possível abuso sexual, sendo recomendado o envolvimento do serviço social e/ou órgão de proteção à criança.

Para conjuntivite por clamídia, tóxica e relacionada a molusco contagioso, ver Seção 5.2, Conjuntivite crônica.

Também ver as seguintes seções relacionadas: Seção 5.10, Penfigoide de mucosas (penfigoide cicatricial ocular); Seção 8.9, Oftalmia neonatal (conjuntivite do recém-nascido); e Seção 13.7, Eritema multiforme, síndrome de Stevens-Johnson e necrólise epidérmica tóxica.

5.2 Conjuntivite crônica

Sintomas
"Olho vermelho" (hiperemia conjuntival), secreção conjuntival, pálpebras coladas (pior ao acordar) e sensação de corpo estranho, duração de mais de 4 semanas (caso contrário, ver Seção 5.1, Conjuntivite aguda).

Diagnóstico diferencial
- Conjuntivite oculoglandular de Parinaud (ver Seção 5.3, Conjuntivite oculoglandular de Parinaud).
- Dacriocistite silenciosa (ver Seção 6.9, Dacriocistite/inflamação do saco lacrimal).
- Problemas relacionados a lentes de contato (ver Seção 4.20, Problemas relacionados a lentes de contato).
- Tumores conjuntivais (ver Seção 5.12, Tumores conjuntivais).
- Doença autoimune (p. ex., artrite reativa, sarcoidose, lúpus discoide e outras).

CONJUNTIVITE DE INCLUSÃO POR CLAMÍDIA

Sexualmente transmitida, causada pelos sorotipos D a K de *Chlamydia trachomatis*, e geralmente encontrada em adultos jovens. Um histórico de vaginite, cervicite ou uretrite pode estar presente.

Sinais
Folículos conjuntivais bulbares ou tarsais inferiores, *pannus* corneano superior, linfonodo pré-auricular palpável ou ISEs periféricos. Uma secreção filamentosa e mucosa pode estar presente.

Avaliação
1. História: Determinar a duração da vermelhidão no olho, qualquer tratamento prévio, vaginite, cervicite ou uretrite concomitantes. Verificar se o paciente é sexualmente ativo.
2. Realizar exame sob lâmpada de fenda.
3. Em adultos, teste de imunofluorescência direta para clamídias, sonda de DNA, cultura para clamídias ou reação em cadeia da polimerase (PCR, do inglês *polymerase chain reaction*) da amostra conjuntival.

> **NOTA:** A fluoresceína tópica pode interferir nos resultados dos testes de imunofluorescência.

4. Considerar raspado conjuntival para coloração de Giemsa: Mostra corpos de inclusão citoplasmática basofílicos nas células epiteliais, leucócitos polimorfonucleares e linfócitos em recém-nascidos.

Tratamento
1. Azitromicina, 1 g, VO, em dose única, doxiciclina, 100 mg, VO, 2 x/dia, ou eritromicina, 500 mg, VO, 4 x/dia, por 7 dias administrados ao paciente e aos seus parceiros sexuais.
2. Utilizar pomada de eritromicina ou tetraciclina tópica, 2 a 3 x/dia, por 2 a 3 semanas.

Seguimento
Em 2 a 3 semanas, dependendo da gravidade. O paciente e seu parceiro sexual devem ser avaliados pelos seus clínicos quanto a outras doenças sexualmente transmissíveis. Há casos em que um tratamento por 6 semanas com doxiciclina pode ser necessário.

TRACOMA

Ocorre principalmente em áreas de saneamento ruim e em condições de aglomeração. Causado por C. *trachomatis* sorotipos A a C.

Sinais
(Ver Figura 5.2.1.)

Classificação de Macallan
- Estágio 1: Folículos tarsais superiores, CPS superior leve e *pannus*, com frequência precedidos de secreção purulenta e linfonodo pré-auricular doloroso.
- Estágio 2: Reação folicular tarsal superior florida (2a) ou hipertrofia papilar (2b) associada a ISEs corneanos superiores, *pannus* e folículos límbicos.
- Estágio 3: Folículos e cicatriz na conjuntiva tarsal superior.
- Estágio 4: Sem folículos e cicatriz conjuntival extensa.
- Complicações tardias: Olho seco severo, triquíase, entrópio, ceratite, cicatriz corneana, *pannus* fibrovascular superficial, fossetas de Herbert (folículos límbicos cicatrizados), superinfecção bacteriana da córnea e ulceração.

Classificação da Organização Mundial da Saúde (OMS)
- TF (tracoma inflamatório: folicular): Mais do que cinco folículos no tarso superior.
- TI (tracoma inflamatório: intenso): Inflamação com espessamento obscurecendo mais do que 50% dos vasos tarsais.
- TS (tracoma cicatricial [*trachomatous scarring*]): Cicatrização (*scarring*) da conjuntiva tarsal com linhas brancas fibrosas.
- TT (triquíase tracomatosa): Triquíase de pelo menos um cílio.
- CO (opacidade corneana [*corneal opacity*]): Opacidade corneana envolvendo pelo menos parte da margem pupilar.

Avaliação
1. Histórico de exposição a áreas endêmicas (p. ex., Norte da África, Oriente Médio, Índia, Sudeste Asiático).
2. Exame físico e testes diagnósticos conforme citado anteriormente (p. ex., conjuntivite de inclusão por clamídias).

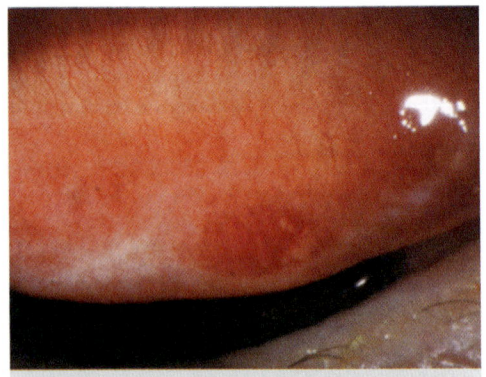

Figura 5.2.1 Tracoma que mostra a linha de Arlt, ou cicatriz, na conjuntiva tarsal superior.

Tratamento
1. Azitromicina, 20 mg/kg, VO, em dose única, doxiciclina, 100 mg, VO, 2 x/dia, ou eritromicina, 500 mg, VO, 4 x/dia, por 2 semanas.
2. Utilizar pomada de tetraciclina, eritromicina ou sulfacetamida, 2 a 4 x/dia, por 3 a 4 semanas.

> **NOTA:** As tetraciclinas são contraindicadas para crianças menores de 8 anos, mulheres grávidas e mães que estejam amamentando.

Seguimento
Inicialmente, a cada 2 a 3 semanas e, depois, conforme a necessidade. Embora o tratamento tenha como objetivo a cura, a reinfecção é comum quando as condições de higiene não melhoram.

> **NOTA:** Atualmente, a Organização Mundial da Saúde está conduzindo um programa de larga escala para erradicar o tracoma por meio da distribuição disseminada intermitente de azitromicina e por meio da limpeza facial e das medidas de saneamento da água em regiões endêmicas. O objetivo é a eliminação global do tracoma até 2030.

MOLUSCO CONTAGIOSO

Sinais
Críticos. Nódulos umbilicados e em forma de domo, brilhantes, únicos ou múltiplos na pálpebra ou na margem palpebral.

Outros. Resposta conjuntival folicular a produtos virais tóxicos, *pannus* corneano e CPS. Pacientes imunocomprometidos podem ter lesões maiores (até 5 mm) e mais numerosas junto com menor reação conjuntival. Foi observada incidência aumentada em associação com a dermatite atópica pediátrica.

Tratamento
Quando associado com conjuntivite crônica, as lesões devem ser removidas por excisão simples, incisão e curetagem ou criocirurgia.

Seguimento
A cada 2 a 4 semanas, até a resolução da conjuntivite, que quase sempre perdura por 4 a 6 semanas. Se houver muitas lesões, considerar a realização de teste para o vírus da imunodeficiência humana (HIV, do inglês *human immunodeficiency virus*).

CERATOCONJUNTIVITE POR *MICROSPORIDIUM*

Sinais
Ceratite punctata difusa, grosseira e elevada, e conjuntivite papilar ou folicular não purulenta que não responde ao tratamento conservador. Em pacientes imunocomprometidos, pode ocorrer uma ceratite estromal corneana que lembra a ceratite por VHS ou fungos. O diagnóstico se baseia na raspagem e na biópsia da conjuntiva ou da córnea; parasitas intracelulares obrigatórios podem ser identificados na coloração de Gram, Giemsa, microscopia eletrônica e microscopia confocal *in vivo*.

Tratamento
São recomendados regimes de agentes antiparasitários e/ou antibióticos. Pode-se usar a fumagilina tópica, a poli-hexametileno biguanida (PHMB) e/ou medicamentos antiparasitários (p. ex., itraconazol, 200 mg, VO, 1 x/dia, ou albendazol, 400 mg, VO, 2 x/dia). Desbridamento epitelial seguido por pomada antibiótica (p. ex., eritromicina, ciprofloxacino ou bacitracina/polimixina B, 3 x/dia) pode ser útil. Tratar qualquer infestação sistêmica. Considerar a testagem para HIV e a consultoria com infectologista.

CONJUNTIVITE TÓXICA/ MEDICAMENTOSA

Sinais
Reação papilar inferior e/ou coloração da conjuntiva inferior por fluoresceína causada por colírio ocular tópico. Mais notavelmente causada por medicamentos para redução da PIO, aminoglicosídeos, antivirais e colírios com conservantes (especialmente aqueles que contêm cloreto de benzalcônio). Com o uso prolongado, em geral mais de 1 mês, pode ser vista uma resposta folicular com outros medicamentos, incluindo atropina, mióticos, epinefrina e antibióticos não aminoglicosídeos. CPS inferior e secreção escassa também podem ser observados.

Tratamento
Em geral, é suficiente descontinuar o uso do colírio causador dos sintomas. Podem-se adicionar lágrimas artificiais livres de conservantes 4 a 8 x/dia. Nos casos graves, os esteroides tópicos podem ajudar a controlar a inflamação conjuntival e a aumentar o conforto ocular.

Seguimento
Em 1 a 4 semanas, conforme a necessidade.

5.3 Conjuntivite oculoglandular de Parinaud

Sintomas
Olho vermelho, secreção mucopurulenta e sensação de corpo estranho.

Sinais
Críticos. Nódulos granulomatosos na pálpebra e na conjuntiva bulbar; linfonodos pré-auriculares ou submandibulares ipsilaterais visivelmente edematosos.
Outros. Febre, erupção cutânea e conjuntivite folicular.

Etiologia
- Doença da arranhadura do gato causada por *Bartonella henselae* (causa mais comum): É frequente o relato de arranhadura ou lambida de gato dentro de 2 semanas dos sintomas.
- Tularemia: Histórico de contato com coelhos ou outros pequenos animais silvestres ou carrapatos. Os pacientes têm cefaleia intensa, febre e outras manifestações sistêmicas.
- Tuberculose e outras micobactérias.
- Causas raras: Sífilis, leucemia, linfoma, caxumba, vírus Epstein-Barr, VHS, fungos, sarcoidose, listéria, tifo e outros.

Avaliação
Inicia-se quando a etiologia é desconhecida (p. ex., sem histórico recente de arranhadura de gato). Considerar:

1. Realizar uma biópsia conjuntival com raspados para coloração de Gram, Giemsa e álcool ácido-resistente.
2. Obter culturas conjuntivais em ágar-sangue, Löwenstein-Jensen, Sabouraud e tioglicolato.
3. Hemograma completo, reagina plasmática rápida (RPR) ou *Venereal Disease Research Laboratory* (VDRL), teste treponêmico fluorescente de absorção de anticorpos (FTA-ABS do inglês *fluorescent treponemal antibody absorption*) ou testes treponêmicos específicos (p. ex., MHA-TP), enzima conversora de angiotensina (ECA) e, se o paciente tiver febre, hemoculturas.
4. Radiografia de tórax, derivado proteico purificado (PPD, do inglês *purified protein derivative*) de tuberculina e/ou ensaio de liberação de gamainterferona (IGRA, do inglês *interferon-gamma release assay*) (p. ex., QuantiFERON-TB Gold).
5. Se houver suspeita de tularemia, são necessários títulos sorológicos.
6. Se o diagnóstico de doença da arranhadura do gato for incerto, realizar sorologia para arranhadura do gato e teste cutâneo para arranhadura do gato (Hanger-Rose).

Tratamento
1. Recomendar o uso de compressas mornas para linfonodos dolorosos.
2. Utilizar antipiréticos conforme a necessidade.
3. De acordo com a doença:
   - Doença da arranhadura do gato: Em geral, há melhora espontânea em 6 semanas. Considerar o uso de azitromicina, 500 mg, VO, 4 x/dia, passando para 250 mg, 1 x/dia, por 4 doses (para crianças, 10 mg/kg, 4 x/dia, passando para 5 mg/kg 1 x/dia, por 4 doses); alternativas incluem sulfametoxazol/trimetoprima, 800/160 mg, VO, 2 x/dia, ou ciprofloxacino, 500 mg, VO, 2 x/dia. A duração do tratamento deve ser individualizada. Utilizar antibiótico tópico (p. ex., pomada de bacitracina/polimixina B ou colírio de gentamicina, 4 x/dia). Não há necessidade de evitar o contato com gatos.
   - Tularemia: A terapia recomendada é a gentamicina, 5 mg/kg, 1 x/dia, IM ou IV, por 10 dias. Para a doença leve, as terapias alternativas incluem ciprofloxacino, 500 mg, VO, 2 x/dia, por 10 a 14 dias, ou doxiciclina, 100 mg, VO, 2 x/dia, por 14 a 21 dias. Os medicamentos sistêmicos devem ser administrados em conjunto com colírio de gentamicina a 0,3% a cada 2 horas por 1 semana e, depois, 5 x/dia até a resolução do quadro. Os pacientes que apresentam essa doença costumam manifestá-la de modo sistêmico; por isso, devem permanecer sob os cuidados de um internista.
   - Tuberculose: Encaminhar a um internista para a administração de medicamento antituberculose.
   - Sífilis: Utilizar penicilina sistêmica (a dose depende do estágio da sífilis) e pomada tópica de tetraciclina (ver Seção 12.12, Sífilis).

Seguimento
Repetir o exame ocular em 1 a 2 semanas. Os granulomas conjuntivais e a linfadenopatia podem levar de 4 a 6 semanas para melhorar em caso de doença da arranhadura do gato.

5.4 Ceratoconjuntivite límbica superior

Sintomas
Olho vermelho, queimação, sensação de corpo estranho, dor, lacrimejamento, prurido, fotofobia leve e ato frequente de piscar. O curso dessa enfermidade pode ser crônico, com agravamentos e remissões.

Sinais
Críticos. Espessamento, inflamação e injeção radial da conjuntiva bulbar superior, especialmente no limbo. Costuma haver conjuntivocálase, principalmente em região superior (ver **Figura 5.4.1**).

Outros. Discretas papilas na conjuntiva palpebral superior, ceratopatia punctata leve que se cora com fluoresceína na córnea superior, no limbo e na conjuntiva, filamentos e *micropannus* corneano superior. Geralmente bilateral, frequentemente assimétrica.

Avaliação
1. História: Verificar se há episódios recorrentes e doença tireóidea.
2. Exame sob lâmpada de fenda corado com fluoresceína, lissamina verde ou rosa-bengala, particularmente da córnea superior e conjuntiva

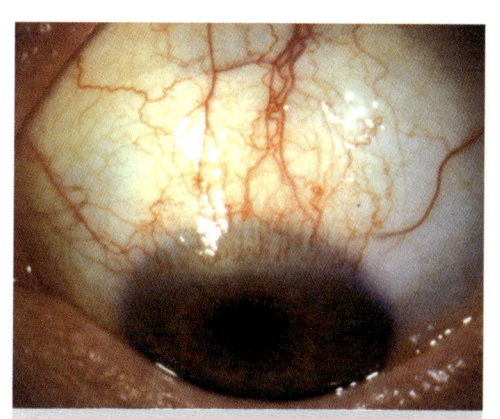

Capítulo 5 DOENÇA DA CONJUNTIVA/ESCLERA/ÍRIS/EXTERNA 119

Figura 5.4.1 Ceratoconjuntivite límbica superior.

adjacente. Levantar a pálpebra superior para examinar a área límbica superior, evertendo-a para se visualizar o tarso. Algumas vezes, a hiperemia localizada é mais bem apreciada por inspeção direta com luz ambiente em vez de sob lâmpada de fenda, elevando-se as pálpebras do paciente e pedindo que este olhe para baixo.

3. Exames da função tireoidiana (há 50% de prevalência de doença tireoidiana atual ou remota em pacientes com ceratoconjuntivite límbica superior).

Tratamento

Leve

1. Recomendar lubrificação agressiva com lágrimas artificiais sem conservantes, 4 a 8 x/dia, e pomada de lágrima artificial ao deitar.
2. Considerar a oclusão do ponto com plugues ou cautério devido à associação com olho seco.
3. Tratar qualquer blefarite concomitante.
4. Considerar o tratamento com ciclosporina a 0,05%, ciclosporina a 0,09% ou lifitegraste a 5%, 2 x/dia, se não houver resposta ao tratamento.
5. Na ausência de olho seco, pode ser colocada uma lente de contato terapêutica gelatinosa descartável para ajudar a aliviar os sintomas e facilitar a cicatrização.

Moderada a severa (além do tratamento anterior)

1. Pode-se tentar o uso de colírios de soro autólogo com aplicação intermitente durante o dia.
2. Considerar o tratamento com pomada tópica de tacrolimo a 0,03%, 2 x/dia, se não houver melhora com a lubrificação vigorosa (sem aprovação formal para uso ocular).
3. Se houver quantidade significativa de muco ou filamentos, acrescentar colírio de acetilcisteína a 10%, 4 a 6 x/dia. Os esteroides tópicos de baixa potência, como loteprednol, rimexolona e fluorometolona, podem ser usados por períodos curtos para tratar as exacerbações.
4. Aplicação de nitrato de prata em solução a 0,5%, com cotonete, por 10 a 20 segundos na conjuntiva tarsal superior e bulbar superior após anestesia tópica (p. ex., proparacaína). Isso é seguido por irrigação com solução salina e pelo uso de pomada antibiótica (p. ex., eritromicina) ao deitar, por 1 semana.

> **NOTA:** Não usar o bastão cautério de nitrato de prata (75-95%), pois pode causar queimadura grave.

5. Uma dose baixa de doxiciclina pode ser um adjuvante útil para combater a sobrerregulação das metaloproteinases da matriz causada pela ceratoconjuntivite límbica superior.
6. A toxina botulínica pode ser injetada no músculo de Riolan para alívio temporário dos sintomas.
7. As considerações cirúrgicas incluem cautério conjuntival, crioterapia, ressecção conjuntival (com ou sem enxerto de membrana amniótica), ressecção da conjuntiva bulbar superior ou eletrocirurgia com onda de rádio de alta frequência.

Seguimento

A cada 2 a 4 semanas em caso de exacerbações. Se os sinais e sintomas persistirem apesar de múltiplas estratégias de tratamento clínico, as opções cirúrgicas devem ser consideradas.

5.5 Hemorragia subconjuntival

Sintomas
Olho vermelho, sensação de corpo estranho, mas geralmente assintomática, a menos que haja quemose associada.

Sinais
Sangue sob a conjuntiva, geralmente em uma área localizada do olho. Pode acometer toda a área visível da esclera (ver **Figura 5.5.1**).

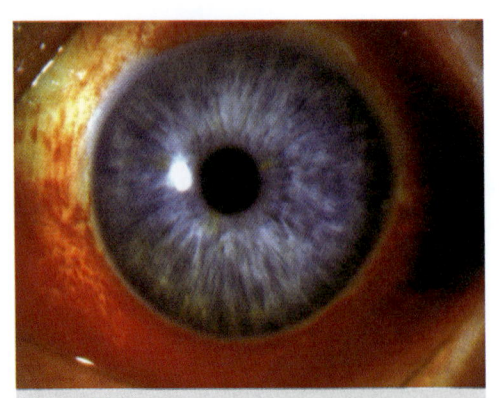

Figura 5.5.1 Hemorragia subconjuntival.

Diagnóstico diferencial
- Sarcoma de Kaposi: Lesão vermelha ou púrpura sob a conjuntiva, em geral levemente elevada. Deve ser realizado teste para HIV/síndrome da imunodeficiência adquirida (Aids, do inglês *acquired immunodeficiency syndrome*).
- Outras lesões conjuntivais (p. ex., linfoma ou amiloidose) com hemorragia secundária.

Etiologia
- Valsalva (p. ex., tosse, espirro, vômito, esforço evacuatório ou outras formas de esforço).
- Traumática: Pode ser isolada ou estar associada a uma hemorragia retrobulbar ou ruptura do globo ocular.
- Hipertensão e diabetes.
- Distúrbio hemorrágico.
- Medicamentos antiplaquetários ou anticoagulantes (p. ex., ácido acetilsalicílico, clopidogrel, varfarina, ticagrelor, dabigatrana, rivaroxabana, apixabana e edoxabana).
- Terapia com esteroides tópicos.
- Hemorragia devido a uma massa orbital (forma rara).
- Idiopática.

Avaliação
1. História: Avaliar a presença de problemas hemorrágicos ou de coagulação, bem como relacionar os medicamentos ingeridos. Avaliar se houve fricção do olho, trauma, levantamento de peso ou Valsalva. Verificar a ocorrência de hemorragia subconjuntival recorrente e tosse aguda ou crônica.
2. Verificar a pressão arterial.
3. Realizar exame ocular: Se recorrente, descartar lesão conjuntival após a melhora. Se grave, verificar a motilidade extraocular, a resistência à retropulsão e a PIO. Em casos de trauma, descartar outras lesões oculares (p. ex., ruptura do globo ocular – os sinais podem incluir acuidade visual reduzida, câmara anterior mais aprofundada, hemorragia subconjuntival bolhosa severa, hifema, hemorragia vítrea ou prolapso uveal –, hemorragia retrobulbar – associada à proptose e PIO elevada – ou fratura orbital). Ver Seção 3.14, Ruptura de globo e lesão ocular penetrante, Seção 3.10, Hemorragia retrobulbar traumática, e Seção 3.9, Fratura *blow-out* da órbita.
4. Se o paciente apresentar hemorragias subconjuntivais recorrentes ou história de problemas hemorrágicos, deve-se solicitar tempo de protrombina, tempo de tromboplastina parcial ativada, hemograma completo com diferencial e esfregaço de sangue periférico (para avaliar trombocitopenia ou leucemia), testes de função hepática e proteínas C e S.
5. Se houver sinais orbitais (proptose, redução da motilidade extraocular, PIO elevada) em casos sem trauma, realizar exames de imagem (tomografia computadorizada [TC] ou ressonância magnética [RM]) em incidências axial, coronal e parassagital das órbitas com e sem contraste para avaliar alguma massa orbital (p. ex., neuroblastoma em crianças ou linfangioma em adultos). Em casos de trauma, os exames de imagem adequados devem ser feitos conforme os achados clínicos, o mecanismo da lesão etc. (ver Capítulo 3, Trauma).

Tratamento
Não é necessário. Um colírio de lágrimas artificiais, 4 x/dia, pode ser utilizado se houver irritação ocular leve. Além disso, o uso *eletivo* de produtos com ácido acetilsalicílico e AINEs deve ser desestimulado a menos que deva ser feito pelo contexto de problemas médicos coexistentes. Medicamentos que "afinam" o sangue não devem ser suspensos a menos que o paciente seja liberado a fazer isso por seu médico assistente.

Seguimento
Costuma melhorar espontaneamente dentro de 2 a 4 semanas. Os pacientes devem ser orientados a retornar se o sangue não desaparecer por completo ou se houver recorrência. O encaminhamento a um internista ou a um médico de família deve ser feito conforme indicado para hipertensão ou diátese hemorrágica.

5.6 Episclerite

Sintomas
Vermelhidão de início agudo ou rápido e dor leve em um ou ambos os olhos, geralmente em adultos jovens e de meia idade, mais comumente em mulheres; é comum haver história de episódios recorrentes. Não há secreção ou fotofobia.

Sinais
Críticos. Vermelhidão setorial (e, em alguns casos, difusa) de um ou ambos os olhos, principalmente devido a ingurgitamento de vasos episclerais. Esses vasos são grandes, correm em direção radial abaixo da conjuntiva, e podem ser discretamente movidos com um cotonete (ver **Figura 5.6.1**).

Outros. Dor leve a moderada na área de injeção episcleral ou um nódulo que pode ser movido discretamente sobre a esclera subjacente. A coloração com fluoresceína pode ser vista, às vezes, sobre o nódulo. Uveíte anterior e envolvimento corneano associados são raros. A visão é normal.

Diagnóstico diferencial
- Esclerite: Geralmente, ocorre em pacientes mais velhos. Pode haver doença imunomediada subjacente conhecida (p. ex., doença vascular do colágeno). A dor é profunda, intensa e frequentemente irradia-se para o lado ipsilateral da cabeça ou da face. A esclera pode ter coloração azulada quando observada sob luz natural. Os vasos esclerais (e episclerais profundos), assim como os vasos episclerais superficiais e conjuntivais, estão injetados. Os vasos esclerais não branqueiam com a aplicação de fenilefrina tópica a 2,5%. Possível envolvimento corneano com ceratite estromal periférica adjacente. Ver Seção 5.7, Esclerite.
- Irite: Células e *flare* na câmara anterior. Pode se apresentar com esclerite. Ver Seção 3.5, Irite traumática, e Seção 12.1, Uveíte anterior (irite/iridociclite).
- Conjuntivite: Vermelhidão difusa e secreção com folículos ou papilas. Ver Seção 5.1, Conjuntivite aguda, e Seção 5.2, Conjuntivite crônica.
- Relacionada a lentes de contato: Uso excessivo, síndrome da lente apertada ou reação às soluções de lentes de contato. Deve ser considerada em todos os usuários de lentes de contato. Ver Seção 4.20, Problemas relacionados a lentes de contato.

Etiologia
- Idiopática: Mais comum; 60% dos pacientes não têm doença sistêmica subjacente.
- Infecciosa: Vírus herpes-zóster (cicatrizes de uma erupção facial antiga podem estar presentes, pode causar episclerite ou esclerite), infecções sexualmente transmitidas, protozoários e outras.
- Medicamentos (p. ex., topiramato e pamidronato).
- Outros: Rosácea, atopia, doenças vasculares do colágeno (p. ex., artrite reumatoide, doença inflamatória intestinal, espondilite anquilosante, artrite psoriásica, lúpus eritematoso sistêmico), vasculites e gota.

Avaliação
1. História: Investigar ocorrência de erupção, artrite, doença venérea, doença viral recente e outros problemas clínicos.
2. Exame externo sob luz natural: Observar a coloração violácea da esclerite.
3. Realizar exame sob lâmpada de fenda: Anestesiar (p. ex., proparacaína tópica) e mover a conjuntiva com um cotonete para se determinar a profundidade dos vasos sanguíneos injetados. Avaliar a existência de qualquer envolvimento da câmara anterior ou da córnea. Medir a PIO.
4. Pingar uma gota de fenilefrina a 2,5% no olho afetado e reexaminar o padrão vascular 10 a 15 minutos depois. Os vasos episclerais devem embranquecer, salientando qualquer ingurgitamento vascular escleral subjacente.

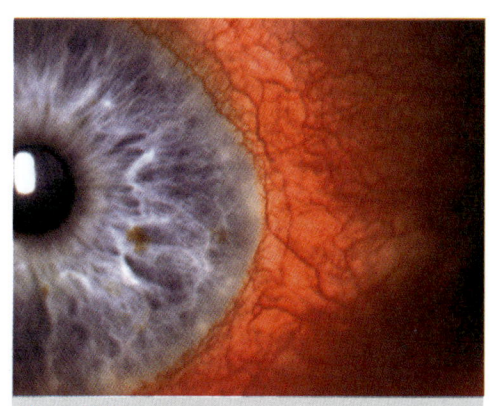

Figura 5.6.1 Episclerite.

5. Se a história sugerir uma etiologia subjacente (a doença sistêmica costuma preceder o envolvimento ocular), ou em casos com múltiplas recorrências, devem ser obtidos os exames laboratoriais apropriados (p. ex., hemograma completo, painel metabólico abrangente, anticorpo antinuclear [ANA, do inglês *antinuclear antibody*], fator reumatoide, antipeptídeo cíclico citrulinado [anti-CCP], velocidade de sedimentação globular [VSG], concentração sérica de ácido úrico, RPR ou VDRL, FTA-ABS ou teste treponêmico específico, anticorpo anticitoplasma de neutrófilo [ANCA, do inglês *antineutrophil cytoplasmic antibody*]).

Tratamento
1. Se leve, tratar com lágrimas artificiais, 4 x/dia.
2. Se moderada a grave, um AINE tópico (p. ex., diclofenaco a 0,1%, 4 x/dia, bronfenaco a 0,07% ou 0,09%, 1 x/dia) ou um esteroide leve tópico (p. ex., fluorometolona a 0,1% ou 0,25%, acetato de fluorometolona a 0,1% ou loteprednol a 0,5%, 4 x/dia) costumam aliviar o desconforto. Ocasionalmente, há necessidade de aplicação de esteroide tópico mais potente ou com maior frequência.
3. Os AINEs orais podem ser usados como alternativa inicial poupadora de esteroides e devem ser administrados com alimentos ou antiácidos (p. ex., ibuprofeno, 200 a 600 mg, VO, 3-4 x/dia, naproxeno, 250 a 500 mg, VO, 2 x/dia, ou flurbiprofeno, 50 a 100 mg, VO, 2-3 x/dia) por pelo menos 10 a 14 dias.

> **NOTA:** Muitos médicos preferem AINEs orais aos AINES ou esteroides tópicos como terapia inicial.

Seguimento
Os pacientes tratados com lágrimas artificiais não precisam ser examinados por várias semanas, exceto se o desconforto piorar ou persistir. Se esteroides tópicos forem utilizados, verificar o paciente a cada 2 a 3 semanas até a melhora dos sintomas, diminuindo a frequência da administração dos esteroides. A episclerite pode recorrer no mesmo olho ou no contralateral.

5.7 Esclerite

Sintomas
Dor ocular intensa e constante (achado mais proeminente), que pode se irradiar para a fronte, sobrancelha, mandíbula ou área sinusal, classicamente acordando o paciente à noite. A dor piora com a movimentação ocular e o toque. Início gradual ou agudo com olho vermelho. Pode haver lacrimejamento, fotofobia ou redução da visão. Episódios recorrentes são comuns. A escleromalácia perfurante (esclerite necrosante sem inflamação) pode ter sintomas mínimos.

Sinais
Críticos. Inflamação de vasos esclerais, episclerais e conjuntivais (os vasos esclerais são grandes e profundos, não podendo ser movimentados com o cotonete, além de não branquearem com a fenilefrina tópica a 2,5% ou 10%). Pode ser setorial, nodular ou difusa com edema escleral associado. Coloração azulada característica da esclera (mais bem observada sob luz natural por inspeção sem instrumentos). Áreas de afinamento ou remodelamento podem aparecer com os episódios recorrentes, permitindo que a úvea subjacente fique visível ou mesmo faça um abaulamento externo.

Outros. Nódulos esclerais, alterações corneanas (ceratite periférica, afinamento límbico ou ceratólise), glaucoma, uveíte e catarata.

Sinais de esclerite posterior. Granuloma sub-retiniano, massa circunscrita no fundo do olho, dobras coroidais, estrias retinianas, descolamento exsudativo da retina, edema de disco óptico, edema macular, proptose e hipermetropia de rápido começo.

Diagnóstico diferencial
- Episclerite: A esclera não está envolvida. Os vasos sanguíneos branqueiam com fenilefrina tópica. O início costuma ser mais agudo que na esclerite. Os pacientes tendem a ser mais jovens e ter sintomas leves ou ausentes. Ver Seção 5.6, Episclerite.
- Doença de Vogt-Koyanagi-Harada (VKH), melanoma coroidal, tumor coroidal metastático e hemangioma coroidal podem simular a esclerite posterior.
- A esclerite associada com outros focos inflamatórios orbitais (miosite, dacrioadenite etc.) pode ser parte da síndrome inflamatória orbital idiopática (SIOI), comumente conhecida como pseudotumor orbital.
- Celulite orbital.

Etiologia

Até 50% dos pacientes com esclerite têm doença sistêmica associada, geralmente doença do tecido conectivo ou vasculite. A avaliação está indicada se não houver doença subjacente conhecida.

Mais comum. Doença do tecido conectivo (p. ex., artrite reumatoide, granulomatose com poliangeíte, policondrite recorrente, lúpus eritematoso sistêmico, artrite reativa, poliarterite nodosa, espondilite anquilosante, doença inflamatória intestinal), infecção (p. ex., *Pseudomonas*, micobactérias atípicas, fungos, *Nocardia*, herpes-zóster, sífilis), trauma, incluindo a condição de pós-operatório (especialmente a introflexão (*buckle*) escleral (retinopexia) ou a cirurgia de pterígio com mitomicina C ou irradiação beta), e gota.

Menos comum. Varicela-zóster, tuberculose, doença de Lyme, outras bactérias (p. ex., espécies de *Pseudomonas* com ulceração escleral, espécies de *Proteus* em associação com introflexão escleral [retinopexia]), sarcoidose, corpo estranho e parasitas.

Classificação

1. Esclerite anterior difusa: Inflamação disseminada do segmento anterior.
2. Esclerite anterior nodular: Nódulo(s) inflamado(s) imóvel(is) (ver **Figura 5.7.1**).
3. Esclerite anterior necrosante com inflamação (ver **Figura 5.7.2**): Dor extrema. A esclera torna-se transparente (pigmento coroidal visível) devido à necrose. Alta associação com doenças inflamatórias sistêmicas.
4. Esclerite anterior necrosante sem inflamação (escleromalácia perfurante): Costuma ser assintomática. Vista mais comumente em mulheres mais velhas com artrite reumatoide de longa duração.
5. Esclerite posterior: Pode iniciar posteriormente ou, raras vezes, ser uma extensão da esclerite anterior, ou simular massa coroidal amelanótica. É associada a descolamento de retina exsudativo, edema de disco, hemorragia retiniana, pregas coroidais, descolamento coroidal, motilidade restrita, proptose, dor e sensibilidade.

Avaliação

1. História: Investigar episódios prévios, história de trauma ou cirurgia ocular e problemas clínicos. Uma doença sistêmica associada é mais comum em pacientes com mais de 50 anos.
2. Examinar a esclera em todas as direções do olhar sob luz natural ou luz ambiente adequada.
3. Realizar exame sob lâmpada de fenda com um filtro vermelho (luz verde) para determinar se existe uma área avascular na esclera. Pesquisar o envolvimento da córnea ou da câmara anterior.
4. Realizar exame de fundo de olho sob dilatação para descartar envolvimento posterior.
5. Ultrassonografia em modo-B para detectar esclerite posterior (p. ex., sinal do T).
6. A angiografia com fluoresceína em olhos com esclerite posterior pode mostrar múltiplas áreas de vazamento puntiforme, dobras coroidais e fluido sub-retiniano.
7. Realizar exame físico completo, avaliando articulações, pele, sistemas cardiovascular e respiratório com um internista ou reumatologista.

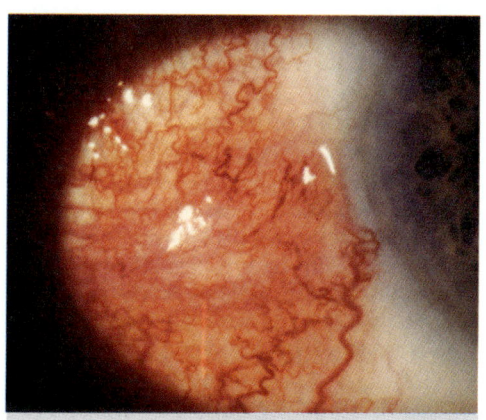

Figura 5.7.1 Esclerite nodular.

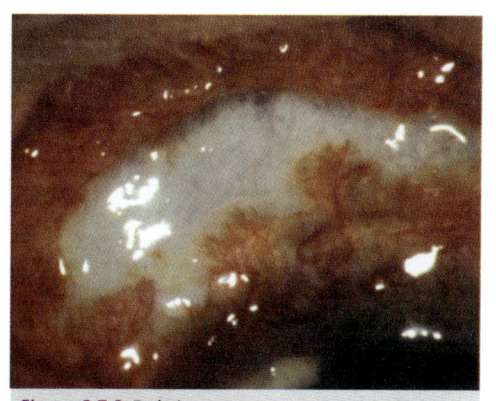

Figura 5.7.2 Esclerite necrosante com esclera fina e azulada.

8. Hemograma completo, creatinina, VSG, PCR, ácido úrico, RPR ou VDRL, FTA-ABS ou teste treponêmico específico (p. ex., MHA-TP), ANCA, fator reumatoide, anti-CCP, ANA, ECA, CH50 (ensaio da atividade do complemento total), C3, C4 e exame comum de urina.
9. Outros exames se a suspeita clínica merecer avaliação adicional: PPD ou IGRA, anticorpos para Lyme, radiografia de tórax, HLA B27, radiografia de articulações sacroilíacas e RM ou TC, se indicado. Culturas devem ser obtidas se houver suspeita de infecção.

Tratamento

1. Esclerite difusa e nodular: Um ou mais dos seguintes procedimentos podem ser necessários. Um medicamento antiulceroso concomitante (p. ex., inibidor da bomba de prótons [p. ex., omeprazol, 20 mg, VO, 1 x/dia] ou bloqueador do receptor de histamina tipo 2 [p. ex., ranitidina, 150 mg, VO, 2 x/dia]) pode ser útil.
    - AINEs orais (p. ex., flurbiprofeno, 100 mg, 3 x/dia, naproxeno, 250 a 500 mg, VO, 2 x/dia, ou indometacina, 25 a 50 mg, VO, 3 x/dia): Pode-se tentar o uso de vários AINEs diferentes antes de considerar a falha da terapia. Se ainda assim não houver melhora, considerar o uso de esteroides sistêmicos.
    - Esteroides orais: Prednisona, 60 a 80 mg, VO, 1 x/dia, por 1 semana, seguida de uma diminuição para 20 mg, 1 x/dia, ao longo de 2 a 6 semanas, reduzindo-se, então, de modo mais lento. Deve-se administrar uma dose diária de cálcio com vitamina D (p. ex., 600 mg com 400 UI) para reduzir o risco de osteoporose. Um AINE oral costuma facilitar a redução gradual do esteroide, mas aumenta de forma significativa o risco de ulceração gástrica. Se isso não obtiver sucesso ou se a doença necessitar de > 7,5 a 10 mg de prednisona/dia para o controle de longo prazo, a terapia imunossupressiva está indicada.
    - Esteroides intravenosos: O succinato de metilprednisolona, 1.000 mg, 1 x/dia, por 3 dias (seguido por esteroides orais conforme descrito anteriormente), é preferível à prednisona > 80 mg/dia devido ao risco menor de necrose isquêmica do osso.
    - Terapia imunossupressiva (p. ex., ciclofosfamida, metotrexato, ciclosporina, azatioprina, micofenolato de mofetila, agentes anti-TNFα e outros biológicos): Se um dos medicamentos for inefetivo ou não for tolerado, buscar agentes adicionais. Os esteroides sistêmicos podem ser utilizados em associação. A terapia imunossupressiva deve ser coordenada com um internista, reumatologista ou especialista em uveíte. A ciclosporina tópica raramente é efetiva.
    - O ensino convencional é de que a terapia tópica traz pouco benefício. Porém, o colírio de difluprednato a 0,05% algumas vezes é útil (com ou sem um AINE tópico), e, assim, nos casos leves, pode evitar a necessidade de agentes imunossupressivos sistêmicos.
    - Injeções subconjuntivais de esteroides (p. ex., 0,1-0,3 mL de triancinolona acetonida, 40 mg/mL ou fosfato sódico de dexametasona, 4 mg/mL): Podem ser muito úteis em pacientes que não toleram a terapia sistêmica. Os efeitos colaterais podem incluir hemorragia subconjuntival, catarata, glaucoma e (raramente) *melting* escleral catastrófico. Não usar em casos de esclerite necrosante.
2. Esclerite necrosante:
    - A esclerite necrosante relacionada com a artrite reumatoide está associada com aumento da mortalidade devido à arterite coronariana ou angeite cerebral, necessitando de terapia imunossupressora urgente e vigorosa.
    - Os esteroides sistêmicos e as terapias imunossupressoras são usadas conforme descrito anteriormente durante o primeiro mês; os esteroides são reduzidos lentamente.
    - Um enxerto escleral pode ser necessário se houver risco significativo de perfuração, idealmente após a inflamação estar mais bem controlada.
3. Esclerite posterior: A terapia pode incluir o uso sistêmico de ácido acetilsalicílico, AINEs, esteroides ou terapia imunossupressora, conforme descrito anteriormente. Consultar um especialista em retina ou uveíte.
4. Etiologias infecciosas: Desbridamentos e culturas/colorações são fundamentais. Tratar com antimicrobianos tópicos e sistêmicos apropriados. As fluoroquinolonas orais têm boa penetração nos tecidos oculares. Se houver um corpo estranho (p. ex., cinturão escleral [associado com *Proteus* ou *Pseudomonas*]), está indicada a remoção cirúrgica.
5. Óculos ou escudo ocular devem ser usados sempre que houver afinamento significativo e risco de perfuração.

Capítulo 5 DOENÇA DA CONJUNTIVA/ESCLERA/ÍRIS/EXTERNA 125

NOTA: Deve-se lembrar que os esteroides perioculares estão contraindicados na esclerite necrosante, pois eles podem aumentar o afinamento escleral e levar à perfuração.

Seguimento
Depende da gravidade dos sintomas e do grau de afinamento escleral. A redução da dor é o primeiro sinal de resposta ao tratamento, mesmo se a inflamação parecer não ter mudado.

5.8 Blefarite/meibomite

Sintomas
Prurido, queimação, dor leve, sensação de corpo estranho, lacrimejamento, eritema palpebral e formação de crostas nos olhos ao acordar. Diferencia-se da síndrome do olho seco, na qual os sintomas geralmente pioram no fim do dia.

Sinais
Críticos. Margens palpebrais espessadas, vermelhas, crostosas e com vasos proeminentes (ver **Figura 5.8.1**) ou glândulas sebáceas espessadas nas margens palpebrais (ver **Figura 5.8.2**). Crostas, colarinhos e/ou cobertura cilíndrica ao redor dos cílios.

Outros. Injeção conjuntival, pálpebras edemaciadas, secreção mucosa leve e CPS. Pode haver rosácea, infiltrados corneanos, *pannus* e flictênulas.

Diagnóstico diferencial
- Pediculose. Ver Seção 5.1, Conjuntivite aguda.
- Demodicose. O ácaro *Demodex* pode ter um papel em pacientes com blefarite crônica. Pesquisar a presença de cobertura cilíndrica nos cílios. A avaliação microscópica de cílios arrancados é diagnóstica.

Tratamento
Ver Seção 5.9, Rosácea ocular, para opções de tratamento na presença de acne rosácea.
1. Esfregar as margens palpebrais 2 x/dia com um pano e um produto específico para este fim ou com xampu suave.
2. Recomendar o uso de compressas mornas por 5 a 10 minutos, 2 a 4 x/dia.
3. Se houver olho seco associado, usar lágrimas artificiais sem conservantes, 4 a 8 x/dia.
4. Se moderadamente severa, adicionar pomada de eritromicina ou gel de azitromicina nas pálpebras ao deitar.
5. Considerar o uso de suplementação oral de ácidos graxos ômega-3 além dos colírios de ciclosporina a 0,05%, ciclosporina a 0,09% ou lifitegraste a 5%.
6. Os pacientes cuja meibomite não responde podem ser tratados com pomadas oftálmicas de antibióticos/esteroides (p. ex., tobramicina a 0,3%/dexametasona a 0,1% ou tobramicina a 0,3%/dexametasona a 0,05%, 2-3 x/dia). Considerar também um fármaco oral, como a doxiciclina, 100 mg, VO, 1 x/dia, por 1 a

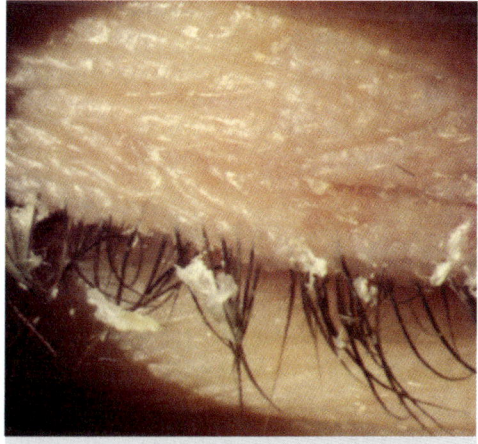

Figura 5.8.1 Blefarite com colarinhos nos cílios.

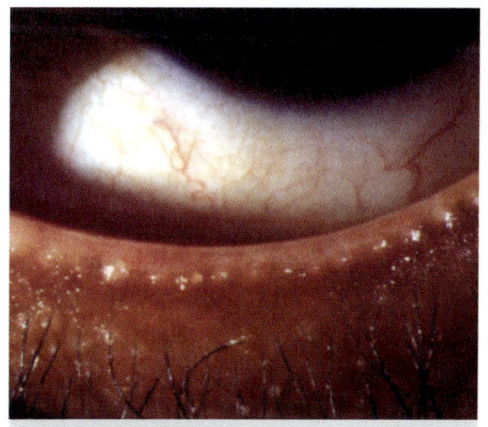

Figura 5.8.2 Meibomite com glândulas meibomianas espessadas.

2 semanas; reduzir gradualmente para um quarto da dose máxima e manter por 3 a 6 meses. Também se pode usar a azitromicina, VO, 500 mg/dia, por 3 dias, em 3 ciclos com intervalos de 7 dias.

7. Se houver suspeita de infestação por *Demodex* devido à presença de colarinhos, e se os pacientes não tiverem melhorado com o regime anterior, considerar a limpeza das pálpebras com óleo de *tea-tree* ou com um agente de limpeza com ácido hipocloroso, 1 a 2 x/dia, por um mínimo de 6 semanas.

8. Se houver pouca melhora, considerar o tratamento térmico aplicado às glândulas meibomianas com expressão, terapia com *laser* pulsado intenso, microblefaroexfoliação e sondagem das glândulas meibomianas.

NOTA: Os derivados de tetraciclina, como a doxiciclina, não devem ser usados em gestantes, nutrizes ou crianças ≤ 8 anos. A eritromicina, 200 mg, VO, 2 x/dia, é uma alternativa nesses casos.

Seguimento

De 2 a 4 semanas, dependendo da intensidade dos sintomas de apresentação. A limpeza das pálpebras e as compressas mornas podem ser diminuídas para 1 x/dia à medida que a condição melhora, mas podem precisar ser mantidas indefinidamente.

NOTA: A blefarite intratável, unilateral ou assimétrica (não apenas quanto à lateralidade do olho, mas em relação à pálpebra superior *versus* inferior) é raramente uma manifestação de carcinoma sebáceo da pálpebra, necessitando de avaliação clínica apropriada. Ver Seção 6.11, Tumores malignos da pálpebra.

5.9 Rosácea ocular

Sintomas

Irritação crônica ocular bilateral, olho seco, vermelhidão, queimação, fotofobia e sensação de corpo estranho. Comumente vista em adultos de meia-idade, mas também pode afetar crianças. Mais comum em mulheres. Os sintomas faciais associados incluem episódios recorrentes de *flushing* facial, eritema persistente na face média e lesões cutâneas papulares.

Sinais

Críticos. Telangiectasias, pústulas, pápulas ou eritema nas bochechas, na fronte e no nariz. Os achados podem ser sutis, especialmente em pessoas com pele muito pigmentada, sendo geralmente mais bem vistos sob luz natural. Às vezes, é vista uma vascularização corneana superficial ou profunda, em particular na córnea inferior, podendo estender-se para dentro de um infiltrado estromal.

Outros. A rinofima ocorre nos estágios tardios da doença, especialmente em homens. Blefarite (telangiectasias da margem palpebral com inflamação) e histórico de calázios são comuns. Injeção conjuntival, CPS, flictênulas, infiltrados perilímbicos de hipersensibilidade estafilocócica, irite ou mesmo perfuração da córnea (rara) podem ocorrer.

Diagnóstico diferencial

- Ceratite por herpes simples: Geralmente unilateral. Ceratite estromal com neovascularização pode ter aparência semelhante. Ver Seção 4.15, Vírus herpes simples.
- Ver Seção 4.1, Ceratopatia punctata superficial, para mais diagnósticos diferenciais.
- Ver Seção 4.22, Ulceração/afinamento corneano periférico, para a ceratite ulcerativa periférica associada com doença sistêmica.

Etiologia

Desconhecida, mas os sinais e sintomas costumam ser induzidos por determinados fatores ambientais/locais, incluindo bebidas quentes (p. ex., café ou chá), tabaco, medicamentos vasodilatadores, álcool e estresse emocional.

Avaliação

1. Realizar exame externo: Examinar a face à procura dos achados cutâneos característicos.
2. Realizar exame sob lâmpada de fenda: Procurar telangiectasias e meibomite nas pálpebras, injeção conjuntival e vascularização e cicatrizes corneanas.

Tratamento

1. Recomendar o uso de compressas mornas e higiene das pálpebras para blefarite ou meibomite (ver Seção 5.8, Blefarite/meibomite). Tratar possível ocorrência de olho seco (ver Seção 4.3, Síndrome do olho seco).
2. Orientar o paciente para que evite alimentos, bebidas e fatores ambientais que provocam exacerbações.

Capítulo 5 DOENÇA DA CONJUNTIVA/ESCLERA/ÍRIS/EXTERNA

3. Doxiciclina, 100 mg, VO, 2 x/dia, por 1 a 2 semanas, e, depois, 1 x/dia; reduzir a dose lentamente após obter alívio dos sintomas. Alguns pacientes devem ser mantidos com dose baixa de doxiciclina (p. ex., 20 a 100 mg, VO, 1 x/dia, ou menos frequentemente) indefinidamente se a doença ativa recorrer quando o paciente suspende a medicação. Se houver contraindicação à doxiciclina, a eritromicina, 250 mg, 4 x/dia, ou a azitromicina oral 500 mg/dia, por 3 dias em 3 ciclos com intervalos de 7 dias, são alternativas.

> **NOTA:** Os derivados de tetraciclina, como a doxiciclina, não devem ser administrados a gestantes, nutrizes e crianças ≤ 8 anos. Os pacientes devem ser alertados sobre a maior suscetibilidade a queimaduras solares com o uso desses medicamentos.

> **NOTA:** A rosácea ocular assintomática, sem piora progressiva de doença ocular, não necessita de antibióticos orais.

4. Considerar o uso de suplementos orais de ácidos graxos ômega-3, colírios de ciclosporina a 0,05%, ciclosporina a 0,09% ou lifitegraste a 5%, 2 x/dia, além de esteroides tópicos para a inflamação ocular e palpebral relacionada à rosácea crônica (ver Seção 5.8, Blefarite/meibomite).

5. Lesões faciais podem ser tratadas com aplicação de gel de metronidazol a 0,75%, 2 x/dia.
6. Tratar calázios conforme a necessidade (ver Seção 6.2, Calázio/hordéolo).
7. As perfurações corneanas podem ser tratadas com adesivo tecidual de cianoacrilato se forem pequenas (< 1-2 mm), enquanto as perfurações maiores podem necessitar de correção cirúrgica. A doxiciclina está indicada se houver suspeita de *melting* corneano devido a suas propriedades anticolagenase.
8. Se os infiltrados se corarem com fluoresceína, uma úlcera corneana infecciosa pode estar presente. Nesse caso, esfregaços, culturas e tratamento antibiótico podem ser necessários. Ver Seção 4.11, Ceratite bacteriana, e Apêndice 8, Procedimento de cultura da córnea.

Seguimento

Variável; depende da intensidade da doença. Os pacientes sem envolvimento da córnea devem ser examinados semanas a meses mais tarde. Aqueles com envolvimento corneano devem ser examinados com mais frequência. Os pacientes com doença facial moderada a grave devem consultar também um dermatologista.

5.10 Penfigoide de mucosas (penfigoide cicatricial ocular)

Doença autoimune sistêmica que causa inflamação mucocutânea e consequente fibrose.

Sintomas

Início insidioso de ressecamento, vermelhidão, blefarospasmo, prurido, sensação de corpo estranho, lacrimejamento, queimação, redução da visão e fotofobia. Envolvimento bilateral. O curso da doença é caracterizado por melhoras e agravamentos. Geralmente, ocorre em pacientes com mais de 55 anos.

Sinais

Críticos. Simbléfaro inferior (dobras lineares da conjuntiva conectando a conjuntiva palpebral da pálpebra inferior com a conjuntiva bulbar inferior), encurtamento e fibrose do fórnice inferior, além de fibrose da conjuntiva palpebral à eversão das pálpebras (ver **Figura 5.10.1**).

Outros. Conjuntivite bacteriana secundária, CPS e úlcera corneana. Os possíveis achados tardios incluem filme lacrimal insuficiente, resultando na síndrome do olho seco severa; entrópio; triquíase ou distiquíase (se presente, examinar cuidadosamente os fórnices à procura de simbléfaro); opacificação corneana com *pannus*, neovascularização e

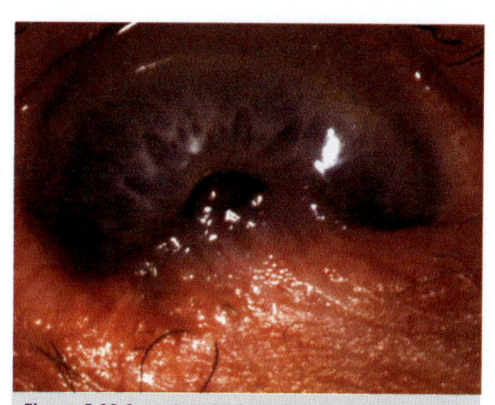

Figura 5.10.1 Penfigoide de mucosas com simbléfaro.

queratinização; obliteração dos fórnices, com eventual limitação da motilidade ocular; e anquilobléfaro.

Sistêmicos. Vesículas, cicatrizes ou estenoses em membranas mucosas (p. ex., orofaringe, esôfago, ânus, vagina, uretra), bolhas rompidas ou íntegras, epitélio desnudado. Gengivite descamativa é comum. Vesículas e bolhas cutâneas podem ocorrer, algumas vezes com placas eritematosas ou cicatrizes, perto de membranas mucosas afetadas.

Com base nos achados clínicos, a doença pode ser dividida em quatro estágios:

1. Estágio 1: Conjuntivite crônica com envolvimento corneano leve.
2. Estágio 2: Cicatrização com enrugamento conjuntival e encurtamento dos fórnices.
3. Estágio 3: Os estágios anteriores com presença adicional de simbléfaro. A fibrose subepitelial leva à distorção dos cílios.
4. Estágio 4: Estágio final, com anquilobléfaro e envolvimento corneano grave (defeitos epiteliais persistentes, úlceras estromais, fibrose, neovascularização e queratinização difusa).

Diagnóstico diferencial

- Síndrome de Stevens-Johnson (eritema multiforme maior) e necrólise epidérmica tóxica (NET): Início agudo, mas com envolvimento ocular semelhante ao do penfigoide ocular. Com frequência, precipitado por fármacos (p. ex., sulfa, penicilina, outros antibióticos, fenitoína) ou infecções (p. ex., herpes e micoplasma). Ver Seção 13.7, Eritema multiforme, síndrome de Stevens-Johnson e necrólise epidérmica tóxica.
- Histórico de conjuntivite membranosa com cicatrizes: Em geral, adenovírus ou estreptococo β-hemolítico. Ver Seção 5.1, Conjuntivite aguda, e Seção 5.2, Conjuntivite crônica.
- Queimadura química grave. Ver Seção 3.1, Queimadura química.
- Uso crônico de medicamentos tópicos. Os exemplos incluem medicamentos para glaucoma (especialmente a pilocarpina e o iodeto de fosfolina) e fármacos antivirais.
- Outros: Ceratoconjuntivite atópica, tratamento com radiação e carcinoma de células escamosas.

> **NOTA:** O simbléfaro é um achado inespecífico e pode ocorrer após conjuntivite severa, lesão química, trauma, exposição à radiação etc. Porém, o simbléfaro associado com penfigoide de mucosas (PM)/penfigoide cicatricial ocular (PCO) costuma ser progressivo.

Avaliação

1. História: Verificar a presença de medicamentos tópicos de uso prolongado, o início agudo de doença sistêmica grave no passado e o uso de medicamentos sistêmicos recentes.
2. Realizar exame da pele e das membranas mucosas.
3. Realizar exame sob lâmpada de fenda: Pesquisar especialmente a presença de encurtamento de fórnices e simbléfaro inferior (mais facilmente detectado puxando-se para baixo a pálpebra inferior enquanto o paciente olha para cima) e de fibrose da conjuntiva palpebral à eversão da pálpebra. Medir a PIO.
4. Obter coloração de Gram e cultura da córnea ou da conjuntiva caso haja suspeita de infecção bacteriana. Ver Apêndice 8, Procedimento de cultura da córnea.
5. Considerar biópsia da conjuntiva ou de outra membrana mucosa envolvida para estudos de imunofluorescência direta, ou imunofluorescência indireta para a presença de anticorpos.
6. Obter consultorias apropriadas, conforme recomendado adiante.

Tratamento

Costuma ser necessária uma abordagem multidisciplinar, incluindo dermatologia, oculoplástica, córnea, otorrinolaringologia, gastrenterologia e pneumologia. O diagnóstico precoce do envolvimento ocular é fundamental para o manejo ideal.

1. Lágrimas artificiais sem conservantes, 4 a 10 x/dia. Pode-se adicionar pomada de lágrima artificial 2 a 4 x/dia e ao deitar. Colírio de soro autólogo a 20% ou 50%, 4 x/dia, também pode ser acrescentado.
2. Tratar a blefarite vigorosamente com higiene da pálpebra, compressas mornas e pomada antibiótica (p. ex., eritromicina, 3 x/dia). A doxiciclina oral pode ser usada se houver blefarite (por suas propriedades anti-inflamatórias). Ver Seção 5.8, Blefarite/meibomite.
3. Utilizar óculos de natação ou óculos com proteções laterais para fornecer um ambiente úmido aos olhos.
4. Adaptação de lentes esclerais para manter a integridade da superfície ocular.
5. Realizar oclusão dos pontos lacrimais se estes ainda não estiverem fechados por fibrose.
6. Esteroides tópicos podem raramente ajudar na supressão de exacerbações agudas, mas é

necessário ter cautela quanto a um possível *melting* corneano.

7. Esteroides sistêmicos (p. ex., prednisona, 60 mg, VO, 1 x/dia) também podem ajudar na supressão de exacerbações agudas, porém são mais efetivos quando utilizados com outros imunomoduladores.
8. Agentes imunossupressivos (p. ex., micofenolato de mofetila, metotrexato, ciclofosfamida, rituximabe e imunoglobulina intravenosa) são normalmente usados para a doença progressiva.
9. A dapsona é ocasionalmente utilizada para doença progressiva. A dose inicial é de 25 mg, VO, por 3 a 7 dias, sendo aumentada em 25 mg a cada 4 a 7 dias até que o resultado esperado seja atingido (chegando a 100 a 150 mg, VO, 1 x/dia). A dapsona deve ser mantida por vários meses e diminuída lentamente.

> **NOTA:** A dapsona pode causar uma hemólise relacionada à dose administrada. Hemograma completo e glicose-6-fosfato-desidrogenase (G-6-PD) devem ser avaliados antes da sua administração. A dapsona deve ser evitada em pacientes com deficiência de G-6-PD. Hemograma completo com contagem de reticulócitos deve ser obtido semanalmente à medida que a dose vai sendo aumentada, a cada 3 a 4 semanas, até que os hemogramas estejam estáveis, e, então, a cada poucos meses.

10. Considerar a correção cirúrgica do entrópio e a crioterapia ou eletrólise para a triquíase. A cirurgia traz consigo o risco de cicatrizes adicionais, tendo mais sucesso quando não há inflamação.
11. Enxertos de membrana mucosa (p. ex., enxerto de membrana amniótica ou bucal) podem ser utilizados para reconstruir os fórnices, se necessário.
12. Considerar ceratoprótese em um olho em estágio final, mas com boa função macular e do nervo óptico, se a inflamação e a PIO estiverem controladas. O prognóstico cirúrgico para a sobrevida da ceratoprótese em longo prazo é ruim.

Seguimento
A cada 1 a 2 semanas durante as exacerbações agudas e a cada 1 a 6 meses durante as remissões.

5.11 Dermatite de contato

Sintomas
Início súbito de erupção cutânea periorbital, geralmente pruriginosa, e/ou edema palpebral.

Sinais
Críticos. Edema periorbital, eritema, vesículas e liquenificação da pele. Quemose conjuntiva desproporcional à injeção e à resposta papilar (ver **Figura 5.11.1**).

Outros. Lacrimejamento; pode haver desenvolvimento de crostas na pele.

Diagnóstico diferencial
- Vírus varicela-zóster (cobreiro): Tem padrão em dermátomo, com dor intensa. Ver Seção 4.16, Herpes-zóster oftálmico/vírus varicela-zóster.
- Eczema: É recorrente e marcadamente pruriginoso.
- Impetigo: É pruriginoso com crostas cor mel.
- Celulite orbital ou celulite pré-septal: Ver Seção 7.3.1, Celulite orbital, e Seção 6.10, Celulite pré-septal.

Etiologia
Mais comumente por uso de colírios e cosméticos.

Tratamento
1. Evitar o agente desencadeante.
2. Recomendar o uso de compressas frias, 4 a 6 x/dia.
3. Prescrever lágrimas artificiais livres de conservantes, 4 a 8 x/dia, e anti-histamínicos tópicos (p. ex., levocabastina a 0,05%, 4 x/dia).
4. Considerar o uso de tacrolimo a 0,03 a 0,1% ao deitar ou 2 x/dia (preferível).

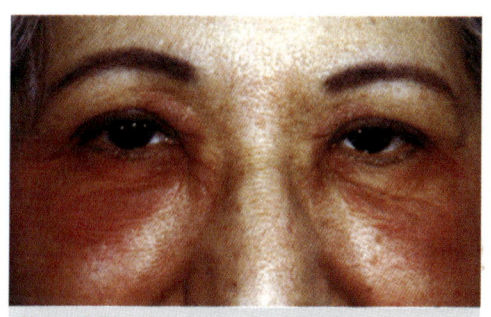

Figura 5.11.1 Dermatite de contato.

5. Considerar uma pomada de esteroide leve (p. ex., fluorometolona a 0,1% ou loteprednol a 0,5%) aplicada na região periocular, 2 a 3 x/dia, por 4 a 5 dias, para o envolvimento cutâneo.

6. Considerar anti-histamínico oral (p. ex., difenidramina, 25 a 50 mg, VO, 3-4 x/dia) por vários dias.

Seguimento
Reexaminar dentro de 1 semana.

5.12 Tumores conjuntivais

A seguir, estão relacionados os tumores conjuntivais mais comuns e importantes. Pterígio/pinguécula e Flictenulose são discutidos nas Seções 4.9 e 4.19, respectivamente.

LESÕES AMELANÓTICAS

Dermoide límbico
Tumor congênito benigno, geralmente localizado no quadrante inferotemporal do limbo, podendo envolver a córnea mais central. As lesões são brancas, sólidas, relativamente bem-circunscritas, elevadas, e pode haver pelos saindo de sua superfície. Podem aumentar de tamanho, em particular, na puberdade. Com o tempo, pode ocorrer a deposição intracorneana de lipídeos na margem de avanço do dermoide. Está associado a colobomas palpebrais, apêndices cutâneos pré-auriculares e anormalidades vertebrais (síndrome de Goldenhar). A remoção cirúrgica pode ser realizada por motivos cosméticos ou se o eixo visual for afetado, embora uma cicatriz corneana branca possa persistir no pós-operatório e causar astigmatismo. Pode haver necessidade de ceratoplastia penetrante.

> **NOTA:** A córnea ou a esclera subjacentes a um dermoide podem ser muito finas ou mesmo estar ausentes. A penetração do olho pode ocorrer com a ressecção cirúrgica. Biomicroscopia ultrassônica e tomografia de coerência óptica do segmento anterior podem ser úteis para determinar a profundidade.

Dermolipoma
Tumor benigno congênito que costuma ocorrer sob a conjuntiva bulbar temporalmente, com frequência, superotemporalmente. Tumor sólido branco-amarelado que pode ter pelos surgindo em sua superfície e gordura em seu estroma. Está frequentemente associado à síndrome de Goldenhar. A remoção cirúrgica deve ser evitada em razão da extensão posterior frequente desse tumor para dentro da órbita. Se necessário, a ressecção parcial da porção anterior pode geralmente ser feita.

Granuloma piogênico
Massa pedunculada benigna e de cor vermelho-profundo. Geralmente, desenvolve-se em um local onde já houve cirurgia, trauma ou calázio. Essa lesão consiste em um tecido de granulação exuberante. Pode responder a esteroides tópicos. Uma combinação de esteroide tópico e antibiótico (p. ex., dexametasona/tobramicina a 0,1%/0,3%, 4 x/dia, por 1 a 2 semanas) pode ser útil devido a uma possível infecção. A excisão é necessária se houver persistência da lesão.

Linfangioma
Provavelmente congênito, mas quase sempre não detectado até vários anos depois do nascimento. Lesão benigna lentamente progressiva que aparece como uma massa cística difusa e multiloculada, cujo surgimento é comum entre o nascimento e o início da idade adulta, com frequência antes dos 6 anos de idade. Quando há hemorragia dentro dos espaços císticos, pode ocorrer um "cisto de chocolate". Esse tumor pode aumentar de tamanho, às vezes em função de uma infecção do trato respiratório superior. Podem estar presentes, concomitantemente, linfangiomas palpebrais, orbitais, faciais, nasais e orofaríngeos. A excisão cirúrgica pode ser realizada por razões cosméticas ou funcionais, mas quase sempre precisa ser repetida em função da dificuldade de remover o tumor por inteiro com apenas um procedimento cirúrgico. A escleroterapia, na qual são administradas injeções intralesionais de 2 a 4 mg de bleomicina, 1 mg/mL, a cada 4 semanas, dependendo da resposta clínica, pode levar à involução e à fibrose da lesão. Essa técnica é normalmente usada em tumores mais avançados ou cronicamente recorrentes. As lesões, em geral, se estabilizam no início da idade adulta. Essas lesões não regridem como os hemangiomas capilares.

Granuloma
Pode ocorrer em qualquer idade, predominantemente na conjuntiva tarsal. Não há um aspecto clínico distinto, mas os pacientes podem ter, em associação, um corpo estranho alojado profundamente,

sarcoidose, tuberculose ou outra doença granulomatosa. Para doenças granulomatosas sistêmicas (p. ex., sarcoidose), os granulomas conjuntivais podem ser uma excelente fonte de tecido para análise. O manejo costuma incluir um curso de esteroides tópicos ou a biópsia incisional.

Papiloma

1. Viral: Presença frequente de múltiplas lesões pedunculadas ou sésseis em crianças e adultos jovens. Pode ocorrer na conjuntiva palpebral ou bulbar. Em geral, não são tratados devido à sua alta taxa de recorrência (que, com frequência, é múltipla) e à sua tendência de resolução espontânea. Eles também podem ser tratados com cimetidina oral (30 mg/kg/dia em crianças ou 150 mg, VO, 2 x/dia, em adultos) devido às propriedades imunoestimulantes do fármaco ou podem responder a injeções tópicas ou lesionais de alfainterferona 2b.
2. Não viral: Geralmente, uma lesão única séssil ou pedunculada é encontrada em pacientes mais velhos, sendo comum localizá-la próximo ao limbo; pode representar lesão pré-cancerosa com potencial maligno. Uma biópsia excisional ampla e completa, com crioterapia na margem conjuntival, é o tratamento mais recomendado, uma vez que pode ser difícil diferenciá-lo do carcinoma epidermoide.

> **NOTA:** Em indivíduos de pele escura, os papilomas podem parecer pigmentados, sendo confundidos com melanoma maligno.

Sarcoma de Kaposi

Nódulo subconjuntival maligno não doloroso e vascular. Geralmente vermelho e podendo simular uma hemorragia conjuntival. Neste caso, deve-se realizar um teste de HIV/Aids. As lesões de sarcoma de Kaposi podem melhorar quando os pacientes recebem terapia antirretroviral altamente ativa (HAART, do inglês *highly active antiretroviral therapy*). Outros tratamentos incluem vimblastina, vincristina, excisão, crioterapia, alfainterferona 2b e irradiação.

Neoplasia intraepitelial conjuntival (displasia e carcinoma *in situ*)

Costuma ocorrer em pessoas de meia-idade e em idosos. É uma lesão leucoplásica ou cinza-esbranquiçada, gelatinosa, que quase sempre começa no limbo. Algumas vezes, se desenvolve um aspecto papilomatoso e vascular tipo samambaia. Em geral, é unilateral ou unifocal, podendo evoluir para um carcinoma epidermoide invasivo (ver **Figura 5.12.1**) se não houver um tratamento precoce e bem-sucedido. Pode-se espalhar sobre a córnea ou, de modo menos comum, invadir o olho ou se metastatizar. O tratamento preferencial é uma biópsia excisional completa seguida por crioterapia suplementar na conjuntiva adjacente remanescente. A excisão pode exigir uma dissecção lamelar dentro do estroma corneano e escleral em lesões recorrentes ou de longa duração. As formas tópicas de mitomicina C, 5-fluorouracil e interferon também têm sido utilizadas. Exames de seguimento periódicos são necessários para se detectarem possíveis recorrências.

Tumores linfoides (variando de hiperplasia linfoide reativa benigna a linfoma)

Podem ocorrer em jovens e adultos de meia-idade, mas a idade média de diagnóstico é 61 anos. Em geral, aparecem como uma lesão brilhante de cor rosa ou salmão. Podem surgir na conjuntiva bulbar, onde são normalmente ovais, ou no fórnice, onde costumam ser horizontais, de acordo com o contorno do fórnice (ver **Figura 5.12.2**). É realizada uma biópsia excisional ou incisional para exames de imuno-histoquímica (exige tecido fresco sem fixação). A hiperplasia linfoide reativa benigna sintomática pode ser tratada com biópsia excisional ou colírio esteroide tópico. Os linfomas devem ser completamente excisados quando possível, sem causar dano à musculatura extraocular ou excessiva remoção da conjuntiva. Se isso não for possível, uma biópsia incisional está justificada, sendo

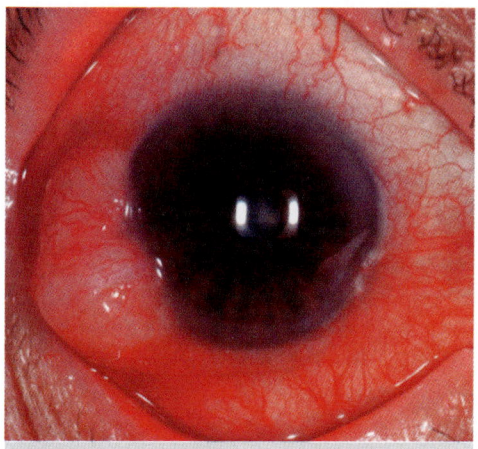

Figura 5.12.1 Carcinoma epidermoide conjuntival.

aconselhado o tratamento subsequente com rituximabe, quimioterapia ou dose baixa de radioterapia. Deve-se encaminhar o paciente a um internista ou oncologista para uma avaliação sistêmica, pois pode ocorrer o desenvolvimento de um linfoma sistêmico, caso ainda não esteja presente.

Coristoma ósseo epibulbar
Massa óssea, dura, benigna, congênita, que costuma localizar-se na conjuntiva bulbar superotemporal. A remoção cirúrgica pode ser realizada por razões estéticas.

Amiloide
Massas lisas céreas de cor amarelo-rosado vistas especialmente no fórnice inferior quando há envolvimento conjuntival. Com frequência, há pequenas hemorragias associadas. O diagnóstico definitivo é feito com biópsia. Considerar a avaliação para amiloidose sistêmica, embora a maioria dos casos conjuntivais seja de lesões localizadas e solitárias (ver **Figura 5.12.3**).

Melanoma amelanótico
A pigmentação do melanoma conjuntival é variável. Procurar por lesões bulbares ou límbicas com vascularização excessiva, a fim de auxiliar na definição deste difícil diagnóstico. Pesquisar com cuidado a presença de melanose adquirida primária.

Carcinoma sebáceo
Embora geralmente envolva a conjuntiva palpebral, este tumor pode envolver a conjuntiva bulbar (quando há invasão pagetoide da conjuntiva). Este diagnóstico deve ser sempre considerado em pacientes mais velhos com blefaroconjuntivite unilateral refratária. (Ver Seção 6.11, Tumores malignos da pálpebra, para uma discussão detalhada sobre carcinoma sebáceo.)

LESÕES MELANÓTICAS

Nevo
É comum desenvolver-se durante a puberdade, com maior frequência na região da fenda palpebral sobre a conjuntiva bulbar. Em geral, é bem-demarcado, com pigmentação variável. O grau de pigmentação também pode mudar com o tempo. Um sinal-chave para o diagnóstico é a presença de pequenos cistos na lesão. Os nevos benignos podem aumentar de tamanho; porém, um melanoma pode ocasionalmente desenvolver-se a partir de um nevo, e o aumento de tamanho pode ser um sinal precoce de transformação maligna. Os nevos da conjuntiva palpebral são raros, e melanose adquirida primária e melanoma maligno devem ser considerados nessas lesões. Uma fotografia deve ser tirada no início do seguimento, e o paciente, observado a cada 6 a 12 meses. A excisão cirúrgica é eletiva. Os nevos podem ser amelanóticos (ver **Figura 5.12.4**).

Melanocitose ocular ou oculodérmica
Lesão congênita episcleral (e não conjuntival), conforme demonstrado (após anestesia tópica) pela movimentação da conjuntiva, sobre a área de pigmentação, com um cotonete (a pigmentação conjuntival se moverá com a conjuntiva). Geralmente, a lesão é unilateral, azul-acinzentada e acompanhada por coroide e íris ipsilaterais mais escuras. Na melanocitose oculodérmica, também denominada nevo de Ota, a pele periocular também é pigmentada. Essas lesões são discretamente pigmentadas ao nascer, mas podem ficar mais pigmentadas na puberdade. Ambas as condições predispõem a melanoma do trato uveal, da órbita e do cérebro (mais comum em indivíduos brancos) e glaucoma. Estima-se que 1/400 pessoas afetadas desenvolvam melanoma uveal.

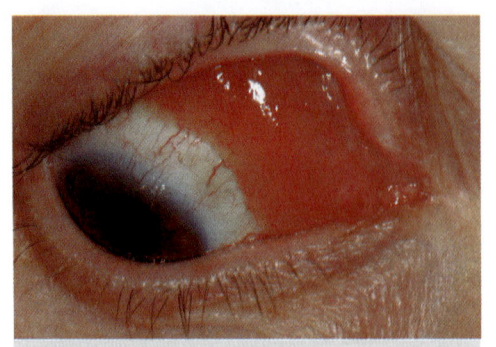

Figura 5.12.2 Linfoma conjuntival (placa de cor salmão).

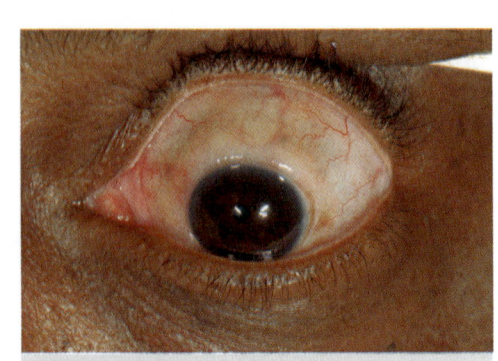

Figura 5.12.3 Amiloidose conjuntival.

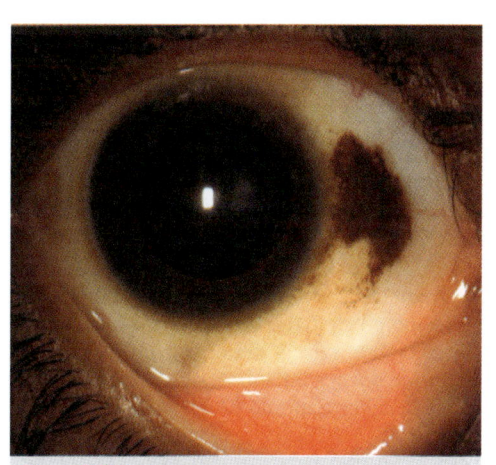

Figura 5.12.4 Nevo conjuntival.

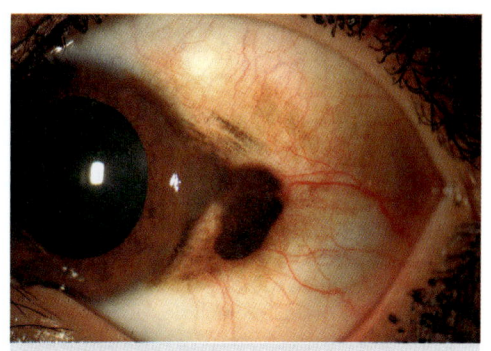

Figura 5.12.5 Melanoma conjuntival.

Melanose adquirida primária
Presença de placas de pigmentação marrons e planas sem cistos na conjuntiva. Em geral, aparecem durante ou após a meia-idade e quase sempre ocorrem em indivíduos brancos. Classicamente, cerca de 10 a 30% dessas lesões se transformam em melanomas. Deve-se suspeitar de transformação maligna quando há desenvolvimento de elevação ou aumento na vascularização em uma dessas áreas. As opções de manejo dependem do tamanho da lesão. Se o tamanho for de 1 a 2 horas do relógio, aconselha-se a observação cuidadosa com comparações fotográficas. Se o tamanho for de 2 a 4 horas do relógio, aconselha-se a biópsia excisional seguida por crioterapia. Se o tamanho for > 4 horas do relógio, deve-se realizar biópsia incisional mais crioterapia.

Melanoma maligno
Normalmente, ocorre em pacientes de meia-idade e idosos. A lesão é uma massa nodular marrom bastante vascularizada. Com frequência, está presente um grande vaso conjuntival alimentador. Pode desenvolver-se *de novo*, a partir de um nevo ou a partir de uma melanose adquirida primária. Verificar a existência de melanoma do corpo ciliar subjacente (exame do fundo de olho sob dilatação, transiluminação e biomicroscopia ultrassônica [UBM, do inglês *ultrasonographic biomicroscopy*]). Pode ocorrer extensão intraocular e orbital. A biópsia excisional usando uma "técnica *no-touch*" (com crioterapia suplementar) é realizada, a menos que haja envolvimento intraocular ou orbital. Em casos avançados, a exenteração da órbita é necessária. A biópsia de linfonodo sentinela é aconselhada para a detecção de doença metastática inicial (ver **Figura 5.12.5**).

Causas menos comuns de pigmentação conjuntival
1. Ocronose com alcaptonúria: Deficiência enzimática autossômica recessiva. Ocorre em adultos jovens com artrite e urina escura. O pigmento se encontra ao nível da esclera, podendo gerar uma "pinguécula pigmentada". Coloração preto-azulada da cartilagem da orelha.
2. Argirose: A deposição de prata causa descoloração negra. Os pacientes têm histórico de uso prolongado de colírio de nitrato de prata.
3. Hemocromatose: Pode causar escurecimento da pele, o chamado "diabetes bronzeado".
4. Estafiloma ciliar: Afinamento escleral com exposição uveal.
5. Depósitos de adrenocromo: Uso prolongado de epinefrina ou dipivefrina.
6. Depósitos de máscara de cílios: Em geral, ocorrem no fórnice inferior e ficam retidos nos epitélios ou em cistos.

5.13 Melanoma maligno da íris

O melanoma maligno da íris pode ocorrer como uma lesão localizada ou difusa, pigmentada (melanótica) ou não pigmentada (amelanótica).

Sinais
Críticos. Lesão unilateral da íris em massa translúcida ou marrom, mostrando crescimento lento.

É mais comum na metade inferior da íris e em indivíduos de pele clara. É raro em negros (ver **Figura 5.13.1**).

Outros. Um melanoma localizado tem geralmente mais do que 3 mm de diâmetro na base e mais do que 1 mm de profundidade, com um vaso alimentador. Pode produzir catarata cortical setorial, ectrópio da íris, hifema espontâneo, disseminação de células tumorais para dentro da câmara anterior ou invasão direta do tumor para dentro da malha trabecular e glaucoma secundário. Um melanoma difuso causa escurecimento progressivo da íris envolvida, perda de suas criptas e PIO elevada. Nódulos focais na íris podem estar presentes.

Diagnóstico diferencial
Massas melanóticas
- Nevos: Costumam tornar-se aparentes na puberdade; em geral, são planos ou minimamente elevados (i.e., < 1 mm), sendo incomum exceder a 3 mm de diâmetro. Podem causar ectrópio da íris, catarata cortical setorial ou glaucoma secundário. Os nevos, com frequência, não são vasculares. São mais comuns na metade inferior da íris e não costumam crescer.
- Tumores do epitélio pigmentar da íris: Em geral, pretos, diferentemente dos melanomas, que costumam ser marrons ou amelanóticos. São encontrados no aspecto posterior da íris.

Massas amelanóticas
- Metástases: Crescem com rapidez. É mais provável que sejam múltiplas ou bilaterais, diferenciando-se do melanoma. Com frequência, liberam células e produzem um pseudo-hipópio. Envolvem as metades superior e inferior da íris igualmente.

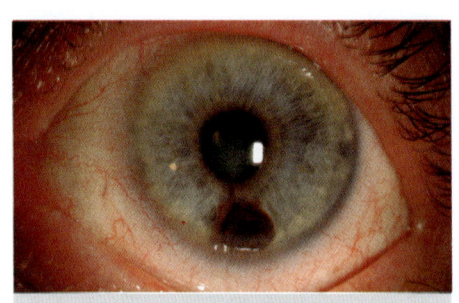

Figura 5.13.1 Melanoma da íris.

- Leiomioma: É transparente e vascular, sendo difícil distingui-lo de um melanoma amelanótico.
- Cisto da íris: Ao contrário do melanoma, a maioria transmite luz com transiluminação. Pode surgir a partir do epitélio pigmentar da íris ou de dentro do estroma da íris. Cada um tem características muito diferentes.
- Granuloma inflamatório: Sarcoidose, tuberculose, xantogranuloma juvenil e outros. Com frequência, tem outros sinais de inflamação, como precipitados ceráticos, sinequias e catarata subcapsular posterior. Um histórico de irite ou de doença inflamatória sistêmica pode ser obtido. Ver Capítulo 12, Uveíte.

Lesões difusas
- Heterocromia congênita da íris: Uma íris mais escura está presente ao nascimento ou, logo cedo, na infância. Não é progressiva e, em geral, não está associada a glaucoma. A íris tem um aspecto liso.
- Iridociclite heterocrômica de Fuchs: Assimetria na cor da íris, irite leve no olho com íris mais clara, geralmente unilateral. Muitas vezes, associada com catarata ou glaucoma. Ver Seção 12.1, Uveíte anterior (irite/iridociclite).
- Síndrome do nevo da íris: Edema corneano, sinequias anteriores periféricas, atrofia da íris ou pupila irregular podem estar presentes com múltiplos nódulos na íris e glaucoma.
- Dispersão pigmentar: Geralmente bilateral. A íris, raras vezes, é fortemente pigmentada (embora a malha trabecular possa sê-lo), e defeitos de transiluminação da íris com frequência estão presentes. Ver Seção 9.10, Síndrome de dispersão pigmentar/glaucoma pigmentar.
- Hemossiderose: Uma íris escura pode ser o resultado de produtos da degradação do ferro a partir de depósitos antigos de sangue na superfície da íris. Os pacientes apresentam histórico de hifema traumático ou hemorragia vítrea.
- Siderose em função de um corpo estranho metálico retido.

Avaliação
1. História: Avaliar a ocorrência de câncer, cirurgia ocular ou trauma prévios. Pesquisar também se houve perda de peso e anorexia.

2. Realizar exame sob lâmpada de fenda: Avaliar cuidadosamente a íris. Medir a PIO.
3. Realizar gonioscopia.
4. Realizar exame de fundo de olho sob dilatação utilizando-se oftalmoscopia indireta.
5. Transiluminação da massa na íris (auxilia na diferenciação de cistos epiteliais, que transmitem luz, de lesões pigmentadas, que não apresentam essa capacidade).
6. Fotografar a lesão e desenhá-la de maneira detalhada no prontuário, incluindo-se suas dimensões. Biomicroscopia ultrassônica e tomografia de coerência óptica do segmento anterior também podem ser úteis.

Tratamento/Seguimento

1. Observar o paciente com exames periódicos e fotografias a cada 3 a 12 meses, dependendo da suspeita de doença maligna.
2. A ressecção cirúrgica é indicada se houver documentação de crescimento, se o tumor interferir na visão ou se produzir glaucoma intratável.
3. Um melanoma difuso da íris com glaucoma secundário pode exigir enucleação.

> **NOTA:** Evitar a cirurgia filtrante para glaucoma em associação com possível melanoma da íris devido ao elevado risco de disseminação do tumor.

Capítulo 6

Pálpebra

6.1 Ptose

Sintomas

Queda da pálpebra superior, comprometimento do campo visual superior. Comprometimento visual ocasional que costuma piorar com a leitura e à noite. Os sintomas associados incluem diplopia, cefaleia e dor cervical.

Sinais

(Ver Figura 6.1.1.)

Críticos. Queda da pálpebra superior.

Outros. Os sinais associados incluem anisocoria, proptose e déficits da motilidade ocular. Avaliar cada condição individualmente.

Etiologia

NOTA: Embora a maioria dos casos de ptose seja aponeurótica e de etiologia benigna, algumas entidades devem ser descartadas por um exame cuidadoso.

1. Síndrome de Horner.
2. Paralisia do terceiro nervo craniano (NC) (regeneração completa, parcial ou aberrante do terceiro NC).
3. Miastenia grave.
4. Tumor orbital.
5. Tumor palpebral/conjuntival.
6. Oftalmoplegia externa progressiva crônica (OEPC) (particularmente a síndrome de Kearns-Sayre, ver Seção 10.12, Oftalmoplegia externa progressiva crônica).

Categorias:
- Miogênica: Embora este termo costume ser usado para descrever a ptose aponeurótica, a verdadeira ptose miogênica é quase sempre congênita. Ela está presente ao nascimento e é causada por disgenesia localizada do elevador da pálpebra superior. Isto resulta em redução da função do elevador (0-5 mm) e prega palpebral

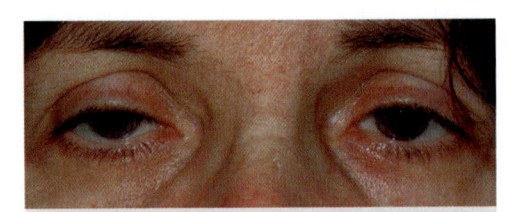

Figura 6.1.1 Ptose.

discreta ou ausente. Um fenômeno de Bell fraco (reflexo oculogírico palpebral), lagoftalmo no olhar para baixo e limitação do olhar superior podem indicar uma paralisia dupla do elevador. A ptose miogênica adquirida é incomum e pode ser vista com distrofia muscular e OEPC.

- Aponeurótica: Causa comum de ptose. Ocorre secundariamente à deiscência do elevador e se caracteriza por uma prega palpebral alta ou ausente, grau moderado de ptose e função do elevador preservada (10-15 mm). Costuma piorar no olhar para baixo. O estiramento ou deiscência do elevador podem ser resultado do envelhecimento normal, da esfregação repetitiva do olho, do uso de lentes de contato rígidas (ao se puxar as pálpebras para colocar e retirar as lentes), trauma ou cirurgia intraocular prévia (dano muscular relacionado ao espéculo).

- Neurogênica: Paralisia do terceiro NC (geralmente ptose completa, nunca como anormalidade isolada; congênita, compressiva ou vasculopática, ver Seção 10.5, Paralisia isolada do terceiro nervo craniano); síndrome de Horner (leve, cerca de 2 mm de ptose palpebral superior e inferior, ver Seção 10.2, Síndrome de Horner); miastenia grave (grau, duração e lateralidade variáveis, piora com a fadiga, ver Seção 10.11, Miastenia grave); síndrome mandibulopalpebral de Marcus Gunn (a pálpebra ptótica se eleva com a movimentação da mandíbula); enxaqueca oftalmoplégica; e esclerose múltipla.

- Mecânica: Corpo estranho ou lente de contato retida no fórnice superior; inflamação da pálpebra superior ou do fórnice (calázio, conjuntivite papilar gigante, edema pós-traumático ou pós-cirúrgico); e neoplasia.
- Traumática: Laceração palpebral com envolvimento do elevador, contusão do elevador, aprisionamento ou isquemia dentro de uma fratura de teto orbital, deiscência tardia ou alterações cicatriciais.
- Pseudoptose: Proptose ou retração palpebral contralateral, enoftalmia ou hipertropia ipsilateral, microftalmia, *phthisis bulbi*, dermatocálase, ptose da sobrancelha, tumor palpebral, edema, blefarospasmo ou síndrome de Duane.

Avaliação

1. História: Definir o início e a duração do problema e se está presente desde o nascimento. Avaliar fotografias antigas (p. ex., carteira de motorista) e opiniões de membros da família como elementos auxiliares da avaliação. Avaliar se há cirurgia ocular prévia. Verificar se houve traumas ou se há flutuação durante o dia. Avaliar se há diplopia, cefaleia ou dor cervical. Definir se há algum problema para respirar ou deglutir, além de associação com hábito de babar-se. Verificar se há história de doença autoimune.
2. Documentação obrigatória: Deve-se verificar e documentar o tamanho pupilar e a motilidade extraocular, mesmo se normais. Se houver anisocoria, as medidas devem ser registradas sob condições de luz e escuridão. Testes farmacológicos adicionais também estão indicados (ver Seção 10.1, Anisocoria). Se ocorrer uma disfunção de músculo extraocular, há a possibilidade de se realizarem testes adicionais com barras de prismas.
3. Exame orbital completo: Medir e comparar a posição do globo com a exoftalmometria de Hertel, distância reflexo margem (MRD, do inglês *margin reflex distance*), função do elevador (excursão completa da pálpebra superior com o músculo frontal mantido inativo na sobrancelha) e posição da prega palpebral superior em ambos os olhos. Verificar ocorrência de lagoftalmo. Uma "ptose" associada da pálpebra inferior (elevação da pálpebra inferior ipsilateral) é vista com frequência na síndrome de Horner. A proptose ou a retração palpebral pode simular uma ptose contralateral. Verificar a presença de sinais de movimentos palpebrais aberrantes como a síndrome mandibulo-palpebral, variabilidade e/ou fadiga, fraqueza do orbicular e retração palpebral com adução e/ou infradução. Avaliar se há resistência à retropulsão. Deve-se palpar a órbita superior para descartar massa ou deformidade da borda orbital superior.
4. Realizar exame oftalmológico completo: Virar a pálpebra superior para examinar a superfície conjuntival e o fórnice superior. Realizar exame do fundo de olho sob dilatação à procura de alterações na pigmentação em adolescentes e adultos jovens que têm ptose, função ruim do elevador e oftalmoplegia externa (possível OEPC e síndrome de Kearns-Sayre).
5. Mecanismos de proteção da córnea: Documentar a presença ou ausência de lagoftalmo, a função do orbicular, o fenômeno de Bell e a produção lacrimal. Verificar com cuidado a córnea à procura de qualquer anormalidade ou distrofia que possa predispor o paciente à ceratopatia pós-operatória.
6. Outros testes:
    - Teste do gelo: Aplicar bolsa de gelo no olho ptótico por 2 minutos, medir a posição palpebral antes e depois. A melhora na posição palpebral é altamente sugestiva de miastenia grave.
    - Teste com fenilefrina: Instilar uma gota de fenilefrina a 2,5% no olho ptótico. Os pacientes com melhora após 5 a 7 minutos podem ser bons candidatos para correção da ptose por ressecção do músculo de Müller-conjuntiva (müllerectomia).
    - Testes com apraclonidina, cocaína e hidroxianfetamina. Ver Seção 10.2, Síndrome de Horner.

NOTA: Nos últimos anos, o acesso limitado às formas oftálmicas de cocaína e hidroxianfetamina reduziram sua utilidade na prática clínica.

7. Exames de imagem: Nos casos em que há suspeita de uma causa sistêmica ou neurológica:
    - Tomografia computadorizada (TC) ou ressonância magnética (RM) da órbita caso exista suspeita de massa orbital superior.
    - TC/angiografia por TC (ATC) ou RM/angiografia por RM (ARM) da cabeça e do pescoço se houver síndrome de Horner. Isso deve ser realizado em caráter de urgência se houver suspeita clínica de dissecção de

artéria carótida (dor cervical, início agudo e história de trauma). Nesses casos, uma imagem somente do crânio não é adequada. Ver Seção 10.2, Síndrome de Horner.
- A TC/ATC, a RM/ARM ou a angiografia convencional em caráter de urgência para descartar aneurisma de artéria comunicante posterior está indicada em todas as paralisias de terceiro NC com ou sem envolvimento pupilar. Ver Seção 10.5, Paralisia isolada do terceiro nervo craniano.
- TC de tórax se houver suspeita de síndrome de Horner (para descartar massa pulmonar apical comprimindo o gânglio simpático) ou miastenia grave (para descartar timoma). Ver Seção 10.2, Síndrome de Horner, e Seção 10.11, Miastenia grave.

8. Exames complementares:
   - Se houver suspeita de miastenia grave, pode-se solicitar o teste do anticorpo contra o receptor de acetilcolina (ligação, bloqueio e modulação), a eletromiografia de fibras únicas (incluindo o músculo orbicular) e/ou o teste com cloreto de edrofônio sob condições monitoradas. Ver Seção 10.11, Miastenia grave.
   - Eletrocardiograma (ECG) de urgência e acompanhamento com cardiologista se houver suspeita de síndrome de Kearns-Sayre. Esses pacientes podem ter um bloqueio cardíaco, resultando em morte súbita.

Tratamento
1. Depende da etiologia subjacente (ver Seção 10.2, Síndrome de Horner; Seção 10.5, Paralisia isolada do terceiro nervo craniano; e Seção 10.11, Miastenia grave).
2. Opções não cirúrgicas: Manter o paciente em observação. Uso de fitas para manter a pálpebra superior aberta e suportes palpebrais acoplados aos óculos na ptose neurogênica e miogênica. Manejo do calázio com compressas mornas e/ou esteroides/antibióticos tópicos ou intralesionais.
3. Opções cirúrgicas: Excisão das lesões palpebrais e/ou orbitais, avanço transcutâneo do elevador, avanço transconjuntival do elevador, suspensão do músculo frontal, procedimento de Fasanella-Servat ou müllerectomia. A abordagem cirúrgica depende da avaliação pré-operatória e da etiologia subjacente à ptose.

Seguimento
1. Congênita: Há necessidade de acompanhamento cuidadoso para monitorar a possibilidade de ambliopia (privação *versus* refrativa secundária ao astigmatismo corneano induzido), posicionamento anormal da cabeça e ceratopatia de exposição.
2. Traumática: Observação por 6 meses antes de se considerar a intervenção cirúrgica. Muitos casos melhoram ou têm resolução completa.
3. Neurológica: Reavaliar com base na entidade em particular.
4. Pós-operatória (após reparo de ptose):
   - *Aguda:* Monitorar sinais de infecção e hemorragia.
   - *Subaguda:* Monitorar a ceratopatia de exposição e a assimetria, as quais podem exigir reajustes no pós-operatório. Um lagoftalmo leve é comum por 2 a 3 semanas após o reparo cirúrgico e geralmente melhora.
   - *Crônica:* Monitorar recorrência de ptose e ceratopatia de exposição.

6.2 Calázio/hordéolo

Sintomas
Nodulação palpebral aguda ou crônica, edema e dor.

Sinais
(Ver Figura 6.2.1.)

Críticos. Nódulo subcutâneo bem-definido, visível ou palpável na pálpebra. Em alguns casos, não é possível identificar algum nódulo.

Outros. Bloqueio do orifício de glândula meibomiana, edema e eritema palpebral, dor focal, blefarite associada e acne rosácea. Também se pode observar uma lesão apontando ou drenando material mucopurulento.

Definições
Calázio: Inflamação focal dolorosa ou não dentro da pálpebra secundariamente à obstrução de uma glândula meibomiana ou glândula de Zeis.
Hordéolo: Infecção aguda e dolorosa; pode ser externa (abscesso de uma glândula de Zeis na margem palpebral) ou interna (abscesso de glândula meibomiana). Em geral, envolve espécies de *Staphylococcus* e, ocasionalmente, evolui para celulite pré-septal.

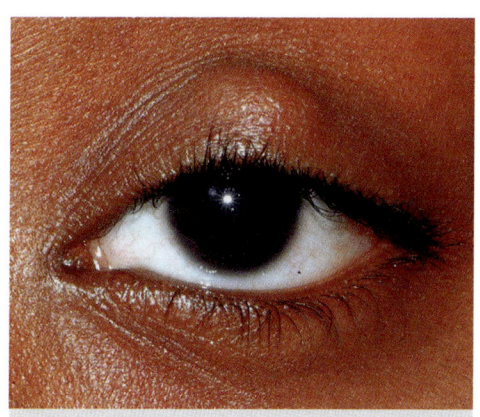

Figura 6.2.1 Calázio.

Diagnóstico diferencial
- Celulite pré-septal: Eritema palpebral e periorbital, edema e calor. Ver Seção 6.10, Celulite pré-septal.
- Corpo estranho no fórnice: edema palpebral, particularmente em usuários de lentes de contato ou naqueles com história de trauma. Ver Seção 3.3, Corpos estranhos corneanos e conjuntivais.
- Carcinoma sebáceo: Suspeitar em pacientes idosos com calázios recorrentes, espessamento palpebral ou blefarite unilateral crônica. Ver Seção 6.11, Tumores malignos da pálpebra.
- Granuloma piogênico: Lesão benigna, de cor vermelho-profundo e pedunculada que geralmente está associada a calázios, hordéolos, trauma ou cirurgia. Pode ser excisado ou tratado com uma combinação tópica de antibiótico e esteroide, como neomicina/polimixina B/dexametasona, 4 x/dia, por não mais do que 1 a 2 semanas. A PIO precisa ser monitorada se esteroides tópicos forem utilizados.

Avaliação
1. História: Verificar ocorrência de cirurgia ou trauma oculares prévios, bem como lesões palpebrais ou calázios prévios.
2. Realizar exame externo: Palpar a pálpebra envolvida para pesquisar nódulos. Observar a presença de rosácea.
3. Realizar exame sob lâmpada de fenda: Avaliar as glândulas meibomianas quanto a espessamentos e everter a pálpebra. Avaliar a presença de madarose, poliose e ulceração para descartar outras etiologias.

Tratamento
1. Compressas mornas por pelo menos 10 minutos, 4 x/dia, com massagem delicada sobre a lesão.
2. Considerar um curso breve de antibiótico tópico para hordéolos (p. ex., pomada de bacitracina, tobramicina ou eritromicina, 2 x/dia, por 1 a 2 semanas) ou um curso breve de antibiótico/esteroide tópico para calázio (p. ex., pomada de neomicina/polimixina B/dexametasona, 2 x/dia, por 1 a 2 semanas). Considerar o uso crônico de dose baixa de doxiciclina, 20 a 50 mg, via oral (VO), 1 a 2 x/dia por suas propriedades antibacterianas e anti-inflamatórias (p. ex., para calázios múltiplos ou recorrentes e/ou rosácea ocular).
3. Se houver piora do hordéolo, considerar a sua incisão e drenagem e o manejo como na celulite pré-septal (ver Seção 6.10, Celulite pré-septal).
4. Se o calázio não melhorar após 3 a 4 semanas de tratamento clínico e se o paciente desejar a intervenção cirúrgica, pode ser realizada a incisão e curetagem. De modo alternativo, pode ser realizada uma injeção intralesional de esteroides (p. ex., 0,2-1,0 mL de triancinolona 40 mg/mL em mistura 1:1 com lidocaína com epinefrina). Formulações alternativas de esteroides incluem várias combinações de fosfato sódico de betametasona e acetato de betametasona, 6 mg/mL ou fosfato sódico de dexametasona, 4 mg/mL. A dose total depende do tamanho da lesão. Recomenda-se que todos os calázios, especialmente aqueles recorrentes ou atípicos, sejam enviados para a patologia após a remoção.

NOTA: Uma injeção de esteroide pode levar à atrofia ou à despigmentação permanente da pele no local da injeção, especialmente nas pessoas de pele escura. Da mesma forma, uma injeção vigorosa pode raramente resultar em infiltração intra-arterial retrógrada com resultante oclusão da artéria central da retina. Devido a esses riscos, alguns fabricantes de esteroides injetáveis (p. ex., triancinolona e betametasona) têm historicamente contraindicado o seu uso intraocular e na região periocular. O uso *off-label* desses medicamentos deve incluir uma discussão detalhada entre o médico e o paciente.

Seguimento
Os pacientes não precisam ser examinados após a instituição da terapia clínica, exceto se a lesão persistir além de 3 a 4 semanas. Os pacientes submetidos a um procedimento como a incisão e curetagem costumam ser reavaliados conforme a necessidade.

6.3 Ectrópio

Sintomas
Lacrimejamento, irritação, vermelhidão e secreção mucosa. Pode ser assintomático.

Sinais
(Ver Figura 6.3.1.)

Críticos. Rotação externa da margem palpebral.

Outros. Ceratopatia punctata superficial (CPS) por exposição corneana; injeção e espessamento conjuntival com eventual queratinização por ressecamento crônico. Pode haver fibrose palpebral nos casos cicatriciais. Hemiparesia facial e lagoftalmo são vistos em casos de paralisia.

Etiologia
- Involutiva: Frouxidão horizontal da pálpebra relacionada ao envelhecimento. Mais comum.
- Paralítica: Paralisia do sétimo NC.
- Cicatricial: Encurtamento lamelar anterior por lesão de queimadura, cirurgia ou trauma prévio, dano actínico, inflamação crônica, doenças cutâneas (p. ex., eczema e ictiose) e outras.
- Mecânica: Causada por gordura orbital herniada, tumor palpebral, entre outros.
- Alérgica: Dermatite de contato.
- Congênita: Síndromes dismórficas faciais (p. ex., síndrome de Treacher Collins), síndrome de Down ou anormalidade isolada.

Avaliação
1. História: Avaliar a presença de cirurgias prévias, traumas, lesões químicas ou paralisia do sétimo NC.
2. Realizar exame externo: Verificar a função do músculo orbicular e avaliar a presença do frouxidão palpebral horizontal e a localização do ponto lacrimal. Pesquisar tumor palpebral, fibrose, herniação de gordura orbital etc. Se houver paralisia concomitante de sétimo NC e déficit do oitavo NC (perda auditiva), considerar TC ou RM de crânio para descartar neuroma do acústico.
3. Realizar exame sob lâmpada de fenda: Avaliar a presença de ceratopatia por exposição e inflamação conjuntival.

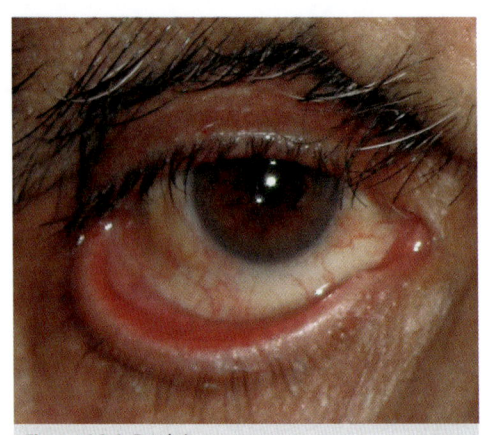

Figura 6.3.1 Ectrópio.

Tratamento
1. Tratar a ceratopatia de exposição com agentes lubrificantes. Ver Seção 4.5, Ceratopatia por exposição.
2. Tratar a margem palpebral inflamada e exposta com compressas quentes e pomada antibiótica (p. ex., bacitracina ou eritromicina, 4 x/dia). Um curso breve de uma combinação de pomada antibiótica e esteroide (p. ex., neomicina/polimixina B/dexametasona) pode ser útil se houver garantia de seguimento cuidadoso.
3. Fixar as pálpebras em posição adequada pode ser uma medida temporária útil.
4. Em geral, o tratamento definitivo exige cirurgia. A cirurgia deve ser postergada por 3 a 6 meses em pacientes com paralisia do sétimo NC, pois o ectrópio pode ter resolução espontânea (ver Seção 10.9, Paralisia isolada do sétimo nervo craniano). A exposição da córnea pode necessitar de reparo mais urgente.

Seguimento
Os pacientes com exposição corneana ou conjuntival devem ser examinados conforme a necessidade com base na gravidade dos sinais e sintomas. Se os tecidos estiverem relativamente saudáveis, o seguimento não é urgente. Os pacientes que usam esteroides tópicos devem ser acompanhados rotineiramente quanto aos efeitos colaterais induzidos pelos esteroides.

6.4 Entrópio

Sintomas
Irritação, sensação de corpo estranho, lacrimejamento e vermelhidão.

Sinais
(Ver Figura 6.4.1.)

Críticos. Rotação interna da margem palpebral que empurra os cílios contra o globo.

Outros. CPS devido ao contato dos cílios com a córnea e injeção conjuntival. Defeito epitelial corneano, afinamento e/ou ulceração nos casos graves.

Etiologia
- Involutiva: Frouxidão palpebral horizontal induzida pelo envelhecimento, desinserção do retrator e sobreposição (*override*) do orbicular.
- Cicatricial: Devido à fibrose conjuntival no penfigoide de mucosas, síndrome de Stevens-Johnson, queimaduras químicas, trauma, tracoma e outras.
- Espástica: Contração sustentada do orbicular devido a trauma cirúrgico, irritação ocular ou blefarospasmo.
- Congênito.

Avaliação
1. História: Verificar ocorrências prévias de cirurgia, trauma, queimadura química ou infecção (tracoma, herpes simples e varicela-zóster).
2. Realizar exame sob lâmpada de fenda: Verificar a presença de envolvimento corneano e conjuntival, além de fibrose palpebral.

Tratamento
Em caso de blefarospasmo, ver Seção 6.7, Blefarospasmo.

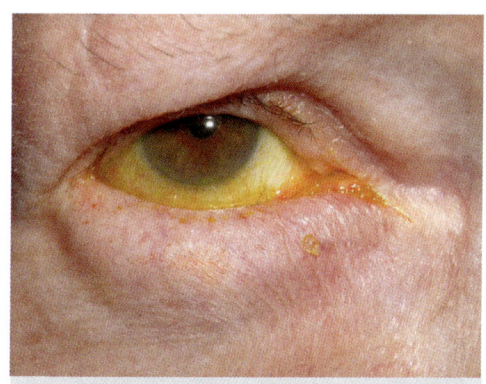

Figura 6.4.1 Entrópio.

1. Lubrificação vigorosa e pomada antibiótica (p. ex., eritromicina ou bacitracina, 4 x/dia).
2. A eversão da margem palpebral, fixando-a com fita em tração lateral, pode ser uma medida temporária.
3. No caso de entrópio espástico, uma sutura de Quickert colocada à beira do leito ou no consultório pode temporariamente resolver o mal posicionamento da pálpebra ao reforçar a ação dos retratores da pálpebra inferior e girar a margem palpebral anteriormente.
4. A cirurgia costuma ser necessária para a correção permanente.

Seguimento
Se não houver envolvimento da córnea, a condição não exige atenção urgente ou seguimento. Se a córnea estiver bastante danificada, é indicado um tratamento vigoroso (ver Seção 4.1, Ceratopatia punctata superficial). O seguimento é determinado pela gravidade do envolvimento da córnea.

6.5 Triquíase

Sintomas
Irritação, sensação de corpo estranho, lacrimejamento, vermelhidão e fotofobia.

Sinais
Críticos. Cílios mal direcionados friccionando o globo.

Outros. Injeção conjuntival; CPS; defeito epitelial, infiltrado ou fibrose da córnea.

Etiologia
- Entrópio: Pálpebra virada internamente empurrando os cílios normais em direção à córnea. Ver Seção 6.4, Entrópio.

- Epibléfaro: Condição congênita ou familiar em que uma lamela anterior redundante na pálpebra inferior redireciona os cílios em uma posição vertical na qual fazem contato direto com o globo. É mais comum em indivíduos de origem asiática, especialmente em crianças.
- Distiquíase: Uma segunda fila aberrante de cílios que surgem a partir de orifícios de glândulas meibomianas. Mais comumente adquirida em casos de trauma ou inflamação crônica (p. ex., blefarite, penfigoide de mucosas). A distiquíase congênita é uma condição rara e, algumas vezes, hereditária na qual as glândulas meibomianas são substituídas por uma fileira extra de cílios.
- Idiopática.
- Blefarite crônica: Margem palpebral inflamada. Ver Seção 5.8, Blefarite/meibomite.
- Cicatricial: Fibrose palpebral por trauma, cirurgia, penfigoide de mucosas (ver Seção 5.10, Penfigoide de mucosas (penfigoide cicatricial ocular), tracoma, síndrome de Stevens-Johnson, queimaduras químicas e térmicas, medicamentos e outros.
- Induzida por medicamentos: sistêmicos e tópicos (p. ex., análogos de prostaglandinas).

Avaliação

1. História: Avaliar se há episódios recorrentes e história de doença sistêmica grave ou reação alérgica. Avaliar se houve trauma prévio.
2. Realizar exame sob lâmpada de fenda: Everter as pálpebras e inspecionar a conjuntiva palpebral quanto à presença de fibrose e simbléfaro. Avaliar a posição da pálpebra em relação à rotação interna estática e dinâmica. Verificar a presença de defeitos epiteliais, infiltrados e fibrose na córnea.

Tratamento

1. Remover os cílios mal direcionados.
   - Alguns cílios mal direcionados: Realizar a epilação/remoção sob lâmpada de fenda com pinça delicada. A recorrência é comum sem a destruição folicular.
   - Triquíase difusa, grave ou recorrente: A terapia definitiva geralmente exige eletrólise, crioterapia, epilação com radiofrequência, *laser* de argônio ou cirurgia palpebral.
2. Tratar a CPS com pomada de antibiótico (p. ex., eritromicina ou bacitracina, 2-4 x/dia).
3. Tratar qualquer blefarite subjacente. Ver Seção 5.8, Blefarite/meibomite.
4. Abordar o mal posicionamento palpebral, quando presente. Ver Seção 6.4, Entrópio.

Seguimento

Conforme a necessidade, com base na intensidade dos sintomas e na integridade da córnea. Há necessidade de seguimento mais cuidadoso se houver evidência de CPS ou de defeito epitelial corneano.

6.6 Síndrome da frouxidão palpebral (*floppy eyelid syndrome*)

Sintomas

Olhos cronicamente vermelhos e irritados com secreção mucoide leve, geralmente pior ao acordar devido à eversão palpebral durante o sono. Costuma ser bilateral, mas frequentemente é assimétrico. É normalmente vista em pacientes obesos devido à forte associação com apneia do sono, com uma discreta predileção masculina.

Sinais

Críticos. As pálpebras superiores são evertidas com facilidade, sem o auxílio do dedo ou de um cotonete para exercer a contrapressão.

Outros. Placa tarsal superior atrófica e elástica com injeção conjuntival e conjuntivite papilar crônica, CPS, ptose com ptose de cílios e/ou frouxidão da pálpebra inferior. As associações incluem apneia obstrutiva do sono, obesidade, ceratocone e síndrome de Down.

Diagnóstico diferencial

O principal fator de diferenciação é o aumento da frouxidão horizontal e a eversão espontânea das pálpebras superiores.

- Conjuntivite vernal: Reação papilar sazonal, pruriginosa e gigante. Ver Seção 5.2, Conjuntivite crônica.
- Conjuntivite papilar gigante: Com frequência, está relacionada ao uso de lentes de contato ou a uma sutura exposta. Ver Seção 4.21, Conjuntivite papilar gigante induzida por lentes de contato.

- Ceratoconjuntivite límbica superior: Hiperemia, espessamento e inflamação da conjuntiva bulbar superior, do limbo e da córnea. Geralmente em associação com disfunção tireoidiana, ceratoconjuntivite seca e artrite reumatoide. Ver Seção 5.4, Ceratoconjuntivite límbica superior.
- Ceratoconjuntivite tóxica: Papilas ou folículos geralmente mais pronunciados inferiormente em pacientes que usam colírios. Ver Seção 5.2, Conjuntivite crônica.
- Ectrópio. Margens palpebrais viradas para fora, geralmente causando lacrimejamento, irritação e espessamento palpebral. Ver Seção 6.3, Ectrópio.

Etiologia
A etiologia subjacente não é definitivamente conhecida. Os estudos têm sugerido concentrações localmente elevadas de metaloproteinases da matriz (MMPs, do inglês *matrix metalloproteinase*) e perda de elastina. Os sintomas parecem ser o resultado da eversão espontânea da pálpebra superior durante o sono, ocasionando o contato da conjuntiva palpebral superior com o travesseiro ou os lençóis. Ocorrem sintomas unilaterais ou assimétricos nas pessoas que tendem a dormir em posição prona sobre o lado afetado.

Avaliação
1. Puxar a pálpebra superior em direção à testa do paciente para se determinar se ela everte de forma espontânea ou se está anormalmente frouxa.
2. Realizar exame da córnea e da conjuntiva sob lâmpada de fenda, com coloração de fluoresceína, à procura de papilas conjuntivais na pálpebra superior e CPS.
3. Questionar sobre história de roncos e apneia do sono.

Tratamento
1. Tratar com antibióticos tópicos em pomada qualquer anormalidade leve da córnea ou da conjuntiva (p. ex., pomada de eritromicina, 2-4 x/dia). Pode-se utilizar lágrimas artificiais em gel quando a lesão melhorar.
2. As pálpebras podem ser fechadas com uma fita durante o sono, ou um escudo protetor pode ser utilizado para protegê-las da fricção contra o travesseiro ou a cama. O paciente deve ser orientado a evitar dormir com o rosto para baixo. Solicitar que o paciente durma no seu lado contralateral pode ser tanto terapêutico quanto diagnóstico.
3. O reforço horizontal cirúrgico da pálpebra com ressecção em cunha ou *strip* tarsal lateral costuma ser necessário para o tratamento definitivo.

Seguimento
1. Inicialmente, a cada poucos dias ou semanas, seguido por semanas ou meses à medida que a condição estabiliza.
2. Encaminhar a um internista, otorrinolaringologista ou pneumologista para avaliação e manejo de uma possível apneia obstrutiva do sono. A avaliação é importante em razão de sequelas sistêmicas de uma apneia do sono que não é tratada e para uma estimativa do risco de anestesia antes de uma cirurgia palpebral.

6.7 Blefarospasmo

Sintomas
Piscar incontrolável, fasciculação ou fechamento descontrolados das pálpebras. Sempre bilateral, mas pode ser brevemente unilateral no início do quadro. Algumas vezes, pode haver espasmos das porções média e inferior da face e/ou do pescoço. Pode também haver associação com distonia oromandibular que resulta em espasmos da mandíbula e da língua, além de distonia laríngea e cervical, uma condição denominada síndrome de Meige.

Sinais
Críticos. Contrações bilaterais, episódicas e involuntárias dos músculos orbiculares do olho.

Outros. Desaparece durante o sono.

Diagnóstico diferencial
- Espasmo hemifacial: Presença de contrações unilaterais em todo o lado da face, as quais não desaparecem durante o sono. Geralmente idiopático, mas pode estar relacionado com paralisia prévia de sétimo NC, lesão ao nível do tronco encefálico ou compressão do sétimo NC por vaso sanguíneo ou tumor. Deve-se realizar RM do ângulo cerebelopontino em todos os pacientes para descartar a existência de um tumor. As opções terapêuticas incluem observação, injeções de toxina

botulínica e descompressão neurocirúrgica do sétimo NC.
- Blefarospasmo induzido por irritação ocular (p. ex., corpo estranho corneano ou conjuntival, triquíase, blefarite, irite e olho seco).
- Mioquimia palpebral: Fasciculações palpebrais discretas sentidas pelo paciente e difíceis de serem observadas, com frequência provocadas por estresse, cafeína, álcool ou irritação ocular. Em geral, há envolvimento unilateral da pálpebra inferior. É normalmente autolimitada. Tratar de forma a evitar os fatores precipitantes e/ou a administração de pequenas doses de toxina botulínica.
- Síndrome de Tourette: Presença de múltiplos espasmos musculares compulsivos associados a expressões vocais de sons bizarros ou obscenidades.
- Tic douloureux (nevralgia do trigêmeo): Episódios agudos de dor na distribuição do quinto NC, geralmente causando um abalo ou tique.
- Discinesia tardia: Presença de discinesia orofacial, em geral com movimentos distônicos do tronco e dos membros, normalmente provocada pelo uso prolongado de medicamentos antipsicóticos.
- Apraxia da abertura palpebral: Frequentemente, está associada à doença de Parkinson. De modo diferente do blefarospasmo, a apraxia da abertura palpebral não demonstra espasmo do orbicular. Em vez disso, os pacientes com apraxia simplesmente não conseguem abrir as pálpebras voluntariamente.

Etiologia
- Idiopática e provavelmente multifatorial, possivelmente envolvendo vias dopaminérgicas dentro dos gânglios da base.

Avaliação
1. História: Investigar se é unilateral ou bilateral e se o episódio envolve apenas as pálpebras ou a porção inferior da face. Avaliar o possível envolvimento dos músculos dos membros, bem como relacionar o quadro com os medicamentos ingeridos.
2. Realizar exame sob lâmpada de fenda: Pesquisar olho seco, blefarite e corpo estranho.
3. Exame neuro-oftalmológico para descartar outras anormalidades concomitantes.
4. O blefarospasmo típico não necessita de exame de imagem do sistema nervoso central (SNC) como parte da avaliação. A RM cerebral com atenção à fossa posterior e ao trajeto do sétimo NC está reservada aos casos atípicos ou a outros diagnósticos (p. ex., espasmos hemifaciais).

Tratamento
1. Tratar qualquer doença ocular subjacente que esteja causando a irritação ocular. Ver Seção 4.3, Síndrome do olho seco, e Seção 5.8, Blefarite/meibomite.
2. Considerar as injeções de toxina botulínica (onabotulinumtoxinA, incobotulinumtoxinA e abobotulinumtoxinA) nos músculos orbiculares ao redor das pálpebras se o blefarospasmo for intenso. Ela também pode ser usada para tratar a discinesia orofacial.
3. Se o espasmo não for aliviado pelas injeções de toxina botulínica, considerar a excisão cirúrgica do músculo orbicular (miectomia) das pálpebras superior e inferior e da sobrancelha.
4. Relaxantes musculares e sedativos raramente são úteis, mas podem ser utilizados em alguns pacientes. Fármacos orais (como lorazepam) podem ser úteis, mas o seu uso costuma ser limitado pela sedação. O metilfenidato oral pode ser útil em pacientes com espasmo intenso.

Seguimento
Não é uma condição urgente, mas os pacientes com blefarospasmo intenso podem ser funcionalmente cegos.

6.8 Canaliculite

Sintomas
Lacrimejamento ou secreção, olho vermelho, dor leve sobre o setor nasal da pálpebra inferior ou superior.

Sinais
(Ver Figura 6.8.1.)

Críticos. Saliência eritematosa do ponto e eritema da pele ao redor do ponto lacrimal. A expressão de concreções ou secreção mucopurulenta do ponto é diagnóstica.

Outros. Conjuntivite recorrente restrita ao setor nasal do olho, sensação de areia na sondagem do canalículo e injeção focal da conjuntiva nasal.

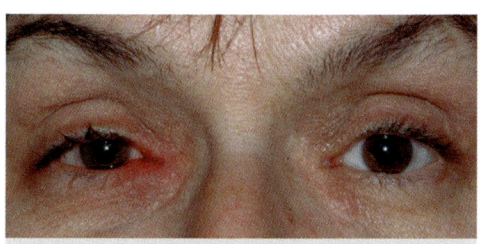

Figura 6.8.1 Canaliculite.

Diagnóstico diferencial
- Dacriocistite: Infecção do saco lacrimal com mais edema do saco lacrimal e dor do que na canaliculite. Ver Seção 6.9, Dacriocistite/inflamação do saco lacrimal.
- Calázio: Nódulo inflamatório focal da pálpebra sem secreção pelo ponto. Ver Seção 6.2, Calázio/hordéolo.
- Obstrução do ducto nasolacrimal: Lacrimejamento, mínimo ou nenhum eritema ou dor ao redor do ponto. Ver Seção 8.10, Obstrução congênita do ducto nasolacrimal.

Etiologia
- *Actinomyces israelli* (*streptothrix*): Mais comum. Bacilos Gram-positivos com filamentos finos e ramificados. Produz cálculos ricos em enxofre.
- Outras bactérias (p. ex., *Fusobacterium* e *Nocardia* spp.).
- Fungos (p. ex., *Candida, Fusarium* e *Aspergillus* spp.).
- Viral (p. ex., herpes simples e varicela-zóster).
- Plugue ou corpo estranho retido no ponto.

Avaliação
1. Aplicar pressão suave sobre o saco lacrimal com um cotonete e rolá-lo em direção ao ponto enquanto se procura secreção mucopurulenta ou concreções pelo ponto.
2. Realizar esfregaços e culturas do material espremido do ponto, incluindo lâminas para coloração de Gram e Giemsa. Considerar culturas em tioglicolato e Sabouraud.
3. Perguntar sobre história de colocação de plugue no ponto.

Tratamento
1. Remover concreções obstrutivas ou plugues retidos. As concreções podem ser retiradas através do ponto sob lâmpada de fenda. Uma canaliculotomia costuma ser necessária para a remoção completa ou em casos de plugue retido no ponto. Se houver necessidade, a marsupialização do canalículo horizontal pode ser feita com uma abordagem conjuntival, permitindo que haja cicatrização por segunda intenção.
2. Se as concreções forem removidas, considerar a irrigação do canalículo com uma solução antibiótica (p. ex., sulfato de trimetoprima/polimixina B, moxifloxacino, solução de penicilina G 100.000 unidades/mL e solução de iodo a 1%). O paciente recebe a irrigação em posição ortostática, de modo que a solução drene para fora do nariz, e não para dentro da nasofaringe.
3. Tratar o paciente com colírio antibiótico (p. ex., sulfato de trimetoprima/polimixina B, moxifloxacino, 4 x/dia) e antibióticos orais por 1 a 2 semanas (p. ex., doxiciclina, 100 mg, 2 x/dia).
4. Em caso de fungos nos esfregaços e nas culturas, o colírio de nistatina 1:20.000, 3 x/dia, e a irrigação com solução de nistatina 1:20.000, várias vezes por semana, podem ser efetivos.
5. Aplicar compressas mornas na região do ponto por 5 a 10 minutos, 4 x/dia.

Seguimento
De 5 a 7 dias, dependendo da gravidade. Em geral, não é uma condição urgente.

6.9 Dacriocistite/inflamação do saco lacrimal

Sintomas
Dor, vermelhidão e edema sobre o saco lacrimal no canto interno da pálpebra inferior. Lacrimejamento, secreção, febre ou calafrios também podem estar presentes. Os sintomas podem recorrer.

Sinais
(Ver Figura 6.9.1.)

Críticos. Edema eritematoso, doloroso e tenso sobre o canto nasal da pálpebra inferior, estendendo-se ao redor da área periorbital nasalmente. Uma secreção mucoide ou purulenta pode refluir pelo ponto lacrimal quando se aplica pressão sobre o saco lacrimal.

> **NOTA:** Na dacriocistite, o edema está abaixo do tendão cantal medial. Suspeitar de tumor de saco lacrimal (raro) se a massa estiver acima do tendão cantal medial.

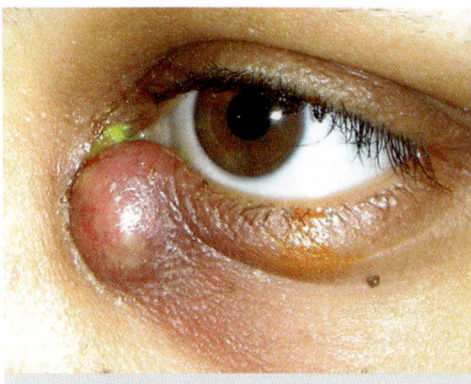

Figura 6.9.1 Dacriocistite.

Outros. Formação de fístula a partir da pele abaixo do tendão cantal medial. Um cisto do saco lacrimal ou mucocele pode ocorrer em casos crônicos. Pode haver progressão para um abscesso de saco lacrimal e, raramente, ocorrer celulite orbital ou facial.

Diagnóstico diferencial
- Celulite facial envolvendo a região cantal medial: Sem secreção pelo ponto com pressão sobre o saco lacrimal. O sistema de drenagem lacrimal está patente à irrigação. Ver Seção 6.10, Celulite pré-septal.
- Dacriocistocele: Alargamento leve de um saco lacrimal não inflamado em um bebê. Está presente ao nascimento, mas não é detectada inicialmente. Causada por obstrução do ducto nasolacrimal ou encarceramento de muco ou líquido amniótico no saco lacrimal, e, em geral, é unilateral. Se bilateral, avaliar a respiração para se descartar obstrução nasal. O tratamento conservador com massagem digital, pomada antibiótica e compressas mornas costuma ser suficiente para os casos não obstrutivos.
- Sinusite etmoide aguda: Presença de dor, sensibilidade, obstrução nasal e eritema sobre o osso nasal, medialmente ao canto interno. Os pacientes podem estar febris. Os exames de imagem são diagnósticos.
- Mucocele/mucopiocele do seio frontal: O edema normalmente ocorre bem acima do tendão cantal medial. Costuma haver proptose, deslocamento do globo para baixo e para o lado e oftalmoplegia externa. Os exames de imagem são diagnósticos.

Etiologia
- Está quase sempre relacionada a uma obstrução do ducto nasolacrimal.
- As causas incomuns incluem divertículos do saco lacrimal, dacriólitos, cirurgia nasal ou sinusal, trauma e, raramente, tumores de saco lacrimal.
- As bactérias Gram-positivas são os patógenos mais comuns; porém, microrganismos Gram-negativos e atípicos são vistos com mais frequência em diabéticos, imunocomprometidos e pessoas institucionalizadas.

Avaliação
1. História: Diferenciar entre lacrimejamento reflexo e epífora. Investigar episódios prévios e infecção concomitante de ouvido, nariz ou garganta. Avaliar se há doença sinusal, trauma ou cirurgia prévios.
2. Realizar exame externo: Aplicar pressão suave no saco lacrimal, no canto nasal da pálpebra inferior, com um cotonete, na tentativa de espremer a secreção do ponto. Deve ser realizado bilateralmente para a descoberta de uma sutil dacriocistite contralateral.
3. Avaliação de sinais orbitais: Avaliar a resposta pupilar, a motilidade extraocular, a posição do globo quanto à proptose e outras evidências de celulite orbital potencialmente concomitante.
4. Obter coloração de Gram e cultura em ágar-sangue (considerar a cultura em ágar-chocolate em crianças, considerando a maior incidência de *Haemophillus influenzae*) de qualquer secreção coletada a partir do ponto.
5. Considerar TC da órbita e dos seios paranasais em casos atípicos, graves e que não respondam aos antibióticos adequados.

> **NOTA:** Não tentar sondar ou irrigar o sistema lacrimal durante a infecção aguda. Se houver um grande abscesso superficial, a incisão e a drenagem irão aliviar a dor e acelerar a recuperação.

Tratamento
1. Antibióticos sistêmicos de acordo com o regime a seguir:

   Crianças com mais de 5 anos e com menos de 40 kg:
   - Afebris, sistemicamente bem, caso leve e pais confiáveis: Amoxicilina/ácido clavulânico, 25 a 45 mg/kg/dia, VO, em 2 doses diárias para crianças, com dose diária máxima de 90 mg/kg/dia.
   - Tratamento alternativo: Cefpodoxima: 10 mg/kg/dia, VO, em 2 doses diárias para crianças, com dose diária máxima de 400 mg.

- Febris, agudamente doentes, caso moderado a grave, ou pais não confiáveis: Hospitalizar e tratar com cefuroxima, 50 a 100 mg/kg/dia, intravenoso (IV), em 3 doses diárias em consultoria de infectologista.

Adultos:
- Afebris, sistemicamente bem, caso leve e paciente confiável: Cefalexina, 500 mg, VO, a cada 6 horas, ou amoxicilina/ácido clavulânico, 500/125 mg, 3 x/dia, ou 875/125 mg, VO, 2 x/dia.
- Se houver suspeita de exposição ao *Staphylococcus aureus* resistente à meticilina (MRSA, do inglês *methicillin-resistant Staphylococcus aureus*), iniciar 1 ou 2 comprimidos de potência dupla de sulfametoxazol/trimetoprima, 800/160 mg, VO, a cada 12 horas para adultos. De modo alternativo, iniciar clindamicina, 300 mg, VO, 3 x/dia. Além da cobertura para MRSA, esse antibiótico também cobre bem os anaeróbios, estreptococos e *S. aureus* sensível à meticilina.
- Febris, gravemente doentes ou não confiáveis: Hospitalizar e tratar com cefazolina, 1 g, IV, a cada 8 horas. Ver Seção 7.3.1, Celulite orbital.
- O regime antibiótico deve ser ajustado conforme a resposta clínica e os resultados dos exames de cultura/sensibilidade. Os antibióticos IV podem ser trocados por antibióticos VO comparáveis dependendo da velocidade de melhora, mas a terapia antibiótica sistêmica deve ser continuada por pelo menos um curso completo de 10 a 14 dias.

2. Um colírio de antibiótico tópico (p. ex., trimetoprima/polimixina B, 4 x/dia) pode ser utilizado além da terapia sistêmica. A terapia tópica isoladamente não é adequada.
3. Aplicar compressas mornas e massagem delicada na região cantal interna por 5 a 10 minutos, 4 x/dia.
4. Administrar medicamentos para a dor (p. ex., paracetamol com ou sem codeína) conforme a necessidade.
5. Considerar incisão e drenagem para um abscesso que esteja flutuando.
6. Após a resolução da infecção, avaliar a patência do ducto nasolacrimal com sondagem e irrigação. Se houver obstrução, considerar a correção cirúrgica (p. ex., dacriocistorrinostomia com intubação de silicone). Em casos de dacriocistite recorrente ou crônica, a correção cirúrgica está recomendada.

Seguimento

Diário, até a confirmação da melhora. Se a condição do paciente ambulatorial piorar, recomenda-se a hospitalização e o uso de antibióticos IV. Após a resolução da infecção aguda, há necessidade de sondagem e irrigação durante o seguimento para avaliar a patência do sistema de drenagem nasolacrimal.

6.10 Celulite pré-septal

Sintomas

Dolorimento, vermelhidão, calor e edema da pálpebra e região periorbital. Costuma haver uma história de abrasões cutâneas locais, lesão/trauma penetrante, hordéolo e picadas de insetos. Pode haver associação com sinusite, embora isso seja mais comum com as infecções pós-septais. Pode haver queixa de febre ou calafrios.

Sinais

(Ver Figuras 6.10.1 e 6.10.2.)

Críticos. Eritema, edema tenso, calor e dolorimento na pálpebra. Não há proptose, neuropatia óptica, restrição da motilidade extraocular, nem dor à movimentação ocular, geralmente com pouca ou nenhuma injeção conjuntival (diferentemente da celulite orbital). O paciente pode não conseguir

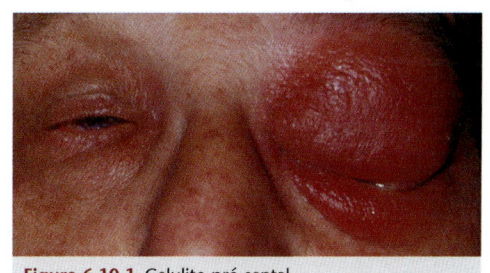

Figura 6.10.1 Celulite pré-septal.

abrir o olho em razão do edema palpebral. Alterações visuais, como visão turva ou diplopia monocular, são atribuídas ao edema palpebral.

Outros. Firmeza da pele palpebral ou edema palpebral flutuante. O olho em si pode estar levemente injetado, mas, de modo geral, está íntegro.

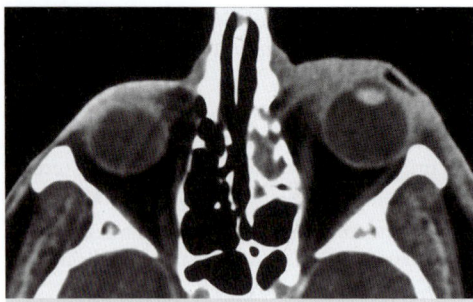

Figura 6.10.2 TC de celulite pré-septal.

Diagnóstico diferencial
- Celulite orbital: Proptose, dor à movimentação ocular, motilidade restringida e possível comprometimento visual. Ver Seção 7.3.1, Celulite orbital.
- Calázio: Nódulo inflamatório focal da pálpebra. Ver Seção 6.2, Calázio/hordéolo.
- Alergia: Início súbito, não doloroso, prurido e edema palpebral. Ver Seção 5.11, Dermatite de contato.
- Erisipela: Celulite estreptocócica que avança rapidamente, em geral com uma linha de demarcação clara, febre alta e calafrios.
- Fasciíte necrosante: Infecção bacteriana grave envolvendo tecidos moles subcutâneos e fáscia profunda. Geralmente, devido a estreptococo beta-hemolítico do grupo A e *S. aureus*. É característico haver coloração cinza a roxa da pele com hipoestesia. Os pacientes costumam estar sépticos e podem piorar rapidamente. Essa condição potencialmente fatal necessita de desbridamento cirúrgico de emergência com tratamento antibiótico IV.
- Conjuntivite viral com edema palpebral secundário: Há conjuntivite folicular. Ver Seção 5.1, Conjuntivite aguda.
- Trombose do seio cavernoso: Presença de proptose com neuropatias cranianas múltiplas. Ver Seção 10.10, Seio cavernoso e síndromes associadas (paralisias múltiplas de nervos motores oculares).
- Vírus varicela-zóster: Erupção vesicular que respeita a linha média. Ver Seção 4.16, Herpes-zóster oftálmico/vírus varicela-zóster.
- Vírus herpes simples: Erupção vesicular, normalmente unilateral, mas sem respeitar a linha média ou dermátomos. Pode haver associação com conjuntivite folicular ipsilateral. Ver Seção 4.15, Vírus herpes simples.
- Outros distúrbios da órbita: Proptose, deslocamento de globo ou motilidade ocular restrita. Ver Seção 7.1, Doença da órbita.
- Outros: Picada de inseto, angioedema, trauma, osteomielite maxilar e outros.

Etiologia
- Infecção adjacente (p. ex., hordéolo ou dacriocistite).
- Trauma (p. ex., ferimento puntiforme, laceração, picada de inseto).

Microrganismos
S. aureus e *Streptococcus* são mais comuns, mas *Haemophilus influenzae* deve ser considerado em crianças não imunizadas. Suspeitar de microrganismos anaeróbios se secreção fétida ou necrose estiverem presentes ou se houver histórico de mordida por animais ou humanos. Considerar causa viral se a celulite pré-septal estiver associada a uma erupção cutânea vesicular (p. ex., herpes simples ou varicela-zóster).

Avaliação
1. História: Avaliar se há dor com a movimentação do olho, visão dupla, história de trauma, cirurgia ou doença sinusal, câncer, calázios, picada de inseto ou depilação local. Verificar se há congestão sinusal ou secreção nasal purulenta. Avaliar se há vacinação recente ou infecções prévias resistentes a antibióticos.
2. Realizar exame oftalmológico completo: Avaliar a presença de restrição da motilidade ocular, proptose, defeito pupilar aferente, discromatopsia e edema de disco. Um espéculo palpebral ou um retrator palpebral de Desmarres podem facilitar o exame ocular se as pálpebras estiverem muito edemaciadas.
3. Verificar a sensibilidade facial na distribuição da primeira e segunda divisões do nervo trigêmeo.
4. Palpar a área periorbital e os linfonodos da cabeça e do pescoço à procura de alguma massa.
5. Verificar os sinais vitais.
6. Obter coloração de Gram e cultura de qualquer ferida aberta ou drenagem.
7. Realizar TC das órbitas e seios da face (incidências axial e coronal) com contraste se houver história de trauma significativo ou suspeita de corpo estranho orbital ou intraocular, celulite orbital, abscesso subperiosteal, sinusite paranasal, trombose de seio cavernoso ou doença maligna. Considerar a TC de crânio se houver

dados de anamnese, sinais ou sintomas que a justifiquem. Considerar a RM ou a angiografia se houver suspeita de patologia de seio cavernoso ou intracraniana, ou se a radiologia recomendar com base nos achados da TC.
8. Considerar a obtenção de hemograma completo com diferencial para identificar leucocitose e hemoculturas em casos graves ou quando houver febre.

Tratamento
1. Terapia antibiótica
   a. Presença de celulite pré-septal leve, paciente com mais de 5 anos (< 40 kg), afebril, paciente/pais confiáveis:
      - Amoxicilina/ácido clavulânico: 25 a 45 mg/kg/dia, VO, 2 x/dia, para crianças, com dose diária máxima de 90 mg/kg/dia; 875/125 mg, VO, a cada 12 horas, para adultos.

      ou
      - Cefpodoxima: 10 mg/kg/dia, VO, 2 x/dia, para crianças, com dose máxima diária de 400 mg; 200 mg, VO, a cada 12 horas, para adultos.

      ou
      - Cefdinir: 14 mg/kg/dia, VO, 2 x/dia, para crianças, com dose máxima diária de 600 mg; 600 mg, VO, 1 x/dia, para adultos.

      Se o paciente for alérgico à penicilina, utilizar:
      - Sulfametoxazol/trimetoprima: 8 a 12 mg/kg/dia de trimetoprima com 40 a 60 mg/kg/dia de sulfametoxazol, VO, 2 x/dia, para crianças; e 160 a 320 mg de trimetoprima com 800 a 1.600 mg de sulfametoxazol, VO, 2 x/dia, para adultos.

      ou
      - Moxifloxacino 400 mg, VO, 1 x/dia (contraindicado para crianças).

      Se houver suspeita de exposição a MRSA, então:
      - Sulfametoxazol/trimetoprima: 8 a 12 mg/kg/dia de trimetoprima com 40 a 60 mg/kg/dia de sulfametoxazol, VO, 2 x/dia, para crianças; e 1 a 2 comprimidos de dose dupla com 800/160 mg de sulfametoxazol/trimetoprima, VO, a cada 12 horas, para adultos.

      ou
      - Doxiciclina: 100 mg, VO, 2 x/dia (contraindicada em crianças, gestantes e nutrizes).

      ou
      - Clindamicina: 10 a 30 mg/kg/dia, VO, dose dividida, 3 a 4 x/dia, para crianças; 450 mg, VO, 3 x/dia, para adultos. Além de cobrir MRSA, este antibiótico também dá cobertura boa para estreptococos e *Staphylococcus aureus* sensível à meticilina.

> **NOTA:** Os pacientes com os seguintes fatores de risco devem receber cobertura para MRSA: história de infecção ou colonização por MRSA, infecções cutâneas recorrentes, contato com alguém que tenha MRSA, internação hospitalar ou em instituição de cuidados no último ano, colocação de cateter de longa permanência, hemodiálise, uso de drogas IV, detenção prisional nos últimos 12 meses, participação em esportes que tenham contato direto entre a pele dos participantes ou em que se compartilhem equipamentos e vestimentas, higiene pessoal ruim.

> **NOTA:** Os antibióticos orais devem ser mantidos por 10 a 14 dias.

   b. Presença de celulite pré-septal moderada a grave, ou qualquer um dos seguintes casos:
      - O paciente parece toxêmico.
      - O paciente pode não aderir ao tratamento ambulatorial e ao seguimento.
      - Crianças com 5 anos ou menos.
      - Ausência de melhora visível, ou piora após 24 a 48 horas de antibióticos orais.

      Hospitalização para uso de antibióticos IV, conforme segue:
      - Vancomicina: 10 a 15 mg/kg, IV, a cada 6 horas, para crianças; 0,5 a 1 g, IV, a cada 12 horas, para adultos. (Há necessidade de ajuste de dose em casos de disfunção renal.)

      Mais um dos seguintes:
      - Ampicilina/sulbactam: 300 mg/kg/dia, IV, dose dividida, 4 x/dia, para crianças; 3,0 g, IV, a cada 6 horas, para adultos.
      - Piperacilina-tazobactam: 240 mg/kg/dia, IV, dose dividida, 3 x/dia, para crianças; 4,5 g, IV, a cada 6 horas, para adultos.
      - Ceftriaxona: 80 a 100 mg/kg/dia, IV, dose dividida, 2 x/dia, para crianças, com máximo de 4 g/dia; 2 g, IV, a cada 12 horas, para adultos.

- Cefepima: 50 mg/kg a cada 12 horas (máximo de 2 g/dose), para crianças; 1 a 2 g, IV, a cada 12 horas, para adultos.
- Ceftazidima: 90 a 150 mg/kg/dia, IV, dose dividida, 3 x/dia, para crianças; 1 g, IV, a cada 8 a 12 horas, para adultos. Se o paciente for alérgico à penicilina, ver Seção 7.3.1, Celulite orbital, para alternativas.

NOTA: Os antibióticos intravenosos podem ser substituídos por antibióticos orais comparáveis depois que melhora significativa for observada. Os antibióticos sistêmicos são mantidos por um período de 10 a 14 dias. Ver Seção 7.3.1, Celulite orbital, para um tratamento alternativo. Em casos complicados ou em pacientes com múltiplas alergias, considerar a opinião de um especialista em doenças infecciosas para a administração do antibiótico.

2. Utilizar compressas quentes na área inflamada, 3 x/dia, conforme a necessidade.
3. Prescrever pomada de polimixina B/bacitracina no olho, 4 x/dia, se conjuntivite secundária estiver presente.
4. Usar toxoide tetânico conforme a necessidade. (Ver Apêndice 2, Profilaxia do tétano).
5. Recomendar descongestionantes nasais se houver sinusite.
6. Há necessidade de se realizarem a exploração e o desbridamento da órbita se uma massa flutuante ou um abscesso estiverem presentes, ou se houver suspeita de um corpo estranho retido. Obter coloração de Gram e cultura de qualquer secreção drenada para orientar a cobertura antibiótica. Evitar o septo orbital, se possível. Nesse caso, pode ser necessária a colocação de um dreno.
7. Considerar consultoria com especialista em doenças infecciosas em pacientes que não melhorem com antibióticos orais e necessitem de tratamento IV.
8. Considerar o uso de esteroides sistêmicos. Como na celulite orbital, a celulite pré-septal irá melhorar com o tratamento antibiótico adequado para as bactérias e o tratamento cirúrgico do foco infeccioso. Em alguns casos, a cascata inflamatória causada pela infecção é significativa e pode demorar para melhorar. Ela pode melhorar mais rapidamente com um curso breve de esteroides durante ou após o tratamento antibiótico da infecção. A dose e o momento de início dos antibióticos podem variar entre os clínicos. Os médicos podem iniciar com esteroides simultaneamente com os antibióticos, após 24 a 48 horas de cobertura antibiótica, ou não os começar.

Seguimento

Diariamente, até que exista demonstração clara e consistente de melhora, e, após, a cada 2 a 7 dias, até que a condição tenha apresentado resolução total. Se houver progressão da celulite pré-septal apesar da terapia antibiótica, o paciente deve ser hospitalizado, e a TC da órbita, repetida (ou realizada pela primeira vez). Para pacientes que já estejam utilizando antibióticos VO, alterar para antibióticos IV (ver Seção 7.3.1, Celulite orbital).

6.11 Tumores malignos da pálpebra

Sintomas
Nodulação palpebral assintomática ou levemente irritativa.

Sinais
Ulceração ou inflamação da pele com distorção da anatomia palpebral normal. Coloração e textura anormais ou sangramento persistente. Perda de cílios (madarose) ou branqueamento dos cílios (poliose) sobre a lesão. Vasos-sentinela podem ser vistos. Diplopia e oftalmoplegia externa são sinais de prognóstico ruim de possível invasão orbital.

Diagnóstico diferencial de tumores benignos da pálpebra
- Ceratose seborreica: Ocorre em pacientes de meia-idade ou idosos. Lesão marrom-preta, bem circunscrita, tipo crosta, que costuma ser levemente elevada, com ou sem inflamação ao redor. Pode ser removida por meio de biópsia por raspagem.
- Calázio/hordéolo: Lesão aguda, eritematosa, dolorosa, bem circunscrita. Ver Seção 6.2, Calázio/hordéolo.
- Cistos: Lesões bem circunscritas brancas, amarelas ou cor da pele sobre a margem palpebral ou sob a pele. Os cistos de inclusão epidérmicos, cistos sebáceos e hidrocistomas écrinos ou apócrinos podem ser excisados.
- Molusco contagioso: Infecção viral da epiderme, geralmente vista em crianças. Presença de múltiplas e pequenas pápulas caracterizadas por centros umbilicados. Pode ser grave em pacientes HIV-positivos. Também pode

produzir conjuntivite folicular crônica. O tratamento é feito com o rompimento do teto das lesões e curetagem. Embora alguns médicos recomendem curetagem até que ocorra sangramento, não há evidência clara de que isso seja mais efetivo. Várias outras terapias (p. ex., crioterapia, cautério, químicas, *laser*) são utilizadas para lesões encontradas em outras partes do corpo, mas, em geral, não são necessárias na região periocular e, além disso, podem causar lesão à superfície ocular. Ver Seção 5.2, Conjuntivite crônica.

- Nevo: Neoplasias melanocíticas benignas que podem envolver a derme, a junção derme-epiderme ou ambas. Os nevos congênitos podem estar presentes ao nascimento ou logo após isso; porém, a maioria dos nevos aparece durante a infância e pode aumentar de tamanho durante a puberdade. Os nevos são lesões bem circunscritas, em geral redondas ou ovaladas e com pigmentação uniforme. Pode haver o desenvolvimento de melanomas dentro de nevos preexistentes, e eles podem se manifestar com alterações na pigmentação e/ou como uma lesão pigmentada com formato assimétrico, bordas irregulares, coloração variada e possibilidade de prurido ou sangramento. As lesões suspeitas devem ser biopsiadas, de preferência com remoção de toda a lesão até a gordura subcutânea.
- Xantelasma: Placas moles e amarelas de macrófagos cheios de lipídeos, múltiplas, frequentemente bilaterais, na pálpebra superior e, às vezes, na inferior. Os pacientes com menos de 40 anos devem realizar exame de colesterol sérico e perfil lipídico para descartar hipercolesterolemia. A excisão cirúrgica também pode ser realizada por questões estéticas, mas é possível haver recorrência.
- Papiloma escamoso: Lesão mole da cor da pele que pode ser lisa, arredondada ou pedunculada. Pode crescer ou se multiplicar com o tempo. Com frequência, regride de forma espontânea. Alguns carcinomas escamosos podem ter aspecto papilomatoso. Assim, uma biópsia excisional deve ser realizada em lesões suspeitas.
- Ceratose actínica: Lesão arredondada, eritematosa e pré-maligna com superfície escamosa. É encontrada em áreas da pele expostas ao sol. O tratamento é feito com biópsia excisional.
- Condições inflamatórias: Blefarite e blefaroconjuntivite.
- Condições alérgicas: Uma dermatite de contato crônica pode aparecer unilateralmente, causar perda de cílios e simular doença maligna.
- Outros: Verrugas por papilomavírus, tumores benignos de folículos pilosos ou glândulas sudoríparas (p. ex., siringoma), ceratose folicular invertida, neurofibroma, neurilemoma, hemangioma capilar, hemangioma cavernoso e hiperplasia pseudoepiteliomatosa. Nódulos de xantogranuloma necrobiótico do mieloma múltiplo aparecem como placas ou nódulos amarelos, sendo quase sempre confundidos com xantelasma.

Etiologia

- Carcinoma basocelular: É o tumor palpebral maligno mais comum, localizando-se geralmente na pálpebra inferior ou no canto medial de pacientes de meia-idade ou idosos. Raras vezes metastatiza, mas pode ser localmente invasivo, em particular, quando está presente na região cantal medial. Há duas formas principais:
  - Nodular: Massa firme e endurecida, comumente com telangiectasias sobre as margens tumorais. Algumas vezes, o centro da lesão está ulcerado (ver **Figura 6.11.1**). Em raras ocasiões, uma variante cística é vista.
  - Infiltrativo: A variante clássica dessa forma é a lesão morfeaforme. Lesão firme, plana e subcutânea com bordas indistintas, sendo mais difícil de se excisar e podendo resultar em um grande defeito palpebral.
- Carcinoma epidermoide: Apresentação variável, frequentemente com aspecto semelhante ao do carcinoma basocelular. Pode ocorrer metástase regional, e ela pode ser extensa com propensão à invasão perineural. Uma lesão

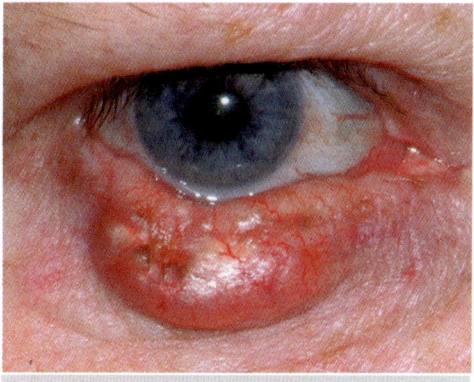

Figura 6.11.1 Carcinoma basocelular.

pré-maligna – ceratose actínica – pode aparecer como uma lesão escamosa, eritematosa e plana ou como um corno cutâneo.
- Ceratoacantoma: Essa lesão era previamente considerada benigna e autolimitada; porém, ela é atualmente considerada um carcinoma epidermoide de baixo grau. Clinicamente, pode ser semelhante a carcinomas basocelulares e epidermoides. De forma típica, a lesão é elevada, com bordas enroladas e uma grande úlcera central cheia de queratina. Tem sido observado crescimento rápido com regressão lenta e mesmo resolução espontânea. As lesões costumam envolver a pálpebra inferior e podem ser destrutivas. Recomenda-se a excisão completa.
- Carcinoma sebáceo: Mais comum em pacientes de meia-idade e idosos, geralmente em mulheres idosas. É mais comum na pálpebra superior, mas pode ser multifocal, envolvendo tanto a pálpebra superior quanto a inferior. É com frequência confundido com calázios recorrentes ou blefarite intratável. Pode ocorrer perda de cílios e destruição dos orifícios das glândulas meibomianas na região do tumor. Metástases regionais e sistêmicas ou extensão orbital são possíveis. Pode ocorrer muitas décadas após a exposição à radiação palpebral (ver **Figura 6.11.2**).
- Outros: Melanoma maligno, linfoma, carcinoma de glândula sudorípara, metástase (em geral, de mama ou pulmão), tumor de célula de Merkel, sarcoma de Kaposi e outros.

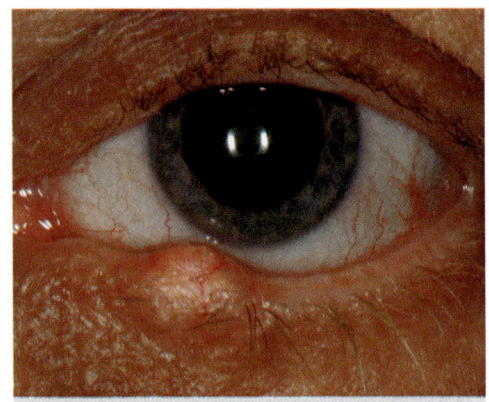

Figura 6.11.2 Carcinoma sebáceo.

Avaliação

1. História: Definir a duração e se há crescimento rápido ou lento. Investigar ocorrências prévias de lesão cutânea maligna ou doença maligna em outros locais, tratamento de condição inflamatória ou alérgica e radioterapia. Avaliar se há dor associada.
2. Realizar exame externo: Verificar a pele para lesões adicionais, palpar os linfonodos pré-auriculares, submaxilares e cervicais para a avaliação de metástases.
3. Realizar exame sob lâmpada de fenda: Procurar por telangiectasias ou tumores nodulares, perda de cílios na região do tumor e destruição de orifício meibomiano. Everter as pálpebras de todos os pacientes com queixas palpebrais.
4. Fotografar ou desenhar a lesão e sua localização para documentação.
5. Realizar biópsia da lesão. É comum fazer biópsia incisional quando há suspeita de doença maligna. Dependendo da profundidade da lesão, a biópsia de linfonodo sentinela pode estar indicada no caso de melanoma ou carcinoma sebáceo. A confirmação histopatológica deve preceder qualquer procedimento extenso.
6. O carcinoma sebáceo pode ser difícil de diagnosticar por histopatologia. No passado, recomendava-se a análise de um tecido fresco com coloração *Oil red*-O, mas, hoje, isso não é mais necessário, desde que o patologista tenha experiência com esse tipo de doença maligna.
7. Para linfoma, o patologista pode preferir que o tecido seja enviado fresco para citometria de fluxo. Por isso, deve-se entrar em contato com o patologista antes. Se houver confirmação, está indicada uma avaliação sistêmica. Ver Seção 7.4.2, Tumores orbitais em adultos.

Tratamento

1. Carcinoma basocelular: Excisão cirúrgica com avaliação histológica das margens do tumor tanto com técnicas de congelamento quanto de Mohs. O tumor inteiro deve ser excisado com margens livres. Raramente são utilizadas crioterapia e radiação. O imiquimode tópico, um modulador imune, pode ser benéfico, mas pode ser tóxico para a superfície ocular. Os tumores irressecáveis podem ser tratados com o inibidor oral da via Hedgehog vismodegibe, embora seja caro e possa causar efeitos colaterais sistêmicos. Os pacientes devem ser informados sobre o papel etiológico do sol, sendo aconselhados a evitar a exposição solar desnecessária e a usar filtros solares para proteção.

2. Carcinoma epidermoide: A excisão cirúrgica deve ser considerada como tratamento de primeira linha. A radioterapia é considerada o segundo melhor tratamento depois da excisão cirúrgica. O uso de imiquimode tópico e de interferon tópico ou injetável pode ser benéfico em pacientes idosos que não sejam candidatos à cirurgia. Os pacientes devem ser informados sobre o papel etiológico do sol. É importante o encaminhamento para um oncologista ou internista e/ou a avaliação sistêmica e a vigilância.

3. Carcinoma sebáceo: A abordagem é feita em duas etapas, com a primeira usando biópsias mapeadas de toda a superfície do olho para definir a extensão da disseminação pagetoide e a profundidade do tumor. A segunda etapa é realizada após a revisão de todas as biópsias; a disseminação pagetoide é tratada com crioterapia, enquanto o tumor profundo exige a excisão. A reconstrução deve, então, ser oferecida. Um seguimento cuidadoso dos linfonodos regionais é indicado. A exenteração costuma ser necessária quando há invasão orbital. É importante o encaminhamento para um oncologista ou internista para a avaliação sistêmica e vigilância com atenção aos linfonodos, aos pulmões, ao cérebro, ao fígado e aos ossos.

4. Melanoma maligno: O tratamento exige a excisão cirúrgica. As margens devem estar livres de tumor e necessitam de cortes histológicos permanentes. A biópsia de linfonodo sentinela pode ser necessária, dependendo da profundidade do tumor. É imperativo o encaminhamento para um oncologista ou internista para realização de avaliação regional e/ou sistêmica e de vigilância.

NOTA: Uma vez que tanto o melanoma quanto o carcinoma de glândula sebácea são difíceis de diagnosticar a partir de cortes de congelamento, múltiplas excisões utilizando-se cortes de fixação podem ser necessárias até que todas as margens cirúrgicas estejam livres do tumor. A córnea e o globo precisam ser protegidos durante esse intervalo, com lubrificação ou tarsorrafias temporárias.

Seguimento

O seguimento inicial deve ser a cada 1 a 4 semanas, para garantir a cicatrização apropriada do local da cirurgia. Após esse período, os pacientes devem ser reavaliados a cada 6 a 12 meses, ou com maior frequência para lesões mais agressivas, pois aqueles que já tiveram doença maligna cutânea estão em maior risco de doenças malignas adicionais.

Capítulo 7

Órbita

7.1 Doença da órbita

Esta seção apresenta uma estrutura para a avaliação de várias doenças da órbita.

Sintomas
Edema palpebral, olho(s) saliente(s) e visão dupla são comuns. Dor, redução da acuidade visual, diminuição da visão de cores e alterações na sensibilidade facial podem ocorrer.

Sinais
Críticos. Distopia do globo (p. ex., proptose/exoftalmo, hipoglobo e hiperglobo) e restrição da motilidade ocular, a qual pode ser confirmada pelo teste de ducção forçada (ver Apêndice 6, Teste de ducção forçada e teste de geração de força ativa). A resistência à retropulsão do globo é comum.

Diagnóstico diferencial de proptose
- Efeito expansivo (p. ex., infiltração ou deslocamento de tecidos moles por etiologias inflamatórias, neoplásicas, vasculares ou infecciosas).
- Globo aumentado (p. ex., miopia). Olhos míopes e grandes costumam ter discos inclinados e crescentes peripapilares, e a ultrassonografia (US) revela comprimento axial longo. Pode haver miopia assimétrica como uma pseudoproptose unilateral.
- Enoftalmo do outro olho (p. ex., após uma fratura do assoalho da órbita).
- Posição palpebral assimétrica: Retração unilateral de pálpebra superior e/ou inferior ou ptose da pálpebra superior contralateral.
- Órbitas fisiologicamente rasas.

Etiologia
Os sinais específicos de doença da órbita raramente são diagnósticos. As doenças orbitais podem ser agrupadas em seis categorias amplas para ajudar a definir a avaliação necessária:
1. Inflamatória: Doença ocular da tireoide (DOT), síndrome inflamatória orbital idiopática (SIOI), sarcoidose, granulomatose com poliangeíte (GPA, anteriormente denominada granulomatose de Wegener), inflamação reativa por sinusite paranasal, doença relacionada a IgG4 etc.
2. Infecciosa: Celulite orbital, abscesso subperiostal (ASP), mucormicose etc.
3. Neoplásica (distinta, infiltrativa ou hematológica): Geralmente classificada como primária (p. ex., tumor fibroso solitário), secundária (p. ex., extensão de mucocele sinusal ou meningioma intracraniano etc.) ou metastática. Pode ser benigna ou maligna.

> **NOTA:** Como regra geral, considera-se qualquer paciente com história de câncer e com um processo orbital novo como portador de doença metastática, até prova em contrário.

4. Traumática: Fratura orbital, hemorragia retrobulbar, corpo estranho orbital com ou sem infecção secundária, fístula carotídeo-cavernosa (fístula c-c) etc.
5. Malformação: Anormalidades esqueléticas, síndromes congênitas/genéticas etc.
6. Vascular: Geralmente congênita ou adquirida, sendo primariamente classificada como arterial (p. ex., fístula carotídeo-cavernosa) ou venosa (p. ex., variz). O linfangioma também pode causar proptose por hemorragia intralesional.

Avaliação
1. História: Avaliar se apresenta início rápido ou lento e dor, pulsação e/ou sopro ocular. Avaliar a presença de febre, calafrios, sintomas sistêmicos, erupção cutânea ou alteração ponderal. Investigar o histórico para doença maligna, diabetes, doença pulmonar e doença renal. Verificar se o paciente sofreu traumas e se há história de congestão sinonasal ou epistaxe. Avaliar se o paciente é fumante. Atualizar os rastreamentos de manutenção da saúde adequados para a

idade (p. ex., mamografia, exame/rastreamento de próstata). Verificar a presença de sintomas sistêmicos, como perda/ganho ponderal, febre, calafrios, sudorese noturna, alteração de hábito intestinal ou intolerância ao calor/frio.

2. Exame:
   - Revisar os sinais vitais, particularmente a temperatura.
   - Verificar a acuidade visual, o tamanho e a reatividade das pupilas, os campos visuais, a visão para cores e a pressão intraocular (PIO). Verificar a pulsatilidade dos semicírculos à tonometria de Goldmann.
   - Avaliar os movimentos extraoculares. Medir qualquer desalinhamento ocular ([prismas ou bastão de Maddox], ver Apêndice 3, Testes de cobertura e de de cobertura alternada, e Seção 10.7, Paralisia isolada do quarto nervo craniano). Considerar o teste de ducção forçada e geração de força em casos selecionados (ver Apêndice 6, Teste de ducção forçada e teste de geração de força ativa).
   - Verificar a presença de distopia do globo. Inclinar a cabeça do paciente para trás e olhar de baixo ("perspectiva da formiga"). Medir com um exoftalmômetro de Hertel. Posicionar o exoftalmômetro contra as bordas orbitais laterais, e não nos cantos laterais. O valor médio é de 17 mm, com o limite superior da normalidade de cerca de 22 a 24 mm. Uma diferença maior que 2 mm entre os dois olhos é considerada anormal. Esse procedimento pode ser utilizado em conjunto com a manobra de Valsalva se houver suspeita de malformação venosa. Além da exoftalmia axial clássica, procurar também deslocamento não axial do globo (p. ex., hipoglobo e hiperglobo).
   - Testar a resistência à retropulsão empurrando com cuidado cada globo para dentro da órbita com os polegares. Procurar por massa ao longo da borda da órbita. Verificar o fundo do saco conjuntival com todo o cuidado e everter a pálpebra superior.
   - Verificar a função dos nervos facial e trigêmeo. Verificar a presença de adenopatia pré-auricular e cervical.
   - Realizar um exame sob dilatação para avaliar os nervos ópticos (palidez e edema), polo posterior (especialmente para dobras coriorretinianas) e retina periférica.

3. Considerar a perimetria automatizada se houver suspeita de neuropatia óptica compressiva.

4. Exames de imagem: Tomografia computadorizada (TC) orbital (incidências axial, coronal e parassagital) ou ressonância magnética (RM) orbital com gadolínio e supressão de gordura, dependendo da etiologia suspeitada. A US da órbita com ou sem Doppler colorido é útil se há dúvidas quanto ao diagnóstico ou quando uma lesão cística ou vascular é suspeitada. Considerar a tomografia de coerência óptica (OCT, do inglês *optical coherence tomography*) para avaliar o contorno do nervo óptico. Ver Capítulo 14, Modalidades de imagem em oftalmologia.

5. Exames laboratoriais quando apropriado: Triiodotironina (T3), tiroxina (T4), hormônio tireoestimulante (TSH, do inglês *thyroid-stimulating hormone*), autoanticorpos antitireoide (imunoglobulina tireoestimulante [TSI, do inglês *thyroid-stimulating immunoglobulin*] e anticorpo antitireoperoxidase [TPO, do inglês *antithyroid peroxidase antibody*]), enzima conversora da angiotensina (ECA), anticorpo anticitoplasma de neutrófilo com coloração citoplásmica (cANCA, do inglês *cytoplasmic staining antineutrophil cytoplasmic antibody*) ou perinuclear (pANCA, do inglês *perinuclear staining antineutrophil cytoplasmic antibody*), desidrogenase láctica (LDH, do inglês *lactate dehydrogenase*), concentrações de IgG/IgG4, anticorpo antinuclear (ANA, do inglês *antinuclear antibody*), eletroforese de proteínas séricas (EPS), hemograma completo com diferencial, ureia/creatinina (especialmente se for indicada a TC com contraste ou a RM com gadolínio), glicemia de jejum/hemoglobina A1c, hemoculturas etc.

6. Considerar a avaliação sistêmica e os exames de imagem adicionais, dependendo da suspeita clínica e dos achados radiológicos (p. ex., metástases, linfoma etc.).

7. Considerar biópsia excisional ou incisional de acordo com o diagnóstico operacional. A biópsia por aspiração com agulha fina tem papel limitado no diagnóstico de doença da órbita.

Avaliação adicional, tratamento e seguimento conforme a suspeita diagnóstica. Ver seções individuais.

REFERÊNCIAS

Srinivasan A, Kleinberg T, Murchison AP, Bilyk JR. Serologic investigations in inflammatory orbital disease: part I. *Ophthalmic Plast Reconstr Surg.* 2016;32:321-328.

Srinivasan A, Kleinberg T, Murchison AP, Bilyk JR. Serologic investigations in inflammatory orbital disease: part II. *Ophthalmic Plast Reconstr Surg.* 2017;33:1-8.

7.2 Doença inflamatória da órbita

7.2.1 DOENÇA OCULAR DA TIREOIDE

SINÔNIMOS: ORBITOPATIA RELACIONADA À TIREOIDE, DOENÇA DE GRAVES

Sintomas oculares

Iniciais: Queixas não específicas, incluindo sensação de corpo estranho, vermelhidão, lacrimejamento, fotofobia e edema palpebral pela manhã. Os sintomas iniciais são inespecíficos e podem simular alergia, blefaroconjuntivite, conjuntivite crônica etc. A retração da pálpebra superior tende a ocorrer precocemente.

Tardios: Outros sintomas palpebrais e orbitais, incluindo alargamento (*flare*) vertical da fenda palpebral lateral, olhos proeminentes, edema palpebral persistente, quemose, visão dupla, "pressão" atrás dos olhos e diminuição da visão.

Sinais

(Ver Figura 7.2.1.1.)

Críticos. Retração das pálpebras superiores com *flare* vertical da fenda palpebral lateral (altamente específico) e retardo palpebral no olhar para baixo (sinal de von Graefe), lagoftalmo. A retração da pálpebra inferior é um sinal muito inespecífico e costuma ser um achado normal. Proptose axial unilateral ou bilateral com resistência variável à retropulsão. Quando os músculos extraoculares estão envolvidos, a elevação e a abdução costumam estar restritas e há resistência no teste de ducção forçada. Embora geralmente seja bilateral, a DOT unilateral ou assimétrica também é vista com frequência. O espessamento dos músculos extraoculares (inferior, medial, superior e lateral, por ordem de frequência) sem envolvimento dos tendões associados pode ser observado em exames de imagem da órbita. O aumento isolado dos músculos retos laterais é altamente atípico de DOT e necessita de avaliação adicional e, possivelmente, de uma biópsia. O aumento isolado do complexo reto superior/elevador pode ocorrer na DOT, mas deve ser cuidadosamente acompanhado quanto a causas alternativas, em especial quando não houver retração de pálpebra superior.

Outros. Redução da frequência das piscadas, elevação significativa da PIO (em especial ao olhar para cima), injeção dos vasos sanguíneos sobre os locais de inserção dos músculos retos horizontais, ceratoconjuntivite límbica superior, ceratopatia punctata superficial (CPS), infiltrado ou ulceração por ceratopatia por exposição, defeito pupilar aferente, discromatopsia, edema/palidez do nervo óptico e, raramente, dobras coroidais.

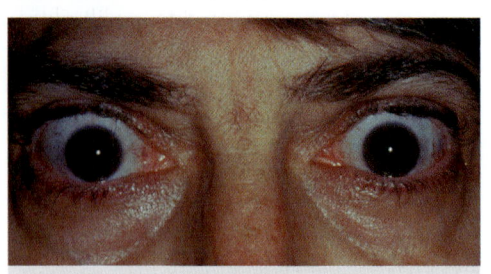

Figura 7.2.1.1 Orbitopatia relacionada à tireoide com retração palpebral e proptose do olho direito.

NOTA: O espessamento dos músculos extraoculares (MEOs) no ápice da órbita pode resultar em compressão do nervo óptico e se manifestar como defeito pupilar aferente, redução da visão de cores, perda de campo visual e de acuidade visual. A neuropatia óptica compressiva ocorre na minoria dos pacientes (5-7%) com DOT, mas deve ser descartada em todo paciente em qualquer consulta. A neuropatia óptica da DOT quase invariavelmente ocorre em casos de estrabismo restritivo e resistência aumentada à retropulsão. É importante observar que, nos casos típicos de neuropatia óptica compressiva por DOT, a proptose axial costuma estar ausente ou ser leve.

Sinais sistêmicos

É comum haver hipertireoidismo (pelo menos 80% dos casos de DOT). Os sintomas incluem pulso rápido, pele quente e seca, glândula tireoide difusamente aumentada (bócio), perda ponderal, desgaste muscular com fraqueza muscular proximal, tremor de mãos, mixedema ou dermopatia pré-tibial, arritmias cardíacas e alteração de hábito intestinal. Alguns pacientes apresentam hipotireoidismo (5-10%) ou eutireoidismo (5-10%). Os pacientes com eutireoidismo devem ser submetidos a exames da função tireóidea a cada 6 a 12 meses; uma proporção significativa desenvolverá anormalidades tireoidianas dentro de 2 anos. A DOT não necessariamente acompanha a disfunção tireóidea associada e pode ocorrer meses ou anos antes ou depois da disfunção da tireoide. A progressão clínica da DOT também tem correlação mínima com o controle da disfunção tireóidea. É comum haver história familiar de disfunção tireóidea.

Miastenia grave concomitante com visão dupla flutuante e ptose pode ocorrer em uma minoria de pacientes. Deve-se sempre questionar sobre sintomas bulbares (p. ex., disfagia, disfonia, dificuldade para respirar, fraqueza muscular proximal etc.) e fadiga em pacientes com suspeita de miastenia grave. A presença de ptose (em vez de retração palpebral superior) ou um déficit de adução em paciente com disfunção tireóidea e diplopia/oftalmoplegia externa deve aumentar a possibilidade de miastenia grave (ver Seção 10.11, Miastenia grave).

Diagnóstico diferencial de retração palpebral superior

- Trauma ou cirurgia prévia na pálpebra podem produzir retração palpebral ou retardo palpebral.
- Ptose contralateral grave pode causar a retração da pálpebra em função da lei de Hering, especialmente se o olho não ptótico é amblíope.
- Paralisia do nervo oculomotor com regeneração aberrante: A pálpebra superior pode se elevar ao se olhar para cima, simulando um retardo palpebral (pseudossinal de von Graefe). A motilidade ocular pode estar limitada, mas os resultados do teste de ducção forçada e exames de imagem da órbita devem ser normais. A retração da pálpebra está geralmente acentuada na adução ou ao se olhar para baixo. Ver Seção 10.6, Regeneração aberrante do terceiro nervo craniano.
- Síndrome de Parinaud: A retração da pálpebra e a limitação do olhar para cima podem acompanhar nistagmo de convergência-retração e pupilas levemente dilatadas que reagem pouco à luz com uma resposta normal à visão próxima (i.e., há uma dissociação estímulo luminoso--visão para perto).

Avaliação

1. História: Determinar a duração dos sintomas, a presença de dor e alteração na visão. Avaliar se há história de câncer ou disfunção tireoidiana. Verificar se o paciente é fumante e quando foi realizada a última mamografia, radiografia de tórax (especialmente em fumantes), exame de próstata e concentração de antígeno prostático específico (PSA, do inglês *prostate-specific antigen*).
2. Completar o exame ocular para avaliar ceratopatia por exposição (exame sob lâmpada de fenda com coloração por fluoresceína) e compressão do nervo óptico (defeito pupilar aferente, discromatopsia, edema do nervo óptico, perimetria automatizada, OCT). Motilidade extraocular (versões e ducções). A diplopia é medida com prismas ou bastão de Maddox (ver Apêndice 3, Testes de cobertura e de cobertura alternada, e Seção 10.7, Paralisia isolada do quarto nervo craniano). A proptose é medida com exoftalmômetro de Hertel. Verificar a resistência à retropulsão. Verificar a PIO no olhar primário e para cima (o aumento no olhar para cima se correlaciona com a intensidade do aumento do músculo reto inferior na DOT). Realizar exame do fundo de olho sob dilatação com avaliação do nervo óptico.
3. Exames de imagem: TC da órbita (incidências axiais e coronais sem contraste) deve ser realizada quando a apresentação é atípica (i.e., na maioria dos casos de proptose unilateral ou qualquer caso de proptose bilateral sem retração da pálpebra superior) ou na presença de orbitopatia congestiva grave ou neuropatia óptica. A TC na DOT varia conforme o caso. Em pacientes com estrabismo restritivo e proptose mínima ("variante miogênica"), os exames de imagem mostrarão MEOs espessados sem envolvimento dos tendões associados e "aglomeração apical" (perda do sinal de gordura no ápice da órbita devido aos MEOs aumentados). Em pacientes com motilidade extraocular completa ou quase normal, proptose severa e ceratopatia de exposição ("variante lipogênica"), é típico haver aumento no volume de gordura com mínimo envolvimento muscular.
4. Testes de função tireoidiana (TFTs) (T3, T4 e TSH). Tais testes podem estar normais. TSI e TPO podem algumas vezes ser solicitados, podendo ser acompanhados ao longo do tempo, com evidências recentes sugerindo uma correlação com a atividade da doença. Uma elevação de TSI e TPO pode ajudar a guiar o clínico para um diagnóstico de DOT em casos atípicos, orientando o tratamento (ver adiante).
5. Concentração sérica de vitamina D. Estudos recentes têm mostrado que um resultado subnormal aumenta o risco de orbitopatia progressiva.
6. A avaliação da suspeita de miastenia grave é necessária em casos selecionados. Ver Seção 10.11, Miastenia grave.

Tratamento

1. Parar de fumar: Todos os pacientes com DOT que fumam devem ser explicitamente

informados de que o tabagismo aumenta o risco de progressão e a gravidade da orbitopatia. Essa orientação deve ser documentada de forma clara nos registros médicos.

2. Encaminhar o paciente a um médico internista ou endocrinologista para o controle da doença sistêmica da tireoide, se presente. Se os TFTs forem normais, eles devem ser verificados a cada 6 a 12 meses. Com alguma frequência, um paciente eutireóideo com DOT apresentará elevação de TSI e/ou TPO.

3. Tratar a ceratopatia de exposição com lágrimas artificiais e lubrificantes ou com o fechamento das pálpebras com fita durante a noite (ver Seção 4.5, Ceratopatia por exposição). Pode ser útil o uso de óculos de natação durante a noite. O uso tópico de colírio de ciclosporina para o tratamento da inflamação da superfície ocular na DOT ainda está sob investigação, mas é uma opção razoável de tratamento a longo prazo na presença de síndrome do olho seco.

4. Tratar o edema palpebral com compressas frias pela manhã, elevando-se a cabeceira da cama à noite. Este manejo pode não ser muito efetivo. Evitar os diuréticos.

5. As indicações para a cirurgia de descompressão orbital incluem neuropatia óptica, ceratopatia de exposição que piora ou que seja grave apesar de tratamento adequado, luxação do globo, PIO incontrolavelmente elevada e proptose mórbida.

6. Uma abordagem por etapa deve ser utilizada para o tratamento cirúrgico, começando com a descompressão da órbita (se necessária), seguida de cirurgia para estrabismo (para estrabismo significativo, se presente) e, por fim, cirurgia palpebral. A alteração da sequência pode levar a resultados imprevisíveis. Observe que apenas uma minoria dos pacientes com DOT precisará ser submetida a todo o algoritmo cirúrgico.

Outras modalidades de tratamento

- Corticosteroides: Durante a fase inflamatória aguda, prednisona, 1 mg/kg, via oral (VO), 1 x/dia, com diminuição gradual ao longo de 4 a 6 semanas, é uma medida temporária razoável para melhorar a proptose e a diplopia na preparação para a cirurgia de descompressão orbital. Há evidências de que o uso de um curso de 12 semanas de corticosteroides intravenosos (IV) pulsados (metilprednisolona, 500 mg, IV, 1 x/semana, por 6 semanas, seguido por 250 mg, IV, 1 x/semana, por 6 semanas) seguido por um curso de corticosteroides orais pode resultar em melhor controle da DOT em longo prazo com menos efeitos colaterais sistêmicos que os corticosteroides orais, sendo uma opção razoável para os pacientes na fase aguda da DOT. Outros especialistas questionam a eficácia desse regime no longo prazo. Injeções periorbitais de corticosteroides também são usadas por alguns especialistas, mas podem não ser tão efetivas como os corticosteroides orais. Os corticosteroides sistêmicos crônicos administrados por longo prazo devem ser evitados devido aos efeitos colaterais sistêmicos. Se os corticosteroides sistêmicos forem usados, deve ser documentada uma discussão detalhada sobre o potencial para riscos em curto e longo prazos. O paciente deve ser submetido a um exame basal de densidade óssea com absorciometria de raio X de dupla energia e começar a usar suplementos de vitamina D/cálcio, além de profilaxia gástrica com inibidor da bomba de prótons. O acompanhamento cuidadoso com um médico clínico também é importante para o manejo de elevações da glicemia e outros efeitos colaterais.

- Irradiação orbital: O uso e a eficácia de baixas doses de radiação orbital no manejo da DOT ainda são controversos. Ela pode ser usada como modalidade na fase inflamatória aguda da DOT ou como medida para limitar a progressão e oferecer controle de longo prazo. A radioterapia parece diminuir a gravidade e a progressão do estrabismo restritivo em pacientes com DOT ativa; a eficácia no manejo de outros aspectos da DOT (incluindo a neuropatia óptica) não foi definitivamente comprovada, mas é defendida por alguns especialistas. A radioterapia deve ser usada com cautela em pacientes com diabetes, pois ela pode piorar a retinopatia diabética, e em vasculopatas, pois ela pode aumentar o risco de retinopatia por radiação ou neuropatia óptica, embora nenhum desses riscos tenha sido definitivamente comprovado. Todos os pacientes que recebem radioterapia devem ser informados sobre os possíveis riscos. A radioterapia deve ser realizada de acordo com protocolos estritos, com dosagem cuidadosamente controlada e com o uso de escudos, sob a supervisão de um oncologista radioterapeuta que tenha familiaridade com a técnica. Normalmente, é administrada uma dose total de 20 Gy em 10 a 14 frações ao longo de 2 semanas. O tratamento pode transitoriamente exacerbar as alterações inflamatórias, e o uso de prednisona oral com redução gradual da dose pode mitigar esses sintomas. A melhora costuma ocorrer em poucas semanas de tratamento, mas pode levar vários meses até se atingir o efeito máximo.

- Suplementação de selênio: Dados europeus confirmam que o uso da suplementação de selênio (um antioxidante) reduz a intensidade e a progressão da DOT leve a moderada. Ainda não está claro se este achado se aplica nos Estados Unidos, onde não existe deficiência de selênio na dieta (como ocorre em alguns países europeus). É razoável oferecer esta terapia para mulheres com DOT ativa leve a moderada com dose de 100 μg, VO, 2 x/dia, por 6 meses. Deve-se ter cuidado com o uso da suplementação de selênio em homens, especialmente naqueles com história familiar de câncer de próstata; alguns estudos sugeriram risco aumentado de câncer de próstata em homens com concentrações elevadas de selênio, embora esta questão ainda não pareça estar definida.
- Suplementação de vitamina D: Evidências recentes sugerem que a deficiência de vitamina D pode ser um fator de risco para a DOT. A suplementação de vitamina D tem sido recomendada na esperança de reduzir o risco de progressão da DOT.
- Biológicos: Há dados limitados disponíveis sobre o uso de agentes biológicos (p. ex., rituximabe, infliximabe, adalimumabe etc.), com alguns estudos mostrando eficácia e outros, não. Seu uso como terapia primária *em lugar* das modalidades convencionais é, no momento, *off-label* e controverso. Além disso, parece haver pouco consenso sobre o alvo biológico mais específico na DOT. Recentemente, o uso de teprotumumabe, um anticorpo monoclonal inibidor do receptor I do fator de crescimento semelhante à insulina (IGF-IR, do inglês *insulin-like growth factor I receptor*), se mostrou promissor no manejo da DOT. Ele foi aprovado pela Food and Drug Administration (FDA) para uso em pacientes com DOT em janeiro de 2020. Para pacientes com DOT moderada a grave, o fármaco é efetivo na redução da exoftalmia e da diplopia.
- Perda visual por neuropatia óptica: Tratar imediatamente com prednisona, 1 mg/kg/dia com monitoramento cuidadoso. Em casos de perda visual grave, a hospitalização para terapia intravenosa pulsada pode estar indicada. Pode ser considerada a radioterapia para neuropatia óptica leve a moderada, lembrando-se de que o efeito do tratamento não é imediato. A cirurgia de descompressão orbital posterior (para a neuropatia óptica leve a grave), seja medial ou lateral, é fundamental e costuma ser efetiva para a rápida reversão ou estabilização da neuropatia óptica. A descompressão orbital anterior costuma ser inefetiva no tratamento da neuropatia óptica por DOT. O teprotumumabe também se mostrou efetivo no manejo da neuropatia óptica da DOT com base em pequenas séries de pacientes.

Seguimento

1. A compressão do nervo óptico exige atenção imediata e seguimento rigoroso.
2. Os pacientes com ceratopatia de exposição avançada e proptose grave também exigem pronta atenção e seguimento rigoroso.
3. Os indivíduos com problemas mínimos ou nenhum problema de exposição e com proptose leve a moderada devem ser reavaliados a cada 3 a 6 meses. Devido ao risco potencial para neuropatia óptica, os pacientes com estrabismo restritivo podem ser acompanhados mais frequentemente.
4. Os pacientes com diplopia ou ptose flutuantes devem ser avaliados para miastenia grave (ver Seção 10.11, Miastenia grave).
5. Todos os pacientes com DOT devem ser orientados a retornar imediatamente em caso de qualquer problema visual novo, piora da diplopia ou irritação ocular significativa. Todos os fumantes com DOT devem ser lembrados a suspender o tabagismo em todas as consultas, estando indicado o encaminhamento para seu médico assistente ou para um programa de cessação do tabagismo.

REFERÊNCIAS

Marcocci C, Kahaly GJ, Krassas GE, et al. Selenium and the course of mild Graves' orbitopathy. *N Engl J Med*. 2011; 364:1920-1931.

Heisel CJ, Riddering AL, Andrews CA, Kahana A. Serum vitamin D deficiency is an independent risk factor for thyroid eye disease. *Ophthalmic Plast Reconstr Surg*. 2020; 36(1):17-20.

Bradley EA, Gower EW, Bradley DJ, et al. Orbital radiation for graves ophthalmopathy: a report by the American Academy of Ophthalmology. *Ophthalmology*. 2008; 115(2):398-409.

Smith TJ, Kahaly GJ, Ezra DG, et al. Teprotumumab for thyroid-associated ophthalmopathy. *N Engl J Med*. 2017; 376:1748-1761.

7.2.2 SÍNDROME INFLAMATÓRIA ORBITAL IDIOPÁTICA

SINÔNIMO: PSEUDOTUMOR ORBITAL INFLAMATÓRIO

Sintomas

Podem ser agudos, recorrentes ou crônicos. Um início explosivo da dor é a marca registrada da SIOI, mas está presente em apenas 65% dos pacientes; o restante pode ter uma apresentação mais insidiosa e relativamente indolor. Dor, olho vermelho proeminente, edema "mole" palpebral de cor rosada, visão dupla ou diminuição da visão. As crianças podem apresentar sintomas constitucionais concomitantes (febre, cefaleia, vômitos, dor abdominal e letargia) e apresentação bilateral ou sequencial, mas nenhum destes é típico em adultos.

Sinais

Críticos. Proptose e/ou restrição da motilidade ocular, geralmente unilateral, normalmente de início explosivo. Aos exames de imagem, a anatomia dos tecidos moles está envolvida em graus variáveis. Os MEOs estão espessados em casos de miosite; o envolvimento dos tendões pode ocorrer, mas não é de forma alguma essencial nem patognomônico. A esclera (na esclerite posterior), a cápsula de Tenon (na tenonite), a gordura orbital ou a glândula lacrimal (na dacrioadenite) podem estar envolvidas. Os seios paranasais costumam estar normais.

Outros. Edema mole e eritema rosado nas pálpebras, injeção conjuntival e quemose, aumento de glândulas lacrimais ou massa orbital palpável, visão reduzida, uveíte, PIO elevada, desvio hiperópico (geralmente, na esclerite posterior), edema ou atrofia do nervo óptico (incomum) e dobras coriorretinianas.

> **NOTA:** Pode ocorrer SIOI bilateral em adultos, mas isto deve levar a uma cuidadosa avaliação para descartar uma causa sistêmica (p. ex., sarcoidose, GPA, orbitopatia relacionada a IgG4, metástases [especialmente de câncer de mama] e linfoma). As crianças podem ter doença bilateral em um terço dos casos e podem apresentar doenças sistêmicas associadas.

Diagnóstico diferencial

- Abscesso e/ou celulite orbital.
- DOT.
- Outras condições orbitais inflamatórias não infecciosas: sarcoidose, GPA, orbitopatia relacionada a IgG4, amiloidose, GPA eosinofílica, síndrome de Sjögren, artrite reumatoide, lúpus eritematoso sistêmico, histiocitose etc.
- Doença linfoproliferativa (incluindo linfoma).
- Doença maligna orbital primária (p. ex., rabdomiossarcoma).
- Metástases.
- Cisto dermoide com vazamento.
- Linfangioma com hemorragia aguda.
- Malformação vascular, incluindo fístula carotídeo-cavernosa.
- Hemorragia orbital espontânea.
- Melanoma uveal necrótico.

Avaliação

Ver Seção 7.1, Doença da órbita, para avaliação orbital geral.

1. História: Investigar episódios prévios e presença de alguma outra doença ou sintoma sistêmico. Verificar se há histórico de câncer e se o paciente é fumante. Examinar a última mamografia, radiografia de tórax, colonoscopia ou exame de próstata. Avaliar problemas respiratórios anteriores. É necessária uma revisão cuidadosa dos sistemas. Verificar se há febre, sudorese noturna e perda ponderal.

2. Exame oftalmológico completo, incluindo visão para cores, motilidade extraocular, exoftalmometria, PIO e avaliação do fundo de olho sob dilatação.

3. Verificar os sinais vitais, principalmente a temperatura.

4. Exames de imagem: Realizar TC da órbita (incidências axial, coronal e parassagital) com contraste: pode mostrar uma esclera posterior espessada (o "sinal do anel" do espessamento escleral de 360 graus ao redor do globo), envolvimento da gordura orbital ou da glândula lacrimal ou espessamento de músculos extraoculares (incluindo ou não os tendões). Erosões ósseas são muito raras na SIOI e exigem avaliação adicional. RM orbital com contraste e supressão de gordura – pode demonstrar aumento dos MEOs, infiltração da gordura orbital, aumento de glândulas lacrimais, espessamento da esclera/Tenon posterior e reforço de contraste ao longo do nervo óptico (perineurite). Na SIOI, o reforço de contraste tende a se "espalhar" a partir de um nicho anatômico para os tecidos adjacentes (p. ex., dos MEOs para a gordura orbital circundante).

5. Obter exames de sangue conforme a necessidade (p. ex., em casos bilaterais ou atípicos): velocidade de sedimentação globular (VSG)

de Westergren, hemograma completo com diferencial, ANA, ECA, cANCA, pANCA, LDH, concentrações de IgG4/IgG, EPS, ureia/creatinina e glicemia de jejum/hemoglobina A1c (antes de instituir corticosteroides sistêmicos). Se houver suspeita de sarcoidose, considerar uma TC de tórax, a qual é significativamente mais sensível que a radiografia de tórax. Mamografia e avaliação da próstata são necessárias em casos específicos ou atípicos. Considerar o teste QuantiFERON-TB Gold antes de instituir corticosteroides em pacientes de risco.

6. Se possível, realizar uma biópsia incisional do tecido orbital envolvido se for facilmente acessível com mínima morbidade *antes* de instituir a terapia com corticosteroides (a terapia corticosteroide pode mascarar o diagnóstico verdadeiro). A glândula lacrimal costuma estar envolvida na SIOI, sendo relativamente fácil de abordar cirurgicamente; deve-se considerar fortemente a realização de biópsia em todos os casos com suspeita de dacrioadenite inflamatória. Porém, uma biópsia de outras estruturas orbitais (músculo extraocular e ápice da órbita) deve ser evitada em casos de SIOI clássica devido aos possíveis riscos cirúrgicos; a biópsia dessas estruturas está reservada para casos atípicos ou recorrentes. Deve-se sempre suspeitar de doença metastática em qualquer paciente com história de câncer.

Tratamento

1. Prednisona, 1 a 1,2 mg/kg/dia como dose inicial em adultos e crianças, junto com profilaxia gástrica (p. ex., omeprazol, 40 mg, VO, 1 x/dia). Todos os pacientes devem ser alertados sobre os potenciais efeitos colaterais sistêmicos e devem ser instruídos a seguir acompanhamento com seu médico clínico assistente para monitoração de glicose e eletrólitos.

2. A radioterapia de dose baixa pode ser utilizada quando o paciente não responder aos corticosteroides sistêmicos, quando a doença recorrer com a diminuição dos corticosteroides ou quando os corticosteroides acarretarem um risco significativo ao paciente. A radioterapia só deve ser usada quando uma biópsia orbital, se ela for possível anatômica e clinicamente, tiver excluído outras etiologias.

3. Agentes poupadores de esteroides (p. ex., metotrexato, ciclofosfamida etc.) em casos que não respondem ou que recorrem com a terapia corticosteroide. A biópsia dos tecidos afetados, quando possível, está indicada para descartar doença maligna.

4. A terapia biológica pode ser considerada em casos que não respondem a outras modalidades. A eficácia de agentes biológicos específicos (p. ex., anticorpo anti-CD20, anticorpo anti-fator de necrose tumoral α [TNF-α, do inglês *tumor necrosis factor-α*], etc.) na SIOI não é conhecida. Há evidências de que a SIOI é um processo dependente de células T com elevação de citocinas (incluindo TNF-α); infliximabe e adalimumabe podem ser biológicos razoáveis a serem considerados em casos recalcitrantes ou recorrentes de SIOI.

Seguimento

Reavaliar em 1 a 2 dias. Os pacientes que respondem de forma dramática aos corticosteroides são mantidos na dose inicial por 3 a 5 dias, seguido por redução gradual para 40 mg/dia ao longo de 2 semanas, e uma redução ainda mais lenta abaixo de 20 mg/dia, geralmente ao longo de várias semanas. Se o paciente não responder de forma dramática a doses apropriadas de esteroides, uma biópsia deve ser fortemente necessária. Recorrências de SIOI não são incomuns, especialmente com doses mais baixas de corticosteroides.

> **NOTA:** A doença relacionada a IgG4 é uma condição fibroinflamatória recentemente descrita e caracterizada por uma infiltração linfoplasmocitária de tecidos moles por plasmócitos IgG4+, geralmente com envolvimento sistêmico. Pode haver concentrações séricas elevadas de IgG4. O manejo clínico segue o algoritmo típico para outras inflamações orbitais: corticosteroides sistêmicos seguidos por agentes poupadores de esteroides nos casos crônicos ou recalcitrantes. A orbitopatia relacionada a IgG4 pode envolver quaisquer tecidos orbitais, mas não costuma se apresentar na forma explosiva da SIOI clássica; aumento de volume e infiltração de nervos sensoriais aos exames de imagem são achados clássicos da orbitopatia relacionada a IgG4. O diagnóstico definitivo envolve confirmação histopatológica e imunocoloração para IgG4. Há evidências do leste asiático de que a doença relacionada a IgG4 pode aumentar o risco de linfomas.

REFERÊNCIAS

Mombaerts I, Rose GE, Garrity JA. Orbital inflammation: biopsy first. *Surv Ophthalmol.* 2016;61:664-669.

Mombaerts I, Bilyk JR, Rose GE, et al. Consensus on diagnostic criteria of idiopathic orbital inflammation using a modified Delphi approach. *JAMA Ophthalmol.* 2017; 135:769-776.

McNab AA, McKelvie P. IgG4-related ophthalmic disease. Part I: background and pathology. *Ophthalmic Plast Reconstr Surg.* 2015;31:83-88.

McNab AA, McKelvie P. IgG4-related ophthalmic disease. Part II: clinical aspects. *Ophthalmic Plast Reconstr Surg.* 2015;31:167-178.

7.3 Doença infecciosa da órbita

7.3.1 CELULITE ORBITAL

Sintomas

Olho vermelho, dor, visão turva, visão dupla, edema palpebral e/ou periorbital, congestão/secreção nasal, dor/pressão/congestão sinusal, dor de dente, dor infra e/ou supraorbital e hipoestesia.

Sinais
(Ver Figuras 7.3.1.1 e 7.3.1.2.)

Críticos. Edema, eritema, calor e dor na pálpebra. Quemose e injeção conjuntival, proptose e motilidade ocular restrita com dor em tentativa de movimentação do olho estão geralmente presentes. Os sinais de neuropatia óptica (p. ex., defeito pupilar aferente, discromatopsia) podem estar presentes em casos graves.

Outros. Visão diminuída, congestão venosa retiniana, edema de disco óptico, secreção purulenta, sensibilidade periorbital diminuída, febre. A TC geralmente mostra sinusite adjacente (muitas vezes, ao menos uma sinusite etmoidal) e possivelmente uma coleção orbital subperiostal.

Diagnóstico diferencial

Ver Seção 7.1, Doença da órbita.

Etiologia

- Extensão direta de uma infecção de seio paranasal (especialmente etmoidite), infecção periorbital focal (p. ex., hordéolo infectado, dacrioadenite, dacriocistite e panoftalmite) ou infecção dentária.
- Sequela de trauma orbital (p. ex., fratura orbital, trauma penetrante, retenção de corpo estranho intraorbital).
- Sequela de cirurgia palpebral, orbital ou de seio paranasal.
- Sequela de outra cirurgia ocular ou infecção intraocular (p. ex., panoftalmite) (menos comum).
- Extensão vascular (p. ex., ocorrência de disseminação a partir de uma bacteremia sistêmica ou ocorrência local a partir de uma celulite facial via anastomoses venosas).
- Extensão de uma trombose séptica de seio cavernoso.

> **NOTA:** Quando há suspeita de um corpo estranho retido, a celulite pode desenvolver-se meses após a lesão (ver Seção 3.12, Corpo estranho intraorbital).

Microrganismos

- Adultos: *Staphylococcus* spp., *Streptococcus* spp. e *Bacteroides* spp.
- Crianças: *Haemophilus influenzae* (é raro em crianças vacinadas).
- Após trauma: Bacilos Gram-negativos.
- Abscesso dentário: Aeróbios e anaeróbios agressivos e mistos.
- Pacientes imunocomprometidos (diabetes, quimioterapia e infecção pelo vírus da imunodeficiência humana [HIV, *human immunodeficiency virus*]): Fungos, incluindo aqueles que produzem infecções por zigomicoses (p. ex., *Mucor*) e *Aspergillus*.

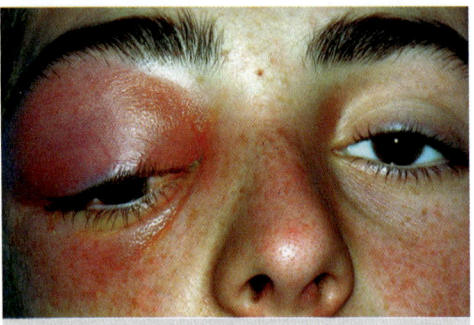

Figura 7.3.1.1 Celulite orbital.

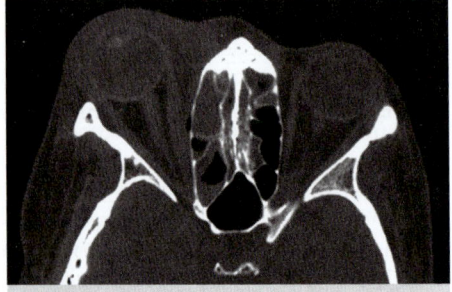

Figura 7.3.1.2 TC de celulite orbital direita que mostra o espessamento da gordura e a etmoidite à direita.

Avaliação
Ver Seção 7.1, Doença da órbita, para uma avaliação orbital não específica.
1. História: Averiguar ocorrência de trauma ou cirurgia, infecção do ouvido, do nariz, da garganta ou sistêmica, dor de dente ou abscesso dental recente, alterações no estado mental ou rigidez de nuca e diabetes ou uma doença imunossupressiva. Avaliar se o paciente usa agentes imunossupressivos.
2. Completar o exame oftalmológico para avaliar sinais orbitais, incluindo defeito pupilar aferente, restrição ou dor à motilidade ocular, proptose, resistência aumentada à retropulsão, PIO elevada, redução da visão para cores, diminuição da sensibilidade cutânea e anormalidades do nervo óptico ou do fundo do olho.
3. Verificar os sinais vitais, o estado mental e a flexibilidade cervical. Verificar a presença de linfadenopatia pré-auricular ou cervical. Avaliar as vias nasais quanto a sinais de escara/envolvimento fúngico em pacientes diabéticos, acidóticos ou imunocomprometidos.
4. Exames de imagem: A TC de órbitas e seios paranasais (incidências axial, coronal e parassagital, com contraste, se possível) para confirmar o diagnóstico e descartar um corpo estranho retido, abscesso orbital ou ASP, doença de seios paranasais, trombose de seio cavernoso e extensão intracraniana.
5. Exames laboratoriais: Hemograma com diferencial e hemoculturas.
6. Explorar e desbridar qualquer ferimento penetrante, se presente, e obter coloração de Gram e cultura de qualquer drenagem (p. ex., ágar-sangue e ágar-chocolate, ágar Sabouraud dextrose, caldo de tioglicolato). Obter TC antes da exploração da ferida para descartar corpo estranho na base do crânio.
7. Consultar a neurocirurgia para o manejo e provável punção lombar. Na presença de sinusite paranasal, considerar avaliação de um otorrinolaringologista para a possível drenagem cirúrgica. Considerar a avaliação de um especialista em doenças infecciosas em casos atípicos, graves e que não respondam ao tratamento. Se houver suspeita de uma fonte dentária, deve-se consultar o cirurgião bucomaxilofacial para a avaliação, pois as infecções nessa área tendem a ser agressivas, potencialmente ameaçadoras à visão e podem se disseminar para o seio cavernoso.

> **NOTA:** A mucormicose/zigomicose é uma doença da órbita, nasal e sinusal em pacientes diabéticos ou com outra imunossupressão. Está geralmente associada à dor intensa e oftalmoplegia externa. Também pode ocorrer perda visual profunda de forma rápida. Uma acidose metabólica pode estar presente. A zigomicose sino-orbital é rapidamente progressiva e potencialmente fatal. Ver Seção 10.10, Seio cavernoso e síndromes associadas (paralisias múltiplas de nervos motores oculares).

Tratamento
1. Hospitalizar o paciente e considerar a consultoria com infectologista e otorrinolaringologista.
2. Usar antibióticos IV de amplo espectro para cobrir microrganismos Gram-positivos, Gram-negativos e anaeróbios por 48 a 72 horas, seguidos por medicação VO durante uma semana. As recomendações específicas para antibióticos variam.
   - Em pacientes da comunidade sem história recente de hospitalização, estadia em clínicas geriátricas ou institucionalização, recomenda-se ampicilina-sulbactam, 3 g, IV, a cada 6 horas, para adultos; 300 mg/kg/dia divididos em 4 doses diárias, para crianças, com dose diária máxima de 12 g de ampicilina-sulbactam (8 g do componente ampicilina);

   ou
   - piperacilina-tazobactam, 4,5 g, IV, a cada 8 horas, ou 3,375 g, a cada 6 horas, para adultos; 240 mg do componente piperacilina/kg/dia em 3 doses diárias, para crianças, com dose máxima diária de 18 g de piperacilina.
   - Em pacientes com suspeita de abrigar *Staphylococcus aureus* resistente à meticilina associado à hospitalização (HA-MRSA, do inglês *hospital-associated methicillin-resistant Staphylococcus aureus*) ou naqueles com suspeita de meningite, acrescentar vancomicina IV concomitante com dose de 15 a 20 mg/kg, a cada 8 a 12 horas, para adultos com função renal normal, e 40 a 60 mg/kg/dia divididos em 3 a 4 doses diárias, para crianças, com dose máxima diária de 2 g. *Para adultos alérgicos à penicilina, mas que toleram as cefalosporinas, usar vancomicina, conforme dose anterior, mais*: Ceftriaxona 2 g, IV, 1 x/dia, e metronidazol, 500 mg, IV, a cada 8 horas (não exceder 4 g/dia).

- Para adultos que são alérgicos à penicilina/cefalosporina, tratar com uma combinação de fluoroquinolona (para pacientes > 17 anos, moxifloxacino, 400 mg, IV, 1 x/dia, ciprofloxacino, 400 mg, IV, a cada 12 horas, ou levofloxacino, 750 mg, IV, 1 x/dia) e metronidazol, 500 mg, IV, a cada 8 horas.

> **NOTA:** As dosagens dos antibióticos podem ter de ser reduzidas na presença de insuficiência ou falência renal. Os valores máximo e mínimo de concentração sérica de vancomicina devem ser monitorados, e as dosagens, ajustadas conforme a necessidade. Concentrações de ureia e creatinina devem ser monitoradas com cuidado. Além disso, deve-se lembrar que muitos antibióticos (especialmente os derivados de tetraciclina) podem alterar a eficácia da varfarina e de outros anticoagulantes. É prudente obter avaliação com internista para o manejo dos anticoagulantes enquanto o paciente estiver usando antibióticos.

> **NOTA:** A incidência de *S. aureus* resistente à meticilina adquirido da comunidade (CA-MRSA, do inglês *community-acquired methicillin-resistant S. aureus*) está aumentando nos Estados Unidos, especialmente nas áreas urbanas. É extremamente difícil diferenciar clinicamente o CA-MRSA de patógenos microbianos mais convencionais. O CA-MRSA pode progredir mais rapidamente e apresentar maior gravidade clínica em comparação com patógenos bacterianos típicos, mas estes são critérios subjetivos. É prudente cobrir CA-MRSA em casos graves de celulite orbital, em casos com suspeita fonte cutânea, em casos que não responderam à terapia inicial e em regiões com alta incidência de CA-MRSA. O CA-MRSA é normalmente tratado com tetraciclina ou derivado de tetraciclina, sulfametoxazol-trimetoprima ou clindamicina, embora a resistência à clindamicina esteja aumentando.

- Usar um descongestionante nasal, 2 x/dia, conforme a necessidade, por até 3 dias. Também se pode acrescentar corticosteroides nasais em *spray* para acelerar a resolução da sinusite.
- Se necessário, usar pomada de eritromicina ou bacitracina, 4 x/dia, para exposição corneana e quemose.
- Se a órbita estiver tensa, uma neuropatia óptica estiver presente ou a PIO estiver gravemente elevada, pode ser necessária uma cantotomia/cantólise imediata. Ver Seção 3.10, Hemorragia retrobulbar traumática, para indicações e técnica.
- O uso de corticosteroides sistêmicos no manejo da celulite orbital permanece controverso. Se os corticosteroides sistêmicos forem considerados, é provavelmente mais seguro aguardar 24 a 48 horas até que se tenha administrado uma dose adequada de antibióticos intravenosos (3-4 doses).

Estudos sobre celulite orbital em pediatria com ou sem abscesso mostraram que o uso concomitante de corticosteroides sistêmicos com os antibióticos reduzia a duração da terapia antibiótica intravenosa e a permanência hospitalar.

Seguimento

Reavaliar pelo menos 2 x/dia, no hospital, nas primeiras 48 horas. Infecções graves podem exigir múltiplos exames diários, e a melhora clínica pode levar de 24 a 36 horas.

1. O progresso do tratamento é monitorado por:
   - Sintomas do paciente.
   - Temperatura e contagens de leucócitos.
   - Acuidade visual e avaliação da função do nervo óptico.
   - Motilidade extraocular.
   - Grau de proptose e qualquer deslocamento do globo (um deslocamento significativo pode indicar um abscesso).
   - Em alguns estudos, demonstrou-se que a proteína C-reativa (PCR) é um marcador clínico útil. Um estudo sugeriu que se deveria iniciar corticosteroides orais junto com a terapia antibiótica com um limiar de PCR de ≤ 4 mg/dL.

> **NOTA:** Se houver piora clínica após uma dose adequada de antibióticos (3-4 doses), a TC da órbita e do crânio com contraste deve ser repetida à procura de formação de abscesso (ver Seção 7.3.2, Abscesso subperiostal). Se um abscesso for encontrado, pode ser necessário realizar uma drenagem cirúrgica. Como os achados radiológicos podem demorar mais a aparecer em relação ao exame clínico, a deterioração clínica pode ser a única indicação para a drenagem cirúrgica. Outras condições que devem ser consideradas quando o paciente não melhora incluem trombose de seio cavernoso, meningite, microrganismo resistente (HA-MRSA, CA-MRSA), microrganismos agressivos (geralmente de fonte odontogênica não identificada) ou etiologia não infecciosa.

2. Avaliar a córnea em busca de sinais de exposição.
3. Medir a PIO.
4. Examinar a retina e o nervo óptico em busca de sinais de compressão posterior (p. ex., pregas coriorretinianas), inflamação ou descolamento de retina exsudativo.
5. Quando a celulite orbital estiver melhorando de forma clara e consistente, podem-se utilizar antibióticos orais (dependendo dos resultados da cultura e dos testes de sensibilidade) para completar um curso de 10 a 14 dias. Costuma-se utilizar:

- Amoxicilina/ácido clavulânico: 25 a 45 mg/kg/dia, VO, divididos em 2 doses diárias, para crianças, com dose diária máxima de 90 mg/kg/dia; 875 mg, VO, a cada 12 horas, para adultos;

  ou

- Cefpodoxima: 10 mg/kg/dia, VO, divididos em 2 doses diárias, para crianças, com dose diária máxima de 400 mg; 200 mg, VO, a cada 12 horas, para adultos;

  ou

- Se houver suspeita de MRSA adquirido na comunidade (CA-MRSA, do inglês *community-acquired* MRSA), os regimes de tratamento orais recomendados incluem doxiciclina, 100 mg, VO, a cada 12 horas (exceto em gestantes, nutrizes e crianças com menos de 8 anos), 1 ou 2 comprimidos de sulfametoxazol/trimetoprima, 800/160 mg, VO, a cada 12 horas, clindamicina, 450 mg, VO, a cada 6 horas, ou linezolida, 600 mg, VO, 12/12 horas (apenas com aprovação de um infectologista, considerando a baixa resistência atual).

O paciente deve ser examinado a cada poucos dias, em regime ambulatorial, até que a condição melhore, e deve ser instruído a retornar imediatamente se houver piora dos sinais e sintomas.

> **NOTA:** A não adesão à medicação é uma razão muito comum para uma recorrência ou para a ausência de melhora. O regime antibiótico oral deve ser individualizado, respeitando a facilidade e a disponibilidade de uso. As alternativas genéricas efetivas aos antibióticos de marca incluem a doxiciclina e o sulfametoxazol/trimetoprima.

REFERÊNCIAS

Yen MT, Yen KG. Effect of corticosteroids in the acute management of pediatric orbital cellulitis with subperiosteal abscess. *Ophthalmic Plast Reconstr Surg*. 2005;21:363-366.

Davies BW, Smith JM, Hink EM, Durairaj VD. C-reactive protein as a marker for initiating steroid treatment in children with orbital cellulitis. *Ophthalmic Plast Reconstr Surg*. 2015;31:364-368.

7.3.2 ABSCESSO SUBPERIOSTAL

Sinais e sintomas

São semelhantes aos da celulite orbital, embora possam ser de maior escala. Suspeitar de abscesso subperiostal (ASP) se um paciente com celulite orbital não melhorar ou se ele piorar após 48 a 72 horas de antibióticos intravenosos.

Diagnóstico diferencial

- Abscesso intraorbital: É raro, pois a periórbita é uma excelente barreira para a disseminação intraorbital. Pode ser visto após trauma penetrante, cirurgia prévia, retenção de corpo estranho, extensão extraescleral de endoftalmite, extensão de ASP ou por disseminação endógena. O tratamento restringe-se à drenagem cirúrgica e ao uso de antibióticos intravenosos. A drenagem pode ser um procedimento difícil em função de várias loculações isoladas.

- Trombose do seio cavernoso: É rara na era dos antibióticos. Mais comumente vista com a zigomicose (i.e., mucormicose) (ver Seção 10.10, Seio cavernoso e síndromes associadas [paralisias múltiplas de nervos motores oculares]). Em casos bacterianos, o paciente costuma estar séptico e pode estar obnubilado e hemodinamicamente instável. As infecções dentárias têm propensão para um comportamento agressivo e podem se disseminar ao longo da porção média da face e dos plexos venosos da base do crânio até o seio cavernoso. O prognóstico é reservado em todos os casos. O manejo é feito com suporte hemodinâmico (possivelmente em unidade de terapia intensiva), antibióticos de amplo espectro e drenagem cirúrgica se houver um foco infeccioso identificado (p. ex., seios paranasais, abscesso dentário e órbita). A anticoagulação pode ser considerada para limitar a propagação da trombose para os seios venosos centrais.

Avaliação

Ver Seção 7.3.1, Celulite orbital, para avaliação. Além disso:

1. Obter TC com contraste, pois possibilita melhor identificação e determinação da extensão do abscesso. Em casos suspeitos de trombose do seio cavernoso, conversar com o radiologista antes da TC, pois o uso de técnicas e janelas especiais na TC pode auxiliar no diagnóstico. A RM também pode ser identificada em casos de disseminação da infecção para a base do crânio.

> **NOTA:** Devem-se repetir exames de imagem em todos os pacientes com celulite orbital que não apresentem melhora após 48 a 72 horas de terapia antibiótica intravenosa.

Tratamento

1. Os microrganismos envolvidos na formação de ASP variam e estão, em certa medida,

relacionados com a idade do paciente. Micróbios específicos influenciam a resposta a antibióticos intravenosos e a necessidade de drenagem cirúrgica. Ver **Tabela 7.3.2.1**.

> **NOTA:** Estas são apenas diretrizes e não devem ser consideradas como regras. Todos os pacientes com ASP devem ser cuidadosamente acompanhados e manejados pelos subespecialistas apropriados, geralmente em uma abordagem combinada (p. ex., otorrinolaringologia). Se houver neuropatia óptica ou se o abscesso for grande, há necessidade de drenagem de emergência. A drenagem adequada pode exigir exploração da órbita. Em crianças, um ASP grande (> 1.250 mm³) com envolvimento de seio frontal costuma exigir drenagem. A drenagem simultânea do ASP e dos seios paranasais parece reduzir a taxa de recorrência do ASP em comparação com a drenagem isolada.

2. Deixar um dreno orbital no local por 24 a 48 horas para evitar a nova formação do abscesso.
3. A extensão intracraniana necessita de envolvimento neurocirúrgico.
4. Pode-se esperar uma melhora rápida e significativa após a drenagem adequada. Pode haver indicação de exames de imagem, exploração cirúrgica e drenagem adicionais se não ocorrer uma melhora rápida.
5. Não repetir os exames de imagem imediatamente a menos que o paciente apresente deterioração no pós-operatório. A melhora nos exames de imagem costuma demorar 48 a 72 horas após a resposta clínica para ser evidente.

REFERÊNCIAS

Garcia GH, Harris GJ. Criteria for nonsurgical management of subperiosteal abscess of the orbit: analysis of outcomes 1988-1998. *Ophthalmology*. 2000;107:1454-1458.

TABELA 7.3.2.1 Idade e abscesso subperiostal

Idade (em anos)	Culturas	Necessidade de drenagem
< 9	Estéreis (58%) ou aeróbio único	Não há, em 93% das ocorrências
9 a 14	Mistas, aeróbios e anaeróbios	±
> 14	Mistas, anaeróbios em todos os casos.	Sim

De Harris GJ. Subperiosteal abscess of the orbit: older children and adults require aggressive treatment. *Ophthal Plast Reconstr Surg.* 2001;17(6):395-397.

Todman MS, Enzer YR. Medical management *versus* surgical intervention of pediatric orbital cellulitis: The importance of subperiosteal abscess volume as a new criterion. *Ophthalmic Plast Reconstr Surg.* 2011;27:255-259.

Dewan MA, Meyer DR, Wladis EJ. Orbital cellulitis with subperiosteal abscess: demographics and management outcomes. *Ophthalmic Plast Reconstr Surg.* 2011;27:330-332.

7.3.3 DACRIOADENITE AGUDA: INFECÇÃO/INFLAMAÇÃO DA GLÂNDULA LACRIMAL

Sintomas

Dor unilateral, vermelhidão e edema sobre o terço externo da pálpebra superior, muitas vezes com lacrimejamento ou secreção. Ocorre geralmente em crianças e adultos jovens.

Sinais

(Ver Figuras 7.3.3.1 e 7.3.3.2.)

Críticos. Eritema, edema e dor no terço externo da pálpebra superior. Pode estar associada com hiperemia do lobo palpebral da glândula lacrimal, pálpebra superior em forma de S.

Outros. Linfadenopatia pré-auricular ipsilateral, quemose conjuntival ipsilateral temporalmente, febre e leucocitose.

Diagnóstico diferencial

- Hordéolo: Nódulo palpebral doloroso por uma glândula bloqueada. Ver Seção 6.2, Calázio/hordéolo.
- Celulite pré-septal: Eritema e calor nas pálpebras e nos tecidos moles adjacentes. Ver Seção 6.10, Celulite pré-septal.
- Celulite orbital: Proptose e limitação da motilidade ocular frequentemente acompanhadas de eritema e edema palpebral. Ver Seção 7.3.1, Celulite orbital.
- SIOI envolvendo a glândula lacrimal: Pode haver proptose concomitante, deslocamento do olho para baixo ou limitação da motilidade ocular. O paciente está geralmente afebril e com uma contagem de leucócitos normal. Não responde a antibióticos, mas há melhora considerável com esteroides sistêmicos. Ver Seção 7.2.2, Síndrome inflamatória orbital idiopática.
- Cisto dermoide com vazamento: Cistos dermoides costumam ocorrer na área superolateral ou superomedial. O vazamento causa uma reação inflamatória intensa e aguda.

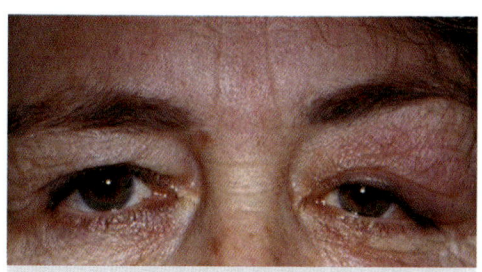

Figura 7.3.3.1 Fotografia externa de dacrioadenite.

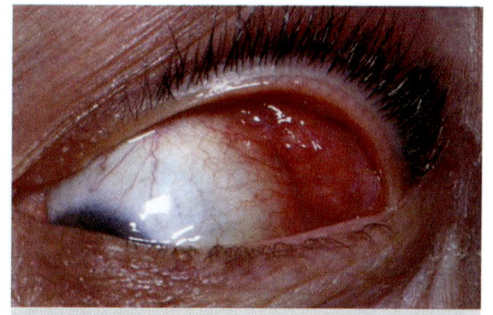

Figura 7.3.3.2 Glândula lacrimal hiperemiada na dacrioadenite.

- Rabdomiossarcoma: É a doença maligna pediátrica da órbita mais comum. Tem apresentação rápida, mas dor e eritema ocorrem apenas em uma minoria dos casos. Ver Seção 7.4.1, Tumores orbitais em crianças.
- Tumor maligno primário de glândula lacrimal ou metástase em glândula lacrimal: Com frequência, causa deslocamento do globo ou proptose. Pode apresentar-se com um quadro clínico inflamatório agudo, mas mais comumente se apresenta como um processo subagudo. A dor é comum secundariamente à disseminação perineural ao longo de nervos sensoriais. É muitas vezes palpável e evidente à TC. Ver Seção 7.6, Massa em glândula lacrimal/dacrioadenite crônica.
- Corpo estranho retido, com infecção secundária ou processo inflamatório. O paciente pode não se lembrar da história de trauma penetrante.

Etiologia
- Inflamatória, não infecciosa: É, certamente, a mais comum. Curso mais indolente e indolor visto na linfoproliferação, sarcoidose, doença relacionada a IgG4 etc. A apresentação é mais aguda e dolorosa na SIOI.
- Bacteriana: Causa rara. Geralmente, por *S. aureus*, *Neisseria gonorrhoeae* ou estreptococos.
- Viral: É encontrada em caxumba, mononucleose infecciosa, *influenza* e varicela-zóster. Pode resultar em olho seco grave em função de fibrose da glândula lacrimal. Geralmente bilateral.

Avaliação
A seguinte avaliação deve ser realizada quando houver suspeita de uma etiologia aguda. Nos casos em que a doença não responder à terapia clínica ou se outra etiologia estiver sendo considerada, ver Seção 7.6, Massa em glândula lacrimal/dacrioadenite crônica.

1. História: Avaliar se a apresentação é aguda ou crônica, se há febre, secreção, infecção sistêmica ou síndrome viral.
2. Palpar a pálpebra e a borda orbital à procura de massa.
3. Avaliar a resistência de cada globo à retropulsão.
4. Verificar a presença de proptose com a exoftalmometria de Hertel.
5. Realizar exame oftalmológico completo, em particular, avaliação da motilidade extraocular.
6. Obter esfregaços e culturas bacterianas de qualquer secreção.
7. Examinar as glândulas parótidas, pois costumam estar aumentadas em casos de caxumba, sarcoidose, tuberculose, linfoma e sífilis.
8. Realizar TC da órbita (incidências axial, coronal e parassagital), preferivelmente com contraste (ver **Figura 7.3.3.3**). A TC é preferível em relação à RM na avaliação da glândula lacrimal por fornecer melhor detalhamento da anatomia óssea adjacente.
9. Se o paciente estiver febril, um hemograma completo com diferencial e, em alguns casos, culturas de sangue devem ser obtidas.

Tratamento
Se houver dúvidas sobre uma etiologia específica, é preferível tratar o paciente de forma empírica, com antibióticos sistêmicos (ver etiologia bacteriana adiante), por 24 horas, com reavaliação clínica cuidadosa. A resposta clínica aos antibióticos pode indicar um tratamento adicional, orientando a uma etiologia específica.
1. Inflamatória:
   - Para o tratamento, ver Seção 7.2.2, Síndrome inflamatória orbital idiopática. Mais comumente, é usada a terapia corticosteroide.

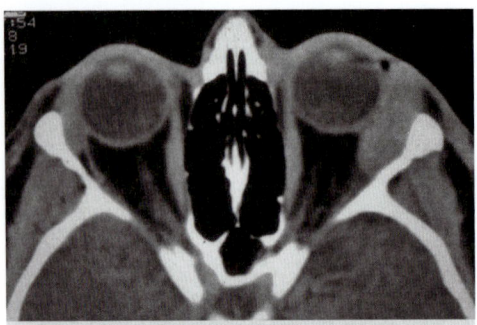

Figura 7.3.3.3 TC de dacrioadenite.

Porém, evidências preliminares sugerem um papel para a redução cirúrgica terapêutica e a injeção local de corticosteroide no momento da biópsia diagnóstica para a melhora dos desfechos e diminuição das recorrências.

- Fornecer analgesia conforme a necessidade.

2. Viral (p. ex., caxumba e mononucleose infecciosa):
   - Recomendar o uso de compressas frias na área dolorida e com edema.
   - Usar analgésicos conforme a necessidade (p. ex., paracetamol 650 mg, VO, a cada 4 horas, conforme a necessidade).

NOTA: O ácido acetilsalicílico está contraindicado em crianças pequenas com uma síndrome viral devido ao risco da síndrome de Reye.

3. Quando bacteriana ou infecciosa (mas não identificada):
   a. Se leve a moderada:
      - Amoxicilina/ácido clavulânico: 25 a 45 mg/kg/dia, VO, divididos em 2 doses diárias, para crianças, com dose diária máxima de 90 mg/kg/dia; 875 mg, VO, a cada 12 horas, para adultos; ou
      - Cefalexina: 25 a 50 mg/kg/dia, VO, divididos em 2 doses diárias, para crianças; 500 mg, VO, a cada 6 a 12 horas, para adultos.
   b. Se moderada a grave, hospitalizar e tratar como descrito na Seção 7.3.1, Celulite orbital.

Seguimento

Diário até a confirmação de melhora. Para pacientes que não respondam à terapia antibiótica, é razoável usar, com prudência, prednisona oral (ver Seção 7.2.2, Síndrome inflamatória orbital idiopática), desde que um seguimento cuidadoso seja mantido. A dacrioadenite inflamatória deve responder à terapia oral de corticosteroides dentro de 48 horas. Observar sinais de envolvimento da órbita, como motilidade diminuída ou proptose, o que exige hospitalização para uma terapia antibiótica intravenosa e monitoramento cuidadoso. Ver Seção 7.6, Massa em glândula lacrimal/dacrioadenite crônica.

7.4 Tumores orbitais

7.4.1 TUMORES ORBITAIS EM CRIANÇAS

Sinais

Críticos. Proptose ou deslocamento do globo.

Outros. Ver etiologias específicas para sinais adicionais de apresentação. Ver **Tabelas 7.4.1.1** e **7.4.1.2** para características de imagem.

Diagnóstico diferencial

- Celulite orbital por etmoidite adjacente: É a causa mais comum de proptose em crianças. É fundamental descartar rapidamente esta etiologia. Ver Seção 7.3.1, Celulite orbital.
- Cistos dermoides e epidermoides: Manifestam-se clinicamente do nascimento à idade adulta jovem e aumentam de tamanho lentamente. Os cistos dermoides pré-septais podem tornar-se sintomáticos na infância, e é comum encontrá-los na pálpebra superior temporal ou na sobrancelha, sendo menos comuns na pálpebra superior medial. A massa mole e palpável pode ser móvel ou estar fixada ao periósteo. Os cistos dermoides posteriores geralmente tornam-se sintomáticos na idade

TABELA 7.4.1.1 Lesões orbitais em crianças

Bem circunscritas	Cisto dermoide, rabdomiossarcoma, glioma de nervo óptico, neurofibroma plexiforme e hemangioma infantil.
Difusas e/ou infiltrativas	Linfangioma, leucemia, SIOI, hemangioma infantil, rabdomiossarcoma, neuroblastoma, teratoma e histiocitose de células de Langerhans.

TABELA 7.4.1.2 Características das lesões orbitais pediátricas à TC ou à RM

Lesão	Características da TC	Características da RM	
		Sequência T1	Sequência T2
Cisto dermoide ou epidermoide	Lesão bem definida que se adapta ao formato do osso das paredes orbitais. Algumas vezes, observa-se erosões ósseas com extensão da lesão para dentro do crânio ou para a fossa temporal ("dermoide em haltere").	Hipointenso em relação à gordura, mas geralmente hiperintenso em relação ao vítreo. Apenas a cápsula é realçada pelo gadolínio. O sinal pode aumentar se houver uma grande quantidade de muco viscoso (elevada relação entre proteínas e água) dentro da lesão – achado incomum na maioria das massas orbitais, sendo útil para diferenciar esta lesão de outras.	Isointenso ou hipointenso em relação à gordura
Hemangioma infantil	Irregular, reforçado pelo contraste	Bem definido, hipointenso em relação à gordura, hiperintenso em relação ao músculo	Hiperintenso em relação à gordura e ao músculo
Rabdomiossarcoma	Irregular, lesão bem definida, com possível destruição óssea	Isointenso em relação ao músculo	Hiperintenso em relação ao músculo
Neuroblastoma metastático	Massa mal definida, com destruição óssea	—	—
Linfangioma	Massa irregular não encapsulada, conhecida como "capim da órbita"	Massa cística, possivelmente multiloculada e heterogênea. Hipointenso em relação à gordura, hiperintenso em relação ao músculo e ao reforço difuso. Pode mostrar sinais de hemorragia aguda ou subaguda (hiperintenso em T1).	Marcadamente hiperintenso em relação à gordura e ao músculo
Glioma de nervo óptico	Aumento fusiforme do nervo óptico	Massa tubular ou fusiforme, hipointenso em relação à massa cinzenta	Hiperintensidade homogênea
Neurofibroma plexiforme	Massa irregular difusa de tecidos moles, possíveis defeitos no teto orbital	Isointenso ou levemente hiperintenso em relação ao músculo	Hiperintenso em relação à gordura e ao músculo
Leucemia (sarcoma granulocítico)	Massa irregular com erosão óssea ocasional	—	—
Histiocitose de células de Langerhans	Defeito lítico, mais comumente na órbita superotemporal ou na asa do esfenoide	Isointenso em relação ao músculo, bom reforço por contraste	—

adulta e podem causar proptose ou deslocamento do globo. A ruptura de um cisto dermoide pode simular celulite orbital. A US em modo-B, quando utilizada, revela uma lesão cística com boa transmissão de ecos. Devido à configuração do cisto e às propriedades específicas do sinal, a TC e a RM costumam ser diagnósticas. Ver Seção 14.3, Ressonância magnética.

- Hemangioma infantil (hemangioma capilar): visto desde o nascimento até 2 anos, geralmente com crescimento progressivo lento nos primeiros 6 a 9 meses, com involução lenta depois disso. Pode ser observado através da pálpebra como uma massa azulada ou ser acompanhado por um hemangioma vermelho da pele (nevo em morango, mordida da cegonha), o qual branqueia à compressão (ver **Figura 7.4.1.1**). A proptose pode ser exacerbada pelo choro. Pode aumentar de tamanho em 6 a 12 meses, mas regredir espontaneamente durante os anos seguintes. Não deve ser confundido com a malformação venosa cavernosa (hemangioma cavernoso) não relacionada da órbita, normalmente vista em adultos.

- Rabdomiossarcoma: A média de idade em que surge é de 8 a 10 anos, mas pode ocorrer desde a tenra infância até a idade adulta. Pode apresentar-se com proptose explosiva, edema palpebral, massa subconjuntival ou lesão palpebral palpável, ptose ou estrabismo de início recente ou história de epistaxes. Caracteriza-se por início e progressão rápidos. Pode ocorrer dor em uma minoria dos pacientes. Em casos suspeitos, há necessidade de biópsia urgente e encaminhamento para um oncologista pediátrico.

- Neuroblastoma metastático: Visto durante os primeiros anos de vida (geralmente, aos 5 anos de idade). Surge de modo abrupto com proptose unilateral ou bilateral, equimose palpebral e deslocamento do globo. Os pacientes infantis costumam estar sistemicamente doentes, e 80 a 90% dos pacientes apresentam-se com envolvimento orbital, já tendo um histórico conhecido de neuroblastoma. Observe que o neuroblastoma metastático também pode se apresentar como síndrome de Horner isolada em crianças com metástase para o ápice pulmonar. O prognóstico piora com o aumento da idade.

- Linfangioma: Geralmente visto nas duas primeiras décadas de vida com evolução lentamente progressiva, mas pode piorar de forma abrupta se o tumor sangrar espontaneamente. A proptose pode ser intermitente e exacerbada por infecções do trato respiratório superior. O linfangioma pode apresentar-se como equimose palpebral atraumática. Linfangiomas conjuntivais, palpebrais ou orofaríngeos concomitantes podem ser observados (uma lesão conjuntival aparece como uma massa multicística). A RM é diagnóstica com frequência. A US em modo-B, quando usada, costuma revelar espaços císticos. Ver **Figura 7.4.1.2**.

- Glioma de nervo óptico (astrocitoma pilocítico juvenil): Geralmente visto entre 2 e 6 anos de idade, sendo lentamente progressivo. A apresentação inclui proptose axial indolor com redução da acuidade visual e defeito pupilar aferente relativo. Pode haver atrofia de nervo óptico. Pode existir uma associação com neurofibromatose (tipos I e II), caso em que pode ser bilateral. O prognóstico piora com o envolvimento do quiasma ou do hipotálamo. Ver Seção 13.13, Facomatoses.

- Neurofibroma plexiforme: É visto na primeira década de vida e patognomônico de neurofibromatose tipo I. Pode haver ptose, hipertrofia

Figura 7.4.1.1 Hemangioma infantil.

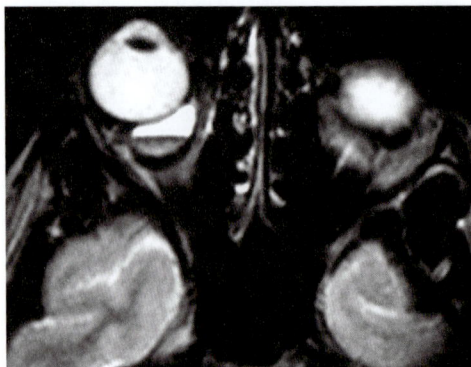

Figura 7.4.1.2 RM ponderada em T2 de linfangioma orbital com cisto sanguíneo subagudo.

palpebral, deformidade da pálpebra superior em forma de S e proptose pulsátil (pela ausência da asa maior do esfenoide). Assimetria facial e massa orbital anterior palpável também podem estar evidentes. Ver Seção 13.13, Facomatoses.

- Leucemia (sarcoma granulocítico): Ocorre na primeira década de vida, com proptose unilateral ou bilateral de rápida evolução e, em alguns casos, com edema na área da fossa temporal em função de uma massa. Normalmente, o sarcoma granulocítico precede em vários meses os sinais de leucemia no sangue e na medula óssea (em geral, a leucemia mielógena aguda). Todo paciente com uma biópsia que revele sarcoma granulocítico da órbita deve ser acompanhado cuidadosamente por um oncologista devido ao risco de leucemia. A leucemia linfoblástica aguda também pode produzir proptose unilateral ou bilateral.
- Histiocitose de células de Langerhans (HCL): Pode apresentar-se na órbita como uma massa rapidamente progressiva com erosão óssea nos exames de imagem. São encontradas três variantes na órbita: (1) A HCL multifocal e multissistêmica (doença de Letterer–Siwe) ocorre em crianças < 2 anos com evolução multissistêmica agressiva e prognóstico ruim; (2) a HCL multifocal e unissistêmica (doença de Hand-Schüller-Christian) ocorre em crianças de 2 a 10 anos de idade. A tríade clássica inclui exoftalmia, lesões ósseas líticas e diabetes insípido por infiltração da haste hipofisária; (3) a HCL unifocal (granuloma eosinofílico) geralmente causa erosão óssea na órbita superolateral sugestiva de doença maligna. Ocorre em crianças maiores e adultos. Ocorre progressão sistêmica em apenas uma minoria dos casos.

Avaliação

1. História: Determinar a idade de início e a velocidade de progressão. Avaliar se a proptose varia (p. ex., com o choro ou a posição) e se há sangramentos nasais, doença sistêmica e febre. Pesquisar também se há perda de peso, infecção do trato respiratório superior recente e secreção nasal purulenta.
2. Realizar exame externo: Procurar por massa orbital, hemangioma na pele ou lesão na fossa temporal. Medir qualquer proptose (usar exoftalmômetro de Hertel) ou deslocamento do globo. Encaminhar a um pediatra para realizar um exame abdominal a fim de descartar massa ou organomegalia.
3. Realizar exame oftalmológico completo, incluindo acuidade visual, avaliação das pupilas, visão para cores, PIO, refração e avaliação do nervo óptico. Verificar cuidadosamente o fundo de saco conjuntival.
4. Exames de imagem urgentes, com TC (incidências axial, coronal e parassagital) ou RM (com gadolínio-DTPA e supressão de gordura) de cérebro e órbitas para descartar infecção ou neoplasia.
5. Se uma opacificação do seio paranasal for observada em situação clínica de inflamação da órbita, iniciar imediatamente terapia antibiótica sistêmica (ver Seção 7.3.1, Celulite orbital).
6. Nos casos de início agudo e progressão rápida com evidência de massa em exames de imagem, uma biópsia incisional de emergência para avaliação microscópica e permanente por congelação é indicada para se descartar doença maligna agressiva (p. ex., rabdomiossarcoma).
7. Realizar outros testes, conforme determinado pelo diagnóstico de trabalho (em geral, realizados em conjunto com um oncologista pediátrico):
    - Rabdomiossarcoma: Exame físico (procurar especificamente por linfonodos aumentados), radiografias torácicas e ósseas, aspiração de medula óssea, punção lombar e estudos de função hepática.
    - Leucemia: Hemograma com diferencial, exames da medula óssea etc.
    - Para neuroblastoma: Exame de imagem abdominal (p. ex., TC ou RM), urina para ácido vanililmandélico, cintilografia com metaiodobenzilguanidina radioiodada.
    - HCL: Hemograma com diferencial, painel metabólico abrangente, osmolaridade sérica e radiografias do esqueleto.

Tratamento

1. Cistos dermoides e epidermoides: Excisão cirúrgica completa com a cápsula intacta. Se o cisto romper, o conteúdo pode dar início a uma resposta inflamatória aguda.
2. Hemangioma infantil: Observar se não está causando obstrução visual, astigmatismo e ambliopia. Todos os hemangiomas infantis acabarão involuindo. Na presença de comprometimento

visual (p. ex., ambliopia e neuropatia óptica), há várias opções de tratamento:

a. Betabloqueadores sistêmicos: Embora o mecanismo exato permaneça incerto, o propranolol se tornou a opção preferida no tratamento de hemangiomas infantis refratários e rapidamente proliferativos. Os efeitos colaterais do propranolol incluem hipoglicemia, hipotensão e bradicardia. Os pacientes asmáticos e aqueles com doença reativa das vias aéreas têm risco de broncoespasmo. Assim, os pacientes devem ser avaliados por um pediatra antes do tratamento e monitorados ao longo do tratamento. A dose inicial do betabloqueador é normalmente administrada em conjunto com o monitoramento cardiopulmonar. Observe que nem todas as lesões respondem a essa terapia.

b. Corticosteroides orais: Usados com menos frequência desde a introdução dos betabloqueadores. A dose é de 2 a 3 mg/kg/dia, reduzidos gradualmente ao longo de 6 semanas. A PIO precisa ser monitorada, e os pacientes devem receber profilaxia gastrintestinal (GI).

c. Uma injeção de corticosteroide local (p. ex., betametasona, 6 mg/mL e triancinolona, 40 mg/mL) raramente é usada. Deve-se tomar cuidado para evitar uma hemorragia orbital e oclusão da artéria central da retina (OACR) durante a injeção. Atrofia cutânea e despigmentação são outras complicações potenciais. Observe que a injeção periocular de triancinolona está contraindicada pelo fabricante devido ao potencial risco de infarto embólico. Ver nota na Seção 6.2, Calázio/hordéolo.

d. Excisão cirúrgica: Se o hemangioma for circunscrito e acessível, a excisão pode ser realizada de maneira efetiva e geralmente curativa.

e. Terapia com interferon: Costuma ser indicada para lesões grandes ou sistêmicas que possam estar associadas a uma coagulopatia de consumo ou insuficiência cardíaca congestiva de alto débito (síndrome de Kasabach-Merritt). Há risco de diplegia espástica com essa terapia. Não é mais usada, com exceção de raros casos devido a alternativas viáveis, incluindo o propranolol.

3. Rabdomiossarcoma: É tratado com biópsia urgente e encaminhamento a um oncologista pediátrico na maioria dos casos. A radioterapia local e a quimioterapia sistêmica devem ser administradas assim que o diagnóstico for confirmado por biópsia e o paciente receber estadiamento apropriado. Podem ocorrer complicações orbitais e oculares significativas mesmo com o manejo imediato e vigoroso. Em geral, o prognóstico de longo prazo para o rabdomiossarcoma orbital melhorou muito nos últimos 50 anos em virtude dos avanços na quimioterapia e radioterapia, com a exenteração deixando de ser o padrão de cuidados. O prognóstico depende do subtipo de rabdomiossarcoma, da localização da lesão (lesões orbitais têm o melhor prognóstico) e do estágio da doença. Observe que o prognóstico das lesões orbitais piora com a disseminação para a anatomia adjacente (seios paranasais e interior da calota craniana).

4. Linfangioma: Na maioria dos casos, deve ser apenas observado. A redução cirúrgica é realizada em casos de deformidade cosmética significativa, disfunção ocular (p. ex., estrabismo e ambliopia) ou neuropatia óptica compressiva por hemorragia orbital aguda, mas pode ser difícil devido à natureza infiltrativa do tumor. Salienta-se que a incidência de hemorragia dentro da lesão aumenta após a cirurgia. A condição pode recorrer após a excisão, e a drenagem por aspiração em caso de cistos hemorrágicos ("cistos de chocolate") pode melhorar os sintomas temporariamente. A terapia esclerosante se tornou a opção terapêutica mais frequente para as lesões císticas grandes.

5. Glioma do nervo óptico: É controverso. Observação, cirurgia, irradiação e/ou quimioterapia são usadas de maneira variável de acordo com o caso.

6. Leucemia: Deve ser tratada por um oncologista pediátrico. Quimioterapia sistêmica para leucemia. Alguns médicos administram apenas a irradiação orbital nas lesões orbitais isoladas (cloromas, sarcomas granulocíticos) quando a leucemia sistêmica não pode ser confirmada com os exames da medula óssea. Contudo, os pacientes devem ser cuidadosamente monitorados para eventual envolvimento sistêmico.

7. Neuroblastoma metastático: Na maioria dos casos, deve ser tratado por um oncologista pediátrico por meio de irradiação local e quimioterapia sistêmica.

8. Neurofibroma plexiforme: A excisão cirúrgica está indicada para pacientes com sintomas ou desfiguramento importantes. As lesões tendem a ser vasculares, infiltrativas e recorrentes.

9. HCL: A terapia depende da extensão da doença. O envolvimento multissistêmico exige a quimioterapia. No caso de envolvimento unifocal (granuloma eosinofílico em adultos), a cirurgia citorredutora e a curetagem costumam ser curativas.

Seguimento

1. Os tumores com início e progressão rápidos exigem atenção urgente, com encaminhamento apropriado e oportuno para um oncologista pediátrico quando necessário.
2. Os tumores que progridem mais lentamente podem ser tratados com menos urgência.

7.4.2 TUMORES ORBITAIS EM ADULTOS

Sintomas
Olho proeminente, visão dupla e redução da visão, podendo ser assintomático.

Sinais
Críticos. Proptose, dor, deslocamento do globo para longe da localização do tumor, massa orbital à palpação, massa encontrada na neuroimagem. Tumores específicos podem causar enoftalmo secundário à fibrose orbital.

Outros. Massa palpável, limitação da motilidade extraocular, inflamação orbital, edema ou atrofia do disco óptico e pregas coroidais podem estar presentes. Ver as etiologias individualmente para achados mais específicos. Ver **Tabelas 7.4.2.1** e **7.4.2.2** para características de imagem.

Etiologia
- Primariamente intraconal/nervo óptico:
  1. Malformação venosa cavernosa (hemangioma cavernoso): É a massa orbital benigna mais comum em adultos. As mulheres de meia-idade são mais frequentemente acometidas, com um lento início de sinais orbitais. O crescimento pode acelerar durante a gestação (ver **Figura 7.4.2.1**).
  2. Tumores mesenquimais: Lesões orbitais com graus variáveis de comportamento agressivo. O grupo maior é atualmente denominado tumores fibrosos solitários (TFSs), incluindo o histiocitoma fibroso e o hemangiopericitoma. Essas lesões não podem ser diferenciadas clínica ou radiologicamente. Podem ocorrer em qualquer idade. A coloração imuno-histoquímica para STAT6 costuma ser diagnóstica.
  3. Neurilemoma (schwanoma): Proptose progressiva e indolor. Raras vezes associado à neurofibromatose tipo II. O schwanoma maligno tem sido relatado, mas é raro.
  4. Neurofibroma: Ver Seção 7.4.1, Tumores orbitais em crianças.
  5. Meningioma: O meningioma da bainha do nervo óptico (MBNO) normalmente ocorre em mulheres de meia-idade com perda visual lentamente progressiva e indolor, geralmente com proptose leve. Pode haver defeito pupilar aferente. A oftalmoscopia pode revelar edema do nervo óptico, atrofia óptica ou vasos colaterais anormais ao redor da cabeça do nervo óptico (*shunts* optociliares).
  6. Outras lesões do nervo óptico: Glioma do nervo óptico, sarcoidose do nervo óptico, glioma maligno do nervo óptico do adulto (GMOA). A segunda lesão mais comum do nervo óptico (excluindo a neurite óptica) após o MBNO é a sarcoidose do nervo óptico, a qual pode ser difícil de diferenciar do MBNO clínica e radiologicamente. A concentração de ECA pode ser normal em casos de sarcoidose isolada do nervo óptico. O GMOA é uma lesão rapidamente progressiva do nervo óptico de idosos semelhante ao glioblastoma multiforme; o prognóstico é ruim, e ele costuma ser erroneamente diagnosticado como neuropatia óptica isquêmica não arterítica (NOINA) progressiva.
  7. Linfangioma: Geralmente descoberto na infância. Ver Seção 7.4.1, Tumores orbitais em crianças.
- Primariamente extraconal:
  1. Mucocele: Costuma se apresentar como cefaleia frontal e história de sinusite crônica ou trauma sinusal. Geralmente localizada nasal ou superonasalmente, originando-se dos seios frontal e etmoidal. Ver **Figura 7.4.2.2**.
  2. Neurofibroma localizado: Ocorre em adultos jovens e de meia-idade com lento desenvolvimento de sinais orbitais. A infiltração palpebral resulta em pálpebra superior em forma de S. Alguns casos ocorrem na neurofibromatose tipo I, mas a maioria aparece de forma isolada.
  3. ASP ou hematoma espontâneo: Ver Seção 7.3.2, Abscesso subperiostal.
  4. Cisto dermoide: Ver Seção 7.4.1, Tumores orbitais em crianças.

TABELA 7.4.2.1 Características de lesões orbitais selecionadas em adultos na TC ou RM

Lesão	Características da TC	Características da RM	
		Sequência T1	Sequência T2
Metástases	Massa mal definida contornando a estrutura orbital, possível erosão óssea	Massa infiltrativa; hipointensa em relação à gordura, isointensa em relação ao músculo; reforço moderado a marcado	Hiperintensa em relação à gordura e ao músculo
Tumores linfoides (**Figura 7.6.1C**)	Massa irregular moldando-se ao formato dos ossos orbitais ou do globo; é possível haver destruição óssea em lesões agressivas e no HIV	Massa irregular; hipointenso em relação à gordura, isointenso ou hiperintenso em relação ao músculo; reforço moderado a marcado	Hiperintenso em relação ao músculo
Malformação venosa cavernosa (**Figura 7.4.2.1**)	Massa encapsulada geralmente dentro do cone muscular	Isointenso ou hiperintenso em relação ao músculo; reforço tardio, heterogêneo e difuso	Hiperintenso em relação à gordura e ao músculo
Meningioma da bainha do nervo óptico	Pode haver calcificação. Reforço pelo contraste.	Podem ser vistos três padrões: fusiforme, tubular e globular; reforço marcado da lesão com gadolínio poupando o parênquima do nervo óptico.	O típico manguito de LCS ao redor do nervo óptico pode estar apagado pelo tumor
Tumores mesenquimais (p. ex., TFS)	Massa bem definida em qualquer lugar da órbita	Massa heterogênea; hipointenso em relação à gordura, hiperintenso ou isointenso em relação ao músculo; reforço moderado difuso ou irregular. Pode haver *flow void* vascular.	Variável
Neurilemoma	Massa fusiforme ou ovalada geralmente na órbita superior	Isointenso ou hiperintenso em relação ao músculo, com reforço variável	Intensidade variável
Neurofibroma	Massa irregular difusa de tecidos moles; possíveis defeitos no teto orbital	Isointenso ou levemente hiperintenso em relação ao músculo	Hiperintenso em relação à gordura e ao músculo

TABELA 7.4.2.2 Características de lesões orbitais selecionadas extraconais de adultos na TC ou RM

Mucocele (**Figura 7.4.2.2**)	Cisto de seio frontal ou etmoidal que se estende para dentro da órbita	Variável de hipointensa a hiperintensa, dependendo do conteúdo de proteína/viscosidade da lesão	Hiperintenso em relação à gordura
Neurofibroma localizado	Massa bem definida na órbita superior	Bem circunscrito e heterogêneo; isointenso ou hiperintenso em relação ao músculo	Hiperintenso em relação à gordura e ao músculo

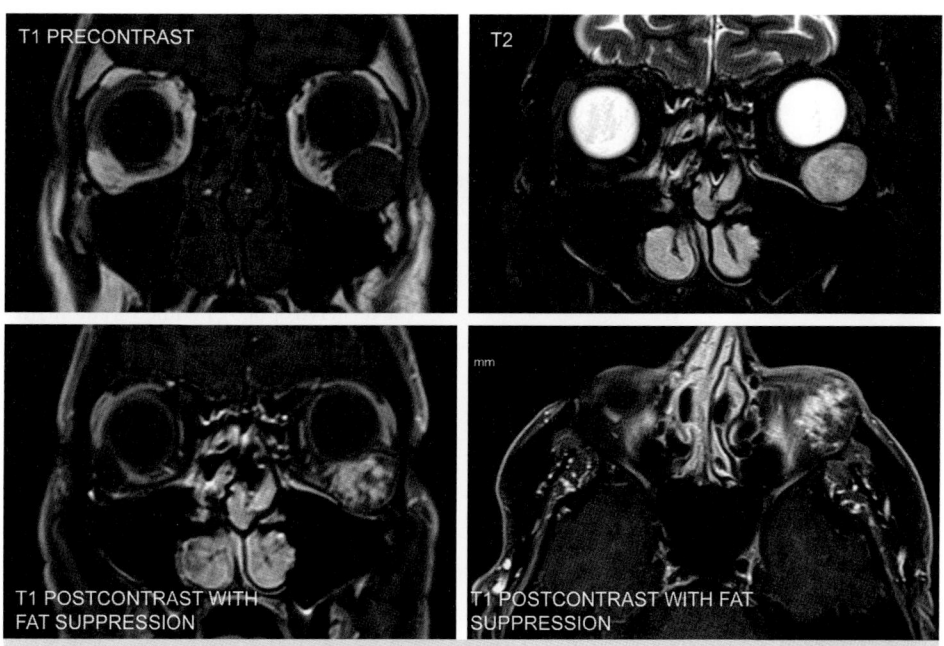

Figura 7.4.2.1 RM de malformação venosa cavernosa. Observe o reforço heterogêneo de contraste em duas imagens inferiores.

5. Outros: Tumores da glândula lacrimal – adenoma pleomórfico (bem circunscrito), carcinoma cístico adenoide (CCA) (variavelmente circunscrito com destruição do osso adjacente); meningioma da asa do esfenoide (ocorrendo comumente em mulheres de meia-idade, causando neuropatia óptica compressiva); tumores secundários se estendendo a partir do cérebro ou dos seios paranasais; tumores ósseos primários e lesões vasculares (p. ex., variz e malformações arteriovenosas, incluindo a fístula c-c).

- Intraconal ou extraconal:
    1. Doença linfoproliferativa (hiperplasia linfoide e linfoma): É mais comumente extraconal. Cerca de 50% das lesões são bem circunscritas nos exames de imagem, e 50% são infiltrativas. O linfoma de anexos oculares é geralmente do tipo não Hodgkin de células B (LNH), e cerca de 75 a 85% dos

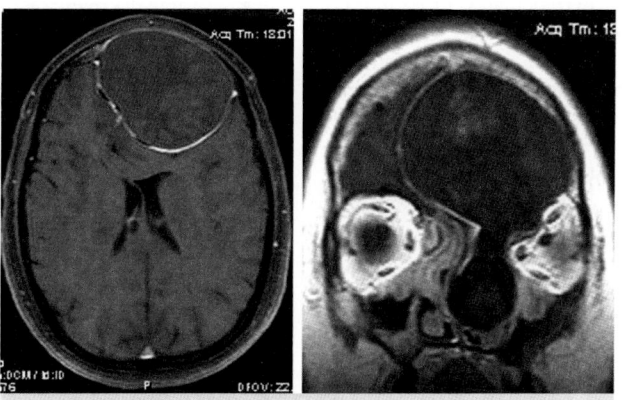

Figura 7.4.2.2 RM ponderada em T1 de uma grande mucocele frontoetmoidal. Observe a extensão através da órbita esquerda e fossa craniana anterior com compressão do lobo frontal.

casos seguem um curso indolente (linfoma de zona marginal extranodal [LZME] ou linfoma de tecido linfoide associado a mucosas, linfoma de células foliculares grau I ou II e leucemia linfocítica crônica [linfoma de pequenas células]). O restante é formado por lesões agressivas (linfoma difuso de grandes células B e linfoma de células do manto, entre outros). Pode surgir em qualquer idade adulta; o LNH orbital é raro em crianças. Início e progressão lentos, a menos que haja um subtipo agressivo. Pode haver dor em até 25% dos LNHs orbitais. Com frequência, ocorre superiormente no aspecto anterior da órbita, com cerca de 50% dos casos ocorrendo na glândula lacrimal. Pode estar acompanhado de lesão subconjuntival de cor salmão. A maioria dos casos de LNH orbital (especialmente do subtipo indolente) ocorre sem evidências de linfoma sistêmico (Estágio IE). O LNH orbital pode ser confundido com SIOI, especialmente se a apresentação for mais aguda e com dor. Observe que o LNH muitas vezes responde dramaticamente aos corticosteroides sistêmicos, da mesma forma que a SIOI.
2. Metástases: Em geral, ocorrem em pessoas de meia-idade e idosas, com um variável início dos sinais orbitais. As fontes primárias comuns incluem a mama (mais comum em mulheres), pulmão (mais comum em homens) e trato geniturinário (especialmente a próstata). Vinte por cento das metástases de câncer de mama para a órbita são bilaterais e, com frequência, envolvem os músculos extraoculares. O enoftalmo (e não a proptose) pode ser visto com o carcinoma cirroso da mama. O adenocarcinoma metastático da próstata tem propensão pelos ossos e costuma envolver o zigoma e a asa maior do esfenoide. Observe que as metástases uveais são muito mais comuns que as lesões orbitais, com uma relação 10:1.
3. Outros: Tumores mesenquimais e outras doenças malignas.

Avaliação

1. História: Determinar a idade do paciente ao início do tumor e a velocidade de progressão. Verificar a ocorrência de cefaleia ou sinusite crônica e se há histórico de câncer e trauma (p. ex., mucocele, hematocele, corpo estranho na órbita, dermoide rompido). Investigar os sintomas clássicos de linfoma, incluindo febre, sudorese noturna e perda de peso não intencional.
2. Exame oftalmológico completo, particularmente a acuidade visual, a resposta pupilar, a motilidade ocular, teste para discromatopsia, estimativa de deslocamento do globo e proptose (exoftalmômetro de Hertel), PIO, avaliação do nervo óptico e perimetria automatizada de cada olho se houver suspeita de neuropatia óptica. Examinar a superfície e o fundo de saco da conjuntiva com cuidado à procura de placas de cor salmão em caso de suspeita de linfoma.
3. TC (incidências axial, coronal e parassagital) da órbita e do cérebro ou RM orbital com supressão de gordura/gadolínio, dependendo da etiologia suspeitada e da idade. Ver Seção 14.2, Tomografia computadorizada, e Seção 14.3, Ressonância magnética.
4. Obter US da órbita com imagem por Doppler colorido, conforme a necessidade, para se definir a vascularização da lesão. A ultrassonografia convencional em modo-B tem papel limitado no diagnóstico de patologias orbitais devido à disponibilidade e à resolução da TC e da RM, mas pode fornecer alguns dados sobre as lesões orbitais anteriores.
5. Quando se suspeita de metástase e o tumor primário é desconhecido, deve-se realizar os seguintes procedimentos:
    - Biópsia incisional para confirmar o diagnóstico, com ensaio para receptor de estrogênio em caso de suspeita de carcinoma mamário.
    - Exame das mamas e palpação dos linfonodos axilares pelo médico clínico.
    - Avaliação clínica (p. ex., exame de imagem do tórax, mamografia, exame da próstata, teste de PSA e colonoscopia).
    - Se o paciente tiver história conhecida de câncer metastático e for um candidato ruim para a cirurgia ou se ele apresentar uma lesão orbital de difícil acesso, a terapia empírica para as metástases orbitais é uma opção razoável.
6. Se existir suspeita de doença linfoproliferativa (linfoma ou hiperplasia linfoide), a realização de uma biópsia é indicada para se obter um diagnóstico definitivo. Incluir tecido com fixação adequada (para cortes permanentes e imuno-histoquímica) *e tecido fresco (para*

citometria de fluxo). Se houver confirmação de doença linfoproliferativa, a avaliação sistêmica é quase idêntica para lesão policlonal (hiperplasia linfoide) ou monoclonal (linfoma) (p. ex., obter um hemograma completo com diferencial, eletroforese de proteínas séricas, desidrogenase láctica e imagem do corpo inteiro – TC/RM ou tomografia por emissão de pósitrons/TC). Com base em dados recentes, a biópsia de medula óssea está indicada em todos os casos de linfoma orbital, mesmo os subtipos indolentes. Está indicada a vigilância cuidadosa com exames clínicos e exames de imagem seriados ao longo de vários anos em todos os pacientes com doença linfoproliferativa, independentemente da clonalidade. Um percentual significativo de pacientes inicialmente diagnosticados com hiperplasia linfoide da órbita desenvolverá linfoma sistêmico.

Tratamento

1. Doença metastática: Tratar com quimioterapia sistêmica, conforme necessário, para a doença maligna primária. A radioterapia costuma ser usada como paliativa em casos de massa orbital; a radioterapia em altas doses pode resultar em dano ocular e ao nervo óptico. A terapia hormonal pode estar indicada em certos casos (p. ex., adenocarcinoma de mama e próstata).

2. Lesões bem circunscritas: A excisão cirúrgica completa deve ser realizada quando existe um comprometimento da função visual, diplopia, crescimento rápido ou alta suspeita de doença maligna. A excisão com finalidade cosmética pode ser oferecida se o paciente aceitar os riscos cirúrgicos. Um paciente assintomático pode ser examinado a cada 6 a 12 meses com exames clínicos e de imagem seriados. A progressão dos sintomas e o aumento de tamanho nos exames de imagem seriados são indicações para exploração e biópsia/excisão.

3. Mucocele: Antibióticos sistêmicos (p. ex., ampicilina/sulbactam, 3 g, IV, a cada 6 horas) seguidos por drenagem cirúrgica da mucocele, geralmente por técnica endoscópica transnasal. A orbitotomia para a excisão não costuma ser necessária e é contraindicada na maioria dos casos, pois a ruptura do revestimento mucoso da mucocele pode levar a lesões loculadas recorrentes.

4. Tumores linfoides: Hiperplasia linfoide e linfoma indolente sem envolvimento sistêmico são tratados de maneira quase idêntica. Com poucas exceções, as linfoproliferações orbitais respondem de maneira dramática a doses relativamente baixas de radiação (~24 Gy); as complicações oculares e de nervo óptico são, dessa forma, menos comuns em relação às outras doenças malignas. O linfoma sistêmico ou o linfoma agressivo localizado são tratados com quimioterapia e, em muitos casos, com biológicos (p. ex., rituximabe). A grande maioria dos linfomas orbitais tem origem em células B, e 50 a 60% são do tipo LZME. Em indivíduos mais velhos, com poucos sintomas e lesões indolentes, medidas mais conservadoras podem estar indicadas, incluindo a observação isolada ou cursos breves de corticosteroides. Até o momento, não há um papel claro para o uso de antibióticos sistêmicos no tratamento da doença linfoproliferativa orbital, com a possível exceção de certas localizações geográficas. Também não há evidências claras de que o LZME orbital esteja de algum modo relacionado com o LZME gástrico associado ao *Helicobacter pylori*. Lembre-se que o subtipo específico de LNH (e, dessa forma, o nível de agressividade) e o estágio da doença acabam definindo o tratamento.

5. MBNO: O diagnóstico geralmente tem como base a progressão lenta e os achados típicos à RM. A RM com gadolínio é a modalidade de imagem preferida. A TC é, algumas vezes, útil para demonstrar calcificações intralesionais. A radioterapia estereotáxica é geralmente indicada quando o tumor está crescendo e provocando perda visual significativa. Caso contrário, o paciente pode ser visto a cada 3 a 6 meses, com exames clínicos e de imagem seriados conforme a necessidade. Estudos recentes têm mostrado eficácia significativa da radioterapia estereotáxica na diminuição do crescimento do tumor e na preservação visual. A radioterapia estereotáxica não é equivalente à terapia com bisturi gama ("radiocirurgia"). A radioterapia estereotáxica empírica (i.e., sem confirmação por biópsia) é uma opção razoável de tratamento, mas está indicada para casos típicos de MBNO. Lesões atípicas ou rapidamente progressivas ainda exigem biópsia.

6. Neurofibroma localizado: A remoção cirúrgica é realizada em tumores em crescimento que estejam causando os sintomas. A excisão pode ser difícil e incompleta nos neurofibromas infiltrantes.

7. Neurilemoma: O mesmo tratamento aplicado para a malformação venosa cavernosa (ver anteriormente).

8. Tumores mesenquimais (geralmente TFS): Excisão completa quando possível. A lesão pode estar aderida à anatomia normal circundante e alcançar estruturas importantes. Em tais casos, a redução volumétrica é uma opção razoável, com acompanhamento a longo prazo e exames de imagem seriados para se descartar uma recorrência agressiva ou transformação potencialmente maligna. O TFS é notoriamente difícil de prognosticar. Algumas lesões se comportarão de maneira indolente, enquanto outras podem se apresentar com recorrências agressivas, extensão extraorbital regional e disseminação sistêmica.

Seguimento

1. Em casos de lesões isoladas que podem ser completamente excisadas (p. ex., malformação venosa cavernosa), o seguimento oftalmológico de rotina é todo o necessário.
2. Outras etiologias necessitam de acompanhamento a longo prazo com intervalos variáveis.
3. A doença metastática exige avaliação e manejo oportunos.

REFERÊNCIAS

Olsen TG, Heegaard S. Orbital lymphoma. *Surv Ophthalmol.* 2019;64:45-66.

Olsen TG, Holm F, Mikkelsen LH, et al. Orbital lymphoma: an international multicenter retrospective study. *Am J Ophthalmol.* 2019;199:44-57.

Rose GE, Gore SK, Plowman NP. Cranio-orbital resection does not appear to improve survival of patients with lacrimal gland carcinoma. *Ophthalmic Plast Reconstr Surg.* 2019;35:77-84.

NOTA: Ver Seção 7.6, Massa em glândula lacrimal/dacrioadenite crônica, principalmente se a massa encontrar-se no terço externo da pálpebra superior, e Seção 7.4.1, Tumores orbitais em crianças.

7.5 Doença traumática da órbita

FRATURA *BLOW-OUT* DA ÓRBITA

(Ver Seção 3.9, Fratura *blow-out* da órbita.)

HEMORRAGIA RETROBULBAR TRAUMÁTICA

(Ver Seção 3.10, Hemorragia retrobulbar traumática.)

7.6 Massa em glândula lacrimal/dacrioadenite crônica

Sintomas

Edema persistente ou progressivo do terço externo da pálpebra superior. Dor ou visão dupla pode estar presente.

Sinais

Críticos. Edema palpebral crônico, predominando no terço externo da pálpebra superior, com ou sem proptose e deslocamento do globo inferior e medialmente. Pode haver dor, especialmente em casos de SIOI aguda da glândula lacrimal. A presença de eritema é menos comum. Uma dor surda e constante na região frontal ou na têmpora é um sinal de prognóstico ruim que sugere doença maligna.

Outros. Massa palpável pode estar presente no terço externo da pálpebra superior. A motilidade extraocular pode estar restrita. Pode haver injeção conjuntival.

Etiologia

- Sarcoidose: Pode ser bilateral. Normalmente indolor. Pode haver doença concomitante em pulmão, pele ou rim. Pode haver linfadenopatia, aumento de glândulas parótidas ou paralisia do sétimo nervo craniano. É importante observar que o envolvimento intraocular é incomum em pacientes com inflamação de anexos por sarcoidose, e vice-versa. É mais comum em norte-americanos de ascendência africana, da África Ocidental e do norte da Europa.
- SIOI: Ver Seção 7.2.2, Síndrome inflamatória orbital idiopática. É possível haver aumento de volume crônico e indolor das glândulas lacrimais, mas atípico para SIOI.
- Dacrioadenite relacionada a IgG4. Ver a Nota na Seção 7.2.2 sobre Orbitopatia relacionada a IgG4.
- Infecciosa: Lobo palpebral aumentado de volume com injeção conjuntival ao redor. Secreção purulenta na dacrioadenite bacteriana, a qual é muito menos comum que a dacrioadenite não infecciosa. Um aumento de volume bilateral da glândula lacrimal pode ser observado em pacientes com doenças virais. A TC pode mostrar um espessamento da gordura, abscesso.

- Tumor misto benigno (adenoma pleomórfico): É lentamente progressivo, com presença de proptose indolor ou deslocamento do globo em adultos de meia-idade. Em geral, envolve o lobo orbital da glândula lacrimal. A TC pode mostrar uma massa bem circunscrita com remodelamento induzido pela pressão e o aumento da fossa da glândula lacrimal. Não ocorre erosão óssea verdadeira (ver **Figura 7.6.1A**).
- Tumor linfoproliferativo: Proptose lentamente progressiva e deslocamento do globo em adultos. Pode haver uma área de placas em cor salmão de extensão subconjuntival. A TC costuma mostrar uma lesão de glândula lacrimal que obedece à anatomia nativa e é bem circunscrita. As formas indolentes poupam o osso, mas pode ser vista erosão óssea em casos de histopatologia agressiva (p. ex., linfoma difuso de grandes células B e de células do manto) (ver **Figura 7.6.1C**).
- CCA: Há um início subagudo de dor por 1 a 3 meses, proptose e diplopia, com progressão variável. Deslocamento do globo, ptose e um distúrbio da motilidade são comuns. Essa é uma lesão maligna que com frequência exibe invasão perineural, resultando em dor ao longo da têmpora e extensão intracraniana. A TC mostra uma massa irregular, muitas vezes com erosão óssea (ver **Figura 7.6.1B**).
- Tumor epitelial maligno misto (adenocarcinoma pleomórfico): Ocorre de modo primário em pacientes idosos, de forma aguda, produzindo dor e progredindo rapidamente. Pode ocorrer primária ou secundariamente dentro de tumores epiteliais de longa duração ("carcinoma ex adenoma pleomórfico") ou de tumor misto benigno ressecado de maneira incompleta. Os achados da TC são semelhantes àqueles do CCA.
- Cisto de glândula lacrimal (dacriopo): Em geral, é uma massa assintomática que pode oscilar de tamanho. Ocorre geralmente em pacientes adultos jovens ou de meia-idade.
- Outros (podem não envolver a glândula lacrimal, mas ocorrem superolateralmente na área da fossa e glândula lacrimal). GPA (anteriormente denominada granulomatose de Wegener), tuberculose, leucemia, caxumba, mononucleose,

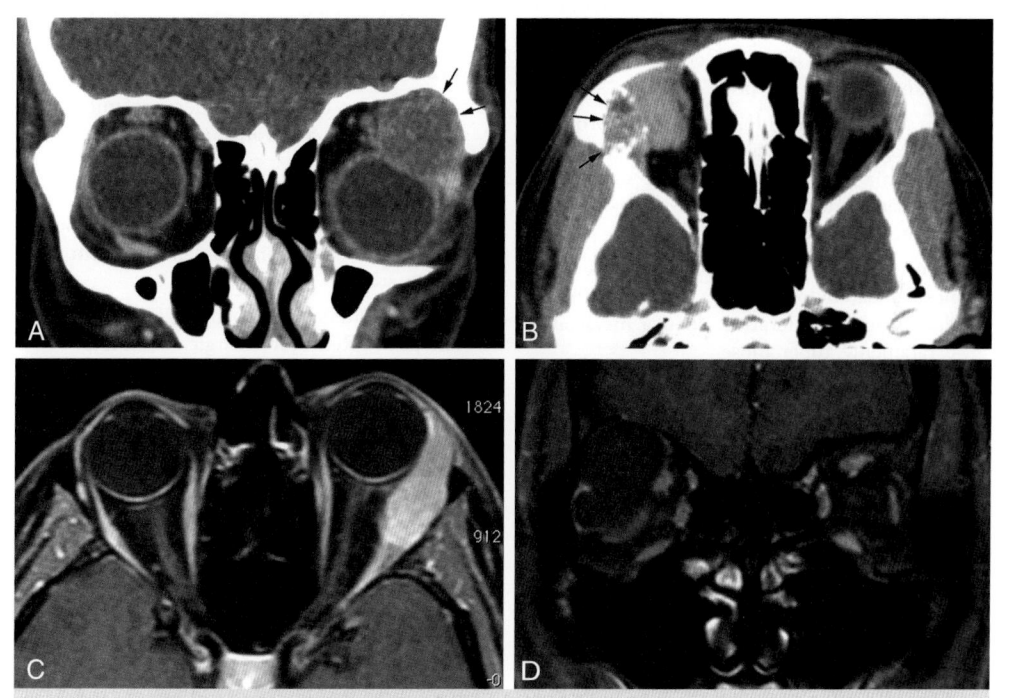

Figura 7.6.1 TC e RM de lesões envolvendo ou próximas da glândula lacrimal. **A:** Adenoma pleomórfico com alterações lisas induzidas pela pressão na fossa da glândula lacrimal (setas). **B:** Carcinoma cístico adenoide com destruição óssea (setas) e calcificações intralesionais. **C:** Linfoma envolvendo a glândula lacrimal moldando-se ao globo. **D:** Cisto dermoide originando-se da sutura frontoetmoidal.

sífilis (extremamente raro), carcinoma muco-epidermoide, plasmacitoma/mieloma múltiplo, granuloma eosinofílico, metástase (especialmente adenocarcinoma de próstata) e cisto dermoide (ver **Figura 7.6.1D**) (ver **Tabelas 7.4.1.2** e **14.3.2**).

> **NOTA:** As neoplasias epiteliais primárias são quase sempre unilaterais; já uma doença inflamatória pode ser bilateral. É comum que o linfoma se apresente de forma unilateral, mas também pode ocorrer bilateralmente.

Avaliação

1. História: Determinar a duração da anormalidade e a velocidade de progressão. Verificar se há dor associada, sensibilidade, visão dupla, fraqueza, perda de peso, febre ou outros sinais de doença maligna sistêmica. Avaliar também possível dificuldade respiratória, erupção cutânea ou histórico de uveíte (sarcoidose), bem como algum problema médico conhecido e biópsia e/ou cirurgia de glândula lacrimal prévias.
2. Realizar exame oftalmológico completo: Procurar especificamente por precipitados ceráticos, nódulos na íris, sinequias posteriores e periflebite retiniana antiga causada por sarcoidose. Conforme observado, a sarcoidose intraocular é incomum em pacientes com sarcoidose de anexos oculares, mas pode ocorrer.
3. TC da órbita (incidências axial, coronal e parassagital). É rara a necessidade de se realizar uma RM, exceto se existir suspeita de extensão intracraniana. A TC é útil para definir a anatomia óssea e anormalidades.
4. Considerar a TC de tórax, pois pode diagnosticar sarcoidose, doença maligna primária, doença linfoproliferativa, doença metastática e, raramente, tuberculose.
5. Considerar hemograma com diferencial, ECA, cANCA, pANCA, EPS, LDH, concentrações de IgG4/IgG e derivado proteico purificado (PPD, do inglês *purified protein derivative*) ou ensaio de liberação de gamainterferona (IGRA, do inglês *interferon gamma release assay*) (p. ex., QuantiFERON-TB Gold) se a história inicial sugerir uma etiologia específica. Na maioria dos casos, as concentrações de ECA e LDH são suficientes.
6. A biópsia de glândula lacrimal (ver a Nota adiante) é indicada quando há suspeita de um tumor maligno, ou se o diagnóstico não está confirmado. Se possível, evitar o tratamento com corticosteroides até a obtenção da biópsia.
7. Realizar avaliação sistêmica por um internista ou hematologista/oncologista quando houver confirmação de linfoma ou outra discrasia sanguínea (p. ex., TC de abdome e de crânio, PET-CT, possível biópsia de medula óssea).

> **NOTA:** Não se deve realizar biópsia incisional em lesões que supostamente sejam tumores benignos mistos (adenoma pleomórfico) ou cistos dermoides. A excisão incompleta de um adenoma pleomórfico pode causar recorrência com ou sem transformação maligna. A ruptura de um cisto dermoide pode provocar uma reação inflamatória grave. Essas duas lesões podem ser completamente excisadas sem a violação da cápsula ou pseudocápsula.

> **NOTA:** Se houver suspeita de CCA, alguns especialistas recomendam que se evite grandes biópsias citorredutoras para a preservação da artéria lacrimal. Um estudo recente sobre o tratamento do CCA com um protocolo de quimioterapia intra-arterial concluiu que a eficácia é comprometida se a artéria lacrimal não estiver intacta. Para evitar a lesão iatrogênica da artéria, realizar uma biópsia anterior para confirmar o diagnóstico de CCA. Outros especialistas não utilizam a quimioterapia intra-arterial e realizam a excisão macroscópica completa do tumor e do osso claramente envolvido antes da radioterapia adjunta.

Tratamento

1. Sarcoidose: Usar corticosteroides sistêmicos ou terapia antimetabólica de baixa dose. Ver Seção 12.6, Sarcoidose.
2. SIOI: Usar corticosteroides sistêmicos. Ver Seção 7.2.2, Síndrome inflamatória orbital idiopática.
3. Doença relacionada a IgG4: Usar corticosteroides sistêmicos ou terapia antimetabólica de baixa dose. A terapia biológica também pode ser usada.
4. Tumor epitelial misto benigno (adenoma pleomórfico): Remoção cirúrgica completa.
5. Cisto dermoide: Remoção cirúrgica completa.
6. Linfoma confinado à glândula lacrimal: Depende do subtipo de linfoma. As lesões indolentes respondem bem à radioterapia isoladamente. As lesões agressivas, mesmo quando isoladas, normalmente necessitam de quimioterapia sistêmica, incluindo agentes biológicos (p. ex., rituximabe). Ver Seção 7.4.2, Tumores orbitais em adultos.
7. CCA: Considerar o pré-tratamento com cisplatina intra-arterial, seguido por excisão ampla. A exenteração orbital e a craniectomia são usadas com menos frequência, especialmente nas lesões menores, pois não parece haver vantagem prognóstica em relação à excisão mais localizada

seguida por radioterapia. A radioterapia adjunta está recomendada em todos os pacientes, possivelmente com quimioterapia sistêmica. A radioterapia com feixe de prótons é oferecida em alguns centros, mas, até o momento, não há benefício comprovado em relação à radioterapia estereotáxica convencional. Independentemente do regime de tratamento, o prognóstico é reservado, e a recorrência é a regra. Não há evidências claras de que qualquer regime de tratamento específico melhore a sobrevida. A sobrevida parece depender mais do subtipo específico do tumor (basaloide ou não basaloide) e, possivelmente, do tamanho do tumor inicial.

8. Tumor epitelial maligno misto: Semelhante ao do CCA.
9. Cisto de glândula lacrimal: Excisar quando for sintomático.

Seguimento
Depende da causa específica.

7.7 Doenças variadas da órbita

1. Doença intracraniana: Extensão de tumores intracranianos, em geral meningiomas do lobo frontal ou da asa do esfenoide podem estar presentes com proptose, além de neuropatia craniana e visão diminuída. Exames de imagem, de preferência com RM, estão indicados.

2. Fístula arteriovenosa (FAV) cavernosa (p. ex., fístula carotídeo-cavernosa ou do seio dural): A FAV é espontânea e indireta (geralmente em pacientes mais velhos, tipo B-D de Barrow) ou pós-traumática e direta (em pacientes mais jovens, tipo A de Barrow). Um sopro é às vezes ouvido pelo paciente e pode ser detectado se for realizada uma ausculta ocular. Proptose pulsátil, vasos conjuntivais em forma de saca-rolhas arterializados, PIO elevada, congestão venosa da retina e quemose podem estar presentes. Pode simular doença da órbita, incluindo DOT e SIOI. Nos estágios iniciais, pode ser diagnosticada erroneamente como conjuntivite, glaucoma assimétrico etc. A TC mostra as veias oftálmicas superiores aumentadas, algumas vezes acompanhadas por músculos extraoculares também aumentados. A US com Doppler colorido da órbita mostra um fluxo reverso e arterializado nas veias oftálmicas superiores. A angio-RM ou angio-TC podem revelar a FAV, mas o diagnóstico definitivo costuma exigir arteriografia cerebral. A evidência de fluxo venoso de saída cortical posterior na arteriografia aumenta o risco de acidente vascular encefálico (AVE) hemorrágico. É importante observar que o fluxo venoso de saída cortical posterior é mais comum em pacientes com sinais orbitais bilaterais, mas é visto em 10% dos pacientes com apresentação unilateral. Também se deve lembrar que a arteriografia deve ser realizada em ambos os hemisférios cerebrais e incluir as artérias carótida interna, carótida externa e basilares ("angiografia de seis vasos"). Os seios cavernosos estão conectados pelo seio circular, e, algumas vezes, uma fístula carotídeo-cavernosa se manifesta clinicamente na órbita contralateral.

3. Trombose séptica do seio cavernoso: Sinais de celulite orbital mais pupilas dilatadas e com resposta lenta, bem como paralisia do terceiro, quarto, quinto e/ou sexto nervos cranianos desproporcional ao grau de edema orbital. Nível diminuído de consciência, náuseas, vômitos e febre podem ocorrer. Pode ser bilateral, com progressão rápida. Ver Seção 7.3.1, Celulite orbital.

4. Vasculite orbital (p. ex., GPA e poliarterite nodosa): Sinais e sintomas sistêmicos de vasculite (especialmente, seios da face, rins, pulmões e pele), febre, VSG marcadamente elevada e cANCA ou pANCA positivos. É importante observar que o cANCA pode ser normal em dois terços dos pacientes com a variante sino-orbital limitada da GPA.

5. Variz: Presença de uma veia grande e dilatada na órbita que provoca proptose quando se enche e dilata (p. ex., durante uma manobra de Valsalva ou com a cabeça em uma posição pendente). Quando a veia não está ingurgitada, a proptose desaparece. A TC demonstra a veia dilatada quando um exame com contraste é realizado durante a manobra de Valsalva. Podem ser vistas calcificações em lesões antigas.

6. Processos malcompreendidos:
   - Síndrome de Tolosa-Hunt (STH): NÃO equivale à SIOI apical da órbita. Histopatologicamente, é uma inflamação granulomatosa do ápice da órbita ou do sifão carotídeo dentro do seio cavernoso. Está presente

com dor aguda, neuropatia craniana e, às vezes, proptose. É um diagnóstico de exclusão. É difícil de diagnosticar por TC. A RM mostra um aumento ipsilateral isolado do seio cavernoso. É geralmente sensível à terapia corticosteroide, mas a dor responde muito mais rapidamente que a oftalmoplegia externa, a qual pode demorar semanas para melhorar. Uma vez que a biópsia de confirmação não costuma ser factível, todo paciente com STH presumida deve ser acompanhado a longo prazo, mesmo após uma resposta rápida aos corticosteroides, para descartar outras etiologias. A repetição dos exames de imagem geralmente é indicada vários meses depois do evento inicial para se descartar uma progressão. A STH presumida recorre em cerca de um terço dos pacientes. Lembre-se que outras patologias significativas, incluindo sarcoidose, linfoma, metástases e mesmo aneurisma, podem mostrar uma resposta temporária aos corticosteroides.

- Pseudotumor esclerosante da órbita: Provavelmente não seja uma inflamação verdadeira da órbita nem um subtipo de SIOI. Pode ser uma forma de esclerose múltipla idiopática. Está presente com dor crônica, oftalmoplegia externa e, possivelmente, com neuropatia óptica. O diagnóstico exige biópsia. A histopatologia mostra amplas faixas de tecido fibroso monótono intercalado com inflamação leve. O tratamento é difícil, e podem ser necessárias terapia antimetabólica, redução cirúrgica e, em casos graves, exenteração.
- Amiloidose orbital: Pode ser primária (isolada) ou secundária a uma doença sistêmica. Todos os pacientes necessitam de uma avaliação sistêmica, incluindo uma consulta com um cardiologista, para se descartar miocardiopatia. O diagnóstico é feito por uma biópsia judiciosa da órbita (essa lesão é ricamente vascularizada, e a hemostasia geralmente é difícil de se obter). O tratamento é altamente variável.

Capítulo 8

Pediatria

8.1 Leucocoria

Definição
Um reflexo pupilar branco (ver **Figura 8.1.1**).

Etiologia
- Retinoblastoma: Um tumor maligno da retina que aparece como uma massa nodular branca que se estende pela membrana limitante interna para dentro do vítreo (endofítico), como uma lesão em massa sub-retiniana em geral subjacente a um descolamento de retina seroso (exofítico), ou como uma lesão difusamente espalhada que simula uma uveíte (infiltrante difuso). É comum haver neovascularização da íris em tumores grandes. Pode ocorrer pseudo-hipópio e disseminação para o vítreo. Já a catarata é incomum, e o olho é normal quanto ao tamanho. Pode ser bilateral, unilateral ou multifocal. O diagnóstico costuma ser feito em pacientes com menos de 5 anos de idade, com média de idade de 18 meses. Um histórico familiar pode ser obtido em cerca de 10% dos casos.
- Toxocaríase: Uma infecção por nematódeo que pode aparecer como um granuloma localizado, branco e elevado na retina ou como uma endoftalmite difusa. Está associada à inflamação localizada de estruturas oculares, faixas de tração vítreas e tração macular relacionada, descolamento de retina por tração e catarata. Raramente é bilateral e costuma ser diagnosticada entre 6 meses e 10 anos de idade, mas também pode surgir em adultos. A paracentese da câmara anterior pode revelar eosinófilos; o ensaio imunossorvente sérico ligado à enzima (ELISA, do inglês *enzyme-linked immunosorbent assay*) para organismos *Toxocara* é positivo. O paciente pode ter um histórico de contato com animais de estimação ou de ingestão de sujeira. A toxocaríase também pode ser adquirida no período pré-natal e se apresentar como infecção congênita.

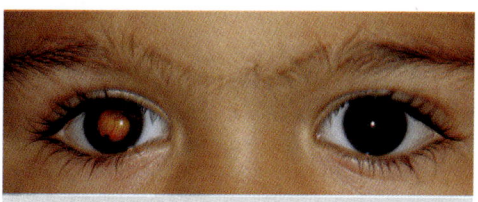

Figura 8.1.1 Leucocoria.

- Doença de Coats (ver **Figura 8.1.2**): Anormalidade vascular da retina que resulta em microaneurismas e macroaneurismas dos vasos retinianos, geralmente na periferia inferotemporal. Pode haver xantocoria secundária a um descolamento de retina exsudativo e geralmente bolhoso associado com fluido sub-retiniano amarelado e rico em lipídeos ou com extensos exsudatos amarelos intrarretinianos e sub-retinianos. Em geral, desenvolve-se em meninos durante a primeira década de vida, sendo que os casos mais graves ocorrem no início da infância. A doença de Coats raramente é bilateral, e não há histórico familiar.
- Persistência da vasculatura fetal (PVF) (anteriormente denominada vítreo primário hiperplásico

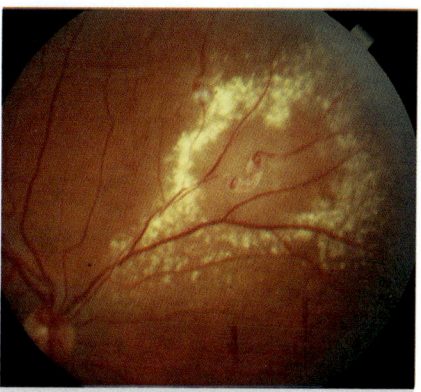

Figura 8.1.2 Doença de Coats.

persistente): Anormalidade do desenvolvimento ocular com falha na regressão do complexo hialoide fetal, geralmente com uma haste fibrovascular a partir do nervo óptico até o cristalino e segmento anterior. Pode se apresentar apenas com achados anteriores ou posteriores. Está geralmente associada a um olho pequeno. Com frequência, há uma membrana atrás do cristalino que exerce tração interna sobre os processos ciliares alongados. Uma catarata é observada ao nascer ou no início da infância. A membrana e o cristalino podem rodar anteriormente, tornando rasa a câmara anterior e resultando em glaucoma secundário. Pode haver descolamento de retina tracional. Geralmente unilateral. Não há histórico familiar nem outros fatores de risco.
- Catarata congênita: Uma opacidade do cristalino presente ao nascimento ou nos primeiros meses de vida; pode ser unilateral ou bilateral. Pode haver histórico familiar ou doença sistêmica associada. Ver Seção 8.8, Catarata congênita.
- Astrocitoma retiniano: Uma massa retiniana séssil a levemente elevada, amarelo-esbranquiçada, que pode estar calcificada e, muitas vezes, associada com o complexo da esclerose tuberosa, sendo rara com neurofibromatose. Pode ocorrer na cabeça do nervo óptico (drusas gigantes) em pacientes com esclerose tuberosa.
- Retinopatia da prematuridade (RP): Sua ocorrência predomina em crianças prematuras. A leucocoria costuma ser o resultado de um descolamento de retina. Ver Seção 8.2, Retinopatia da prematuridade.
- Outros: Descolamento da retina, coloboma retinocoroidal, vitreorretinopatia exsudativa familiar (VREF), fibras nervosas mielinizadas, uveíte, toxoplasmose, trauma, retinite por citomegalovírus, endoftalmite, displasia retiniana, incontinência pigmentar, doença de Norrie e meduloepitelioma.

Avaliação

1. História: Verificar a idade de início e o histórico familiar em relação às condições mencionadas. Investigar se a criança teve nascimento prematuro e se tem contato com animais de estimação ou hábito de ingerir terra ou alimento contaminado.
2. Realizar exame oftalmológico completo, incluindo a medida dos diâmetros da córnea (procurar por olho pequeno), exame da íris (procurar por neovascularização) e uma inspeção do cristalino (procurar por catarata). Exame de fundo de olho sob dilatação e exame do vítreo anterior são essenciais.
3. Um ou todos os exames seguintes podem ser úteis no diagnóstico e no planejamento do tratamento:
    - Ultrassonografia (US) em modo-B, em especial se não houver visualização do fundo de olho. Ela pode ser usada para pesquisar calcificações dentro de um tumor suspeito, uma haste persistente a partir do disco óptico até a parte posterior do cristalino ou um descolamento de retina.
    - Angiografia com fluoresceína intravenosa (útil para avaliação de doença de Coats, RP e retinoblastoma).
    - Ressonância magnética (RM) (ou tomografia computadorizada [TC]) da órbita e do cérebro, particularmente em casos bilaterais de retinoblastoma ou naqueles com histórico familiar. É também aconselhada em casos de doença de Coats avançada. A RM é preferível para retinoblastoma para reduzir a exposição à radiação, considerando o risco de futuras doenças malignas.
    - Teste ELISA sérico para *Toxocara* (positivo em 1:8 na vasta maioria dos pacientes infectados).
    - Avaliação sistêmica por pediatra, especialmente se houver preocupação com hamartoma astrocítico retiniano, retinoblastoma ou catarata secundária à doença sistêmica.
    - Paracentese da câmara anterior e teste ELISA sérico para avaliação de toxocaríase (teste sérico de anticorpos positivo a 1:8 na grande maioria dos pacientes infectados com *Toxocara*). Ver Apêndice 13, Paracentese da câmara anterior.

NOTA: A paracentese da câmara anterior em um paciente com retinoblastoma deve ser evitada, pois pode causar a disseminação de células tumorais.

4. Pode haver necessidade de exame sob anestesia em crianças pequenas ou que não colaboram, em particular quando o retinoblastoma está sendo considerado como um possível diagnóstico. Se houver suspeita de retinoblastoma hereditário, o exame de rastreamento pode ser realizado no consultório dentro de 1 a 2 semanas do nascimento. Ver Seção 8.8, Catarata congênita, para uma avaliação mais específica da catarata.

Tratamento

1. Retinoblastoma: Quimiorredução, quimioterapia intra-arterial, quimioterapia intravítrea, crioterapia, termoterapia, fotocoagulação a *laser* ou radioterapia em placas. Essas modalidades terapêuticas costumam ser utilizadas em combinação. A enucleação é reservada para casos que não possam ser tratados com as opções terapêuticas anteriores ou em casos unilaterais avançados. A quimioterapia sistêmica é utilizada em doença metastática. A irradiação raramente é utilizada, pois está associada a uma alta incidência de tumores secundários vários anos mais tarde.

2. Toxocaríase:
   - Usar esteroides (as vias tópica, periocular ou sistêmica podem ser usadas, dependendo da gravidade da inflamação).
   - Considerar vitrectomia quando houver formação de faixas de tração vitreorretinianas ou quando a condição não melhorar ou piorar com a terapia clínica.
   - Considerar fotocoagulação a *laser* do nematódeo, caso este possa ser visualizado.
   - A terapia anti-helmíntica (albendazol) só é necessária para a doença sistêmica.

3. Doença de Coats: Fotocoagulação a *laser* guiada por angiografia com fluoresceína dos vasos com vazamento e aneurismas, podendo-se considerar agentes antifator de crescimento endotelial vascular (VEGF, do inglês *vascular endothelial growth factor*) intravítreos em adição ao *laser* se houver envolvimento posterior. A drenagem externa do fluido sub-retiniano pode ser benéfica em casos graves de descolamento de retina.

4. PVF:
   - Remoção da catarata e ressecção da haste posterior ao cristalino, com vitrectomia posterior dependendo da extensão do envolvimento posterior.
   - Tratar a possível ambliopia, embora o resultado visual costume ser ruim secundariamente a vários fatores, como hipoplasia da fóvea, anisometropia, hipoplasia do nervo óptico e privação sensorial.

5. Catarata congênita: Ver Seção 8.8, Catarata congênita.

6. Astrocitoma retiniano: Manter o paciente em observação.

7. RP: Ver Seção 8.2, Retinopatia da prematuridade.

Seguimento

É variável, pois depende do diagnóstico. Se houver suspeita de doença hereditária, considerar o encaminhamento para a genética oftálmica e o rastreamento dos familiares.

8.2 Retinopatia da prematuridade

Fatores de risco
- Prematuridade, especialmente com ≤ 30 semanas de gestação.*
- Peso de nascimento ≤ 1.500 g.
- Uso de oxigênio suplementar, sepse neonatal, hipoxemia, hipercarbia, dificuldade de desenvolvimento, doenças coexistentes, raça branca e sexo masculino.
- Os fatores de risco citados anteriormente, quando presentes de forma concomitante, apresentam efeitos aditivos para o desenvolvimento de RP.

Sinais

Críticos. Retina periférica avascular. Linha de demarcação entre a retina vascular e avascular.

Outros. Proliferação fibrovascular extrarretiniana, hemorragia vítrea, descolamento de retina ou leucocoria. Comumente bilateral. A associação de "doença *plus*" em casos mais graves inclui ingurgitamento e tortuosidade dos vasos no polo posterior e/ou na íris. Dilatação pupilar ruim apesar de colírio midriático. Em crianças mais velhas e adultos, há risco de acuidade visual diminuída, ambliopia, miopia, estrabismo, tração macular, degeneração vitreorretiniana do tipo *lattice* e descolamento de retina.

Diagnóstico diferencial
- VREF: Pode ser parecida com a RP, exceto que a VREF é hereditária (embora familiares possam ser assintomáticos, e mutações *de novo* ocorram com frequência) e mais comumente assimétrica; os familiares assintomáticos costumam mostrar anormalidades vasculares na retina periférica. Em geral, não há histórico

---

*N. de R.T. No Brasil e em outros países em desenvolvimento, o ponto de corte para o fator de risco relacionado à gestação é ≤ 32 semanas de gestação.

de prematuridade ou terapia com oxigênio. Ver Seção 8.3, Vitreorretinopatia exsudativa familiar.
- Incontinência pigmentar: Condição dominante ligada ao X que ocorre apenas em meninas. Costuma ser letal em meninos. Caracteriza-se por alterações cutâneas que incluem lesões maculopapulares eritematosas, vesículas, placas hipopigmentadas e alopecia. Há associação com eosinofilia. Também podem ser vistas anormalidades dentais e do sistema nervoso central (SNC).
- Ver Seção 8.1, Leucocoria, para diagnósticos diferenciais adicionais.

Classificação
Localização
- **Zona I: (polo posterior):** É duas vezes a distância disco-fóvea, sendo centrada ao redor do disco (prognóstico pior).

> **NOTA:** Com a borda nasal do disco óptico em uma extremidade do campo visual com uma lente 28D, o limite da zona I está no campo temporal de visão.

- **Zona II:** Localiza-se da zona I à *ora serrata* nasal, sendo temporalmente equidistante do disco.

> **NOTA:** A RP não deve ser considerada como zona III, a menos que se tenha certeza de que o lado nasal esteja vascularizado até a *ora serrata*.

- **Zona III:** É a periferia temporal remanescente.

Extensão
- Número de horas de relógio (setores de 30 graus) envolvidas. É importante observar que o número de horas do relógio de neovascularização era essencial nos critérios de tratamento mais antigos, mas ele não é usado nas diretrizes terapêuticas atualizadas.

Gravidade
- **Estágio 1:** Linha de demarcação plana separando a retina posterior vascular da retina periférica avascular (ver **Figura 8.2.1**).
- **Estágio 2:** Linha de demarcação elevada (crista).
- **Estágio 3:** Linha de demarcação elevada com proliferação fibrovascular ou neovascularização se estendendo a partir da elevação (ver **Figura 8.2.2**).
- **Estágio 4A:** Descolamento de retina extrafoveal parcial.

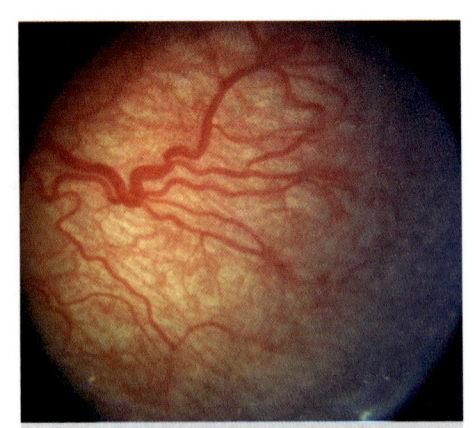

Figura 8.2.1 Retinopatia da prematuridade: estágio 1.

- **Estágio 4B:** Descolamento parcial de retina envolvendo a fóvea.
- **Estágio 5:** Descolamento de retina total.

> **NOTA:** A determinação do estágio é feita pela manifestação mais grave; contudo, recomenda-se que cada estágio seja observado e que sua extensão seja registrada.

Doença "plus"
Presença de pelo menos dois quadrantes de veias ingurgitadas e artérias tortuosas no polo posterior; ingurgitamento vascular da íris, dilatação pupilar ruim e *haze* vítreo com doença "*plus*" mais avançada. Se a doença "*plus*" estiver presente, um "+" é colocado após o estágio (p. ex., estágio 3+). Se dilatação vascular e tortuosidade estiverem presentes, mas forem inadequadas para se diagnosticar a doença "*plus*", a condição é denominada doença "pré-*plus*" e anotada após o estágio (p. ex., estágio 3 com doença

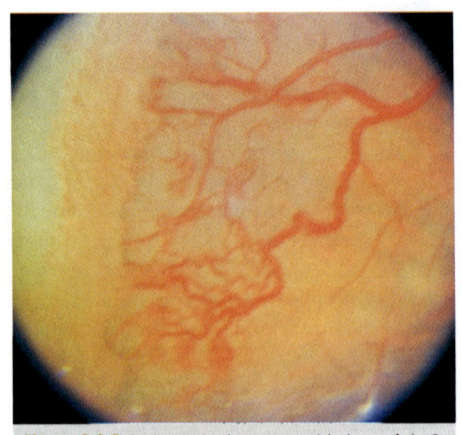

Figura 8.2.2 Retinopatia da prematuridade: estágio 3.

"pré-*plus*"). A RP rapidamente progressiva posterior (geralmente, de zona I) com doença *plus* extensa, anteriormente denominada doença "*rush*", pode progredir rapidamente para a RP estágio 5 sem passar pelos outros estágios. Essa RP agressiva também pode mostrar hemorragias na junção entre a retina vascular e a avascular (ver **Figura 8.2.3**).

RP tipo I
Define olhos em alto risco que preencham os critérios para tratamento:
- Zona I, qualquer estágio, com doença "*plus*".
- Zona I, estágio 3, sem doença "*plus*".
- Zona II, estágios 2 ou 3, com doença "*plus*".

RP tipo II
Define olhos menos gravemente afetados que devem ser monitorados com atenção em busca de uma progressão para doença tipo I:
- Zona I, estágios 1 ou 2, sem doença "*plus*".
- Zona II, estágio 3, sem doença "*plus*".

Doença pré-limiar e limiar
Terminologia historicamente usada como parte de uma classificação baseada no estudo CRYO-ROP. São critérios de tratamento originalmente determinados, mas que não são mais usados como parte do padrão de cuidados.

Recomendações para rastreamento
- Peso de nascimento ≤ 1.500 g.
- Idade gestacional ≤ 30 semanas.
- Bebês selecionados com peso de nascimento entre > 1.500 g ou idade gestacional ≥ 31 semanas, com curso clínico instável e considerados de alto risco.

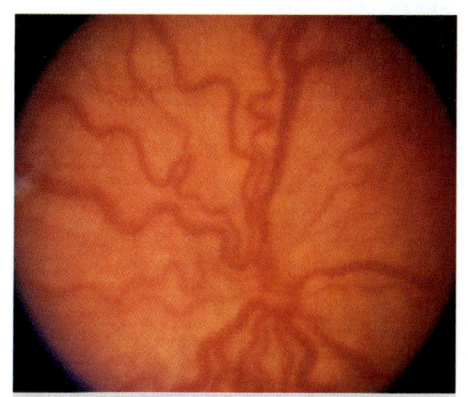

Figura 8.2.3 Retinopatia da prematuridade: doença "*plus*".

- O momento do primeiro exame ocular se baseia na idade pós-menstrual (idade gestacional ao nascer mais idade cronológica) e na idade pós-natal (cronológica desde o nascimento). O primeiro exame ocular deve começar com 31 a 32 semanas de idade pós-menstrual ou com 4 semanas de idade pós-natal, a que for mais tardia.

> **NOTA:** A American Academy of Pediatrics fornece diretrizes atualizadas para o rastreamento da RP em lactentes prematuros. Para as recomendações mais atualizadas, favor verificar suas publicações mais recentes.

Avaliação
1. Realizar um exame retiniano sob dilatação, com depressão escleral em 31 ou 32 semanas após a data da última menstruação da mãe, ou quatro semanas após o nascimento, o que ocorrer mais tarde.
2. Pode-se fazer dilatação com qualquer combinação de dois colírios entre os seguintes: fenilefrina a 1%; tropicamida a 1%; e ciclopentolato a 0,2 a 0,5%. Um colírio com combinação fixa de fenilefrina a 1% e ciclopentolato a 0,2% está disponível. Considerar a repetição dos colírios em 30 a 45 minutos se a pupila não estiver dilatada.*

Tratamento
- O objetivo do tratamento é a ablação da retina periférica avascular com manchas quase confluentes. A fotocoagulação a *laser* é preferível à crioterapia. O tratamento deve ser instituído dentro de 48 a 72 horas (ver **Figura 8.2.4**). O uso de fármaco anti-VEGF intravítreos (0,625 mg em 0,025 mL de solução de bevacizumabe é a dosagem típica) é uma modalidade de tratamento que está surgindo, especialmente quando a fotocoagulação não estiver disponível ou em casos de zona I muito posterior; porém, os efeitos em longo prazo e os potenciais riscos desses medicamentos em lactentes pré-termo ainda não foram determinados.
- A RP tipo 1 necessita de tratamento.
- A RP tipo 2 deve ser cuidadosamente acompanhada.
- Para os estágios 4 e 5 agudos: Reparo cirúrgico do descolamento de retina por vitrectomia.

---

*N. de R.T. No Brasil, o protocolo de dilatação preconiza o uso de colírio de fenilefrina a 2,5% + tropicamida a 0,5%.

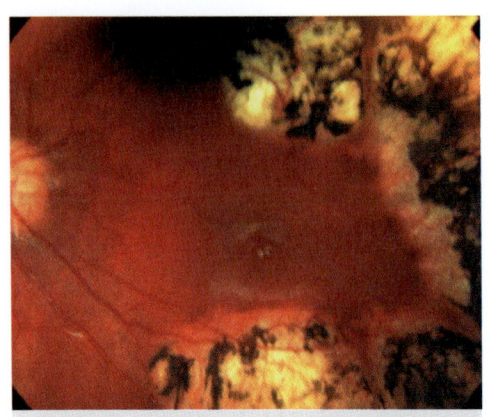

Figura 8.2.4 Retinopatia da prematuridade após tratamento a *laser*.

1. Crianças que tiveram RP apresentam incidência maior de miopia, estrabismo, ambliopia, tração macular, catarata, glaucoma e descolamento de retina. Fundo de olho não tratado e completamente vascularizado exige exame aos 6 meses de idade para descartar essas complicações.

> **NOTA:** Em função da possibilidade de descolamentos de retina tardios e outras complicações oculares, os pacientes com RP devem ser acompanhados em intervalos anuais por toda a vida.

2. O rastreamento para RP em fase aguda pode ser descontinuado quando algum dos seguintes sinais estiver presente, indicando que o risco de perda visual por RP é mínimo ou ausente:
   - Vascularização retiniana de zona III alcançada sem RP prévia de zona I ou II. Se houver alguma dúvida quanto à zona ou se a idade pós-menstrual for < 35 semanas, exames para confirmação poderão ser necessários.
   - Idade pós-menstrual de 50 semanas sem RP equivalente ou pior que zona I, qualquer estágio, ou zona II, estágio 3.
   - Vascularização retiniana completa nas proximidades da *ora serrata* (para casos tratados com terapia anti-VEGF).
   - No caso de tratamento anti-VEGF, o seguimento deve ser estendido devido ao risco de RP, recorrendo após 65 a 70 semanas de idade pós-menstrual se a vascularização retiniana permanecer incompleta. Considerar o *laser* profilático na retina avascular com desenvolvimento incompleto se não for possível garantir os exames de seguimento.

Seguimento
- Um exame ocular único é suficiente apenas se ele demonstrar de maneira inequívoca a vascularização completa da retina em ambos os olhos.
- Em 1 semana ou menos: vascularização imatura, zona I, sem RP; retina imatura localizada na fronteira das zonas I e II; zona I, estágio 1 ou 2; zona II, estágio 3; ou qualquer preocupação com RP posterior agressiva.
- Em 1 a 2 semanas: vascularização imatura localizada na zona II posterior; ou zona II, estágio 2; ou zona I, RP em regressão.
- Em 2 semanas: vascularização imatura localizada na zona II, sem RP; ou zona II, estágio 1; ou zona II, RP em regressão.
- Em 2 a 3 semanas: zona III, estágio 1 ou 2; ou zona III, RP em regressão.

8.3 Vitreorretinopatia exsudativa familiar

Sintomas
A maioria dos casos é assintomática, mas os pacientes podem relatar visão diminuída, dependendo do estágio.

Sinais
(Ver Figura 8.3.1.)

Críticos. Tração vascular e ausência de perfusão da retina periférica, mais proeminentes temporalmente. É bilateral, mas com frequência assimétrica. Os vasos retinianos periféricos têm uma borda fimbriada. Está presente ao nascer.

Outros. Neovascularização periférica e/ou proliferação fibrovascular nos limites da retina vascular e avascular; repuxamento temporal da mácula por contração de tecido fibrovascular; pregas retinianas radiais; hemorragia vítrea; descolamento de retina tracional, exsudativo ou regmatogênico; exsudação lipídica periférica intrarretiniana ou sub-retiniana. Pode se apresentar com estrabismo ou leucocoria na infância. Catarata, ceratopatia em faixa, glaucoma neovascular ou *phthisis* são possíveis.

Diagnóstico diferencial
- RP: Aparência semelhante à da VREF, mas sem histórico familiar e com histórico de prematuridade. Ver Seção 8.2, Retinopatia da prematuridade.

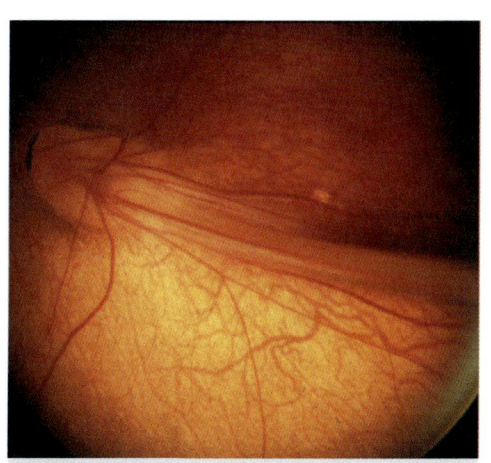

Figura 8.3.1 Vitreorretinopatia exsudativa familiar com prega falciforme.

- Ver Seção 8.1, Leucocoria, para diagnósticos diferenciais adicionais, incluindo retinoblastoma, doença de Coats, PVF, incontinência pigmentar, doença de Norrie, retinosquise ligada ao X e não perfusão retiniana periférica. Histórico familiar positivo e bilateralidade podem auxiliar a distinguir esta condição das outras.

Etiologia
Causada por defeitos na via de sinalização Wnt. Costuma ser autossômica dominante, mas pode ser autossômica recessiva ou ligada ao X. Geralmente, não há história de prematuridade ou terapia com oxigênio.

Avaliação
1. História: Verificar se há histórico familiar positivo, bem como histórico de prematuridade ou de terapia com oxigênio.
2. Exame oftalmológico completo, incluindo exame da retina sob dilatação procurando vasos supranumerários, tração vascular, tração macular, neovascularização e descolamento de retina tracional. A angiografia com fluoresceína de ambos os olhos (sob anestesia geral, se necessário) tem se tornado fundamental na avaliação do diagnóstico de vasculatura anômala, não perfusão retiniana e neovascularização na retina periférica, o que pode levar ao descolamento de retina tracional e resultar em piora dos desfechos visuais.
3. Todos os familiares com suspeita de serem portadores do gene também devem ser submetidos a exame da retina sob dilatação e angiografia com fluoresceína. Isso pode ser fundamental para evitar que familiares experimentem perda visual permanente, pois essa doença é normalmente assintomática.
4. Testagem genética: Os genes comumente afetados incluem *FZD4*, *LRP5*, *TSPAN12* e *NDP*. A mutação de *LRP5* tem sido associada com osteoporose de início precoce. Muitas outras são atualmente incluídas nos painéis genéticos.

Tratamento
A aplicação de *laser* na retina avascular periférica é feita se houver neovascularização e/ou exsudação. Retinopexia com introflexão (*buckle*) escleral ou vitrectomia podem ser consideradas para descolamentos de retina. Tratar a ambliopia, se necessário. É recomendada a testagem genética e o exame dos familiares.

Seguimento
A VREF é uma doença que dura toda a vida. Todos os pacientes devem ser acompanhados ao longo da vida para monitorar a progressão dessa condição.

8.4 Esodesvios

Sinais
(Ver Figura 8.4.1.)

Críticos. Olhos virados para dentro. O olho não fixante vira para fora a fim de fixar à frente quando o olho previamente fixante é coberto durante o teste de cobertura. Ver Apêndice 3, Testes de cobertura e de cobertura alternada.

Outros. Pode haver ambliopia, ação excessiva dos músculos oblíquos inferiores, desvio vertical dissociado e/ou nistagmo lateral.

Diagnóstico diferencial
- Pseudoesotropia: Os olhos parecem esotrópicos; todavia, não há desalinhamento ocular detectado durante o teste de cobertura. Em geral, a criança tem ponte nasal larga, pregas epicânticas proeminentes ou distância interpupilar pequena (ver **Figura 8.4.2**).
- Ver Seção 8.6, Síndromes de estrabismo.

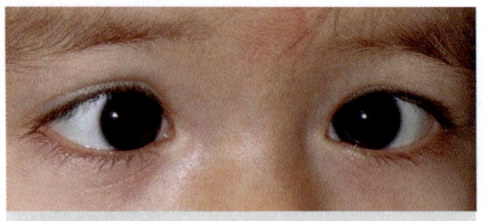

Figura 8.4.1 Esotropia.

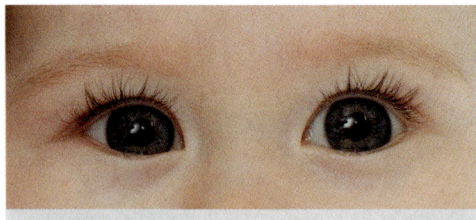

Figura 8.4.2 Pseudoesotropia.

Tipos

Desvios esotrópicos comitantes

Um desalinhamento convergente manifesta-se nos olhos, sendo o ângulo medido de esodesvio quase constante em todos os campos do olhar na fixação para distância.

1. Esotropia congênita (infantil): Manifesta-se em torno dos 6 meses de idade. O ângulo de esodesvio costuma ser grande (> 40-50 dioptrias prismáticas) e bastante igual com fixação para distância e para perto. O erro de refração costuma ser normal para a idade (levemente hipermetrope). A ambliopia é incomum, mas pode estar presente naqueles que não têm fixação cruzada. Impede o desenvolvimento da visão binocular. Pode haver histórico familiar do problema. Nistagmo latente, ação excessiva do oblíquo inferior e desvio vertical dissociado podem aparecer como achados tardios. A esotropia congênita pode ocorrer em até 30% das crianças com distúrbios neurológicos e do desenvolvimento (p. ex., paralisia cerebral, hidrocefalia); porém, não é necessário realizar uma avaliação neurológica na ausência de outros achados. A refração cicloplegiada pode ser considerada primeiro, mas o tratamento costuma ser cirúrgico e relativamente precoce na evolução da doença.

2. Esotropia não acomodativa adquirida: Desalinhamento convergente dos olhos *não* corrigido por lentes hipermetropes e que surge após os 6 meses de idade. Em geral, inicia de forma intermitente, mas pode se tornar constante com o tempo. O esodesvio é comitante e costuma ser menor (20-35 dioptrias prismáticas) que aquele visto na esotropia congênita. Os pacientes podem experimentar diplopia. Costuma ser corrigido com a cirurgia para estrabismo após o ângulo da esotropia se tornar consistente. Nas crianças com mais de 6 anos, deve-se supor que haja patologia da fossa posterior até prova em contrário, devendo-se realizar exames de imagem em regime de emergência.

3. Esotropia acomodativa: Presença de desalinhamento convergente dos olhos associado com ativação do reflexo de acomodação. Pode se apresentar entre 6 meses e 6 anos de idade com a média de idade de início sendo de 2,5 anos. Subtipos de esotropia acomodativa:
    - Esotropia acomodativa refrativa: As crianças são hipermetropes na faixa de +3,00 a +10,00 dioptrias (média de +4,75). O ângulo medido de esodesvio é, em geral, moderado (20-30 dioptrias prismáticas), sendo relativamente igual na fixação para distância e para perto. A correção completa da hipermetropia elimina o esodesvio. A razão do ângulo de convergência acomodativa-acomodação (CA/A) é normal, e a ambliopia é comum quando da apresentação clínica.
    - Esotropia acomodativa não refrativa (relação CA/A elevada): O ângulo medido de esodesvio é maior na fixação para perto do que na fixação para distância. O erro de refração pode variar de normal para a idade (hipermetropia leve) até hipermetropia elevada (pode ser vista junto com esotropia acomodativa do tipo refrativa) ou mesmo miopia. A ambliopia é comum.
    - Esotropia acomodativa parcial ou descompensada: São aquelas esotropias acomodativas refrativas e não refrativas que têm redução no esodesvio quando recebem correção completa da hipermetropia, mas que ainda têm um esodesvio residual. Quando parcial, o esodesvio residual é o componente não acomodativo.

4. Esotropia de privação sensorial: Um esodesvio que ocorre em pacientes com condição monocular ou binocular que impede uma visão boa.

5. Insuficiência de divergência: Um desalinhamento ocular convergente que é maior na fixação para distância do que na fixação para perto. Esse é um diagnóstico de exclusão e deve ser diferenciado da paralisia de divergência, a qual, quando de início súbito, pode estar associada a

tumores pontinos, trauma neurológico e pressão intracraniana elevada. A insuficiência de divergência pode ser uma condição benigna em pacientes mais velhos, exigindo apenas o uso de prismas com base externa em óculos. Ver Seção 10.8, Paralisia isolada do sexto nervo craniano.

Esodesvios incomitantes ou não comitantes

O ângulo medido de esodesvio aumenta com o olhar lateral na fixação para distância.

1. Patologia do SNC que causa pressão intracraniana aumentada: Diplopia aguda e nova secundária a uma paralisia adquirida do sexto nervo craniano, a qual pode estar acompanhada por nistagmo, cefaleia ou outros déficits neurológicos focais, dependendo da etiologia.
2. Restrição do reto medial (p. ex., doença da tireoide e fratura medial da parede da órbita com encarceramento).
3. Fraqueza do reto lateral (p. ex., paralisia isolada do sexto nervo craniano, reto lateral desinserido ou perdido por trauma ou cirurgia prévia).
4. Ver Seção 8.6, Síndromes de estrabismo, e Seção 10.8, Paralisia isolada do sexto nervo craniano, para etiologias adicionais.

Outros

1. Esoforia: Esodesvio latente controlado pela fusão. Os olhos estão alinhados sob condições binoculares.
2. Esotropia intermitente: Esodesvio que é intermitentemente controlado pela fusão. Manifesta-se espontaneamente, sobretudo sob condições de fadiga ou enfermidade.

Avaliação

1. História: Verificar a idade de início, frequência do desvio e terapia prévia (p. ex., óculos, oclusão).
2. Avaliar a acuidade visual de cada olho, com melhor correção e orifício estenopeico (*pinhole*). Avaliar visão para cores e estereopsia.
3. Realizar um exame da motilidade ocular, observando-se a restrição de movimentos ou a ação excessiva de oblíquos.
4. Medir a distância do desvio em todos os campos do olhar e o desvio para perto na posição primária (olhando para frente), usando prismas (ver Apêndice 3, Testes de cobertura e de cobertura alternada). Procurar, em específico, um aumento de esotropia com ambos os olhares laterais.
5. Refrações dinâmica e cicloplegiada, principalmente se a criança tiver menos de 7 anos.
6. Realizar exame oftalmológico completo. Procurar alguma anormalidade de nervos cranianos e causas de privação sensorial.
7. Se houver desenvolvimento agudo de esotropia não acomodativa, paralisia ou insuficiência de divergência, paralisia muscular ou esotropia incomitante, há necessidade de RM de cérebro e órbitas para descartar um processo intracraniano ou orbital, patologia de musculatura extraocular, lesão óssea etc. A RM deve ser considerada na esotropia comitante de início agudo em determinadas situações.
8. Com esodesvio incomitante maior com olhar lateral, determinar se a função do reto lateral está deficiente ou se o reto medial está sofrendo restrição. O teste de ducção forçada (que pode exigir anestesia para crianças) pode ser necessário para essa distinção (ver Apêndice 6, Teste de ducção forçada e teste de geração de força ativa). Considerar testes de função tereoidiana ou avaliação para miastenia grave. Certifique-se de procurar características das síndromes de estrabismo (ver Seção 8.6, Síndromes de estrabismo).

Tratamento

Em todos os casos, corrigir os erros de refração de +2,00 dioptrias ou mais. Nas crianças, tratar qualquer ambliopia subjacente (ver Seção 8.7, Ambliopia).

1. Esotropia congênita: Quase sempre necessita de cirurgia para estrabismo. Porém, deve-se prescrever óculos e iniciar o tratamento para qualquer ambliopia subjacente antes da intervenção cirúrgica, conforme a necessidade.
2. Esotropia acomodativa: Recomendar o uso de óculos em tempo integral.
   a. Se o paciente tiver < 6 anos, corrigir a hipermetropia com refração cicloplegiada completa.
   b. Se o paciente tiver > 6 anos, deve-se tentar ao máximo obter o mais próximo da refração total positiva, sabendo-se que alguns pacientes podem não tolerar a prescrição completa. Deve-se tentar aumentar as lentes positivas durante a refração dinâmica (não cicloplegiada) até que a visão para distância fique borrada e oferecer a lente mais positiva que não borre a visão para distância. O objetivo da correção refrativa deve ser o reforço do alinhamento sem sacrificar a acuidade visual.

c. Se os olhos do paciente estão ajustados para distância com correção completa, mas ainda estão esotrópicos na fixação para perto (razão CA/A alta), as opções de tratamento são as seguintes:
   - Bifocais (tipo executivo) +2,50 ou +3,00 dioptrias adicionais, com o topo do bifocal na borda pupilar inferior.
   - Colírio de ecotiofato (iodeto de fosfolina) em ambos os olhos à noite.
   - Pode ser indicada cirurgia dos músculos extraoculares visando apenas o desvio para perto. Isso comumente exige suturas de fixação posterior no músculo para modificar o efeito da cirurgia apenas para perto.
   - Usar apenas óculos totalmente positivos para distância.

NOTA: Não há consenso universal quanto ao tratamento de pacientes com estrabismo excessivo apenas para perto.

3. Esotropia não acomodativa, parcialmente acomodativa ou acomodativa descompensada: Em geral, a cirurgia muscular é realizada para corrigir o desvio não acomodativo ou a esotropia residual significativa que permanecer apesar do uso de óculos.
   - Esotropia de privação sensorial.
   - Tentar identificar e corrigir a causa da visão ruim.
   - Tratamento da ambliopia.
   - Fazer correção cicloplegiada completa (no olho fixador) se o paciente tiver < 6 anos; caso contrário, fornecer o máximo de refração positiva tolerada durante a refração dinâmica.
   - Realizar cirurgia muscular para corrigir a esotropia manifesta.
   - Todos os pacientes com visão ruim em um olho precisam usar óculos com lentes de policarbonato protetoras em tempo integral.

Seguimento

Em cada consulta, avaliar a ambliopia e medir o grau de desvio com prismas (com uso de óculos).

1. Se ambliopia estiver presente, ver Seção 8.7, Ambliopia, para seu manejo.
2. Na ausência de ambliopia, a criança é reavaliada em 3 a 6 semanas depois que uma nova prescrição é fornecida. Se não forem feitas mudanças e os olhos estiverem alinhados, o paciente deve ser examinado várias vezes ao ano e, depois, anualmente, quando apresentar estabilidade.
3. Quando uma esotropia residual está presente apesar do uso de óculos pelo paciente, deve-se tentar adicionar lentes mais positivas à prescrição atual. Crianças menores de 6 anos devem receber uma nova refração cicloplegiada; lentes positivas são testadas sem cicloplegia em crianças mais velhas. A lente positiva adicional máxima que não borra a visão para distância deve ser prescrita. Se os olhos não conseguem ficar alinhados com lentes mais positivas, então uma esotropia acomodativa descompensada já se desenvolveu (ver anteriormente na Seção 8.4, Esodesvios).

Muitas vezes, a hipermetropia diminui lentamente entre os 5 e 7 anos, e o grau dos óculos pode exigir redução de maneira a não borrar a visão para distância. Se houver necessidade de reduzir o grau dos óculos para melhorar a acuidade visual e a esotropia voltar, então trata-se de esotropia acomodativa descompensada.

8.5 Exodesvios

Sinais

(Ver Figura 8.5.1.)

Críticos. O olho está constantemente ou intermitentemente virado para fora. No teste de cobertura, o olho descoberto move-se desde a posição de virado para fora até a linha média para fixar quando o olho previamente fixante está coberto (ver Apêndice 3, Testes de cobertura e de cobertura alternada).

Outros. Ambliopia, desvio de padrão "A" (ação excessiva do oblíquo superior produzindo desvio aumentado no olhar para baixo em comparação com o olhar para cima), desvio de padrão "V" (ação excessiva do oblíquo inferior produzindo um desvio aumentado no olhar para cima em comparação com o olhar para baixo) e desvio vertical dissociado.

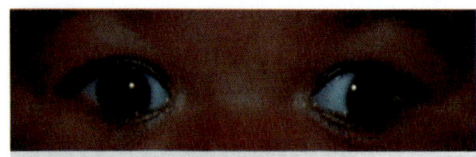

Figura 8.5.1 Exotropia.

Diagnóstico diferencial

Pseudoexotropia: O paciente parece ter um exodesvio, mas nenhum movimento é notado no teste de cobertura, e apresenta boa visão em cada olho. Uma distância interpupilar grande, um ângulo *k* naturalmente grande (ângulo entre o centro da pupila e o eixo visual) ou tração temporal da mácula (p. ex., por RP, VREF, toxocaríase ou outros distúrbios da retina) podem ser os responsáveis pela condição.

Tipos

1. Exoforia: Exodesvio latente controlado por fusão em condições de visão binocular normal. Costuma ser assintomática, mas a atividade visual prolongada extenuante pode causar astenopia.
   - Exotropia intermitente: Desvio manifesto em que um olho demonstra exodesvio durante parte do tempo. É o tipo mais comum de exodesvio em crianças. Em geral, o início ocorre antes dos 5 anos. A frequência muitas vezes aumenta com o tempo. A ambliopia é rara. Costuma ocorrer quando o paciente está cansado, doente ou não atento. Com frequência, o paciente fecha um olho ou fica estrábico com luz solar brilhante. É provável que isso seja causado por dissociação e ruptura do alinhamento binocular.
     A. Avaliação clínica:
       - Controle adequado: Um olho vira para fora apenas após o teste de cobertura, e o paciente consegue recuperar rapidamente a fusão sem piscar nem refixar quando a cobertura é removida.
       - Controle razoável: Um olho vira para fora após o teste de cobertura, e o paciente só consegue recuperar a fusão piscando ou refixando.
       - Controle ruim: Um olho vira para fora espontaneamente e permanece manifesto por um período estendido.
     B. Um controle adequado, razoável e ruim pode ser visto em todos os quatro tipos de exotropia intermitente:
       - Básico: O exodesvio é aproximadamente o mesmo na fixação para perto e para longe.
       - Excesso de divergência verdadeiro: Exodesvio que permanece maior para distância do que para perto após um período de oclusão monocular.
       - Excesso de divergência simulado: Exodesvio que é inicialmente maior com fixação para distância do que para perto e que permanece aproximadamente o mesmo após um intervalo de oclusão monocular.
       - Insuficiência de convergência: O exodesvio é maior para perto do que para distância. É diferente da insuficiência de convergência isolada. Ver Seção 13.5, Insuficiência de convergência.
2. Exotropia constante: Encontrada com mais frequência em crianças maiores. Há três tipos:
   - Exotropia congênita: Também denominada exotropia infantil. Apresenta-se antes dos 6 meses de idade com um grande ângulo de desvio. É incomum em lactentes saudáveis e pode estar associada a distúrbios do SNC ou craniofaciais.
   - Exotropia de privação sensorial: Um olho que não enxerga bem por qualquer razão pode virar para fora.
   - Exotropia intermitente descompensada: Um paciente com exotropia intermitente de longa duração que ficou descompensada.
   - Exotropia consecutiva: Ocorre após um diagnóstico de esotropia, mais comumente após cirurgia prévia para esotropia.
3. Síndrome de Duane, tipo 2: Limitação de adução de um olho, com retração do globo e estreitamento da fissura palpebral na tentativa de adução. É raramente bilateral. Ver Seção 8.6, Síndromes de estrabismo. Pode se apresentar com a cabeça virada para o lado oposto ao do olho afetado.
4. Anormalidades neuromusculares:
   - Paralisia do terceiro nervo craniano: Ver Seção 10.5, Paralisia isolada do terceiro nervo craniano.
   - Miastenia grave: Ver Seção 10.11, Miastenia grave.
   - Oftalmoplegia internuclear: Ver Seção 10.13, Oftalmoplegia internuclear.
5. Desvio horizontal dissociado: Mudança no alinhamento ocular horizontal causada por alteração no equilíbrio do estímulo (*input*) visual entre os dois olhos. Não está relacionado com a acomodação. É visto clinicamente como exodesvio unilateral espontâneo ou exodesvio de maior magnitude em um olho durante o teste com prisma ou cobertura alternada.

6. Doença da órbita (p. ex., tumor e síndrome inflamatória orbital idiopática): Proptose e restrição da motilidade ocular costumam ser evidentes. Ver Seção 7.1, Doença da órbita.
7. Insuficiência de convergência isolada: Em geral, ocorre em pacientes maiores de 10 anos, com visão para perto borrada, astenopia ou diplopia ao ler. Há uma exoforia na fixação para perto, mas bom alinhamento ou pequena exoforia na fixação para distância. Deve ser diferenciada de paralisia de convergência. Ver Seção 13.5, Insuficiência de convergência.
8. Paralisia da convergência: Semelhante à insuficiência de convergência, mas com início relativamente agudo, exotropia para perto e incapacidade de superar um prisma com base para fora. Costuma ser secundária a uma lesão intracraniana.

Avaliação

1. Avaliar a acuidade visual de cada olho, com correção e orifício estenopeico, para pesquisa de ambliopia. Avaliar visão para cores e estereopsia.
2. Realizar exame da motilidade; observar movimentos oculares restritos ou sinais de síndrome de Duane.
3. Medir o exodesvio em todos os campos cardinais do olhar para distância e em posição primária (olhando para frente) para perto, utilizando-se prismas. Ver Apêndice 3, Testes de cobertura e de cobertura alternada.
4. Realizar exames da pupila sob lâmpada de fenda e de fundo de olho; verificar se há causas para privação sensorial (se a visão for ruim).
5. Refração (cicloplegiada ou dinâmica, dependendo da idade do paciente).
6. Considerar avaliação para miastenia grave quando houver suspeita ou evidência de fatigabilidade. Ver Seção 10.11, Miastenia grave.
7. Considerar RM de cérebro e órbitas quando houver suspeita de doença neurológica ou orbital.

Tratamento

Em todos os casos, corrigir erros de refração significativos e tratar a ambliopia. Ver Seção 8.7, Ambliopia.
1. Exoforia:
   - Não há necessidade de tratamento, a menos que haja progressão para exotropia intermitente.
2. Exotropia intermitente:
   - Controle adequado: Corrigir o erro de refração e tratar a ambliopia, quando houver. Realizar seguimento cuidadoso do paciente.
   - Controle razoável: Monitorar e tratar a ambliopia, quando houver. O tratamento não cirúrgico pode estar indicado e inclui a terapia de oclusão com a oclusão diária alternada para reduzir a supressão ou lentes negativas adicionais para estimular a convergência acomodativa. A cirurgia muscular pode ser considerada, a fim de manter a visão binocular normal.
   - Controle ruim: Corrigir o erro de refração e tratar a ambliopia, quando houver. Podem ser tentados os tratamentos não cirúrgicos, conforme descrito anteriormente. A cirurgia muscular costuma estar indicada. A bifixação ou a fusão periférica podem ocasionalmente ser obtidas.
3. Exotropia de privação sensorial:
   - Corrigir a causa subjacente, se possível.
   - Tratar qualquer ambliopia.
   - A cirurgia muscular pode ser realizada para exotropia manifesta.
   - Quando um olho tem visão muito ruim, óculos de proteção (óculos com lentes de policarbonato) devem ser utilizados em tempo integral para proteger o olho saudável.
4. Exotropia congênita:
   - Cirurgia muscular precoce, como em pacientes com esotropia congênita.
5. Exotropia consecutiva:
   - Pode ser considerada a cirurgia muscular adicional.
   - Pode ser realizada a correção com prisma em óculos.
   - A correção excessiva negativa ou a correção insuficiente positiva pode estimular a convergência acomodativa.
6. Desvio horizontal dissociado:
   - Pode ser considerada a cirurgia muscular.
7. Síndrome de Duane: Ver Seção 8.6, Síndromes de estrabismo.
8. Paralisia do terceiro nervo craniano: Ver Seção 10.5, Paralisia isolada do terceiro nervo craniano.
9. Insuficiência de convergência: Ver Seção 13.5, Insuficiência de convergência.
10. Paralisia da convergência:
    - Prisma com base para dentro na visão para perto a fim de aliviar a diplopia.
    - Lentes positivas se também houver fraqueza da acomodação.

Seguimento

1. Se a ambliopia estiver presente, ver Seção 8.7, Ambliopia.

2. Se não houver ambliopia, reexaminar a cada 3 a 6 meses, dependendo da idade do paciente e do controle do desvio. Os pais e o paciente são orientados a retornar logo se o desvio aumentar, ficar mais frequente, permanecer por mais tempo ou se o paciente começar a fechar um olho.

8.6 Síndromes de estrabismo

São distúrbios da motilidade que apresentam características típicas de uma síndrome particular.

Síndromes

- Síndrome de Duane: Um distúrbio congênito da motilidade, geralmente unilateral (85%), caracterizado por abdução limitada, adução limitada ou ambas. O globo retrai-se, e a fissura palpebral estreita-se à adução. Em casos unilaterais, o estrabismo será incomitante, e o paciente, em geral, adotará uma virada de face para permitir o uso de ambos os olhos juntos. Pode haver associação com surdez e anormalidades vertebrais ou de membros. É classificada em três tipos:
  - Tipo 1 (mais comum): Abdução limitada. Posição primária frequentemente com esotropia. Em casos unilaterais, quase sempre com virada de rosto para o lado afetado.
  - Tipo 2 (menos comum): Adução limitada. Posição primária frequentemente com exotropia. Em casos unilaterais, geralmente com virada de rosto para longe do lado acometido.
  - Tipo 3: Abdução e adução limitadas. Esotropia, exotropia ou sem desvio na posição primária. Há retração significativa do globo.
- Síndrome de Brown: Um distúrbio da motilidade caracterizado por limitação da elevação na adução. A elevação na abdução é normal. Normalmente, os olhos estão alinhados no olhar primário, embora possa haver uma diplopia vertical com a posição de elevação do queixo ou virada de face. Em geral, é congênita, mas pode ser idiopática ou adquirida de modo secundário por trauma, cirurgia ou inflamação na área da tróclea. É bilateral em 10% dos pacientes.
- Deficiência de elevação monocular (paralisia dupla dos elevadores): É congênita, apresentando limitação unilateral de elevação em todos os campos de olhar secundária à restrição do reto inferior ou paresia do oblíquo inferior e/ou reto superior. Pode haver hipotropia do olho envolvido que aumenta no olhar para cima. A ptose ou pseudoptose pode estar presente no olhar primário. O paciente pode assumir uma postura com o queixo elevado a fim de manter a fusão se uma hipotropia no olhar primário estiver presente.
- Síndrome de Möbius: Uma condição congênita rara associada à paralisia tanto do sexto como do sétimo nervos cranianos. A esotropia está geralmente presente. Abdução e/ou adução limitadas. Há paralisia parcial ou completa do nervo facial unilateral ou bilateral. Outras paralisias de nervos cranianos, bem como deformidades dos membros, tórax e língua, podem ocorrer.
- Síndrome de fibrose congênita: Um grupo de distúrbios congênitos com restrição e substituição fibrosa dos músculos extraoculares. Em geral, envolve todos os músculos extraoculares com oftalmoplegia externa total e ptose. Os dois olhos costumam estar dirigidos para baixo, de modo que o paciente assume uma postura com o queixo elevado para enxergar. Costuma ser autossômica dominante, mas pode haver outros padrões de herança. A testagem genética está recomendada em pacientes com suspeita da síndrome de fibrose congênita.

Avaliação

1. História: Verificar a data de início dos sintomas e se há história de trauma. Investigar, no histórico familiar, se há outras doenças oculares ou sistêmicas.
2. Realizar exame oftálmico completo, incluindo alinhamento em todos os campos de visão. Observar a posição da cabeça. Procurar retração de globo e estreitamento da fissura interpalpebral na adução (comum na síndrome de Duane).
3. Realizar um exame físico pertinente, incluindo a avaliação de nervos cranianos.
4. Estudos radiológicos (p. ex., RM ou TC) podem ser indicados para distúrbios da motilidade adquiridos, atípicos ou progressivos, especialmente quando houver associação com anormalidades neurológicas ou do desenvolvimento.
5. O teste de ducção forçada é utilizado para diferenciar as duas etiologias da deficiência de elevação monocular (o teste será positivo com fibrose do reto inferior e negativo com paresia do reto superior e oblíquo inferior). Ducções forçadas também podem confirmar o diagnóstico de síndrome de Brown.

Tratamento

1. O tratamento costuma ser indicado para um posicionamento anormal, esteticamente significativo, da cabeça, ou se houver um desvio horizontal ou vertical significativo no olhar primário.

2. A cirurgia, quando indicada, depende do distúrbio específico da motilidade, da função muscular extraocular e do grau de posicionamento anormal da cabeça.

Seguimento
O seguimento depende da condição ou das condições em tratamento.

8.7 Ambliopia

Sintomas
Em geral, nenhum. Costuma ser descoberta quando a redução da acuidade visual é detectada nos testes de acuidade de cada olho individualmente. Histórico de oclusão, estrabismo ou cirurgia muscular na infância pode ser encontrado.

> **NOTA:** Em alguns casos, a ambliopia ocorre bilateralmente como resultado de uma privação visual bilateral (p. ex., catarata congênita não tratada nos primeiros meses de vida).

Sinais
Críticos. Visão pior em um olho que não melhora completamente com refração e não é inteiramente explicada por uma lesão orgânica. Na ambliopia anisometrópica, o olho envolvido quase sempre tem um erro de refração mais alto. A diminuição da visão se desenvolve durante a primeira década de vida. A visão central é primariamente afetada, enquanto o campo de visão periférico costuma permanecer normal.

Outros. Letras individuais são mais facilmente lidas do que uma linha inteira (fenômeno da aglomeração). Sob iluminação reduzida, a acuidade visual de um olho amblíope é bem menos reduzida do que a de um olho organicamente doente (efeito do filtro de densidade neutra).

> **NOTA:** A ambliopia, quando grave, pode causar um traço de defeito pupilar aferente relativo. Deve-se tomar cuidado ao certificar-se de que a luz esteja direcionada ao longo do mesmo eixo em cada olho, particularmente em pacientes com estrabismo. Direcionar a luz para fora do eixo pode fornecer um resultado falso-positivo.

Etiologia
- Estrabismo: É a forma mais comum (juntamente com a anisometropia). Os olhos estão desalinhados, e a visão é pior no olho consistentemente desviado e não fixante. O estrabismo pode tanto levar à ambliopia quanto ser um resultado dela.
- Anisometropia: É a forma mais comum (juntamente com o estrabismo). Presença de uma grande diferença no erro de refração (geralmente, ≥ 1,50 dioptrias) entre os dois olhos. Pode ser vista em casos de hemangioma palpebral ou ptose congênita que induz astigmatismo.
- Opacidade de meio: Uma catarata unilateral, uma cicatriz corneana ou PVF podem levar a uma preferência pelo outro olho e, portanto, causar ambliopia.
- Oclusão: Presença de ambliopia no outro olho como resultado de oclusão excessiva ou uso demasiado de atropina. É prevenida por exame com intervalos periódicos (1 semana por ano de idade), oclusão em tempo parcial ou uso de refração cicloplegiada completa enquanto se faz uso de atropina.

Avaliação
1. História: Avaliar a ocorrência de problema ocular na infância, como olhos desalinhados, oclusão ou cirurgia muscular.
2. Realizar exame ocular a fim de descartar uma causa orgânica para a visão reduzida.
3. Fazer teste de cobertura para avaliar o alinhamento ocular. Ver Apêndice 3, Testes de cobertura e de cobertura alternada.
4. Realizar refração cicloplegiada em ambos os olhos.

Tratamento
1. Pacientes com menos de 12 anos:
   - Correção apropriada com óculos (refração cicloplegiada completa ou redução da hipermetropia nos dois olhos simetricamente ≥ 1,50 dioptria). Se a visão permanecer reduzida após um período de adaptação refrativa (6-12 semanas), iniciar oclusão ou penalização do outro olho.
   - Oclusão: Ocluir o olho com a melhor visão corrigida por 2 a 6 horas por dia. As visitas de seguimento devem ser programadas para 1 semana por ano de idade (p. ex., em 3 semanas para uma criança de 3 anos). Curativos adesivos colocados diretamente sobre o olho são mais efetivos. A oclusão usada sobre o óculos não é ideal devido ao risco

de que as crianças espiem pelo lado. Se o curativo causar irritação local, usar tintura de benjoim na pele antes de aplicá-lo, e usar compressas de água quente no curativo antes de removê-lo.
- Penalização com atropina: A atropina a 1%, 1 x/dia (utilizada com óculos), tem mostrado ser igualmente efetiva à oclusão na ambliopia leve a moderada (20/100 ou melhor). Se a visão não melhorar, o efeito da atropina pode ser aumentado pela remoção das lentes para correção de hipermetropia dos óculos do olho não amblíope. Se a criança estiver passando por dificuldades na escola em razão do uso de atropina, ela pode usar correção completa da hipermetropia com uma lente bifocal +2,50 durante as aulas ou receber instilação de colírio de atropina apenas nos finais de semana.
- Degradação óptica: Usar uma lente positiva alta (p. ex., +9,00 dioptrias ou uma lente de contato afácica) para borrar a imagem. Se a criança tiver alto grau de miopia, pode-se remover as lentes negativas do olho preferencial.

2. Continuar a oclusão até que a visão esteja equilibrada ou não mostre melhora após três ciclos efetivos de oclusão. Se uma recorrência de ambliopia for provável, deve-se usar oclusão em tempo parcial, para manter a visão melhorada.

3. Se ocorrer desenvolvimento de ambliopia por oclusão (i.e., uma diminuição de visão no olho ocluído), ocluir o olho oposto por um período curto (p. ex., 1 dia por ano de idade) e repetir o exame.

4. Na ambliopia estrábica, retardar a cirurgia de estrabismo até que a visão nos dois olhos esteja igual, ou até que a máxima visão seja obtida no olho amblíope.

5. Se o tratamento para ambliopia falhar ou se o paciente estiver fora da idade de tratamento, óculos de proteção devem ser utilizados para prevenir lesão acidental no olho não amblíope. Toda criança que não atinge, na visão, no mínimo, 20/40 precisa usar proteção ocular ao praticar esportes.

6. Tratamento da opacidade de meio: Remover a opacidade de meio e começar a ocluir o olho não amblíope.

7. Tratamento da ambliopia anisometrópica: Fazer a correção apropriada com óculos na menor idade possível. Se a visão permanecer reduzida após um período de adaptação refrativa (6-12 semanas), iniciar oclusão ou penalização do outro olho.

Seguimento
O seguimento de longo prazo depende da idade do paciente, da quantidade de oclusão prescrita e da intensidade da ambliopia.

8.8 Catarata congênita

Sinais
(Ver Figura 8.8.1.)

Críticos. Opacidade do cristalino ao nascimento.

Outros. Presença de um reflexo de fundo de olho branco (leucocoria), reflexo pupilar vermelho ausente ou assimétrico, movimentos oculares anormais (nistagmo) em um ou em ambos os olhos e estrabismo. Pode-se observar que os bebês com catarata bilateral são visualmente desatentos. Em pacientes com catarata monocular, o olho envolvido pode ser menor. Catarata isolada não causa defeito pupilar aferente relativo.

Diagnóstico diferencial
Ver Seção 8.1, Leucocoria.

Etiologia
- **Idiopática** (mais comum).
- **Congênita**
  - Familiar: Pode ser autossômica dominante (mais comum), autossômica recessiva ou raramente parte de uma síndrome de Nance-Horan recessiva ligada ao X. O fenótipo varia em termos de morfologia da catarata e do momento do começo clínico.

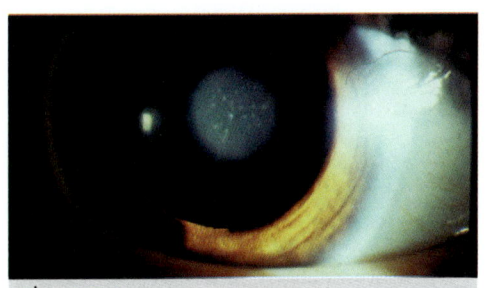

Figura 8.8.1 Catarata nuclear pediátrica.

- Doença metabólica:
  - Galactosemia: A catarata pode ser a única manifestação quando a deficiência de galactocinase for o agente responsável. Uma deficiência de galactose-1--fosfato-uridiltransferase pode causar retardo mental e cirrose sintomática juntamente com catarata. A opacidade típica em gota de óleo pode ou não ser vista. A incidência e o início da catarata podem variar conforme o tipo de galactosemia (p. ex., mutação de uridiltransferase, galactocinase ou epimerase). A catarata pode ser reversível com as modificações dietéticas apropriadas.
- PVF: Geralmente unilateral, muito raramente bilateral. O olho envolvido, em geral, é levemente menor do que o olho normal. O exame após dilatação pupilar pode revelar uma placa de tecido fibroso atrás do cristalino, com processos ciliares alongados estendendo-se até ele. A progressão da opacidade do cristalino causa, muitas vezes, glaucoma de ângulo fechado. Se for bilateral, 90% dos casos estão associados com anormalidades sistêmicas e exigem avaliação adicional.
- Rubéola: Presença de catarata nuclear "branco perolada", coriorretinite em "sal--e-pimenta", microftalmo, opacificação corneana e pupilas com dilatação ruim. Pode ocorrer glaucoma associado à rubéola congênita, mas é menos comum em relação à catarata. Defeitos da audição associados e anormalidades cardíacas são comuns.
- Síndromes renais:
  - Síndrome de Lowe (síndrome oculocerebrorrenal): Presença de cristalino opaco, glaucoma congênito, doença renal e retardo mental. Recessiva ligada ao X. As mães dos pacientes podem ter pequenas cataratas.
  - Síndrome de Alport: Glomerulonefrite, perda auditiva, anormalidades oculares, incluindo catarata, lenticone anterior e ceratocone. Mais comumente ligada ao X ou autossômica recessiva.
- Outros: Infecção intrauterina, distúrbios cromossômicos, aniridia, síndromes sistêmicas, anormalidades metabólicas, síndromes craniofaciais, distúrbios musculoesqueléticos e disgenesia de segmento anterior.

- **Adquirida:** Trauma, fármacos, uveíte, anormalidades metabólicas/endócrinas, radiação.

Tipos

1. Zonular (lamelar): É o tipo mais comum de catarata congênita. Apresenta opacidades brancas que circundam o núcleo com lamela cortical alternando entre normal e branca, lembrando uma casca de cebola.
2. Polar: Presença de pequenas opacidades da cápsula do cristalino e córtex adjacente sobre o polo anterior ou posterior do cristalino. As cataratas polares anteriores costumam ser pequenas e tendem a crescer muito pouco com o tempo. Pode haver associação com anisometropia e ambliopia anisometrópica. As cataratas polares posteriores são variáveis e podem crescer de forma significativa, causando diminuição da visão.
3. Nuclear: Apresenta opacidade dentro do núcleo embriônico/fetal.
4. Lenticone posterior: Presença de uma protrusão posterior, geralmente opacificada, na cápsula posterior.
5. Subcapsular posterior: Opacificação da área imediatamente anterior à cápsula posterior. Mais comumente adquirida devido a medicamentos esteroides, diabetes ou radiação ionizante.

Avaliação

1. História: Investigar a ocorrência de enfermidade materna ou ingestão de fármacos durante a gravidez. Verificar a presença de doença sistêmica ou ocular no bebê ou na criança, se houve trauma ou exposição à radiação e o histórico familiar de catarata congênita. Avaliar o uso de esteroides.
2. Fazer avaliação visual de cada olho separadamente, utilizando técnicas para crianças que não falam (cartões de Teller, acompanhando pequenos brinquedos ou uma luz).
3. Realizar exame ocular: Tentar determinar a importância visual da catarata por meio da avaliação de seu tamanho e localização e se a retina pode ser vista com um oftalmoscópio direto ou retinoscópio ao olhar através de uma pupila não dilatada. Um reflexo retinoscópico diminuído sugere que a catarata seja visualmente significativa. As cataratas ≥ 3 mm de diâmetro geralmente (mas nem sempre) afetam a visão. Cataratas ≤ 3 mm podem não ser elas próprias visualmente significativas, mas têm sido associadas com ambliopia secundária à anisometropia. Verificar sinais de glaucoma

associado (ver Seção 8.11, Glaucoma congênito/infantil) e examinar o nervo óptico e a retina para presença de anormalidades.
4. Refração cicloplegiada.
5. A US em modo-B pode ser útil quando a visão do fundo de olho está obscurecida. É fundamental descartar a PVF posterior em casos de catarata unilateral em que o fundo de olho não é visível.
6. A biomicroscopia ultrassônica pode ser útil em casos de disgenesia do segmento anterior ou PVF.
7. Cataratas bilaterais sugerem etiologia genética ou metabólica; recomenda-se obter exame clínico por um pediatra para procurar anormalidades associadas.
8. Obter atividade de galactocinase eritrocitária (concentrações de galactocinase) com ou sem atividade eritrocitária da galactose-1-fosfato-uridiltransferase para se descartar galactosemia. Nos Estados Unidos, o último teste é realizado rotineiramente em todos os bebês como parte do rastreamento neonatal.
9. Realizar outros testes, conforme sugerido pelo exame sistêmico ou ocular. A chance de que uma dessas condições esteja presente em uma criança saudável é remota.
    - Urina: Quantificação de aminoácidos (para síndrome de Alport) e conteúdo de aminoácidos (para síndrome de Lowe).
    - Títulos de anticorpos para rubéola e outras infecções intrauterinas suspeitadas.

Tratamento
1. Encaminhar a um pediatra para tratar qualquer distúrbio subjacente.
2. Tratar as doenças oculares associadas.

3. Fazer a extração da catarata, em geral, em alguns dias ou semanas após sua descoberta, para prevenir ambliopia irreversível, sendo realizada nas seguintes circunstâncias:
    - Quando o eixo visual está obstruído e o desenvolvimento visual do olho está em risco.
    - Quando a progressão da catarata ameaça a saúde do olho (p. ex., PVF).
4. Após a extração da catarata, tratar a ambliopia (ver Seção 8.7, Ambliopia).
5. Um colírio midriático dilatador (p. ex., fenilefrina a 2,5%, 3 x/dia, ou ciclopentolato a 1%, 2 x/dia) pode ser utilizado como medida temporária, possibilitando que raios de luz periféricos passem ao redor da opacidade do cristalino e alcancem a retina. Se a catarata for pequena e o reflexo vermelho for bom ao redor da periferia do cristalino, este pode ser o único tratamento necessário.
6. As cataratas unilaterais que não sejam suficientemente extensas a ponto de obscurecer o eixo visual podem ainda resultar em ambliopia, apesar de não necessitarem de extração da catarata. Tratar a ambliopia conforme já descrito.

Seguimento
1. Bebês e crianças pequenas que não são submetidos à cirurgia devem ser monitorados com atenção quanto à progressão da catarata e ambliopia.
2. A ambliopia tem menos probabilidade de desenvolver-se em crianças mais velhas, mesmo que haja progressão da catarata. Portanto, esse grupo etário deve ser avaliado com menor frequência.

> **NOTA:** Crianças com rubéola não devem ter contato com mulheres grávidas.

8.9 Oftalmia neonatal (conjuntivite do recém-nascido)

Sinais
Críticos. Secreção purulenta, mucopurulenta ou mucoide de um ou ambos os olhos no primeiro mês de vida, com injeção conjuntival difusa.

Outros. Edema palpebral e quemose.

Diagnóstico diferencial
- Dacriocistite: Edema e eritema logo abaixo do canto interno. Ver Seção 6.9, Dacriocistite/inflamação do saco lacrimal.
- Obstrução do ducto nasolacrimal: Ver Seção 8.10, Obstrução congênita do ducto nasolacrimal.
- Glaucoma congênito: Ver Seção 8.11, Glaucoma congênito/infantil.

Etiologia
- Química: Surge dentro de poucas horas após a instilação de um agente profilático (p. ex., nitrato de prata). Dura não mais do que 24 a 36 horas. Hoje, é raramente vista em função do uso rotineiro de eritromicina. A gentamicina

deve ser evitada, pois pode estar associada a uma reação tóxica.
- *Neisseria gonorrhoeae*: Em geral, manifesta-se dentro de 3 a 4 dias após o nascimento. Pode apresentar-se como hiperemia conjuntival leve até uma quemose grave, secreção copiosa, ulceração corneana rápida ou perfuração da córnea. Diplococos Gram-negativos intracelulares são observados por meio de coloração de Gram.
- *Chlamydia trachomatis*: Costuma apresentar-se dentro da primeira ou segunda semana de vida com edema leve, hiperemia, lacrimejamento e, primariamente, secreção mucoide. Pode progredir, resultando em aumento do edema palpebral e da secreção. Pode haver formação de pseudomembranas com secreção sanguinolenta. A coloração de Giemsa pode mostrar corpos de inclusão intracitoplasmática basofílicos em células epiteliais conjuntivais, leucócitos polimorfonucleares ou linfócitos. O diagnóstico costuma estabelecer-se por meio de vários testes moleculares, incluindo imunoensaio (p. ex., ELISA, imunoensaio enzimático, testes de anticorpos diretos), reação em cadeia da polimerase (PCR, do inglês *polymerase chain reaction*) ou sonda de hibridização de DNA.
- Bactérias: Estafilococos (incluindo *Staphylococcus aureus* resistente à meticilina [MRSA, do inglês *methicillin-resistant Staphylococcus aureus*]), estreptococos e espécies Gram-negativas podem ser observados por meio de coloração de Gram.
- Vírus herpes simples (VHS): Inicialmente assintomática. Pode se apresentar com opacificação corneana, injeção conjuntival e lacrimejamento. As clássicas vesículas herpéticas nas margens palpebrais nem sempre são vistas. Pode ocorrer um dendrito corneano que rapidamente progride para uma úlcera geográfica. Podem ser observadas células gigantes multinucleadas por meio de coloração de Giemsa.

Avaliação

1. História: Investigar a ocorrência de doença venérea prévia ou concomitante na mãe e se culturas cervicais foram realizadas durante a gravidez.
2. Exame ocular com o uso de coloração por fluoresceína para a pesquisa de envolvimento corneano.
3. Obter raspados conjuntivais para duas lâminas: Coloração de Gram e de Giemsa.
    - Técnica: Afastar a secreção dos fórnices com irrigação e colocar uma gota de anestésico tópico (p. ex., proparacaína) no olho. Raspar a conjuntiva palpebral da pálpebra inferior com uma espátula esterilizada em chama (após ela resfriar) ou com um *swab* de alginato de cálcio fresco (umedecido com meio de cultura líquido). Colocar o raspado em uma lâmina (ou meio de cultura).
4. Culturas conjuntivais com ágar-sangue e ágar-chocolate. O ágar-chocolate deve ser colocado em uma atmosfera de 2 a 10% de dióxido de carbono imediatamente após ser plaqueado. A técnica é a mesma descrita anteriormente.
5. Raspar a conjuntiva para o teste de anticorpo imunofluorescente para clamídia ou PCR, se disponível.
6. Cultura viral: Umedecer o cotonete e rolá-lo ao longo da conjuntiva palpebral. Colocar a extremidade do aplicador diretamente no meio de transporte viral e misturar vigorosamente para obter a inoculação.
7. Avaliação sistêmica pelo médico da atenção primária.

Tratamento

A terapia inicial deve ter como base os resultados das colorações de Gram e de Giemsa, caso seja possível examiná-las imediatamente. A terapia deve ser modificada de acordo com os resultados da cultura e a resposta clínica.

1. Quando não há informação a partir das colorações nem suspeita de algum organismo em particular: Usar uma pomada de eritromicina, 4 x/dia, e eritromicina, solução oral, 50 mg/kg/dia, divididos em 4 x/dia, por 2 a 3 semanas.
2. Quando há suspeita de toxicidade química (p. ex., nitrato de prata): Suspender o agente agressor. Nenhum tratamento ou apenas usar lágrimas artificiais sem conservantes, 4 x/dia. Reavaliar em 24 horas.
3. Quando há suspeita de infecção por clamídia: Xarope de eritromicina, 50 mg/kg/dia, via oral (VO), divididos em 4 doses diárias por 14 dias, mais pomada de eritromicina, 4 x/dia. De modo alternativo, pode-se usar azitromicina, 20 mg/kg, VO, por 3 dias. A terapia tópica isoladamente não é efetiva. Caso haja confirmação pela cultura ou pela coloração imunofluorescente, tratar a mãe e seus parceiros sexuais com um dos seguintes medicamentos:
    - Doxiciclina, 100 mg, VO, 2 x/dia, por 7 dias (para mulheres que não amamentam nem estão grávidas). Se a mulher estiver amamentando ou gestando, pode-se usar um dos seguintes regimes: azitromicina, 1 g, em dose única, amoxicilina, 500 mg, VO,

3 x/dia, por 7 dias, ou eritromicina, 250 a 500 mg, VO, 4 x/dia, por 7 dias.

> **NOTA:** Conjuntivite por clamídia tratada de modo inadequado pode provocar otite ou pneumonia por clamídia.

> **NOTA:** Todos os neonatos com infecção por clamídia também devem ser avaliados para infecção por *N. gonorrhoeae*.

4. Suspeita de *N. gonorrhoeae*:
   - Fazer a irrigação da conjuntiva e dos fórnices com soro fisiológico até eliminar a secreção.
   - Hospitalizar e avaliar quanto à infecção gonocócica disseminada com exame físico cuidadoso (especialmente das articulações). Culturas de sangue e líquido cerebrospinal devem ser obtidas em caso de existência de uma infecção comprovada por cultura.
   - Usar ceftriaxona, 25 a 50 mg/kg, intravenosa (IV) ou intramuscular (IM) (não exceder 125 mg), como dose única, ou cefotaxima, 100 mg/kg, IV ou IM, como dose única. Em pacientes alérgicos à penicilina ou à cefalosporina, uma consulta com um especialista em doenças infecciosas é recomendada. Se os testes de sensibilidade não estiverem disponíveis inicialmente, usar a ceftriaxona como tratamento de escolha. Os antibióticos sistêmicos são suficientes para tratar a conjuntivite gonocócica, e os antibióticos tópicos não são necessários.
   - Recomendar lavagem com soro fisiológico tópico, 4 x/dia, para remover qualquer secreção.
   - Todos os recém-nascidos com gonorreia devem também ser tratados para infecção por clamídia com xarope de eritromicina, 50 mg/kg/dia, divididos em 4 x/dia, por 14 dias.

> **NOTA:** Se essa condição for confirmada por cultura, a mãe e seus parceiros sexuais devem ser tratados apropriadamente para gonorreia e clamídia.

5. Quando há bactérias Gram-positivas, sem suspeita de gonorreia e sem envolvimento da córnea: Usar uma pomada de bacitracina, 4 x/dia, por 2 semanas.
6. Quando há bactérias Gram-negativas, mas sem suspeita de gonorreia e sem envolvimento da córnea: Usar uma pomada de gentamicina, tobramicina ou ciprofloxacino, 4 x/dia, por 2 semanas.
7. Quando há bactérias na coloração de Gram e envolvimento da córnea: Hospitalizar, avaliar e tratar conforme orientado na Seção 4.11, Ceratite bacteriana.
8. Quando há suspeita de VHS: O recém-nascido (menos de 1 mês de idade), independentemente dos achados oculares, deve ser tratado com aciclovir intravenoso e com pomada de vidarabina a 3%, 5 x/dia, gel de ganciclovir a 0,15%, 5 x/dia, ou colírio de trifluridina a 1%, 9 x/dia. O início imediato de aciclovir intravenoso pode evitar a disseminação da infecção pelo VHS até o SNC. A terapia tópica é opcional quando é instituída a terapia sistêmica. Em lactentes a termo, a dose de aciclovir é de 60 mg/kg/dia, divididos em 3 doses diárias. Se a infecção estiver limitada à pele, aos olhos e à boca, ele é administrado por via IV por 14 dias. A duração do tratamento é estendida para 21 dias se a doença estiver disseminada ou envolver o SNC. Uma consulta com infectologista pediátrico é recomendada. Para crianças com lesões oculares recorrentes, a terapia supressora oral com aciclovir (20 mg/kg, 2 x/dia) pode ser benéfica.

Seguimento

1. No início, examinar diariamente tanto o paciente hospitalizado quanto o paciente ambulatorial.
2. No caso de piora da condição (p. ex., envolvimento da córnea), realizar novas culturas e hospitalizar. O tratamento e o seguimento devem ser ajustados de acordo com a resposta clínica e os resultados de cultura.

8.10 Obstrução congênita do ducto nasolacrimal

Sinais

Críticos. Olho com aspecto úmido ou lágrimas fluindo pela pálpebra, material mucopurulento úmido ou seco nos cílios (com predomínio medial) e refluxo de material mucoide ou mucopurulento do ponto quando se aplica pressão sobre o saco lacrimal (onde a pálpebra inferior se aproxima do nariz). De outra maneira, o olho está branco. Os sintomas geralmente aparecem nos primeiros 3 meses de vida.

Outros. Eritema da pele circundante, vermelhidão e edema do canto medial e aumento de tamanho do menisco lacrimal. Pode haver infecção e, algumas vezes, disseminação a partir do ducto nasolacrimal, resultando em conjuntivite (possivelmente recorrente). De modo raro, pode haver o desenvolvimento de celulite pré-septal ou dacriocistite.

Diagnóstico diferencial
- Conjuntivite: Ver Seção 5.1, Conjuntivite aguda.
- Anomalias congênitas do sistema de drenagem lacrimal superior: Atresia do ponto lacrimal ou canalículo.
- Dacriocistocele: Massa azulada, cística e de consistência firme localizada logo abaixo do ângulo do canto medial. É causada por obstrução tanto distal quanto proximal do aparato nasolacrimal. A maioria se apresenta na primeira semana de vida.
- Glaucoma congênito: Os achados clássicos são lacrimejamento, blefarospasmo, opacificação da córnea e um olho grande (buftalmo). Ver Seção 8.11, Glaucoma congênito/infantil.
- Outras causas de lacrimejamento: Entrópio/triquíase, defeitos corneanos e corpo estranho sob a pálpebra superior.

Etiologia
Costuma ser resultado de uma membrana não perfurada congenitamente na extremidade distal do ducto nasolacrimal sobre a válvula de Hasner.

Avaliação
1. Excluir outras causas de lacrimejamento, em particular, glaucoma congênito. Ver Seção 8.11, Glaucoma congênito/infantil.
2. Palpar o saco lacrimal; o refluxo de secreção mucoide ou mucopurulenta do ponto confirma o diagnóstico. Pode-se também utilizar o teste de desaparecimento de contraste. Aplicar fluoresceína nos dois olhos. Verificar em 10 minutos; em um olho normal, a fluoresceína pode ser observada no nariz, enquanto em caso de obstrução congênita do ducto nasolacrimal, continuará acumulando no olho.

Tratamento
1. Fazer pressão digital no saco lacrimal, 4 x/dia. Os pais devem ser ensinados a colocar o dedo indicador sobre os canalículos comuns da criança (canto interno do olho) e aplicar pressão para dentro e para baixo.
2. Prescrever antibiótico tópico (p. ex., polimixina/trimetoprima, 4 x/dia), conforme necessário, para controlar a secreção mucopurulenta, se presente.
3. Na presença de dacriocistite aguda (saco lacrimal inchado e vermelho), um antibiótico sistêmico é necessário. Ver Seção 6.9, Dacriocistite/inflamação do saco lacrimal.
4. Com esse tratamento, a maioria dos casos abre espontaneamente por volta de 6 meses a 1 ano de idade. A sondagem deve ser considerada se a obstrução do ducto nasolacrimal persistir além de 1 ano de idade. Deve-se realizar a sondagem se houver desenvolvimento de infecções recorrentes ou persistentes do sistema lacrimal, ou, ainda, se for a vontade dos pais. A maioria das obstruções é corrigida após a sondagem inicial, mas outras podem precisar de sondagens repetidas. Se a sondagem primária ou a secundária não obtiverem sucesso, pode ser necessário o uso de dacrioplastia por balão ou tubo de silicone no ducto nasolacrimal (deixado no local por semanas ou meses). Considerar a dacriocistorrinostomia como um último recurso.

Seguimento
Seguimento de rotina, a menos que haja indicação cirúrgica, mais cedo se a condição piorar ou se houver dacriocistite aguda. Monitorar quanto ao desenvolvimento de ambliopia anisometrópica.

8.11 Glaucoma congênito/infantil

Sinais
(Ver Figura 8.11.1.)

Críticos. Aumento de tamanho do globo e do diâmetro corneano (um diâmetro corneano horizontal > 12 mm antes de 1 ano de idade é sugestivo), edema de córnea, estrias de Haab (lacerações lineares na membrana de Descemet da córnea, com bordas escalopadas com ou sem *haze* estromal associado), razão escavação/disco aumentada, pressão intraocular (PIO) elevada, miopia axial, comumente bilateral (80%). Os achados clássicos são lacrimejamento, fotofobia, blefarospasmo, opacificação da córnea e um olho grande (buftalmo).

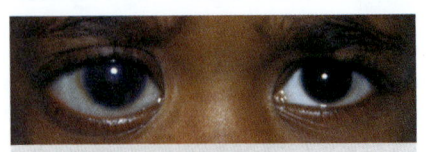

Figura 8.11.1 Buftalmo do olho direito em glaucoma congênito.

Outros. Pode haver fibrose ou opacificação do estroma corneano; inserção alta da íris à gonioscopia; outros sinais de disgenesia da íris, incluindo heterocromia.

Diagnóstico diferencial
- Megalocórnea: Diâmetro corneano horizontal bilateral geralmente > 13 mm, com espessura corneana e endotélio normais. A PIO e a razão escavação/disco são normais. Podem ser vistos defeitos de transiluminação radiais na íris. Costuma ser recessiva ligada ao X (meninos são acometidos, e as meninas portadoras podem ter diâmetros corneanos acima do normal) e pode haver associação com retardo de desenvolvimento (síndrome de Neuhauser, autossômica recessiva).
- Trauma causado pelo fórceps durante o parto: Pode produzir dobras na membrana de Descemet e edema corneano localizado; as lacerações são geralmente verticais ou oblíquas. O diâmetro corneano é normal. É geralmente unilateral e deve ter história de uso de fórceps para que seja feito o diagnóstico.
- Distrofia endotelial hereditária congênita: Edema corneano bilateral e de espessura completa ao nascer, mas com diâmetro corneano e comprimento axial normais. A PIO pode estar falsamente elevada por aumento da espessura corneana e histerese, mas tem sido relatado glaucoma infantil verdadeiro associado. Ver Seção 4.25, Distrofias corneanas.
- Distrofia polimorfa posterior: Pode apresentar-se na infância com córneas edematosas e opacificadas bilaterais, mas assimétricas com anormalidades endoteliais características. Diâmetro corneano, comprimento axial e PIO normais, mas com risco vitalício de glaucoma. Um dos pais pode apresentar endotélio anormal. Ver Seção 4.25, Distrofias corneanas.
- Mucopolissacaridose e cistinose: Alguns erros inatos do metabolismo produzem córneas opacificadas em lactentes e crianças menores, mas geralmente não ao nascimento. O diâmetro da córnea e o comprimento axial são normais. A PIO raramente está elevada e, se isso ocorrer, geralmente aparece mais tarde durante a infância. É sempre bilateral.
- Obstrução do ducto nasolacrimal: Não há fotofobia, a córnea está clara, o tamanho da córnea e o comprimento axial são normais, a PIO é normal. Ver Seção 8.10, Obstrução congênita do ducto nasolacrimal.
- Olho grande sem outros sinais de glaucoma pode ser visto em síndromes de crescimento excessivo (p. ex., hemi-hipertrofia) e facomatoses (p. ex., neurofibromatose, síndrome de Sturge-Weber) na ausência de glaucoma (embora esses diagnósticos possam representar um alto risco para glaucoma). Também pode ser uma variante autossômica dominante sem glaucoma.

Etiologia
Comum
- Glaucoma congênito primário: Não associado a outras doenças oculares ou sistêmicas. É diagnosticado depois que outras causas de glaucoma tenham sido descartadas. É causado por diferenciação incompleta da malha trabecular durante a embriogênese (p. ex., goniodisgênese).
- Glaucoma após cirurgia para catarata: Forma mais comum de glaucoma pediátrico. Ocorre geralmente em crianças maiores. Todas as crianças submetidas à cirurgia de catarata apresentam risco por toda a vida.

Menos comum
- Síndrome de Sturge-Weber: Em geral, é unilateral (90%); mancha vinho-do-porto ipsilateral quase sempre envolvendo a(s) pálpebra(s), calcificações/atrofia cerebral e convulsões/retardo de desenvolvimento (pode não haver nenhum envolvimento do SNC); não ocorre de forma familiar. Ver Seção 13.13, Facomatoses.

Rara
- Outras disgenesias do segmento anterior: Espectro de Axenfeld-Rieger, anomalia de Peters etc. Ver Seção 8.12, Anomalias/disgenesia desenvolvimentais do segmento anterior e do cristalino.
- Síndrome de Lowe (síndrome oculocerebrorrenal): Catarata, glaucoma, retardo de desenvolvimento e doença renal; é recessiva e ligada ao X.
- Rubéola congênita: Glaucoma, catarata, retinopatia em "sal-e-pimenta", defeitos auditivos e cardíacos (em geral, com estenose pulmonar periférica).
- Aniridia: Ausência da maior parte da íris, geralmente com um coto de íris rudimentar visível à gonioscopia. Há associação com catarata, glaucoma, hipoplasia macular e nistagmo. Ver Seção 8.12, Anomalias/disgenesia desenvolvimentais do segmento anterior e do cristalino.
- Outros: Neurofibromatose, PVF, síndrome de Weill-Marchesani, síndrome de Rubinstein-

-Taybi, trauma oculto, glaucoma infantil induzido por esteroides, complicação de RP e tumores intraoculares.

Avaliação

1. História: Verificar a ocorrência de outras anormalidades sistêmicas, infecção por rubéola durante a gravidez, trauma de parto ou histórico familiar de glaucoma congênito.
2. Exame ocular, incluindo avaliação da acuidade visual em cada olho separadamente, mensuração dos diâmetros corneanos horizontais (medidos com compasso ou molde), mensuração da PIO e exame sob lâmpada de fenda ou lâmpada de fenda portátil para avaliar edema corneano e estrias de Haab. Retinoscopia para estimar erros de refração pesquisando miopia axial. Exame de fundo de olho sob dilatação é realizado para avaliação do disco óptico e da retina se for possível a visualização através da córnea.
3. Um exame sob anestesia (ESA) deve ser realizado em casos muito difíceis de avaliar no consultório e naqueles em que o tratamento cirúrgico for considerado. Medida do diâmetro corneano horizontal, medida da PIO, paquimetria, retinoscopia, gonioscopia e oftalmoscopia devem ser realizadas. O comprimento axial deve ser medido com US (modo-A). Com 40 semanas de gestação, o comprimento axial médio normal é de 17 mm, aumentando para 20 mm, em média, por volta de 1 ano de idade. A progressão do comprimento axial também pode ser monitorada por refrações cicloplegiadas sucessivas ou ultrassonografias seriadas. Fotos do disco também podem ser obtidas.

NOTA: A PIO pode ser reduzida por anestesia geral, principalmente com halotano (sevoflurano ou desflurano são menos prováveis) e hiperventilação (CO_2 final baixa); hidrocloreto de cetamina, succinilcolina, intubação endotraqueal (por 2-5 minutos), pressão pela máscara de anestesia, uso de espéculo ou ventilação inadequada com CO_2 elevada podem elevar a PIO.

Tratamento

O tratamento definitivo é cirúrgico, particularmente no glaucoma congênito primário. A terapia clínica é utilizada como uma medida temporária antes da cirurgia e para auxiliar a limpar a córnea em preparação para possível goniotomia.

1. Clínico:
    - Inibidor oral da anidrase carbônica (p. ex., acetazolamida, 15 a 30 mg/kg/dia, em 3-4 doses divididas): É o mais efetivo.
    - Inibidor tópico da anidrase carbônica (p. ex., dorzolamida ou brinzolamida, 2 x/dia): É menos efetivo, porém, mais bem-tolerado.
    - Betabloqueador tópico (p. ex., levobunolol ou timolol a 0,25% se < 1 ano de idade ou a 0,5% se > 1 ano de idade, 2 x/dia). É importante evitar os betabloqueadores em pacientes asmáticos (é preferível o betaxolol).
    - Análogos de prostaglandinas (p. ex., latanoprosta ao deitar).

NOTA: A brimonidina é contraindicada para crianças menores de 1 ano em virtude do risco de apneia/hipotensão/bradicardia/hipotermia devido à permeabilidade hematoencefálica. Deve-se ter cuidado ao usá-la em crianças com menos de 5 anos e < 20 kg ou com patologia intracraniana (como a síndrome de Sturge-Weber).

2. Cirúrgico: A goniotomia nasal (fazendo incisão da malha trabecular com uma lâmina ou agulha sob visualização gonioscópica) é o melhor procedimento, embora alguns cirurgiões recomendem inicialmente a trabeculectomia. Os mióticos são algumas vezes utilizados para contrair a pupila antes de uma goniotomia cirúrgica. Se a córnea não estiver clara, a trabeculectomia (a abertura do canal de Schlemm por uma abordagem escleral *ab externo* para a câmara anterior) ou goniotomia endoscópica pode ser realizada. Se a goniotomia inicial não obtiver sucesso, pode ser tentada uma goniotomia temporal. A trabeculectomia ou a derivação com tubo podem ser realizadas após tentativas fracassadas de cirurgia de incisão do ângulo. A ciclodestruição dos processos ciliares por meio de ciclofotocoagulação ou crioterapia também pode ser uma opção para reduzir a produção de aquoso em determinadas circunstâncias.

NOTA: A ambliopia é uma causa mais comum de perda visual no glaucoma pediátrico e deve ser tratada de forma adequada. Ver Seção 8.7, Ambliopia.

Seguimento

1. Exames repetidos, se preciso sob anestesia, para monitorar o diâmetro e a clareza da córnea, a PIO, a razão escavação/disco e a refração/comprimento axial.
2. Os pacientes devem ser acompanhados ao longo da vida para monitorar a progressão dessa condição.
3. Outras formas de glaucoma pediátrico em crianças maiores incluem glaucoma uveítico, glaucoma traumático, glaucoma juvenil de ângulo aberto (autossômico dominante) e outros.

8.12 Disgenesias/anomalias desenvolvimentais do segmento anterior e do cristalino

Presença de anormalidades congênitas unilaterais ou bilaterais da córnea, da íris, do ângulo da câmara anterior e do cristalino.

Entidades específicas

- Microcórnea: Diâmetro corneano horizontal pequeno para a idade. Pode ocorrer isoladamente ou em associação com microftalmia, catarata ou nanoftalmo.
- Embriotóxon posterior: Presença de uma linha de Schwalbe proeminente e deslocada anteriormente. Risco aumentado para desenvolvimento de glaucoma de início precoce. Pode ser normal ou ocorrer em associação com síndromes de Axenfeld-Rieger e Alagille.
- Espectro de Axenfeld-Rieger: Varia desde embriotóxon posterior e filamentos da íris se inserindo na linha de Schwalbe ou córnea até malformações mais graves da íris, incluindo policoria e corectopia. O glaucoma se desenvolve em 50 a 60% dos pacientes. É geralmente causado por mutações autossômicas dominantes de *PITX2* e *FOXC1*, embora outros genes tenham sido implicados. Pode haver associação com anormalidades dentárias (p. ex., microdontia, dentes cônicos, hipodontia), anormalidades esqueléticas e redundância da pele periumbilical. Pode ocorrer deficiência do hormônio do crescimento, defeitos cardíacos, surdez e retardo mental (ver **Figura 8.12.1**).
- Anomalia de Peters: Falha do cristalino em se formar completamente a partir do ectoderma superficial e descolar completamente do epitélio superficial da quarta à sétima semanas de gestação. Presença de opacidade corneana central, geralmente com filamentos da íris que se estendem a partir do colarinho até um defeito corneano posterior atrás da cicatriz. O cristalino pode estar claro e normalmente posicionado, com catarata e, ainda, deslocado anteriormente (tornando a câmara anterior rasa) ou aderente ao defeito corneano. A síndrome de "Peters *plus*" caracteriza-se por associação com displasia esquelética e baixa estatura, sendo mais comum em casos bilaterais. Outras malformações também podem ser vistas (ver **Figura 8.12.2**).

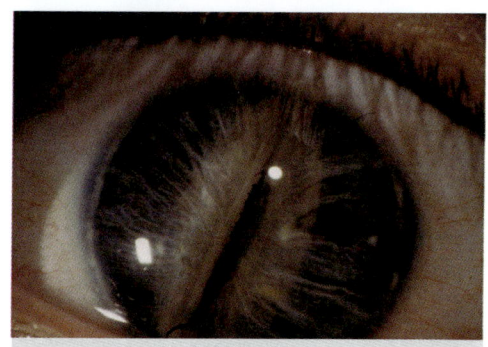

Figura 8.12.1 Anomalia de Axenfeld-Rieger.

- Microesferofacia: O cristalino é pequeno e de configuração esférica, podendo subluxar para a câmara anterior, causando um glaucoma secundário. Pode ocorrer de forma isolada ou em associação com a síndrome de Weill-Marchesani (ver **Figura 8.12.3**).
- Lenticone anterior e posterior: Apresenta ectasia anterior ou posterior da superfície do cristalino. A ectasia posterior ocorre com mais frequência do que a anterior. Em geral, está associado à catarata. É unilateral ou bilateral. O lenticone anterior está associado à síndrome de Alport. O lenticone posterior costuma ocorrer isoladamente, mas pode ser autossômico dominante. Também pode ser visto na síndrome de Alport.
- Ectopia *lentis*: Ver Seção 13.2, Cristalino subluxado ou luxado.

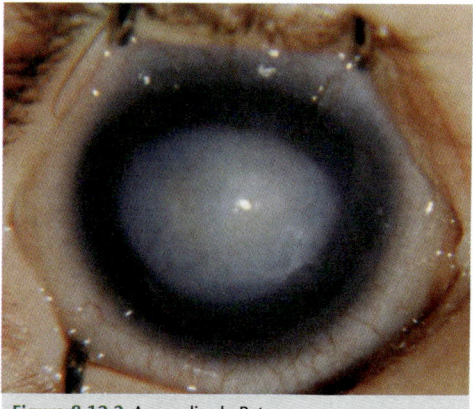

Figura 8.12.2 Anomalia de Peters.

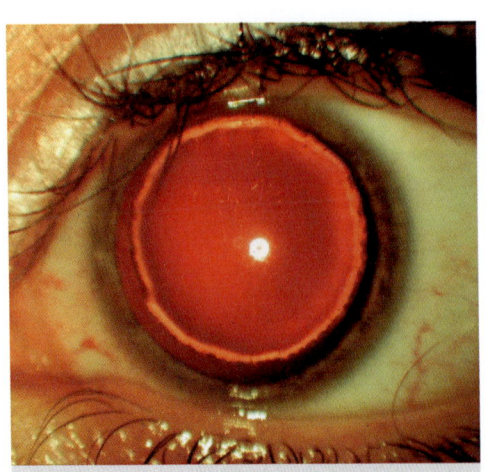

Figura 8.12.3 Microesferofacia.

- Ectopia *lentis et pupillae*: Deslocamento do cristalino associado ao deslocamento pupilar na direção oposta. Em geral, não está associada à glaucoma.
- Aniridia: Ausência quase total e bilateral da íris. Glaucoma, hipoplasia macular com visão ruim, nistagmo, erro de refração e *pannus* corneano são comuns. A aniridia é autossômica dominante em dois terços dos pacientes, um tipo que geralmente não tem implicações sistêmicas. Ela ocorre esporadicamente em um terço dos casos. Pode ser parte de um distúrbio pan-ocular devido a mutações no gene de controle principal do olho, *PAX6*. Se houver deleção *PAX6* como parte de uma deleção cromossômica maior, ela é denominada síndrome WAGR (tumor de Wilms, aniridia, anormalidades genitais [*genital abnormalities*], retardo). As crianças com aniridia esporádica têm cerca de 30% de chance de desenvolverem tumor de Wilms, necessitando de rastreamento, normalmente com ultrassonografia renal.
- Esclerocórnea: Esclerização não progressiva da córnea. É unilateral ou bilateral. Pode ser leve e periférica ou severa e difusa. Está associada com disgenesia severa do segmento anterior e risco de glaucoma. Costuma haver associação com microftalmia.
- Afacia primária: Falha no desenvolvimento do cristalino. Em geral, associada com microftalmia e disgenesia intraocular grave, incluindo displasia retiniana e opacidade da córnea. Há alto risco de glaucoma.

Avaliação

1. História: Verificar o histórico familiar de doença ocular e anormalidades sistêmicas associadas.
2. Realizar exame oftálmico completo, incluindo gonioscopia do ângulo da câmara anterior e mensuração da PIO (pode exigir ESA). As fotografias do fundo de olho e a US em modo-A são úteis para mensurações seriadas.
3. Encaminhar para um exame físico completo por um médico especialista em atenção primária.
4. Em pacientes com aniridia, obter cariótipo cromossômico com microarranjo reflexo ou análise de DNA de *PAX6*. Até que se recebam os resultados, fazer rastreamento com ultrassonografia renal no momento do diagnóstico e não menos do que a cada 6 meses a partir de então, até os 7 a 8 anos de idade. Se for encontrada deleção que envolva tumor de Wilms, a frequência dos exames de ultrassonografia deve ser a cada 3 meses.

Tratamento

1. Corrigir erros de refração e tratar a ambliopia, se presente (ver Seção 8.7, Ambliopia). As crianças com anormalidades estruturais unilaterais geralmente melhoram a acuidade visual após a terapia para ambliopia.
2. Tratar o glaucoma, se presente. Betabloqueadores, análogos de prostaglandinas e inibidores da anidrase carbônica podem ser utilizados. A epinefrina não é efetiva e não é utilizada na terapia primária (ver Seção 9.1, Glaucoma primário de ângulo aberto). A cirurgia pode ser considerada inicialmente, em especial se a doença for grave (ver Seção 8.11, Glaucoma congênito/infantil).
3. Considerar a extração da catarata se ela for significativa e um transplante de córnea se existir opacidade corneana densa.
4. Encaminhar para especialista para aconselhamento e testagem genética, se for desejado.
5. Anormalidades sistêmicas (p. ex., tumor de Wilms) são tratadas por pediatras.

Seguimento

1. Exame oftálmico a cada 6 meses por toda a vida, avaliando PIO elevada e outros sinais de glaucoma.
2. Se houver ambliopia, pode ser necessário seguimento mais frequente (ver Seção 8.7, Ambliopia).

8.13 Ptose congênita

Sinais
Críticos. Pálpebra(s) caída(s).

Outros. Ambliopia, estrabismo, astigmatismo e telecanto. Na ptose unilateral, o olho envolvido pode não abrir durante os primeiros dias de vida.

Diagnóstico diferencial
- Ptose congênita simples: É unilateral ou bilateral, estando presente ao nascimento e estável ao longo da vida. A prega da pálpebra superior pode estar indistinta ou ausente. O músculo elevador é fibrótico, resultando em redução da função (excursão) do elevador, ptose menor no olhar para baixo e geralmente com lagoftalmo. Pode haver elevação compensatória da sobrancelha ou uma postura da cabeça com o queixo elevado. Há anormalidade da motilidade coexistente se ocorrer devido à paralisia do terceiro nervo craniano.
- Síndrome de blefarofimose: Blefarofimose, telecanto, pregas epicânticas e ptose. É bilateral e grave, autossômica dominante com alta penetração (ver **Figura 8.13.1**).
- Fenômeno de Marcus Gunn: Geralmente unilateral. Há movimento da pálpebra superior com contração dos músculos mastigatórios, resultando em elevação durante a mastigação. A prega da pálpebra superior mantém-se intacta. A ptose pode variar de nenhuma a severa, mas, com a mastigação, o elevador pode subir a pálpebra em vários milímetros sobre o limbo.
- Ptose adquirida: Ver Seção 6.1, Ptose.
- Síndrome de Horner: Geralmente unilateral. Normalmente, com 2 a 3 mm de ptose em associação com anisocoria e ptose reversa da pálpebra inferior (ver Seção 10.2, Síndrome de Horner). Pode ser congênita (associada à heterocromia da íris) ou adquirida. As formas adquiridas em crianças podem estar relacionadas a trauma de parto, trauma em tórax/pescoço ou neuroblastoma metastático.
- Pseudoptose: Dermatocálase, proptose contralateral, enoftalmo e hipotropia. Ver Seção 6.1, Ptose.

Etiologia
Função defeituosa do elevador ou dos complexos neuromusculares de Müller.

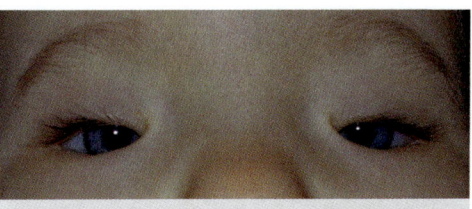

Figura 8.13.1 Blefarofimose.

Avaliação
1. História: Verificar a data de início dos sintomas e a duração. Investigar o histórico familiar e a ocorrência de trauma ou cirurgia prévios, além da presença de estrabismo.
2. Verificar a acuidade visual de cada olho separadamente, com correção, para avaliar se há ambliopia.
3. Verificação da refração para anisometropia e astigmatismo, que é a causa mais comum de ambliopia em caso de ptose.
4. Realizar exame pupilar.
5. Exame da motilidade ocular com avaliação da posição da cabeça, além da posição e ação das sobrancelhas.
6. Obter medida da distância da fissura interpalpebral e distância entre o reflexo de luz na córnea e a margem palpebral superior, função do elevador (enquanto fixa-se manualmente a sobrancelha) e posição e profundidade da prega palpebral superior. Verificar a presença do fenômeno de Bell e retardo palpebral.
7. Realizar exame sob lâmpada de fenda e procurar sinais de exposição da córnea.
8. Realizar exame do fundo de olho sob dilatação.
9. Se houver suspeita de síndrome de Horner, revisar a Seção 10.2, Síndrome de Horner, e trabalhar em conjunto com um pediatra para uma avaliação sistêmica adequada.

Tratamento
1. Observar quando o grau de ptose for leve e quando não houver evidência de ambliopia nem posicionamento anormal da cabeça.
2. Ptose congênita simples: Se a função do elevador estiver ruim, considerar uma suspensão do frontal. Se a função do elevador for moderada ou normal, considerar a ressecção do elevador.

3. Síndrome de blefarofimose: A ptose precisa ser reparada por suspensão do frontal devido à função ruim do elevador. O telecanto, muitas vezes, melhora com o tempo à medida que a cabeça cresce e a ponte nasal cresce para frente. Se o telecanto for grave, pode ser tratado com cirurgia.
4. Fenômeno de Marcus Gunn: Nenhum tratamento, se for leve. Em geral, o movimento aberrante melhora por volta da idade escolar. Qualquer tratamento para ptose com ressecção do elevador aumentará a excursão durante a contração dos músculos mastigatórios.

Seguimento

1. Quando a recomendação for de apenas observação, os pacientes devem ser reexaminados a cada 3 a 12 meses, dependendo da gravidade da condição e da idade, para monitorar oclusão ou ambliopia anisometrópica.
2. Após cirurgia, os pacientes devem ser monitorados para subcorreção ou supercorreção e recorrência. A ceratopatia de exposição pode ser um problema significativo após a cirurgia para ptose.

8.14 A criança bilateralmente cega

Sinais

Movimentos oculares errantes e de procura que começam por volta de 4 a 8 semanas de vida. A constrição pupilar ruim à luz em bebês com > 31 semanas de gestação é um achado-chave. Incapacidade de fixar ou seguir objetos grandes e brilhantes após 4 meses de idade corrigida.

Etiologias com exame ocular anormal

- Doença ou malformação ocular grave.
- RP. Ver Seção 8.2, Retinopatia da prematuridade.
- Catarata bilateral densa em crianças com mais de 8 semanas de vida. Ver Seção 8.8, Catarata congênita.
- Aniridia ou outras disgenesias graves do segmento anterior. Ver Seção 8.12, Anomalias/disgenesia desenvolvimentais do segmento anterior e do cristalino.
- Albinismo: Defeitos de transiluminação da íris e hipoplasia foveal. Ver Seção 13.9, Albinismo.

> **NOTA:** As anormalidades oculares em pacientes com albinismo e aniridia podem ser sutis e de difícil avaliação durante a consulta ambulatorial.

- Hipoplasia do nervo óptico: Discos ópticos pequenos podem ser de difícil detecção quando bilaterais. Quando presente, um sinal de "anel duplo" (um anel pigmentado no limite interno e externo de um anel escleral peripapilar) é diagnóstico. Se unilateral, pode ser vista com estrabismo, defeito pupilar aferente relativo e fixação unilateral ruim em vez de procurar por nistagmo. Em geral, é idiopática.

> **NOTA:** A hipoplasia bilateral do nervo óptico está ocasionalmente associada com displasia septo-óptica (anteriormente denominada síndrome de De Morsier). Já a hipoplasia unilateral do nervo óptico está raramente associada com essa síndrome. A displasia septo-óptica inclui anormalidades da linha média do cérebro e deficiências dos hormônios de crescimento, da tireoide e de outros hormônios tróficos. Retardo do crescimento, convulsões como resultado de hipoglicemia e diabetes insípido podem desenvolver-se. No caso de presença de hipoplasia bilateral do nervo óptico, deve-se obter RM, com atenção para a área hipotálamo-pituitária. Se houver hipoplasia unilateral do nervo óptico, pode ser considerada a realização de exames de imagem conforme a relevância clínica.

- Atrofia óptica congênita: Rara. Apresenta disco óptico pálido e de tamanho normal. Em geral, está associada a retardo mental ou paralisia cerebral. O eletrorretinograma (ERG) é normal. É autossômica recessiva ou esporádica.
- Síndrome do bebê sacudido: Presença de hemorragias retinianas em múltiplas camadas que são com frequência associadas à hemorragia subdural/subaracnóidea. Ver Seção 3.21, Síndrome do bebê sacudido.
- Erro refrativo extremo: Diagnosticado com refração cicloplegiada.
- Nistagmo motor congênito: Os pacientes com esse problema costumam apresentar um déficit visual leve (20/60 ou melhor). Há nistagmo horizontal conjugado binocular. Pode haver mais de um tipo de nistagmo, incluindo em sacudida, pendular, circular ou elíptico. Os pacientes podem adotar uma virada de rosto para maximizar o olhar na direção do ponto nulo. Não há associação com anormalidades do SNC.

Etiologias com exame ocular normal

- Amaurose congênita de Leber: Distúrbio de cones e bastonetes. De início, pode haver um fundo de olho com aparência normal, mas o exame ocular da infância revela estreitamento dos vasos sanguíneos retinianos, palidez de disco óptico e alterações pigmentares. O ERG está marcadamente anormal ou plano, confirmando o diagnóstico. Autossômica recessiva.
- Cegueira noturna estacionária congênita: A acuidade visual pode estar próxima do normal, e o nistagmo é menos comum, sendo associado à miopia. O ERG é anormal. Existem as formas autossômica dominante, recessiva e ligada ao X. Com frequência, há uma resposta pupilar paradoxal (constrição pupilar em luz fraca após exposição à luz brilhante). São vistas anormalidades pigmentares da retina em alguns tipos de cegueira noturna estacionária congênita.
- Acromatopsia (monocromatismo de bastonetes): A visão está em uma faixa de 20/200. Apresenta fotofobia marcada. As pupilas reagem normalmente à luz, mas podem apresentar uma resposta pupilar paradoxal. O fundo de olho é normal, mas nota-se que o ERG fotópico está atenuado. A ausência de resposta a estímulos de luz piscante tipo *flicker* (25 Hz) confirma o diagnóstico. O ERG escotópico é normal.
- Déficit visual cortical: Uma das causas mais comuns de déficit visual em crianças de países desenvolvidos. A visão é variável. Embora o exame ocular seja normal, há uma deficiência neurológica subjacente que causa diminuição das respostas visuais.
- Disfunção cerebral difusa: Os bebês não respondem a sons ou toque e são neurologicamente anormais. A visão pode melhorar com o tempo, mas de forma lenta.
- Atraso de maturação do sistema visual: Há resposta normal a sons e toque, e os bebês são neurologicamente normais. O ERG é normal, e a visão geralmente se desenvolve entre a idade de 4 a 12 meses. É mais comum em pacientes com algum tipo de albinismo (pode haver nistagmo na apresentação).

Avaliação

1. História: Verificar se o bebê é prematuro e se há desenvolvimento e crescimento normais. Investigar a ocorrência de infecção materna, diabetes ou uso de medicamentos durante a gravidez. Observar a ocorrência de convulsões ou outros déficits neurológicos e o histórico familiar de doença ocular.
2. Avaliar a capacidade do bebê de fixar a visão em um objeto e acompanhá-lo.
3. Realizar exame pupilar, observando tanto igualdade como reflexos.
4. Procurar cuidadosamente por nistagmo (ver Seção 10.21, Nistagmo).
5. Realizar exame do segmento anterior; verificar, em especial, defeitos de transiluminação da íris.
6. Avaliar o nervo óptico e a retina sob dilatação.
7. Refração cicloplegiada.
8. ERG e testagem genética se houver suspeita de amaurose congênita de Leber ou distrofia retiniana.
9. Considerar TC ou RM do crânio em casos com outros sinais neurológicos focais, convulsões, retardo do crescimento, atraso de desenvolvimento, hipoplasia do nervo óptico ou nistagmo neurologicamente localizado (p. ex., gangorra, vertical, olhar parético, vestibular). No caso de presença de atrofia óptica, seja unilateral ou bilateral, obter uma RM para avaliar um possível glioma do nervo óptico ou quiasma e craniofaringeoma.
10. A tomografia de coerência óptica pode ser útil para avaliação adicional de anomalias do nervo óptico.
11. Considerar um registro de movimentos oculares para avaliar a forma das ondas do nistagmo, se possível.

Tratamento

1. Corrigir erros de refração e tratar ambliopia conhecida ou que esteja sob suspeita.
2. Em qualquer uma das condições, é necessário que os pais sejam alertados quanto ao potencial visual da criança e à probabilidade de problemas visuais em irmãos.
3. O encaminhamento a serviços educacionais para deficientes visuais ou cegos pode ser útil.
4. Fornecer testagem e aconselhamento genético, se disponível.
5. Se anormalidades neurológicas ou endócrinas forem encontradas ou estiverem sob suspeita, a criança deve ser encaminhada a um pediatra para avaliação e manejo apropriados.

Capítulo 9

Glaucoma

9.1 Glaucoma primário de ângulo aberto

Sintomas

Geralmente, é assintomático até os estágios mais tardios. Os sintomas podem incluir defeitos do campo visual. Em geral, é bilateral, mas pode ser assimétrico. Dano grave ao campo visual e perda da fixação central ocorrem quando a doença está avançada.

Sinais

- Pressão intraocular (PIO): Embora a maioria dos pacientes tenha PIO elevada (faixa normal de 10-21 mmHg), quase metade apresenta PIO de 21 mmHg, ou ainda mais baixa, em qualquer rastreamento.
- Gonioscopia: Apresenta aspecto normal e ângulo aberto da câmara anterior. Não há sinequias anteriores periféricas (SAP).
- Nervo óptico: Ver **Figura 9.1.1**. O aspecto característico inclui perda de tecido da rima (inclui entalhe; estreitamento aumentado e/ou progressivo, em geral inferiormente seguido por superiormente, mais raramente nasal ou temporalmente), escavação, defeito na camada de fibras nervosas, hemorragia em chama de vela ou na camada de fibras nervosas que atravessam a margem do disco (hemorragia de Drance), fosseta adquirida, assimetria escavação/disco (E/D) > 0,2 na ausência de uma causa (p. ex., anisometropia, tamanhos de nervo diferentes), vasos em baioneta (angulação aguda dos vasos sanguíneos conforme saem do nervo), razão E/D aumentada (> 0,6; menos específico), aumento progressivo da escavação e maior escore na escala de probabilidade de dano ao disco (DDLS, do inglês *disc damage likelihood scale*) (ver **Figura 9.1.2**).
- Campos visuais: A perda característica de campos visuais inclui degrau nasal, escotoma paracentral, escotoma arciforme estendendo-se da escotoma em direção nasal (os defeitos costumam respeitar a linha média horizontal ou são

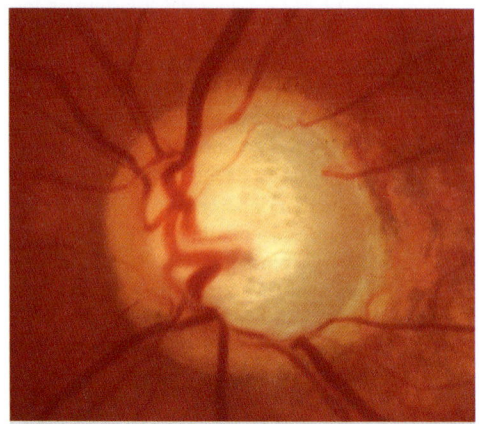

Figura 9.1.1 Glaucoma primário de ângulo aberto com escavação avançada do nervo óptico.

maiores em um hemisfério em comparação ao outro), defeito altitudinal ou depressão generalizada (ver **Figura 9.1.3**).
- **Outros.** Grandes flutuações na PIO, assimetria da PIO entre os olhos > 5 mmHg, atrofia da zona beta peripapilar, ausência de edema corneano microcístico e ausência de características secundárias (p. ex., pseudoexfoliação, inflamação).

Diagnóstico diferencial

Se o ângulo da câmara anterior estiver aberto na gonioscopia:
- Hipertensão ocular: Nervo óptico e campo visual normais. Ver Seção 9.3, Hipertensão ocular.
- Escavação fisiológica do nervo óptico: Razão E/D aumentada e estática sem entalhe (*notching*) da margem ou perda de campo visual. Em geral, com PIO normal e nervo óptico grande (maior que cerca de 2 mm). Costuma ocorrer de forma familiar.

	DDLS Estágio	Largura da borda mais estreita (relação borda/disco) [tamanho médio do disco: 1,50-2,00 mm]	Exemplo
Sob risco	1	**0,4** ou mais	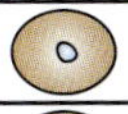
	2	**0,3** a **0,39**	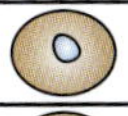
	3	**0,2** a **0,29**	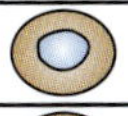
	4	**0,1** a **0,19**	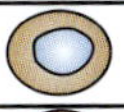
Dano por glaucoma	5	Menos que **0,1**	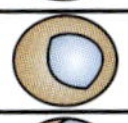
	6	0 (*extensão*: menor que 45°)	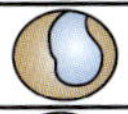
	7	0 (*extensão*: 46° a 90°)	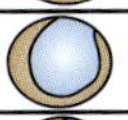
Incapacidade por glaucoma	8	0 (*extensão*: 91° a 180°)	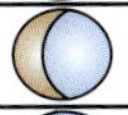
	9	0 (*extensão*: 181° a 270°)	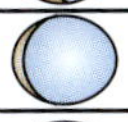
	10	0 (*extensão*: mais de 270°)	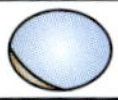

Figura 9.1.2 Escala de probabilidade de dano do disco óptico (DDLS, do inglês *Disc Damage Likelihood Scale*).

- Glaucoma de ângulo aberto secundário: As causas identificáveis para glaucoma de ângulo aberto incluem: inflamatório, exfoliativo, pigmentar, induzido por esteroides, recessão angular, traumático (como resultado de lesão direta, sangue ou *debris*), glaucoma relacionado com a pressão venosa episcleral aumentada (p. ex., síndrome de Sturge-Weber, fístula carotídeo-cavernosa), tumores intraoculares, hemácias degeneradas (glaucoma de células fantasmas), induzido pelo cristalino, segmentos externos dos fotorreceptores degenerados após descolamento de retina regmatogênico crônico (síndrome de Schwartz-Matsuo) ou anormalidades de desenvolvimento do segmento anterior.
- Glaucoma de baixa tensão: O mesmo que para glaucoma primário de ângulo aberto (GPAA), exceto pela PIO normal. Ver Seção 9.2, Glaucoma primário de ângulo aberto de baixa tensão (glaucoma de pressão normal).
- Dano glaucomatoso prévio (p. ex., por esteroides, uveíte, crise glaucomatociclítica, trauma) em que o agente desencadeante foi removido. Neste momento, o nervo apresenta-se estático.
- Atrofia óptica: Caracteriza-se por uma desproporção em que haja mais palidez do que escavação do nervo óptico. A PIO é geralmente normal, exceto se um glaucoma secundário ou não relacionado estiver presente. A visão de cores e a visão central costumam estar diminuídas, embora nem sempre. As causas incluem tumores do nervo, quiasma ou trato óptico; sífilis, neuropatia óptica isquêmica, fármacos, doença retiniana vascular ou degenerativa, entre outras. Defeitos de campo visual que respeitam a linha média vertical são típicos de lesões intracranianas localizadas no quiasma ou posteriores a ele.
- Defeitos congênitos do nervo óptico (p. ex., discos de inserção oblíqua, colobomas, fossetas do nervo óptico): Defeitos de campo visual podem estar presentes, mas são estáticos.
- Drusas do nervo óptico: Nervos ópticos geralmente não estão escavados, e drusas, muitas vezes, são visíveis. Os defeitos de campo visual podem permanecer estáveis ou progredir sem relação com a PIO. Os defeitos mais frequentes incluem defeitos arciformes ou um aumento da escotoma. Lesões calcificadas características podem ser vistas na ultrassonografia (US) em modo-B (além da tomografia computadorizada [TC]). A autofluorescência também pode salientar as drusas.

Se o ângulo da câmara anterior estiver fechado ou parcialmente fechado na gonioscopia:
- Glaucoma crônico de ângulo fechado (GCAF): Câmara anterior rasa. Pode haver história de visão turva ou cefaleia episódicas. SAP presentes na gonioscopia. Ver Seção 9.5, Glaucoma crônico de ângulo fechado.

212 MANUAL DE DOENÇAS OCULARES DO WILLS EYE HOSPITAL

Central 24-2 Teste de limiar

Monitor de fixação: Mancha cega	Estímulo: III, branco	Diâmetro de pupila: 5.1 mm	Data: 03-08-2011
Mira de fixação: Central	Fundo: 31.5 ASB	Acuidade visual:	Hora: 12:48 PM
Perdas de fixação: 2/17	Estratégia: SITA-standard	Refr: + 1.75 DS DC X	Idade: 70
Erros falso-positivos: 5%			
Erros falso-negativos: 2%			
Duração do teste: 07:01			

Fóvea: OFF

GHT
Fora dos limites normais

VFI   86%

MD   −4.64 dB P < 0.5%
PSD   6.73 dB P < 0.5%

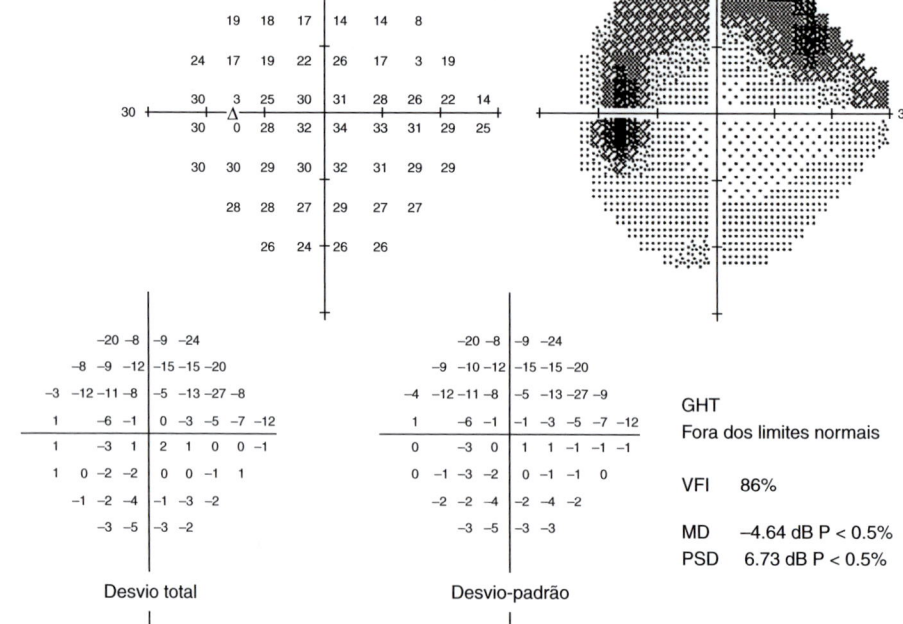

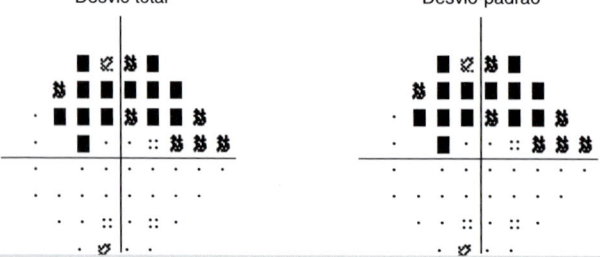

Desvio total

Desvio-padrão

Figura 9.1.3 Campo visual de Humphrey mostrando um defeito ou escotoma no olho esquerdo.

Avaliação

1. História: Avaliar a presença de fatores de risco (histórico familiar de cegueira ou perda visual por glaucoma, idade avançada, ascendência africana, diabetes, miopia, hipertensão ou hipotensão). Verificar se há história de PIO elevada, uso crônico de esteroides ou trauma ocular, bem como cirurgia refrativa, incluindo a ceratomileuse local assistida por *laser* (LASIK, do inglês *laser in situ keratomileusis*), no passado (i.e., alteração na paquimetria). Avaliar a história médica pregressa para determinar a terapia apropriada, incluindo asma, doença pulmonar obstrutiva crônica (DPOC), insuficiência cardíaca congestiva, bloqueio cardíaco ou bradiarritmia, litíase renal e alergias.

2. Avaliação basal para glaucoma: Todos os pacientes com suspeita de glaucoma de qualquer tipo devem submeter-se à seguinte avaliação:
   - Exame oftalmológico completo, incluindo acuidade visual, avaliação pupilar quanto à presença de defeito pupilar aferente relativo,

campos visuais confrontacionais, exame sob lâmpada de fenda, tonometria de aplanação, gonioscopia e fundoscopia sob midríase (se o ângulo estiver aberto), com atenção especial para o nervo óptico. A testagem para a visão de cores está indicada se houver suspeita de distúrbio neurológico ou neuropatia óptica.

- Documentação basal dos nervos ópticos. Isso pode incluir desenhos detalhados, fotografias estereoscópicas do disco, fotografias *red-free* e/ou análise de imagens computadorizadas (p. ex., tomografia de coerência óptica [OCT, do inglês *optical coherence tomography*] com análise da camada de fibras nervosas e da camada de células ganglionares ou tomografia retiniana de Heidelberg [TRH]) (ver **Figura 9.1.4**). A documentação deve incluir a presença ou ausência de palidez e/ou hemorragias no disco.
- Testagem formal de campos visuais (p. ex., campo visual automatizado de Humphrey ou Octopus). Os testes de campo visual de Goldmann podem ser úteis em pacientes incapazes de se submeterem de modo adequado aos testes automatizados. Os testes padronizados de campos visuais incluem a avaliação dos campos periférico e central (p. ex., estratégia 24-2 de Humphrey). Nos casos de defeito paracentral ou doença avançada, recomenda-se a testagem de campo central (p. ex., estratégia 10-2 de Humphrey).
- Medir a espessura central da córnea (ECC), pois as variações da espessura corneana afetam a PIO aparente, medida com tonometria de aplanação. A espessura corneana média é de 535 a 545 mícrones. As córneas mais finas tendem a subestimar a PIO, enquanto as mais espessas tendem a superestimar a PIO. É importante observar que a relação entre a espessura corneana e a PIO mensurada não é exatamente linear. ECC fina é um fator de risco independente para o desenvolvimento de GPAA.
- Deve-se considerar avaliação para outras causas de dano ao nervo óptico na presença de algum dos seguintes achados atípicos:
  - Palidez do nervo óptico desproporcional ao grau de escavação.
  - Defeitos de campo visual maiores do que o esperado com base no tamanho da escavação.
- Padrões de campo visual atípicos para glaucoma (p. ex., defeitos que respeitam a linha média vertical, defeitos hemianópicos, aumento da mancha cega e escotoma central).
- Progressão unilateral, apesar de PIO igual em ambos os olhos.
- Diminuição da acuidade visual desproporcional à quantidade de escavação ou perda de campo.
- Perda de visão para cores, principalmente no eixo vermelho-verde.

Se alguma dessas manifestações estiver presente, a avaliação adicional pode incluir:

- História: Verificar a ocorrência de episódios agudos de dor ou vermelhidão ocular, uso de esteroides e perda visual aguda. Averiguar se o paciente já sofreu trauma ocular e cirurgia, trauma sistêmico, infarto agudo do miocárdio, diálise ou outro evento que possa causar hipotensão.
- Curva de PIO diurna que consiste em múltiplas medições da PIO ao longo do dia.
- Considerar outros exames laboratoriais na neuropatia óptica não glaucomatosa: Metais pesados, vitamina B12/folato, enzima conversora de angiotensina, anticorpo antinuclear, anticorpos para Lyme, reagina plasmática rápida ou *Venereal Disease Research Laboratory* (VDRL) e FTA-abs (do inglês *fluorescent treponemal antibody absorption*) ou teste treponêmico específico (p. ex., micro-hemaglutinação para *Treponema pallidum* [MHA-TP]). Se houver suspeita de arterite de células gigantes (ACG), deve-se verificar a velocidade de sedimentação globular, proteína C-reativa e plaquetas (ver Seção 10.17, Neuropatia óptica isquêmica arterítica [arterite de células gigantes]).
- Em casos com suspeita de distúrbio neurológico, obter uma ressonância magnética (RM) de encéfalo e órbitas com gadolínio e supressão de gordura se não houver contraindicação.
- Verificar pressão arterial, glicemia de jejum, hemoglobina A1c, perfil lipídico e hemograma (rastreamento de anemia). Encaminhar os resultados para um clínico para obter uma avaliação cardiovascular completa.

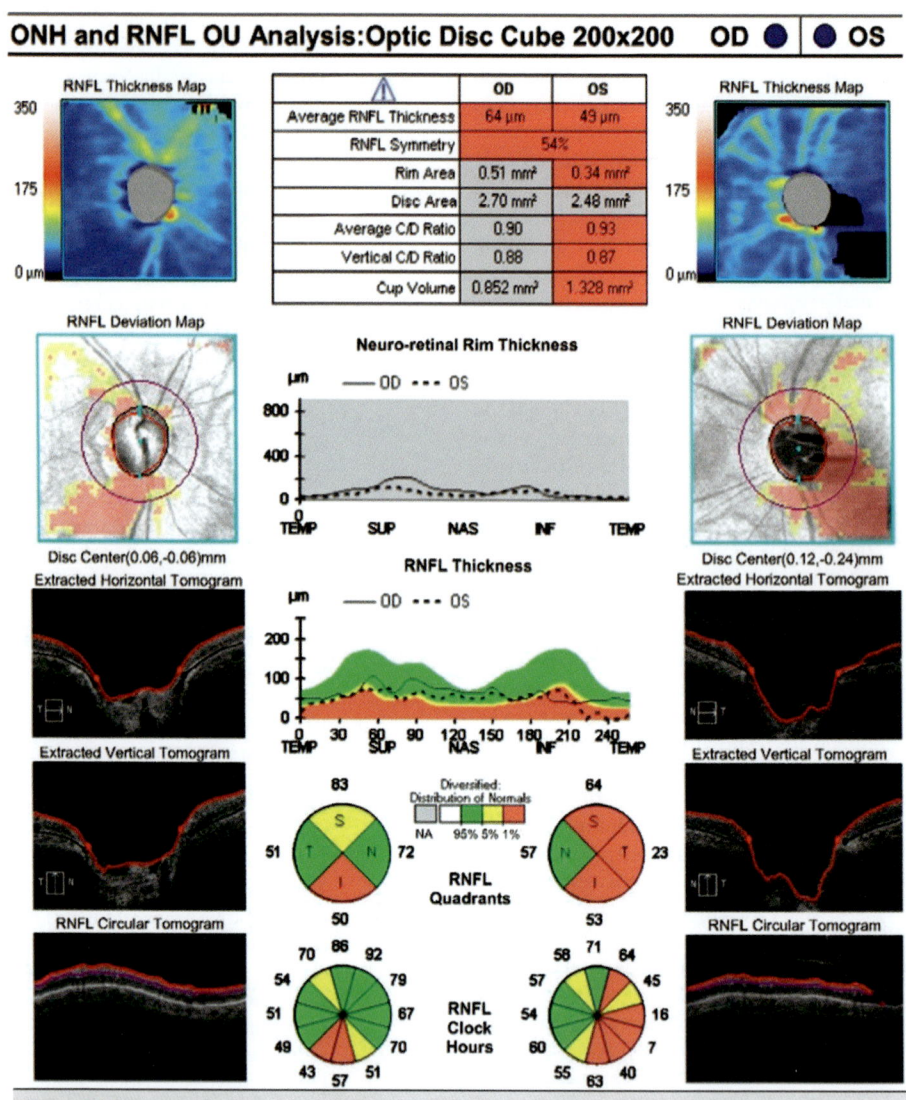

Figura 9.1.4 Tomografia de coerência óptica da cabeça do nervo óptico (CNO) e da espessura da camada de fibras nervosas da retina (CFNR).

Tratamento

Considerações gerais

1. Quais pacientes tratar?

   A decisão do tratamento deve ser individualizada. Algumas diretrizes gerais são sugeridas a seguir.

   O *processo glaucomatoso está presente?*

   O dano glaucomatoso é provável se qualquer dos seguintes fatores estiver presente: presença de borda fina ou entalhada no nervo óptico, perda característica do campo visual, dano à camada de fibras nervosas da retina ou escore DDLS > 5 (ver **Figura 9.1.2**). O tratamento deve ser considerado na ausência de dano manifesto se a PIO for maior que 30 mmHg e/ou se a assimetria da PIO for maior que 10 mmHg.

   O *processo glaucomatoso está ativo?*

   Deve-se determinar a taxa de progressão do dano com seguimento cuidadoso. Algumas causas de perda da margem do nervo óptico podem ser estáticas (p. ex., resposta prévia a esteroides), e hemorragias no disco sugerem doença ativa.

O *processo glaucomatoso tende a causar incapacidade?*

Deve-se considerar a idade, a saúde global física e social do paciente, bem como uma estimativa de sua expectativa de vida.

2. Qual o objetivo do tratamento?

O objetivo do tratamento é melhorar ou manter a saúde do paciente, impedindo o dano ao nervo óptico enquanto se evitam efeitos adversos desnecessários do tratamento. O único método comprovado de parar ou retardar o dano ao nervo óptico é a redução da PIO. A redução da PIO em pelo menos 30% parece ser a melhor forma de prevenção do dano adicional ao nervo óptico. O ideal é a redução da PIO para pelo menos 30% abaixo do limiar de progressão. Se o dano for grave, podem ser necessárias reduções maiores na PIO.

3. Como tratar?

As principais opções de tratamento para glaucoma incluem medicamentos, trabeculoplastia a *laser* (TL) (seletiva [TLS] mais comumente que com argônio [TLA]) e cirurgia de glaucoma. Medicamentos ou TL são as terapias iniciais apropriadas. A TL pode ser especialmente adequada em pacientes com risco para má adesão, com efeitos colaterais de medicamentos e com pigmentação significativa da malha trabecular (MT). A cirurgia pode ser um tratamento inicial apropriado se o dano estiver avançado no contexto de uma taxa de progressão rápida ou de seguimento difícil. As opções incluem cirurgia filtrante para glaucoma (p. ex., trabeculectomia, *shunt* com tubo), cirurgia minimamente invasiva para glaucoma (MIGS, do inglês *minimally invasive glaucoma surgery*), ciclofotocoagulação de corpos ciliares com *laser* (p. ex., com *laser* diodo ou *endolaser*) e ciclocrioterapia. A cirurgia deve sempre ser considerada em qualquer paciente com doença avançada/progressiva ou PIO não controlada por outros métodos.

> **NOTA:** A MIGS abrange opções terapêuticas mais novas que oferecem as vantagens de cicatrização mais rápida e potencialmente menos complicações. A MIGS é geralmente considerada em pacientes com glaucoma leve a moderado. Alguns procedimentos de MIGS incluem dispositivos de microderivação trabecular, canaloplastia, *microstents* subconjuntivais, esclerotomia profunda, endociclofotocoagulação (ECF) e ablação trabecular com trabéctomo.

Medicamentos

A menos que existam circunstâncias extremas (p. ex., PIO > 35 mmHg ou perda iminente de fixação central), o tratamento costuma ser iniciado com um tipo de colírio em um dos olhos (teste terapêutico monocular), com novo exame em 1 a 6 semanas (dependendo da PIO e de fatores de risco individualizados) para verificação da eficácia.

- Agonistas de prostaglandinas (p. ex., latanoprosta a 0,005% ao deitar, bimatoprosta a 0,01% ou 0,03% ao deitar, travoprosta a 0,004% ao deitar, tafluprosta a 0,0015% ao deitar [sem conservantes]) devem ser utilizados com cuidado em pacientes com uveíte ativa ou edema macular cistoide (EMC), sendo contraindicados para gestantes ou mulheres que desejam engravidar. Deve-se informar aos pacientes sobre potenciais alterações pigmentares na íris e pele periorbital, bem como hipertricose dos cílios. Alterações irreversíveis no pigmento da íris raramente ocorrem em olhos azuis ou marrom escuro; aqueles pacientes de maior risco para a hiperpigmentação da íris têm íris de cor castanha ou acinzentadas.

- Betabloqueadores (p. ex., levobunolol ou timolol a 0,25-0,5%, 1-2 x/dia) devem ser evitados em pacientes com asma, DPOC, bloqueio cardíaco, bradiarritmias, insuficiência cardíaca congestiva instável, depressão ou miastenia grave. Além de broncoespasmo e bradicardia, outros efeitos colaterais incluem hipotensão, diminuição de libido, depressão do SNC e redução da tolerância aos exercícios.

- Agonistas seletivos do receptor alfa-2 (brimonidina a 0,1%, 0,15% ou 0,2%, 2-3 x/dia) são contraindicados para pacientes que tomam inibidores da monoaminoxidase (risco de crise hipertensiva) e são relativamente contraindicados para crianças com menos de 5 anos (risco de depressão respiratória e do SNC). Ver Seção 8.11, Glaucoma congênito/infantil. A apraclonidina a 0,5 ou 1% raramente é usada devido à taquifilaxia e a altas taxas de alergia, mas pode ser usada como terapia de curto prazo (3 meses).

- Inibidores da anidrase carbônica (IACs) tópicos (p. ex., dorzolamida a 2% ou brinzolamida a 1%, 2-3 x/dia) devem ser evitados – mas não são contraindicados – para pacientes com alergia à sulfa. Esses medicamentos podem, teoricamente, causar os mesmos efeitos colaterais dos IACs sistêmicos, como acidose metabólica, hipocalemia, sintomas gastrintestinais, perda de peso, parestesias e anemia aplástica. Porém, os sintomas sistêmicos por IACs tópicos são extremamente raros. Não houve relatos de casos de anemia aplástica com o seu uso. A disfunção endotelial da córnea pode ser exacerbada com os IACs tópicos, e eles devem ser utilizados com cuidado em casos de distrofia corneana de Fuchs e após ceratoplastia.

- Mióticos (p. ex., pilocarpina, 4 x/dia), em geral, são utilizados inicialmente em baixas concentrações (p. ex., 1-2%) e aumentados até concentrações mais altas (p. ex., 4%). É comum não serem tolerados em pacientes com menos de 40 anos devido a um espasmo acomodativo. Os mióticos são geralmente contraindicados para pacientes com buracos retinianos, e devem ser utilizados com cautela em pacientes com risco para descolamento de retina (p. ex., altos míopes ou afácicos).

NOTA: A pilocarpina não é rotineiramente usada no Wills Eye Hospital devido ao seu perfil de efeitos colaterais, incluindo a associação com risco aumentado de uveíte e descolamento de retina, a possibilidade de fechamento do ângulo induzido por miose e sintomas como cefaleia.

- Simpaticomiméticos (dipivefrina a 0,1%, 2 x/dia, ou epinefrina a 0,5-2,0%, 2 x/dia) raramente reduzem a PIO no mesmo grau dos outros medicamentos, mas têm poucos efeitos colaterais sistêmicos (raramente, arritmias cardíacas). Eles costumam ser a causa de olhos vermelhos e podem ser a causa de EMC em pacientes afácicos.

- IACs sistêmicos (p. ex., metazolamida, 25-50 mg, VO, 2-3 x/dia, acetazolamida, 125-250 mg, VO, 2-4 x/dia, ou acetazolamida de liberação prolongada, 500 mg, VO, 2 x/dia) estão relativamente contraindicados em pacientes com insuficiência renal. As concentrações de potássio devem ser monitoradas se o paciente estiver tomando outros agentes diuréticos ou digitálicos. Efeitos colaterais como fadiga, náusea, confusão e parestesias são comuns. Efeitos colaterais hematológicos raros, mas graves (p. ex., anemia aplástica), e síndrome de Stevens-Johnson já ocorreram. A alergia à sulfa não é uma contraindicação absoluta ao uso de IACs sistêmicos, mas deve-se ter cuidado extra no monitoramento de reações alérgicas. As formas intravenosas de IACs sistêmicos (p. ex., acetazolamida, 250-500 mg, IV) podem ser utilizadas se a redução da PIO for urgente ou se a PIO for refratária à terapia tópica. Considerar a verificação da creatinina basal em pacientes com suspeita ou confirmação de doença renal.

NOTA: O paciente deve ser instruído a pressionar o canto interno orbitário com a ponta do dedo para ocluir a drenagem por 10 segundos após a instilação de um colírio. Isso reduz a absorção sistêmica. Se não for possível realizar a oclusão do ponto, manter as pálpebras fechadas e sem piscar por 1 a 2 minutos após a administração do colírio também diminui a absorção sistêmica.

Trabeculoplastia com laser de argônio

Em alguns pacientes, como previamente definido, a TLA pode ser utilizada como terapia de primeira linha, tendo uma taxa de sucesso inicial de 70 a 80%, caindo para 50% em 2 a 5 anos.

Trabeculoplastia com laser seletivo

O efeito redutor da PIO da TLS é equivalente ao da TLA. A TLS utiliza energia mais baixa e causa menos dano tecidual, o que a torna um procedimento passível de repetição.

Cirurgia filtrante

A trabeculectomia e a cirurgia de *shunt* com tubo podem evitar a necessidade de medicamentos. O uso adjunto de antimetabólitos (p. ex., mitomicina-C, 5-fluorouracil) na cirurgia de trabeculectomia pode auxiliar na sua efetividade, mas amplia-se o risco de complicações (p. ex., vazamentos de bolha e hipotonia).

Seguimento

1. Os pacientes devem ser reexaminados 4 a 6 semanas após o início de um novo betabloqueador ou prostaglandina ou após TLA/TLS para avaliar a eficácia do tratamento. IACs tópicos, alfa-agonistas e mióticos alcançam rapidamente um estado de equilíbrio, e a repetição do exame pode ser feita a qualquer momento após 3 dias.

2. Pode ser necessária monitoração rigorosa (p. ex., em 1 a 3 dias) quando o dano for grave e a PIO, alta.

3. Uma vez que a PIO tenha sido reduzida de modo adequado, os pacientes são reavaliados em intervalos de 3 a 6 meses para avaliações do nervo óptico, da camada de fibras nervosas retinianas e da PIO.

4. Em geral, a gonioscopia é realizada anualmente ou mais frequentemente, conforme a necessidade, para avaliar a anatomia do ângulo.

5. Campimetria e exames de imagem do nervo óptico (p. ex., fotografias, OCT ou TRH) devem ser reavaliados conforme a necessidade, em geral a cada 4 a 12 meses. Se o controle da

PIO não estiver adequado, o exame dos campos visuais deve ser repetido com mais frequência. Uma vez estabilizada, a campimetria pode ser repetida anualmente.
6. Exames da retina sob dilatação devem ser realizados anualmente.
7. Se o dano glaucomatoso progredir, deve-se verificar a adesão do paciente ao tratamento medicamentoso antes de se iniciar a terapia adicional. Considerar TL ou tratamento cirúrgico em casos de dano progressivo ou má adesão ao tratamento.
8. Os pacientes devem ser questionados sobre o surgimento de efeitos colaterais associados a seu(s) agente(s) específico(s), pois geralmente não se associam colírios à impotência, perda ponderal, tontura ou a outros sintomas significativos.

REFERÊNCIA

Kass MA, Heuer DK, Higginbotham EJ, et al. The Ocular Hypertension Treatment Study: A randomized trial determines that topical ocular hypotensive medication delays or prevents the onset of primary open angle glaucoma. *Arch Ophthalmol*. 2002;120(6):701-713.

9.2 Glaucoma primário de ângulo aberto de baixa tensão (glaucoma de pressão normal)

Definição
É um GPAA que ocorre em pacientes sem elevação da PIO.

Sintomas
Ver Seção 9.1, Glaucoma primário de ângulo aberto.

Sinais
Críticos. Ver Sinais na Seção 9.1, exceto que a PIO está consistentemente abaixo de 22 mmHg. Há probabilidade maior de hemorragias do disco óptico nessa condição. Os defeitos do campo visual são mais densos, localizados e perto da fixação. Um defeito paracentral nasal denso é típico.

Diagnóstico diferencial

> **NOTA!** Se as alterações do nervo óptico e a atrofia não estiverem relacionadas com a PIO, é imperativo investigar possíveis etiologias de uma neuropatia óptica que não o glaucoma.

- GPAA: A PIO pode estar subestimada devido a grandes flutuações diurnas ou córneas finas. Ver Seção 9.1, Glaucoma primário de ângulo aberto.
- Neuropatia óptica relacionada ao choque por episódio prévio de hipotensão sistêmica (p. ex., perda sanguínea aguda, infarto do miocárdio, cirurgia de *bypass* coronariano, arritmia). A perda de campo visual não deve ser progressiva.
- Elevação intermitente da PIO (p. ex., glaucoma de ângulo fechado [GAF], crise glaucomatociclítica).
- Lesão glaucomatosa prévia com grave elevação da PIO e resolução subsequente. Nesse caso, não é progressiva (p. ex., glaucoma traumático e glaucoma induzido por esteroides).
- Neuropatia óptica não glaucomatosa e outras. Ver Diagnóstico diferencial na Seção 9.1, Glaucoma primário de ângulo aberto.

Etiologia
É controversa. A maioria dos pesquisadores acredita que a PIO tem um papel importante no GPAA de baixa tensão (glaucoma de pressão normal). Outras etiologias possíveis independentes da PIO incluem desregulação vascular (p. ex., hipotensão sistêmica ou noturna, vasospasmo ou perda de autorregulação), doença microisquêmica, apoptose acelerada e doença autoimune.

Avaliação
Ver Avaliação na Seção 9.1, Glaucoma primário de ângulo aberto. Considerar também:
1. História: Observar se há evidência de vasospasmo (histórico de enxaqueca ou fenômeno de Raynaud) e histórico de crise de hipotensão (cirurgia recente), anemia ou doença cardíaca. Avaliar se há uso de corticosteroides por alguma via, uveíte ou trauma ocular prévio. Avaliar se a perda visual foi aguda ou crônica, se há sintomas de ACG e fatores de risco cardiovascular adicionais, como colesterol elevado, hipertensão e hipotensão sistêmica (incluindo "quedas" noturnas nas primeiras horas do dia).
2. Verificar os cartões de cores para descartar neuropatia óptica.
3. Realizar gonioscopia para descartar ângulo fechado, recessão angular ou SAP.

4. Considerar a obtenção de uma curva diária de medidas da PIO a fim de auxiliar na confirmação do diagnóstico.
5. Considerar exame com Doppler das carótidas para avaliar o fluxo sanguíneo ocular. Verificar a pressão arterial (considerar a monitoração ambulatorial automatizada de 24 horas da pressão arterial).
6. Considerar TC ou RM para descartar lesões compressivas do nervo ou quiasma óptico, especialmente em casos de redução da acuidade visual, cartões de cores ou campos visuais sugestivos de processo não glaucomatoso.

Tratamento

1. O *Collaborative Normal Tension Glaucoma Study* (CNTGS) estabeleceu as diretrizes de tratamento para essa condição. A redução da PIO em pelo menos 30% diminuiu o risco em 5 anos para progressão da perda de campo visual de 35% para 12%, de modo que o alvo da PIO é pelo menos 30% mais baixa que o nível em que ocorreu o dano progressivo. As terapias indicadas são aquelas para GPAA. Ver Seção 9.1, Glaucoma primário de ângulo aberto, para uma discussão mais aprofundada sobre essas terapias. Há evidências de que a terapia inicial com brimonidina a 0,2%, 2 x/dia, pode ser superior àquela com timolol a 0,5%, 2 x/dia, na prevenção da progressão do campo visual no glaucoma de pressão normal.
2. A isquemia da cabeça do nervo óptico pode ter papel na patogênese do glaucoma de pressão normal. Mudanças de fatores de risco cardiovascular são apropriadas para a saúde como um todo, mas não se provaram benéficas no manejo do glaucoma. É necessário o encaminhamento a um clínico para o controle de pressão arterial, colesterol e para o manejo de outras comorbidades a fim de se maximizar a perfusão do nervo óptico. Se possível, deve-se evitar o uso de fármacos anti-hipertensivos ao deitar e usá-los preferencialmente pela manhã.
3. A presença de hemorragias no disco é mais comum no glaucoma de pressão normal, sendo sugestiva de doença progressiva e necessitando de tratamento mais agressivo.

Seguimento

Ver Seção 9.1, Glaucoma primário de ângulo aberto.

REFERÊNCIA

Comparison of glaucomatous progression between untreated patients with normal-tension glaucoma and patients with therapeutically reduced intraocular pressures. Collaborative Normal-Tension Glaucoma Study Group. *Am J Ophthalmol.* 1998;126(4):487-497.

9.3 Hipertensão ocular

Sinais

Críticos. Geralmente definida como PIO > 21 mmHg em duas ou mais consultas. Ângulo da câmara anterior aberto e de aparência normal, com anatomia normal à gonioscopia. Nervo óptico, camada de fibras nervosas retinianas e campos visuais aparentemente normais.

Diagnóstico diferencial

- GPAA. Ver Seção 9.1, Glaucoma primário de ângulo aberto.
- Glaucoma de ângulo aberto secundário. Ver Seção 9.1, Glaucoma primário de ângulo aberto.
- GCAF: Presença de SAP à gonioscopia, com alterações glaucomatosas de nervo óptico e campo visual. Ver Seção 9.5, Glaucoma crônico de ângulo fechado.

Avaliação

1. Ver Seção 9.1, Glaucoma primário de ângulo aberto.
2. Se qualquer anormalidade estiver presente no teste de campo visual formal, considerar a repetição do teste em 2 a 4 semanas para excluir a possibilidade de artefato de curva de aprendizado. Se os defeitos forem considerados reais, o diagnóstico será glaucoma ou hipertensão ocular associada a alguma outra patologia ocular que justifique a perda de campo visual.
3. OCT ou TRH podem revelar defeitos glaucomatosos no nervo óptico. Estes testes estruturais objetivos podem mostrar alguma patologia antes que os testes funcionais (campos visuais).

Tratamento

1. Se não houver alterações sugestivas de nervo óptico ou campo visual e a PIO for ≤ 24 mmHg, não é necessário tratamento, exceto observação cuidadosa.
2. Os pacientes com PIO > 24 a 30 mmHg, mas com exames normais, são candidatos à terapia de redução da PIO (o limiar varia conforme

os especialistas em glaucoma). A decisão de tratamento deve ter como base as preferências do paciente quanto à terapia e os fatores de risco iniciais, como idade, ECC, PIO inicial, aspecto do nervo óptico e histórico familiar. Os resultados do *Ocular Hypertension Treatment Study* mostraram que o tratamento reduziu o desenvolvimento de perda de campo visual de 9,5% para 4,4% em 5 anos, com redução média de 20% na PIO. No caso de optar pelo tratamento, um teste terapêutico em um dos olhos, conforme descrito para o tratamento de GPAA, deve ser feito. Alguns clínicos costumam monitorar esses pacientes com observação cuidadosa. Têm sido desenvolvidas calculadoras de risco para estimar o risco de progressão para glaucoma quando não tratado. Isso pode auxiliar os médicos e os pacientes e determinar se o tratamento deve ser iniciado. Ver Seção 9.1, Glaucoma primário de ângulo aberto.

Seguimento

É necessário seguimento cuidadoso para pacientes em tratamento ou em observação. Todos os pacientes devem ser acompanhados inicialmente de maneira semelhante àquela do GPAA: ver Seção 9.1, Glaucoma primário de ângulo aberto. Se não houver progressão nos primeiros anos, a frequência de monitoração pode ser reduzida para intervalos de 6 a 12 meses. A suspensão dos medicamentos pode ser considerada em pacientes que estiverem estáveis por vários anos para reavaliar a necessidade de tratamento continuado.

REFERÊNCIA

Kass MA, Heuer DK, Higginbotham EJ, et al. The Ocular Hypertension Treatment Study: a randomized trial determines that topical ocular hypotensive medication delays or prevents the onset of POAG. *Arch Ophthalmol*. 2002; 120:701-713.

9.4 Glaucoma agudo de ângulo fechado

Sintomas
Dor, visão borrada, halos coloridos ao redor de luzes, cefaleia frontal, náuseas e vômitos.

Sinais
(Ver Figura 9.4.1.)

Críticos. Ângulo fechado no olho envolvido, PIO agudamente elevada e edema microcístico da córnea. Ocorrência de ângulo estreito ou ocluído no outro olho, se for de etiologia primária.

Outros. Injeção conjuntival e pupila fixa com midríase média.

Etiologia do fechamento primário do ângulo
- Bloqueio pupilar: A aposição do cristalino e da íris posterior na pupila causa bloqueio do fluxo de humor aquoso da câmara posterior para a câmara anterior. Esse mecanismo provoca aumento da pressão na câmara posterior, movimentação anterior da periferia da íris e obstrução subsequente da MT. Olhos predispostos têm recessão angular da câmara anterior estreito, inserção anterior da raiz da íris ou comprimento axial mais curto. Os fatores de risco incluem idade avançada, ascendência do leste asiático, sexo feminino, hipermetropia e histórico familiar. Pode ser precipitado por midriáticos tópicos ou, raramente, por mióticos, anticolinérgicos sistêmicos (p. ex., anti-histamínicos e antidepressivos), acomodação (p. ex., leitura) ou iluminação baixa. O outro olho tem anatomia semelhante.
- Compressão (*crowding*) do ângulo como resultado de uma configuração anormal da íris, incluindo ondulação alta da íris periférica ou fechamento do ângulo por síndrome da íris em platô. Ver Seção 9.13, Íris em platô.

Etiologia do fechamento secundário do ângulo
- SAP fechando o ângulo por tração: As causas incluem uveíte, inflamação e TLA. Ver Seção 9.5, Glaucoma crônico de ângulo fechado.

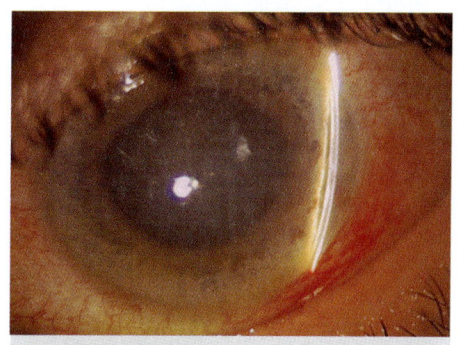

Figura 9.4.1 Glaucoma agudo de ângulo fechado com pupila em dilatação média, câmara anterior rasa e edema corneano.

- Membrana neovascular ou fibrovascular fechando o ângulo por tração: Ver Seção 9.14, Glaucoma neovascular.
- Membrana obstruindo o ângulo: As causas incluem membrana endotelial na síndrome iridocorneana endotelial (ICE), distrofia corneana polimorfa posterior (DCPP) e membrana epitelial na epitelização da câmara anterior (*epithelial downgrowth*), o qual costuma ocorrer após trauma penetrante e não penetrante. Ver Seção 9.15, Síndrome iridocorneana endotelial.
- Ângulo estreito induzido pelo cristalino: Contato íris-MT como resultado de um cristalino grande (facomórfico), cristalino pequeno com prolapso anterior (p. ex., microesferofacia), olho pequeno (nanoftalmo) ou fraqueza/perda zonular (p. ex., traumática, pseudoexfoliação avançada, síndrome de Marfan).
- Bloqueio pupilar afácico ou pseudofácico: Configuração de íris *bombé* secundária à oclusão da pupila pelo vítreo anterior ou aderências fibrosas. Também pode ocorrer com lentes intraoculares de câmara anterior.
- Fechamento do ângulo induzido por topiramato e sulfonamida: Em geral, ocorre após aumento na dosagem ou dentro das primeiras 2 semanas do início do medicamento. O fechamento do ângulo costuma ser bilateral devido à efusão supraciliar e ao edema do corpo ciliar com subsequente rotação anterior do diafragma iridocristaliniano. A miopia é induzida secundariamente ao deslocamento anterior do cristalino e do corpo ciliar junto com o edema do cristalino.
- Edema de coroide: Após cirurgia retiniana extensa com *laser*, introflexão (*buckle*) escleral apertada, oclusão de veia retiniana e outros.
- Tumor de segmento posterior: Melanoma maligno, retinoblastoma, tumores de corpo ciliar e outros. Ver Seção 11.36, Nevo coroidal e melanoma maligno da coroide.
- Descolamento de coroide hemorrágico: Ver Seção 11.27, Efusão/descolamento coroidal.
- Síndrome do desvio do aquoso. Ver Seção 9.17, Síndrome do desvio do aquoso/glaucoma maligno.
- Anormalidades do desenvolvimento: Síndrome de Axenfeld-Rieger, anomalia de Peters, persistência da vasculatura fetal e outras. Ver Seção 8.12, Anomalias/disgenesia desenvolvimentais do segmento anterior e do cristalino.

Diagnóstico diferencial de elevação aguda da PIO com ângulo aberto

- Glaucoma de ângulo aberto inflamatório: Ver Seção 9.7, Glaucoma de ângulo aberto inflamatório.
- Glaucoma traumático (hemolítico): Presença de hemácias na câmara anterior. Ver Seção 3.6, Hifema e micro-hifema.
- Glaucoma pigmentar: Alterações características no ângulo (p. ex., MT bastante pigmentada, linha de Sampaolesi); deposição vertical de pigmento sobre o endotélio (fuso de Krukenberg); células pigmentares flutuando na câmara anterior; defeitos de transiluminação (DTIs) radiais na íris; linha de pigmento na cápsula posterior do cristalino ou face hialoide anterior. Ver Seção 9.10, Síndrome de dispersão pigmentar/glaucoma pigmentar.
- Glaucoma pseudoexfoliativo: Flocos de material proteináceo de cor cinza-esbranquiçada depositados nas estruturas do segmento anterior e MT (muitas vezes, com pigmento irregular mais proeminente inferiormente). Classicamente ocorre em pacientes de origem europeia. Costuma haver DTIs na íris ao longo da margem pupilar. Ver Seção 9.11, Síndrome de pseudoexfoliação/glaucoma exfoliativo.
- Glaucoma relacionado ao cristalino: Vazamento de material do cristalino através de uma cápsula intacta, geralmente em casos de catarata madura (facolítico); material do cristalino na câmara anterior por meio de uma violação da cápsula anterior do cristalino após trauma ou retenção depois de cirurgia intraocular (partículas de cristalino); ou uma uveíte granulomatosa crônica em resposta ao material vazado do cristalino (facoantigênico, anteriormente denominado facoanafilaxia). Ver Seção 9.12.2, Glaucoma por partículas de cristalino.
- Crise glaucomatociclítica (síndrome de Posner-Schlossman): Apresenta picos recorrentes da PIO em um olho, poucas células e *flare*, com ou sem precipitados ceráticos (PC) finos. Ver Seção 9.8, Crise glaucomatociclítica/síndrome de Posner-Schlossman.
- Inflamação ou hemorragia retrobulbar. Ver Seção 3.10, Hemorragia retrobulbar traumática.
- Fístula carotídeo-cavernosa: Ver Seção 7.7, Doenças variadas da órbita.

Avaliação

1. História: Avaliar os fatores de risco, incluindo hipermetropia ou histórico familiar; eventos

precipitantes, como permanência em ambiente com pouca iluminação e uso de colírios midriáticos. Verificar se há problema de retina, ocorrência de cirurgia ou tratamento com *laser* recentes e uso de medicamentos (p. ex., adrenérgicos ou anticolinérgicos tópicos e topiramato ou sulfa orais).

2. Realizar exame sob lâmpada de fenda: Procurar PC, sinequias posteriores, neovascularização (NV) ou atrofia da íris, pupila com dilatação média e pouco reativa, cristalino edemaciado, partículas iridescentes ou células e *flare* na câmara anterior e câmara anterior rasa. *Glaukomflecken* (opacidades subcapsulares anteriores) e atrofia do estroma da íris indicam eventos prévios. Deve-se sempre examinar com cuidado e comparar com o outro olho.
3. Medir a PIO.
4. Realizar a gonioscopia do ângulo da câmara anterior de ambos os olhos. O edema corneano pode ser eliminado pelo uso tópico de agentes hiperosmolares (p. ex., glicerina). A gonioscopia do olho envolvido após a redução da PIO é fundamental na avaliação da persistência e extensão do fechamento do ângulo; também é necessária para avaliar a presença de NV.
5. Realizar exame cuidadoso do fundo de olho à procura de sinais de oclusão da veia central da retina, hemorragia, escavação do nervo óptico ou pulsações arteriais espontâneas, o que pode indicar uma exacerbação da elevação da PIO. Se a escavação for pronunciada ou se houver pulsações arteriais espontâneas, o tratamento é mais urgente. Dependendo da etiologia do fechamento do ângulo, a dilatação pode ser postergada na apresentação.
6. Quando existir suspeita de glaucoma secundário de ângulo fechado, pode ser útil US em modo-B ou biomicroscopia ultrassônica (UBM, do inglês *ultrasound biomicroscopy*).

Tratamento

Depende da etiologia do fechamento do ângulo, da gravidade e da duração da crise. Nessa condição, um dano permanente e grave pode ocorrer dentro de algumas horas. Se a acuidade visual for movimentos de mão ou melhor, a redução da PIO costuma ser urgente, e o tratamento deve incluir todos os medicamentos tópicos para glaucoma, IACs sistêmicos (preferivelmente intravenosos) e, em alguns casos, agentes osmóticos intravenosos (p. ex., manitol), desde que não haja contraindicação. A paracentese com uma agulha 30G em uma seringa de tuberculina aberta dirigida à posição de 6 horas do relógio reduzirá a pressão imediatamente. Ver Seção 9.14, Glaucoma neovascular, Seção 9.16, Glaucoma pós-operatório, e Seção 9.17, Síndrome do desvio do aquoso/glaucoma maligno.

1. A gonioscopia com compressão é essencial para determinar se o bloqueio trabecular é reversível, podendo interromper uma crise aguda.
2. A terapia tópica com betabloqueador ([p. ex., timolol a 0,5%], com cautela em casos de asma, DPOC ou bradicardia), agonista alfa-2 (p. ex., brimonidina a 0,1%), agonista colinérgico/miótico (pilocarpina a 1%), análogo de prostaglandina (p. ex., latanoprosta a 0,005%) e IAC (p. ex., dorzolamida a 2%) deve ser iniciada imediatamente. Em casos urgentes, três séries de doses desses fármacos devem ser administradas com intervalo de 15 minutos entre as séries.
3. Esteroide tópico (p. ex., acetato de prednisolona a 1%) pode ser útil na redução do edema corneano.
4. IAC sistêmico (p. ex., acetazolamida, 250-500 mg, IV, ou dois comprimidos de 250 mg, VO, em dose única, se não for capaz de administrar por via IV) se a diminuição da PIO for urgente ou se a PIO for refratária à terapia tópica. Não usar em casos de fechamento de ângulo induzido por sulfonamida ou na anemia falciforme.
   - Verificar novamente a PIO em 1 hora. Se a redução da PIO for urgente ou refratária às terapias listadas anteriormente, deve-se repetir os medicamentos tópicos e administrar um agente osmótico (p. ex., manitol, 1-2 g/kg, IV, em 45 minutos [observação: uma bolsa de 500 mL de manitol a 20% tem 100 g de manitol]). Isso está contraindicado em casos de insuficiência cardíaca congestiva, doença renal e sangramento intracraniano.

> **NOTA:** Antes de iniciar a terapia com agentes osmóticos ou IACs sistêmicos, considerar a avaliação da função renal.

5. Quando o glaucoma agudo de ângulo fechado for o resultado de:
   a. Bloqueio pupilar fácico ou compressão (*crowding*) de ângulo: Historicamente, a pilocarpina a 1 ou 2%, a cada 15 minutos, por 2 doses, era recomendada, mas ela tem

sido abandonada por alguns médicos devido a efeitos adversos como cefaleia, espasmo acomodativo, risco aumentado para uveíte e descolamento de retina e possibilidade de fechamento do ângulo induzido por miose.

b. Bloqueio pupilar afácico ou pseudofácico ou fechamento secundário do ângulo: *Não usar pilocarpina*. Considerar um midriático e um agente cicloplégico (p. ex., ciclopentolato a 1 ou 2% e fenilefrina a 2,5%, a cada 15 minutos, por 4 doses) quando *laser* ou cirurgia não puderem ser realizados em razão de edema corneano, inflamação ou ambos.

c. Fechamento secundário de ângulo induzido por topiramato ou sulfonamida: Não utilizar IACs em fechamento de ângulo induzido por topiramato ou sulfonamida. Interromper imediatamente o medicamento causador. Considerar cicloplegia para induzir rotação posterior do corpo ciliar (p. ex., atropina a 1%, 2-3 x/dia). Considerar a hospitalização e o tratamento com agentes hiperosmóticos intravenosos e esteroides intravenosos (p. ex., metilprednisolona, 250 mg, IV, a cada 6 horas) para casos de PIO marcadamente elevada que não responde a outros tratamentos. Os casos que envolvem grandes efusões ciliocoroidais ou coroidais podem se beneficiar com os corticosteroides intravenosos, pois a inflamação pode ter um papel importante em sua formação. *A iridotomia periférica (IP) ou a iridectomia e os mióticos não são indicados*.

6. No glaucoma facomórfico, o cristalino deve ser removido assim que o olho estiver calmo, e a PIO, controlada, se possível. Ver Seção 9.12.4, Glaucoma facomórfico.

7. Manejar problemas sistêmicos, como dor e vômitos.

8. Para bloqueio pupilar (todas as formas) ou compressão primária do ângulo: Se a PIO diminuir significativamente, o tratamento definitivo com IP com *yttrium-aluminum-garnet* (YAG) *laser*, ou iridectomia cirúrgica, deve ser realizado quando a córnea estiver clara e a câmara anterior estiver calma, o que é comum em 1 a 5 dias após a crise.

NOTA: Se o olho afetado estiver muito inflamado para IP com *laser*, deve-se realizar IP com *laser* primeiramente no olho contralateral. Um olho contralateral não tratado tem chance de 40 a 80% de fechamento agudo do ângulo em 5 a 10 anos. Crises repetidas de fechamento do ângulo com IP patente podem indicar síndrome da íris em platô. Ver Seção 9.13, Íris em platô.

9. Os pacientes devem ser liberados com uma dose de manutenção dos colírios e medicamentos orais para redução da PIO (descritos anteriormente), além de esteroides tópicos, se houver inflamação. O monitoramento cuidadoso com mensuração da PIO diariamente é necessário imediatamente após uma crise de fechamento do ângulo. Após a PIO ter sido reduzida de maneira razoável, a frequência do seguimento é orientada pela resposta clínica geral e pela estabilidade. Algumas vezes, há necessidade do uso de esteroides tópicos em adição aos medicamentos redutores da PIO por 4 a 7 dias para aumentar a chance de sucesso da iridotomia.

NOTA: Se a PIO não diminuir após dois cursos de tratamento clínico máximo, uma IP com YAG *laser* deve ser considerada se houver visualização adequada da íris. Se a PIO ainda não tiver reduzido após mais do que uma tentativa de IP com *laser*, então há necessidade de IP cirúrgica ou cirurgia de catarata, dependendo da etiologia. Uma cirurgia filtrante também deve ser considerada com base na gravidade do glaucoma e no controle previsto da PIO após o tratamento definitivo. Se a PIO permanecer elevada e o ângulo continuar fechado apesar de uma iridectomia patente, está indicado o tratamento cirúrgico do fechamento crônico do ângulo.

10. Para fechamento secundário do ângulo: Tratar o problema subjacente. Considerar a gonioplastia com *laser* de argônio para abrir o ângulo, particularmente na síndrome da íris em platô e no nanoftalmo. A goniossinequiálise pode ser realizada para fechamento crônico do ângulo com menos de 6 meses de duração. Os esteroides sistêmicos podem ser necessários para tratar descolamento coroidal seroso secundário à inflamação.

Seguimento

Após o tratamento definitivo, os pacientes devem ser reavaliados em algumas semanas ou meses inicialmente, e, após, com menos frequência. Campos visuais e imagens do disco são obtidos com propósito de comparação posterior.

NOTA
1. O estado cardiovascular e o equilíbrio eletrolítico devem ser considerados quando se contempla o uso de agentes osmóticos, IACs e betabloqueadores.
2. A aparência da córnea pode piorar quando a PIO diminui.
3. A piora da visão ou pulsações arteriais espontâneas são sinais de maior urgência para a redução da pressão.
4. Uma vez que um terço ou metade dos parentes de primeiro grau podem ter ângulos fechados, os pacientes devem ser aconselhados a alertá-los sobre a importância do rastreamento dessa condição.

5. O glaucoma de ângulo fechado pode ser observado sem PIO aumentada. Deve-se suspeitar desse diagnóstico em pacientes que tenham episódios de dor e acuidade reduzida com as seguintes características:

- Córnea edematosa e espessada.
- Pressão normal ou marcadamente assimétrica nos dois olhos.
- Câmara anterior rasa nos dois olhos.
- Ângulo da câmara anterior fechado no outro olho.

9.5 Glaucoma crônico de ângulo fechado

Sintomas
Em geral, é assintomático, embora os pacientes com doença avançada possam apresentar-se com visão diminuída ou perda de campo visual. Pode ocorrer dor ocular, cefaleia e visão borrada de forma intermitente.

Sinais
(Ver Figura 9.5.1.)

Críticos. A gonioscopia revela faixas amplas de SAP no ângulo. Essas SAPs impedem a visualização das estruturas subjacentes. Nervo óptico glaucomatoso e defeitos de campo visual.

Outros. PIO elevada.

Etiologia
Estreitamento gradual do ângulo com fechamento aposicional prolongado.

Glaucoma agudo de ângulo fechado prolongado ou episódios múltiplos de ataques subclínicos de fechamento agudo do ângulo.

Câmara anterior plana prévia causada por cirurgia, trauma ou hipotonia, com resultante desenvolvimento de SAP.

NOTA: Enquanto o fechamento agudo do ângulo é menos comum em afrodescendentes, o fechamento crônico do ângulo é mais comum nesses pacientes.

Avaliação
1. História: Verificar a presença de sintomas ou episódios prévios de fechamento agudo do ângulo, histórico de retinopatia diabética proliferativa, oclusão vascular da retina ou síndrome isquêmica ocular, bem como histórico prévio de trauma, hipotonia, uveíte ou cirurgia intraocular.
2. Obter avaliação basal completa para glaucoma. Ver Seção 9.1, Glaucoma primário de ângulo aberto.

Tratamento
Ver Seção 9.1, Glaucoma primário de ângulo aberto.

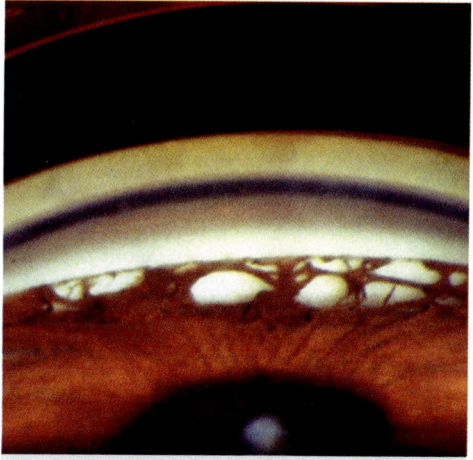

Figura 9.5.1 Glaucoma crônico de ângulo fechado com sinequias anteriores periféricas.

1. A TL é contraindicada em GCAF e pode causar maior fibrose do ângulo.
2. A iridotomia periférica a *laser* está indicada para aliviar qualquer componente de bloqueio pupilar e prevenir o desenvolvimento continuado de SAP se o fechamento já não for de 360 graus. Deve-se ter atenção para picos na PIO após o *laser* nesses pacientes, cuja função da MT pode ser limitada.
3. A iridoplastia a *laser* pode ser realizada (e repetida) para diminuir a formação de novas SAPs. Ela pode não ser totalmente efetiva e pode servir apenas como medida temporária. Se a iridoplastia falhar e a terapia clínica estiver maximizada, o paciente pode necessitar de uma cirurgia adicional. A ECF pode ser tentada em casos de glaucoma inicial, mas a trabeculectomia ou o *shunt* com tubo costumam ser indicados em casos mais avançados. A MIGS está geralmente contraindicada devido ao ângulo fechado.

Seguimento
Ver Seção 9.1, Glaucoma primário de ângulo aberto.

9.6 Glaucoma de recessão angular

Sintomas
Geralmente assintomático. Os estágios tardios apresentam perda de acuidade ou de campo visual. Um histórico de hifema ou trauma no olho glaucomatoso é comum. O glaucoma devido à recessão angular (não pelo trauma incitante) costuma demorar muitos anos para se desenvolver. Geralmente unilateral.

Sinais
(Ver Figura 9.6.1.)

Críticos. Glaucoma (ver Seção 9.1, Glaucoma primário de ângulo aberto) em um olho com achados gonioscópicos característicos: inserção irregular da íris, área de laceração ou ausência de processos irianos e íris com recessão posterior, revelando banda ciliar alargada (pode ser focal ou estender-se por 360 graus). A comparação com o olho contralateral pode ajudar na identificação de áreas de recesso.

Outros. O esporão escleral pode, de modo anormal, aparecer branco à gonioscopia devido à recessão angular; outros sinais de trauma prévio podem estar presentes (p. ex., catarata e lacerações no esfíncter da íris).

Diagnóstico diferencial
Ver Seção 9.1, Glaucoma primário de ângulo aberto.

Avaliação
1. História: Verificar se o paciente sofreu traumas, se faz uso de esteroides ou se houve cirurgia ocular prévia. Avaliar se há histórico familiar de glaucoma.
2. Obter avaliação basal completa para glaucoma. Ver Seção 9.1, Glaucoma primário de ângulo aberto.

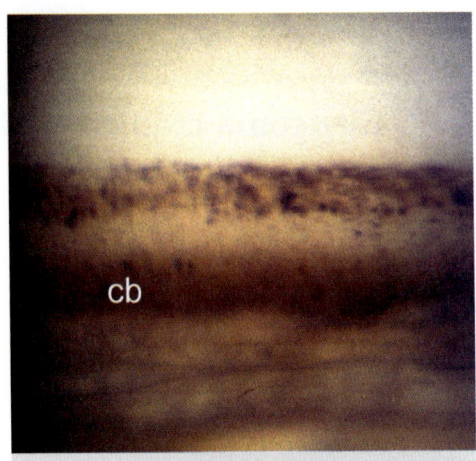

Figura 9.6.1 Glaucoma de recessão angular com amplitude aumentada da banda do corpo ciliar.

Tratamento
Ver Seção 9.1, Glaucoma primário de ângulo aberto. Porém, os mióticos (p. ex., pilocarpina) podem não ser efetivos ou mesmo causar aumento da PIO como resultado de redução do fluxo de escoamento uveoescleral. É raro a TLA e a TSL serem efetivas nessa condição. Pode haver necessidade de tratamento cirúrgico se a PIO não for controlada pelos fármacos.

Seguimento
Ambos os olhos devem ser monitorados com atenção devido à alta incidência de glaucoma de ângulo aberto tardio no olho contralateral. Os pacientes com recessão angular e sem glaucoma devem ser examinados anualmente. Aqueles com glaucoma devem ser examinados conforme detalhado na Seção 9.1, Glaucoma primário de ângulo aberto.

9.7 Glaucoma de ângulo aberto inflamatório

Sintomas
Dor, fotofobia e visão diminuída; os sintomas podem ser mínimos.

Sinais
Críticos. PIO elevada com quantidade significativa de inflamação na câmara anterior; ângulo aberto à gonioscopia; leucócitos, macrófagos e proteínas causando bloqueio do fluxo de saída e trabeculite, resultando em PIO elevada. As alterações glaucomatosas características no nervo óptico ocorrem tardiamente no curso da doença.

Outros. Pupila miótica, PC, injeção conjuntival, rubor ciliar, sinequias posteriores e aumento de pigmentação da MT, em especial inferiormente. O glaucoma por fechamento do ângulo pode ocorrer por formação progressiva de SAP.

Capítulo 9 GLAUCOMA

NOTA: O aumento agudo da PIO de qualquer etiologia deve ser diferenciado do aumento crônico pela presença de edema corneano, dor e sintomas visuais.

Diagnóstico diferencial

- Glaucoma em resposta aos esteroides: Ângulo aberto. O paciente faz uso de medicamentos esteroides (inclusive para uveíte). Pode ser difícil de diferenciar do glaucoma de ângulo aberto inflamatório. Se houver inflamação significativa, a elevação da pressão deve ser considerada como de natureza inflamatória, e o objetivo deve ser acalmar o olho com esteroides. Ver Seção 9.9, Glaucoma secundário aos esteroides.
- Glaucoma pigmentar: Ângulo aberto. Aumento agudo da PIO, geralmente após exercícios ou dilatação pupilar; presença de células pigmentares na câmara anterior; pigmentação trabecular 3+ a 4+; geralmente, endopigmento na forma de um fuso de Krukenberg. São comuns DTIs radiais na íris. Ver Seção 9.10, Síndrome de dispersão pigmentar/glaucoma pigmentar.
- Glaucoma neovascular: Vasos sanguíneos mal direcionados, não radiais, ao longo da margem pupilar, da MT ou de ambas. Ver Seção 9.14, Glaucoma neovascular.
- Síndrome de pseudoexfoliação: Ângulo aberto. Material flocoso de cor cinza-esbranquiçada nas estruturas do segmento anterior. Classicamente em pacientes de origem europeia, mas nem sempre. Algumas vezes, o material exfoliativo sobre a córnea pode ser confundido com PC. Os depósitos são mais angulares e menos redondos que os PC inflamatórios. Ver Seção 9.11, Síndrome de pseudoexfoliação/glaucoma exfoliativo.
- Iridociclite heterocrômica de Fuchs: Unilateral, mais comum em mulheres de meia-idade. Inflamação de baixo grau com perda de epitélio pigmentado da íris, causando heterocromia (o olho afetado geralmente é mais claro). Há finos vasos radiais no ângulo, e eles podem sangrar (sinal de Amsler). Não se trata de neovascularização. Sem SAP. Ver Seção 12.1, Uveíte anterior (irite/iridociclite).
- Crise glaucomatociclítica (síndrome de Posner-Schlossman): Presença de ângulo aberto e ausência de sinequias à gonioscopia. Elevação dramática da PIO com inflamação mínima. É unilateral, com ataques recorrentes. Ver Seção 9.8, Crise glaucomatociclítica/síndrome de Posner-Schlossman.

Etiologia

- Uveíte: Uveíte anterior, intermediária, posterior ou pan-uveíte.
- Ceratouveíte: As infecções herpéticas estão classicamente associadas com PIO elevada em casos de inflamação inicial/aguda, enquanto outras etiologias podem causar PIO baixa por oclusão de corpos ciliares e hipossecreção.
- Após trauma ou cirurgia intraocular.

Avaliação

1. História: Verificar a ocorrência de ataques prévios, doença sistêmica (p. ex., artrite idiopática juvenil, espondilite anquilosante, sarcoidose, síndrome da imunodeficiência adquirida [Aids, do inglês *acquired immunodeficiency syndrome*], distribuição de varicela-zóster em V1, toxoplasmose) e presença de doença corneana prévia, especialmente ceratite herpética.
2. Realizar exame sob lâmpada de fenda: Avaliar o grau de injeção conjuntival e células e *flare* no aquoso. Verificar se há presença de sinequias posteriores.
3. Obter avaliação basal completa para glaucoma. Ver Seção 9.1, Glaucoma primário de ângulo aberto.

Tratamento

1. Esteroides tópicos (p. ex., acetato de prednisolona a 1%) a cada 1 a 6 horas, dependendo da gravidade da inflamação na câmara anterior.

NOTA: Os esteroides tópicos não são utilizados, ou o são com extrema cautela, em pacientes com processo infeccioso.

2. Midriático/cicloplégico (p. ex., ciclopentolato a 1%, 3 x/dia).
3. Um ou mais dos seguintes agentes redutores da pressão podem ser utilizados em conjunto com outros tratamentos, dependendo da PIO e do estado do nervo óptico:
    - Betabloqueador tópico (p. ex., timolol a 0,5%, 2 x/dia), se não houver contraindicação (p. ex., asma, DPOC, bradicardia).
    - Agonistas alfa-2 tópicos (p. ex., brimonidina a 0,1 ou 0,2%, 2-3 x/dia).
    - IAC de forma tópica (p. ex., dorzolamida a 2%, 3 x/dia) ou IAC oral (p. ex., metazolamida, 25-50 mg, VO, 2-3 x/dia, ou acetazolamida de liberação prolongada, 500 mg, VO, 2 x/dia) se for tolerado pela função renal.

- Agente hiperosmótico quando a PIO estiver agudamente elevada (p. ex., manitol a 20%, 1-2 g/kg, IV, em 45 minutos), se a função cardiopulmonar permitir.
- Paracentese da câmara anterior se a redução da PIO for urgente ou se a PIO for refratária à terapia tópica (ver Apêndice 13, Paracentese da câmara anterior).

4. Manejar o problema subjacente.
5. Se a PIO permanecer perigosamente elevada apesar de terapia clínica máxima, pode estar indicada a cirurgia de filtração para glaucoma. A trabeculectomia cirúrgica tem altas taxas de falha em casos de glaucoma inflamatório. O *shunt* com tubo costuma ser a alternativa preferida.
6. Se houver suspeita de vírus herpes simples (VHS), iniciar a cobertura antiviral (p. ex., aciclovir, 400 mg, VO, 5 x/dia, ou valaciclovir, 500 mg, VO, 3 x/dia, por 7 a 14 dias).

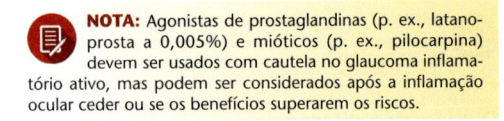

NOTA: Agonistas de prostaglandinas (p. ex., latanoprosta a 0,005%) e mióticos (p. ex., pilocarpina) devem ser usados com cautela no glaucoma inflamatório ativo, mas podem ser considerados após a inflamação ocular ceder ou se os benefícios superarem os riscos.

Seguimento

1. Inicialmente, os pacientes são examinados a cada 1 a 7 dias. PIO mais elevada e escavação glaucomatosa mais avançada exigem seguimento mais frequente.
2. Os medicamentos antiglaucoma devem ser reduzidos gradualmente quando a PIO retornar ao normal.
3. O glaucoma induzido por esteroides deve sempre ser considerado se a PIO permanecer alta após a inflamação ceder (ver Seção 9.9, Glaucoma secundário aos esteroides). A elevação da PIO na presença de uveíte significativa sugere a necessidade de mais – e não menos – esteroides e de terapia adicional ou alternativa para redução da pressão.

9.8 Crise glaucomatociclítica/síndrome de Posner-Schlossman

Sintomas
Dor leve, visão diminuída e arco-íris ao redor das luzes. Condição rara. Em geral, com histórico de episódios prévios. Costuma ser unilateral em pacientes jovens e de meia-idade.

Sinais
Críticos. PIO marcadamente elevada (com frequência, de 40-60 mmHg), ângulo aberto sem sinequias à gonioscopia, injeção conjuntival mínima (olho calmo) e reação da câmara anterior muito leve (poucas células e *flare* no aquoso).

Outros. Edema epitelial corneano, rubor ciliar, constrição pupilar, hipocromia da íris e poucos PCs finos sobre o endotélio corneano ou MT.

Diagnóstico diferencial
- Glaucoma de ângulo aberto inflamatório: Há quantidade significativa de células e *flare* no aquoso. As sinequias podem estar presentes. Ver Seção 9.7, Glaucoma de ângulo aberto inflamatório.
- Glaucoma pigmentar: Elevação aguda da PIO, geralmente após exercício ou dilatação pupilar, com células pigmentares na câmara anterior. Ver Seção 9.10, Síndrome de dispersão pigmentar/glaucoma pigmentar.
- Glaucoma neovascular: Presença de vasos sanguíneos anormais ao longo da margem pupilar, da MT ou em ambas. Ver Seção 9.14, Glaucoma neovascular.
- Iridociclite heterocrômica de Fuchs: Apresenta assimetria da cor da íris e irite leve geralmente presente no olho com a íris de cor mais clara. O aumento na PIO raramente é tão agudo. Ver Seção 12.1, Uveíte anterior (irite/iridociclite).
- Outros: Por exemplo, ceratouveíte por herpes simples ou varicela-zóster, toxoplasmose e outros.

Etiologia
Mecanismo desconhecido, mas possível associação com etiologia viral (p. ex., citomegalovírus [CMV]).

Avaliação
1. História: Verificar a ocorrência de ataques prévios, doença corneana ou sistêmica, sensibilidade à luz e dor. Avaliar se houve a prática recente de exercícios.
2. Exame sob lâmpada de fenda: Avaliar o grau de injeção conjuntival e células e *flare* no aquoso. Fazer exame retiniano cuidadoso à procura de vasculite e exsudatos (*snowbanking*).

3. Gonioscopia: Verificar se há ângulo aberto e presença de sinequias, membrana neovascular ou PC.
4. Obter avaliação basal completa para glaucoma. Ver Seção 9.1, Glaucoma primário de ângulo aberto.

Tratamento

Tende a responder muito bem a esteroides tópicos e a supressores do aquoso.

1. Uso de betabloqueador tópico (p. ex., timolol a 0,5%, 1-2 x/dia), agonista alfa-2 tópico (p. ex., brimonidina a 0,1 ou 0,2%, 2-3 x/dia) e IAC tópico (p. ex., dorzolamida a 2%, 2-3 x/dia).
2. Um curso breve (1 semana) de esteroides tópicos (p. ex., acetato de prednisolona a 1%, 4 x/dia) pode diminuir a inflamação, mas seu uso prolongado pode causar elevação na PIO. A indometacina oral (p. ex., 75-150 mg, VO, 1 x/dia) ou anti-inflamatórios não esteroides (AINEs) tópicos (p. ex., cetorolaco, 4 x/dia) também podem ser efetivos.
3. Considerar IAC sistêmico (p. ex., acetazolamida de liberação prolongada, 500 mg, VO, 2 x/dia) se a PIO estiver significativamente elevada ou não responder à terapia tópica (raro).
4. Pode-se considerar o uso de agentes hiperosmóticos (p. ex., manitol a 20%, 1-2 g/kg, IV, em 45 minutos) ou a paracentese da câmara anterior quando a PIO é considerada perigosamente elevada para o nervo óptico envolvido (ver Apêndice 13, Paracentese da câmara anterior).
5. Considerar agente cicloplégico (p. ex., ciclopentolato a 1%, 3 x/dia) se o paciente estiver sintomático.

Seguimento

1. Inicialmente, os pacientes devem ser examinados a cada poucos dias e, então, semanalmente, até a resolução do episódio. Os ataques costumam melhorar dentro de poucas horas ou semanas.
2. A terapia clínica ou cirúrgica pode ser necessária, dependendo da PIO basal entre os ataques.
3. Se a PIO diminuir para níveis não associados com dano ao disco, nenhum tratamento será necessário.
4. Os esteroides devem ser reduzidos rapidamente se forem utilizados por 1 semana ou menos, e, lentamente, se forem utilizados por mais tempo.
5. Ambos os olhos têm risco de desenvolver glaucoma crônico de ângulo aberto. Os pacientes devem ser acompanhados como se o diagnóstico fosse GPAA. Ver Seção 9.1, Glaucoma primário de ângulo aberto.

9.9 Glaucoma secundário aos esteroides

Sinais

Críticos. PIO elevada com o uso de corticosteroides. Normalmente, desenvolve-se 2 a 4 semanas após o início dos esteroides oculares (p. ex., tópicos, intravítreos), embora, raras vezes, possa ocorrer elevação aguda da PIO dentro de horas, em associação com o uso sistêmico de esteroides ou hormônio adrenocorticotrófico (ACTH, do inglês *adrenocorticotropic hormone*).

Outros. Pode haver desenvolvimento de GPAA. Ver Seção 9.1, Glaucoma primário de ângulo aberto.

> **NOTA:** Pacientes com GPAA ou predisposição para desenvolvimento de glaucoma (p. ex., história familiar, trauma ocular, diabetes, ascendência africana, miopia elevada) têm mais chance de experimentar resposta aos esteroides e glaucoma subsequente.

Diagnóstico diferencial

- GPAA. Ver Seção 9.1, Glaucoma primário de ângulo aberto.
- Glaucoma exfoliativo. Ver Seção 9.11, Síndrome de pseudoexfoliação/glaucoma exfoliativo.
- Glaucoma de ângulo aberto inflamatório: Como os esteroides são utilizados para tratar inflamação ocular, pode ser difícil determinar a causa da PIO elevada. Ver Seção 9.7, Glaucoma de ângulo aberto inflamatório.

Etiologia

Mais comumente visto com a terapia oftálmica esteroide tópica, periocular ou intravítrea. Porém, pode ocorrer PIO elevada em todas as formas de administração (p. ex., oral, intravenosa, inalatória, nasal, injetável ou dermatológica), especialmente com o uso prolongado. Os esteroides tópicos mais potentes (p. ex., dexametasona, difluprednato) causam, com mais frequência, elevações significativas na PIO em comparação com os menos potentes (p. ex., fluorometolona, loteprednol). É típico que a PIO diminua para os níveis pré-tratamento após a suspensão dos esteroides. A taxa de diminuição se relaciona com a duração do uso e com a gravidade da elevação da pressão. O aumento da PIO deve-se à redução da facilidade do fluxo de saída pela MT pigmentada, e, quando ela é severa, a PIO pode permanecer elevada por meses após a interrupção dos esteroides. A elevação da PIO também pode ser causada por um aumento da inflamação em associação com a redução no uso de esteroides.

Avaliação

1. História: Verificar a duração do uso de esteroides. Perguntar ao paciente sobre o uso de medicamentos em *spray* nasal ou tópicos dermatológicos. Avaliar se há cirurgia intraocular prévia (possível injeção periocular), bem como uso prévio de esteroides ou problema ocular causado também por seu uso. Verificar ocorrência de glaucoma ou histórico familiar de glaucoma, ceratouveíte herpética, e se sofre de diabetes ou miopia. Aferir se o paciente já sofreu trauma ocular.
2. Realizar exame oftalmológico completo: Pesquisar inflamação ativa ou prévia e avaliar a íris e o ângulo (por gonioscopia) para determinar a presença de NV, pigmento sugestivo de síndrome da dispersão pigmentar ou pseudoexfoliação, sangue no canal de Schlemm, SAP etc. Inspecionar o nervo óptico.
3. Obter avaliação basal completa para glaucoma. Ver Seção 9.1, Glaucoma primário de ângulo aberto.

Tratamento

Qualquer uma das seguintes recomendações ou todas elas podem ser necessárias para reduzir a PIO.
1. Determinar se o uso de esteroides (em qualquer forma) é realmente necessário. Se não for, interrompê-lo ou diminui-lo.
2. Reduzir a concentração ou a dosagem dos esteroides.
3. Mudar para um esteroide com menor propensão para elevação da PIO (p. ex., fluorometolona, loteprednol ou rimexolona).
4. Trocar para um AINE tópico (p. ex., cetorolaco a 0,4 ou 0,5%, diclofenaco a 0,1%).
5. Iniciar a terapia antiglaucoma. Ver Seção 9.7, Glaucoma de ângulo aberto inflamatório, para opções de terapia clínica.
6. Considerar a paracentese da câmara anterior quando determinar-se que a PIO está perigosamente alta para o nervo óptico envolvido (ver Apêndice 13, Paracentese da câmara anterior).
7. A TL (p. ex., a TLS) pode ser efetiva no tratamento de alguns pacientes.
8. No caso de elevação sustentada da PIO após a cessação do esteroide ou em pacientes com risco para progressão do glaucoma, tratar como o GPAA, incluindo as opções cirúrgicas adequadas. Ver Seção 9.1, Glaucoma primário de ângulo aberto.

NOTA: Para o glaucoma inflamatório, se a inflamação for moderada a grave, aumentam-se os esteroides, inicialmente, para reduzir a inflamação enquanto se inicia a terapia antiglaucoma.

Se houver desenvolvimento de PIO perigosamente elevada e clinicamente incontrolável após injeção de esteroide de depósito, pode ser necessário retirar o esteroide. Após injeção intravítrea de esteroides, as opções incluem cirurgia filtrante para glaucoma ou vitrectomia via *pars plana* (VVPP) para remoção do esteroide.

O glaucoma induzido por esteroides após LASIK pode ser de difícil detecção usando-se a tonometria de aplanação em função de leituras falsamente baixas causadas por redução da espessura corneana ou interface de fluido entre o retalho e o leito estromal. A mensuração da PIO perifericamente ao retalho pode ser mais acurada.

Seguimento

Depende da gravidade da elevação da pressão e do dano glaucomatoso. Deve-se acompanhar os pacientes como se tivessem GPAA. Ver Seção 9.1, Glaucoma primário de ângulo aberto.

9.10 Síndrome de dispersão pigmentar/ glaucoma pigmentar

Definição

Dispersão pigmentar se refere à liberação de grânulos de pigmento dentro da câmara anterior. Isso resulta da curvatura posterior da periferia da íris (bloqueio pupilar reverso) com atrito entre o epitélio pigmentar da íris e as fibras zonulares. O pigmento é liberado e pode, por fim, obstruir a MT, causando elevação da PIO e glaucoma secundário de ângulo aberto.

Sintomas

Geralmente assintomático, mas pode haver visão borrada, dor ocular e halos coloridos ao redor de luzes após exercícios ou dilatação pupilar. É mais comum ocorrer em adultos jovens, homens míopes (de 20-45 anos). Em geral, é bilateral, mas assimétrico. Pode haver degeneração *lattice* e risco aumentado de descolamento de retina.

Sinais

(Ver Figuras 9.10.1 e 9.10.2.)

Críticos. DTIs radiais médio-periféricos na íris, correspondendo a contato iridozonular; pigmentação homogênea densa da MT por 360 graus (vista à gonioscopia) na ausência de sinais de trauma ou inflamação.

Outros. Uma faixa de pigmento vertical no endotélio corneano que costuma ser imediatamente inferior ao eixo visual (fuso de Krukenberg); deposição de pigmento na superfície equatorial posterior do cristalino (linha de Zentmayer ou linha de Scheie), na face hialoide anterior, discretamente anterior à linha de Schwalbe (linha de Sampaolesi), e, às vezes, ao longo da íris (o que pode produzir heterocromia da íris). Pigmento na cápsula posterior do cristalino é quase patognomônico. O ângulo geralmente mostra uma faixa ampla no corpo ciliar com pigmentação 3+ a 4+ da MT posterior por 360 graus. O glaucoma pigmentar é caracterizado pela síndrome de dispersão pigmentar somada à neuropatia óptica glaucomatosa. Em geral, podem ocorrer grandes flutuações na PIO, período em que as células pigmentares podem ser observadas flutuando na câmara anterior.

Diagnóstico diferencial

- Glaucoma exfoliativo: DTIs na íris podem estar presentes, mas estão quase na margem pupilar e não são radiais. Um material branco e flocoso pode ser visto na borda pupilar, na cápsula anterior do cristalino e no endotélio corneano. A MT é fortemente pigmentada, mas em padrão "manchado", geralmente com pigmento anteriormente à linha de Schwalbe (também visto na síndrome de dispersão pigmentar [SDP]). Ver Seção 9.11, Síndrome de pseudoexfoliação/glaucoma exfoliativo.
- Glaucoma de ângulo aberto inflamatório: Leucócitos e *flare* na câmara anterior; sem DTIs radiais na íris; frequentemente, com SAP à gonioscopia. Pigmento concentrado inferiormente na MT. Ver Seção 9.7, Glaucoma de ângulo aberto inflamatório.
- Melanoma da íris: Pigmentação das estruturas angulares acompanhada por lesão elevada e pigmentada na íris ou por íris difusamente escurecida. Sem DTIs na íris. Ver Seção 5.13, Melanoma maligno da íris.
- Irradiação: Induz atrofia e despigmentação dos processos ciliares com aumento de deposição de pigmento na MT.
- Liberação pós-operatória de pigmento após implante de lente intraocular (LIO) na câmara posterior.
- Siderose.
- Abrasão (*chafing*) da íris em caso de LIO posicionada no sulco: Podem ser vistos DTIs da íris demarcando os hápticos.
- Despigmentação bilateral aguda da íris: Início agudo de despigmentação bilateral da

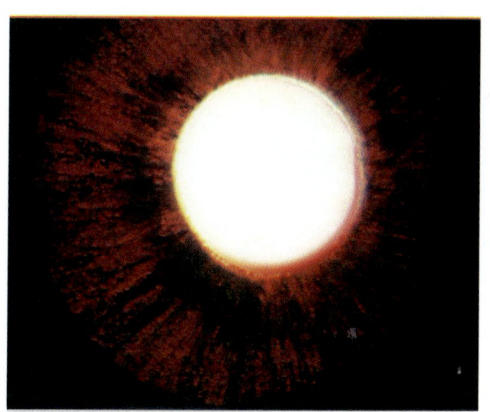

Figura 9.10.1 Síndrome de dispersão pigmentar com defeitos de transiluminação da íris em forma de raio.

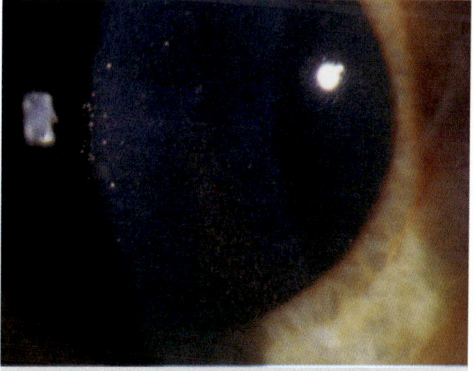

Figura 9.10.2 Síndrome de dispersão pigmentar com uma faixa vertical de pigmento endotelial (fuso de Krukenberg).

íris, dispersão pigmentar na câmara anterior e pigmentação marcada da MT. Geralmente simétrica (diferentemente da síndrome de dispersão pigmentar, que é assimétrica). De modo alternativo, quando acompanhada por pupila midriática que responde pouco à luz com paralisia do esfíncter, considerar a transiluminação bilateral aguda da íris.

Avaliação

1. História: Verificar ocorrência de episódios prévios de visão diminuída ou halos e sintomas associados com exercícios. Avaliar se há trauma, cirurgia ou corpo estranho intraocular prévios.
2. Realizar exame sob lâmpada de fenda, particularmente em busca de DTIs na íris. Defeitos grandes podem ser vistos direcionando-se um pequeno feixe de luz diretamente na pupila para se obter um reflexo vermelho. Procurar por um fuso de Krukenberg no endotélio corneano. Procurar por pigmento no equador posterior do cristalino angulando o feixe de luz nasalmente e com o paciente olhando temporalmente (linha de Zentmayer ou faixa de Scheie; patognomônico para dispersão pigmentar). Examinar o ângulo para a pesquisa de pigmentação densa e uniformemente distribuída na MT. Realizar exame cuidadoso da retina em função da incidência aumentada de degeneração *lattice* e descolamento de retina.
3. Realizar avaliação basal para glaucoma. Ver Seção 9.1, Glaucoma primário de ângulo aberto.

Tratamento

Semelhante ao do GPAA. Depende da PIO, do dano ao nervo óptico e da extensão dos sintomas. Em geral, os pacientes com dispersão pigmentar sem hipertensão ocular, glaucoma ou sintomas devem ser observados com cuidado. Uma abordagem escalonada para controlar a PIO costuma ser adotada quando alterações glaucomatosas leves a moderadas estiverem presentes. Quando um glaucoma avançado é descoberto no primeiro exame, a terapia clínica máxima pode ser instituída inicialmente. Ver Seção 9.1, Glaucoma primário de ângulo aberto.

1. Diminuir o contato iridozonular mecânico. Para isso, dois métodos são propostos:
    - Agentes mióticos: É uma terapia teórica de primeira linha porque minimiza o contato iridozonular. No entanto, uma vez que muitos pacientes são jovens e míopes, a flutuação resultante na miopia pode não ser tolerada. Além disso, aproximadamente 14% dos pacientes têm degeneração retiniana *lattice* e estão, por isso, predispostos a descolamento de retina com o uso de mióticos. Em alguns casos, gel de pilocarpina a 4% ao deitar pode ser tolerado.
    - Iridotomia periférica a *laser*: A IP a *laser* tem sido recomendada para reduzir a dispersão pigmentar pelo fato de diminuir o contato iridozonular, mas ainda é controversa. Ela pode funcionar melhor na doença em estágio inicial e não é aconselhada em estágios mais avançados.
2. Outros medicamentos antiglaucoma. Ver Seção 9.1, Glaucoma primário de ângulo aberto.
3. TLS ou TLA. Devido ao maior risco de picos de PIO após o *laser*, deve-se usar uma energia mais baixa, aconselhando-se o tratamento inicial de apenas 180 graus. Há necessidade de monitoramento cuidadoso após o *laser* para detectar elevações precoces da PIO.
4. Considerar a MIGS, a cirurgia filtrante ou o *shunt* com tubo quando as terapias clínicas e o *laser* falharem. Esses pacientes jovens e míopes estão sob maior risco para maculopatia por hipotonia, e a técnica cirúrgica deve tentar evitar a hiperfiltração inicial.

Seguimento

O mesmo do GPAA. Ver Seção 9.1, Glaucoma primário de ângulo aberto.

9.11 Síndrome de pseudoexfoliação/glaucoma exfoliativo

Definição

Distúrbio sistêmico em que material exfoliativo cinza-esbranquiçado, junto com pigmento liberado da região do esfíncter da íris, bloqueiam a MT e aumentam a PIO. O diagnóstico confere um risco de 25% de glaucoma, o qual pode ser pouco responsivo à terapia. A pseudoexfoliação é a causa mais comum de glaucoma secundário nos pacientes de origem europeia, mas pode ser vista em quase todos os grupos étnicos.

Sintomas

Costuma ser assintomático em seus estágios iniciais. Diferentemente do GPAA, é mais comumente assimétrico/unilateral na apresentação.

Sinais
(Ver Figuras 9.11.1 e 9.11.2.)

Críticos. Material branco e flocoso na margem pupilar; alterações capsulares anteriores no cristalino (zona central de material exfoliativo, frequentemente com bordas enroladas, zona média clara e uma zona periférica opaca); DTIs peripupilares na íris; e neuropatia óptica glaucomatosa. É bilateral, mas, com frequência, assimétrico.

Outros. Deposição irregular de pigmento preto sobre a MT mais marcada inferiormente do que superiormente; depósitos pretos bocelados de pigmento anteriormente à linha de Schwalbe (linha de Sampaolesi) vistos à gonioscopia, sobretudo inferiormente. Um material branco e flocoso pode ser visto no endotélio corneano, que, com frequência, tem densidade celular endotelial menor do que o normal; pode se assemelhar a PC angulares e irregulares. Atrofia da íris. Resposta pupilar ruim à dilatação (com casos mais avançados, é considerada secundária à atrofia do músculo dilatador da íris). A incidência aumenta com a idade. A frouxidão zonular pode causar deslocamento anterior do cristalino, estreitamento do ângulo e fechamento secundário do ângulo.

Diagnóstico diferencial

- Glaucoma inflamatório: Depósitos endoteliais corneanos podem estar presentes tanto no glaucoma exfoliativo quanto no uveítico. A PIO costuma ser altamente volátil em ambos. As SAPs irregulares em tenda de alguns glaucomas inflamatórios não são encontradas na síndrome de pseudoexfoliação, mas o fechamento do ângulo devido à instabilidade zonular pode ocorrer. A fotofobia é comum com uveíte. Ver Seção 9.7, Glaucoma de ângulo aberto inflamatório.
- Glaucoma pigmentar: DTIs na periferia média da íris. Pigmento sobre o endotélio corneano e a superfície equatorial posterior do cristalino. Ângulo da câmara anterior profundo. Miopia. Ver Seção 9.10, Síndrome de dispersão pigmentar/glaucoma pigmentar.
- Delaminação capsular (exfoliação verdadeira): Trauma, exposição a calor intenso (p. ex., soprador de vidro) ou uveíte grave podem acarretar a descamação de uma fina membrana da cápsula anterior do cristalino. O glaucoma é incomum.
- Amiloidose primária: Um material amiloide pode se depositar ao longo da margem pupilar ou da cápsula anterior do cristalino. Pode ocorrer glaucoma.
- Síndrome uveíte-glaucoma-hifema (UGH): Cirurgia prévia. Ver Seção 9.16.3, Síndrome uveíte-glaucoma-hifema.

Avaliação

1. História: Histórico familiar.
2. Realizar exame sob lâmpada de fenda. Procurar material flocoso branco ao longo da margem pupilar, DTIs peripapilares; geralmente, é necessário dilatar a pupila para ver as alterações na cápsula anterior do cristalino.
3. Realizar avaliação basal para glaucoma. Ver Seção 9.1, Glaucoma primário de ângulo aberto.

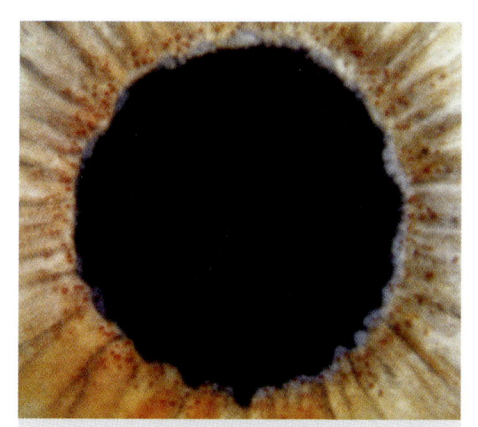

Figura 9.11.1 Síndrome de pseudoexfoliação com material branco na margem pupilar.

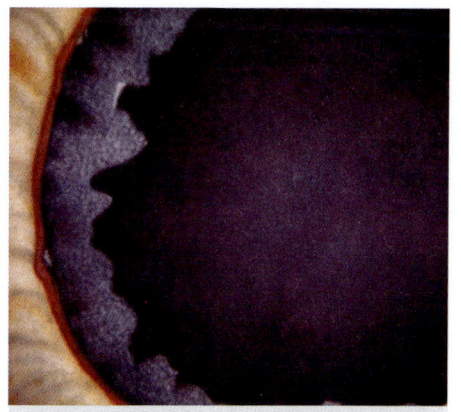

Figura 9.11.2 Síndrome de pseudoexfoliação com material branco na cápsula anterior do cristalino.

Tratamento

1. Para terapia clínica e cirúrgica, ver Seção 9.1, Glaucoma primário de ângulo aberto. A TL pode ser particularmente efetiva, possivelmente devido à maior captação do *laser* pela pigmentação.
2. O curso do glaucoma exfoliativo não é linear. De início, a condição pode ser relativamente benigna. Porém, a condição está associada à PIO altamente volátil. Quando fica difícil controlar a PIO, o glaucoma pode progredir rapidamente (p. ex., dentro de meses).

NOTA: A extração da catarata não elimina o glaucoma, podendo ser complicada por fibras zonulares enfraquecidas e sinequias entre a íris e a cápsula anterior periférica do cristalino, com risco aumentado de perda intraoperatória de vítreo e deiscência zonular. O deslocamento intraocular pós-operatório da lente pode ocorrer com o tempo.

NOTA: Muitos pacientes têm síndrome de pseudoexfoliação sem glaucoma. Esses pacientes devem ser reexaminados a cada 6 a 12 meses em função do risco de glaucoma, com o tratamento sendo iniciado se houver evidências de elevação da PIO e dano glaucomatoso.

Seguimento

A cada 1 a 3 meses, como no GPAA, mas sabendo-se que o dano pode progredir muito rapidamente.

9.12 Glaucoma relacionado ao cristalino

9.12.1 GLAUCOMA FACOLÍTICO

Definição
Vazamento de material do cristalino através de um cristalino intacto, levando à obstrução do fluxo de saída (geralmente, na presença de catarata hipermadura).

Sintomas
Dor unilateral, redução da visão (apesar da diminuição da visão pela catarata, pode-se notar aumento da turvação), lacrimejamento, injeção e fotofobia.

Sinais
Críticos. PIO marcadamente elevada, acompanhada de partículas iridescentes e material branco na câmara anterior ou sobre a superfície anterior da cápsula do cristalino. Catarata hipermadura (liquefeita, morganiana) ou madura é típica. Pode ocorrer com menos frequência na presença de uma catarata imatura com liquefação do córtex posterior. A dor costuma ser intensa.

Outros. Edema microcístico da córnea, células e *flare* na câmara anterior (as células podem ser maiores que os leucócitos típicos da uveíte), pseudo-hipópio e injeção conjuntival severa. A gonioscopia revela um ângulo aberto da câmara anterior. Agregados de macrófagos podem ser vistos no ângulo inferior.

Diagnóstico diferencial
Todos os seguintes diagnósticos podem produzir elevação aguda na PIO para níveis altos, mas nenhum deles apresenta partículas iridescentes na câmara anterior.

- Glaucoma inflamatório. Ver Seção 9.7, Glaucoma de ângulo aberto inflamatório.
- Crise glaucomatociclítica. Ver Seção 9.8, Crise glaucomatociclítica/síndrome de Posner-Schlossman.
- Glaucoma agudo de ângulo fechado. Ver Seção 9.4, Glaucoma agudo de ângulo fechado.
- Glaucoma por partículas de cristalino. Ver Seção 9.12.2, Glaucoma por partículas de cristalino.
- Endoftalmite. Ver Seção 12.13, Endoftalmite pós-operatória.
- Glaucoma secundário a tumor intraocular: Pode haver catarata unilateral.
- Outros: Glaucoma traumático, glaucoma de célula-fantasma, glaucoma facomórfico, glaucoma facoantigênico (anteriormente denominado facoanafilaxia), glaucoma neovascular e outros.

Avaliação

1. História: Avaliar se há visão ruim de longa duração (catarata crônica/madura). Verificar a ocorrência de trauma ou cirurgia ocular recentes, episódios recorrentes e uveíte prévia.
2. Exame sob lâmpada de fenda: Procurar partículas brancas ou iridescentes, bem como células e *flare* na câmara anterior. Medir a PIO. Avaliar catarata e edema corneano. Procurar sinais de trauma. Lembrar-se que a cápsula do cristalino está intacta nesse diagnóstico.
3. Gonioscopia dos ângulos da câmara anterior em ambos os olhos: Pode ser colocada glicerina tópica sobre a córnea, após anestesia tópica, para eliminar o edema temporariamente.

4. Realizar exame da retina e do disco óptico, se possível. Caso contrário, US em modo-B antes da extração da catarata para excluir a ocorrência de tumor intraocular ou descolamento de retina.
5. Se houver dúvida quanto ao diagnóstico, uma paracentese da câmara anterior pode ser realizada para se detectarem macrófagos preenchidos pelo material do cristalino ao exame microscópico (ver Apêndice 13, Paracentese da câmara anterior).

Tratamento
O objetivo imediato da terapia é reduzir a PIO e a inflamação. A catarata deve ser prontamente removida (dentro de alguns dias).
- As opções de tratamento clínico incluem:
  - Betabloqueador tópico (p. ex., timolol a 0,5%, 1-2 x/dia), agonista alfa-2 tópico (p. ex., brimonidina a 0,1 ou 0,2%, 2-3 x/dia) e/ou IAC tópico (p. ex., dorzolamida a 2%, 3 x/dia).
  - IAC sistêmico (p. ex., acetazolamida de liberação prolongada, 500 mg, VO, 2 x/dia). O benefício da manutenção do IAC tópico em conjunto com um fármaco sistêmico é controverso.
  - Cicloplégico tópico (p. ex., ciclopentolato a 1%, 3 x/dia).
  - Esteroide tópico (p. ex., acetato de prednisolona a 1%, a cada 15 minutos, por 4 doses e, então, a cada 1 hora).
  - Agente hiperosmótico se necessário e caso não haja contraindicação (p. ex., manitol 1 a 2 g/kg, IV, em 45 minutos).
- A PIO não costuma responder adequadamente à terapia clínica. Nos casos em que a PIO não puder ser manejada clinicamente, a remoção da catarata costuma ser realizada dentro de 24 a 48 horas. Em pacientes que notam diminuição súbita da visão, a cirurgia de catarata deve ser realizada com urgência, especialmente naqueles cuja visão tenha progredido para sem percepção luminosa (SPL) em poucas horas. Em tais casos, é necessário reduzir a PIO imediatamente com uma paracentese da câmara anterior antes da extração da catarata (ver Apêndice 13, Paracentese da câmara anterior). A cirurgia de glaucoma não costuma ser necessária no mesmo momento que a cirurgia de catarata.

Seguimento
1. Se os pacientes não estiverem hospitalizados, devem ser reexaminados no dia seguinte à cirurgia. Os pacientes podem ser hospitalizados por 24 horas após cirurgia de catarata para a monitoração da PIO.
2. Se a PIO retornar ao normal, o paciente deve ser reavaliado em 1 semana.

9.12.2 GLAUCOMA POR PARTÍCULAS DE CRISTALINO

Definição
Material do cristalino liberado por trauma ou cirurgia, obstruindo os canais do fluxo de saída do aquoso.

Sintomas
Dor, visão borrada, olho vermelho, lacrimejamento e fotofobia. Histórico de trauma ocular recente ou cirurgia intraocular.

Sinais
Críticos. Presença de pedaços brancos e felpudos de material cortical do cristalino na câmara anterior em combinação com elevação da PIO.

Outros. Células e *flare* na câmara anterior, injeção conjuntival ou edema corneano. O ângulo da câmara anterior está aberto à gonioscopia.

Diagnóstico diferencial
- Ver Seção 9.12.1, Glaucoma facolítico. No glaucoma facolítico, a cápsula do cristalino está intacta.
- Endoftalmite infecciosa: Geralmente, com PIO normal ou baixa. A menos que o material cortical do cristalino possa ser identificado de maneira inequívoca na câmara anterior e não haja nada atípico na apresentação, deve-se excluir uma endoftalmite. Ver Seção 12.13, Endoftalmite pós-operatória, e Seção 12.15, Endoftalmite traumática.
- Facoantigênico (anteriormente denominado facoanafilaxia): Exige sensibilização prévia ao material do cristalino. Segue-se a trauma ou a cirurgia intraocular, produzindo inflamação da câmara anterior e, algumas vezes, PIO elevada. A inflamação costuma ser granulomatosa, e o material felpudo do cristalino não está presente na câmara anterior. Ver Seção 9.12.3, Facoantigênico (anteriormente denominado facoanafilaxia).

Avaliação
1. História: Avaliar se houve trauma recente ou cirurgia intraocular.
2. Exame sob lâmpada de fenda: Procurar material cortical do cristalino na câmara anterior e medir a PIO.
3. Gonioscopia do ângulo da câmara anterior.

4. Avaliação do nervo óptico: O grau de escavação do nervo óptico ajuda a determinar por quanto tempo a PIO elevada pode ser tolerada.

Tratamento
Ver Seção 9.12.1, Glaucoma facolítico, para o tratamento clínico. Se esse tratamento não controlar a PIO, o material residual do cristalino deve ser removido por meio de cirurgia.

Seguimento
Depende da PIO e da saúde do nervo óptico. Em geral, os pacientes devem ser reexaminados em 1 a 7 dias.

9.12.3 GLAUCOMA FACOANTIGÊNICO (ANTERIORMENTE DENOMINADO FACOANAFILAXIA)

Sendo anteriormente denominado "facoanafilaxia", esta condição rara se apresenta com uveíte granulomatosa crônica em resposta à sensibilização prévia por material liberado do cristalino por trauma ou cirurgia intraocular. Pode haver associação com neuropatia óptica glaucomatosa, embora isso seja raro no momento da apresentação. Após a liberação do material do cristalino, há um período latente em que uma sensibilidade imune se desenvolve. Células inflamatórias circundam o material do cristalino, podendo resultar em glaucoma devido ao bloqueio da MT por essas células e partículas do cristalino. Outras formas de uveíte devem ser consideradas, incluindo oftalmia simpática. Do mesmo modo, outras formas de glaucoma induzido por cristalino devem ser consideradas, incluindo glaucoma por partículas de cristalino e glaucoma facolítico. O tratamento deve ser realizado com esteroides tópicos e medicamentos antiglaucoma. O cristalino deve ser removido por meio de cirurgia, particularmente se a PIO ou a inflamação não puderem ser adequadamente controladas com fármacos.

9.12.4 GLAUCOMA FACOMÓRFICO

O glaucoma facomórfico é causado por fechamento do ângulo da câmara anterior por uma grande catarata intumescente. Um mecanismo de bloqueio pupilar pode ser uma das causas do glaucoma facomórfico. O tratamento inicial inclui o uso de medicamentos tópicos antiglaucoma, embora IACs sistêmicos e agentes hiperosmóticos também possam ser necessários (ver Seção 9.4, Glaucoma agudo de ângulo fechado). Pode haver confusão com GAF pupilar; porém, a câmara anterior pode ser mais uniformemente rasa do que em um mecanismo de bloqueio puramente pupilar em que a íris *bombé* é proeminente. Uma iridectomia a *laser* pode ser efetiva no alívio de qualquer parte do bloqueio pupilar, embora possa ser uma medida apenas temporária. A extração da catarata é o tratamento definitivo.

9.12.5 GLAUCOMA CAUSADO POR LUXAÇÃO OU SUBLUXAÇÃO DO CRISTALINO

A luxação/subluxação do cristalino pode ser causada por trauma, síndrome de pseudoexfoliação ou disgenesia zonular congênita (p. ex., síndrome de Marfan, esferofacia). Os mecanismos para glaucoma com cristalino subluxado/luxado incluem reação inflamatória causada pelo próprio material do cristalino, bloqueio pupilar ou dano ao ângulo da câmara anterior ocasionado durante o trauma. Um cristalino deslocado pode tornar-se hipermaduro e causar um glaucoma facolítico (ver Seção 9.12.1, Glaucoma facolítico). Além disso, um cristalino deslocado ou subluxado pode causar sensibilização às proteínas do cristalino se houver associação com violação da cápsula (ver Seção 9.12.3, Glaucoma facoantigênico [anteriormente denominado facoanafilaxia]). O bloqueio pupilar é o mecanismo mais comum e pode ocorrer secundariamente ao deslocamento anterior do cristalino ou ao tamponamento de vítreo na pupila. O tratamento procura aliviar o bloqueio pupilar. A iridectomia é geralmente indicada, sendo necessária para prevenir ataques futuros. Os cicloplégicos são úteis junto com o posicionamento supino ou com a face para cima para permitir que o cristalino caia posteriormente. Os medicamentos redutores da PIO são empregados. Deve-se evitar os mióticos. A remoção cirúrgica do cristalino costuma ser necessária, algumas vezes por meio de uma abordagem *pars plana*. Ver Seção 13.2, Cristalino subluxado ou luxado, para uma discussão mais aprofundada sobre o assunto.

9.13 Íris em platô

Sintomas
Em geral, é assintomática, exceto se ocorrer o desenvolvimento de glaucoma agudo de ângulo fechado. Ver Seção 9.4, Glaucoma agudo de ângulo fechado.

Sinais
Críticos. Aposição persistente do ângulo após iridotomia a *laser* (ver Seção 9.4, Glaucoma agudo de ângulo fechado).

Diagnóstico diferencial
- Glaucoma agudo de ângulo fechado associado a bloqueio pupilar: A profundidade central da câmara anterior está reduzida, mas há íris *bombé* com periferia mais rasa pronunciada, dando um aspecto convexo à íris. Ver Seção 9.4, Glaucoma agudo de ângulo fechado.
- Síndrome do desvio do aquoso: A câmara anterior torna-se marcadamente rasa de modo difuso central e perifericamente, com frequência após a extração da catarata ou cirurgia de glaucoma. Ver Seção 9.17, Síndrome do desvio do aquoso/glaucoma maligno.
- Para outras doenças, ver Seção 9.4, Glaucoma agudo de ângulo fechado.

Tipos
1. Configuração da íris em platô: Em função da configuração anatômica do ângulo, o glaucoma agudo de ângulo fechado desenvolve-se a partir de um grau leve de bloqueio pupilar. Essas crises de fechamento do ângulo podem ser tratadas com IP a *laser* para romper qualquer componente de bloqueio pupilar, mas isso não é curativo.
2. Síndrome da íris em platô: A íris periférica pode aproximar-se do ângulo da câmara anterior e obstruir o fluxo de saída do aquoso sem qualquer elemento de bloqueio pupilar. A síndrome da íris em platô está presente quando o ângulo fecha, e a PIO aumenta após dilatação, apesar de uma IP patente, e na ausência de glaucoma facomórfico. Os achados da UBM são caracterizados por um corpo ciliar com rotação anterior. Ver **Figura 9.13.1**.

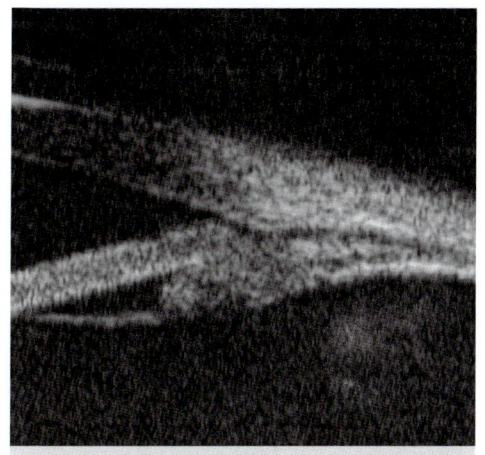

Figura 9.13.1 Biomicroscopia ultrassônica de uma íris em platô.

Avaliação
1. Exame sob lâmpada de fenda: Em específico, verificar a presença de IP patente e de sinais críticos apresentados anteriormente.
2. Medir a PIO.
3. Realizar a gonioscopia do ângulo da câmara anterior de ambos os olhos. O "sinal da dupla corcova" na gonioscopia de indentação é fundamental, com a íris se apoiando sobre o cristalino e sendo anterior próximo à pupila, caindo para trás sobre a área zonular e novamente avançando e fazendo aposição no ângulo.
4. Fazer uma avaliação do nervo óptico sem dilatação.
5. Pode ser avaliada por UBM.

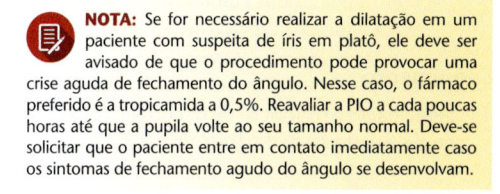

> **NOTA:** Se for necessário realizar a dilatação em um paciente com suspeita de íris em platô, ele deve ser avisado de que o procedimento pode provocar uma crise aguda de fechamento do ângulo. Nesse caso, o fármaco preferido é a tropicamida a 0,5%. Reavaliar a PIO a cada poucas horas até que a pupila volte ao seu tamanho normal. Deve-se solicitar que o paciente entre em contato imediatamente caso os sintomas de fechamento agudo do ângulo se desenvolvam.

Tratamento
Se o fechamento agudo de ângulo estiver presente:
1. Tratar clinicamente. Ver Seção 9.4, Glaucoma agudo de ângulo fechado.
2. IP a *laser* deve ser realizada dentro de 1 a 3 dias se a crise de fechamento do ângulo puder ser interrompida clinicamente. Se a crise não puder ser controlada, pode ser necessário realizar uma IP a *laser* ou cirúrgica em caráter de emergência. Considerar iridoplastia a *laser* para interromper uma crise aguda que não responda ao tratamento clínico e à IP.
3. Uma semana após a IP a *laser*, deve-se repetir a gonioscopia, antes de dilatar o olho, com um midriático fraco (p. ex., tropicamida a 0,5%). Se a PIO aumentar ou se ocorrer um episódio de fechamento espontâneo do ângulo, a síndrome da íris em platô é diagnosticada e deve ser tratada com iridoplastia. A terapia de segunda linha inclui a instilação crônica de um fármaco miótico fraco (p. ex., pilocarpina a 0,5-1%, 3-4 x/dia).
4. Se a PIO do paciente responder à IP a *laser* (p. ex., configuração de íris em platô), IP a *laser* profilática pode estar indicada no olho contralateral dentro de 1 a 2 semanas.

Se o fechamento agudo de ângulo não estiver presente:

1. IP a *laser* para aliviar qualquer componente de bloqueio pupilar; também deve ser feita para comprovar que o bloqueio pupilar não é o mecanismo primário.
2. Verificar a gonioscopia a cada 4 a 6 meses para avaliar o ângulo.
    - A maioria dos casos tem boa evolução apenas com a observação cuidadosa. Realizar iridoplastia se nova SAP ou estreitamento adicional do ângulo se desenvolverem.
    - Se o ângulo continuar a desenvolver novas SAP ou se tornar mais estreito apesar da iridoplastia, considerar a extração do cristalino. Pode-se considerar a ECF no momento da facoemulsificação para reduzir o volume dos processos ciliares. Se houver PIO não controlada, tratar como GCAF (ver Seção 9.5, Glaucoma crônico de ângulo fechado).

Seguimento

1. Semelhante à realização de IP no glaucoma agudo de ângulo fechado. Reavaliar em 1 semana, 1 mês e 3 meses e, depois, anualmente caso nenhum problema tenha aparecido.
2. Os pacientes com configuração de íris em platô sem fechamento agudo de ângulo prévio devem ser examinados a cada 6 meses.
3. Todo exame deve incluir a medida da PIO e a gonioscopia à procura de formação de SAP, estreitamento da recessão angular ou aumento do fechamento de ângulo. A IP deve ser examinada quanto à patência. A dilatação deve ser realizada periodicamente e com cautela (a cada 2 anos, aproximadamente) para garantir que a IP permaneça adequada a fim de prevenir o fechamento do ângulo. Se o paciente precisar de dilatações mais frequentes devido à patologia retiniana, considerar a cirurgia de catarata para ajudar a abrir o ângulo.
4. A avaliação oftalmoscópica do disco é essencial.
5. Está recomendado o exame dos familiares próximos.

9.14 Glaucoma neovascular

Definição

É um glaucoma causado por uma membrana fibrovascular que cresce sobre estruturas do ângulo da câmara anterior. Inicialmente, apesar de um aspecto aberto à gonioscopia, o ângulo pode estar bloqueado pela membrana. A membrana fibrovascular acaba contraindo-se, provocando a formação de SAP e glaucoma secundário de ângulo fechado. Raramente, pode haver NV do ângulo sem neovascularização da íris (NVI) na margem pupilar. A liberação de fator de crescimento endotelial vascular (VEGF, do inglês *vascular endothelial growth factor*) secundária à isquemia por várias causas resulta na formação da membrana fibrovascular.

Sintomas

Pode ser assintomático ou incluir dor, vermelhidão, fotofobia e visão diminuída.

Sinais

(Ver Figuras 9.14.1 e 9.14.2.)

Críticos
- Estágio 1: Vasos sanguíneos mal direcionados, não radiais, ao longo da margem pupilar, da MT ou de ambas. Sem sinais de glaucoma. Os vasos sanguíneos normais da íris correm radialmente e são, em geral, simétricos.
- Estágio 2: Estágio 1 com PIO elevada (glaucoma neovascular de ângulo aberto).
- Estágio 3: Glaucoma de ângulo fechado parcial ou completo causado por uma membrana fibrovascular que puxa a íris bem anteriormente à MT (em geral, no nível da linha de Schwalbe). A NVI é comum.

Outros. Poucas células e *flare* na câmara anterior, injeção conjuntival, edema corneano com elevação

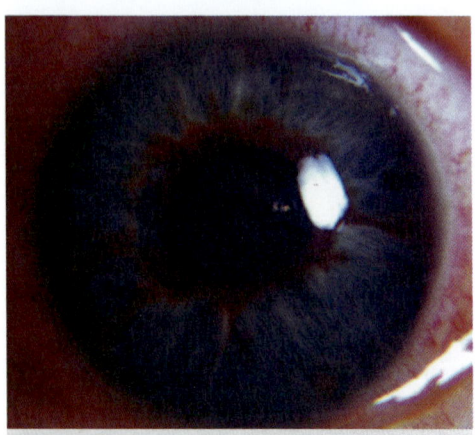

Figura 9.14.1 Neovascularização da íris.

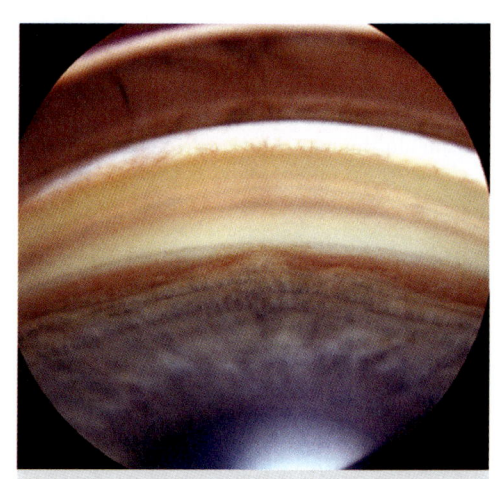

Figura 9.14.2 Neovascularização do ângulo.

aguda da PIO, hifema, eversão da margem pupilar, possibilitando a visualização do epitélio pigmentar da íris (ectrópio da úvea), escavação do nervo óptico e perda de campo visual.

Diagnóstico diferencial

- Glaucoma inflamatório: Células e *flare* na câmara anterior. A dilatação dos vasos sanguíneos normais da íris pode ser vista. Ângulo aberto sem NV. Ver Seção 9.7, Glaucoma de ângulo aberto inflamatório.
- Glaucoma primário agudo de ângulo fechado. Ver Seção 9.4, Glaucoma agudo de ângulo fechado.

Etiologia

- Retinopatia diabética com isquemia retiniana. Ver Seção 11.12, Retinopatia diabética.
- Oclusão da veia central da retina, particularmente do tipo isquêmico. Ver Seção 11.8, Oclusão da veia central da retina.
- Oclusão da artéria central da retina. Ver Seção 11.6, Oclusão de artéria central da retina.
- Síndrome isquêmica ocular (doença oclusiva da carótida). Ver Seção 11.11, Síndrome isquêmica ocular/doença oclusiva da carótida.
- Outros: Oclusão de ramo venoso da retina, oclusão de ramo arterial da retina, uveíte crônica, descolamento crônico de retina, tumores intraoculares, trauma, outras doenças vasculares do olho, radioterapia e PIO elevada crônica de longa duração (p. ex., glaucoma de ângulo fechado negligenciado). Ver as seções específicas.

Avaliação

1. História: Determinar a etiologia subjacente.
2. Realizar exame oftalmológico completo, incluindo medida da PIO e gonioscopia para avaliar o grau de fechamento do ângulo, se houver. Um exame da retina sob dilatação é essencial para a determinação da etiologia e para a avaliação do disco.
3. Angiografia com fluoresceína, conforme a necessidade, para identificar anormalidade retiniana subjacente ou na preparação para panfotocoagulação retiniana (PFC).
4. Obter estudos da carótida com Doppler para descartar estenose quando nenhuma etiologia retiniana for identificada.
5. A US em modo-B é indicada quando a retina não puder ser visualizada para descartar tumor intraocular ou descolamento de retina.

Tratamento

1. Para reduzir a inflamação e a dor: Usar esteroide tópico (p. ex., acetato de prednisolona a 1%, a cada 1-6 horas) e um cicloplégico (p. ex., atropina a 1%, 3 x/dia).
2. Reduzir a PIO se estiver aumentada (não é incomum haver PIO marcadamente elevada). Quando o potencial visual é bom e há escavação avançada, uma PIO-alvo mais baixa pode ser apropriada. Um ou todos os medicamentos a seguir devem ser utilizados:
    - Betabloqueador tópico (p. ex., timolol a 0,5%, 1-2 x/dia).
    - Agonistas alfa-2 tópicos (p. ex., brimonidina a 0,1-0,2%, 2-3 x/dia).
    - IAC tópico ou sistêmico (p. ex., dorzolamida a 2%, 2-3 x/dia, e/ou acetazolamida de liberação prolongada, 500 mg, VO, 2 x/dia).
    - Prostaglandinas podem auxiliar a baixar a PIO, mas também podem aumentar a inflamação, sendo geralmente evitadas na fase aguda.
    - Se a necessidade de redução da PIO for urgente ou se ela for refratária às terapias listadas anteriormente, considerar um agente osmótico (p. ex., manitol, 1-2 g/kg, IV, em 45 minutos).

NOTA: Os mióticos (p. ex., pilocarpina) são contraindicados em razão de seus efeitos na barreira sangue-aquoso. Os compostos da epinefrina (p. ex., dipivefrina) geralmente não são efetivos.

3. Nos estágios agudos, após elevação rápida da PIO, uma paracentese da câmara anterior pode ser útil. Deve-se ter cuidado, pois ela pode resultar em hifema. Ver Apêndice 13, Paracentese da câmara anterior.

4. Se a isquemia retiniana parece ser a causa da NV, deve-se tratar com PFC e/ou injeções intravítreas de anti-VEGF. Se a retina não puder ser visualizada, deve-se baixar a PIO e tratar a retina assim que a córnea ficar clara. Esses procedimentos são usados se o ângulo estiver aberto, pois é possível reverter a NV do ângulo e restaurar o fluxo de saída normal do aquoso.

5. A cirurgia filtrante para glaucoma pode ser realizada quando a NV estiver inativa e a PIO não puder ser controlada com a terapia clínica. Procedimentos de *shunt* com tubo podem ser úteis para controlar a PIO em alguns pacientes com NV ativa, mas podem ser complicados por sangramento pós-operatório. Eles não devem ser realizados, a menos que haja visão útil a ser preservada. A ciclofotocoagulação transescleral é uma opção, mas é mais comumente reservada para casos com baixo potencial visual.

6. A injeção intravítrea de agentes anti-VEGF (p. ex., ranibizumabe, bevacizumabe ou aflibercepte) pode ser utilizada para promover a regressão da NV da íris antes ou juntamente à cirurgia filtrante ou à PFC. Seu efeito é temporário, e seu uso para tratamento de NV não está aprovado. Os agentes anti-VEGF são especialmente úteis nos estágios 1 e 2 do glaucoma neovascular, quando o ângulo ainda está aberto, para prevenir o fechamento do ângulo durante o intervalo necessário para que a PFC obtenha efeito. Deve-se ter cuidado quando a visualização da retina não for possível. (Ver Seção 11.12, Retinopatia diabética, e Seção 11.17, Degeneração macular neovascular ou exsudativa [úmida] relacionada à idade, para uma discussão sobre fármacos anti-VEGF).

7. Em olhos sem visão útil, o uso de esteroides tópicos e cicloplégicos pode ser uma terapia adequada para controle da dor. A dor no glaucoma neovascular crônico não é primariamente uma função da própria PIO; assim, reduzi-la pode não ser necessário se o objetivo for apenas o controle da dor e o conforto. Ver Seção 13.12, Olho cego e doloroso.

Seguimento

A presença de NVI, especialmente com PIO elevada, exige intervenção terapêutica urgente, em geral, dentro de 1 a 2 dias. O fechamento do ângulo pode ocorrer rapidamente (em alguns dias ou semanas).

NOTA: A NVI sem glaucoma deve ser manejada de forma semelhante, mas não há necessidade de agentes redutores de pressão, exceto se a PIO aumentar.

9.15 Síndrome iridocorneana endotelial

Definição
Três síndromes sobrepostas – atrofia essencial da íris, Chandler e nevo de íris (Cogan-Reese) – que compartilham uma camada anormal de células do endotélio corneano, a qual pode crescer por meio do ângulo da câmara anterior. O fechamento secundário do ângulo pode resultar da contração dessa membrana.

Sintomas
De início, é assintomática. Posteriormente, o paciente pode notar aspecto irregular na pupila ou na íris, visão borrada, diplopia monocular ou dor quando a PIO aumenta ou ocorre o desenvolvimento de edema corneano. Em geral, é unilateral e mais comum em pacientes de 20 a 50 anos e em mulheres. A apresentação é esporádica.

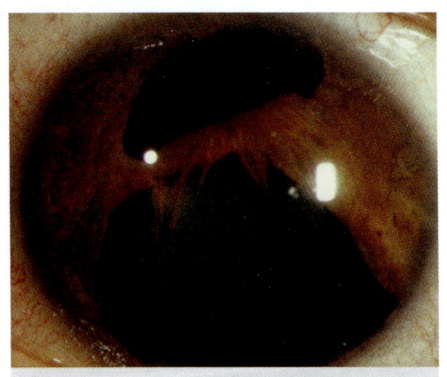

Sinais
(Ver Figura 9.15.1.)

Figura 9.15.1 Atrofia essencial da íris.

Críticos. Alterações no endotélio corneano (aspecto fino, de metal batido); edema corneano microcístico; SAP localizada, irregular e alta que, com frequência, estende-se anteriormente à linha de Schwalbe; câmara anterior central profunda e alterações da íris, conforme segue:

- Atrofia essencial da íris: Afinamento marcado da íris causando buracos na íris com deslocamento e distorção da pupila (corectopia). Geralmente, possui bom prognóstico.
- Síndrome de Chandler: Afinamento leve da íris e corectopia. As alterações na córnea e no ângulo são mais marcadas nesta variante. O grau dos achados é altamente variável. Os pacientes costumam ter edema corneano mesmo com uma PIO normal. É responsável por cerca de 50% dos casos de síndrome ICE. O prognóstico é variável.
- Nevo de íris/síndrome de Cogan-Reese: Nódulos pigmentados (nevos não verdadeiros) na superfície da íris e atrofia variável da íris. Alterações semelhantes podem ser observadas na síndrome de Chandler e na atrofia essencial da íris, resultantes da contração da membrana sobre a íris, constringindo pequenas ilhas de tecido da íris. Em geral, tem prognóstico ruim.

Outros. Edema corneano, PIO elevada, escavação do nervo óptico ou perda de campo visual. O glaucoma é quase sempre unilateral; ocasionalmente, podem ser vistas alterações corneanas leves no outro olho.

Diagnóstico diferencial

- Espectro de Axenfeld-Rieger: É bilateral. Linha de Schwalbe proeminente e deslocada anteriormente (embriotóxon posterior); faixas na íris periférica estendendo-se à linha de Schwalbe (mas não anteriormente a ela); afinamento da íris com buracos atróficos. Ver Seção 8.12, Anomalias/disgenesia desenvolvimentais do segmento anterior e do cristalino.
- DCPP: É bilateral. Presença de vesículas endoteliais ou lesões do tipo faixa, ocasionalmente associadas a aderências iridocorneanas, edema corneano e glaucoma. Sem SAP. Autossômica dominante. Ver Seção 4.25, Distrofias corneanas.
- Distrofia endotelial de Fuchs: Presença de edema corneano bilateral e *guttata* endotelial. Íris e ângulo normais. Ver Seção 4.26, Distrofia endotelial de Fuchs.
- Uveíte prévia com PC pigmentados e sinequias posteriores.
- Iridosquise: Separação geralmente bilateral da íris em camadas anterior e posterior.

Avaliação

1. Histórico familiar: A síndrome ICE não é herdada. O espectro de Axenfeld-Rieger e a DCPP, em geral, são autossômicas dominantes.
2. Realizar avaliação basal para glaucoma. Ver Seção 9.1, Glaucoma primário de ângulo aberto. Deve-se dar atenção especial à avaliação da córnea e da íris.
3. Considerar fotografias sob lâmpada de fenda e microscopia especular endotelial da córnea.

Tratamento

Não há necessidade de tratamento, a não ser em presença de glaucoma ou edema corneano, razão em que um ou mais dos seguintes tratamentos podem ser utilizados:

1. Medicamentos redutores da PIO. Ver Seção 9.1, Glaucoma primário de ângulo aberto. A PIO pode precisar de redução dramática para a eliminação do edema corneano. O nível crítico pode se tornar mais baixo à medida que o paciente envelhece.
2. Soluções salinas hipertônicas (p. ex., colírio de cloreto de sódio a 5%, 4 x/dia, e pomada ao deitar) podem reduzir o edema corneano.
3. A TL e a IP a *laser* não são efetivas. Novas técnicas cirúrgicas e dispositivos como o iStent não estão indicados devido ao distúrbio no ângulo. Pode-se considerar um procedimento filtrante (trabeculectomia) quando o tratamento clínico falhar; porém, há uma maior taxa de falha com a cirurgia filtrante para glaucoma. A cirurgia de *shunt* com tubo é preferida. Se o procedimento de *shunt* com tubo for realizado, colocar o tubo profundamente na câmara anterior para diminuir a probabilidade de oclusão com a membrana endotelial.
4. Considerar um transplante endotelial ou um transplante de espessura total da córnea nos casos de edema corneano crônico avançado na presença de bom controle da PIO.

Seguimento

Varia de acordo com a PIO e o dano ao nervo óptico. Se assintomático e com nervo óptico saudável, o paciente pode ser examinado a cada 6 a 12 meses. Na presença de glaucoma, deve ser examinado a cada 1 a 4 meses, dependendo da gravidade da condição.

9.16 Glaucoma pós-operatório

9.16.1 GLAUCOMA PÓS-OPERATÓRIO PRECOCE

A PIO tende a aumentar aproximadamente em 1 hora após a extração da catarata, e, em geral, volta ao normal dentro de 1 semana. As etiologias incluem retenção de material viscoelástico ou partículas do cristalino, bloqueio pupilar, hifema, dispersão pigmentar e inflamação generalizada. Os pacientes de maior risco incluem aqueles com hipertensão ocular, glaucoma, PIO pré-operatória > 22 mmHg e complicações intraoperatórias. A maioria dos olhos saudáveis tolera PIO de até 30 mmHg por vários meses. No entanto, olhos com dano preexistente ao nervo óptico necessitam de medicamentos redutores da PIO para qualquer aumento significativo da pressão. Os análogos da prostaglandina costumam ser evitados pós-operatoriamente em função de suas características pró-inflamatórias e início de ação tardio. A maioria dos olhos com PIO > 30 mmHg deve ser tratada. Se a inflamação for excessiva, deve-se aumentar a dose de esteroide tópico para a cada 2 horas durante a vigília e considerar um AINE tópico (p. ex., cetorolaco, flurbiprofeno ou diclofenaco, 4 x/dia; bronfenaco, 2 x/dia; ou nepafenaco, 1 x/dia). Ver Seção 9.7, Glaucoma de ângulo aberto inflamatório.

9.16.2 BLOQUEIO PUPILAR PÓS-OPERATÓRIO

Diagnóstico diferencial
Período pós-operatório precoce (dentro de 2 semanas)
- Síndrome do desvio do aquoso (glaucoma maligno). Ver Seção 9.17, Síndrome do desvio do aquoso/glaucoma maligno.
- Hemorragia supracoroidal.
- Lente de câmara anterior com perda de vítreo: O vítreo tampona a pupila se a iridectomia não for realizada. Também pode ocorrer se o paciente for afácico.
- Óleo de silicone ou gás intraocular expansível (p. ex., hexafluoreto de enxofre [SF_6] e perfluoropropano [C_3F_8]) após o reparo do descolamento de retina. Pode ocorrer por mecanismos de ângulo aberto ou de ângulo fechado.
- Após a ceratoplastia endotelial, o ar ou gás pode migrar para trás da íris e causar bloqueio pupilar.
- Fechamento do ângulo após procedimento de introflexão escleral.

Período pós-operatório tardio (após 2 semanas)
- Glaucoma por bloqueio pupilar. Ver Seção 9.4, Glaucoma agudo de ângulo fechado.
- Hemorragia supracoroidal.
- Síndrome de UGH. Ver Seção 9.16.3, Síndrome uveíte-glaucoma-hifema.
- Síndrome do desvio do aquoso (glaucoma maligno): Ocorre quando os cicloplégicos são interrompidos. Ver Seção 9.17, Síndrome do desvio do aquoso/glaucoma maligno.
- Glaucoma induzido por esteroides. Ver Seção 9.9, Glaucoma secundário aos esteroides.

Sinais
PIO elevada, câmara anterior rasa ou parcialmente plana com curvatura da íris (íris *bombé*) e ausência de IP patente. Costuma haver aderências da íris posterior ao cristalino, à cápsula anterior ou à lente intraocular.

Tratamento
1. Se a córnea estiver clara, e o olho não estiver significativamente inflamado, é realizada IP, em geral, com YAG *laser*. Uma vez que a IP tende a fechar, costuma ser necessário realizar duas ou mais iridotomias. Ver Apêndice 15, Iridotomia periférica com YAG *laser*.
2. Se a córnea estiver obscurecida, o olho estiver inflamado ou a IP não puder ser realizada imediatamente, usar:
   - Agente midriático (p. ex., ciclopentolato a 2% e fenilefrina a 2,5%, a cada 15 minutos, em 4 doses).
   - Terapia tópica com betabloqueador (p. ex., timolol a 0,5%), agonista alfa-2 (p. ex., brimonidina a 0,1-0,2%) e IAC (dorzolamida a 2%) deve ser iniciada imediatamente se não houver contraindicação. Em casos urgentes, três séries de doses desses fármacos devem ser administradas com intervalo de 15 minutos entre as séries.
   - IAC sistêmico (p. ex., acetazolamida, 250-500 mg, IV, ou 2 comprimidos de 250 mg, VO, em dose única, se não for possível administrar por via IV) se a diminuição da PIO for urgente ou se a PIO for refratária à terapia tópica.

- Esteroide tópico (p. ex., acetato de prednisolona a 1%) a cada 15 a 30 minutos, em 4 doses.
- IP, preferencialmente com YAG *laser*, quando o olho estiver menos inflamado. Se a córnea não estiver clara, a glicerina tópica pode auxiliar a limpá-la temporariamente.
- IP cirúrgica pode ser necessária.
- Cirurgia filtrante ou de *shunt* com tubo pode ser necessária se o ângulo estiver fechado.

9.16.3 SÍNDROME UVEÍTE- -GLAUCOMA-HIFEMA

Sinais

Células e *flare* na câmara anterior, PIO elevada e hifema, além de possíveis DTIs na íris. Em geral, secundária à irritação a partir de uma lente intraocular de câmara anterior ou posterior mal posicionada, com atrito entre corpo ciliar e íris adjacente. A UBM pode ajudar a confirmar o diagnóstico ao demonstrar o contato dos hápticos da LIO com o corpo ciliar no sulco.

Tratamento

1. Atropina a 1%, 2 x/dia.
2. Esteroide tópico (p. ex., acetato de prednisolona a 1%, 4-8 x/dia, ou difluprednato a 0,05%, 4-6 x/dia) e considerar o uso de AINEs tópicos (p. ex., cetorolaco, 4 x/dia, bronfenaco, 2 x/dia, ou nepafenaco, 1 x/dia).
3. IAC sistêmico (p. ex., acetazolamida de liberação prolongada, 500 mg, VO, 2 x/dia) ou considerar um IAC tópico (p. ex., dorzolamida a 2%, 3 x/dia).
4. Betabloqueador tópico (p. ex., timolol a 0,5%, 1-2 x/dia) e um agonista alfa-2 (p. ex., brimonidina a 0,1-0,2%, 2-3 x/dia).
5. Considerar ablação com *laser* se um local de sangramento puder ser identificado.
6. Considerar o reposicionamento cirúrgico, a substituição ou a remoção da lente intraocular, especialmente se houver episódios recorrentes, formação de SAP ou se o EMC persistir.
7. Considerar vitreólise por YAG se filamentos vítreos puderem ser observados.

9.17 Síndrome do desvio do aquoso/glaucoma maligno

Sintomas

No início, podem ser muito leves. Dor moderada, olho vermelho e fotofobia podem se desenvolver. Classicamente, ocorre após cirurgia incisional (p. ex., catarata, glaucoma, retina) ou por *laser* em olhos com segmento anterior pequeno (p. ex., hipermetropia, nanoftalmo) ou com glaucoma primário de ângulo fechado. Pode ocorrer de modo espontâneo ou ser induzido por mióticos.

Sinais

Críticos. Câmara anterior difusamente rasa ou plana e PIO elevada na presença de IP patente e na ausência de descolamento coroidal e íris *bombé*. A PIO pode não estar significativamente elevada, especialmente no início da apresentação.

Diagnóstico diferencial

- Glaucoma por bloqueio pupilar: Íris *bombé* e aderências da íris a outras estruturas da câmara anterior. Ver Seção 9.16.2, Bloqueio pupilar pós-operatório.
- Glaucoma agudo de ângulo fechado: Ver Seção 9.4, Glaucoma agudo de ângulo fechado.
- Filtração excessiva após cirurgia:
- Descolamento coroidal: Câmara anterior rasa ou plana, mas a PIO é geralmente baixa. Ver Seção 11.27, Efusão/descolamento coroidal.
- Vazamento de ferida pós-operatório: Câmara anterior rasa ou plana, em geral com teste de Seidel positivo. A PIO está comumente baixa. Ver Seção 13.11, Síndrome de hipotonia. Ver Apêndice 5, Teste de Seidel para detectar vazamento da incisão.
- Hemorragia supracoroidal: Câmara anterior rasa ou plana. Em geral, com PIO alta. Ver Seção 11.27, Efusão/descolamento coroidal.

Etiologia

Acredita-se que resulte de rotação anterior do corpo ciliar com desvio posterior do aquoso, que se acumula no vítreo, resultando em deslocamento anterior dos processos ciliares, cristalino, implante intraocular ou face anterior do vítreo, causando fechamento secundário do ângulo. Teorias mais recentes apontam para a expansão coroidal, a redução da condutividade do fluido através do vítreo e a redução da movimentação transescleral do fluido como fatores para o desenvolvimento do problema.

Avaliação

1. História: Avaliar se há cirurgia ocular prévia.
2. Exame sob lâmpada de fenda: Determinar se há IP patente ou íris *bombé*. Bloqueio pupilar é improvável na presença de IP patente, exceto se estiver tamponada, limitada ou haja presença da síndrome da íris em platô.
3. Gonioscopia e mensuração da PIO.
4. Realizar exame da retina sob dilatação, exceto se existir a possibilidade de fechamento fácico do ângulo.
5. Considerar US em modo-B para descartar descolamento coroidal e hemorragia supracoroidal.
6. Teste de Seidel para detectar vazamento de ferida no pós-operatório, se estiver clinicamente indicado.

Tratamento

1. Se iridectomia não estiver presente, ou a IP existente não estiver claramente patente, o bloqueio pupilar não pode ser descartado, e IP deve ser realizada. Ver Seção 9.4, Glaucoma agudo de ângulo fechado. Se sinais de glaucoma maligno ainda estiverem presentes com IP patente, tentar terapia clínica para controlar a PIO e retornar o fluxo aquoso para a via normal.
2. Atropina a 1% e fenilefrina a 2,5%, 4 x/dia, de forma tópica. Os mióticos podem piorar a condição e estão contraindicados.
3. IAC sistêmico (p. ex., acetazolamida, 500 mg, IV, ou 2 comprimidos de 250 mg, VO).
4. Betabloqueador tópico (p. ex., timolol a 0,5%, 1-2 x/dia).
5. Agonista alfa-2 tópico (p. ex., apraclonidina a 1,0% ou brimonidina a 0,1-0,2%, 2 x/dia).
6. Se necessário, um agente hiperosmótico (p. ex., manitol a 20%, 1-2 g/kg, IV, em 45 minutos).

Se o ataque for interrompido (com aprofundamento da câmara anterior e normalização da PIO), continuar o uso de atropina a 1%, 1 x/dia, indefinidamente. Em um momento posterior, realizar IP no olho contralateral se o ângulo for passível de oclusão.

Se nenhuma das recomendações anteriores obtiver sucesso, considerar uma ou mais das seguintes intervenções cirúrgicas para romper a face da hialoide anterior na tentativa de restaurar o fluxo anatômico normal do aquoso. Por fim, o objetivo é criar um olho unicameral:

- Rompimento com YAG *laser* da face hialoide anterior e cápsula posterior se afácico ou pseudofácico. Se fácico, pode-se tentar esse procedimento por meio de uma grande IP preexistente.

> **NOTA:** Um descolamento coroidal anterior não detectado pode estar presente. Assim, esclerotomia para drenar um descolamento coroidal pode ser considerada antes da vitrectomia.

- VVPP combinada com iridozonulo-hialoidectomia: Foi demonstrado que a realização de vitrectomia com excisão localizada da íris, cápsula do cristalino, zônulas e face hialoide anterior mais a reconstrução da câmara anterior é útil.
- Lensectomia com rompimento da hialoide anterior ou vitrectomia.
- *Laser* argônio em processos ciliares.

Seguimento

É variável, pois depende da modalidade terapêutica utilizada. A IP costuma ser realizada em um olho contralateral passível de oclusão dentro de 1 semana após o tratamento do olho envolvido.

9.18 Complicações pós-operatórias da cirurgia de glaucoma

INFECÇÃO DA BOLHA (BLEBITE)

Ver Seção 9.19, Blebite.

PIO PÓS-OPERATÓRIA ELEVADA APÓS PROCEDIMENTO FILTRANTE

Grau de estreitamento da câmara anterior
I. Contato da íris periférica com a córnea.
II. Íris inteira em contato com a córnea.
III. Contato do cristalino (ou implante de lente ou face vítrea) com a córnea.

> **NOTA:** É importante diferenciar entre o grau de estreitamento da câmara anterior e a classificação de Shaffer para a profundidade do ângulo ou o método de Van Herick para a estimativa da câmara anterior, todos eles usando sistemas numéricos para a graduação. Ver Apêndice 14, Classificação do ângulo.

Diagnóstico diferencial
(Ver Tabela 9.18.1.)

Se a câmara anterior estiver plana ou rasa, e a PIO estiver elevada, considerar o seguinte:
- Hemorragia supracoroidal: Início súbito de dor excruciante (sendo comum sua ocorrência em 1-5 dias após a cirurgia), PIO variável (normalmente alta), córnea opaca e câmara rasa. Ver Seção 11.27, Efusão/descolamento coroidal.
- Desvio do aquoso/glaucoma maligno: Ver Seção 9.17, Síndrome do desvio do aquoso/glaucoma maligno.
- Bloqueio pupilar pós-operatório: Ver Seção 9.16.2, Bloqueio pupilar pós-operatório.

Se a câmara anterior estiver profunda, considerar o seguinte:
- Oclusão de filtração interna por um tamponamento na íris, hemorragia, fibrina, material vítreo ou viscoelástico.
- Oclusão de filtração externa por um retalho escleral apertado (suturado de modo apertado ou cicatrizado).
- Oclusão de *shunt* com tubo ou PIO elevada antes da liberação da ligadura do tubo.
- Obstrução do canal de Schlemm e canais coletores por sangue após procedimento de goniotomia ou implante por MIGS.

Tratamento

Uma gonioscopia inicial para auxiliar no diagnóstico é essencial antes de se iniciar qualquer tratamento.

1. Se a bolha não estiver formada e se a câmara anterior for profunda, deve-se aplicar pressão ocular delicada para determinar se a esclerotomia irá drenar (manobra de Carlo Traverso). Em procedimentos com base no fórnice, deve-se ter muito cuidado para não romper a incisão límbica.

> **NOTA:** Se a esclerotomia estiver bloqueada pela íris, qualquer pressão no globo é contraindicada devido à possibilidade de aumentar o encarceramento da íris.

2. A lise de suturas com *laser* ou a remoção das suturas passíveis de liberação podem estar indicadas para aumentar a filtração ao redor do retalho escleral.

TABELA 9.18.1 Complicações pós-operatórias da cirurgia de glaucoma

Diagnóstico	Pressão intraocular	Câmara anterior	Íris *bombé*	Dor	Bolha
Inflamação	Variável; pode ser baixa	Profunda	Não	Possível	Varia
Hifema	Leve a moderadamente elevada	Varia	Não no início	Possível	Varia
Falha na filtração	Moderadamente elevada	Profunda	Não	Possível	Plana
Desvio do aquoso/glaucoma maligno	Inicial: moderadamente elevada Tardio: moderada a marcadamente elevada	Difusamente rasa. Grau 2 ou 3	Não	Moderada	Plana
Hemorragia supracoroidal	Inicial: marcadamente elevada Tardia: leve a moderadamente elevada	Grau 1 e 2	Não	Excruciante	Plana
Bloqueio pupilar	Inicial: moderadamente elevada, podendo tornar-se marcadamente elevada	Grau 1 a 3	Sim	Possível se a pressão for marcadamente elevada	Nenhuma
Descolamento coroidal seroso	Baixa	Grau 1 a 3	Não	Dor frequentemente presente	Geralmente elevada; pode ficar plana com o tempo

3. Pilocarpina tópica ou injeção intracameral lenta de acetilcolina podem puxar a íris para fora da esclerotomia se o encarceramento da íris tiver ocorrido dentro de 2 a 3 dias. Se ela falhar, e a esclerotomia estiver completamente bloqueada pela íris, a retração mecânica transcorneana da íris poderá funcionar. Em casos raros, a iridoplastia com *laser* argônio pode ser suficiente para puxar a íris de modo a restaurar a filtração. Se a esclerotomia estiver bloqueada por vítreo, pode-se tentar o fotorrompimento da esclerotomia com YAG *laser*. A presença de sangue ou fibrina na esclerotomia pode desaparecer com o tempo, ou o ativador de plasminogênio tecidual (10 µg) em injeção intracameral pode restabelecer o fluxo de aquoso por meio da esclerotomia.
4. A obstrução do tubo da íris pode ser tratada de maneira semelhante à descrita anteriormente. Uma sutura de *stent* pode ser removida ou uma sutura de ligadura pode ser desfeita para abrir um tubo sem valva, mas deve-se ter cuidado, pois a PIO pode cair de forma dramática se o tubo for aberto antes de 1 mês de pós-operatório.
5. A terapia clínica adicional pode ser necessária se essas medidas não forem bem-sucedidas. Ver Seção 9.1, Glaucoma primário de ângulo aberto.
6. Para hemorragia ou efusão supracoroidal, se a PIO estiver levemente elevada e a câmara estiver formada, é indicada observação com manejo clínico. A drenagem cirúrgica é indicada para aplanamento persistente da câmara ou elevação da PIO, contato córneo-lenticular, aposição crônica de prega retiniana e/ou dor intolerável. Se possível, postergar a drenagem por pelo menos 10 dias em casos de hemorragia supracoroidal.
7. Se as medidas recém citadas falharem, pode ser necessária nova cirurgia.

PIO PÓS-OPERATÓRIA BAIXA APÓS PROCEDIMENTO FILTRANTE

Pressões baixas (< 7-8 mmHg) estão associadas a complicações como câmara anterior plana, descolamento coroidal e hemorragia supracoroidal. PIO < 4 mmHg tem mais probabilidade de estar associada a certas complicações, incluindo hipotonia macular e edema corneano.

Diagnóstico diferencial e tratamento

1. Bolha grande com câmara profunda (superfiltração): Costuma ser benéfica a presença de uma bolha grande nas primeiras semanas após trabeculectomia. Contudo, o tratamento é indicado quando ela ainda estiver presente 6 a 8 semanas após a cirurgia, o paciente for sintomático, a PIO estiver diminuindo ou a câmara anterior estiver tornando-se rasa. O tratamento inclui atropina tópica a 1%, 2 x/dia, injeção intracameral viscoelástica e, possivelmente, injeção de sangue autólogo dentro da bolha. A observação apenas é recomendada se a PIO estiver baixa, mas estável, se a visão for estável, e se a câmara anterior for profunda.
2. Bolha grande com câmara plana (Grau I ou II): O tratamento inclui cicloplégicos (atropina a 1%, 3 x/dia) e observação cuidadosa. Se a câmara anterior se tornar mais rasa (p. ex., Grau I tornando-se Grau II), se a PIO diminuir conforme a bolha torna-se mais plana, ou o descolamento coroidal se desenvolver, a câmara anterior pode ser refeita com material viscoelástico.
3. Sem bolha e com câmara plana: Procurar cuidadosamente por um vazamento da incisão com teste de Seidel (ver Apêndice 5, Teste de Seidel para detectar vazamento de ferida). Se positivo, podem ser necessários supressores do aquoso, pomada antibiótica, lente de contato terapêutica, retalho ou fechamento cirúrgico. Se negativo, procurar por uma fenda de ciclodiálise (por gonioscopia e UBM) ou por descolamentos coroidais serosos. As fendas de ciclodiálise devem ser manejadas com cicloplégicos, *laser* ou crioterapia (para fechar a fenda) ou, ainda, com fechamento cirúrgico. Os descolamentos coroidais serosos costumam ser observados, pois a maioria dos casos melhora com a normalização da PIO. Ver Seção 11.27, Efusão/descolamento coroidal.
4. Câmara plana de Grau III: Este diagnóstico indica que há uma emergência cirúrgica exigindo pronta correção. A reconstrução ambulatorial com material viscoelástico é adequada. Os tratamentos cirúrgicos incluem drenagem de um descolamento coroidal e a reconstrução de uma câmara anterior com ou sem revisão do tubo ou retalho escleral, reconstrução da câmara anterior com viscoelástico e extração da catarata com ou sem outros procedimentos.

COMPLICAÇÕES DE ANTIMETABÓLITOS (5-FLUOROURACIL E MITOMICINA C)

Presença de defeitos epiteliais da córnea, edema corneano, vazamentos da incisão conjuntival, superfiltração da bolha, ruptura da bolha, afinamento escleral e perfuração, além de risco aumentado de blebite.

COMPLICAÇÕES DE PROCEDIMENTOS CICLODESTRUTIVOS

Presença de dor, uveíte, visão diminuída, catarata, hipotonia, afinamento escleral, efusão coroidal, hemorragia supracoroidal, oftalmia simpática e *phthisis*.

COMPLICAÇÕES VARIADAS DOS PROCEDIMENTOS FILTRANTES

Presença de catarata, edema corneano, *dellen* corneano, endoftalmite, uveíte, hifema ou disestesia da bolha (desconforto).

COMPLICAÇÕES VARIADAS DOS PROCEDIMENTOS DE *SHUNT* COM TUBO

Catarata, edema corneano, endoftalmite, hifema, perfuração escleral, diplopia e erosão do tubo/implante.

9.19 Blebite

Definição
Infecção de uma bolha filtrante. Pode ocorrer a qualquer momento após procedimentos filtrantes para glaucoma (de dias a anos). Maior incidência com o uso de antimetabólitos durante a cirurgia inicial, cirurgias múltiplas e complicações pós-operatórias, incluindo câmara anterior plana e vazamento na incisão.
- Grau 1 (leve): Infecção, hiperemia ou purulência da bolha, mas sem envolvimento da câmara anterior ou do vítreo.
- Grau 2 (moderada): Infecção da bolha com inflamação da câmara anterior, mas sem envolvimento do vítreo.
- Grau 3 (grave): Infecção da bolha com envolvimento da câmara anterior e do vítreo. Ver Seção 12.13, Endoftalmite pós-operatória.

Sintomas
Inicia com olho vermelho e secreção. Posteriormente, há dor, fotofobia, visão diminuída e secreção mucosa.

Sinais
(Ver Figura 9.19.1.)
- Grau 1: A bolha parece leitosa, com perda de transparência; presença de micro-hipópio em loculações da bolha; pode haver material francamente purulento na bolha ou saindo dela; injeção conjuntival intensa. A PIO não costuma estar afetada.
- Grau 2: Grau 1 mais células e *flare* na câmara anterior, com possível hipópio na câmara anterior, mas sem inflamação do vítreo.
- Grau 3: Grau 2 mais envolvimento do vítreo. Apresenta o mesmo aspecto de endoftalmite, exceto pelo envolvimento da bolha.

Diagnóstico diferencial
- Episclerite: Inflamação setorial, raramente superior. Sem envolvimento da bolha. Dor mínima ou leve. Ver Seção 5.6, Episclerite.
- Conjuntivite: Diminuição mínima da visão, sem dor ou fotofobia. A conjuntivite bacteriana pode progredir para blebite se não for prontamente tratada. Ver Seção 5.1, Conjuntivite aguda.
- Uveíte anterior: Inflamação da câmara anterior sem envolvimento da bolha. Fotofobia. Ver Seção 12.1, Uveíte anterior (irite/iridociclite).

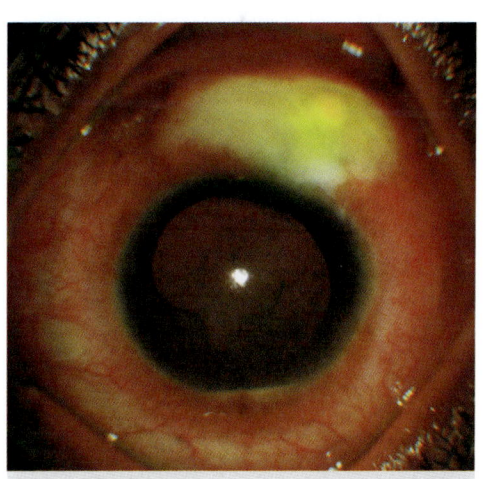

Figura 9.19.1 Blebite.

- Endoftalmite: Ocorrem achados semelhantes aos de blebite grave, mas sem envolvimento da bolha. Pode haver dor mais intensa, edema palpebral, quemose, maior diminuição da visão e hipópio. Ver Seção 12.13, Endoftalmite pós-operatória.
- Bolha isquêmica: Ocorre após o uso de antimetabólitos no período pós-operatório imediato. A conjuntiva apresenta-se opaca, com injeção conjuntival setorial.

Avaliação

1. Realizar exame sob lâmpada de fenda, com avaliação cuidadosa da bolha, da câmara anterior e do vítreo. Procurar por um vazamento na bolha realizando teste de Seidel (ver Apêndice 5, Teste de Seidel para detectar vazamento de ferida). Procurar por micro-hipópio com gonioscopia.
2. Coletar cultura da bolha ou realizar punção da câmara anterior para blebite moderada. Se o caso for grave, ver Seção 12.13, Endoftalmite pós-operatória.

NOTA: Os microrganismos encontrados com mais frequência no período pós-operatório precoce incluem *Staphylococcus epidermidis*, *Staphylococcus aureus* e outros microrganismos Gram-positivos. Se a blebite ocorrer meses ou anos mais tarde, *Streptococcus*, *Haemophilus influenzae*, *S. aureus*, *Moraxella*, *Pseudomonas* e *Serratia* são mais comuns.

3. A US em modo-B pode auxiliar a identificar vitreíte, se a visualização for difícil.

Tratamento

1. Grau 1: Uso de antibióticos tópicos intensivos com um dos dois regimes a seguir:
   - Cefazolina ou vancomicina fortificadas *e* tobramicina ou gentamicina fortificadas, alternadamente, a cada meia hora durante as primeiras 24 horas. Pode-se iniciar com uma dose de 1 gota de cada colírio a cada 5 minutos, repetindo 4 vezes.

   ou
   - Fluoroquinolonas a cada 1 hora durante as 24 horas após uma dose inicial.
   - Reavaliar em 6 a 12 horas e, novamente, em 12 a 24 horas. A condição não deve estar piorando.
   - Pode-se tratar o vazamento da bolha com supressores do aquoso e cicloplegia.
2. Grau 2: A mesma abordagem utilizada para blebite leve, com acréscimo de cicloplégicos e monitoração mais cuidadosa. Pode-se considerar também o uso de fluoroquinolonas orais (p. ex., ciprofloxacino, 500 mg, VO, 2 x/dia, ou moxifloxacino, 400 mg, 1 x/dia).
3. Grau 3: Tratar como endoftalmite com alguma preferência por VVPP precoce, via *pars plana*, pois a endoftalmite associada à bolha parece ser mais fulminante que a infecção após cirurgia de catarata. Ver Seção 12.13, Endoftalmite pós-operatória.

Seguimento

É diário, até que a infecção melhore. Pode estar indicada a hospitalização.

REFERÊNCIA

Razeghinejad MR, Havens S, Katz LJ. Trabeculectomy bleb-associated infection. *Surv Ophthalmol*. 2017;62(5):591-610.

Capítulo 10

Neuro-oftalmologia

10.1 Anisocoria

A posição da pálpebra, a posição do globo (p. ex., para descartar proptose) e a motilidade extraocular devem ser avaliadas quando houver anisocoria (ver **Figura 10.1.1**).

Classificação

1. A pupila anormal está contraída.
   - Exposição unilateral a agente miótico (p. ex., pilocarpina).
   - Irite: Dor no olho, vermelhidão e células e *flare* na câmara anterior.

   > **NOTA:** Em casos de inflamação resultando em formação de sinequias posteriores, a pupila anormal pode parecer irregular, não reativa e/ou maior.

   - Síndrome de Horner: Ptose leve no mesmo olho que apresenta pupila pequena. Ver Seção 10.2, Síndrome de Horner.
   - Pupila de Argyll Robertson (i.e., sifilítica): Sempre pupilas mióticas e irregularmente arredondadas bilaterais, mas, em geral, ocorre um grau leve de anisocoria. Ver Seção 10.3, Pupilas de Argyll Robertson.
   - Pupila de Adie de longa duração: A pupila está inicialmente dilatada, mas, com o tempo, pode se contrair. Hipersensível à pilocarpina a 0,125%. Ver Seção 10.4, Pupila de Adie (tônica).

2. A pupila anormal está dilatada.
   - Dano ao músculo do esfíncter da íris causado por trauma ou cirurgia: Margem pupilar lacerada ou defeitos de transiluminação da íris vistos ao exame sob lâmpada de fenda.
   - Pupila de Adie (tônica): A pupila pode ser irregular, reagir minimamente à luz e lenta e tonicamente à acomodação. Hipersensível à pilocarpina a 0,125%. Ver Seção 10.4, Pupila de Adie (tônica).
   - Paralisia do terceiro nervo craniano: Sempre com ptose e/ou paralisias de músculos extraoculares associadas. Ver Seção 10.5, Paralisia isolada do terceiro nervo craniano.
   - Exposição unilateral a um agente midriático: Colírio cicloplégico (p. ex., atropina), adesivo de escopolamina para cinetose, máscara mal-adaptada em pacientes utilizando nebulizadores (fazendo uso de brometo de ipratrópio), possível uso de medicamentos simpáticos (p. ex., pseudoefedrina). Se a exposição ao midriático for recente, a pupila não reagirá à pilocarpina a 1%.

3. Anisocoria fisiológica: A disparidade de tamanho das pupilas é igual tanto na luz como no escuro, e as pupilas reagem normalmente à luz. A diferença de tamanho é geralmente (mas não sempre) menor do que 2 mm de diâmetro.

Avaliação

1. História: Verificar quando a anisocoria foi observada pela primeira vez e se há sintomas ou sinais associados. Verificar se o paciente já sofreu trauma ocular, se usou colírios ou pomadas oculares e se há histórico (ou fatores de risco) para sífilis. Solicitar fotos antigas do paciente.

2. Realizar exame ocular: Tentar determinar qual é a pupila anormal comparando os tamanhos das pupilas na luz e no escuro. Uma anisocoria maior na luz sugere que a pupila anormal seja a pupila maior; uma anisocoria maior no escuro indica que a pupila anormal seja a menor. Testar a reação pupilar à luz e para perto. Avaliar a presença de defeito pupilar aferente. Procurar

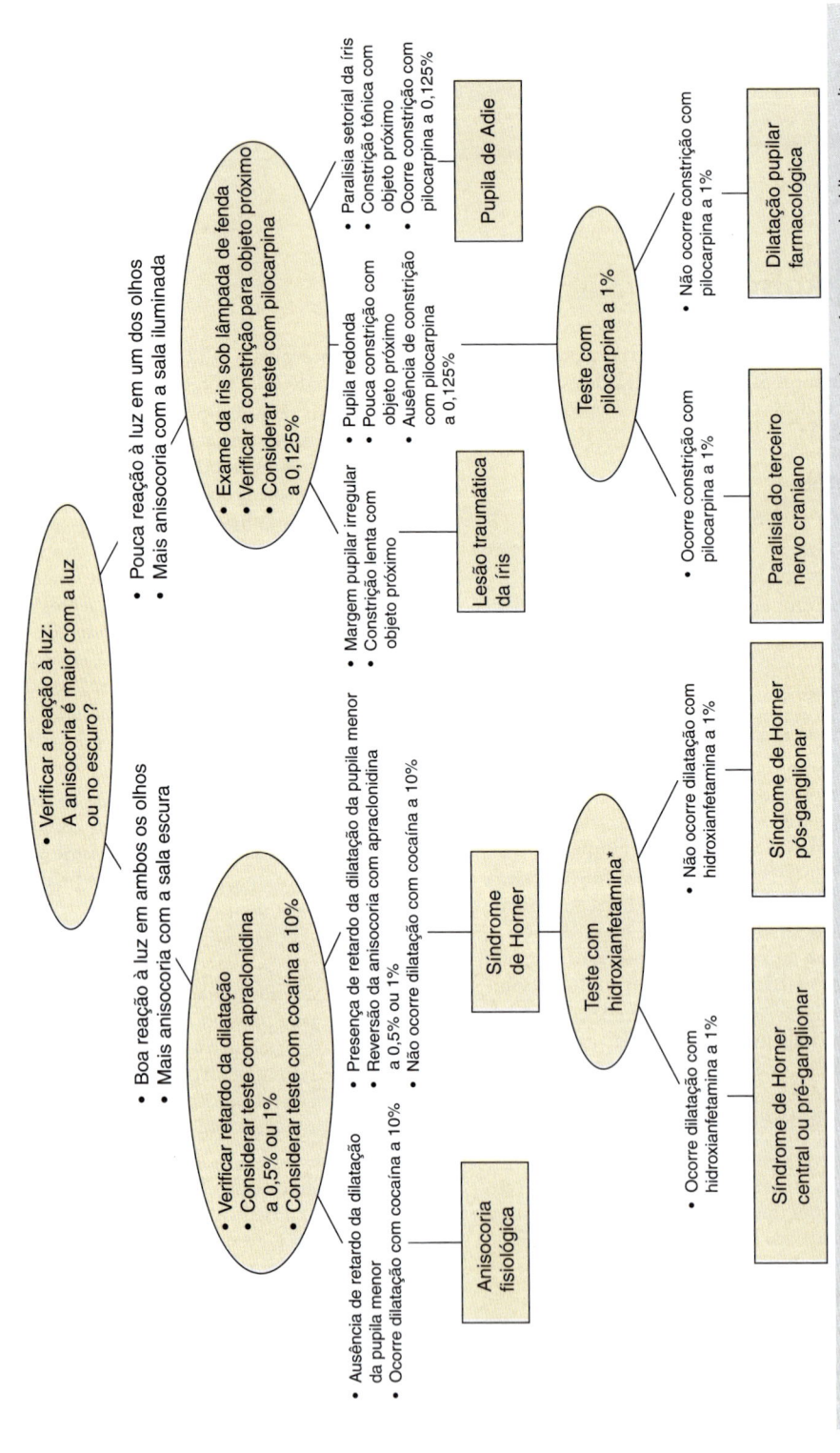

Figura 10.1.1 Fluxograma para a avaliação de anisocoria. *A hidroxianfetamina não deve ser utilizada dentro das 24 horas do uso da cocaína ou apraclonidina para evitar uma possível interferência entre as duas substâncias. (Modificada de Thompson HS, Pilley SF. Unequal pupils. A flow chart for sorting out the anisocorias. *Surv Ophthalmol.* 1976;21:45-48, com autorização).

por ptose, avaliar a motilidade ocular e examinar a margem pupilar com lâmpada de fenda.
- Se a pupila anormal for pequena, um diagnóstico de síndrome de Horner pode ser confirmado por um teste de cocaína ou apraclonidina (ver Seção 10.2, Síndrome de Horner).
- Se a pupila anormal for grande e não houver dano ao músculo do esfíncter nem sinais de paralisia do terceiro nervo craniano (p. ex., déficit de motilidade extraocular, ptose), as pupilas devem ser testadas com uma gota de pilocarpina a 0,125%. Dentro de 10 a 15 minutos, uma pupila de Adie, em geral, contrairá significativamente mais do que a outra pupila (ver Seção 10.4, Pupila de Adie [tônica]).

NOTA: No caso de uma pupila de Adie aguda, a pupila pode não reagir a um agente colinérgico fraco.

- Se a pupila não se contrair com pilocarpina a 0,125%, ou se houver suspeita de dilatação farmacológica, instilar pilocarpina a 1% em ambos os olhos. Uma pupila normal contrai-se antes e em maior extensão do que uma pupila farmacologicamente dilatada. Um olho que recebeu recentemente um midriático forte, como atropina, em geral, não irá se contrair.

Ver Seção 10.2, Síndrome de Horner, Seção 10.3, Pupilas de Argyll Robertson, Seção 10.4, Pupila de Adie (tônica) e Seção 10.5, Paralisia isolada do terceiro nervo craniano.

10.2 Síndrome de Horner

Sintomas
Ptose e anisocoria. Pode haver anidrose. Com frequência, assintomática.

Sinais
(Ver Figura 10.2.1.)

Críticos. Anisocoria que é maior em iluminação branda (especialmente durante os primeiros segundos depois que a iluminação da sala é diminuída). A pupila pequena anormal dilata menos do que a pupila maior, normal. Ptose leve (2 mm) e elevação da pálpebra inferior ("ptose reversa") ocorrem no lado da pupila pequena.

Outros. Pressão intraocular (PIO) mais baixa, cor mais clara da íris em casos congênitos (heterocromia da íris), perda da sudorese (anidrose, a distribuição depende do lado da lesão), aumento transitório na acomodação (pacientes mais velhos seguram seus cartões de leitura mais perto no olho de Horner). O olho acometido pode ter hiperemia conjuntival por diminuição do tônus vascular episcleral. As reações à luz e para perto estão intactas.

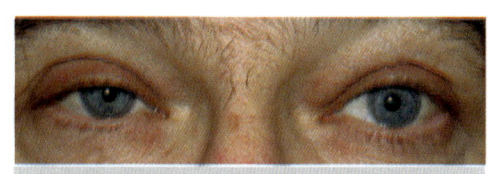

Figura 10.2.1 Síndrome de Horner, à direita, com ptose e miose.

Diagnóstico diferencial
Ver Seção 10.1, Anisocoria.

Etiologia
- Doença de neurônio de primeira ordem: acidente vascular encefálico (AVE) (p. ex., infarto ou insuficiência da artéria vertebrobasilar); tumor; esclerose múltipla (EM). Raramente, osteoartrite cervical grave com osteófitos.
- Doença de neurônio de segunda ordem: Tumor (p. ex., carcinoma de pulmão, metástase, adenoma de tireoide, neurofibroma), aneurisma aórtico (p. ex., sífilis terciária). Deve-se suspeitar de tumor de Pancoast em pacientes com dor no braço e na região escapular. Em crianças, considerar neuroblastoma, linfoma ou metástase.
- Doença de neurônio de terceira ordem: Síndrome de cefaleia (p. ex., em salvas, enxaqueca, síndrome paratrigeminal de Raeder), dissecção de carótida interna, vírus varicela-zóster, otite média, síndrome de Tolosa-Hunt, trauma/tumor/inflamação cervical, patologia do seio cavernoso.
- Síndrome de Horner congênita: Também pode ser causada por trauma de parto.
- Outras causas raras: Paraganglioma cervical, timo cervical ectópico.

Avaliação
1. Diagnóstico confirmado por uma relativa reversão da anisocoria com a apraclonidina (0,5%

ou 1%). A pupila miótica com síndrome de Horner aparecerá maior do que a pupila normal após a instilação de apraclonidina. De modo alternativo, a cocaína a 10% pode ser usada. Colocar uma gota de um dos medicamentos nos dois olhos. Verificar em 15 minutos. Se não for observada alteração no tamanho das pupilas, repetir as gotas e analisar as pupilas novamente em 15 minutos (repetir até que a pupila normal se dilate). Uma pupila de Horner dilata menos do que a pupila normal.

> **NOTA:** Pode haver uma taxa elevada de falso-negativo em resposta ao teste farmacológico na síndrome de Horner aguda.

2. Uma doença de neurônio de terceira ordem pode ser diferenciada de uma doença de neurônio de primeira e segunda ordens com hidroxianfetamina. Aplicar uma gota de hidroxianfetamina a 1% nos dois olhos. Verificar em 15 minutos e repetir se não for notada alteração no tamanho das pupilas. A incapacidade de dilatação da pupila de Horner em um grau equivalente ao do outro olho indica lesão de neurônio de terceira ordem, a qual pode orientar a avaliação. Entretanto, a maioria dos especialistas acredita que toda a via simpática deve ser avaliada por imagem na síndrome de Horner, independentemente dos resultados do teste farmacológico. Além disso, a hidroxianfetamina não costuma estar disponível mesmo em farmácias de manipulação.

> **NOTA:** O teste de hidroxianfetamina tem sensibilidade de até 93% e especificidade de 83% para identificar uma lesão de neurônio de terceira ordem. A hidroxianfetamina não deve ser utilizada dentro das 24 a 48 horas do uso da cocaína ou apraclonidina para evitar uma possível interferência entre as duas substâncias. Os dois colírios exigem um epitélio corneano intacto e, para resultados acurados, que não tenha sido utilizado colírio (incluindo colírio anestésico).

3. Determinar a duração da síndrome de Horner a partir do histórico do paciente e do exame de fotografias antigas. Novo surgimento de síndrome de Horner precisa de avaliação diagnóstica mais urgente para excluir etiologias potencialmente fatais (p. ex., dissecção de artéria carótida interna, a qual pode se apresentar com perda visual transitória, dor em cabeça/pescoço/face, zumbido pulsátil ou disgeusia [gosto desagradável na boca]). Uma síndrome de Horner antiga tem mais probabilidade de ser benigna.

4. História: Verificar se o paciente sofre de crises de cefaleia, de dor no braço, bem como se já teve AVE. Considerar a possibilidade de dano causado à cadeia simpática por cirurgia anterior, inclusive cirurgia cardíaca, torácica, de tireoide ou cervical. Investigar se há histórico de traumatismo craniano ou cervical, bem como dor cervical ipsilateral.

5. Realizar exame físico (avaliar especialmente a presença de nódulos supraclaviculares, aumento da tireoide ou massa cervical).

6. Fazer hemograma completo com diferencial.

7. Realizar tomografia computadorizada (TC) ou ressonância magnética (RM) do tórax para avaliar o ápice do pulmão quanto a uma possível massa (p. ex., tumor de Pancoast).

8. Realizar RM do cérebro e pescoço.

9. Fazer angiografia por ressonância magnética (ARM) ou angiografia por TC (ATC) do crânio/cervical para avaliar dissecção da artéria carótida (especialmente com dor cervical). Obter angiografia de carótida se ARM ou ATC gerarem resultados duvidosos.

10. Fazer biópsia linfonodal na presença de linfadenopatia.

Tratamento

1. Tratar o distúrbio subjacente quando possível.

> **NOTA:** A dissecção de carótida geralmente exige terapia antiplaquetária para evitar oclusão carotídea e AVE hemisférico em conjunto com avaliação de neurologista e neurocirurgião. A anticoagulação algumas vezes é usada. Raramente, sintomas isquêmicos na distribuição da dissecção persistem apesar da terapia antiplaquetária. Nesses casos, uma intervenção cirúrgica pode ser necessária.

2. A cirurgia de ptose pode ser realizada de forma eletiva.

Seguimento

1. Avaliação para síndromes agudas de Horner tão logo possível para descartar causas ameaçadoras à vida. Exames de neuroimagem (conforme citado) devem ser realizados imediatamente em casos de dissecção. Os outros testes devem ser feitos dentro de 1 a 2 dias.

2. A síndrome de Horner crônica pode ser avaliada com menos urgência. Não há complicações oculares que exijam um acompanhamento cuidadoso.

10.3 Pupilas de Argyll Robertson

Sintomas
Geralmente, assintomáticas.

Sinais
Críticos. Pupilas pequenas e irregulares que exibem dissociação "luz-perto" (reagem pouco ou não reagem à luz, mas se contraem normalmente durante a acomodação/convergência). Por definição, a visão deve estar intacta.

Outros. As pupilas se dilatam pouco na escuridão. Sempre são bilaterais, embora possam ser assimétricas.

Diagnóstico diferencial de dissociação "luz-perto"
- Neuropatia óptica bilateral ou retinopatia grave: Acuidade visual reduzida com tamanho pupilar normal.
- Pupila de Adie (tônica): Pupila unilateral ou bilateral dilatada irregularmente que se contrai lenta e irregularmente à luz. Visão normal. Ver Seção 10.4, Pupila de Adie (tônica).
- Síndrome do mesencéfalo dorsal (de Parinaud): Associa-se à retração palpebral (sinal de Collier), paralisia supranuclear do olhar para cima e nistagmo de convergência-retração. Ver Seção 10.4, Pupila de Adie (tônica), e "Convergência-retração" na Seção 10.21, Nistagmo.
- Raramente causada por paralisia do terceiro nervo craniano com regeneração aberrante. Ver Seção 10.6, Regeneração aberrante do terceiro nervo craniano.
- Outros: Diabetes, alcoolismo etc.

Etiologia
Sífilis terciária.

Avaliação
1. Testar a reação pupilar à luz e à convergência: Para testar a reação à convergência, o paciente é solicitado a olhar primeiro para um alvo distante e, então, para seu próprio dedo, que o examinador segura em frente a ele e lentamente o leva em direção à sua face.
2. Realizar exame sob lâmpada de fenda: Procurar por ceratite intersticial (ver Seção 4.17, Ceratite intersticial).
3. Realizar exame de fundo de olho sob dilatação: Procurar por coriorretinite, papilite e uveíte.
4. Fazer teste treponêmico fluorescente de absorção de anticorpos (FTA-ABS, do inglês *fluorescent treponemal antibody absorption*) ou teste específico para treponema (p. ex., micro-hemaglutinação para *Treponema pallidum* [MHA-TP]), reagina plasmática rápida (RPR) ou *Venereal Disease Research Laboratories* (VDRL).
5. Caso fique estabelecido o diagnóstico de sífilis, uma punção lombar (PL) pode ser indicada. Ver Seção 12.12, Sífilis, para indicações específicas.

Tratamento
1. O tratamento se baseia na presença de doença ativa e no tratamento apropriado prévio.
2. Ver Seção 12.12, Sífilis, para indicações de tratamento e terapia antibiótica específica.

Seguimento
Os achados pupilares isoladamente não representam uma emergência. A avaliação diagnóstica e a determinação de atividade sifilítica devem ser realizadas dentro de alguns dias.

10.4 Pupila de Adie (tônica)

Sintomas
Diferença no tamanho das pupilas, visão para perto borrada, fotofobia. Pode ser assintomática.

Sinais
Críticos. Pupila dilatada irregularmente que apresenta mínima ou nenhuma reatividade à luz. Constrição tônica lenta com convergência e redilatação lenta. Pode haver movimento vermiforme da íris e/ou paresia setorial do esfíncter da íris.

> **NOTA:** Costuma ser unilateral e é mais comum em mulheres jovens.

Outros. Pode apresentar um início agudo e tornar-se bilateral. A pupila envolvida pode ficar menor do que a pupila normal com o passar do tempo.

Diagnóstico diferencial

Ver Seção 10.1, Anisocoria.

- Síndrome de Parinaud/lesão do mesencéfalo dorsal: Pupilas com dilatação média bilateral que reagem lentamente à luz, mas contraem normalmente com a convergência (não tônicas). Associa-se à retração palpebral (sinal de Collier), paralisia supranuclear do olhar para cima e nistagmo de convergência-retração. A RM deve ser realizada para descartar pinealoma ou outra patologia do mesencéfalo.
- Síndrome de Holmes-Adie: Pupila tônica e arreflexia de tendão. Pode estar associada à neuropatia autonômica e periférica.
- Pupila de Argyll Robertson: Ver Seção 10.3, Pupilas de Argyll Robertson.

Etiologia

Mais comumente idiopática. Trauma orbital, cirurgia e infecção por varicela-zóster são frequentemente observados. Sífilis inicial, parvovírus B19, vírus herpes simples, botulismo, síndrome paraneoplásica, arterite de células gigantes (ACG), panfotocoagulação retiniana e doença de Lyme neurológica são menos comuns. Há raros relatos de associações com endometriose, seminomas e síndrome de Sjögren.

Avaliação

Ver Seção 10.1, Anisocoria, para avaliação geral quando houver incerteza quanto ao diagnóstico.

1. Avaliar as pupilas e a íris sob lâmpada de fenda ou com foco de luz para constrição irregular e lenta ou movimentos anormais.
2. Testar hipersensibilidade colinérgica. Instilar pilocarpina a 0,125% nos dois olhos e verificar as pupilas novamente em 10 a 15 minutos. Uma pupila de Adie se contrai, enquanto a pupila normal, não.
3. No caso de pupilas de Adie simultâneas bilaterais, considerar investigações laboratoriais adicionais, incluindo teste para as etiologias já mencionadas. No caso de envolvimento unilateral, não são necessárias investigações laboratoriais adicionais.

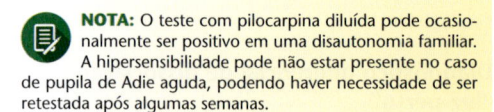

NOTA: O teste com pilocarpina diluída pode ocasionalmente ser positivo em uma disautonomia familiar. A hipersensibilidade pode não estar presente no caso de pupila de Adie aguda, podendo haver necessidade de ser retestada após algumas semanas.

4. Se um paciente com menos de 1 ano de idade apresentar-se com pupila de Adie, consultar um neurologista pediátrico para descartar disautonomia familiar (síndrome de Riley-Day).

Tratamento

Pilocarpina a 0,125%, 2 a 4 x/dia, para fins estéticos e para auxiliar na acomodação.

Seguimento

Se houver dúvidas quanto ao diagnóstico, o acompanhamento é de rotina.

10.5 Paralisia isolada do terceiro nervo craniano

Sintomas

Diplopia binocular e ptose, com ou sem dor.

NOTA: A dor não diferencia entre infarto microvascular e compressão.

Sinais

(Ver Figuras 10.5.1 a 10.5.4.)

Críticos.

1. Oftalmoplegia externa.
   - Paralisia completa: Limitação do movimento ocular em todos os campos de olhar, exceto na abdução.
   - Paralisia incompleta: Limitação parcial do movimento ocular.
   - Paralisia da divisão superior: Ptose e pouca elevação do olho.
   - Paralisia da divisão inferior: Incapacidade de fazer adução ou olhar para baixo.
2. Oftalmoplegia interna.
   - Com envolvimento da pupila: Pupila fixa, dilatada e pouco reativa.
   - Com preservação da pupila: Pupila não dilatada e com reação normal à luz.
   - Com preservação relativa da pupila: Pupila parcialmente dilatada e com reação lenta à luz.

Outros. Exotropia ou hipotropia. Regeneração aberrante. Ver Seção 10.6, Regeneração aberrante do terceiro nervo craniano.

Diagnóstico diferencial

- Miastenia grave: Variação diurna dos sintomas e sinais, pupila nunca está envolvida, aumento

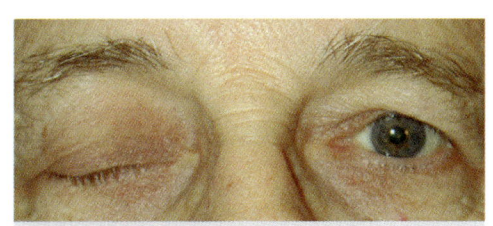

Figura 10.5.1 Paralisia isolada do terceiro nervo craniano à direita, com ptose completa.

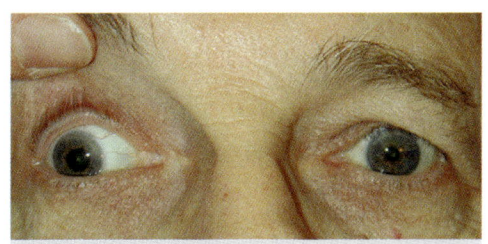

Figura 10.5.2 Paralisia isolada do terceiro nervo craniano à direita: olhar primário mostrando exotropia e pupila dilatada à direita.

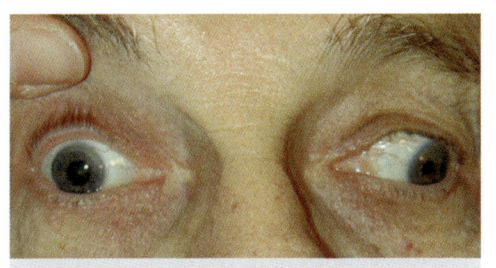

Figura 10.5.3 Paralisia isolada do terceiro nervo craniano à direita: olhar para a esquerda mostrando incapacidade de adução do olho direito.

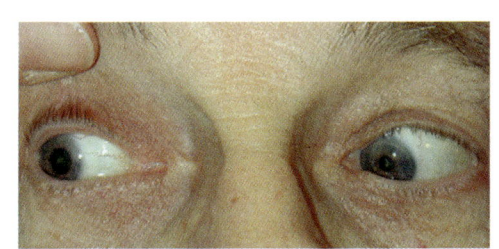

Figura 10.5.4 Paralisia isolada do terceiro nervo craniano à direita: olhar para a direita mostrando abdução normal do olho direito.

da queda palpebral após olhar sustentado para cima.
- Doença ocular tireóidea: Retardo palpebral, retração palpebral, infiltração dos músculos retos, proptose, teste positivo de ducção forçada. Ver Seção 7.2.1, Doença ocular da tireoide.
- Oftalmoplegia externa progressiva crônica (OEPC): Limitação da motilidade e ptose lentamente progressiva bilateral. Pupilas preservadas, em geral, sem diplopia. Ver Seção 10.12, Oftalmoplegia externa progressiva crônica.
- Síndrome inflamatória orbital idiopática: Dor e proptose são comuns. Ver Seção 7.2.2, Síndrome inflamatória orbital idiopática.
- Oftalmoplegia internuclear (OIN): Déficit de adução unilateral ou bilateral com nistagmo horizontal do olho abducente oposto. Não há ptose. Ver Seção 10.13, Oftalmoplegia internuclear.
- *Skew deviation*: Lesão supranuclear do tronco cerebral produzindo desvio ocular, na maioria dos casos vertical, assimétrico, não compatível com defeito de nervo craniano isolado. Ver Diagnóstico diferencial na Seção 10.7, Paralisia isolada do quarto nervo craniano.
- Síndrome de Parinaud/lesão do mesencéfalo dorsal: Pupilas com dilatação média bilateral que reagem lentamente à luz, mas contraem normalmente com a convergência (não tônicas). Associa-se à retração palpebral (sinal de Collier), paralisia supranuclear do olhar para cima e nistagmo de convergência-retração. Não há ptose.
- ACG: Isquemia de músculo extraocular por envolvimento das artérias ciliares posteriores longas. Qualquer músculo extraocular pode ser acometido, resultando em déficits na motilidade horizontal e vertical potencialmente complexos. As pupilas geralmente não são envolvidas. Idade ≥ 55 anos. Ver Seção 10.17, Neuropatia óptica isquêmica arterítica (arterite de células gigantes).

Etiologia
- Com envolvimento da pupila:
  - Mais comuns: Aneurisma, particularmente da artéria comunicante posterior.
  - Menos comuns: Tumor, trauma, congênita, herniação uncal, lesão expansiva no seio cavernoso, apoplexia pituitária, doença da órbita, varicela-zóster, isquemia (p. ex., diabética), ACG e leucemia. Em crianças, enxaqueca oftalmoplégica.
- Com preservação da pupila: Doença microvascular isquêmica; raramente, síndrome de seio cavernoso ou ACG.

- Com preservação relativa da pupila: Doença microvascular isquêmica; menos provavelmente compressiva.
- Com presença de regeneração aberrante: Trauma, aneurisma, tumor, congênita. Não microvascular. Ver Seção 10.6, Regeneração aberrante do terceiro nervo craniano.

Avaliação

1. História: Verificar início e duração da diplopia, se o paciente sofreu algum trauma recentemente, bem como elaborar histórico médico pertinente (p. ex., diabetes, hipertensão, massa em sistema nervoso central [SNC] ou câncer conhecidos, infecções recentes). Se o paciente tiver idade ≥ 55 anos, perguntar especificamente sobre sintomas de ACG.
2. Realizar exame oftalmológico completo: Verificar envolvimento pupilar, direções da restrição da motilidade (em ambos os olhos), ptose, defeitos de campo visual (campos visuais por confrontação), proptose, resistência à retropulsão, fraqueza do músculo orbicular e fadiga palpebral com olhar sustentado para cima. Procurar cuidadosamente por sinais de regeneração aberrante. Ver Seção 10.6, Regeneração aberrante do terceiro nervo craniano.
3. Exame neurológico: Avaliar cuidadosamente os outros nervos cranianos em ambos os lados.

NOTA: O quarto nervo craniano ipsilateral pode ser avaliado concentrando-se em um vaso sanguíneo conjuntival superior e pedindo ao paciente que olhe para baixo. O olho deve sofrer torção, e o vaso sanguíneo deve virar para baixo e em direção ao nariz, mesmo que o olho não possa ser aduzido.

4. Está indicada a realização de exames de imagem do SNC para descartar massa/aneurisma em todos os casos de paralisia do terceiro nervo craniano com ou sem envolvimento pupilar. Uma possível exceção é o paciente com preservação *completa* da pupila e envolvimento *completo* dos outros músculos (i.e., ptose completa e paresia completa de músculos extraoculares inervados pelo terceiro nervo craniano).

NOTA: A modalidade mais sensível para a identificação de aneurismas é a ATC com reforço de contraste, embora a ARM também seja muito sensível e possa ser feita se a ATC estiver contraindicada ou indisponível. A RM com reforço de gadolínio é mais sensível para a identificação de lesões expansivas e etiologias inflamatórias. A escolha do exame de imagem deve ser feita em conjunto com a neurorradiologia. Se os exames de imagem iniciais forem negativos, mas a suspeita clínica permanecer alta, pode ser indicada a angiografia por cateter.

5. A angiografia cerebral é indicada para todos os pacientes > 10 anos de idade com paralisias do terceiro nervo craniano com comprometimento pupilar e cujos exames de imagem não sejam definitivamente negativos nem mostrem uma massa compatível com um aneurisma.
6. Para crianças, solicitar hemograma com diferencial.
7. Teste de gelo, teste de repouso ou teste de cloreto de edrofônio se houver suspeita de miastenia grave.
8. Em casos de suspeita de doença isquêmica: Verificar pressão arterial, glicemia de jejum e hemoglobina A1c.
9. Realizar exame de velocidade de sedimentação globular (VSG), proteína C-reativa (PCR) e plaquetas, imediatamente, se houver suspeita de ACG. Ver Seção 10.17, Neuropatia óptica isquêmica arterítica (arterite de células gigantes).

Tratamento

1. Tratar a anormalidade subjacente.
2. Se a paralisia do terceiro nervo craniano estiver causando diplopia sintomática, um curativo oclusivo ou prisma pode ser colocado sobre o olho comprometido. Em geral, não se aplica a oclusão em crianças < 11 anos de idade devido ao risco de ambliopia. As crianças devem ser monitoradas cuidadosamente quanto ao desenvolvimento de ambliopia no olho desviado.
3. A cirurgia de estrabismo pode ser considerada para desalinhamento persistente significativo.

Seguimento

1. Os intervalos do seguimento variam dependendo do distúrbio subjacente e da estabilidade dos achados do exame. Pode ser necessário o manejo conjunto com medicina interna, neurocirurgia e/ou neurologia.
2. Se decorrente de isquemia, a função deve retornar em 3 meses. Encaminhar a um internista para manejo de fatores de risco para doença vasculopática.
3. Se houver envolvimento da pupila e os exames de imagem/angiografia forem negativos, deve-se considerar uma PL.

10.6 Regeneração aberrante do terceiro nervo craniano

Sintomas
Ver Seção 10.5, Paralisia isolada do terceiro nervo craniano.

Sinais
(Ver Figuras 10.6.1 e 10.6.2.)

Os sinais mais comuns de regeneração aberrante do terceiro nervo craniano incluem:
- Discinesia pálpebra-olhar: Elevação da pálpebra comprometida ao olhar para baixo (pseudossinal de Graefe) ou na adução.
- Discinesia pupila-olhar: A pupila contrai-se ao olhar para baixo ou na adução.
- Outros sinais podem incluir limitação da elevação e depressão do olho, adução do olho comprometido na tentativa de elevação ou depressão, resposta optocinética ausente ou dissociação pupilar luz-perto.

Etiologia
Acredita-se que seja o resultado de um desvio das fibras do terceiro nervo craniano a partir de seu destino original para outros músculos controlados pelo terceiro nervo craniano (p. ex., reto inferior para a pupila).
- Aberrância causada por paralisias congênitas do terceiro nervo craniano: Pode ser vista em até dois terços desses pacientes.
- Aberrância causada por paralisias adquiridas previamente do terceiro nervo craniano: Observada mais frequentemente em pacientes que estão se recuperando de uma lesão no terceiro nervo craniano por trauma ou por compressão devido a aneurisma da artéria comunicante posterior.
- Regeneração aberrante primária: Termo utilizado para descrever a presença de regeneração aberrante em um paciente que não tem histórico de paralisia do terceiro nervo craniano. Em geral, indica a presença de lesão parasselar com aumento progressivo, como aneurisma de carótida ou meningioma dentro do seio cavernoso.

Avaliação
1. Aberrância congênita: Nenhuma. Avaliação para registro de paralisia congênita prévia do terceiro nervo craniano.
2. Aberrância adquirida: Ver Seção 10.5, Paralisia isolada do terceiro nervo craniano. Avaliação para registro de paralisia adquirida prévia do terceiro nervo craniano, quando houver.
3. Aberrância primária: Todos os pacientes devem passar por exames de neuroimagem para se descartar lesão lentamente compressiva ou aneurisma.

> **NOTA:** As paralisias isquêmicas do terceiro nervo craniano não causam aberrância. Caso haja desenvolvimento de uma regeneração aberrante em uma suposta paralisia isquêmica, deve-se realizar exames de neuroimagem.

Tratamento
1. Tratar a doença subjacente.
2. Avaliar a necessidade de cirurgia de estrabismo se houver sintomas significativos.

Seguimento
1. Aberrância congênita: Rotina.
2. Aberrância adquirida: De acordo com a doença subjacente identificada na avaliação.
3. Aberrância primária: De acordo com os achados dos exames de neuroimagem e do exame clínico. Os pacientes são orientados a retornar imediatamente no caso de qualquer alteração (p. ex., ptose, diplopia, anormalidade sensorial).

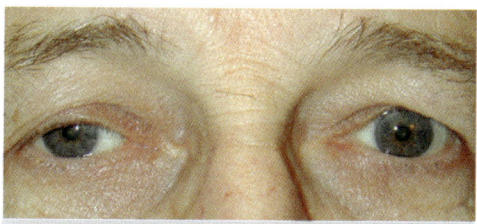

Figura 10.6.1 Regeneração aberrante do terceiro nervo craniano à direita, mostrando ptose do lado direito no olhar primário.

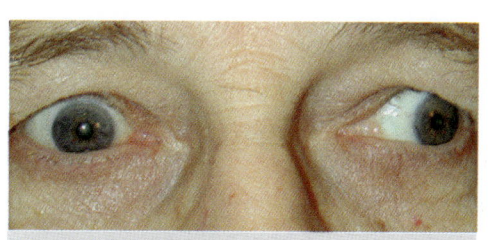

Figura 10.6.2 Regeneração aberrante do terceiro nervo craniano à direita, mostrando retração da pálpebra superior à direita, na tentativa de olhar para a esquerda.

10.7 Paralisia isolada do quarto nervo craniano

Sintomas
Diplopia binocular vertical (ou oblíqua), dificuldade de leitura, sensação de que os objetos parecem inclinados; pode ser assintomática.

Sinais
(Ver Figuras 10.7.1 e 10.7.2.)

Críticos. Movimento inferior deficiente em um olho ao se tentar olhar para baixo e para dentro. O teste de três passos isola uma paralisia do músculo oblíquo superior (ver o item 3 da Avaliação – Realizar o teste de 3 passos).

Outros. O olho afetado está mais alto (hipertrópico) no olhar primário. A hipertropia aumenta ao se olhar na direção do olho não afetado ou ao se inclinar a cabeça em direção ao ombro ipsilateral. O paciente costuma manter a cabeça inclinada em direção ao ombro contralateral para eliminar a diplopia.

Diagnóstico diferencial
Todas as condições descritas a seguir podem produzir diplopia vertical binocular, hipertropia ou ambas:
- Miastenia grave: Sintomas variáveis com fatigabilidade. Ptose é comum. A fraqueza do músculo orbicular costuma estar presente.
- Doença ocular tireóidea: Pode apresentar proptose, retardo palpebral, retração palpebral ou injeção sobre os músculos retos envolvidos. Teste de ducção forçada positivo. Ver Seção 7.2.1, Doença ocular da tireoide, e Apêndice 6, Teste de ducção forçada e teste de geração de força ativa.
- Síndrome inflamatória orbital idiopática: Dor e proptose são comuns. Ver Seção 7.2.2, Síndrome inflamatória orbital idiopática.
- Fratura orbital: Histórico de trauma. Teste de ducção forçada positivo. Ver Seção 3.9, Fratura *blow-out* da órbita.
- *Skew deviation*: O teste de 3 passos não isola um músculo em particular. Descartar uma lesão de fossa posterior ou tronco cerebral por exames de neuroimagem. Ver Seção 10.13, Oftalmoplegia internuclear.
- Paralisia incompleta do terceiro nervo craniano: Incapacidade de olhar para baixo e para dentro, em geral com fraqueza da adução. Torção para dentro na tentativa de olhar para baixo. O teste de três passos não isola o oblíquo superior. Ver Seção 10.5, Paralisia isolada do terceiro nervo craniano.
- Síndrome de Brown: Limitação da elevação na adução por restrição do tendão do oblíquo superior. Pode ser congênita ou adquirida (p. ex., trauma, inflamação). Teste de ducção forçada positivo. Ver Seção 8.6, Síndromes de estrabismo.
- ACG: Isquemia de musculatura extraocular causando déficits de motilidade não específicos ou isquemia neural imitando paralisia de nervo craniano. Idade ≥ 55 anos, geralmente em associação a sintomas sistêmicos. Ver Seção 10.17, Neuropatia óptica isquêmica arterítica (arterite de células gigantes).

Etiologia
Mais comum. Trauma, infarto vascular (em geral, como resultado de diabetes ou hipertensão subjacentes), congênita ou doença desmielinizante.

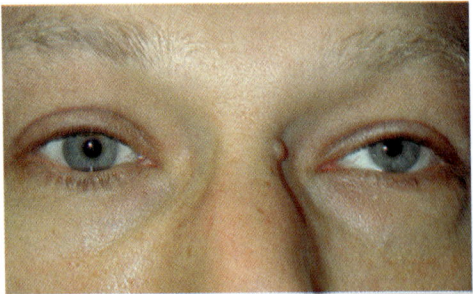

Figura 10.7.1 Paralisia isolada do quarto nervo craniano à esquerda: olhar primário mostrando hipertropia à esquerda.

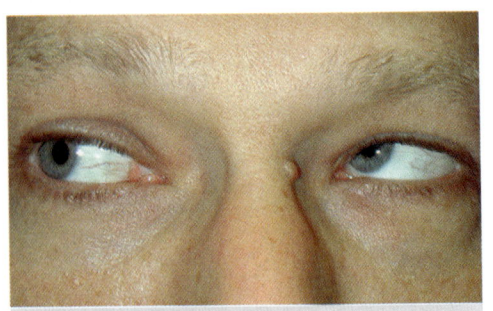

Figura 10.7.2 Paralisia isolada do quarto nervo craniano à esquerda: olhar para a direita com ação excessiva do oblíquo inferior esquerdo.

Raro. Tumor, hidrocefalia, aneurisma, ACG.

Avaliação

1. História: Verificar quando iniciou e qual a duração da diplopia. Verificar também se o paciente apresentou desalinhamento dos olhos e inclinação da cabeça desde a infância. Verificar se sofreu traumas ou AVE.
2. Examinar fotografias antigas para determinar se a inclinação da cabeça é de longa data, indicando paralisia do quarto nervo craniano crônica ou congênita.
3. Realizar o teste de 3 passos:
   Passo 1: Determinar qual olho está desviado para cima no olhar primário. Pode-se observar isso melhor com o teste de cobertura (ver Apêndice 3, Testes de cobertura e de cobertura alternada). O olho mais alto desce ao ser descoberto.
   Passo 2: Determinar se o desvio para cima é maior quando o paciente olha para a esquerda ou para a direita.
   Passo 3: Determinar se o desvio para cima é maior ao inclinar a cabeça em direção ao ombro esquerdo ou ao direito.
   - Os pacientes com paresia do músculo oblíquo superior têm hiperdesvio pior ao olhar para o lado oposto e ao inclinar a cabeça em direção ao ombro do mesmo lado do olho afetado.
   - Além dos achados do teste de 3 passos, a hipertropia deve ser maior ao olhar para baixo que ao olhar para cima.
   - Os pacientes com paralisias bilaterais do quarto nervo craniano demonstram hipertropia do olho direito ao olharem para a esquerda, hipertropia do olho esquerdo ao olharem para a direita e esotropia em um padrão de "V" (os olhos cruzam mais ao olhar para baixo devido a uma redução no efeito de abdução dos músculos oblíquos superiores ao olhar para baixo, além da ação excessiva dos músculos oblíquos inferiores).
4. Realizar o teste duplo com vareta de Maddox se houver suspeita de paralisia do quarto nervo craniano bilateral, para medir a exciclotorção total.
   - Uma vareta de Maddox branca é colocada na frente de um olho, e uma vareta de Maddox vermelha é colocada na frente do outro olho, dispostas como óculos ou foróptero, alinhando os eixos de cada vareta com a marca vertical de 90 graus. Enquanto o paciente olha para uma luz branca distante, pergunta-se a ele se as linhas branca e vermelha vistas nas varetas de Maddox estão horizontais e paralelas entre si. Caso não estejam, pede-se ao paciente que gire a(s) vareta(s) de Maddox até que fique(m) paralela(s). Se o paciente girar o topo desse eixo vertical para fora (para longe do nariz) em mais do que 10 graus no total para os dois olhos, então provavelmente há paresia bilateral do músculo oblíquo superior.

> **NOTA:** O teste duplo com varetas Maddox (ou variações dele) pode ser usado para avaliar qualquer suspeita de estrabismo subjacente, podendo ajudar o profissional a medir o desalinhamento ocular e os desvios sutis.

5. Medir as amplitudes de fusão vertical com uma barra de prisma vertical para diferenciar entre paralisia congênita e adquirida.
   - Um paciente com paralisia adquirida do quarto nervo craniano tem amplitude de fusão vertical normal de 6 dioptrias prismáticas ou menos. Um paciente com paralisia congênita do quarto nervo craniano tem amplitude de fusão maior que 6 dioptrias prismáticas.
6. Teste de gelo, teste de repouso e, menos comumente, teste com cloreto de edrofônio se houver suspeita de miastenia grave.
7. Fazer TC de crânio e órbitas (incidências axial, coronal e parassagital) para suspeita de doença da órbita.
8. Medir pressão arterial, glicemia de jejum e hemoglobina A1c. Providenciar a realização imediata de exames de VSG, PCR e plaquetas se houver suspeita de ACG.
9. Realizar RM de crânio para:
   - Paralisia do quarto nervo craniano acompanhada por outras anormalidades neurológicas ou de nervos cranianos.
   - Todos os pacientes com menos de 45 anos de idade sem histórico de trauma craniano significativo, e pacientes com 45 a 55 anos sem trauma ou sem fatores de risco para vasculopatia.

Tratamento

1. Tratar a doença subjacente.

2. Pode-se colocar um curativo oclusivo sobre um olho ou uma fita plástica fosca sobre uma das lentes dos óculos do paciente para alívio da visão dupla sintomática. Em geral, não se aplica a oclusão em crianças menores de 11 anos de idade devido ao risco de ambliopia.
3. Pode-se prescrever prismas em óculos para hiperdesvios pequenos e estáveis.
4. A cirurgia de estrabismo pode ser indicada para a visão dupla que atrapalha na posição primária ou de leitura e para casos de inclinação de cabeça esteticamente significativa. Postergar a cirurgia por pelo menos 6 meses após o início da paralisia para permitir a estabilização do desvio ou a possível resolução espontânea.

Seguimento

1. Paralisia congênita do quarto nervo craniano: Rotina.
2. Paralisia adquirida do quarto nervo craniano: De acordo com a doença subjacente. Se a avaliação for negativa, a lesão é presumivelmente vascular ou idiopática, e o paciente deve ser novamente examinado em 1 a 3 meses. Se a paralisia não melhorar em 3 meses ou se houver desenvolvimento de outras anormalidades neurológicas, estão indicados exames de imagem apropriados do crânio. Os pacientes são orientados a retornar imediatamente no caso de qualquer mudança (p. ex., ptose, piora da diplopia, anormalidades sensoriais, anormalidades pupilares).

10.8 Paralisia isolada do sexto nervo craniano

Sintomas

Diplopia horizontal binocular, pior para longe do que para perto, mais pronunciada na direção do músculo reto lateral parético.

Sinais

(Ver Figuras 10.8.1 e 10.8.2.)

Críticos. Deficiência no movimento lateral de um olho com teste de ducção forçada negativo (ver Apêndice 6, Teste de ducção forçada e teste de geração de força ativa).

Outros. Sem proptose.

Diagnóstico diferencial de abdução limitada

- Doença ocular tireóidea: Pode haver proptose, retardo palpebral, retração palpebral, injeção sobre os músculos retos envolvidos e teste de ducção forçada positivo. Ver Seção 7.2.1, Doença ocular da tireoide.
- Miastenia grave: Sintomas variáveis com fatigabilidade. Ptose é comum. Teste de gelo, teste de repouso e, menos comumente, teste de cloreto de edrofônio positivos.
- Síndrome inflamatória orbital idiopática: Dor e proptose são comuns. Ver Seção 7.2.2, Síndrome inflamatória orbital idiopática.
- Trauma orbital: Fratura causando encarceramento do reto medial, teste de ducção forçada positivo. Ver Seção 3.9, Fratura *blow-out* da órbita.
- Síndrome de Duane tipo 1: Congênita; estreitamento da fissura palpebral e retração do globo na adução (geralmente sem diplopia). Ver Seção 8.6, Síndromes de estrabismo.
- Síndrome de Möbius: Congênita; presença de paralisia facial bilateral. Ver Seção 8.6, Síndromes de estrabismo.

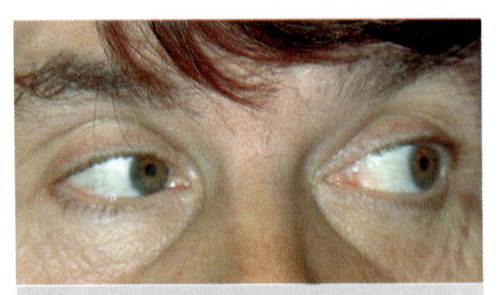

Figura 10.8.1 Paralisia isolada do sexto nervo craniano à direita: olhar para a esquerda mostrando adução completa.

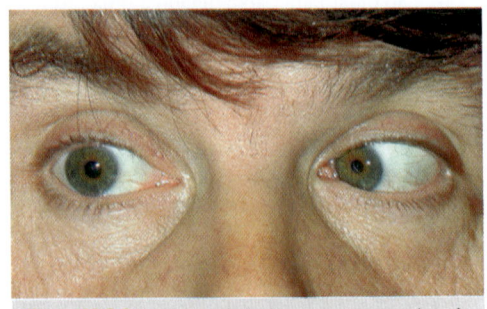

Figura 10.8.2 Paralisia isolada do sexto nervo craniano à direita: olhar para a direita mostrando abdução limitada.

- Espasmo de convergência: Episódios variáveis e intermitentes de convergência e miose. Pode parecer que há déficit de abdução na avaliação, mas as ducções são completas. As pupilas mióticas ajudam a diferenciação, pois as pupilas não são afetadas na paralisia isolada do sexto nervo craniano.
- Insuficiência de divergência primária: Em geral, é adquirida e benigna; esotropia e diplopia apenas para a distância e visão binocular única para perto. Os sintomas podem melhorar de forma espontânea, sem tratamento, ou podem ser corrigidos com prismas de base para fora ou cirurgia. Se a história revelar início súbito, trauma, infecção (p. ex., meningite, encefalite), EM ou câncer, a paralisia de divergência deve ser considerada, e uma avaliação neurológica com RM de crânio e tronco encefálico deve ser obtida. A RM raramente revela patologia na insuficiência de divergência verdadeira.
- ACG: Menos comum; porém, pode ocorrer com isquemia de musculatura extraocular em pacientes ≥ 55 anos. Pode estar associada a sintomas sistêmicos. Ver Seção 10.17, Neuropatia óptica isquêmica arterítica (arterite de células gigantes).

Etiologia
Adultos
Mais comum. Vasculopatia (p. ex., diabetes, hipertensão e outros fatores de risco para aterosclerose), trauma, idiopática.

Menos comum. Pressão intracraniana elevada, massa de seio cavernoso (p. ex., meningioma, aneurisma, metástase), EM, sarcoidose/vasculite, após mielografia ou PL, AVE (em geral, com outros déficits neurológicos), inflamação/infecção meníngea (p. ex., doença de Lyme, neurossífilis) e ACG.

Crianças
Benigna e geralmente autolimitada após infecção viral ou vacinação, trauma, pressão intracraniana elevada (p. ex., hidrocefalia obstrutiva), glioma pontino, síndrome de Gradenigo (petrosite afetando o sexto e, geralmente, o sétimo nervos cranianos, com ou sem comprometimento do oitavo e quinto nervos cranianos do mesmo lado; associada à otite média complicada).

Avaliação
Adultos
1. História: Saber se os sintomas do paciente flutuam durante o dia e se este sofre de câncer, diabetes ou doença da tireoide. Verificar (no grupo etário apropriado) se o paciente apresenta sintomas de ACG.
2. Realizar exames oftálmico e neurológico completos; prestar especial atenção à função de outros nervos cranianos e à aparência do disco óptico. Devido ao risco de dano corneano, é especialmente importante avaliar o quinto nervo craniano. A sensibilidade da córnea (suprida pela primeira divisão) pode ser testada tocando com algodão ou tecido nas córneas antes da aplicação de anestésico tópico. Oftalmoscopia à procura de papiledema é necessária, pois a pressão intracraniana elevada por qualquer causa pode resultar em paralisia unilateral ou bilateral do sexto nervo craniano.
3. Verificar pressão arterial, glicemia de jejum, hemoglobina A1c.
4. RM de crânio é indicada para os seguintes pacientes:
    - Mais jovens do que 45 anos de idade (se a RM for negativa, avaliar a necessidade de PL).
    - Considerar a possibilidade de RM para pacientes com idade de 45 a 55 anos sem fatores de risco para doença vascular.
    - Paralisia do sexto nervo craniano acompanhada por dor severa ou qualquer outro sinal neurológico ou neuro-oftálmico.
    - Qualquer histórico de câncer.
    - Paralisias do sexto nervo craniano bilateral.
    - Presença de papiledema.
5. VSG, PCR e plaquetas imediatamente, se houver suspeita de ACG. Ver Seção 10.17, Neuropatia óptica isquêmica arterítica (arterite de células gigantes).
6. Considerar pesquisa de anticorpos para doença de Lyme.

Crianças
1. História: Verificar se o paciente sofreu trauma ou doença recentemente, se apresenta sintomas neurológicos, letargia ou alterações comportamentais, bem como se teve infecções crônicas de ouvido.
2. Realizar exames neurológico e oftálmico completos conforme descrito para adultos.
3. Realizar exame otoscópico para descartar otite média complicada.

4. Fazer RM do crânio em todas as crianças.

Tratamento

1. Tratar qualquer problema subjacente revelado pela avaliação.
2. Um curativo oclusivo pode ser colocado sobre um olho, ou uma fita adesiva fosca pode ser aplicada a uma lente dos óculos para se aliviar diplopia sintomática. Em pacientes menores de 11 anos, a oclusão deve ser evitada, e tais pacientes devem ser monitorados cuidadosamente quanto ao desenvolvimento de ambliopia. Ver Seção 8.7, Ambliopia.
3. Prismas em óculos podem ser adequados para alívio temporário ou para desvios estáveis crônicos (p. ex., após AVE). Avaliar a necessidade de cirurgia de estrabismo para um desvio estável que persista por mais de 6 meses.

Seguimento

Reexaminar a cada 6 semanas após o início da paralisia até que ela melhore. RM do crânio é indicada caso quaisquer sinais ou sintomas neurológicos ocorram, se o déficit de abdução aumentar ou se a paralisia isolada do sexto nervo craniano não melhorar em 3 a 6 meses.

10.9 Paralisia isolada do sétimo nervo craniano

Sintomas

Fraqueza ou paralisia de um lado da face, incapacidade de fechar um olho, salivação excessiva.

Sinais

(Ver Figuras 10.9.1 e 10.9.2.)

Críticos. Fraqueza unilateral ou paralisia da musculatura facial.

- Lesão central: Fraqueza ou paralisia apenas da musculatura facial inferior. Fechamento da pálpebra superior e enrugamento da testa intactos.
- Lesão periférica: Fraqueza ou paralisia da musculatura facial superior e inferior.

Outros. Prega nasolabial aplanada, queda do canto da boca, ectrópio e lagoftalmo. Pode apresentar diminuição ipsilateral do paladar nos dois terços anteriores da língua, produção basal de lágrimas diminuída ou hiperacusia. Um olho pode se apresentar injetado com um defeito epitelial corneano. Sincinesia, um movimento simultâneo dos músculos supridos por diferentes ramos do nervo facial ou estimulação simultânea de fibras eferentes viscerais do nervo facial (p. ex., contração do canto da boca com o fechamento do olho, lacrimejamento excessivo ao comer – "lágrimas de crocodilo") decorrente de regeneração aberrante implicando cronicidade.

Etiologia

Lesões centrais

- Corticais: Lesão do córtex motor contralateral ou da cápsula interna (p. ex., AVE, tumor). Perda de movimento facial voluntário; movimento facial emocional algumas vezes preservado. Pode também apresentar hemiparesia ipsilateral.
- Extrapiramidais: Lesão dos gânglios da base (p. ex., parkinsonismo, tumor, lesão vascular dos gânglios da base). Perda de movimento facial emocional; movimento facial volicional intacto. Não se trata de uma paralisia facial verdadeira.
- Tronco cerebral: Lesão da ponte ipsilateral (p. ex., EM, AVE, tumor). Frequentemente, com paralisia ipsilateral do sexto nervo craniano, hemiparesia contralateral. Ocasionalmente, com sinais cerebelares.

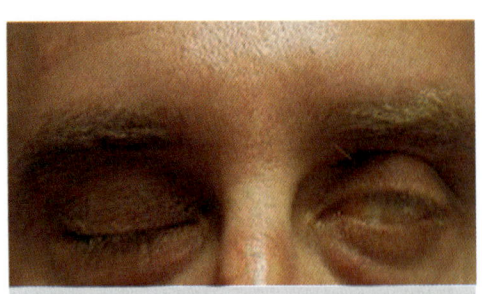

Figura 10.9.1 Paralisia periférica isolada do sétimo nervo craniano à esquerda, demonstrando lagoftalmo.

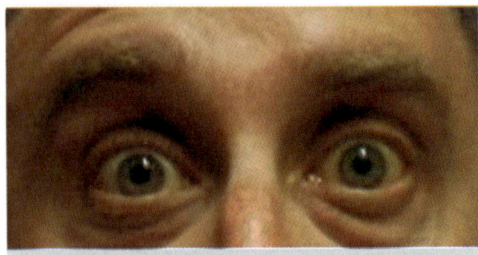

Figura 10.9.2 Paralisia periférica isolada do sétimo nervo craniano à esquerda, demonstrando paralisia de músculos faciais superiores.

Lesões periféricas

- Massas no ângulo cerebelopontino (ACP) (p. ex., neuroma acústico, neuroma facial, meningioma, colesteatoma, metástase): Início gradualmente progressivo, embora, algumas vezes, agudo. Pode haver dor facial, fasciculação ou um nistagmo característico. Este é um nistagmo em sacudida rápido de amplitude pequena no qual a fase rápida está direcionada para longe do lado da lesão (vestibular periférico), em conjunção com um nistagmo lento, evocado pelo olhar, direcionado para o lado da lesão (por compressão do tronco cerebral). Pode haver disfunção do oitavo nervo craniano, incluindo-se perda auditiva, zumbido, vertigem ou desequilíbrio.
- Fratura do osso temporal: Histórico de traumatismo craniano. Pode apresentar sinal de Battle (equimoses sobre a região mastoide), otorreia com líquido cerebrospinal (LCS), perda auditiva, vertigem ou nistagmo vestibular.
- Outro trauma: Acidental ou iatrogênico (p. ex., laceração facial, bloqueio anestésico local, cirurgia de parótida ou mastoide).
- Otite média supurativa aguda ou crônica.
- Otite externa maligna: Infecção por *Pseudomonas* em pacientes diabéticos ou idosos. Começa no canal auditivo externo, mas pode progredir para osteomielite, meningite ou abscesso.
- Síndrome de Ramsay-Hunt (varicela-zóster ótico): Pródromo viral seguido por dor de ouvido; vesículas no pavilhão auditivo, no canal auditivo externo, na língua, na face e no pescoço. Progride ao longo de 10 dias. Pode apresentar perda auditiva neurossensorial, zumbido ou vertigem.
- Síndrome de Guillain-Barré: Síndrome viral seguida por paralisia ou fraqueza motora progressiva ou paralisias de nervo craniano, ou ambas. Perda dos reflexos tendíneos profundos. Pode apresentar paralisias faciais bilaterais.
- Doença de Lyme: Pode apresentar erupção, febre, fadiga, artralgias, mialgias ou náuseas. Pode ou não haver histórico de picada de carrapato. Ver Seção 13.4, Doença de Lyme.
- Sarcoidose: Pode haver uveíte, parotidite, lesões cutâneas ou linfadenopatia. Pode apresentar paralisias faciais bilaterais. Ver Seção 12.6, Sarcoidose.
- Neoplasia de parótida: Paralisia lentamente progressiva de toda ou parte da musculatura facial. Massa de parótida com dor facial.
- Metástase: Histórico de tumor primário (p. ex., mama, pulmão, próstata). Múltiplas paralisias de nervo craniano em rápida sucessão podem ser vistas. Pode ser o resultado de uma metástase na base do crânio ou meningite carcinomatosa.
- Paralisia de Bell: Paralisia idiopática do sétimo nervo craniano. Mais comum, mas outras etiologias devem ser descartadas. Pode apresentar pródromo viral seguido por dor de ouvido, dormência facial, lacrimejamento ou paladar diminuídos. A paralisia facial pode ser completa ou incompleta e progredir por 10 dias. Pode ser recorrente, raramente bilateral. Possível predisposição familiar.
- Outros: Diabetes melito, botulismo, vírus da imunodeficiência humana (HIV, do inglês *human immunodeficiency virus*), sífilis, vírus Epstein-Barr, porfirias agudas, carcinoma nasofaríngeo, doença vascular do colágeno etc.

Avaliação

1. História: Procurar saber quando iniciou e qual a duração da fraqueza facial, quando foi o primeiro episódio e se houve recorrência. Verificar se o paciente sofre de dor facial ou no ouvido. Verificar se sofreu traumas AVE, infecção recente ou se percebe perda auditiva, zumbidos, tonturas ou vertigens. Pesquisar histórico de sarcoidose ou câncer.
2. Examinar fotografias antigas para determinar a cronicidade da paralisia facial.
3. Realizar exame neurológico completo: Determinar se a paralisia facial é central ou periférica, completa ou incompleta. Procurar por fraqueza motora e sinais cerebelares. Avaliar cuidadosamente outros nervos cranianos, especialmente o quinto, o sexto e o sétimo. Considerar a avaliação do paladar nos dois terços anteriores da língua no lado afetado.
4. Realizar exame oftalmológico completo: Verificar a motilidade ocular e procurar por nistagmo. Avaliar a força do orbicular bilateralmente, o grau de ectrópio e fenômeno de Bell. Examinar a córnea cuidadosamente quanto a sinais de exposição (ceratopatia punctata superficial, defeito epitelial ou úlcera). Realizar teste de Schirmer (ver Seção 4.3, Síndrome do olho seco) para avaliar a produção basal de lágrimas. Verificar sinais de uveíte.
5. Realizar exame otorrinolaringológico: Examinar o ouvido e a orofaringe para vesículas, massas ou outras lesões. Palpar a parótida quanto a massas ou linfadenopatia. Checar a audição.

6. Fazer TC se houver histórico de trauma, para descartar fratura da base do crânio: Cortes axiais, coronais a parassagitais com atenção ao osso temporal.
7. Fazer RM ou TC do crânio se houver quaisquer outros sinais neurológicos associados, histórico de câncer, ou duração maior do que 3 meses. O comprometimento do sexto nervo craniano merece atenção ao tronco cerebral. O comprometimento do oitavo nervo craniano merece atenção ao ACP. O envolvimento de múltiplos nervos cranianos merece atenção à base do crânio e ao seio cavernoso.
8. Solicitar TC ou radiografia de tórax e concentração sérica de enzima conversora da angiotensina (ECA) caso haja suspeita de sarcoidose.
9. Considerar hemograma com diferencial, anticorpos para Lyme, FTA-ABS ou teste treponêmico específico e RPR ou VDRL, dependendo da etiologia suspeita.
10. Considerar fator reumatoide, de VSG, fator antinuclear (FAN) e anticorpo anticitoplasma de neutrófilo se houver suspeita de doença vascular do colágeno.
11. Fazer ecocardiograma, monitoração com Holter, e estudos não invasivos da carótida em pacientes com histórico de AVE.
12. Fazer PL em pacientes com histórico de neoplasia primária para descartar meningite carcinomatosa (pode-se repetir, se for negativa, para aumentar a sensibilidade).

Tratamento

1. Tratar a doença subjacente conforme segue:
   - AVE. Encaminhar a um neurologista.
   - Massas no ACP, fratura de osso temporal, laceração de nervo: Encaminhar a um neurocirurgião.
   - Otite: Encaminhar a um otorrinolaringologista.
   - Síndrome de Ramsay-Hunt: Se observada dentro de 72 horas do início, começar com aciclovir, 800 mg, 5 x/dia, por 7 a 10 dias (contraindicado na gravidez e em insuficiência renal). Encaminhar a um otorrinolaringologista.
   - Síndrome de Guillain-Barré: Encaminhar a um neurologista. Pode exigir hospitalização urgente para fraqueza motora rapidamente progressiva ou dificuldade respiratória.
   - Doença de Lyme: Encaminhar a um especialista em doenças infecciosas. Pode haver necessidade de PL. Tratar com doxiciclina oral, penicilina ou ceftriaxona intravenosa (IV). Ver Seção 13.4, Doença de Lyme.
   - Sarcoidose: Tratar uveíte, se presente. Avaliar a necessidade de RM do crânio ou PL, ou ambas, para se descartar comprometimento do SNC; se houver, encaminhar a um neurologista. Encaminhar a um internista para avaliação sistêmica. Pode exigir prednisona sistêmica para doença extraocular ou do SNC. Ver Seção 12.6, Sarcoidose.
   - Doença metastática: Encaminhar a um oncologista. Quimioterapia sistêmica, radioterapia ou ambas podem ser necessárias.
2. Paralisia de Bell: 86% dos pacientes se recuperam completamente apenas com observação dentro de 2 meses. Os métodos de tratamento incluem os seguintes:
   - Fisioterapia com massagem facial e/ou estimulação elétrica da musculatura facial.
   - Na paralisia de Bell de início recente, foi demonstrado que os esteroides (p. ex., prednisona, 60 mg, via oral (VO), 1 x/dia, por 7 dias, seguido por redução gradual até 5-10 mg/dia) aumentam a probabilidade de recuperação do nervo facial. Pode-se oferecer aos pacientes os fármacos antivirais, em combinação com a prednisona, embora seu benefício não esteja bem estabelecido.
3. A principal complicação ocular da paralisia facial é a exposição corneana, que deve ser tratada conforme segue (ver também Seção 4.5, Ceratopatia por exposição):
   - Ceratite de exposição leve: Lágrimas artificiais, 4 x/dia, com pomada lubrificante ao deitar.
   - Ceratite de exposição moderada: Lágrimas artificiais sem conservantes em gel ou pomada a cada 1 a 2 horas ou câmara úmida com pomada lubrificante durante o dia; câmara úmida com pomada lubrificante ou tarsorrafia com fita ao deitar. Avaliar a necessidade de tarsorrafia temporária.
   - Ceratite de exposição grave: Tarsorrafia temporária ou permanente. Quando a paralisia facial crônica for provável, avaliar a necessidade de implantes palpebrais de pesos de ouro para facilitar o fechamento da pálpebra.

Seguimento

1. Verificar novamente todos os pacientes em 1 e 3 meses e, com mais frequência, se surgirem complicações na córnea.
2. Se não houver melhora após 3 meses, solicitar RM do crânio para descartar lesão expansiva.

No caso de paralisia facial que não melhora, com investigação negativa, considerar a necessidade de encaminhamento a um neurocirurgião ou cirurgião plástico para enxerto de nervo facial, reanastomose de nervo craniano ou transposição de músculo temporal para pacientes que desejam a melhora da função motora facial.

10.10 Seio cavernoso e síndromes associadas (paralisias múltiplas de nervos motores oculares)

Sintomas
Visão dupla, queda palpebral, dor na distribuição dos ramos V1 e V2 do nervo trigêmeo ipsilateral ou dormência.

Sinais
Críticos. Limitação do movimento ocular correspondendo a qualquer combinação de paralisia do terceiro, do quarto ou do sexto nervo craniano em um lado; dor ou dormência facial, ou ambas, correspondendo ao primeiro ou segundo ramos do quinto nervo craniano; ptose e pupila pequena (síndrome de Horner); a pupila também pode estar dilatada se houver comprometimento do terceiro nervo craniano. Qualquer combinação dos sinais acima pode ocorrer simultaneamente em função da anatomia do seio cavernoso. Todos os sinais afetam o mesmo lado da face quando uma fissura orbital superior/do seio cavernoso estiver envolvida. O seio circular conecta os seios cavernosos, e o seu envolvimento pode causar sinais contralaterais. Quando estiverem presentes proptose e neuropatia óptica, considerar a possibilidade de síndrome do ápice orbital.

Outros. Proptose pode estar presente quando há comprometimento da fissura orbital superior.

Diagnóstico diferencial
- Miastenia grave: Ptose por fadiga, fraqueza do orbicular e motilidade limitada. As pupilas nunca são envolvidas e nunca há sintomas sensoriais. Sem proptose. Ver Seção 10.11, Miastenia grave.
- OEPC: Limitação da motilidade bilateral, indolor e progressiva, com ptose. Pupilas normais. O orbicular sempre é fraco. Ver Seção 10.12, Oftalmoplegia externa progressiva crônica.
- Lesões orbitais (p. ex., tumor, doença da tireoide, inflamação). Proptose e resistência aumentada à retropulsão estão geralmente presentes, além da restrição da motilidade. Os resultados dos testes de ducção forçada são anormais (ver Apêndice 6, Teste de ducção forçada e teste de geração de força ativa). Pode haver defeito pupilar aferente caso o nervo óptico seja afetado.

NOTA: A síndrome do ápice orbital combina a síndrome da fissura orbital superior com a disfunção do nervo óptico, e, mais comumente, resulta de lesão orbital.

- Doença do tronco cerebral: Tumores e lesões vasculares do tronco cerebral produzem paralisias de nervos motores oculares, particularmente do sexto nervo craniano. O melhor exame para fazer esse diagnóstico é RM da fossa posterior e do tronco encefálico.
- Meningite carcinomatosa: A disseminação e infiltração difusa de células tumorais metastáticas nas leptomeninges pode produzir doença de nervo craniano bilateral rapidamente sequencial. A avaliação inclui exames de neuroimagem e PL.
- Tumores da base do crânio, especialmente carcinoma nasofaríngeo ou lesões no clivo: Afetam mais comumente o sexto nervo craniano, mas o segundo, terceiro, quarto e quinto nervos cranianos também podem estar envolvidos. Normalmente, um nervo craniano é afetado após o outro pela invasão da base do crânio. O paciente pode ter linfadenopatia cervical, obstrução nasal, dor ou estalidos no ouvido causados por otite média serosa ou bloqueio da trompa de Eustáquio, perda de peso ou proptose.

Os tumores do clivo podem produzir sintomas flutuantes de visão dupla com esotropia incomitante e déficits apenas muito leves da abdução. Esses tumores também podem produzir esotropias relativamente comitantes devido ao envolvimento de ambos os sextos nervos cranianos à medida que ascendem pelo clivo.

- Paralisia supranuclear progressiva (PSP): Limitação vertical dos movimentos oculares; em geral, iniciando com limitação do olhar para baixo. Instabilidade postural, demência e rigidez do pescoço e do tronco podem ocorrer. Todos os movimentos oculares acabam sendo perdidos. Um déficit cognitivo significativo costuma estar presente, podendo progredir rapidamente. Ver Seção 10.12, Oftalmoplegia externa progressiva crônica.
- Rara: Distrofia miotônica, variante bulbar da síndrome de Guillain-Barré (variante de Miller-Fisher), sarcoidose intracraniana, outros.

Etiologia

- Fístula arteriovenosa (FAV) (carotídeo-cavernosa [FCC] ["alto fluxo"] ou dural-cavernosa ["baixo fluxo"]): Proptose, quemose, PIO elevada, vasos sanguíneos episclerais e conjuntivais dilatados e tortuosos ("em saca-rolha") geralmente presentes. Pode ocorrer aumento da pulsação ocular ("proptose pulsátil"), em geral, somente perceptível ao exame sob lâmpada de fenda durante aplanação. Pode ser notado um sopro pelo médico (e, algumas vezes, pelo paciente) nas fístulas de alto fluxo ao se fazer a ausculta ao redor do globo ou da têmpora. O fluxo reverso arterializado na veia oftálmica superior é detectável com ultrassonografia (US) com Doppler colorido da órbita. Uma TC ou RM da órbita pode mostrar veia oftálmica superior aumentada. A ARM ou ATC podem revelar a fístula, mas o diagnóstico definitivo costuma exigir arteriografia. As fístulas de alto fluxo têm início abrupto, geralmente após trauma ou ruptura de um aneurisma intracavernoso. As fístulas de baixo fluxo têm apresentação mais insidiosa, mais comumente em mulheres hipertensas > 50 anos, devendo-se a malformações arteriovenosas durais. A classificação de Barrow é utilizada para o planejamento pré-operatório e ainda subdivide as fístulas carotídeo-cavernosas da seguinte forma:
  A. Fístula direta.
  B. Indireta com ramos somente da artéria carótida interna (rara).
  C. Indireta com ramos somente da artéria carótida externa.
  D. Indireta com ramos das artérias carótidas interna e externa (mais comum).
- Tumores dentro do seio cavernoso: Podem ser neoplasias intracranianas primárias com invasão local do seio cavernoso (p. ex., meningioma, adenoma pituitário, craniofaringeoma); ou tumores metastáticos para o seio cavernoso, tanto locais (p. ex., carcinoma nasofaríngeo, disseminação perineural de um carcinoma epidermoide periocular) quanto metástases a distância (p. ex., mama, pulmão, linfoma).

> **NOTA:** Tumores previamente ressecados podem invadir o seio cavernoso anos após a ressecção.

- Aneurisma intracavernoso: Geralmente, sem ruptura. Se o aneurisma romper, há o desenvolvimento de sinais de uma fístula carotídeo-cavernosa.
- Zigomicose (como a mucormicose): Deve ser suspeitada em todos os pacientes diabéticos, em particular naqueles com cetoacidose ou controle ruim recente da glicemia e em qualquer indivíduo debilitado ou imunocomprometido, especialmente os pacientes que recebem quimioterapia para câncer, com múltiplas paralisias de nervos cranianos, com ou sem proptose. O início é normalmente agudo. Pode haver coriza sanguinolenta, e o exame nasal pode revelar material crostoso negro. Esta condição pode produzir AVEs hemisféricos maciços, sendo sempre potencialmente fatais.
- Apoplexia pituitária: Início agudo dos sinais críticos previamente listados; geralmente bilateral com cefaleia severa, visão diminuída e, possivelmente, hemianopsia bitemporal ou cegueira. Um adenoma pituitário preexistente pode aumentar de tamanho durante a gestação e predispor à apoplexia. Hemorragia/choque periparto podem causar infarto da glândula pituitária, provocando apoplexia de uma glândula pituitária não tumoral (síndrome de Sheehan). A TC ou RM de crânio mostram a sela túrcica aumentada ou uma massa intrasselar, geralmente com hemorragia intensa. Observe que isso pode ser clínica e radiologicamente indistinguível da hipofisite linfocítica.
- Vírus herpes-zóster: Pacientes com a erupção típica do zóster podem desenvolver paralisias de nervos motores oculares, bem como uma pupila médio-dilatada que reage melhor à convergência do que à luz.
- Trombose do seio cavernoso: Proptose, quemose e edema palpebral. Geralmente bilateral. Costuma haver febre, náuseas, vômitos e um nível de consciência alterado. Pode resultar de disseminação de infecção da face, da boca, da garganta, dos seios paranasais ou da órbita. Com

menos frequência, é de causa não infecciosa, resultando de trauma ou cirurgia. Esses pacientes estão mortalmente enfermos.

- Síndrome de Tolosa-Hunt: Inflamação idiopática aguda da fissura orbital superior ou do seio cavernoso anterior. A dor orbital frequentemente precede a restrição dos movimentos oculares. Episódios recorrentes são comuns. Este é um diagnóstico de exclusão após RM ou TC de alta resolução com e sem contraste da área do seio cavernoso. Os linfomas costumam ser erroneamente diagnosticados como síndrome de Tolosa-Hunt.
- Outros: Sarcoidose, granulomatose com poliangeíte (anteriormente denominada granulomatose de Wegener), mucocele, tuberculose e outras infecções e inflamações.

Avaliação

1. História: Avaliar se o paciente sofre de diabetes ou hipertensão. Verificar se há traumatismo craniano recente, bem como se já teve algum tipo de câncer (inclusive de pele). Pesquisar também se ele tem perda de peso, sopro ocular, infecção recente, cefaleia severa, assim como a variação diurna dos sintomas.
2. Realizar exame oftálmico: Atenção cuidadosa às pupilas, motilidade extraocular, exoftalmometria de Hertel e resistência à retropulsão.
3. Examinar a pele periocular quanto a lesões malignas ou localmente invasivas.
4. Realizar TC (incidências axial, coronal e parassagital) ou RM de seios paranasais, órbita e crânio.
5. A ultrassonografia com Doppler colorido da órbita é uma avaliação dinâmica, diferente das imagens estáticas da TC, RM e ARM. Ela é rápida, indolor e não invasiva, podendo ser diagnóstica quando os outros exames de imagem não são reveladores. No caso de algumas malformações arteriovenosas (MAVs) e FCCs, há necessidade de angiografia cerebral para o diagnóstico e, geralmente, para o tratamento.
6. PL para descartar meningite carcinomatosa em pacientes com histórico de carcinoma primário. Mais de uma PL podem ser necessárias em alguns casos.
7. Realizar exame nasofaríngeo com ou sem biópsia para descartar carcinoma nasofaríngeo ou processo infeccioso.
8. Fazer biópsia linfonodal na presença de linfadenopatia.
9. Fazer hemograma com diferencial, VSG, FAN, fator reumatoide para descartar infecção, doença maligna ou vasculite sistêmica. Anticorpo anticitoplasma de neutrófilo na suspeita de granulomatose com poliangeíte.
10. A arteriografia cerebral é raramente necessária para descartar aneurisma ou MAV, já que muitos deles são vistos por exames de imagem não invasivos.

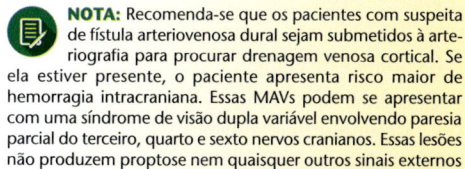

> **NOTA:** Recomenda-se que os pacientes com suspeita de fístula arteriovenosa dural sejam submetidos à arteriografia para procurar drenagem venosa cortical. Se ela estiver presente, o paciente apresenta risco maior de hemorragia intracraniana. Essas MAVs podem se apresentar com uma síndrome de visão dupla variável envolvendo paresia parcial do terceiro, quarto e sexto nervos cranianos. Essas lesões não produzem proptose nem quaisquer outros sinais externos de lesões vasculares do seio cavernoso. Os olhos estão brancos e sem sinais inflamatórios. Essas lesões são especialmente difíceis de diagnosticar e podem produzir síndromes de AVEs volumosos.

11. Se houver suspeita de trombose do seio cavernoso, obter duas a três séries de culturas de sangue periférico e coletar cultura da fonte primária presumida de infecção. A síndrome de Lemierre se refere a uma tromboflebite infecciosa da veia jugular interna resultante da disseminação de uma infecção orofaríngea. Esta entidade rara e potencialmente fatal pode ocorrer em indivíduos jovens e saudáveis sob outros aspectos com dor cervical, sinais de sepse, proptose e déficits da motilidade extraocular.

Tratamento e Seguimento
Fístula arteriovenosa

1. Muitas fístulas durais fecham espontaneamente ou após a arteriografia. Outras podem exigir tratamento por técnicas neurorradiológicas intervencionistas.
2. A resolução de uma fístula costuma normalizar a PIO. Porém, o tratamento clínico com supressores do aquoso para glaucoma secundário pode ser necessário. Os fármacos que aumentam a facilidade do fluxo de saída (p. ex., latanoprosta e pilocarpina) geralmente não são tão efetivos, pois a PIO está aumentada como resultado de pressão venosa episcleral aumentada. Ver 9.1, Glaucoma primário de ângulo aberto.

Doença metastática para o seio cavernoso

Costuma exigir quimioterapia sistêmica (se um tumor primário for encontrado) com ou sem radioterapia para a metástase. Encaminhar a um oncologista.

Aneurisma intracavernoso
Encaminhar a um neurocirurgião para avaliação e possível tratamento.

Zigomicose (Mucormicose)
1. Providenciar hospitalização imediata, pois é uma doença que progride rapidamente e que ameaça a vida.
2. Realizar TC de emergência dos seios paranasais, da órbita e do crânio.
3. Consultar especialista em infectologia, neurocirurgião, otorrinolaringologista e endocrinologista, conforme necessário.
4. Iniciar a administração de anfotericina B, 0,25 a 0,30 mg/kg, IV, em SG a 5%, lentamente em 3 a 6 horas no primeiro dia; 0,5 mg/kg, IV, no segundo dia, e, então, até 0,8 a 1,0 mg/kg, IV, 1 x/dia. A duração do tratamento será determinada pela condição clínica.

> **NOTA:** O estado renal e os eletrólitos devem ser verificados antes do início do tratamento com anfotericina B, e então monitorados cuidadosamente durante o tratamento. A anfotericina lipossomal tem significativamente menos toxicidade renal.

5. Uma biópsia deve ser obtida de qualquer tecido necrótico (p. ex., nasofaringe, seios paranasais) se houver suspeita de zigomicose/mucormicose.
6. Realizar desbridamento cirúrgico precoce de todo o tecido necrótico (possivelmente, incluindo exenteração orbital), mais irrigação das áreas afetadas com anfotericina B, pois, em geral, são necessários para se erradicar a infecção.
7. Tratar a condição clínica subjacente (p. ex., cetoacidose diabética), com consulta com especialista apropriado, conforme a necessidade.

Apoplexia pituitária
Esses pacientes podem apresentar piora do quadro geral e necessitam de terapia esteroide sistêmica imediata. Encaminhar como emergência a um neurocirurgião para avaliação cirúrgica.

Vírus varicela-zóster
Ver Seção 4.16, Herpes-zóster oftálmico/vírus varicela-zóster.

Trombose do seio cavernoso
1. Para possíveis casos infecciosos (geralmente causados por *Staphylococcus aureus*), hospitalizar o paciente para tratamento com antibióticos intravenosos por várias semanas. Consultar infectologista para tratamento antibiótico.
2. Hidratação intravenosa é necessária com frequência.
3. Para trombose asséptica do seio cavernoso, avaliar a necessidade de anticoagulação sistêmica (heparina seguida de varfarina) ou ácido acetilsalicílico, 325 mg, VO, 1 x/dia, em conjunto com um internista.
4. A ceratopatia de exposição é tratada com pomada ou colírio lubrificante sem conservantes (ver Seção 4.5, Ceratopatia por exposição).
5. Tratar o glaucoma secundário. Ver 9.1, Glaucoma primário de ângulo aberto.

Síndrome de Tolosa-Hunt
Prednisona, 80 a 100 mg, VO, 1 x/dia, por 1 semana, e, depois, redução de dose em 10 mg por semana até a suspensão total. Se a dor persistir após 72 horas, interromper os esteroides e iniciar reinvestigação para se descartar outras doenças. Esta condição exige uma redução gradual muito lenta dos esteroides.

> **NOTA:** Outras doenças infecciosas ou inflamatórias também podem responder aos esteroides inicialmente, motivo pelo qual esses pacientes devem ser monitorados cuidadosamente.

10.11 Miastenia grave

Sintomas
Pálpebra caída indolor ou visão dupla variável ao longo do dia ou pior quando o indivíduo está cansado; pode haver fraqueza dos músculos faciais, músculos proximais dos membros e dificuldade para deglutir ou respirar.

Sinais
Críticos. Piora da ptose com o olhar sustentado para cima ou diplopia com movimentos oculares continuados, fraqueza do músculo orbicular (o paciente não consegue fechar as pálpebras com força para resistir à sua abertura pelo examinador). Sem dor ou anormalidades pupilares.

Outros. Fasciculação da pálpebra ptótica para cima ao mudar o olhar de inferior para a posição primária (fasciculação palpebral de Cogan). Pode haver limitação completa de todos os movimentos oculares.

Diagnóstico diferencial
- Síndrome de Eaton-Lambert: Uma condição paraneoplásica semelhante à miastenia associada a carcinoma, especialmente câncer de pulmão. Sinais oculares isolados não ocorrem, embora possam acompanhar sinais sistêmicos de fraqueza. Diferentemente da miastenia, a força muscular aumenta após exercício. A eletromiografia (EMG) diferencia as duas condições.
- Síndrome semelhante à miastenia causada por medicamentos (p. ex., penicilamina, aminoglicosídeos).
- OEPC: Não há variação diurna dos sintomas nem relação com fadiga; em geral, teste de cloreto de edrofônio intravenoso negativo. Normalmente, sem diplopia. Ver Seção 10.12, Oftalmoplegia externa progressiva crônica.
- Síndrome de Kearns-Sayre: OEPC e degeneração pigmentar retiniana em uma pessoa jovem; desenvolvimento de bloqueio cardíaco. Ver Seção 10.12, Oftalmoplegia externa progressiva crônica.
- Paralisia do terceiro nervo craniano: A pupila pode estar afetada, sem fraqueza do orbicular, sem fatigabilidade, sem variação diária. Ver Seção 10.5, Paralisia isolada do terceiro nervo craniano.

> **NOTA:** A miastenia pode simular paralisias específicas de nervos cranianos, mas a pupila nunca está envolvida.

- Síndrome de Horner: Miose acompanha a ptose. A pupila não dilata bem no escuro. Ver Seção 10.2, Síndrome de Horner.
- Deiscência ou desinserção do músculo elevador da pálpebra: Prega palpebral alta no lado da pálpebra caída, sem variabilidade na queda palpebral, sem fraqueza do orbicular.
- Doença ocular tireóidea: Não há ptose. Pode apresentar retração palpebral ou retardo palpebral, pode ou não apresentar exoftalmo, sem variação diária da diplopia. A doença de Graves ocorre em 5% dos pacientes com miastenia grave. Ver Seção 7.2.1, Doença ocular da tireoide.
- Síndrome inflamatória orbital idiopática: Proptose, dor, injeção ocular. Ver Seção 7.2.2, Síndrome inflamatória orbital idiopática.
- Distrofia miotônica: Pode apresentar ptose e, raramente, restrição do olhar. Após um aperto de mão, esses pacientes, com frequência, não são capazes de soltar a mão (miotonia). Depósitos lenticulares policromáticos, catarata "em árvore de Natal" e retinopatia pigmentar presentes.

Etiologia
Doença autoimune mediada por anticorpos, às vezes associada à disfunção tireóidea subjacente. Pode haver relação com aumento do timo, representando um timoma benigno ou, raramente, um timoma maligno. Incidência aumentada de outras doenças autoimunes (p. ex., lúpus eritematoso sistêmico, EM, artrite reumatoide). Pessoas de qualquer faixa etária podem ser afetadas.

Avaliação
1. História: Verificar se os sinais oscilam ao longo do dia e pioram com a fadiga. Investigar se o paciente sente fraqueza sistematicamente e se tem dificuldades para engolir, mastigar ou respirar. Avaliar os medicamentos em uso (se piora com betabloqueadores, macrolídios).
2. Avaliar a presença de fatigabilidade: Medir o grau da ptose no olhar primário. Solicitar ao paciente que focalize o olhar em seu dedo ao olhar para cima por 1 minuto. Observar se a ptose piora.
3. Avaliar a força do orbicular solicitando que o paciente aperte as pálpebras fechadas enquanto você tenta forçá-las a abrir.
4. Testar a função pupilar. Ela sempre será normal na miastenia grave.
5. Exames de sangue para anticorpos contra o receptor de acetilcolina (ligação, bloqueio e modulação). Um nível elevado de anticorpos estabelece o diagnóstico de miastenia. Contudo, os valores podem ser positivos em somente 60 a 88% dos pacientes com miastenia e têm menos probabilidade de ser positivos na miastenia grave puramente ocular. Anticorpos anticinase específica de músculo (MUSK, do inglês *muscle-specific kinase*) são encontrados em alguns pacientes negativos para anticorpos contra o receptor de acetilcolina, mas esses pacientes geralmente têm achados sistêmicos e sinais/sintomas que não estão restritos à função da musculatura extraocular.

6. Em adultos, o teste de gelo (ver adiante), o teste de repouso (ver adiante) ou, se houver monitoramento cardíaco, o teste com cloreto de edrofônio ou neostigmina podem confirmar o diagnóstico.

> **NOTA:** Uma crise colinérgica, um episódio de síncope ou uma parada respiratória, embora raros, podem ser precipitados por um teste de cloreto de edrofônio. O tratamento inclui atropina, 0,4 mg, IV, monitorando-se ao mesmo tempo os sinais vitais. Considerar o pré-tratamento com atropina para prevenir problemas.

> **NOTA:** A neostigmina intramuscular pode ser utilizada em vez do cloreto de edrofônio em crianças ou em pacientes nos quais a injeção de medicamento IV é problemática. O efeito demora mais a ocorrer e dura aproximadamente 2 a 4 horas.

7. Para o teste do gelo, uma bolsa de gelo é colocada sobre os olhos fechados por 2 minutos. A melhora da ptose em, no mínimo, 2 mm é um resultado positivo para miastenia grave.
8. Em crianças, a observação de melhora imediatamente após cochilo de 1 a 2 horas (teste do sono) é uma alternativa segura. Um teste de repouso semelhante (mantendo os olhos fechados) por 30 minutos em adultos pode ter o mesmo efeito diagnóstico.
9. Verificar a função de deglutição e respiração, além da força da musculatura proximal dos membros para se descartar comprometimento sistêmico.
10. Realizar testes de função da tireoide (incluindo hormônio tireoestimulante [TSH, do inglês *thyroid-stimulating hormone*]).
11. Fazer TC do tórax para descartar timoma.
12. Avaliar a necessidade de FAN, fator reumatoide e outros testes para descartar outra doença autoimune.
13. EMG de fibra única incluindo o músculo orbicular pode ser realizada se outros testes forem negativos e o diagnóstico ainda estiver sob suspeição. Este pode ser o teste mais sensível para envolvimento dos músculos oculares.

Tratamento

Encaminhar a um neurologista que esteja familiarizado com essa doença.

1. Se o paciente estiver tendo dificuldade para engolir ou respirar, a hospitalização urgente para plasmaférese, imunoglobulina IV (IgIV), consultoria com especialista em doenças neuromusculares e suporte respiratório podem ser indicados.
2. Se a condição for leve, puramente ocular e não estiver perturbando o paciente, não é preciso instituir qualquer terapia (o paciente pode ocluir um olho conforme a necessidade).
3. Se a condição for perturbadora ou mais grave, deve ser administrado um fármaco anticolinesterásico oral como a piridostigmina (geralmente, iniciando-se com 30 mg, VO, 3 x/dia, e aumentando-se gradualmente a dose para 60 mg, VO, 4 x/dia, para um adulto). A dosagem deve ser ajustada de acordo com a resposta. Os pacientes raramente se beneficiam com uma dose maior do que 120 mg, VO, a cada 3 horas, de piridostigmina. A superdosagem pode provocar uma crise colinérgica.
4. Se os sintomas persistirem, considerar a necessidade de se utilizarem esteroides sistêmicos. Não há unanimidade quanto à dosagem. Uma opção é começar com prednisona, 20 mg, VO, 1 x/dia, aumentando-se a dose lentamente até que o paciente esteja recebendo 100 mg/dia. Esses pacientes podem precisar de hospitalização por vários dias quando um regime de alta dosagem de esteroides for empregado.

> **NOTA:** O uso de esteroides para miastenia pode precipitar uma crise respiratória nas primeiras 2 semanas de tratamento. Assim, em pacientes com sintomas sistêmicos, há necessidade de hospitalização para o início do uso dos esteroides.

5. A azatioprina (2-3 mg/kg/dia) pode ser útil em pacientes mais idosos. Outros fármacos a serem considerados incluem micofenolato de mofetila e ciclosporina. Alguns pacientes com miastenia sistêmica são tratados com IgIV ou plasmaférese em intervalos regulares.
6. Tratar qualquer infecção ou doença da tireoide subjacente.
7. A remoção cirúrgica do timo pode ser realizada. Isso está indicado para qualquer paciente com timoma. O procedimento também melhora os sintomas em pacientes com miastenia generalizada sem timoma.

Seguimento

1. No caso de presença de fraqueza muscular sistêmica, os pacientes precisam ser monitorados a cada 1 a 4 dias inicialmente por um médico especialista apropriado, até que haja demonstração de melhora.

2. Pacientes que tiveram anormalidade ocular isolada por um período longo (p. ex., meses) devem ser examinados a cada 4 a 6 meses e, se comprovadamente estáveis, a cada 6 a 12 meses.
3. Os pacientes devem sempre ser orientados a voltar imediatamente caso surjam dificuldades para engolir ou respirar. Depois que uma miastenia ocular isolada esteve presente por 2 a 3 anos, a progressão para um comprometimento sistêmico é improvável.

> **NOTA:** Recém-nascidos de mães com miastenia devem ser observados cuidadosamente quanto a sinais de miastenia, pois os anticorpos contra os receptores de acetilcolina podem atravessar a placenta. Reflexo de sucção fraco, ptose ou tônus muscular diminuído podem ser observados.

10.12 Oftalmoplegia externa progressiva crônica

Sintomas
Oftalmoplegia simétrica, lentamente progressiva e pálpebras caídas. Diplopia quase nunca está presente. Em geral, é bilateral; não há variação diária; pode haver histórico familiar.

Sinais
Críticos. Ptose, limitação da motilidade ocular (às vezes, limitação completa), pupilas normais e ortoforia.

Outros. Músculos orbiculares fracos, fraqueza de músculos faciais e dos membros, ceratopatia de exposição.

Diagnóstico diferencial
As síndromes a seguir devem ser descartadas quando é diagnosticada OEPC:
- Síndrome de Kearns-Sayre: Início de OEPC antes dos 20 anos de idade em associação com degeneração pigmentar retiniana (classicamente exibindo um aspecto "sal e pimenta") e bloqueio cardíaco que geralmente ocorre anos após os sinais oculares e que pode causar morte súbita. Outros sinais podem incluir perda auditiva, retardo mental, sinais cerebelares, baixa estatura, puberdade retardada, nefropatia, anormalidades vestibulares, aumento de proteínas no LCS e achados característicos de "fibras vermelhas rasgadas" na biópsia muscular. Embora alguns casos tenham herança materna, a grande maioria se deve a deleções mitocondriais espontâneas.
- Paralisia supranuclear progressiva (síndrome de Steele-Richardson-Olszewski): Doença neurodegenerativa progressiva rara que afeta o tronco cerebral causando instabilidade precoce da marcha e oftalmoplegia. Com frequência, o olhar para baixo é afetado antes, seguido pela limitação dos demais olhares; verticais mais do que horizontais. Outros problemas nos movimentos oculares incluem anormalidades nos subsistemas sacádico e de busca do olhar horizontal. Em geral, as pálpebras são mantidas bem abertas, tendo como resultado uma expressão facial tipo "olhar fixo". A rigidez axial e cervical é um sinal importante.
- Abetalipoproteinemia (síndrome de Bassen-Kornzweig): Degeneração pigmentar retiniana semelhante à retinoide pigmentar, diarreia, ataxia e outros sinais neurológicos. Acantocitose de hemácias vista no esfregaço de sangue periférico, e a PL mostra aumento de proteínas no LCS. Ver Seção 11.28, Retinoide pigmentar e distrofias coriorretinianas herdadas.
- Doença de Refsum: Retinoide pigmentar e concentração aumentada de ácido fitânico no sangue. Pode apresentar polineuropatia, ataxia, perda auditiva, anosmia, outros. Ver Seção 11.28, Retinoide pigmentar e distrofias coriorretinianas herdadas.
- Distrofia oculofaríngea: Dificuldade para engolir, às vezes provocando aspiração de alimento; pode ter herança autossômica dominante.
- Miopatia mitocondrial e encefalopatia, acidose láctica e episódios tipo AVE: Ocorre em crianças e adultos jovens. Pode apresentar cefaleia, hemianopsia transitória, hemiparesia, náuseas, vômitos. Concentrações elevadas de lactato no soro e no LCS e anormalidades na RM.

Avaliação
1. Histórico cuidadoso: Determinar a velocidade de início (gradual *versus* súbito, como na doença de nervo craniano).
2. Histórico familiar.
3. Examinar cuidadosamente as pupilas e a motilidade ocular.
4. Testar a força do orbicular.

5. Realizar exame de fundo de olho: Procurar por alterações pigmentares difusas.
6. Verificar a função de deglutição.
7. Realizar teste de gelo, teste de repouso e teste de cloreto de edrofônio para verificar presença de miastenia grave.

> **NOTA:** Alguns pacientes com OEPC são supersensíveis ao cloreto de edrofônio, o que pode precipitar bloqueio cardíaco e arritmias.

8. Encaminhar imediatamente a um cardiologista para avaliação cardíaca completa (incluindo eletrocardiogramas, anualmente) se houver suspeita de síndrome de Kearns-Sayre.
9. Caso haja desenvolvimento de sinais e sintomas neurológicos, consultar um neurologista para avaliação (incluindo possível PL).
10. Realizar eletroforese de lipoproteína e esfregaço de sangue periférico se houver suspeita de abetalipoproteinemia.
11. Medir a concentração de ácido fitânico no soro se houver suspeita de doença de Refsum.
12. Considerar testagem genética.

Tratamento

Não há cura para a OEPC, mas as anormalidades associadas podem ser tratadas conforme segue:

1. Tratar ceratopatia de exposição com lubrificantes à noite e com lágrimas artificiais durante o dia. Ver Seção 4.5, Ceratopatia por exposição.
2. Óculos de leitura de visão única ou prismas com base para baixo nos óculos de leitura podem auxiliar na leitura quando o olhar para baixo está limitado.
3. Na síndrome de Kearns-Sayre, um marca-passo pode ser necessário.
4. Na distrofia oculofaríngea, disfagia e aspirações podem exigir cirurgia cricofaríngea.
5. Em caso de ptose grave, considerar a necessidade de suporte de ptose ou reparo cirúrgico, mas ter cuidado com a piora da ceratopatia de exposição.
6. Aconselhamento genético conforme a necessidade.

Seguimento

Depende dos achados oculares e sistêmicos.

10.13 Oftalmoplegia internuclear

Definição

Oftalmoplegia secundária à lesão no fascículo longitudinal medial (FLM).

Sintomas

Visão dupla, visão borrada ou queixas visuais vagas.

Sinais

(Ver Figuras 10.13.1 e 10.13.2.)

Críticos. Fraqueza ou paralisia de adução, com nistagmo em sacudida horizontal do olho abducente.

> **NOTA:** A OIN está localizada no lado com a adução mais fraca.

Outros. Pode ser unilateral ou bilateral (WEBINO, do inglês *"wall-eyed" bilateral internuclear ophthalmoplegia*). Pode ocorrer nistagmo de batida superior no olhar para cima quando a OIN é unilateral ou bilateral. O olho afetado pode, às vezes, virar para dentro quando se tenta ler (convergência intacta). Pode haver um *skew deviation* (desvio vertical relativamente comitante não causado por doença da junção neuromuscular nem patologia intraorbital); deve-se descartar patologia de tronco encefálico e fossa posterior. O teste dos 3 passos não pode isolar um músculo específico em casos de *skew deviation*. Ver Seção 10.7, Paralisia isolada do quarto nervo craniano. Além disso, a presença de outros sinais

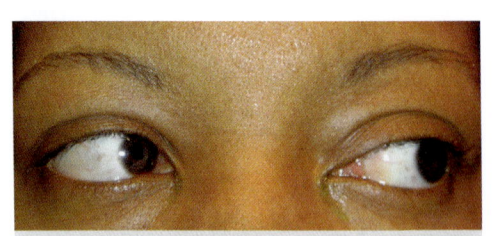

Figura 10.13.1 Oftalmoplegia internuclear à esquerda: olhar para a esquerda mostrando abdução completa.

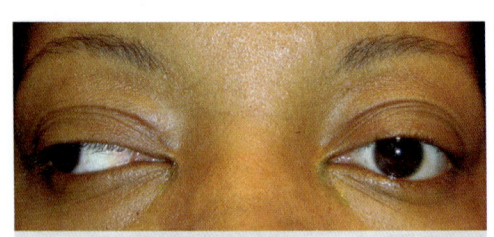

Figura 10.13.2 Oftalmoplegia internuclear à esquerda: olhar para a direita com déficit grave de adução.

neurológicos, incluindo o nistagmo desencadeado pelo olhar, a paralisia do olhar, a disartria, a ataxia e a hemiplegia, favorece *skew deviation* em vez de paralisia do quarto nervo craniano.

Diagnóstico diferencial de adução atenuada

- Miastenia grave: Pode parecer quase igual a uma OIN; contudo, ptose e fraqueza do orbicular são comuns. O nistagmo da OIN é mais rápido; a miastenia grave tem mais olhar parético. Os sintomas variam ao longo do dia.
- Doença da órbita (p. ex., tumor, doença da tireoide, síndrome idiopática orbital inflamatória): Proptose, deslocamento do globo ou dor podem estar presentes. O nistagmo em geral não ocorre. Ver Seção 7.1, Doença da órbita.
- Síndrome do um e meio: Lesão pontina que inclui o FLM ipsilateral e o centro do olhar horizontal (núcleo do sexto nervo craniano). O único movimento horizontal preservado é a abdução do olho contralateral ao da lesão. Isso ocorre em virtude de um déficit de adução ipsilateral (em função da lesão do FLM) e de uma paresia do olhar horizontal na direção da lesão (em função de lesão no centro do olhar horizontal). As causas incluem AVE e neoplasia pontina.

Etiologia

- EM: Mais comum em pacientes jovens, geralmente bilateral.
- AVE de tronco cerebral: Mais comum em pacientes mais idosos, geralmente unilateral.
- Lesão expansiva no tronco cerebral.
- Causas raras: Criptococose do SNC, granuloma tuberculoso, pioderma gangrenoso (todos descritos como causa de WEBINO).

Avaliação

1. História: Verificar a idade do paciente e se seus sintomas são constantes ou ocorrem apenas ao final do dia, com a fadiga. Verificar também se o paciente já sofreu neurite óptica, se sofre de incontinência urinária, dormência ou paralisia de uma extremidade ou outro evento neurológico não explicado (relação com EM).
2. Fazer avaliação completa da movimentação ocular para se descartar outros distúrbios da movimentação ocular (p. ex., paralisia do sexto nervo craniano, *skew deviation*).

> **NOTA:** A motilidade ocular pode parecer íntegra, mas uma fraqueza muscular pode ser detectada pela observação de um movimento ocular sacádico mais lento no olho afetado em comparação com o olho contralateral. O aducente sacádico é avaliado com o paciente olhando fixamente para o dedo do examinador, mantido lateralmente, pedindo ao paciente que faça um rápido movimento ocular de olhar lateral para primário. Se uma OIN estiver presente, o olho afetado irá mostrar adução sacádica mais lenta do que o olho não afetado. O olho contralateral pode ser testado de modo semelhante.

3. Teste de gelo, teste de repouso e teste com cloreto de edrofônio quando o diagnóstico de miastenia grave não puder ser descartado.
4. Realizar RM do tronco cerebral e do mesencéfalo.

Tratamento/Seguimento

1. Se um AVE agudo for diagnosticado, hospitalizar para avaliação neurológica e observação.
2. Se houver suspeita de doença desmielinizante, considerar as recomendações de tratamento descritas na Seção 10.14, Neurite óptica.
3. Os pacientes são tratados por médicos familiarizados com a doença subjacente.

10.14 Neurite óptica

Sintomas

A neurite óptica típica associada à EM causa perda de visão ao longo de horas a dias, com a visão mínima sendo atingida em torno de 1 semana após o início. A perda visual pode ser sutil ou profunda. É geralmente unilateral e raramente bilateral. Com frequência, afeta pessoas de 18 a 45 anos de idade. Dor retro-orbital, em especial com movimento ocular. Perda adquirida de visão para cores. Percepção reduzida de intensidade de luz. Pode apresentar outros sintomas neurológicos focais (p. ex., fraqueza, dormência, formigamento das extremidades). Pode haver antecedente de síndrome viral semelhante à *influenza*. Ocasionalmente, há percepção alterada de objetos em movimento (fenômeno de Pulfrich) ou piora dos sintomas com exercício ou aumento da temperatura corporal (sinal de Uhthoff).

Mais recentemente, foram descritos distúrbios imunomediados do SNC, como o distúrbio do espectro da neuromielite óptica (NMOSD, do inglês *neuromyelitis optica spectrum disorder*), como causa de neurite óptica atípica. As características atípicas incluem idade avançada do paciente, perda severa de visão com pouca recuperação e neurite óptica bilateral simultânea ou rapidamente sequencial.

Sinais

Críticos. Defeito pupilar aferente relativo em casos unilaterais ou assimétricos; visão para cores diminuída; defeitos de campo de visão centrais, cecocentrais ou arqueados.

Outros. Disco edemaciado (em um terço dos pacientes), geralmente sem hemorragias peripapilares (papilite mais comumente vista em crianças e adultos jovens), ou um disco normal (em dois terços dos pacientes, neurite óptica retrobulbar mais comum em adultos). Possível presença de células no vítreo posterior.

Diagnóstico diferencial

- Neuropatia óptica isquêmica: A perda visual é súbita, mas pode progredir ao longo de 4 semanas em até 35% dos pacientes. Normalmente, não há dor com a motilidade ocular, embora possa estar presente em 10% dos casos (em comparação com 92% dos pacientes com neurite óptica). O edema do nervo óptico causado por uma neuropatia óptica isquêmica não arterítica (NOINA) é inicialmente hiperêmico e, então, se torna pálido. O edema do nervo óptico na ACG é difuso e branco como giz. Os pacientes tendem a ser mais idosos (40-60 anos para NOINA e ≥ 55 anos para neuropatia óptica isquêmica arterítica [NOIA]). Ver Seção 10.17, Neuropatia óptica isquêmica arterítica (arterite de células gigantes), e Seção 10.18, Neuropatia óptica isquêmica não arterítica.
- Papiledema agudo: Edema de disco bilateral, geralmente sem diminuição da visão para cores, mínima ou nenhuma diminuição da acuidade visual, sem dor com motilidade ocular e sem células no vítreo. Ver Seção 10.15, Papiledema.
- Hipertensão sistêmica grave: Edema de disco bilateral, pressão arterial elevada, hemorragias retinianas em chama de vela e exsudatos algodonosos. Ver Seção 11.10, Retinopatia hipertensiva.
- Tumor orbital comprimindo o nervo óptico: Unilateral e geralmente associado com proptose, resistência à retropulsão e/ou restrição da motilidade extraocular. Ver Seção 7.4, Tumores orbitais.
- Massa intracraniana comprimindo a via visual aferente: Disco normal ou pálido, defeito pupilar aferente, diminuição da visão para cores e massa evidente na TC ou na RM de crânio.
- Neuropatia óptica hereditária de Leber: Costuma ocorrer em homens na segunda ou terceira décadas de vida. Os pacientes podem ter história familiar e se apresentar com perda visual rápida em um dos olhos e depois no outro em dias ou meses. O exame inicial do disco pode revelar telangiectasias peripapilares seguidas por atrofia óptica.
- Neuropatia óptica tóxica ou metabólica: Perda visual bilateral, indolor e progressiva que pode ser decorrente do uso de álcool, má nutrição, várias toxinas (p. ex., etambutol, cloroquina, isoniazida, clorpropamida, metais pesados), anemia e outros.

Etiologia

- EM: A neurite óptica é, com frequência, a manifestação inicial da EM.
- A NMOSD deve ser considerada em todos os pacientes com um primeiro episódio de neurite óptica.
- Vacinações ou infecções na infância: Sarampo, caxumba, varicela e outras.
- Outras infecções virais: Mononucleose, herpes-zóster, encefalite e outras.
- Inflamação contígua das meninges, das órbitas ou dos seios paranasais.
- Infecções/inflamações granulomatosas: Tuberculose, sífilis, sarcoidose, criptococose e outras.
- Idiopática.

Avaliação

1. História: Determinar a idade e a rapidez do início da perda visual. Verificar se o paciente já apresentou o sintoma antes e se sente dor com os movimentos oculares. Avaliar a presença de soluços, náuseas/vômitos e prurido intenso, que são características altamente sugestivas de NMOSD.
2. Realizar exames neurológico e oftálmico completos, incluindo avaliação das pupilas, visão para cores, presença de células no vítreo e exame da retina sob dilatação, com atenção ao nervo óptico.
3. Para todos os casos, fazer RM do crânio e das órbitas com gadolínio, e supressão de gordura deve ser obtida (ver **Figura 10.14.1**). Embora um segmento curto do nervo óptico esteja envolvido na neurite óptica típica, as lesões na NMOSD podem ser longitudinalmente extensas. Além disso, os pacientes com NMOSD devem realizar RM da coluna para avaliar sinais de mielite transversa. Deve-se pesquisar

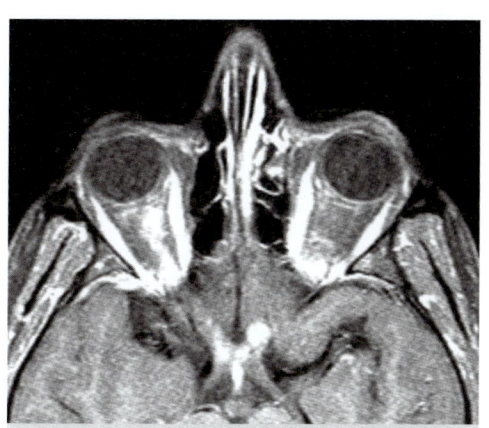

Figura 10.14.1 RM de neurite óptica mostrando reforço do nervo óptico direito.

a presença de anticorpos antiaquaporina 4 (anti-AQP4) e antiglicoproteína da mielina de oligodendrócitos (anti-MOG).
4. Verificar a pressão arterial.
5. Realizar teste de campo visual, de preferência automatizado (p. ex., Humphrey).
6. Considerar o seguinte: Hemograma, VSG, anticorpos anti-AQP4 e anti-MOG para NMOSD, concentração sérica de ECA, anticorpos para Lyme, FTA-ABS ou teste treponêmico específico e RPR ou VDRL e radiografia ou TC de tórax.

Tratamento
Neurite óptica típica
Se o paciente é avaliado precocemente, sem histórico prévio de EM ou neurite óptica:
1. Oferecer pulsoterapia com esteroides IV no regime a seguir dentro de 14 dias da redução da visão:
   - Metilprednisolona 1 g/dia, IV, por 3 dias, então
   - Prednisona, 1 mg/kg/dia, VO, por 11 dias, então
   - Reduzir a prednisona ao longo de 4 dias (20 mg no dia 1, 10 mg nos dias 2 a 4).
   - Medicamentos antiulcerosos (p. ex., omeprazol, 20 mg, VO, 1 x/dia, ou ranitidina, 150 mg, VO, 2 x/dia) para profilaxia gástrica.

> **NOTA:** O *Optic Neuritis Treatment Trial* (ONTT) verificou que o tratamento com esteroides reduzia a progressão inicial para esclerose múltipla clinicamente definida (EMCD) por 2 anos. A terapia com esteroides apenas aumenta a rapidez do retorno da visão, mas não melhora o desfecho visual final.

2. Se a RM mostrar duas ou mais lesões desmielinizantes características, tratar com o regime de esteroides citado anteriormente e encaminhar para neurologista ou neuro-oftalmologista para manejo adicional. Atualmente, há 14 fármacos aprovados pela Food and Drug Administration (FDA) para tratamento da EM. Isso inclui agentes usados por via oral, injetáveis ou por infusão. Os medicamentos mais comumente usados incluem betainterferona, acetato de glatirâmer, fingolimode, dimetilfumarato, teriflunomida, alentuzumabe, natalizumabe, ocrelizumabe e dalfampridina.
3. Os pacientes com uma ou mais alterações de sinal típicas na RM têm 72% de probabilidade de desenvolver EMCD em 15 anos.

> **NOTA:** NUNCA usar prednisona oral como tratamento primário devido ao risco aumentado de recorrência encontrado no estudo ONTT. Foi demonstrado que os fármacos modificadores da doença listados anteriormente reduzem a probabilidade de progressão para EMCD em pacientes de alto risco.

4. Com uma RM negativa, o risco de EM é baixo, sendo de 25% em 15 anos. Assim, a observação isoladamente era uma opção aceitável no passado. Porém, na era atual da NMOSD, uma RM negativa deve levantar a suspeita dessa condição. Esteroides IV em pulsos devem ser administrados em todos os pacientes, e exames sorológicos adicionais para anticorpos devem ser obtidos.

Em um paciente com diagnóstico de neurite óptica típica ou EM prévias:
1. Observação ou esteroides IV em pulsos conforme descrito anteriormente. Costuma-se tratar com esteroides IV em pulsos.

Neurite óptica atípica
NMOSD (anti-AQP4 positivo, anti-MOG positivo ou doença soronegativa):
1. Para neurite óptica aguda, os esteroides IV em altas doses são usados primeiramente.
2. A plasmaférese deve ser realizada se a resposta aos esteroides for ruim.
3. Encaminhamento para um neurologista/neuroimunologista para imunossupressão de longo prazo com fármacos como rituximabe, azatioprina ou micofenolato. O eculizumabe foi recentemente aprovado pela FDA para a NMOSD com anti-AQP4 positivo.

Seguimento

Diagnóstico de neurite óptica típica ou EM prévias

1. Reexaminar o paciente cerca de 4 a 6 semanas após a apresentação e, então, a cada 3 a 6 meses.
2. As síndromes clinicamente isoladas sem características de EM necessitam de repetição da RM de encéfalo a cada 6 meses inicialmente e, depois, anualmente para monitorar o desenvolvimento de lesões de EM.
3. Os pacientes em alto risco para EM, incluindo pacientes com desmielinização do SNC na RM ou com exame neurológico positivo, devem ser encaminhados a um neurologista ou neuro-oftalmologista para avaliação e manejo de possível EM.

Neurite óptica atípica

NMOSD: Um seguimento ainda mais cuidadoso pode ser necessário inicialmente devido à frequência das recidivas e à gravidade da perda visual. Seguimento dentro de 2 semanas do tratamento inicial com rápido encaminhamento para neurologista com experiência no tratamento de NMOSD.

REFERÊNCIAS

Beck RW, Cleary PA, Anderson MM Jr, et al. A randomized, controlled trial of corticosteroids in the treatment of acute optic neuritis. The Optic Neuritis Study Group. *N Engl J Med*. 1992;326:581-588.

Beck RW, Cleary PA, Trobe JD, et al. The effect of corticosteroids for acute optic neuritis on the subsequent development of multiple sclerosis. The Optic Neuritis Study Group. *N Engl J Med*. 1993;329:1764-1769.

Chen J, Pittock S, Flanagan E, et al. Optic neuritis in the era of biomarkers. *Surv Ophthalmol*. 2020;65(1):12-17.

Jacobs LD, Beck RW, Simon JH, et al. Intramuscular interferon beta-1a therapy initiated during a first demyelinating event in multiple sclerosis. CHAMPS Study Group. *N Engl J Med*. 2000;343:898-904.

Optic Neuritis Study Group. Multiple sclerosis risk after optic neuritis: final follow-up from the Optic Neuritis Treatment Trial. *Arch Neurol*. 2008;65:727-732.

10.15 Papiledema

Definição

Edema de disco óptico causado por pressão intracraniana aumentada.

Sintomas

Episódios de perda visual transitória, frequentemente bilateral (durando segundos), muitas vezes precipitada após levantar-se de uma posição deitada ou sentada (alterando a pressão intracraniana); cefaleia; visão dupla; náuseas; vômitos; e, raramente, diminuição na acuidade visual (uma diminuição leve na acuidade visual pode ocorrer em uma situação aguda se associada a um distúrbio macular). Defeitos do campo visual e perda grave da acuidade visual central ocorrem mais comumente com papiledema crônico.

Sinais

(Ver Figura 10.15.1.)

Críticos. Edema bilateralmente, discos hiperemiados (no papiledema precoce, o edema de disco pode ser assimétrico) com edema na camada de fibras nervosas causando borramento da margem do disco, frequentemente obscurecendo os vasos sanguíneos.

Outros. Hemorragias retinianas papilares ou peripapilares (com frequência, em chama de vela); perda das pulsações venosas (20% da população normal não apresentam pulsações venosas); veias retinianas tortuosas, dilatadas; visão para cores e resposta pupilar normais; escotoma fisiológica aumentada ou outros defeitos do campo visual no teste formal de campo visual.

No papiledema crônico, as hemorragias e exsudatos algodonosos melhoram, a hiperemia do

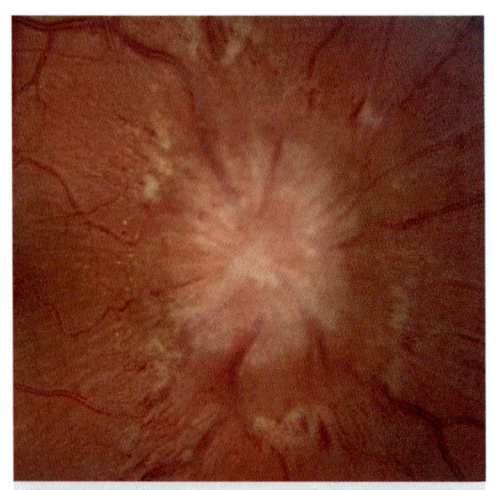

Figura 10.15.1 Edema do disco óptico com vasos sanguíneos obscurecidos e borramento das margens do disco. Pode haver hemorragias em chama de vela.

disco desaparece, e o disco adquire coloração cinza. Ocorre gliose peripapilar e estreitamento dos vasos retinianos peripapilares, e pode haver desenvolvimento de vasos de *shunt* optociliar no disco. Pode-se observar perda da visão para cores, perda da acuidade visual central e defeitos do campo visual (sobretudo inferonasalmente).

> **NOTA:** Paralisia unilateral ou bilateral do sexto nervo craniano também pode resultar de pressão intracraniana aumentada.

Diagnóstico diferencial de edema ou elevação de disco

- Pseudopapiledema (p. ex., drusas de disco óptico ou disco congenitamente anômalo): Não é verdadeiramente um edema de disco. Os vasos que revestem o disco não estão obscurecidos, o disco não está hiperemiado, e a camada de fibras nervosas circundante está normal. As pulsações venosas espontâneas (PVEs) frequentemente estão presentes. Pode haver drusas ocultas, e elas podem ser identificadas com a ultrassonografia em modo-B ou a autofluorescência; elas também serão visíveis na TC.
- Papilite: Um defeito pupilar aferente e visão para cores diminuída estão presentes, acuidade visual diminuída ocorre na maioria dos casos, em geral, unilateral. Ver Seção 10.14, Neurite óptica.
- Neuropatia óptica hipertensiva: Pressão arterial extremamente alta, arteríolas estreitadas, alterações dos cruzamentos arteriovenosos, hemorragias com ou sem exsudatos algodonosos se estendendo para a retina periférica. Ver Seção 11.10, Retinopatia hipertensiva.
- Oclusão de veia retiniana central: As hemorragias se estendem bem além da área peripapilar; veias dilatadas e tortuosas, geralmente unilaterais; perda aguda da visão na maioria dos casos. Ver Seção 11.8, Oclusão da veia central da retina.
- Neuropatia óptica isquêmica: O edema de disco é pálido, mas pode ser hiperemiado; inicialmente unilateral, a menos que se deva à ACG, com perda visual súbita. Ver Seção 10.17, Neuropatia óptica isquêmica arterítica (arterite de células gigantes), e Seção 10.18, Neuropatia óptica isquêmica não arterítica.
- Infiltração do disco óptico (p. ex., granuloma sarcoide ou tuberculoso, leucemia, metástase, outra doença inflamatória ou tumor): Outras anormalidades oculares ou sistêmicas podem estar presentes. Geralmente unilateral.
- Neuropatia óptica hereditária de Leber: Costuma ocorrer em homens na segunda ou terceira décadas de vida. Os pacientes podem ter história familiar e se apresentar com perda visual rápida em um dos olhos e depois no outro em dias ou meses. O exame inicial do disco pode revelar telangiectasias peripapilares seguidas por atrofia óptica.
- Tumores orbitais do nervo óptico: Edema de disco unilateral, pode haver proptose.
- Papilopatia diabética: Edema benigno de disco em um ou ambos os olhos de um paciente diabético, mais comumente com perda visual leve. Sem correlação com retinopatia diabética. Além do edema de disco, a hiperemia de disco causada por telangiectasia dos vasos do disco pode ocorrer, simulando uma neovascularização. Mais comum em pacientes com diabetes de início juvenil. Nenhum tratamento está indicado. Costuma ocorrer resolução espontânea após 3 a 4 meses, mas ela pode demorar mais tempo.
- Neuropatia óptica relacionada à tireoide: Pode apresentar retardo ou retração palpebral, desvio ocular, resistência à retropulsão. Ver Seção 7.2.1, Doença ocular da tireoide.
- Uveíte (p. ex., sífilis ou sarcoidose): Dor ou fotofobia, células no vítreo e câmara anterior. Ver Seção 12.3, Uveíte posterior e pan-uveíte.
- Toxicidade por amiodarona: Pode se apresentar com perda visual subaguda e edema de disco.

> **NOTA:** O edema de disco óptico em um paciente com leucemia frequentemente é sinal de infiltração leucêmica do nervo óptico. Há necessidade de início urgente da terapia com corticosteroides e quimioterapia/radioterapia para alcançar os melhores desfechos visuais.

Etiologia
- Tumores intracranianos primários e metastáticos.
- Hidrocefalia.
- Hipertensão intracraniana idiopática: Ocorre, com frequência, em mulheres jovens acima do peso. Ver Seção 10.16, Hipertensão intracraniana idiopática/pseudotumor cerebral.
- Hematomas subdurais e epidurais.
- Hemorragia subaracnóidea: Cefaleia intensa, pode apresentar hemorragias pré-retinianas (síndrome de Terson).
- Malformação arteriovenosa.

- Abscesso cerebral: Frequentemente, produz febre alta e alterações do estado mental.
- Meningite: Febre, rigidez de nuca, cefaleia (p. ex., sífilis, tuberculose, doença de Lyme, bacteriana, inflamatória, neoplásica).
- Encefalite: Costuma produzir anormalidades do estado mental.
- Trombose de seio venoso cerebral.

Avaliação

1. Histórico e exame físico, incluindo medição da pressão arterial.
2. Exame ocular, incluindo avaliação das pupilas e para discromatopsia, avaliação do vítreo posterior para leucócitos e exame de fundo de olho sob dilatação. O disco óptico é mais bem-examinado com lâmpada de fenda e lente de 60 dioptrias (ou equivalente), Hruby ou lente de fundoscopia de contato.
3. RM com gadolínio e venografia por ressonância magnética (VRM) do crânio em regime de emergência são as preferidas. Uma TC (incidências axial, coronal e parassagital) pode ser feita se a RM não estiver disponível na emergência.
4. Se a RM/VRM ou a TC não forem reveladoras, realizar PL com análise do LCS e medida da pressão de abertura se não houver contraindicação.

Tratamento

O tratamento deve ser direcionado para a causa subjacente da pressão intracraniana aumentada.

10.16 Hipertensão intracraniana idiopática/pseudotumor cerebral

Definição

Síndrome na qual os pacientes apresentam sintomas e sinais de pressão intracraniana aumentada, cuja natureza pode ser ou idiopática ou provocada por vários fatores causais.

Sintomas

Cefaleia, episódios transitórios de perda visual (geralmente, durando segundos) muitas vezes precipitados por mudanças na postura, visão dupla, zumbido pulsátil, náuseas ou vômitos acompanhando a cefaleia. Ocorre predominantemente em mulheres obesas.

Sinais

Críticos. Por definição, os seguintes achados estão presentes:
- Papiledema causado por pressão intracraniana elevada.
- RM/VRM do crânio negativas.
- Pressão de abertura aumentada na PL com composição normal do LCS.

Outros. Ver Seção 10.15, Papiledema. Paralisia unilateral ou bilateral do sexto nervo craniano pode estar presente. Não há outros sinais neurológicos ao exame, além de possível paralisia do sexto nervo craniano.

Diagnóstico diferencial

Ver Seção 10.15, Papiledema.

Fatores associados

Obesidade, ganho expressivo de peso e gravidez estão frequentemente associados à forma idiopática. Os possíveis fatores causais incluem diversos medicamentos, como contraceptivos orais, tetraciclinas (incluindo os derivados semissintéticos, p. ex., doxiciclina), ciclosporina, vitamina A (> 100.000 UI/dia), amiodarona, sulfas, lítio e, historicamente, o ácido nalidíxico (agora raramente usado). A ingesta e a retirada dos esteroides sistêmicos também podem ser um fator causal.

Avaliação

1. História: Investigar especificamente o uso de medicamentos.
2. Exame ocular, incluindo exame pupilar, motilidade ocular, avaliação para discromatopsia (p. ex., lâminas de cores) e avaliação do nervo óptico.
3. Exame sistêmico, incluindo pressão arterial e temperatura.
4. RM/VRM da órbita e do crânio. Qualquer paciente com papiledema precisa passar por um exame de imagem imediatamente. Se normal, o paciente deve ser submetido a uma PL para se descartar outras causas de edema do nervo óptico e para se determinar a pressão de abertura (ver Seção 10.15, Papiledema).
5. O método mais importante para o acompanhamento desses pacientes é o teste de campo visual (p. ex., Humphrey).

Tratamento

A hipertensão intracraniana idiopática pode ser um processo autolimitado. O tratamento é indicado nas seguintes situações:
- Cefaleia intensa e intratável.
- Evidência de diminuição progressiva na acuidade visual ou perda de campo visual.
- Alguns oftalmologistas sugerem que todos os pacientes com papiledema sejam tratados.

Os métodos de tratamento incluem os seguintes:

1. Perda de peso, no caso de sobrepeso.
2. Acetazolamida, 250 mg, VO, 4 x/dia, inicialmente, aumentando para 500 a 1.000 mg, 4 x/dia, se tolerado. Usar com cautela em pacientes alérgicos à sulfa.
3. Descontinuar qualquer medicamento causador.
4. Considerar um curso breve de esteroides sistêmicos, especialmente se houver plano de intervenção cirúrgica.

Se o tratamento por esses métodos não obtiver sucesso, considerar uma intervenção cirúrgica:

1. Um *shunt* neurocirúrgico (ventriculoperitoneal ou lomboperitoneal) ou um procedimento de *stent* de seio venoso deve ser considerado se a cefaleia intratável for um sintoma evidente.
2. A cirurgia de descompressão da bainha do nervo óptico ou o *shunt* neurocirúrgico (ventriculoperitoneal ou lomboperitoneal) costumam ser efetivos se houver ameaça à visão.

Circunstâncias especiais

1. Gravidez: A incidência de hipertensão intracraniana idiopática não aumenta durante a gravidez além daquela esperada pelo ganho de peso. Não há aumento de risco de perda fetal. A acetazolamida pode ser utilizada após 20 semanas de gestação (em consulta com ginecologista/obstetra). Perda de peso intensa é contraindicada durante a gravidez. Sem comprometimento visual, é recomendada a observação cuidadosa com campos visuais seriados. Com comprometimento visual, avaliar a necessidade do uso de esteroides, descompressão da bainha do nervo óptico, cirurgia de *shunt* ou PLs repetidas.
2. Crianças/adolescentes: Uma causa secundária é identificável em 50% dos pacientes.

Seguimento

1. Se aguda, os pacientes podem ser monitorados a cada 3 meses na ausência de perda de campo visual. Se crônica, acompanhar inicialmente o paciente a cada 3 a 4 semanas para monitoramento da acuidade e dos campos visuais, e, então, a cada 3 meses, dependendo da resposta ao tratamento.
2. Em geral, a frequência do acompanhamento depende da gravidade da perda visual. Quanto mais grave, mais frequente o acompanhamento.

10.17 Neuropatia óptica isquêmica arterítica (arterite de células gigantes)

Sintomas

Perda visual súbita, indolor. Inicialmente unilateral, mas pode rapidamente se tornar bilateral. Ocorre classicamente em pacientes ≥ 55 anos de idade. Pode haver cefaleia prévia ou simultânea, claudicação de mandíbula (dor com mastigação), sensibilidade no couro cabeludo, especialmente sobre as artérias temporais superficiais (p. ex., hipersensibilidade com a escovação do cabelo), dores musculares proximais ou articulares (polimialgia reumática), anorexia, perda de peso ou febre.

Sinais

(Ver Figura 10.17.1.)

Críticos. Defeito pupilar aferente; perda visual (frequentemente, conta dedos ou pior); disco edemaciado e pálido, por vezes, com hemorragias em

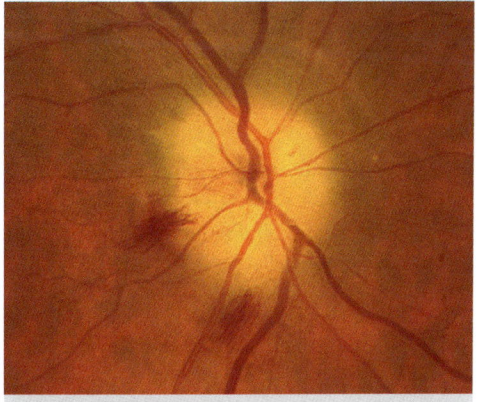

Figura 10.17.1 Disco óptico com edema e palidez tipo giz e hemorragias em chama de vela na arterite de células gigantes.

chama de vela. Posteriormente, ocorrem atrofia óptica e escavação à medida que o edema melhora. VSG, PCR e plaquetas podem estar marcadamente elevadas.

Outros. Defeito de campo visual (comumente altitudinal ou envolvendo o campo central); uma artéria temporal palpável, sensível e frequentemente não pulsátil; oclusão de artéria central da retina ou paralisia de nervo craniano (sobretudo paralisia do sexto nervo craniano) pode ocorrer.

Diagnóstico diferencial

- NOINA: Os pacientes podem ser mais jovens. A perda visual costuma ser menos severa, não tem os sintomas acompanhantes de ACG listados anteriormente e, em geral, tem VSG e PCR normais. Ver Seção 10.18, Neuropatia óptica isquêmica não arterítica.
- Neurite óptica inflamatória: Grupo etário mais jovem. Dor com movimentos oculares. O edema de disco óptico, quando presente, é mais hiperemiado. Ver Seção 10.14, Neurite óptica.
- Tumor compressivo de nervo óptico: Pode ser vista palidez ou atrofia do nervo óptico; é improvável haver hemorragia do disco. Perda visual lentamente progressiva. Na ACG, é comum haver pouco ou nenhum sintoma.
- Oclusão de veia retiniana central: Perda visual grave, pode ser acompanhada por defeito pupilar aferente e edema de disco, mas a retina mostra hemorragias difusas estendendo-se para a periferia. Ver Seção 11.8, Oclusão da veia central da retina.
- Oclusão de artéria central da retina: Perda visual grave, súbita e indolor com um defeito pupilar aferente. Sem edema de disco. Edema retiniano com mancha vermelho-cereja frequentemente é observado. Ver Seção 11.6, Oclusão da artéria central da retina.

Avaliação

1. História: Verificar se há sintomas de ACG presentes. A idade é um fator crítico.
2. Realizar exame oftalmológico completo, particularmente avaliação das pupilas, avaliação para discromatopsia (p. ex., lâminas de cores), exame de retina sob dilatação para descartar causas retinianas de perda visual grave e avaliação do nervo óptico.
3. Providenciar teste imediato de VSG (o método mais confiável é o Westergren), PCR (não aumenta com a idade) e contagem de plaquetas (pode apresentar trombocitose). Diretriz para o cálculo do limite superior de VSG: homens, idade/2; mulheres (idade + 10)/2. A VSG pode não estar elevada. O limite dos valores superiores de PCR e plaquetas tem como base os padrões específicos dos laboratórios.
4. Realizar biópsia da artéria temporal se houver suspeita de ACG.

> **NOTA:** A biópsia deve ser realizada em até 1 semana após o início dos esteroides sistêmicos, mas um resultado positivo pode ser visto até 1 mês mais tarde. A biópsia é especialmente importante em pacientes nos quais os esteroides estão relativamente contraindicados (p. ex., diabéticos).

Tratamento

1. Uma vez que haja suspeita de ACG, deve-se administrar esteroides sistêmicos imediatamente. Metilprednisolona, 250 mg, IV, a cada 6 horas, por 12 doses, e então substituir por prednisona, 80 a 100 mg, VO, 1 x/dia. Deve ser obtida uma amostra de biópsia da artéria temporal dentro de 1 semana do início dos esteroides sistêmicos.
2. Se a biópsia da artéria temporal for positiva para ACG (ou se a apresentação clínica/resposta terapêutica merecerem a continuação da terapia), deve-se manter o regime do paciente com prednisona, cerca de 1 mg/kg inicialmente. Os esteroides orais devem ser reduzidos gradualmente com base individual, tendo como objetivo o uso da menor dose necessária para suprimir a doença (ver adiante).
3. Se a biópsia for negativa em uma amostra adequada (2-3 cm), a probabilidade de ACG é baixa. Contudo, em casos altamente sugestivos, é realizada biópsia da artéria contralateral.
4. Os esteroides, em geral, são descontinuados se não for encontrada doença em uma biópsia adequada, *a menos que a apresentação clínica seja clássica, e uma resposta ao tratamento tenha ocorrido.*

> **NOTA**
> 1. Sem esteroides (e, ocasionalmente, com esteroides adequados), o olho contralateral pode ser afetado dentro de 1 a 7 dias.
> 2. Deve-se usar concomitantemente medicamentos antiulcerosos (p. ex., inibidor da bomba de prótons [p. ex., omeprazol, 20 mg, VO, 1 x/dia] ou bloqueador do receptor de histamina tipo 2 [p. ex., ranitidina, 150 mg, VO, 2 x/dia] como profilaxia gastrintestinal durante o uso de esteroides.
> 3. Medicação para auxiliar a prevenir a osteoporose deve ser utilizada conforme orientação de um internista, particularmente em função da necessidade a longo prazo de esteroides.

Seguimento

1. Os pacientes com suspeita de ACG devem ser avaliados e tratados imediatamente.
2. Depois que o diagnóstico é confirmado por biópsia, a dosagem inicial do esteroide oral deve ser mantida até que os sintomas melhorem e os exames laboratoriais se normalizem. A dosagem, então, deve ser diminuída lentamente, repetindo-se os exames laboratoriais a cada alteração na dosagem e/ou mensalmente (o que for mais apropriado com base na estabilidade da doença) para se garantir que a nova dosagem de esteroide seja suficiente para suprimir a doença.
3. Se a VSG ou a PCR aumentarem ou os sintomas retornarem, a dosagem deve ser aumentada.
4. O tratamento deve durar pelo menos 6 a 12 meses. A menor dose de esteroide que suprime a doença é utilizada.

O tocilizumabe, um novo antagonista do receptor de IL-6 humanizado, foi recentemente aprovado pela FDA para o manejo de longo prazo da ACG. A adição de tocilizumabe subcutâneo aos regimes de esteroides padronizados ajuda a alcançar a remissão mais rapidamente e reduz de forma significativa a dose e a toxicidade dos esteroides.

10.18 Neuropatia óptica isquêmica não arterítica

Sintomas

Perda visual de grau moderado, súbita, indolor, inicialmente unilateral, mas pode se tornar bilateral. Geralmente ocorre em pacientes com 40 a 60 anos de idade, mas foram relatados casos bem-documentados em pacientes adolescentes. Nos pacientes mais jovens, a NOINA deve ser suspeitada quando surgir perda visual indolor com um "disco sob risco" contralateral (i.e., disco comprimido com escavação óptica pequena ou ausente [relação escavação:disco menor que 0,3]) e RM normal. O déficit visual pode melhorar. Hiperlipidemia, hipertensão lábil e apneia do sono são fatores de risco comuns em pacientes mais jovens.

Sinais
(Ver Figura 10.18.1.)

Críticos. Defeito pupilar aferente, edema de disco pálido (frequentemente, segmentar), hemorragias em chama de vela, VSG e PCR normais.

- NOINA não progressiva: Diminuição inicial súbita na acuidade visual e no campo visual, os quais estabilizam.
- NOINA progressiva: Diminuição inicial súbita na acuidade visual e no campo visual, seguida por piora da acuidade visual ou no campo visual dias a semanas mais tarde. Até 35% dos casos de NOINA podem ser progressivos.

Outros. Visão para cores reduzida, defeito de campo visual central ou altitudinal, atrofia óptica sem escavação (segmentar ou difusa) após a melhora do edema. Disco abarrotado ou congenitamente anômalo com escavação pequena ou ausente no olho contralateral.

Diagnóstico diferencial

Ver Seção 10.17, Neuropatia óptica isquêmica arterítica (arterite de células gigantes).

Etiologia

Idiopática: Arteriosclerose, diabetes, hipertensão, hiperlipidemia, hiper-homocisteinemia, anemia e apneia do sono são fatores de risco associados, mas a relação causal nunca foi provada. A hipotensão noturna relativa pode desempenhar um papel, especialmente em pacientes que tomam fármaco anti-hipertensivo. A hipotensão noturna pode estar relacionada à apneia do sono.

> **NOTA:** Atualmente, não está comprovado que os inibidores da fosfodiesterase 5 (p. ex., sildenafila, vardenafila e tadalafila) comumente usados para disfunção erétil causem NOINA. Porém, a FDA lançou um alerta relacionado a uma possível associação entre esses medicamentos e NOINA. Recomenda-se que os pacientes com fatores de risco para NOINA (listados anteriormente) sejam aconselhados a não usarem esses medicamentos.

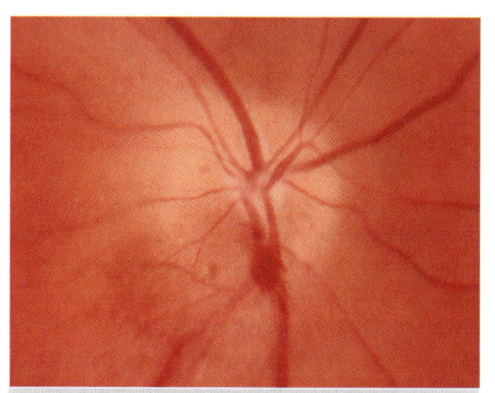

Figura 10.18.1 Neuropatia óptica isquêmica não arterítica com edema de disco segmentar e hemorragia.

Avaliação

1. A mesma descrita na Seção 10.17, Neuropatia óptica isquêmica arterítica (arterite de células gigantes).
2. Consultar um internista para descartar doença cardiovascular, diabetes e hipertensão e apneia do sono.

Tratamento

1. Manter o paciente em observação.
2. Modificar os fatores de risco cardiovascular.
3. Procurar não administrar medicamento para pressão arterial ao deitar para evitar hipotensão noturna.

Seguimento

1. Um mês.
2. Até 40% dos pacientes mostram melhora leve na visão em 3 a 6 meses em alguns estudos. O edema do nervo óptico melhora em 8 semanas.
3. Os pacientes devem ser aconselhados sobre o risco para o olho contralateral (variável).

10.19 Neuropatia óptica isquêmica posterior

Sintomas

Perda visual indolor. Ocorre mais comumente no período pós-operatório em qualquer momento a partir do despertar da anestesia até 4 a 7 dias depois. Pode ser unilateral ou bilateral, com déficit parcial ou completo.

Sinais

Ver Seção 10.18, Neuropatia óptica isquêmica não arterítica. Inicialmente, os discos ópticos podem parecer normais na neuropatia óptica isquêmica posterior aguda, mas desenvolve-se edema pálido seguido por palidez.

Etiologia

- Pós-operatória: Pode ocorrer após cirurgia de cabeça e pescoço, cirurgia espinal, cirurgia gastrintestinal, cirurgia cardíaca aberta ou qualquer procedimento associado com hipotensão, anemia, tempo cirúrgico aumentado, grande quantidade de perda de sangue, pressão venosa central elevada ou posicionamento da cabeça em posição dependente e inclinada para baixo. Histórico de doença vascular periférica, diabetes e anemia podem aumentar o risco.

NOTA: O planejamento operatório em pacientes de alto risco compreende atenção ao posicionamento da cabeça e à duração do tempo cirúrgico, balanço entre riscos e benefícios da anestesia hipotensiva, reposição imediata da perda de sangue, monitoração da visão desde o início do período pós-operatório e realização de consulta oftalmológica prontamente se o paciente descrever distúrbios visuais.

- Inflamatória/infecciosa: ACG, herpes-zóster, lúpus eritematoso sistêmico e outros.

Tratamento

1. Embora não haja estudos controlados para neuropatia óptica isquêmica posterior pós-operatória, foi demonstrado que a pronta transfusão de sangue com correção da hipotensão e da anemia pode ser benéfica e deve ser considerada.
2. Tratar qualquer etiologia inflamatória ou infecciosa de forma apropriada.

10.20 Neuropatias ópticas variadas

NEUROPATIA ÓPTICA TÓXICA/METABÓLICA

Sintomas

Perda visual bilateral, progressiva e indolor.

Sinais

Críticos. Defeitos de campo visual centrais ou cecocentrais bilaterais, sinais de alcoolismo, uso de tabaco/substâncias, uso de determinados medicamentos, exposição a metais pesados ou má nutrição.

Outros. Acuidade visual de 20/50 a 20/200, visão para cores reduzida, palidez temporal do disco, atrofia óptica ou disco de aparência normal inicialmente.

Etiologia

- Abuso de tabaco/álcool ou outras substâncias.

- Má nutrição grave com deficiência de tiamina (vitamina B1).
- Anemia perniciosa: Geralmente, por má absorção de vitamina B12.
- Tóxica: Exposição a medicamentos como cloranfenicol, etambutol, linezolida, isoniazida, digitálico, estreptomicina, clorpropamida, etclorvinol, dissulfiram, amiodarona e chumbo. O metanol pode causar uma neuropatia óptica aguda.

Avaliação
- História: Verificar uso de drogas, substâncias, bem como relacionar os medicamentos ingeridos e a dieta do paciente.
- Realizar exame oftalmológico completo, incluindo avaliação pupilar, avaliação para discromatopsia e exame do nervo óptico.
- Fazer teste formal de campo visual.
- Hemograma com diferencial e esfregaço periférico.
- Realizar teste das concentrações séricas de vitaminas B1, B12 e folato.
- Avaliar a necessidade de triagem para metais pesados (p. ex., chumbo, tálio).
- Se o disco estiver edemaciado, considerar a necessidade de teste sanguíneo para neuropatia óptica hereditária de Leber.

Tratamento
- Tiamina, 100 mg, VO, 2 x/dia.
- Folato, 1 mg, VO, 1 x/dia.
- Comprimido multivitamínico, 1 x/dia.
- Eliminar qualquer agente causal (p. ex., álcool, medicamento).
- Cuidado coordenado com um internista, incluindo vitamina B12, 1.000 mg, intramuscular (IM), todos os meses, para anemia perniciosa.

Seguimento
Inicialmente mensal e, então, a cada 6 a 12 meses.

NEUROPATIA ÓPTICA COMPRESSIVA

Sintomas
Perda visual lentamente progressiva, embora possa ser ocasionalmente aguda ou agudamente notada.

Sinais
Críticos. Defeito de campo visual central, defeito pupilar aferente relativo.

Outros. O nervo óptico pode ser normal, pálido ou, ocasionalmente, edemaciado; proptose; vasos de *shunt* optociliar (colaterais). Os vasos colaterais ocorrem apenas com lesões intrínsecas do nervo (nunca com lesões extrínsecas).

Etiologia
- Glioma do nervo óptico: Normalmente, idade inferior a 20 anos, em geral, associado à neurofibromatose.
- Meningioma do nervo óptico: Geralmente, em mulheres adultas. Os exames de imagem da órbita podem mostrar uma massa no nervo óptico, espessamento difuso do nervo óptico ou sinal de trilhos de estrada de ferro (contraste aumentado da periferia do nervo).
- Qualquer massa intraorbital ou intracraniana (p. ex., hemangioma, schwanoma).

Avaliação
Todos os pacientes com perda visual progressiva e disfunção do nervo óptico devem realizar RM de crânio e órbitas.

Tratamento
1. Depende da etiologia.
2. O tratamento do glioma do nervo óptico é controverso. Essas lesões costumam ser apenas monitoradas, a menos que haja evidência de comprometimento intracraniano, quando, então, a excisão cirúrgica pode ser indicada. A maioria desses pacientes é de crianças pequenas, as quais são muito suscetíveis a complicações cognitivas da radioterapia. A quimioterapia pode ser considerada se houver perda visual progressiva.
3. Para meningiomas da bainha do nervo óptico, deve-se considerar a necessidade de tratamento com radioterapia estereotáxica fracionada. Podem ser usadas RMs seriadas para monitorar o controle do tumor.

NEUROPATIA ÓPTICA HEREDITÁRIA DE LEBER

Sintomas
Perda visual indolor progressiva em um e, depois, no outro olho, com intervalo de dias a meses. A perda visual é bilateral no início em aproximadamente 25% dos casos.

Sinais
Críticos. Edema leve do disco óptico progredindo ao longo de semanas para atrofia óptica; vasos

sanguíneos pequenos e telangiectásicos próximos ao disco que não extravasam na angiografia com fluoresceína IV. Ocorre, em geral, em homens jovens com idade entre 15 e 30 anos e, menos comumente, em mulheres mais velhas.

Outros. Acuidade visual de 20/200 a conta dedos, defeito de campo visual cecocentral.

Transmissão

Por DNA mitocondrial (transmitido das mães para toda sua prole). Contudo, apenas 50 a 70% dos filhos e 10 a 15% das filhas manifestam a doença. Todas as filhas são portadoras, e nenhum dos filhos pode transmitir a doença.

Avaliação

A testagem genética está disponível para as substituições de nucleotídeos mais frequentes em pares de bases nas posições 11778, 3460 e 14484 no gene mitocondrial para a proteína NADH-desidrogenase.

Tratamento

1. A idebenona é usada no Canadá e no Reino Unido, mas não está disponível nos Estados Unidos. Até o momento, os estudos têm demonstrado resultados variáveis em relação à efetividade. Há ensaios clínicos de fase 3 em andamento sobre a substituição de genes.
2. Recomenda-se evitar álcool e tabaco (ou exposição à fumaça).
3. Aconselhamento genético deve ser oferecido.

4. Avaliar a necessidade de consulta cardiológica em função da incidência aumentada de defeitos de condução cardíaca.

ATROFIA ÓPTICA DOMINANTE

Perda visual bilateral leve a moderada (20/40-20/200), em geral ocorrendo aproximadamente por volta dos 4 anos. Progressão lenta, palidez temporal do disco, defeito de campo visual cecocentral, defeito de cor tritanópsico (azul-amarelo) no teste de 100 matizes de Farnsworth-Munsell, forte histórico familiar, sem nistagmo. OPA1 e outras mutações são responsáveis.

ATROFIA ÓPTICA HEREDITÁRIA COMPLICADA

Atrofia óptica bilateral com degenerações espinocerebelares (p. ex., Friedreich, Marie, Behr), polineuropatia (p. ex., Charcot-Marie-Tooth) ou erros inatos do metabolismo.

NEUROPATIA ÓPTICA POR RADIAÇÃO

Efeito retardado (em geral, 1-5 anos) após radioterapia de olho, órbita, seio paranasal, nasofaringe e cérebro, com perda visual aguda ou gradativa, comumente severa. Edema de disco, retinopatia por radiação ou ambos podem estar presentes. Reforço do quiasma ou do nervo óptico na RM.

10.21 Nistagmo

O nistagmo é dividido nas formas congênita e adquirida.

Sintomas

O nistagmo congênito e o adquirido podem ser sintomáticos com diminuição da acuidade visual. Pode haver movimentações horizontais, verticais ou torcionais do ambiente em casos de nistagmo adquirido, mas apenas ocasionalmente em casos congênitos.

Sinais

Críticos. Oscilações rítmicas repetitivas do olho horizontalmente, verticalmente ou torcionalmente.
- Nistagmo *jerk* (em sacudida): O olho vagueia lenta e repetitivamente em uma direção (fase lenta) e, então, rapidamente retorna à sua posição original (fase rápida).

- Nistagmo pendular: A oscilação ocorre em duas fases de velocidade igual, o que dá origem a um movimento ocular lento regular para frente e para trás.

FORMAS CONGÊNITAS DE NISTAGMO

NISTAGMO INFANTIL

Início na idade de 2 a 3 meses com movimentos oculares amplos e oscilatórios. Por volta de 4 a 6 meses, são adicionados pequenos movimentos oculares pendulares. Na idade de 6 a 12 meses, desenvolvem-se nistagmo *jerk* e um ponto nulo (uma posição do olhar em que o nistagmo é minimizado). Um posicionamento compensatório da cabeça pode surgir em qualquer momento até os 20 anos de idade. O nistagmo infantil costuma ser horizontal e uniplanar (mesma direção em todos os olhares), e normalmente diminui com a convergência. Pode apresentar um componente latente (piora quando um olho é ocluído).

Diagnóstico diferencial
- Opsoclono/sacadomania: Movimentos oculares sacádicos rápidos, repetitivos, conjugados e multidirecionais associados com doença cerebelar ou do tronco cerebral, encefalite pós-viral, carcinoma visceral ou neuroblastoma.
- *Spasmus nutans*: Inclinação da cabeça e virada da cabeça com nistagmo vertical, horizontal ou torcional aparecendo entre 6 meses e 3 anos de idade, e melhorando entre 2 e 8 anos de idade. "Nistagmo tremulante" rápido unilateral ou bilateral (mas assimétrico). O *spasmus nutans* é uma condição benigna; porém, gliomas do trajeto óptico anterior podem produzir um quadro clínico idêntico e precisa ser descartado com RM.
- Nistagmo latente (ver adiante).
- Síndrome de bloqueio do nistagmo (ver adiante).

Etiologia
- Idiopática.
- Albinismo: Defeitos de transiluminação da íris e hipoplasia foveal. Ver Seção 13.9, Albinismo.
- Aniridia: Ausência congênita quase total de íris bilateralmente. Ver Seção 8.12, Anomalias/disgenesia desenvolvimentais do segmento anterior e do cristalino.
- Amaurose congênita de Leber: Eletrorretinograma (ERG) plano ou marcadamente anormal.
- Outros: Hipoplasia bilateral do nervo óptico, catarata congênita bilateral, monocromatismo de bastonetes ou doença macular ou do nervo óptico.

Avaliação
1. História: Verificar a data de início dos sintomas, quando ocorreram a oscilação e o posicionamento da cabeça, quais as anormalidades oculares ou sistêmicas conhecidas pelo paciente, bem como relacionar os medicamentos ingeridos. Investigar o histórico familiar.
2. Realizar exame oftalmológico completo: Observar a posição da cabeça e os movimentos oculares, realizar transiluminação da íris e inspecionar cuidadosamente o disco óptico e a mácula.
3. Considerar a necessidade da obtenção de um registro do movimento ocular se houver dúvidas quanto ao diagnóstico.
4. Quando houver opsoclono, obter exames de imagem de tórax e abdome (p. ex., US, TC, RM) para descartar neuroblastoma e carcinoma visceral. Encaminhar para o pediatra ou médico assistente para uma avaliação adicional (p. ex., ácido vanililmandélico urinário), conforme for adequado.
5. Em casos selecionados e em todos os casos de suspeita de *spasmus nutans*, obter RM do crânio (incidências axial, coronal e parassagital) para descartar lesão do trajeto óptico anterior.

Tratamento
1. Maximizar a visão por refração.
2. Tratar a ambliopia, se indicado.
3. Se houver pequena virada da face: Prescrever prisma em óculos com base na direção da virada da face.
4. Se houver grande torção da face: Considerar a necessidade de cirurgia muscular.

NISTAGMO LATENTE

Ocorre quando somente um olho está enxergando. Nistagmo conjugado horizontal com batimentos de fase rápida em direção ao olho que enxerga.

O nistagmo latente manifesto ocorre em crianças com estrabismo ou visão diminuída em um olho, nas quais o olho não fixante ou que enxerga mal comporta-se como um olho ocluído.

> **NOTA:** Ao se testar a acuidade visual em um olho, deve-se obscurecer (adicionar lentes positivas em frente ao olho) em vez de ocluir o olho oposto para minimizar a indução do nistagmo latente.

Tratamento
1. Maximizar a visão por refração.
2. Tratar a ambliopia, se indicado.
3. Avaliar a necessidade de cirurgia muscular no caso de estrabismo sintomático ou de torção de cabeça esteticamente importante.

SÍNDROME DE BLOQUEIO DO NISTAGMO

Qualquer nistagmo que diminui quando o olho fixante está em adução e demonstra esotropia para se diminuir o nistagmo.

Tratamento
Para grande torção da face, considerar a necessidade de cirurgia muscular.

FORMAS ADQUIRIDAS DE NISTAGMO
Etiologia
- Perda visual (p. ex., catarata densa, trauma, distrofia de cones): Em geral, nistagmo monocular e vertical (fenômeno de Heimann-Bielschowsky).
- Tóxica/metabólica: Intoxicação por álcool, lítio, barbitúricos, fenitoína, salicilatos, benzodiazepínicos, fenciclidina, outros anticonvulsivantes ou sedativos, encefalopatia de Wernicke, deficiência de tiamina.
- Distúrbios do SNC no tronco encefálico ou cerebelo: Hemorragia, tumor, AVE, trauma, EM e outros.
- Doença vestibular periférica: Com frequência, pior com os movimentos da cabeça e posicional, geralmente acompanhada de zumbido e perda auditiva. A fase rápida é contralateral à patologia.
- Não fisiológica: Pequenos movimentos oculares oscilatórios voluntários, rápidos, horizontais que, em geral, não podem ser sustentados por mais de 30 segundos sem fadiga.

Nistagmo com importância neuroanatômica localizante
- Em gangorra: Um olho sobe e se volta para dentro enquanto o outro desce e se volta para fora. A lesão normalmente envolve a região parasselar e o quiasma. É comumente pendular quando está envolvida a região do quiasma, e em sacudida (*jerk*) quando há envolvimento do mesencéfalo. Uma proposta sugere que uma lesão unilateral do núcleo intersticial de Cajal ou suas conexões sejam responsáveis por esse subtipo de nistagmo. Pode apresentar hemianopsia bitemporal que resulta de uma compressão do quiasma. Pode ser congênito ou associado à displasia septo-óptica.
- Convergência-retração: Não é um nistagmo verdadeiro, mas movimentos de convergência acompanhados de retração do globo quando o paciente tenta um movimento sacádico para cima. Pode haver limitação do olhar para cima, retração palpebral e pupilas com dilatação média bilaterais e pouco reativas à luz, mas com melhor constrição com a convergência. Em geral, um tumor na região pineal ou outra anormalidade dorsal do mesencéfalo é responsável. Ver Seção 10.4, Pupila de Adie (tônica).
- Batida inferior (*downbeat*): A fase rápida do nistagmo é para baixo e mais proeminente no olhar para baixo e para a direita e para a esquerda. Mais comumente, é uma manifestação de degeneração cerebelar ou está associado com lesão na junção cervicomedular (p. ex., malformação de Arnold-Chiari).
- Periódico alternante: Em posição primária, movimentos oculares rápidos em uma direção (com torção da cabeça) por 60 a 90 segundos e, então, em direção oposta por 60 a 90 segundos. O ciclo se repete continuamente. Os pacientes podem tentar minimizar o nistagmo com viradas periódicas da cabeça. Pode ser congênito. As formas adquiridas são mais comumente o resultado de lesões da junção cervicomedular e da fossa posterior. Outras causas incluem EM, efeitos colaterais de medicamentos e, raras vezes, cegueira.
- Evocado pelo olhar: Ausente no olhar primário, mas aparece no olhar para o lado. O nistagmo aumenta quando se olha em direção à fase rápida. Frequência lenta. Mais comumente, é o resultado de intoxicação por álcool, sedativos, doença cerebelar ou do tronco cerebral.
- Vestibular periférico: Nistagmo horizontal ou rotatório horizontal. Pode ser acompanhado de vertigem, zumbido ou surdez. Pode dever-se à disfunção do órgão vestibular final (doença do ouvido interno), ao oitavo nervo craniano ou ao núcleo do oitavo nervo craniano no tronco cerebral. Lesões destrutivas produzem fases rápidas opostas à lesão. Lesões irritativas (p. ex., doença de Meniere) produzem fase rápida na mesma direção que a da lesão. O nistagmo vestibular associado à ceratite intersticial é denominado síndrome de Cogan.
- *Spasmus nutans*: Ver anteriormente.
- Outros: Nistagmo em rebote (lesões cerebelares), nistagmo de Bruns (ACP), miorritmia oculomastigatória (doença de Whipple), mioclonia oculopalatal (AVE prévio de tronco cerebral).

Diagnóstico diferencial
- Mioquimia do oblíquo superior: Pequenos movimentos unilaterais, verticais e torcionais de um olho podem ser vistos com lâmpada de fenda ou oftalmoscópio. Os pacientes se queixam de oscilopsia unilateral. Os sintomas e sinais são mais pronunciados quando o olho afetado olha inferonasalmente. Em geral, é benigna, melhorando de forma espontânea, mas raras vezes causada por lesão expansiva,

devendo-se considerar a realização de exames de neuroimagem. Avaliar o tratamento com carbamazepina.
- Opsoclono/sacadomania: Movimentos sacádicos rápidos e caóticos em múltiplas direções. A etiologia em crianças é um efeito paraneoplásico de neuroblastoma ou encefalite. Em adultos, além de manifestação paraneoplásica ou infecciosa, pode ser visto com intoxicação por fármacos ou após infarto.

Avaliação
1. História: Verificar se o paciente sofreu de nistagmo, estrabismo ou ambliopia na infância, bem como oscilopsia. Avaliar se há uso de drogas ou álcool. Verificar também se o paciente sofre de vertigem e se sentiu fraqueza, dormência ou visão diminuída no passado. Avaliar a possibilidade de EM.
2. Histórico familiar: Verificar se há registros de nistagmo, albinismo ou doenças oculares em membros da família.
3. Realizar exame oftalmológico completo: Exame cuidadoso da motilidade. A observação do disco óptico ou com lâmpada de fenda pode ser útil em casos sutis. A transiluminação da íris deve ser realizada para descartar albinismo.
4. Considerar um registro do movimento ocular caso haja dúvidas quanto ao diagnóstico.
5. Realizar exame do campo visual, particularmente com nistagmo em gangorra.
6. Avaliar a necessidade de rastreamento para fármacos/toxinas/nutrientes no sangue, no soro ou em ambos.
7. Fazer TC ou RM conforme a necessidade, com atenção especial à área apropriada de interesse.

NOTA: A junção cervicomedular e o cerebelo são mais bem-avaliados com RM sagital.

Tratamento
1. A etiologia subjacente deve ser tratada.
2. O nistagmo alternante periódico pode responder ao baclofeno, o qual não é recomendado para uso pediátrico. Outros medicamentos podem ser tentados empiricamente para outros tipos de nistagmo.
3. O nistagmo grave e debilitante raramente pode ser tratado com injeções retrobulbares de toxina botulínica.

Seguimento
O tempo apropriado de acompanhamento é definido pela condição responsável pelo nistagmo.

10.22 Perda visual transitória/amaurose fugaz

Sintomas
Perda visual monocular que geralmente dura de segundos a minutos, mas que pode durar até 1 a 2 horas. A visão volta ao normal.

Sinais
Críticos. É possível ver um êmbolo dentro de uma arteríola, ou o exame ocular pode ser normal.

Outros. Sinais de síndrome isquêmica ocular (ver Seção 11.11, Síndrome isquêmica ocular/doença oclusiva da carótida), uma oclusão antiga de um ramo da artéria da retina (arteríola embainhada), ou sinais e sintomas neurológicos causados por isquemia cerebral (ataques isquêmicos transitórios [AITs]; p. ex., fraqueza contralateral no braço ou na perna).

Diagnóstico diferencial de perda visual transitória
- Papiledema: O edema de disco óptico é evidente. A perda visual dura segundos, geralmente é bilateral e, com frequência, está associada à alteração postural ou manobra de Valsalva. Ver Seção 10.15, Papiledema.
- ACG: VSG, PCR e contagem de plaquetas frequentemente elevadas. Os sintomas de ACG, muitas vezes, estão presentes. A perda visual transitória pode preceder neuropatia óptica isquêmica ou oclusão da artéria central da retina. Ver Seção 10.17, Neuropatia óptica isquêmica arterítica (arterite de células gigantes).
- Oclusão iminente da veia central da retina: Veias retinianas dilatadas e tortuosas são observadas, apesar de o fundo de olho estar normal. Ver Seção 11.8, Oclusão da veia central da retina.
- Enxaqueca com aura: Perda/distúrbio visual de 10 a 50 minutos, frequentemente com histórico (pessoal ou familiar) de enjoo por movimento de automóvel ou de enxaqueca. A perda visual está associada com "fenômenos positivos (p. ex., escotomas cintilantes)". Ver Seção 10.27, Enxaqueca.

- Enxaqueca acefálgica: Aura visual sem cefaleia por enxaqueca. Em geral, é um diagnóstico de exclusão. Pode apresentar episódios recorrentes. Ver Seção 10.27, Enxaqueca.
- Insuficiência da artéria vertebrobasilar: Visão borrada bilateral e transitória. Associada à vertigem, disartria ou disfasia, dormência perioral e hemiparesia ou perda hemissensitiva. Histórico de quedas súbitas. Ver Seção 10.23, Insuficiência da artéria vertebrobasilar.
- Enxaqueca da artéria basilar: Simula insuficiência da artéria vertebrobasilar. Borramento ou cegueira bilateral, vertigem, distúrbios da marcha, alucinações formadas e disartria ou disfasia em pacientes com enxaqueca. Ver Seção 10.23, Insuficiência da artéria vertebrobasilar, e Seção 10.27, Enxaqueca.
- Dissecção da artéria vertebral: Após trauma ou como resultado de doença aterosclerótica.
- Hemorragia intraocular intermitente (p. ex., hemorragia vítrea, síndrome uveíte-glaucoma-hifema [UGH]).
- Outros: Drusas na cabeça do nervo óptico, fechamento de ângulo intermitente, dispersão pigmentar intermitente.

Etiologia

1. Êmbolo originário da artéria carótida (mais comum), do coração ou da aorta.
2. Insuficiência vascular como resultado de doença aterosclerótica dos vasos em qualquer local ao longo do caminho entre a aorta e o globo, causando hipoperfusão geralmente precipitada por alteração postural ou arritmia cardíaca.
3. Estado hipercoagulável/hiperviscosidade.
4. Raramente, massa intraorbital pode comprimir o nervo óptico ou um vaso alimentador em certas posições do olhar, causando perda visual transitória evocada pelo olhar.
5. Vasospasmo.

Avaliação

1. A amaurose fugaz é considerada pela American Heart Association como uma forma de AIT. As diretrizes atuais recomendam a RM com imagem ponderada na difusão, exames urgentes cardíacos e de carótidas, além de consultoria neurológica. Se o paciente for atendido alguns dias depois do evento, há necessidade de encaminhamento para um centro de AVE ou setor de emergência.
2. Realizar VSG, PCR e contagem de plaquetas imediatamente quando há suspeita de ACG.
3. História: Verificar se o paciente sofreu perda visual monocular ou hemianopsia homônima (verificada pela cobertura de cada olho), bem como obter informações sobre a duração da perda visual e episódios anteriores de perda visual transitória ou AITs. Pesquisar também se o paciente tem fatores de risco para doenças cardiovasculares e, ainda, se faz uso de contraceptivos orais, se é fumante e se já se submeteu à cirurgia vascular.
4. Realizar exame ocular, incluindo-se exame de campo visual por confrontação e avaliação da retina sob dilatação. Procurar por um êmbolo ou por sinais de outras doenças já mencionadas.
5. Realizar exame clínico: Auscultas cardíaca e carotídea.
6. Efetuar a avaliação não invasiva da artéria carótida (p. ex., US com Doppler duplo). Considerar a necessidade de US da órbita com Doppler colorido, se disponível, a qual pode revelar estenose retrolaminar da artéria central da retina ou um êmbolo proximal à lâmina cribriforme. Pode-se considerar a ARM ou ATC, mas elas não conseguem avaliar o fluxo como a ultrassonografia com Doppler duplo.
7. Hemograma com diferencial, glicose em jejum, hemoglobina A1c e perfil lipídico (para descartar policitemia, trombocitose, diabetes e hiperlipidemia).
8. Realizar avaliação cardíaca, incluindo ecocardiograma.

Tratamento

1. Doença carotídea.
    - Considerar o ácido acetilsalicílico, 81 mg ou 325 mg,* VO, 1 x/dia.
    - Realizar consulta com cirurgião vascular em pacientes selecionados no caso de estenose carotídea de alto grau, acessível cirurgicamente para consideração de endarterectomia carotídea ou colocação de *stent* endovascular.
    - Controlar a hipertensão, o diabetes e a dislipidemia (acompanhamento com um internista).

---

*N. de R.T. No Brasil, não encontram-se disponíveis essas apresentações de ácido acetilsalicílico. Usar entre 100 e 300 mg.

- Modificações no estilo de vida (p. ex., cessação do tabagismo).
2. Doença cardíaca.
    - Considerar o uso de ácido acetilsalicílico, 300 mg, VO, 1 x/dia.
    - Na presença de trombo, cuidado coordenado com medicina interna e/ou cardiologia com provável hospitalização e anticoagulação (p. ex., terapia com heparina).
- Avaliar a necessidade de encaminhamento para cirurgia cardíaca.
- Controlar os fatores de risco ateroscleróticos (acompanhamento com um internista).
3. Se doença carotídea e cardíaca forem descartadas, uma etiologia vasospástica pode ser considerada (extremamente rara). O tratamento com bloqueador de canal de cálcio pode ser benéfico.

10.23 Insuficiência da artéria vertebrobasilar

Sintomas
Visão borrada bilateral transitória, às vezes acompanhada por luzes cintilantes. Ataxia, vertigem, disartria ou disfagia, dormência perioral e hemiparesia ou perda hemissensitiva podem acompanhar os sintomas visuais. Histórico de quedas súbitas (o paciente subitamente cai no chão sem aviso nem perda da consciência). Ataques recorrentes são comuns.

Sinais
Pode haver hemianopsia, distúrbios da motilidade ocular ou nistagmo, mas costuma apresentar-se com exame ocular normal.

Diagnóstico diferencial de perda visual transitória
Ver Diagnóstico diferencial na Seção 10.22, Perda visual transitória/amaurose fugaz.

Avaliação
1. História: Verificar se o paciente apresenta sintomas associados de insuficiência vertebrobasilar, histórico de enjoo por movimento de automóvel ou enxaqueca, bem como sintomas de ACG. Avaliar se é fumante.
2. Realizar exame do fundo de olho sob dilatação para descartar êmbolo na retina ou papiledema.
3. Verificar a pressão arterial em cada braço para descartar síndrome do roubo da subclávia.
4. Fazer ausculta cardíaca para descartar arritmia.
5. Providenciar hemograma para descartar anemia e policitemia com VSG, PCR e contagem de plaquetas imediatamente, caso esteja se considerando a possibilidade de ACG.
6. Realizar eletrocardiografia, ecocardiograma e exame por monitoramento cardíaco para descartar arritmia.
7. Avaliar a necessidade de se realizarem estudos não invasivos do fluxo da carótida.
8. Fazer ARM, ATC ou US com Doppler de artéria vertebral/transcraniana para avaliar o fluxo sanguíneo cerebral posterior.

Tratamento
1. Cuidado coordenado com medicina interna ou neurologia com início de terapia antiplaquetária e/ou anticoagulação.
2. Consultar internista para controle de hipertensão, diabetes e dislipidemia, caso estejam presentes.
3. Modificações no estilo de vida (p. ex., cessação do tabagismo).
4. Corrigir qualquer problema subjacente revelado pela avaliação.

Seguimento
Em casos ambulatoriais, 1 semana para verificar os resultados dos exames. Depois disso, o seguimento é ditado pelas condições subjacentes identificadas como causadoras.

10.24 Cegueira cortical

Sintomas
Perda visual bilateral completa ou grave. Os pacientes podem negar que estejam cegos (síndrome de Anton) ou podem perceber alvos em movimento, mas não aqueles estacionários (fenômeno de Riddoch).

Sinais
Críticos. Visão e campo visual marcadamente diminuídos nos dois olhos (algumas vezes, não há percepção de luz) com respostas pupilares normais.

Etiologia

- **Mais comuns:** Infartos bilaterais do lobo occipital.
- **Outras:** Tóxica, pós-parto (êmbolo amniótico), síndromes de encefalopatia reversível posterior.
- **Raras:** Neoplasia (p. ex., metástase, meningioma), incontinência pigmentar.

Avaliação

1. Testar visão para distância (os pacientes com infartos bilaterais do lobo occipital podem parecer completamente cegos, mas, na verdade, têm campo visual residual muito pequeno). Os pacientes terão resultados muito piores no teste com cartões para perto do que para longe, se apenas uma pequena ilha permanecer.
2. Realizar exames ocular e neurológico completos.
3. RM de crânio.
4. Descartar perda visual não fisiológica com teste apropriado (ver Seção 10.25, Perda visual não fisiológica).
5. Fazer ausculta cardíaca e eletrocardiografia para descartar arritmia.
6. Verificar pressão arterial.
7. Consultar neurologista ou internista para avaliação de fatores de risco para AVE.

Tratamento

1. Os pacientes diagnosticados com AVE dentro de 72 horas do início dos sintomas são hospitalizados para avaliação neurológica e observação.
2. Se possível, tratar a condição subjacente.
3. Providenciar serviços para auxiliar o paciente a otimizar o desempenho de suas funções em casa e no ambiente circundante.

Seguimento

De acordo com o internista ou neurologista.

10.25 Perda visual não fisiológica

Sintomas

Perda da visão. Pessoas que se fingem de doentes, frequentemente, estão envolvidas com uma reivindicação de seguro ou estão buscando outras formas de ganho financeiro. Os pacientes com perda visual psicogênica acreditam verdadeiramente que perderam a visão.

Sinais

Críticos. Não há achados oculares ou neuro-oftálmicos que respondam pela visão diminuída. Reação normal das pupilas à luz.

Diagnóstico diferencial

- Ambliopia: Visão ruim em um olho desde a infância, raramente em ambos os olhos. Os pacientes costumam ter estrabismo ou anisometropia. A visão não é pior do que conta dedos, especialmente na periferia temporal de um olho amblíope. Ver Seção 8.7, Ambliopia.
- Cegueira cortical: Perda visual grave ou completa bilateral, com pupilas normais. Ver Seção 10.24, Cegueira cortical.
- Neurite óptica retrobulbar: Defeito pupilar aferente está presente. Ver Seção 10.14, Neurite óptica.
- Distrofia de cones ou de cones-bastonetes: Histórico familiar positivo, visão para cores diminuída, resultados anormais nos estudos de adaptação ao escuro e ERG multifocal. Ver Seção 11.29, Distrofias de cones.
- Tumor quiasmático: A perda visual pode preceder a atrofia óptica. As pupilas reagem lentamente à luz, e um defeito pupilar aferente costuma ocorrer. Os campos visuais são anormais.
- Retinopatia associada a câncer ou retinopatia associada a melanoma: Ataque imunomediado aos fotorreceptores. O fundo de olho geralmente parece normal. Anormalidades em ERG e na tomografia de coerência óptica (OCT, do inglês *optical coherence tomography*) macular.

Avaliação

Os testes a seguir podem ser utilizados para diagnosticar um paciente com perda visual não fisiológica (para provar que uma pessoa histérica ou que esteja fingindo pode enxergar melhor do que admite).

Dois códigos são utilizados na lista abaixo:

U: Este teste pode ser utilizado em pacientes que estejam fingindo visão diminuída unilateral.

B: Este teste pode ser utilizado em pacientes que estejam fingindo perda visual bilateral.

Pacientes que alegam não perceber a luz

Determinar se cada uma das pupilas reage à luz (U ou B): A presença de reação pupilar normal sugere que as vias visuais anteriores estão intactas, mas *não* comprovam perda visual não orgânica (a resposta pupilar é mantida na cegueira cortical). Quando apenas um olho não tem percepção de luz, sua pupila não reagirá à luz. A pupila não deve parecer dilatada, a menos que o paciente tenha perda bilateral da percepção de luz ou envolvimento do terceiro nervo craniano. Se o paciente responder de maneira adversa ao estímulo luminoso, pode-se inferir algum nível de *input* aferente.

Pacientes que alegam conta dedos à ausência de percepção de luz

1. Testar para um defeito pupilar aferente (U): Um defeito deve ocorrer na perda visual assimétrica ou unilateral dessa magnitude. Caso contrário, a probabilidade de perda visual não fisiológica aumenta substancialmente.
2. Teste do espelho (U ou B): Se o paciente refere perda visual unilateral, encobrir o olho que enxerga melhor; com queixas bilaterais, deixar ambos os olhos descobertos. Pedir que o paciente mantenha os olhos parados, e lentamente inclinar um espelho grande de lado a lado na frente dos olhos, mantendo-o além da faixa de visão do paciente para movimentos de mãos. Se os olhos se moverem, o paciente pode enxergar melhor do que movimentos de mãos.
3. Teste optocinético (U ou B): Ocluir o olho não afetado quando houver queixa de perda visual unilateral. Pedir que o paciente olhe para frente, e lentamente mover uma fita optocinética na frente dos olhos (ou girar um tambor optocinético). Se um nistagmo puder ser desencadeado, a visão é melhor do que conta dedos.
4. Teste do prisma de base para fora (U): Colocar um prisma de 4 a 6 dioptrias com base para fora em frente do olho que supostamente enxerga mal. Se houver qualquer desvio interno do olho (ou um movimento convergente do olho oposto), isso indica uma visão melhor do que a declarada pelo paciente.
5. Teste de dissociação com prisma vertical (U): Segurar um prisma de 4 dioptrias com base para baixo ou base para cima em frente do olho que supostamente enxerga bem. Se o paciente enxergar duas imagens separadas (uma em cima da outra), isso sugere visão quase simétrica em ambos os olhos.
6. Teste de quatro pontos de Worth (U): Colocar óculos vermelho-verdes no paciente e rapidamente virar um padrão de quatro pontos e perguntar ao paciente quantos pontos são vistos. Se o paciente fechar um olho (trapaceando), tente inverter os óculos e repetir o teste. Se todos os quatro pontos forem vistos, a visão é melhor do que movimentos das mãos.

Pacientes que se declaram com visão 20/40 a 20/400

1. Teste de acuidade visual (U ou B): Iniciar com a linha 20/10 e pedir ao paciente que leia. Quando o paciente se declarar incapaz de lê-la, olhar espantado e, então, tranquilizá-lo. Informar ao paciente que você vai passar para uma linha maior e mostrar a linha 20/15. Novamente, forçar o paciente a tentar ver esta linha. Lentamente, progredir no cartão, pedindo ao paciente que leia cada linha (incluindo as três ou quatro linhas 20/20). Isso pode ajudar a exprimir descrença de que o paciente não consiga ler letras tão grandes. Ao alcançar as linhas 20/30 ou 20/40, o paciente pode, na verdade, ler uma ou duas letras corretamente. A acuidade visual pode, então, ser registrada.
2. Teste da neblina (*fog test*) (U): Colocar a refração do paciente no refrator. Adicionar +4,00 ao olho que enxerga normalmente. Colocar o paciente no refrator com os dois olhos abertos. Orientá-lo a usar ambos os olhos para ler cada linha, iniciando na linha 20/15 e progredindo lentamente no cartão, conforme descrito anteriormente. Registrar a acuidade visual com ambos os olhos abertos (isso deve ser a acuidade visual do olho que supostamente enxerga mal) e documentar a visão do "olho bom" por meio de lentes +4,00 para comprovar que a visão obtida era do "olho ruim".
3. Retestar a acuidade visual no olho que supostamente enxerga pior a uma distância de 3,3 metros do cartão (U ou B): A visão deve ser duas vezes tão boa (p. ex., um paciente com visão de 20/100 a uma distância de 6,6 metros deve ler 20/50 com 3,3 metros). Se for melhor do que o esperado, registrar a melhor visão. Se a visão for pior, isso sugere perda visual não fisiológica.
4. Testar visão para perto (U ou B): Se visão normal para perto puder ser documentada, perda visual não fisiológica ou miopia terá sido diagnosticada.
5. Teste de campo visual (U ou B): Testes de campo visual de Goldmann frequentemente revelam respostas inconsistentes e perdas visuais não fisiológicas.

Crianças

1. Dizer à criança que há uma anormalidade no olho, mas que o forte colírio a ser aplicado irá curá-la. Dilatar os olhos da criança (p. ex., tropicamida 1%) e retestar a acuidade visual após cerca de 30 minutos. As crianças, assim como os adultos, algumas vezes precisam de uma "saída". Fornecer uma recompensa (suborná-las).
2. Testar conforme descrito anteriormente.

Tratamento

1. Geralmente, se informa aos pacientes que não foi encontrada anormalidade ocular que seja responsável por sua visão diminuída. Em geral, não deve ser dito a eles que estão fingindo a perda visual.
2. Pacientes histéricos, muitas vezes, melhoram ao serem informados de que se espera que sua visão volte ao normal na próxima consulta. O encaminhamento a um psiquiatra, algumas vezes, é indicado.

Seguimento

1. Se houver alta suspeita de perda visual não fisiológica, porém esta não puder ser comprovada, reexaminar em 1 a 2 semanas.
2. Avaliar a necessidade de ERG, resposta visual evocada, OCT macular ou RM do crânio.
3. Se for possível documentar perda visual funcional, marcar consultas de retorno conforme a necessidade.

> **NOTA:** Deve-se sempre tentar determinar a real acuidade visual do paciente, se possível, documentando cuidadosamente os achados.

10.26 Cefaleia

A maioria das cefaleias não representa sintomas perigosos ou preocupantes; contudo, elas podem ser sintomas de problemas que ameaçam a visão ou a vida. Sinais e sintomas acompanhantes que podem indicar uma cefaleia que ameaça a visão ou a vida e alguns dos sinais e sintomas específicos de várias cefaleias são listados a seguir.

Sinais e sintomas de alerta de uma doença grave

- Sensibilidade do couro cabeludo, perda de peso, dor à mastigação, dores musculares ou mal-estar em pacientes com, no mínimo, 55 anos de idade (ACG).
- Edema de nervo óptico.
- Febre.
- Atividade mental ou comportamento alterados.
- Rigidez de nuca.
- Visão diminuída.
- Sinais neurológicos.
- Hemorragias sub-hialoides (pré-retinianas) ao exame de fundo de olho.

Sinais e sintomas sugestivos

- Aparecimento em um indivíduo sem histórico prévio de cefaleia.
- Cefaleia diferente e mais intensa do que a habitual.
- Cefaleia que tem sempre a mesma localização.
- Cefaleia que acorda a pessoa do sono.
- Cefaleia que não responde a medicamentos analgésicos que antes a aliviavam.
- Náuseas e vômitos, particularmente vômitos em jato.
- Cefaleia seguida por sintomas visuais tipo enxaqueca (curso de tempo anormal para os eventos).

Etiologia

Ameaça à visão ou à vida

- ACG: Idade ≥ 55 anos. Pode apresentar VSG, PCR e contagem de plaquetas elevadas. Ver Seção 10.17, Neuropatia óptica isquêmica arterítica (arterite de células gigantes).
- Glaucoma agudo de ângulo fechado: Visão diminuída, olho doloroso, pupila fixa médio-dilatada e PIO alta. Ver Seção 9.4, Glaucoma agudo de ângulo fechado.
- Síndrome isquêmica ocular: Dor ocular periorbital. Ver Seção 11.11, Síndrome isquêmica ocular/doença oclusiva da carótida.
- Hipertensão maligna: Aumento marcado da pressão arterial, frequentemente acompanhado de exsudatos algodonosos na retina, hemorragias e, quando grave, edema de nervo óptico. Ver Seção 11.10, Retinopatia hipertensiva.
- Pressão intracraniana aumentada: Pode apresentar papiledema e/ou paralisia do sexto nervo craniano. As cefaleias geralmente pioram pela manhã e com Valsalva. Ver Seção 10.15, Papiledema.

- Doença infecciosa do SNC (meningite ou abscesso cerebral): Febre, rigidez de nuca, alterações do estado mental, fotofobia e sinais neurológicos.
- Anormalidade estrutural do cérebro (p. ex., tumor, aneurisma, malformação arteriovenosa): Alteração do estado mental, sinais de pressão intracraniana elevada ou sinais neurológicos durante – e, frequentemente, após – o episódio de cefaleia.
- Hemorragia subaracnóidea: Cefaleia extremamente intensa, rigidez de nuca, alterações do estado mental; raramente, hemorragias sub-hialoides são observadas no exame de fundo de olho, em geral causadas por um aneurisma roto.
- Hematoma epidural ou subdural: Segue traumatismo craniano; nível alterado de consciência; pode produzir anisocoria ou neuropatia craniana.

Outros
- Enxaqueca (ver Seção 10.27, Enxaqueca).
- Cefaleia em salvas (ver Seção 10.28, Cefaleia em salvas).
- Cefaleia tensional.
- Vírus varicela-zóster: Cefaleia ou dor podem preceder as vesículas herpéticas (ver Seção 4.16, Herpes-zóster oftálmico/vírus varicela-zóster).
- Doença de seio paranasal.

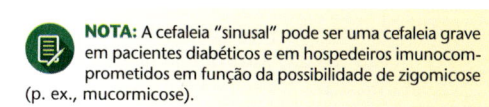

NOTA: A cefaleia "sinusal" pode ser uma cefaleia grave em pacientes diabéticos e em hospedeiros imunocomprometidos em função da possibilidade de zigomicose (p. ex., mucormicose).

- Síndrome de Tolosa-Hunt.
- Doença espinal cervical.
- Síndrome da articulação temporomandibular.
- Doença dentária.
- Nevralgia do trigêmeo (*tic douloureux*).
- Uveíte anterior: Ver Seção 12.1, Uveíte anterior (irite/iridociclite).
- Condição após PL.
- Doença de Paget.
- Depressão/psicogênica.
- Insuficiência de convergência: Ver Seção 13.5, Insuficiência de convergência.

- Espasmo acomodativo: Ver Seção 13.6, Espasmo acomodativo.

Avaliação
1. História: Verificar localização, intensidade, frequência, possíveis fatores precipitantes e horário do dia. Determinar com que idade os sintomas começaram a se manifestar, o que exacerba/alivia as cefaleias e se existem sinais ou sintomas associados. Perguntar ao paciente especificamente sobre os sinais e sintomas listados. Além disso, questioná-lo sobre traumas, medicamentos incluindo pílulas anticoncepcionais, histórico familiar de enxaqueca e cinetose ou vômitos cíclicos na infância.
2. Realizar exame oftalmológico completo, incluindo avaliação das pupilas, da motilidade e do campo visual; verificação da PIO, avaliação do disco óptico e da pulsação venosa e exame da retina sob dilatação. Refrações dinâmica e estática podem ser úteis.

NOTA: A presença de PVE classicamente indica uma pressão intracraniana normal. Porém, cerca de 20% dos indivíduos normais não têm PVEs, e, assim, sua ausência tem pouca significância.

3. Realizar exame neurológico (verificar a flexibilidade da nuca e outros sinais meníngeos).
4. Palpar as artérias temporais quanto a sensibilidade, edema e rigidez. Perguntar especificamente sobre febre, claudicação de mandíbula, sensibilidade do couro cabeludo, cefaleias temporais e perda de peso inesperada. Solicitar imediatamente VSG, PCR e contagem de plaquetas na suspeita de ACG (ver Seção 10.17, Neuropatia óptica isquêmica arterítica [arterite de células gigantes]).
5. Verificar temperatura e pressão arterial.
6. Encaminhar o paciente a um neurologista, neurocirurgião, otorrinolaringologista ou internista, conforme a necessidade.

Tratamento/Seguimento
Ver seções individuais.

10.27 Enxaqueca

Sintomas
Dor de cabeça latejante ou contínua, geralmente unilateral (embora possa ocorrer atrás de ambos os olhos ou ao longo de toda a fronte), acompanhada, às vezes, por náuseas, vômitos, alterações de humor, fadiga, fotofobia ou fonofobia. Aura com

distúrbios visuais, incluindo-se luzes cintilantes (em zigue-zague ou caleidoscópio), visão borrada ou um defeito de campo visual que dura de 15 a 50 minutos podem preceder a enxaqueca. Pode haver déficits neurológicos temporários ou raramente permanentes, como paralisia, dormência, formigamento ou outros. Uma história familiar é comum. A cinetose ou vômitos cíclicos na infância também são comuns. A enxaqueca em crianças pode ser vista como dor abdominal recorrente e mal-estar. Desses pacientes, 60 a 70% são meninas. A prevalência de enxaqueca é maior entre 30 e 39 anos de idade e diminui de forma progressiva após os 40 anos. As crises de enxaqueca podem ser mais curtas e menos típicas com a idade avançada. Enxaqueca de início recente é incomum após os 50 anos, e estes pacientes devem ser avaliados para causas secundárias, como lesões vasculares, hemorragias intracranianas, infartos, lesões expansivas e ACG.

> **NOTA:** A maioria das enxaquecas unilaterais muda, em algum momento, de lados na cabeça. As cefaleias sempre do mesmo lado da cabeça podem ter outra causa (p. ex., lesões estruturais intracranianas).

Determinar se a cefaleia precede os sintomas visuais, o que é mais comum no caso de malformações arteriovenosas, lesões em massa com edema cerebral ou convulsões focais.

Sinais
Em geral, nenhum. As enxaquecas complicadas podem ter um déficit ocular ou neurológico permanente (ver discussão adiante).

Diagnóstico diferencial
Ver Seção 10.26, Cefaleia.

Classificação internacional
Consultar Classificação Internacional das Cefaleias (ICHD-II, do inglês International Classification of Headache Disorders), 3ª edição, para mais informações.
- Enxaqueca sem aura (enxaqueca comum; 80%): Dura de 4 a 72 horas. Localização unilateral, caráter pulsátil, dor moderada a intensa e/ou exacerbação por atividade física. É característico haver náuseas, vômitos, fotofobia e/ou fonofobia.
- Enxaqueca com aura típica (enxaqueca clássica; 10%): Sintomas visuais binoculares completamente reversíveis e que podem ser percebidos como monoculares (p. ex., luzes cintilantes, pontos luminosos, linhas, perda de visão) ou sintomas sensoriais unilaterais completamente reversíveis (p. ex., dormência, "alfinetadas e agulhadas"). Os sintomas desenvolvem-se gradualmente ao longo de 5 minutos e duram entre 5 e 60 minutos. Nenhum sintoma motor presente.
- Aura típica sem cefaleia (enxaqueca acefálgica): Sintomas visuais ou sensoriais conforme anteriormente citado, sem a cefaleia acompanhante ou subsequente.
- Enxaqueca hemiplégica familiar ou hemiplégica esporádica: Enxaqueca com aura, conforme anteriormente citado, com fraqueza motora acompanhante com (familiar) ou sem (esporádica) histórico em parente de primeiro ou segundo grau. Casos esporádicos sempre exigem neuroimagem.
- Enxaqueca retiniana: Fenômeno visual monocular completamente reversível (p. ex., cintilações, escotoma, cegueira) acompanhado por cefaleia que preenche a definição de enxaqueca. Investigações apropriadas para excluir outras causas de cegueira monocular transitória devem ser completadas. A existência de enxaqueca retiniana é controversa.
- Enxaqueca do tipo basilar: Os sintomas de aura simulam insuficiência de artéria vertebrobasilar em um paciente com enxaqueca. Ver Seção 10.23, Insuficiência da artéria vertebrobasilar.
- Enxaqueca oftalmoplégica: Início na infância. Cefaleia com paralisia do terceiro nervo craniano. Provavelmente, se trate de uma inflamação, em vez de enxaqueca, pois a RM mostra reforço do terceiro nervo craniano.

Associações ou fatores precipitantes
Pílulas anticoncepcionais ou outras pílulas hormonais, puberdade, gravidez, menopausa, alimentos contendo tiramina ou fenilalanina (p. ex., queijos maturados, vinhos, chocolate, castanhas de caju), nitratos ou nitritos, glutamato monossódico, álcool, aspartame, abstinência de cafeína, mudanças climáticas, fadiga, estresse emocional ou luzes brilhantes.

Avaliação
Ver Seção 10.26, Cefaleia, para avaliação geral de cefaleia.
1. História: O histórico pode estabelecer o diagnóstico.

2. Realizar exames ocular e neurológico, incluindo refração.
3. TC ou RM do crânio estão indicadas para:
    - Enxaquecas atípicas: Enxaqueca de início recente em pacientes com mais de 50 anos. Enxaquecas sempre no mesmo lado da cabeça ou aquelas com sequência não habitual, como distúrbios visuais que persistem ou que ocorrem após a fase de cefaleia.
    - Enxaquecas complicadas.
4. Avaliar a necessidade da verificação da pressão arterial não controlada ou hipoglicemia (cefaleias hipoglicêmicas são quase sempre precipitadas por estresse ou fadiga).

Tratamento
1. Evitar agentes que precipitem as cefaleias (p. ex., parar de usar pílulas anticoncepcionais; evitar álcool e qualquer alimento que precipite as crises; reduzir o estresse).
2. Encaminhar a um neurologista ou internista para tratamento farmacológico.
    a. Terapia abortiva: Medicamentos utilizados no início da cefaleia. Mais indicados para cefaleias que não são frequentes.
        i. Terapia inicial: Ácido acetilsalicílico ou fármacos anti-inflamatórios não esteroides.
        ii. Terapia mais potente (quando a terapia inicial falhar). Ergotaminas ou agonistas seletivos do receptor de serotonina (triptanas). Mais recentemente, os medicamentos aprovados pela FDA incluem rimegepant e ubrogepant (antagonistas do peptídeo relacionado ao gene da calcitonina [CGRP, do inglês *calcitonin gene-related peptide*]) e lasmiditana (agonistas seletivos da serotonina sem atividade vasoconstritora). Verificar contraindicações para agentes específicos.

NOTA: Os opioides devem ser evitados.

    b. Terapia profilática: Utilizada em pacientes com crises de cefaleia frequentes ou graves (p. ex., duas ou mais cefaleias por mês) ou naqueles com alterações neurológicas. Inclui betabloqueadores, bloqueadores dos canais de cálcio, antidepressivos, anticorpos monoclonais anti-CGRP e outros.
    c. Medicamentos antieméticos conforme a necessidade durante um episódio agudo.

Seguimento
Reavaliar em 4 a 6 semanas para verificar a eficácia da terapia.

10.28 Cefaleia em salvas

Sintomas
Cefaleia periorbital, frontal ou temporal, normalmente unilateral, muito dolorosa (lancinante), associada ao surgimento ipsilateral de lacrimejamento, rinorreia, sudorese, obstrução nasal e/ou pálpebra caída. Em geral, dura minutos a horas. Normalmente, volta 1 ou 2 vezes por dia durante várias semanas, seguida por um intervalo livre de cefaleia de meses a anos. O ciclo pode se repetir. Afeta predominantemente os homens. A cefaleia acorda os pacientes, enquanto a enxaqueca, não.

Sinais
Injeção conjuntival ipsilateral, rubor facial ou síndrome de Horner (etiologia de neurônio de terceira ordem) podem estar presentes. A ptose pode tornar-se permanente.

Fatores precipitantes
Álcool, nitroglicerina.

Diagnóstico diferencial
- Enxaqueca: Cefaleia geralmente unilateral, possivelmente associada a sintomas neurológicos e visuais. Ver Seção 10.27, Enxaqueca.
- Hemicrania paroxística crônica: Crises intensas de dor e características autonômicas cranianas (p. ex., lacrimejamento, injeção ocular, rinorreia) ocorrendo ao longo do dia e durando não mais do que 30 minutos. Os pacientes têm melhora dramática com a indometacina.
- Cefaleia idiopática lancinante tipo "picador de gelo": Dor aguda momentânea e episódica ou sensações lancinantes durante menos de 1 segundo e que podem ocorrer em pacientes com história de enxaqueca preexistente ou cefaleia em salvas. Não há os achados autonômicos clássicos das cefaleias em salva.
- Crises de cefaleia neuralgiforme unilateral de curta duração com injeção conjuntival e lacrimejamento. Cefalgia autonômica trigeminal

que ocorre como dor em queimação ou lancinante unilateral, primariamente ao redor do olho. A dor dura segundos a minutos, podendo ocorrer > 100 vezes por dia. Pode haver lacrimejamento, ptose, edema palpebral e injeção conjuntival. Os episódios duram dias a meses e costumam recorrer. Diferenciam-se da cefaleia em salva devido à duração mais curta, à frequência aumentada e aos achados autonômicos mais proeminentes.
- Outros: Ver Seção 10.26, Cefaleia.

Avaliação

1. Histórico e exame oftalmológico completo.
2. Fazer exame neurológico, particularmente uma avaliação de nervos cranianos.
3. No caso de síndrome de Horner, considerar a necessidade de estudos de imagem para eliminar outras causas. Ver Seção 10.2, Síndrome de Horner.
4. Obter RM do crânio quando o histórico for atípico ou anormalidade neurológica estiver presente.

Tratamento

1. Evitar bebidas alcoólicas ou cigarros durante um ciclo de salvas.
2. Encaminhar o paciente a um neurologista para auxiliar a coordenar a terapia farmacológica.
3. Terapia abortiva para crise aguda:
   - Oxigênio, 5 a 8 L/min, por máscara facial por 10 minutos, no início da crise. Alivia a dor em 70% dos adultos.
   - Sumatriptana utilizado subcutaneamente (6 mg) ou intranasalmente (20 mg) é, em geral, efetivo para o alívio da dor.
   - Zolmitriptana, 5 a 10 mg, aplicado intranasalmente, também parece ser efetivo.
   - Medicamentos utilizados menos frequentemente incluem ergotamina inalada, di-hidroergotamina ou corticosteroides.
4. Quando as cefaleias são moderadas a intensas e não aliviam com medicamentos utilizados sem receita médica, um dos seguintes fármacos pode ser um agente profilático efetivo durante os períodos de salvas:
   - Bloqueadores dos canais de cálcio (p. ex., verapamil, 360-480 mg/dia, VO, em doses divididas).
   - Lítio, 600 a 900 mg, VO, 1 x/dia, é administrado em conjunto com o clínico do paciente. Obter testes de função renal basal (ureia, creatinina, eletrólitos urinários) e de função da tireoide (tri-iodotironina, tiroxina, TSH). A intoxicação por lítio pode ocorrer em pacientes que estejam utilizando indometacina, tetraciclina ou metildopa.
   - Ergotamina, 1 a 2 mg, VO, 1 x/dia.
   - Metissergida, 2 mg, VO, 2 x/dia, com as refeições. Não usar por mais do que 3 a 4 meses em razão do risco significativo de fibrose retroperitoneal. A metissergida não é recomendada para pacientes com doença arterial coronariana ou vascular periférica, tromboflebite, hipertensão, doença renal ou hepática ou para gestantes.
   - Esteroides orais (p. ex., prednisona, 40-80 mg, VO, por 1 semana, diminuindo-se rapidamente durante mais 1 semana, se possível) e um fármaco antiúlcera (p. ex., omeprazol, 20 mg, VO, 1 x/dia, ou ranitidina, 150 mg, VO, 2 x/dia).
   - O galcanezumabe é um anticorpo monoclonal contra CGRP, o qual recebeu aprovação da FDA para a prevenção de cefaleias em salva e enxaquecas.
5. Se necessário, uma crise aguda e grave pode ser tratada com diazepam IV.

Seguimento

1. Pacientes que iniciaram esteroides sistêmicos devem ser examinados dentro de alguns dias e, então, a intervalos de várias semanas para avaliação dos efeitos do tratamento e monitoramento da PIO.
2. Os pacientes que estão tomando metissergida ou lítio devem ser reavaliados em 7 a 10 dias. As concentrações plasmáticas de lítio são monitorados nos pacientes que estão tomando esse medicamento.

Capítulo 11

Retina

11.1 Descolamento vítreo posterior

Sintomas
Moscas volantes, visão borrada e/ou *flashes* de luz que são mais comuns com iluminação fraca ou com movimentos oculares. Os sintomas geralmente estão presentes agudamente e progridem ao longo de horas ou dias.

Sinais
Críticos. Uma ou mais opacidades vítreas discretas de cor cinza-claro ou quase translúcida, uma delas geralmente em formato de anel ("anel de Weiss") ou de anel quebrado, em suspensão sobre o disco óptico (ver **Figura 11.1.1**).

Outros. Ruptura/laceração de retina (LR), descolamento de retina (DR) ou hemorragia vítrea (HV) podem ocorrer, com ou sem descolamento vítreo posterior (DVP), com sintomas semelhantes. Hemorragias na margem do disco e na periferia da retina, células epiteliais pigmentares da retina liberadas no vítreo anterior ("poeira de tabaco" ou sinal de Shafer).

> **NOTA:** Aproximadamente 8 a 26% de todos os pacientes com DVP sintomático agudo têm ruptura da retina. A presença de células pigmentadas no vítreo anterior ou HV em associação com DVP agudo indica alta probabilidade (> 70%) de ruptura de retina coexistente. Ver Seção 11.2, Ruptura de retina (laceração).

Diagnóstico diferencial
- Uveíte: Na vitreíte, podem-se encontrar células vítreas tanto no vítreo posterior como no anterior; a condição pode ser bilateral, e as células não costumam ser pigmentadas. Muitos casos de uveíte, particularmente as síndromes de pontos brancos, também apresentarão moscas volantes e fotopsias. Ver Seção 12.3, Uveíte posterior e pan-uveíte.
- Enxaqueca: Fotopsias multicoloridas em zigue-zague que obstruem a visão e duram aproximadamente 20 minutos. Pode ou não surgir uma cefaleia, e os sintomas podem ser bilaterais. Exame do fundo de olho normal. Ver Seção 10.27, Enxaqueca.

Avaliação
1. História: Determinar a duração dos sintomas. Diferenciar fotopsias retinianas de distorção visual por enxaqueca, que pode ser acompanhada de novas moscas volantes. A localização das fotopsias não se correlaciona com a localização das rupturas retinianas, quando presentes. Avaliar se há fatores de risco para ruptura da retina (trauma, cirurgia intraocular prévia, capsulotomia com *laser yttrium aluminum garnet* [YAG *laser*], miopia elevada, história pessoal ou familiar de LR/DR).
2. Realizar exame oftalmológico completo, incluindo avaliação do vítreo anterior para células pigmentadas e exame do fundo de olho sob dilatação com oftalmoscopia indireta e depressão escleral para descartar descolamento ou ruptura da retina. A tomografia de coerência óptica (OCT, do inglês *optical coherence*

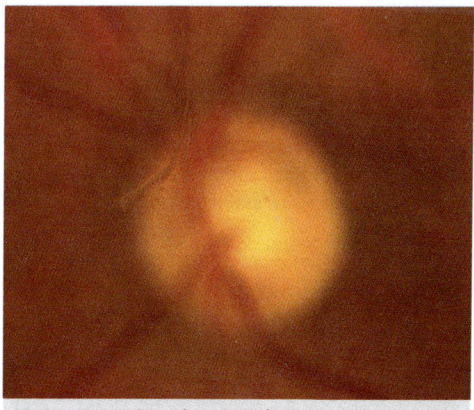

Figura 11.1.1 Descolamento vítreo posterior.

tomography) pode ser útil para confirmar a presença ou ausência de um DVP. Pontos hiper-refletivos no vítreo ("sinal da chuva de cinzas"), quando presentes, têm alta correlação com rupturas retinianas periféricas. Pacientes pseudofácicos podem ter rupturas anteriores menores em comparação com os pacientes fácicos. Examinar o olho contralateral para a avaliar a presença de DVP e de patologia retiniana periférica.

3. Visualizar o DVP sob lâmpada de fenda com lente de 60 ou 90 dioptrias pela identificação de um filamento de coloração entre cinza e preto suspenso no vítreo. Se não estiver visível, pedir ao paciente que faça movimentos sacádicos rápidos e, então, olhe em frente para que o DVP flutue em frente à visão.

4. Se uma HV obscurecer a visualização da retina, a ultrassonografia (US) é indicada para identificar o DVP e descartar a possibilidade de ruptura da retina, DR, tumor ou outras causas de hemorragia vítrea. A hemorragia vítrea inferior em camadas pode simular uma ruptura retiniana na US. Ver Seção 11.13, Hemorragia vítrea.

Tratamento

Não está indicado nenhum tratamento para o DVP, a menos que seja encontrada uma ruptura retiniana aguda ou uma hemorragia vítrea densa; ver Seção 11.2, Ruptura de retina (laceração).

> **NOTA:** Em casos de sintomas agudos de DVP, as rupturas retinianas crônicas (pigmentadas) ou a degeneração *lattice* geralmente precisam de tratamento.

Seguimento

- Deve ser fornecida ao paciente uma lista de sintomas de DR (um aumento significativo nas moscas volantes ou *flashes* luminosos (fotopsias), piora progressiva da visão ou o aparecimento de cortina ou sombra persistentes em qualquer local do campo visual) e orientação para retorno imediato no caso de surgimento de um desses sintomas. O surgimento dos sintomas pode ocorrer dias ou anos mais tarde.

- Os pacientes devem ser informados de que, provavelmente, também irão desenvolver um DVP no olho contralateral, se já não estiver presente.

- Se não forem encontradas hemorragia ou ruptura de retina, deve-se agendar o retorno do paciente para novos exames com depressão escleral em 4 a 6 semanas. Há um risco de 2 a 5% de desenvolvimento de novas rupturas retinianas em pacientes com DVP e sem ruptura retiniana à apresentação.

- Se não for encontrada uma ruptura retiniana, mas se houver HV leve ou hemorragias retinianas punctatas periféricas (indicando aumento na tração do vítreo), repetir os exames em 2 semanas.

- Se não houver ruptura de retina, mas estiver presente HV significativa ou células pigmentadas no vítreo anterior, deve-se realizar novo exame dentro de 24 horas com um especialista em retina devido à alta probabilidade de ruptura de retina.

11.2 Ruptura de retina (laceração)

Sintomas

Ruptura de retina aguda: *Flashes* de luz, moscas volantes ("teias de aranha", "cabelos" ou "filme" que mudam de posição com os movimentos oculares) com ou sem alterações na acuidade visual. Podem ser idênticos aos sintomas de DVP, embora sejam mais intensos.

Ruptura de retina crônica ou buracos de retina atróficos: Geralmente assintomática.

Sinais

(Ver Figura 11.2.1.)

Críticos. Um defeito de toda a espessura da retina, geralmente visto em sua periferia.

Outros. Ruptura de retina aguda: Células pigmentadas no vítreo anterior, HV, DVP, *flap* de retina, fluido sub-retiniano (FSR) ou opérculo (um pedaço de retina flutuando livremente acima de uma LR).

Ruptura de retina crônica: Um anel de pigmentação circundante ou uma linha de demarcação entre a retina colada e a descolada, assim como sinais (mas não necessariamente sintomas) de ruptura de retina aguda.

Condições predisponentes

Degeneração *lattice*, miopia elevada, afacia, pseudofacia, retinosquise relacionada à idade, tufos vitreorretinianos, pregas meridionais, histórico prévio de descolamento ou ruptura de retina no outro olho, história familiar de ruptura, doenças vasculares do colágeno ou trauma.

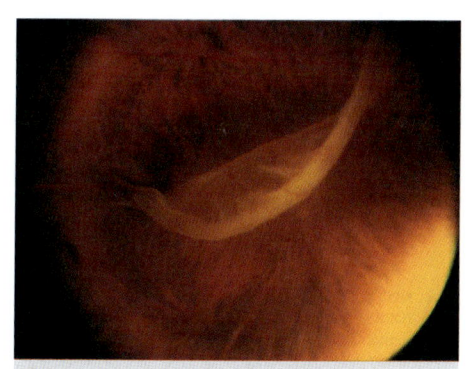

Figura 11.2.1 Laceração gigante da retina.

Diagnóstico diferencial
- Degeneração *lattice*.
- Branco sem pressão: Alterações abruptas na pigmentação retiniana que podem simular uma ruptura ou líquido sub-retiniano. Achados benignos, etiologia incerta.
- Ruptura de coroide ou hemorragia retiniana (todas as camadas): Pode ocorrer sem ruptura da retina ou obscurecer a ruptura da retina.
- Prega meridional: Pequena prega radial de retina perpendicular à ora serrata e sobrejacente a um dente da ora; pode haver um pequeno buraco retiniano na base.
- Tufo vitreorretiniano: Área focal de tração vítrea causando elevação da retina.

Avaliação
Realizar exame oftalmológico completo com lâmpada de fenda e oftalmoscopia indireta de ambos os olhos com depressão escleral. Depois do trauma, a depressão escleral pode ser delicadamente realizada após se ter descartado a existência de perfuração do globo ocular. A US em modo-B pode ser útil quando a retina não for visível (p. ex., hemorragia vítrea, catarata densa etc.).

Tratamento
Em geral, a terapia com *laser* ou a crioterapia são necessárias dentro de 24 horas de uma ruptura de retina aguda. O tratamento pode ser menos urgente nas rupturas crônicas. Porém, cada caso deve ser individualizado com base nos fatores de risco do paciente. Seguimos estas diretrizes gerais:

1. Tratamento recomendado:
    - Ruptura sintomática aguda (p. ex., laceração operculada ou em ferradura).
    - Ruptura traumática aguda (incluindo diálise).
    - Sintomas agudos na presença de degeneração *lattice*.

2. Tratamento a ser considerado:
    - Ruptura de retina assintomática que é grande (p. ex., ≥ 1,5 mm), está acima do meridiano horizontal, ou ambos, particularmente se não houver DVP.
    - Ruptura retiniana assintomática em olho afácico ou pseudofácico, olho com miopia elevada ou em que o olho não envolvido ou o contralateral já tenha sofrido DR.

Seguimento
1. Os pacientes com condições predisponentes ou com rupturas de retina que não exigem tratamento são acompanhados em 3 meses e, depois, a cada 6 a 12 meses se estáveis.
2. Os pacientes tratados para ruptura de retina são reexaminados em 2 semanas, 6 semanas, 3 meses, e, então, a cada 6 a 12 meses.
3. Os sintomas de DR (aumento dramático nas moscas volantes, nas fotopsias, piora da acuidade visual, ou o aparecimento de uma cortina, sombra ou bolha em qualquer parte do campo visual) são explicados, e os pacientes são orientados a retornar imediatamente no caso de aparecimento desses sintomas.

11.3 Descolamento de retina

Existem três tipos diferentes de DR.

DESCOLAMENTO DE RETINA REGMATOGÊNICO

Sintomas
Flashes de luz, moscas volantes, cortina ou sombra movendo-se sobre o campo visual, perda de visão central ou periférica, ou ambas.

Sinais
(Ver Figuras 11.3.1 a 11.3.3.)

Críticos. Elevação da retina a partir do epitélio pigmentar da retina (EPR) por líquido no espaço sub-retiniano devido à presença de uma ou mais rupturas da espessura total da retina. Ver Seção 11.2, Ruptura de retina (laceração).

Outros. Células pigmentadas no vítreo anterior; HV; DVP; a pressão intraocular (PIO) pode ser baixa

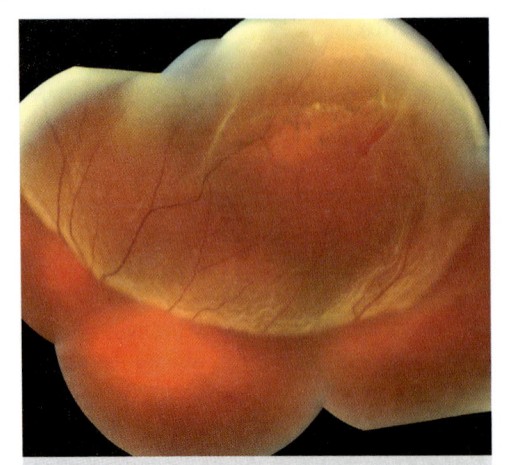

Figura 11.3.1 Descolamento de retina regmatogênico.

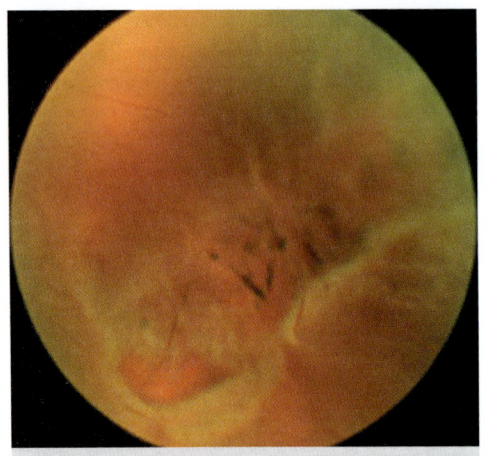

Figura 11.3.2 Descolamento de retina com ruptura de retina em degeneração *lattice*.

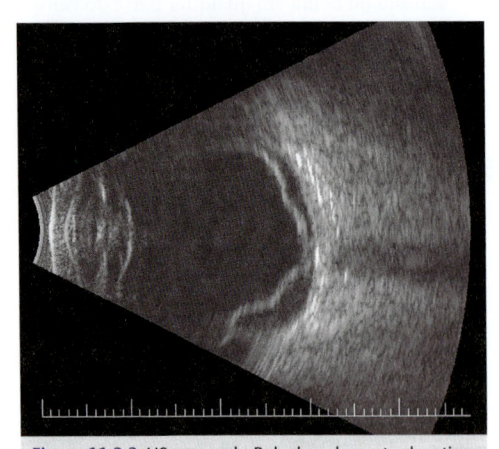

Figura 11.3.3 US em modo-B de descolamento de retina.

(devido ao aumento do bombeamento de líquido através do EPR), alta (síndrome de Schwartz-Matsuo, fotorreceptores liberados ocluindo a malha trabecular) ou normal no olho afetado. O FSR é claro e não é desviado pela gravidade. A retina descolada costuma ter aspecto enrugado e parcialmente opaco. Um defeito pupilar aferente relativo (DPAR) leve pode estar presente em DRs grandes.

> **NOTA:** Um descolamento de retina regmatogênico (DRR) crônico geralmente demonstra uma linha de demarcação pigmentada na extensão posterior do DR, cistos intrarretinianos, pregas fixas e/ou precipitados sub--retinianos ou uma combinação desses com um defeito de campo visual relativo. Ele deve ser diferenciado da retinosquise, a qual é geralmente lisa e em forma de domo, translúcida e produz um defeito de campo visual absoluto. A vasculatura coroidal subjacente parece normal (diferentemente do DRR, no qual ela está obscurecida).

Etiologia
Uma ruptura da retina permite que o líquido se infiltre através da abertura e separe a retina sobrejacente do EPR.

Avaliação
1. Exame sob lâmpada de fenda para avaliar sinais de uveíte, condição do cristalino, presença de pigmento/hemorragia no vítreo e DVP.
2. Oftalmoscopia indireta com depressão escleral de ambos os olhos. O exame sob lâmpada de fenda da periferia com lente de 90 dioptrias ou de campo aberto pode ajudar a encontrar pequenas rupturas.
3. A US em modo-B pode ser útil se houver presença de opacidades de meio.

DESCOLAMENTO DE RETINA EXSUDATIVO/SEROSO

Sintomas
Defeito de campo visual com graus variados de perda visual; as alterações visuais podem variar com as mudanças na posição da cabeça.

Sinais
(Ver Figura 11.3.4.)

Críticos. Elevação serosa da retina com FSR que se desloca conforme a posição do paciente. Se este estiver sentado, o FSR se acumula inferiormente, descolando a retina inferior; se estiver na posição supina, o líquido se acumula no polo posterior, descolando a mácula. Não há ruptura da retina; o acúmulo de líquido deve-se ao rompimento da barreira sangue-retina normal. O descolamento não se estende para a ora serrata.

Outros. A retina descolada é lisa e pode se tornar muito bolhosa. Um DPAR leve pode estar presente em DRs grandes.

Etiologia
- Neoplásico: Melanoma maligno coroidal, metástase, hemangioma coroidal, mieloma múltiplo, hemangioblastoma capilar da retina etc.
- Doença inflamatória: Síndrome de Vogt-Koyanagi-Harada, esclerite posterior, oftalmia simpática, outros processos inflamatórios crônicos.
- Anormalidades congênitas: Fosseta do disco óptico, síndrome de *morning-glory* e coloboma coroidal (embora essas possam ter uma ruptura de retina associada).
- Vascular: Neovascularização coroidal (NVC), doença de Coats, hipertensão maligna, pré-eclâmpsia e vitreorretinopatia exsudativa familiar (VREF). Ver as seções específicas.
- Coriorretinopatia serosa central (CRSC) idiopática: Raramente pode se apresentar como DR bolhoso. Ver Seção 11.15, Coriorretinopatia serosa central.
- Síndrome da efusão uveal: Descolamentos bilaterais da coroide periférica, do corpo ciliar e da retina; alterações tipo manchas de leopardo no EPR; células no vítreo; vasos episclerais dilatados. Mais comum em pacientes com alta hipermetropia, particularmente em olhos com nanoftalmo.

Avaliação
1. A angiografia com fluoresceína intravenosa (AFIV) pode demonstrar vazamento ou acúmulo, identificando a fonte do FSR.
2. O OCT pode ajudar a identificar a fonte do FSR (p. ex., NVC).
3. A US em modo-B pode auxiliar a delinear a causa subjacente.
4. Avaliação sistêmica para descartar as causas citadas anteriormente.

DESCOLAMENTO DE RETINA TRACIONAL

Sintomas
Perda visual ou defeito de campo visual; pode ser assintomático.

Sinais
(Ver Figura 11.3.5.)

Críticos. Um descolamento de retina tracional (DRT) tem forma côncava e com superfície lisa; há presença de membranas vítreas e celulares exercendo tração sobre a retina; também podem ser vistas estrias retinianas estendendo-se a partir dessas áreas. O descolamento pode tornar-se um DRR convexo se ocorrer LR tracional (combinação de DRR/DRT).

Outros. A retina está imóvel, e o descolamento raramente se estende para a ora serrata. Um DPAR leve pode estar presente em DRs grandes.

Etiologia
Faixas fibrocelulares no vítreo (p. ex., resultantes de retinopatia diabética proliferativa [RDP], retinopatia falciforme, retinopatia da prematuridade, VREF, toxocaríase, trauma, vitreorretinopatia proliferativa) contraem e descolam a retina.

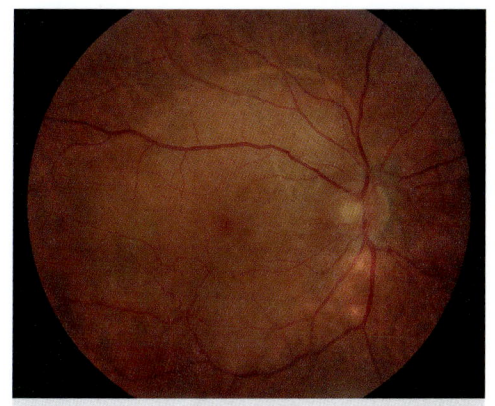

Figura 11.3.4 Descolamento de retina exsudativo.

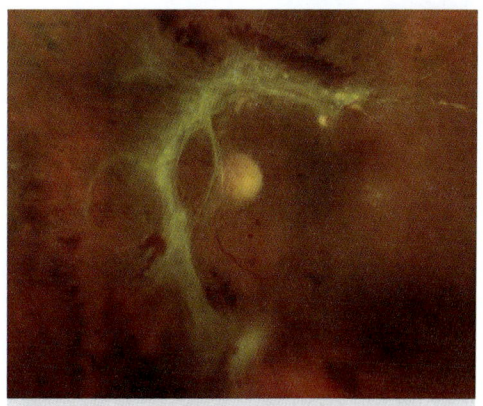

Figura 11.3.5 Descolamento de retina tracional.

Avaliação

1. Exame sob lâmpada de fenda para avaliar a condição do cristalino, sequelas de doença vascular retiniana (p. ex., neovascularização da íris) e DVP.
2. Oftalmoscopia indireta com depressão escleral de ambos os olhos. O exame da periferia sob lâmpada de fenda com lente de 90 dioptrias ou de campo aberto pode ajudar a encontrar pequenas rupturas.
3. A US em modo-B pode ser útil se houver presença de opacidades de meio.
4. O OCT é útil para identificar membranas tracionais e pode ser útil para diferenciar entre membranas tracionais e retina descolada.

Diagnóstico diferencial para todos os três tipos de descolamento de retina

- Retinosquise degenerativa adquirida/relacionada à idade: Comumente bilateral, lisa, bolhosa, geralmente inferotemporal. Ausência de células pigmentadas ou hemorragia no vítreo. Pode haver buracos na retina interna ou externa. Ver Seção 11.4, Retinosquise.
- Retinosquise ligada ao X: Alterações petaloides da fóvea estão presentes em mais de 90% das vezes. Ocorrem deiscências na camada de fibras nervosas (CFN) em 50% das vezes. Ver Seção 11.4, Retinosquise.
- Descolamento coroidal: Descolamento coroidal seroso: Tem coloração laranja-amarronzada, aparência mais sólida do que a de um DR, geralmente com extensão de 360 graus. Muitas vezes, secundário à hipotonia ou à inflamação. Ver Seção 11.27, Efusão/descolamento coroidal.

Tratamento

1. Os pacientes com um DRR agudo que ameace a mácula devem receber um reparo cirúrgico em regime de urgência. O prognóstico visual é significativamente pior em descolamentos que progridem até envolver a mácula. As opções cirúrgicas incluem fotocoagulação a *laser*, crioterapia, retinopexia pneumática, vitrectomia e colocação e/ou introflexão (*buckle*) escleral.
2. Os DRRs que envolvem a mácula devem receber reparo, mas não necessariamente com urgência. Múltiplos estudos sugerem que os desfechos visuais para os descolamentos que envolvem a mácula não mudam se a cirurgia for realizada dentro de 7 a 10 dias do início do quadro.
3. Os DRs crônicos que envolvem a mácula são tratados dentro de 1 semana, quando possível.
4. Os DRTs podem ou não exigir intervenção, dependendo da etiologia, da condição do olho contralateral e da extensão/localização da tração retiniana.
5. No DR exsudativo, o tratamento bem-sucedido da condição subjacente costuma levar à resolução do descolamento.

Seguimento

Todos os pacientes com DRR precisam de seguimento urgente com especialista em retina. Após a cirurgia, esses pacientes são acompanhados no dia seguinte, em 1 semana, 1 mês, 2 a 3 meses e, depois, a cada 6 a 12 meses. O seguimento para DR seroso e DRT depende da etiologia subjacente e de fatores individuais do paciente.

11.4 Retinosquise

A retinosquise, separação da retina, ocorre nas formas ligada ao X (juvenil) e degenerativa relacionada à idade.

RETINOSQUISE LIGADA AO X (JUVENIL)

Sintomas

Diminuição da visão devido a envolvimento macular. Algumas vezes, há HV. Pode ser assintomática. A condição é congênita, mas pode não ser detectada ao nascimento se um exame não for realizado. Um histórico familiar pode ou não ser obtido (recessiva ligada ao X).

Sinais

Críticos. Esquise (*schisis*) da fóvea vista como maculopatia estrelada: Alterações cistoides na fóvea com pregas retinianas que se irradiam do centro da fóvea (padrão petaloide). Diferentemente dos cistos do edema macular cistoide (EMC), eles não se impregnam nem extravasam na AFIV, mas podem ser vistos na angiografia com indocianina verde (ICV) e com OCT. A aparência da mácula muda na idade adulta, e o padrão petaloide pode desaparecer.

Outros. Classicamente ensinada como uma separação da CFN das camadas retinianas externas na periferia da retina (em geral, bilateralmente no quadrante inferotemporal) com o desenvolvimento de rupturas na CFN; essa retinosquise periférica ocorre em 50% dos pacientes. Porém, pode ocorrer esquise entre quaisquer duas camadas da retina, e evidências recentes sugerem que a camada plexiforme externa está frequentemente separada nas formas ligadas ao X. Também podem ocorrer DR, HV e alterações pigmentares. Linhas de demarcação pigmentadas podem ser vistas (indicando DR prévio), mesmo na ausência de descolamento ativo, diferentemente da retinosquise degenerativa adquirida relacionada à idade.

Diagnóstico diferencial
- Retinosquise (degenerativa) relacionada à idade. Ver Retinosquise relacionada à idade (degenerativa).
- DRR: Em geral, unilateral, adquirido e associado a LR. É visto pigmento no vítreo anterior. Ver Seção 11.3, Descolamento de retina.

Avaliação
1. Histórico familiar.
2. Realizar exame da retina sob dilatação com depressão escleral para descartar descolamento ou ruptura da retina.
3. O OCT pode auxiliar a determinar a camada da esquise e a diferenciar entre esquise e DR.
4. A AFIV não mostrará vazamento.
5. A autofluorescência do fundo (AFF) pode ajudar a delinear áreas de esquise.
6. O eletrorretinograma (ERG) não é necessário para o diagnóstico, mas pode mostrar uma onda b reduzida com preservação da onda a.

Tratamento
1. Não há tratamento definitivo para a maculopatia estrelada. Foi demonstrado que os inibidores da anidrase carbônica tópicos diminuem a espessura da fóvea e melhoram a acuidade visual em alguns pacientes.
2. Para uma HV que não melhora, considerar a vitrectomia.
3. Deve ser realizado reparo cirúrgico de um DR.
4. Uma ambliopia sobreposta pode estar presente em crianças com menos de 11 anos de idade quando um dos olhos é mais severamente afetado, e uma tentativa com oclusão deve ser considerada. Ver Seção 8.7, Ambliopia.

Seguimento
A cada 6 meses; com mais frequência se houver tratamento para ambliopia.

RETINOSQUISE (DEGENERATIVA) RELACIONADA À IDADE

Sintomas
Em geral, assintomática; pode haver visão diminuída.

Sinais
(Ver Figura 11.4.1.)

Críticos. A cavidade da esquise tem forma de abóbada com uma superfície lisa e costuma estar localizada temporalmente, em posição inferotemporal. Geralmente, os achados são bilaterais e podem mostrar embainhamento de vasos retinianos e "flocos de neve" ou "congelamento" (fibras de Mueller persistentes) na parede interna elevada da cavidade da esquise. A separação costuma ocorrer ao nível da camada plexiforme externa. A área de esquise não é móvel e não há associação com pigmentação do EPR, ao contrário de um DR, o qual pode ter enrugamento e uma linha de demarcação pigmentada.

Outros. Degeneração cistoide proeminente perto da ora serrata; um escotoma absoluto correspondendo à área de esquise; hipermetropia é comum; sem células pigmentadas nem hemorragia no vítreo; ausência de linha de demarcação. Pode ocasionalmente haver desenvolvimento de DRR.

Diagnóstico diferencial
- DRR: A superfície tem aspecto enrugado e se move mais com os movimentos oculares. Um DR de longa data pode parecer com uma retinosquise, mas podem ser vistos cistos intrarretinianos, linhas de demarcação entre a retina colada e a descolada e pontos brancos sub-retinianos. Há escotoma apenas relativo. Ver Seção 11.3, Descolamento de retina.

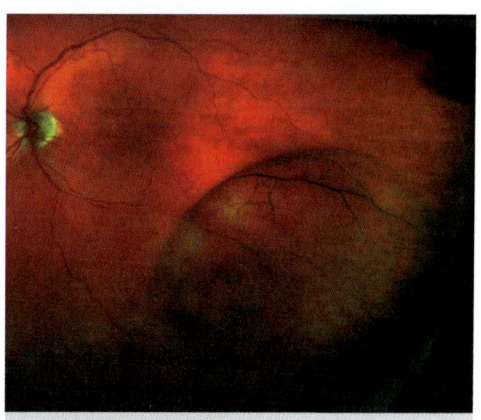

Figura 11.4.1 Retinosquise.

- Retinosquise juvenil ligada ao X (ver item anterior).

Avaliação
1. Avaliação com lâmpada de fenda para inflamação na câmara anterior e células pigmentadas no vítreo anterior; nenhuma delas deve estar presente na retinosquise isolada.
2. Exame da retina sob dilatação com depressão escleral para descartar um DR concomitante ou um buraco em camada externa da retina, o qual pode causar DR.
3. Exame sob lâmpada de fenda usando uma lente de 90 dioptrias ou lente de contato fundoscópica, conforme a necessidade, para ajudar a reconhecer as rupturas nas camadas externas da retina.
4. O OCT pode auxiliar a determinar quais camadas da retina estão separadas.
5. O teste de campo visual revelará um escotoma absoluto na área da esquise.

Tratamento
1. A cirurgia é indicada quando houver ocorrência de DR clinicamente significativo.
2. Um DR pequeno limitado por uma linha de demarcação geralmente não é tratado. Isso pode tomar a forma de pigmentação na borda posterior de rupturas de camadas externas.

Seguimento
A cada 6 meses. Os sintomas de DR (aumento nas moscas volantes, nas fotopsias ou na visão borrada, ou o aparecimento de uma cortina ou sombra em qualquer parte do campo visual) são explicados a todos os pacientes, e estes são orientados a retornar imediatamente no caso de aparecimento desses sintomas.

11.5 Exsudatos algodonosos

Sintomas
A acuidade visual costuma ser normal. Com frequência, assintomáticos.

Sinais
(Ver Figura 11.5.1.)

Críticos. Branqueamento localizado na CFN da retina superficial com aspecto algodonoso nas margens.

> **NOTA:** Mesmo a presença de um único exsudato algodonoso (EA) não é normal. Em um paciente sem diabetes melito, alterações agudas na pressão arterial (mais comumente hipertensão) ou oclusão de veia da retina, deve ser realizada avaliação para uma condição sistêmica subjacente.

Diagnóstico diferencial
- Embranquecimento da retina decorrente da retinite infecciosa, como aquela vista em toxoplasmose, vírus herpes simples, vírus herpes-zóster e citomegalovírus. Essas entidades normalmente têm vitreíte e hemorragias retinianas associadas a elas. Ver Seção 12.5, Toxoplasmose, e Seção 12.8, Necrose retiniana aguda.
- CFN mielinizadas: Desenvolvem-se após o nascimento. A localização costuma ser peripapilar, mas pode estar em áreas retinianas distantes do disco (ver **Figura 11.5.2**).

Etiologia
Acredita-se que seja uma oclusão aguda de uma arteríola retiniana pré-capilar que causa bloqueio do fluxo axoplásmico e subsequente acúmulo de debris axoplásmicos na CFN.
- Diabetes melito: Causa mais comum. Em geral, associado a microaneurismas, hemorragias intrarretinianas e exsudatos duros. Ver Seção 11.12, Retinopatia diabética.
- Hipertensão arterial sistêmica (HAS) crônica ou aguda: Podem ser vistas hemorragias em

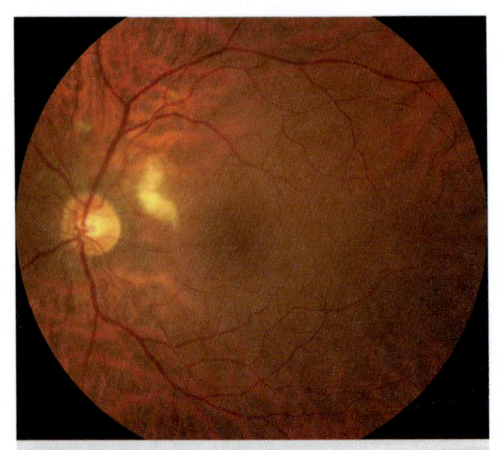

Figura 11.5.1 Exsudato algodonoso.

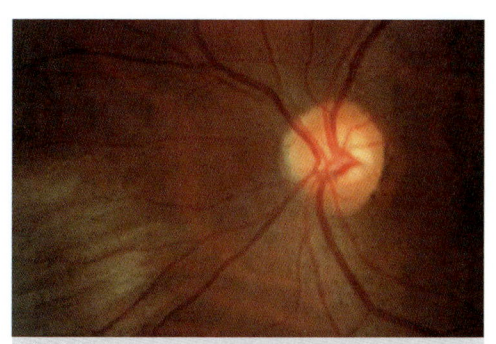

Figura 11.5.2 Camada de fibras nervosas mielinizadas.

chama e estreitamentos de arteríolas retinianas na HAS crônica. A HAS aguda pode ter exsudatos duros, edema do nervo óptico e DR exsudativo. Ver Seção 11.10, Retinopatia hipertensiva.
- Oclusão de veia da retina: Unilateral, hemorragias múltiplas, dilatação e tortuosidade venosa. EAs múltiplos, em geral ≥ 6, vistos na variedade isquêmica. Ver Seção 11.8, Oclusão da veia central da retina, e Seção 11.9, Oclusão de ramo da veia da retina.
- Êmbolos retinianos: Em geral, a partir do coração ou das artérias carótidas com resultante isquemia e subsequentes EAs distais à oclusão arterial. Os pacientes necessitam de ecocardiograma e exame com Doppler das carótidas. Ver Seção 10.22, Perda visual transitória/amaurose fugaz.
- Doença vascular do colágeno: Lúpus eritematoso sistêmico (mais comum), granulomatose com poliangeíte (anteriormente denominada de granulomatose de Wegener), poliarterite nodosa, esclerodermia etc.
- Arterite de células gigantes (ACG): Idade ≥ 55 anos. Os sintomas incluem perda de visão, dor no couro cabeludo, claudicação da mandíbula, dores na musculatura proximal etc. Ver Seção 10.17, Neuropatia óptica isquêmica arterítica (arterite de células gigantes).
- Retinopatia por vírus da imunodeficiência humana (HIV, do inglês *human immunodeficiency virus*): EAs únicos ou múltiplos no polo posterior. Ver Seção 12.10, Microvasculopatia retiniana não infecciosa/retinopatia por HIV.
- Outras infecções: Toxoplasmose, zigomicose orbital, doença de Lyme, leptospirose, febre maculosa das Montanhas Rochosas, oncocercose, endocardite bacteriana subaguda etc.
- Estado hipercoagulável: Policitemia, mieloma múltiplo, crioglobulinemia, macroglobulinemia de Waldenström, síndrome antifosfolipídeos, fator V de Leiden, resistência à proteína C ativada, hiper-homocisteinemia, deficiência de proteínas C e S, mutação de antitrombina III, mutação da protrombina etc.
- Retinopatia por radiação: Segue-se à radioterapia do olho ou de estruturas perioculares quando o olho é irradiado inadvertidamente. Pode ocorrer a qualquer momento após a irradiação, mas acontece mais comumente dentro de alguns anos. Manter alto índice de suspeição mesmo em pacientes que relatem que o olho foi protegido com escudo. Em geral, 3.000 cGy são necessários, mas ela tem sido vista com doses de 1.500 cGy. Aparência semelhante a uma retinopatia diabética.
- Terapia com interferon.
- Retinopatia de Purtscher e pseudo-Purtscher: Múltiplos EAs e/ou hemorragias superficiais em uma configuração peripapilar. É normalmente bilateral, mas pode ser unilateral e assimétrica. Ver Seção 3.20, Retinopatia de Purtscher.
- Câncer: Carcinoma metastático, leucemia, linfoma, outros.
- Outros: Enxaqueca, hipotensão, uso de drogas intravenosas, papiledema, papilite, anemia grave, anemia falciforme, perda sanguínea aguda etc.

Avaliação

1. História: Investigar se o paciente sofre de diabetes ou hipertensão. Avaliar se há história de irradiação ocular ou periocular. Pesquisar se há sintomas de ACG no grupo etário apropriado, bem como sintomas de doença vascular do colágeno, inclusive dor articular, erupções cutâneas etc. Verificar se o paciente revela fatores de risco para HIV e anormalidades hematológicas.
2. Realizar exame oftalmológico completo, incluindo exame da retina com dilatação por lâmpada de fenda e lente de 60 ou 90 dioptrias e oftalmoscopia indireta. Procurar por hemorragias, oclusão vascular, vasculite ou exsudatos duros concomitantes.
3. Verificar pressão arterial.
4. Verificar a glicemia de jejum e a hemoglobina A1c.
5. Avaliar a necessidade de velocidade de sedimentação globular (VSG), proteína C-reativa (PCR) e contagem de plaquetas se houver suspeita de ACG.

6. Avaliar a necessidade de culturas de sangue e urina, radiografia de tórax, ecodoppler das carótidas e órbitas, tomografia computadorizada (TC) de tórax e ecocardiograma se houver suspeita de embolia.
7. Avaliar a necessidade de teste para HIV.
8. A angiografia com fluoresceína não costuma ser útil para um EA isolado sem patologia concomitante. A AFIV revela áreas de não perfusão capilar adjacentes à localização do EA.

Tratamento
Identificar e tratar a etiologia subjacente.

Seguimento
Depende da etiologia subjacente. Se houver suspeita de processo infeccioso, recomenda-se a realização de exames seriados sob dilatação. Os EAs normalmente desaparecem em 5 a 7 semanas, mas podem permanecer por mais tempo quando associados à retinopatia diabética.

11.6 Oclusão da artéria central da retina

Sintomas
Perda visual (conta dedos à percepção de luz em 94% dos olhos) aguda, indolor e unilateral que ocorre em questão de segundos; pode haver histórico de perda visual transitória (amaurose fugaz).

Sinais
(Ver Figura 11.6.1.)

Críticos. Opacificação ou embranquecimento superficial da retina no polo posterior e uma mancha vermelho-cereja no centro da mácula (pode ser discreta).

Outros. DPAR marcado. Arteríolas retinianas estreitadas; *boxcarring* ou segmentação da coluna de sangue nas arteríolas. Ocasionalmente, êmbolos arteriolares retinianos ou preservação da artéria ciliorretiniana da fovéola podem ser evidentes. Se a acuidade visual for de percepção de luz ou pior, suspeitar fortemente de oclusão de artéria oftálmica.

Diagnóstico diferencial
- Oclusão aguda de artéria oftálmica: Não costuma haver mancha vermelho-cereja; a retina aparece branca em toda a sua extensão. Preocupação aumentada com ACG.

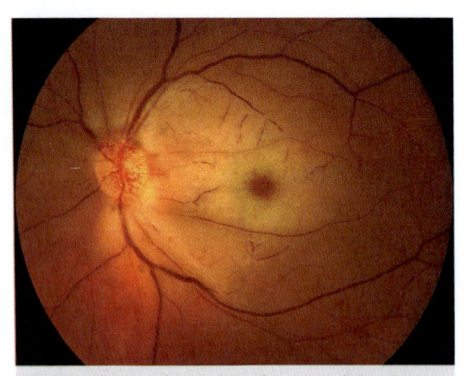

Figura 11.6.1 Oclusão da artéria central da retina.

- Edema retiniano (*commotio retinae*): Embranquecimento da retina por edema intracelular e fragmentação dos segmentos fotorreceptores externos e EPR. Ocorre após trauma fechado, e melhora de forma espontânea. Pode resultar em dano retiniano permanente. Pode simular uma mancha vermelho-cereja quando há envolvimento do polo posterior (edema de Berlin). Ver Seção 3.17, Edema retiniano.
- Outras causas de mancha vermelho-cereja: Tay–Sachs, doença de Niemann–Pick tipo A etc. Essas condições se apresentam na infância, costumam ser graves e ter manifestações sistêmicas. Os achados oftálmicos costumam ser bilaterais.

Etiologia
- Embolia: Os três tipos principais incluem êmbolos de colesterol, cálcio e fibrinoplaquetários. Todos são observados em um vaso. Os êmbolos de colesterol (placas de Hollenhorst) são normalmente refráteis e amarelados e são vistos nas bifurcações dos vasos retinianos. Têm origem em ateromas ulcerados, geralmente em artérias carótidas. Os êmbolos de cálcio são brancos e frequentemente causam infarto retiniano distal. Originam-se normalmente de valvas cardíacas. Os êmbolos fibrinoplaquetários têm cor branca opaca e geralmente se originam de ateromas nas artérias carótidas.
- Trombose.
- ACG: Pode produzir oclusão da artéria central da retina (OACR), oclusão do ramo arterial da retina (ORAR), oclusão de artéria oftálmica ou neuropatia óptica isquêmica. Ver Seção 10.17, Neuropatia óptica isquêmica arterítica (arterite de células gigantes).
- Outras doenças vasculares do colágeno: Lúpus eritematoso sistêmico, poliarterite nodosa etc.
- Estado hipercoagulável: Policitemia, mieloma múltiplo, crioglobulinemia, macroglobulinemia

de Waldenström, síndrome antifosfolipídeos, fator V de Leiden, resistência à proteína C ativada, hiper-homocisteinemia, deficiência de proteínas C e S, mutação de antitrombina III, mutação da protrombina etc.
- Causas raras: Enxaqueca, doença de Behçet, sífilis, anemia falciforme.
- Trauma.

Avaliação

1. Deve ser tratado como acidente vascular encefálico (AVE) agudo. As diretrizes de 2018 da American Academy of Ophthalmology (AAO) sugerem que todos esses pacientes devem ser imediatamente encaminhados para um setor de emergência, preferivelmente ligado a um centro de AVE, para avaliação clínica.
2. Realizar imediatamente exame de VSG, PCR e plaquetas para descartar ACG, se o paciente tiver 55 anos de idade ou mais, e se não houver êmbolo visível ao exame. Fazer uma revisão dos sistemas para ACG. Se o histórico do paciente, testes laboratoriais ou ambos forem consistentes com ACG, iniciar esteroides sistêmicos em alta dose. Ver Seção 10.17, Neuropatia óptica isquêmica arterítica (arterite de células gigantes).
3. Verificar a pressão arterial.
4. Outros testes sanguíneos: Glicemia de jejum, hemoglobina A1c, hemograma com diferencial, tempo de protrombina/tempo de tromboplastina parcial ativada (TP/TTP). Em pacientes com menos de 50 anos ou com fatores de risco apropriados ou revisão de sistemas positiva, avaliar o perfil lipídico, fator antinuclear (FAN), fator reumatoide, testagem para sífilis (reagina plasmática rápida [RPR] ou *Venereal Disease Research Laboratory* [VDRL] e teste treponêmico fluorescente de absorção de anticorpos [FTA-ABS, do inglês *fluorescent treponemal antibody absorption*] ou teste treponêmico específico), eletroforese de proteínas séricas, eletroforese de hemoglobina e avaliação adicional para estados de hipercoagulação (ver anteriormente).
5. Fazer avaliação das artérias carótidas por US com Doppler dúplex.
6. Fazer avaliação cardíaca com eletrocardiografia (ECG), ecocardiografia e possível monitoração com Holter ou ecocardiografia com microbolhas para detectar defeitos cardíacos septais.
7. O OCT pode ser muito útil para chegar ao diagnóstico. Pode-se também considerar a AFIV. O ERG é usado com menos frequência.

Tratamento

A OACR é tratada como um AVE agudo, sendo necessário o encaminhamento imediato para um setor de emergência ligado a um centro de AVE. Se houver suspeita de ACG, ver Seção 10.17, Neuropatia óptica isquêmica arterítica (arterite de células gigantes) para as recomendações terapêuticas.

Para o manejo específico dos sinais e sintomas oculares, existem relatos de casos com melhora após os seguintes tratamentos, se aplicados dentro de 90 a 120 minutos após o evento oclusivo. Nenhum desses tratamentos provou-se efetivo em ensaios clínicos controlados randomizados e não devem ser considerados como padrão de cuidados.

1. Massagem ocular imediata com lente de fundo de contato ou massagem digital.
2. Paracentese da câmara anterior: Ver Apêndice 13, Paracentese da câmara anterior.
3. Redução da PIO com acetazolamida, 500 mg, intravenoso (IV), ou dois comprimidos de 250 mg, via oral (VO), ou um betabloqueador tópico (p. ex., timolol ou levobunolol a 0,5%, 1-2 x/dia).

Seguimento

1. É realizado conforme instruções do internista e/ou do neurologista assistente.
2. Repetir o exame ocular em 1 a 4 semanas avaliando-se quanto à neovascularização da íris/disco/ângulo/retina (NVI/NVD/NVA/NVR), que se desenvolve em até 20% dos pacientes em uma média de 4 semanas após o início do tratamento. Se houver desenvolvimento de neovascularização, realizar panfotocoagulação retiniana (PFC) e/ou administrar um fármaco antifator de crescimento endotelial vascular (anti-VEGF).

11.7 Oclusão de ramo arterial da retina

Sintomas

Alteração abrupta da visão indolor e unilateral, geralmente com perda parcial de campo visual; pode haver histórico de perda visual transitória (amaurose fugaz).

Sinais

(Ver Figura 11.7.1.)

Críticos. Opacificação ou embranquecimento superficial na distribuição de um ramo da artéria da retina. A retina afetada torna-se edematosa.

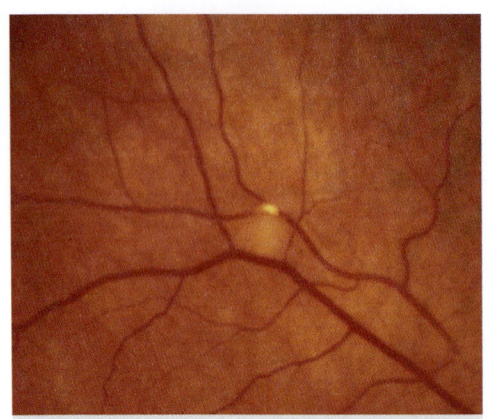

Figura 11.7.1 Oclusão de ramo arterial da retina com placa de Hollenhorst.

Outros. Estreitamento de ramo da artéria da retina; *boxcarring*, segmentação da coluna de sangue ou êmbolos são vistos algumas vezes no ramo afetado da artéria da retina. Êmbolos de colesterol aparecem como cristais reflexivos e brilhantes, geralmente em uma bifurcação do vaso. EAs podem aparecer na área envolvida.

Etiologia
Ver Seção 11.6, Oclusão da artéria central da retina.

Avaliação
Ver Seção 11.6, Oclusão da artéria central da retina. Diferentemente da OACR, um ERG não é útil.

> **NOTA:** Quando uma ORAR for acompanhada por edema do nervo óptico ou retinite, obter testes sorológicos apropriados para descartar doença da arranhadura do gato (*Bartonella [Rochalimaea] henselae*), sífilis, doença de Lyme e toxoplasmose.

Tratamento
1. As diretrizes de 2018 da AAO sugerem que todos esses pacientes sejam encaminhados imediatamente para um setor de emergência, preferivelmente ligado a um centro de AVE, para avaliação clínica. Ver tratamento na Seção 11.6, Oclusão da artéria central da retina.
2. Não há terapia ocular de valor comprovado.
3. Tratar qualquer problema clínico subjacente.

Seguimento
1. Os pacientes necessitam de avaliação imediata para tratar qualquer distúrbio subjacente (especialmente ACG).
2. Inicialmente, reavaliar a cada 3 a 6 meses para monitorar a progressão. É raro haver neovascularização ocular após ORAR.

11.8 Oclusão da veia central da retina

Sintomas
Perda da visão indolor e geralmente unilateral.

Sinais
(Ver Figura 11.8.1.)

Críticos. Hemorragias retinianas difusas em todos os quatro quadrantes da retina; veias retinianas tortuosas e dilatadas.

Outros. EAs; edema e hemorragia de disco; edema macular (EM); vasos colaterais optociliares no disco (achado tardio); NVD, NVI, NVA e NVR.

Diagnóstico diferencial
- Síndrome isquêmica ocular (SIO) ou doença oclusiva da carótida: Veias dilatadas e irregulares sem tortuosidades. Hemorragias na periferia média da retina estão geralmente presentes, mas edema e hemorragias do disco não são característicos. NVD presente em um terço dos casos. Os pacientes podem ter histórico de perda visual transitória (amaurose fugaz), crises isquêmicas transitórias ou dor orbital. A PIO pode estar reduzida. Pode haver dor ou inflamação intraocular. Pode haver anormalidade

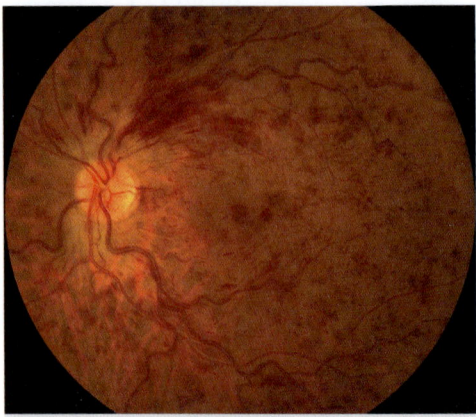

Figura 11.8.1 Oclusão da veia central da retina com vasculatura dilatada e tortuosa, hemorragias retinianas difusas nos quatro quadrantes e edema macular.

na oftalmodinamometria. Ver Seção 11.11, Síndrome isquêmica ocular/doença oclusiva da carótida.
- Retinopatia diabética: Hemorragias e microaneurismas concentrados no polo posterior. Geralmente bilateral. A AFIV diferencia esta condição da oclusão da veia central da retina (OVCR). Ver Seção 11.12, Retinopatia diabética.
- Papiledema: Edema de disco bilateral com hemorragias em chama de vela ao redor do disco. Não se espera hemorragias retinianas tão extensas e difusas, nem tortuosidade vascular. Ver Seção 10.15, Papiledema.
- Retinopatia por radiação: Histórico de irradiação. Edema do disco com papilopatia por radiação e neovascularização da retina podem estar presentes. Em geral, os EAs são achados mais evidentes do que as hemorragias.

Etiologia
- Aterosclerose da artéria central da retina adjacente: A artéria comprime a veia central da retina na região da lâmina cribriforme, provocando trombose no lúmen da veia.
- Hipertensão: Doença sistêmica mais associada à OVCR.
- Edema do disco óptico.
- Glaucoma: Doença ocular mais comum associada à OVCR.
- Drusas do disco óptico.
- Estado hipercoagulável: Policitemia, mieloma múltiplo, crioglobulinemia, macroglobulinemia de Waldenström, síndrome antifosfolipídeos, fator V de Leiden, resistência à proteína C ativada, hiper-homocisteinemia, deficiência de proteínas C e S, mutação de antitrombina III, mutação da protrombina etc.
- Vasculite: Sarcoidose, sífilis, lúpus eritematoso sistêmico e outras.
- Fármacos: Contraceptivos orais, diuréticos e outros.
- Função anormal das plaquetas.
- Doença da órbita: Doença ocular tireóidea, tumor orbital, fístula arteriovenosa e outras.
- Enxaqueca: Causa rara.

Tipos
- OVCR isquêmica: Visão geralmente pior (< 20/200) com DPAR e defeitos de campo visual. Hemorragia retiniana extensa, EAs, tortuosidade venosa e não perfusão capilar disseminada à AFIV (com frequência, > 10 discos de diâmetro). O ERG mostra amplitude de ondas b diminuída. Maior risco de neovascularização.
- OVCR não isquêmica: Visão geralmente melhor que 20/200, DPAR leve ou ausente, alterações leves no fundo de olho. Menor risco de neovascularização.

Avaliação
Ocular
1. Realizar exame oftalmológico completo, incluindo medição da PIO, exame cuidadoso sob lâmpada de fenda e gonioscopia para se descartarem NVI e NVA (as quais podem ser mais bem observadas antes da dilatação) e exame de fundo de olho sob dilatação.
2. AFIV: Risco de neovascularização proporcional ao grau de não perfusão capilar.
3. OCT: Utilizado para auxiliar na detecção da presença e extensão de edema macular, bem como para monitorar a resposta à terapia.
4. Se houver dúvidas quanto ao diagnóstico, uma oculopneumopletismografia ou uma oftalmodinamometria podem auxiliar a distinguir OVCR de doença da carótida (mas elas são pouco utilizadas). A pressão da artéria oftálmica está baixa na doença da carótida, mas de normal a aumentada na OVCR.

Sistêmica
1. História: Avaliar a presença de problemas clínicos, medicamentos (especialmente, anti-hipertensivos, contraceptivos orais, diuréticos) e doenças oculares.
2. Verificar pressão arterial.
3. Fazer testes sanguíneos: Glicemia de jejum, hemoglobina A1c, hemograma com diferencial, plaquetas, TP/TTP, perfil lipídico.
4. Se clinicamente indicado, particularmente em pacientes mais jovens, considerar eletroforese de hemoglobina, RPR ou VDRL, FTA-ABS ou teste treponêmico específico, FAN, crioglobulinas, anticorpos antifosfolipídeo, mutação do fator V de Leiden, concentrações de proteína C e S, mutação da antitrombina III, mutação da protrombina, concentrações de homocisteína, eletroforese de proteínas séricas e radiografia de tórax.
5. Fazer avaliação clínica completa, com atenção especial para doença cardiovascular ou hipercoagulabilidade.

Tratamento

1. Descontinuar contraceptivos orais; substituir diuréticos por outras medicações anti-hipertensivas, se possível.
2. Reduzir a PIO, se aumentada, em ambos os olhos. Ver Seção 9.1, Glaucoma primário de ângulo aberto.
3. Tratar distúrbios clínicos subjacentes.
4. Se NVI ou NVA estiverem presentes, realizar PFC imediatamente. Avaliar a necessidade de PFC na presença de NVD ou neovascularização retiniana. A PFC profilática por não perfusão não costuma ser recomendada, a menos que haja dúvida quanto ao acompanhamento. A injeção intravítrea de anti-VEGFs é muito efetiva para diminuição temporária ou reversão da neovascularização de segmento anterior e posterior. Ela pode ser um auxiliar útil à PFC, especialmente quando houver necessidade de reversão rápida da neovascularização.
5. Ácido acetilsalicílico, 100 a 300 mg, VO, 1 x/dia, é geralmente recomendado, mas nenhum ensaio clínico demonstrou a sua eficácia até o momento, e pode haver aumento no risco de hemorragia.

Edema macular relacionado à OVCR

1. O ranibizumabe, 0,5 mg, e o aflibercepte, 2 mg intravítreos, estão aprovados pela Food and Drug Administration (FDA) para o tratamento do edema macular relacionado à OVCR. O bevacizumabe intravítreo tem sido utilizado sem aprovação da agência da mesma maneira. Os riscos das injeções intravítreas são baixos, mas incluem HV e endoftalmite, entre outros.
2. Um implante intravítreo biodegradável de 0,7 mg de dexametasona é aprovado pela FDA para o tratamento de EM associado à oclusão de veia retiniana. O uso *off-label* de esteroides intravítreos (p. ex., triancinolona, 40 mg/mL, com injeção de 1-4 mg) também pode ser considerado e tem sido efetivo na melhora da visão e na redução da perda visual em pacientes com EM secundário à OVCR. As complicações incluem formação de catarata e PIO elevada.

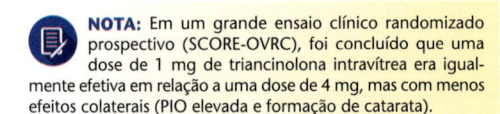

NOTA: Em um grande ensaio clínico randomizado prospectivo (SCORE-OVRC), foi concluído que uma dose de 1 mg de triancinolona intravítrea era igualmente efetiva em relação a uma dose de 4 mg, mas com menos efeitos colaterais (PIO elevada e formação de catarata).

Seguimento

1. Mensalmente no início, com aumento gradual do intervalo conforme a visão, a presença de EM e a resposta ao tratamento.
2. Em cada consulta de seguimento, avaliar o segmento anterior quanto à NVI e à presença/ausência de NVA com gonioscopia sem dilatação, seguido por exame cuidadoso do fundo de olho sob dilatação procurando NVD ou outra neovascularização retiniana. A evidência de NVI ou NVA precoces deve levar à realização imediata de PFC e/ou terapia anti-VEGF e ao acompanhamento mensal até a condição estabilizar ou regredir.
3. Os pacientes devem ser informados de que há um risco de 8 a 10% de desenvolvimento de oclusão de ramo da veia da retina (ORVR) ou OVCR no outro olho.

REFERÊNCIAS

Brown DM, Campochiaro PA, Singh RP, et al. Ranibizumab for macular edema following central retinal vein occlusion: six-month primary end point results of a phase III study. *Ophthalmology*. 2010;117(6):1124-1133.

Haller JA, Bandello F, Belfort R Jr, et al. Randomized sham-controlled trial of dexamethasone intravitreal implant in patients with macular edema due to retinal vein occlusion. *Ophthalmology*. 2010;117(6):1134-1146.

Ip MS, Scott IU, VanVeldhuisen PC, et al. A randomized trial comparing the efficacy and safety of intravitreal triamcinolone with observation to treat vision loss associated with macular edema secondary to central retinal vein occlusion: the Standard Care vs Corticosteroid for Retinal Vein Occlusion (SCORE) study report 5. *Arch Ophthalmol*. 2009;127(9):1101-1114.

Boyer D, Heier J, Brown DM, et al. Vascular endothelial growth factor Trap-Eye for macular edema secondary to central retinal vein occlusion: six-month results of the Phase III COPERNICUS Study. *Ophthalmology*. 2012;119:1024-1032.

11.9 Oclusão de ramo da veia da retina

Sintomas

Escotoma no campo visual ou perda da visão, geralmente unilateral.

Sinais

(Ver Figura 11.9.1.)

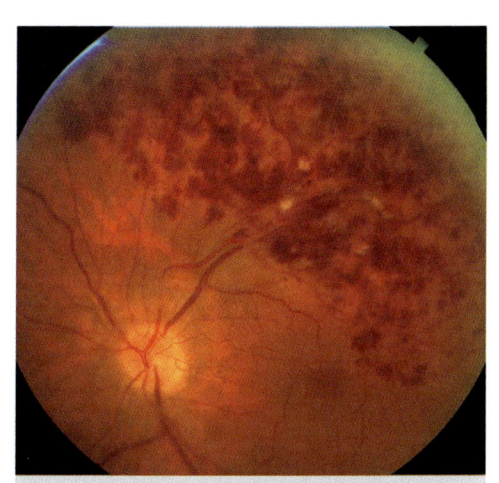

Figura 11.9.1 Oclusão de ramo da veia da retina.

Críticos. Hemorragias superficiais em um setor da retina ao longo de uma veia retiniana. As hemorragias normalmente não atravessam a rafe horizontal (linha média).

Outros. EAs, edema de retina, uma veia retiniana dilatada e tortuosa, estreitamento e embainhamento da artéria adjacente, neovascularização da retina, HV.

Diagnóstico diferencial
- Retinopatia diabética: Hemorragias intrarretinianas e microaneurismas se estendem ao longo da rafe horizontal. Quase sempre bilateral. Ver Seção 11.12, Retinopatia diabética.
- Retinopatia hipertensiva: Arteríolas retinianas estreitadas. As hemorragias não estão confinadas a um setor da retina e geralmente atravessam a rafe horizontal. Bilateral na maioria dos casos. Ver Seção 11.10, Retinopatia hipertensiva.

Etiologia
A doença da parede arterial adjacente (em geral, secundária à hipertensão, arteriosclerose ou diabetes) comprime a parede venosa no ponto de cruzamento.

Avaliação
1. História: Verificar se o paciente sofre de doença sistêmica, particularmente hipertensão ou diabetes.
2. Realizar exame oftalmológico completo, incluindo exame da retina sob dilatação com oftalmoscopia indireta para pesquisar neovascularização retiniana e EM.
3. OCT: Utilizado para auxiliar na detecção da presença e extensão do EM, bem como para monitorar a resposta à terapia.
4. Verificar pressão arterial.
5. Fazer testes sanguíneos: Glicemia de jejum e hemoglobina A1c, perfil lipídico, hemograma com diferencial e plaquetas, TP/TTP. Se clinicamente indicado, considerar uma avaliação mais abrangente. Ver Seção 11.8, Oclusão da veia central da retina.
6. Realizar exame clínico: Realizado por um internista para verificar a presença de doença cardiovascular.
7. Uma AFIV deve ser obtida após a resolução das hemorragias ou antes, se houver suspeita de neovascularização.

Tratamento
1. Neovascularização retiniana: *laser* setorial para a área isquêmica, o que corresponde à área de não perfusão capilar na AFIV.
2. Tratamento imediato e apropriado de problemas clínicos subjacentes (p. ex., hipertensão).

Edema macular relacionado à ORVR
1. Atualmente, o tratamento anti-VEGF é o padrão-ouro. O ranibizumabe, 0,5 mg, e o aflibercepte, 2 mg intravítreos, estão aprovados pela FDA para tratamento de EM associado à ORVR. O bevacizumabe intravítreo também tem sido usado de maneira *off-label*. Os riscos da injeção intravítrea são baixos, mas incluem HV e endoftalmite.
2. A fotocoagulação focal da retina com *laser* é, historicamente, o tratamento padrão-ouro se o edema estiver presente por 3 a 6 meses e a acuidade visual estiver abaixo de 20/40 com perfusão capilar macular. Porém, o tratamento anti-VEGF é atualmente a modalidade preferida. As limitações do *laser* focal incluem o longo tempo até obter o efeito (em geral, vários meses) e a necessidade de esperar até o clareamento de hemorragias retinianas.
3. Implante intravítreo de dexametasona ou esteroides intravítreos *off-label* (p. ex., triancinolona, 40 mg/mL, com injeção de 1-4 mg). Ver Seção 11.8, Oclusão da veia central da retina.

NOTA: Há uma tendência crescente, particularmente em casos de edema grave, para o início do tratamento com agentes farmacológicos para a rápida recuperação visual seguido por *laser* focal para maior duração do efeito. Múltiplos ensaios clínicos (BRAVO e CRUISE) confirmaram que o tratamento precoce anti-VEGF leva a melhores desfechos visuais.

Seguimento
Em geral, mensalmente no início, com aumento gradual do intervalo com base na visão, na presença de EM e na resposta ao tratamento. Em cada visita, o paciente deve ser avaliado quanto à presença de neovascularização e EM.

REFERÊNCIAS
Campochiaro PA, Heier JS, Feiner L, et al. Ranibizumab for macular edema following branch retinal vein occlusion: six-month primary end point results of a phase III study. *Ophthalmology*. 2010;117(6):1102-1112.

Varma R, Bressler NM, Suñer I, et al. Improved vision-related function after ranibizumab for macular edema after retinal vein occlusion: results from the BRAVO and CRUISE trials. *Ophthalmology*. 2012;119(10):2108-2118.

11.10 Retinopatia hipertensiva

Sintomas
Em geral, assintomática, embora possa apresentar visão diminuída.

Sinais
(Ver Figura 11.10.1.)

Críticos. Estreitamento arteriolar retiniano generalizado ou localizado, quase sempre bilateral.

Outros
- Hipertensão crônica: Alterações em cruzamentos arteriovenosos (AV) ("entrecruzamentos AV patológicos"), esclerose arteriolar retiniana (em fio de "cobre" ou "prata"), EAs, hemorragias em chama de vela, macroaneurismas arteriais, oclusão central ou de um ramo de uma artéria ou veia. Raramente, complicações neovasculares se desenvolvem.
- Hipertensão aguda ("maligna") ou acelerada: Exsudatos duros frequentemente em configuração de "estrela macular", edema retiniano, EAs, hemorragias em chama de vela, edema da cabeça do nervo óptico. Raramente, DR seroso ou HV. Áreas de atrofia coriorretiniana focal por episódios prévios de infartos coroidais (manchas de Elschnig) são um sinal de episódios prévios de hipertensão aguda (ver **Figura 11.10.2.**).

NOTA: Quando unilateral, suspeitar de oclusão da artéria carótida no lado do olho aparentemente normal, preservando a retina dos efeitos da hipertensão.

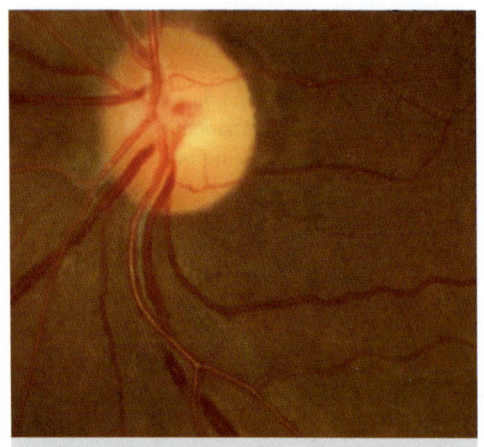

Figura 11.10.1 Retinopatia hipertensiva com estreitamento arteriolar e entalhamento em cruzamento arteriovenoso.

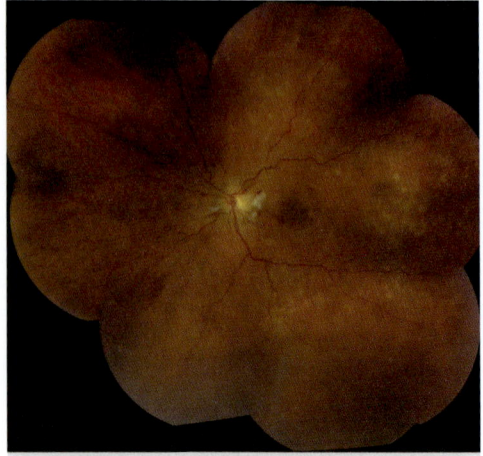

Figura 11.10.2 Retinopatia hipertensiva aguda ("maligna").

Diagnóstico diferencial
- Retinopatia diabética: Em geral, as hemorragias são puntiformes e os microaneurismas são comuns; atenuação de vasos é menos comum. Ver Seção 11.12, Retinopatia diabética.
- Doença vascular do colágeno: Pode apresentar múltiplos EAs, mas poucos ou nenhum achado característico de hipertensão no fundo de olho.
- Anemia: Principalmente hemorragia sem alterações arteriais marcadas.
- Retinopatia por radiação: Histórico de irradiação. Ocorre mais comumente dentro de alguns anos, mas pode se desenvolver a qualquer momento.
- OVCR ou ORVR: Unilateral, hemorragias múltiplas, dilatação venosa e tortuosidade. Pode ser o resultado de hipertensão. Ver Seção 11.8, Oclusão da veia central da retina, ou Seção 11.9, Oclusão de ramo da veia da retina.

Etiologia
- Hipertensão primária: Sem causa subjacente conhecida.
- Hipertensão secundária: Geralmente o resultado de pré-eclâmpsia/eclâmpsia, feocromocitoma, doença renal, doença suprarrenal, coarctação de aorta etc.

Avaliação
1. História: Verificar se o paciente sofre de hipertensão, diabetes ou se submeteu à irradiação de anexos.
2. Verificar pressão arterial.
3. Realizar exame oftalmológico completo, particularmente exame de fundo de olho sob dilatação.
4. Encaminhar o paciente a um internista ou ao setor de emergência. A urgência depende da leitura da pressão arterial e de o paciente ser sintomático. Como regra, pressão arterial sistólica ≥ 180 mmHg, pressão arterial diastólica ≥ 110 mmHg ou a presença de dor torácica, respiração difícil, cefaleia, alteração no estado mental ou visão borrada com edema de disco óptico exigem atenção médica imediata.
5. Os pacientes podem precisar de avaliação para causas secundárias de hipertensão, como aquelas listadas anteriormente.

Tratamento
Controlar a hipertensão, de acordo com o internista.

Seguimento
Primeiramente, a cada 2 a 3 meses, e então, a cada 6 a 12 meses.

11.11 Síndrome isquêmica ocular/ doença oclusiva da carótida

Sintomas
Visão diminuída, dor ocular ou periorbital, pós-imagens ou recuperação demorada da visão após exposição à luz brilhante; pode apresentar histórico de perda visual monocular transitória (amaurose fugaz). Geralmente unilateral, embora até 20% dos casos possam ser bilaterais. Normalmente ocorre em pacientes com 50 a 80 anos de idade. Os homens excedem em número as mulheres em 2:1.

Sinais
Críticos. Embora as veias da retina sejam dilatadas e irregulares em calibre, elas normalmente não são tortuosas. As arteríolas da retina estão estreitadas. Os achados associados incluem hemorragias na periferia média da retina (80%), neovascularização da íris (66%), neovascularização do disco (35%) e neovascularização da retina (8%).

Outros. Vasos colaterais externos na fronte, injeção episcleral, edema corneano, uveíte anterior leve, glaucoma neovascular, atrofia da íris, catarata, microaneurismas retinianos, EAs, pulsações espontâneas da artéria central da retina e mancha vermelho-cereja. OACR pode ocorrer.

Diagnóstico diferencial
- OVCR: Hemorragias retinianas difusas. Veias retinianas dilatadas e tortuosas. Visão diminuída após exposição à luz e dor orbital não são normalmente encontrados. A oftalmodinamometria e a AFIV podem auxiliar a diferenciar SIO de OVCR. Ver Seção 11.8, Oclusão da veia central da retina.
- Retinopatia diabética: Geralmente simétrica, bilateral. Com frequência, exsudatos duros estão presentes. Ver Seção 11.12, Retinopatia diabética.

- Doença do arco aórtico: Causada por aterosclerose, sífilis ou arterite de Takayasu. Produz um quadro clínico idêntico ao da SIO, mas normalmente bilateral. O exame revela ausência de pulso no braço e no pescoço, mãos frias e espasmo dos músculos do braço com exercício.

Etiologia
- Doença da artéria carotídea ipsilateral: Geralmente, ≥ 90% de estenose.
- Doença da artéria oftálmica ipsilateral: Menos comum.
- Oclusão da artéria central da retina ipsilateral. Causa rara.
- Arterite de células gigantes. Causa rara.

Avaliação
1. História: Verificar com o paciente se há episódios anteriores de perda visual monocular transitória, mãos frias ou espasmo de músculos do braço com os exercícios.
2. Realizar exame oftalmológico completo: Pesquisar cuidadosamente a presença de *flare* na câmara anterior, catarata assimétrica e NVI/NVA/NVD/NVR.
3. Realizar exame clínico: Avaliar quanto à hipertensão, diabetes e doença aterosclerótica. Verificar pulsos. Auscultas cardíaca e carotídea.
4. Avaliação laboratorial para ACG nos casos apropriados. Ver Seção 10.17, Arterite de células gigantes.
5. Avaliar a necessidade de AFIV para propósitos diagnósticos.
6. Avaliação não invasiva da artéria carótida: US com Doppler dúplex, oculopletismografia, angiografia por ressonância magnética etc.
7. Avaliar a necessidade de US com Doppler colorido da órbita.
8. Avaliar a necessidade de oftalmodinamometria se o diagnóstico de OVCR não puder ser excluído.
9. A arteriografia da carótida está reservada para pacientes nos quais a cirurgia será realizada.
10. Avaliar a necessidade de consulta cardiológica, em função da alta associação com doença cardíaca.

Tratamento
1. Endarterectomia de carótida para estenose importante. Encaminhar a um cirurgião neurovascular.
2. Avaliar a necessidade de PFC e fármacos anti-VEGF na presença de neovascularização.
3. Tratar glaucoma, se presente. Ver Seção 9.14, Glaucoma neovascular.
4. Controlar hipertensão, diabetes e colesterol. Encaminhar a um internista.
5. Modificações no estilo de vida (p. ex., cessação do tabagismo).

Seguimento
Depende da idade, da saúde geral do paciente e dos sintomas e sinais da doença. Candidatos à cirurgia devem ser avaliados com urgência.

11.12 Retinopatia diabética

Escala de gravidade de doença para retinopatia diabética
- Sem retinopatia aparente.
- Retinopatia diabética não proliferativa (RDNP) leve: Apenas microaneurismas.
- RDNP moderada: Mais do que RDNP leve, porém menos do que RDNP grave (ver **Figura 11.12.1**). Pode haver EAs e veias com dilatações segmentares.
- RDNP grave: Qualquer dos seguintes na ausência de RDP: Hemorragias retinianas difusas (tradicionalmente, > 20) em todos os quatro quadrantes, dois quadrantes de dilatações venosas segmentares (*beading*) ou um quadrante de anormalidades microvasculares intrarretinianas proeminentes (ver **Figura 11.12.2**).
- RDP: Neovascularização de um ou mais dos seguintes: da íris, do ângulo, do disco óptico ou da retina; ou hemorragia vítrea/pré-retiniana (ver **Figuras 11.12.3** e **11.12.4**).
- Edema macular diabético (EMD): Pode estar presente em qualquer dos estágios listados. EMD afetando ou ameaçando a fóvea é uma indicação para tratamento (ver **Figuras 11.12.5** e **11.12.6**).

Diagnóstico diferencial para retinopatia diabética não proliferativa
- OVCR: Edema de disco óptico, as veias estão mais dilatadas e tortuosas, exsudatos duros em geral não são encontrados, hemorragias estão quase sempre na CFN ("hemorragias em

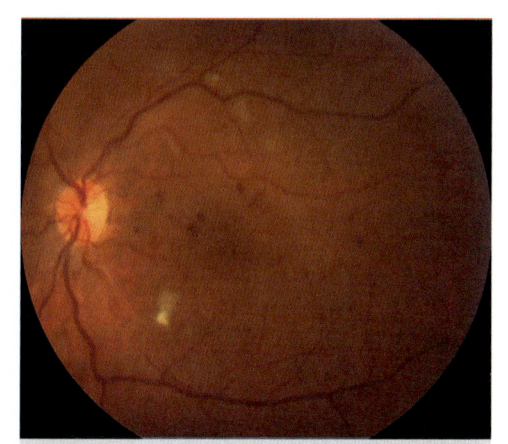

Figura 11.12.1 Retinopatia diabética não proliferativa moderada com microaneurismas e exsudatos algodonosos.

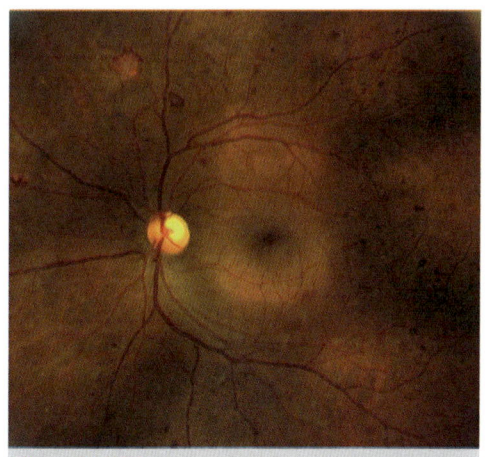

Figura 11.12.3 Retinopatia diabética proliferativa com neovascularização e microaneurismas dispersos.

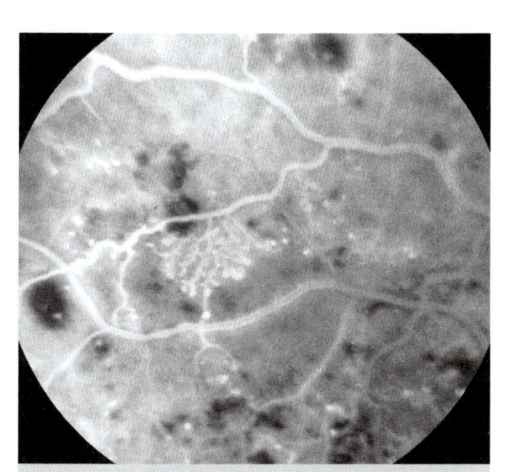

Figura 11.12.2 Angiografia com fluoresceína intravenosa de anormalidade microvascular retiniana.

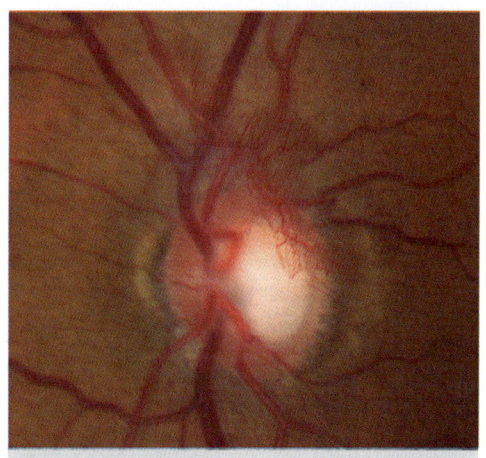

Figura 11.12.4 Retinopatia diabética proliferativa com neovascularização do disco óptico.

estilhaço"). A OVCR é geralmente unilateral e tem início mais súbito. Ver Seção 11.8, Oclusão da veia central da retina.
- ORVR: As hemorragias estão distribuídas ao longo de uma veia, e não atravessam a rafe horizontal (linha média). Ver Seção 11.9, Oclusão de ramo da veia da retina.
- SIO: Hemorragias principalmente na periferia média e maiores; exsudatos estão ausentes. Em geral, acompanhada de dor; reação de câmara anterior leve; edema corneano; congestão vascular episcleral; pupila médio-dilatada e pouco reativa; neovascularização da íris. Ver Seção 11.11, Síndrome isquêmica ocular/doença oclusiva da carótida.
- Retinopatia hipertensiva: Hemorragias em menor número e normalmente em chama de vela, microaneurismas raros e estreitamento arteriolar presente, muitas vezes com alterações em cruzamentos arteriovenosos ("cruzamentos AV patológicos"). Ver Seção 11.10, Retinopatia hipertensiva.
- Retinopatia por radiação: Em geral, se desenvolve dentro de alguns anos após irradiação. Microaneurismas raramente estão presentes. Ver Seção 11.5, Exsudatos algodonosos.

Diagnóstico diferencial para retinopatia diabética proliferativa
- Complicações neovasculares de OACR, OVCR ou ORVR: Ver as seções específicas.

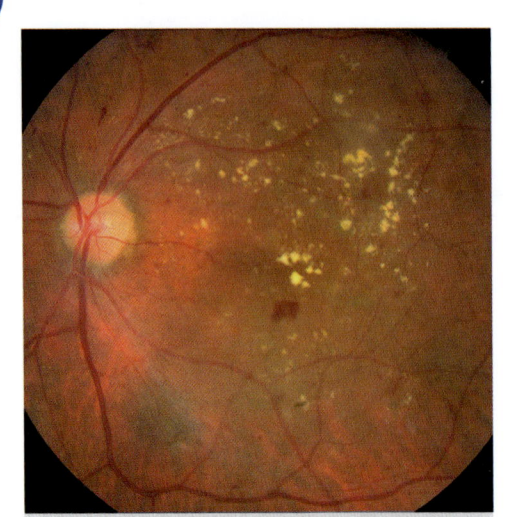

Figura 11.12.5 Retinopatia diabética não proliferativa com edema macular clinicamente significativo.

- Retinopatia falciforme: Neovascularização retiniana periférica. Presença de neovascularização em leque (*sea fan*). Ver Seção 11.20, Retinopatia falciforme (incluindo doença, anemia e traço falciforme).
- Embolização por abuso de drogas intravenosas (retinopatia por talco): Neovascularização retiniana periférica em paciente com história de abuso de drogas intravenosas. São vistas partículas de talco nos vasos retinianos. Ver Seção 11.33, Retinopatia cristalina.
- Sarcoidose: Pode apresentar uveíte, exsudatos ao redor de veias ("gotejamento em cera de vela"), NVE ou achados sistêmicos. Ver Seção 12.6, Sarcoidose.
- Outras síndromes inflamatórias (p. ex., lúpus eritematoso sistêmico).
- SIO: Ver Seção 11.11, Síndrome isquêmica ocular/doença oclusiva da carótida.
- Retinopatia por radiação: Ver anteriormente.
- Estados hipercoaguláveis (p. ex., síndrome antifosfolipídeos).

Avaliação

1. Realizar exame sob lâmpada de fenda usando gonioscopia, com atenção especial para NVI e NVA, de preferência antes da dilatação farmacológica.
2. Realizar exame de fundo de olho sob dilatação utilizando-se lente de 60 ou 90 dioptrias, ou lente de fundo de contato sob lâmpada de fenda para descartar neovascularização e EM. Utilizar oftalmoscopia indireta para examinar a periferia da retina.
3. Verificar glicemia de jejum, hemoglobina A1c e perfil lipídico.
4. Verificar pressão arterial.
5. Avaliar a necessidade de AFIV para determinar áreas de anormalidades de perfusão, isquemia foveal, microaneurismas e neovascularização subclínica, especialmente se terapia focal a *laser* na mácula estiver sendo considerada.
6. Considerar OCT para avaliar a presença e a extensão do EMD. A angiografia por OCT (OCTA) pode ser útil para verificar a presença de isquemia macular central significativa.

Tratamento

Edema macular diabético

1. Os fármacos anti-VEGF (ranibizumabe e aflibercepte aprovados pela FDA, além do bevacizumabe *off-label*) são a terapia de primeira linha para o EMD central.
2. Aqueles pacientes com resposta abaixo do ideal a esses fármacos anti-VEGF ou aqueles que necessitam de terapia frequente e continuada anti-VEGF podem ser considerados para terapia corticosteroide intravítrea com os implantes injetáveis de fluocinolona acetonida de longa ação ou de dexametasona aprovados pela FDA. Os corticosteroides intravítreos *off-label* (p. ex., triancinolona, 40 mg/mL, com injeção de 1-4 mg) também podem ser considerados. As complicações incluem formação de catarata e PIO elevada.
3. O tratamento com *laser* macular focal pode ser considerado em pacientes com microaneurismas extrafoveais que causem edema significativo. O *laser* macular também pode ser considerado em pacientes que tenham contraindicação aos fármacos anti-VEGF e às injeções de esteroides intravítreos. A maioria dos profissionais evita o uso de fármacos anti-VEGF em gestantes, embora nenhum estudo tenha mostrado de maneira definitiva efeitos colaterais fetais adversos.

Retinopatia diabética proliferativa

1. A PFC está indicada para qualquer uma das seguintes características de alto risco (ver **Figura 11.12.7**):
   - NVD maior do que um quarto a um terço da área do disco em tamanho.

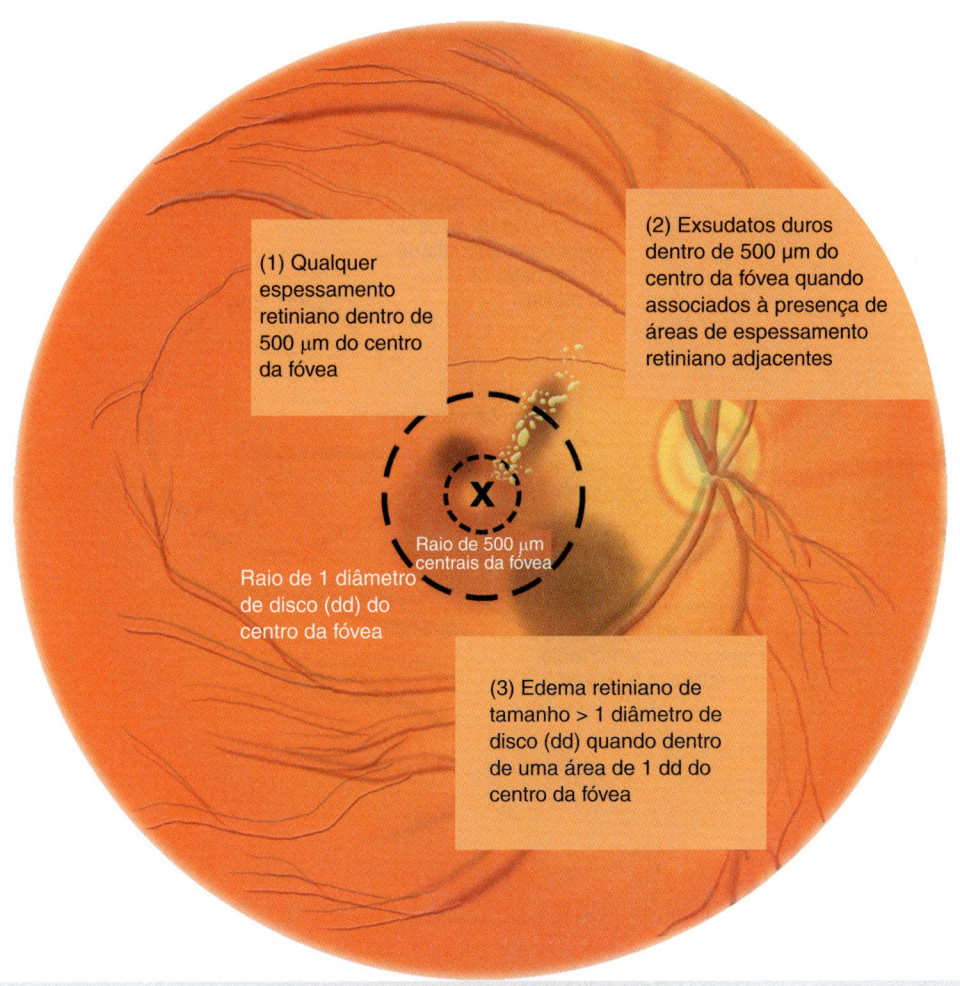

Figura 11.12.6 Edema macular significativo.

(1) Qualquer espessamento retiniano dentro de 500 μm do centro da fóvea

(2) Exsudatos duros dentro de 500 μm do centro da fóvea quando associados à presença de áreas de espessamento retiniano adjacentes

(3) Edema retiniano de tamanho > 1 diâmetro de disco (dd) quando dentro de uma área de 1 dd do centro da fóvea

Raio de 500 μm centrais da fóvea

Raio de 1 diâmetro de disco (dd) do centro da fóvea

- Qualquer grau de NVD quando associada à hemorragia pré-retiniana ou HV.
- NVE maior do que metade da área do disco em tamanho quando associada à hemorragia pré-retiniana ou HV.
- Qualquer NVI ou NVA.

2. A terapia anti-VEGF pode ser utilizada para RDP como alternativa à PFC, sendo a terapia inicial preferida na presença de EMD ou se a visualização da retina periférica estiver limitada por HV. A terapia anti-VEGF sem PFC deve ser utilizada com cuidado, pois foi demonstrado que os pacientes que não fazem o acompanhamento têm desfechos anatômicos e visuais piores.

NOTA: Alguns médicos tratam NVE ou qualquer grau de NVD sem hemorragia pré-retiniana ou HV, especialmente em pacientes não confiáveis.

Indicações para vitrectomia

A vitrectomia pode ser indicada para qualquer uma das seguintes condições:

1. HV densa, recorrente ou que não melhora, causando perda visual significativa.
2. DR por tração envolvendo e progredindo dentro da mácula.
3. Membranas epirretinianas (MERs) maculares ou tração vitreomacular causando sintomas visuais significativos.
4. Hemorragia pré-macular densa.

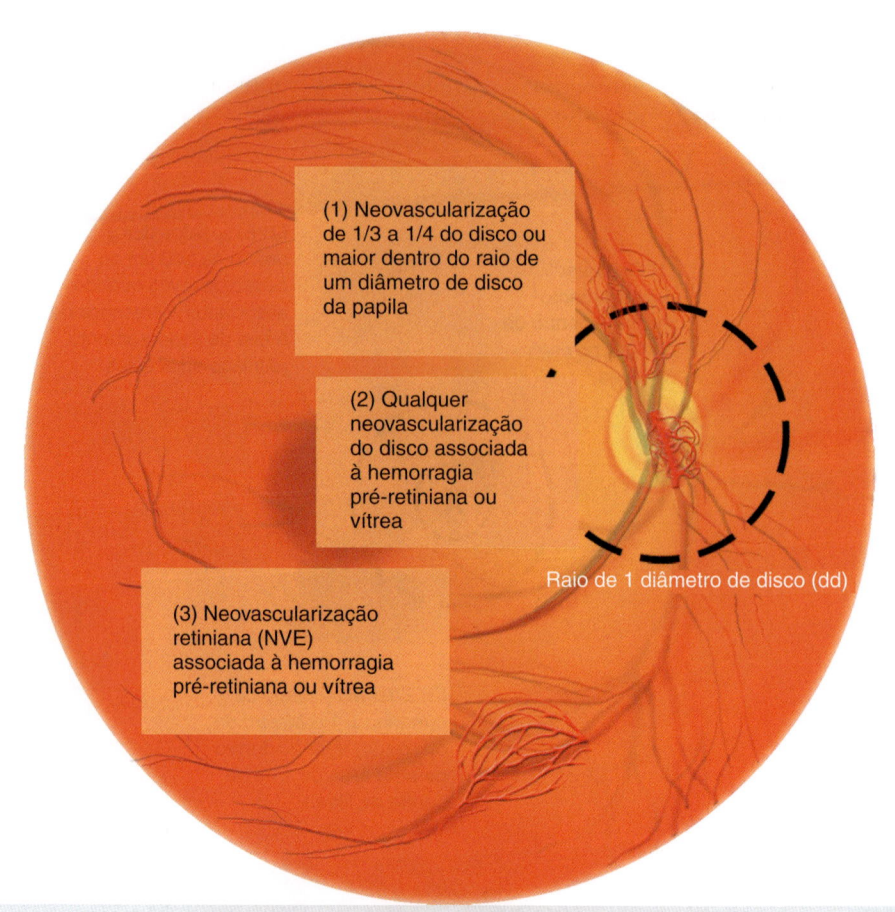

Figura 11.12.7 Características de alto risco para retinopatia diabética.

(1) Neovascularização de 1/3 a 1/4 do disco ou maior dentro do raio de um diâmetro de disco da papila

(2) Qualquer neovascularização do disco associada à hemorragia pré-retiniana ou vítrea

(3) Neovascularização retiniana (NVE) associada à hemorragia pré-retiniana ou vítrea

Raio de 1 diâmetro de disco (dd)

5. EMD crônico que não responde a outros tratamentos.
6. Neovascularização retiniana severa e proliferação fibrosa que não responde à fotocoagulação com *laser* ou à terapia anti-VEGF.

NOTA: Sabe-se que os pacientes jovens com diabetes tipo 1 têm RDP mais agressiva e, dessa forma, podem se beneficiar com vitrectomia mais precoce e fotocoagulação com *laser* ou terapia anti-VEGF. A US em modo-B pode ser necessária para se descartar descolamento tracional da mácula em olhos com HV densa, a qual atrapalhe o exame do fundo de olho.

Seguimento

1. Diabetes sem retinopatia. Exame sob dilatação anualmente.
2. RDNP leve. Exame sob dilatação a cada 6 a 9 meses.
3. RDNP moderada a grave. Exame sob dilatação a cada 4 a 6 meses.
4. RDP (não preenchendo os critérios para alto risco). Exame sob dilatação a cada 2 a 3 meses.
5. Diabetes e gravidez: Alterações que ocorrem durante a gravidez têm alta probabilidade de regressão no período pós-parto. Ver **Tabela 11.12.1** para recomendações quanto ao acompanhamento.

NOTA: O Diabetes Control and Complications Trial mostrou que o controle rigoroso da glicemia com insulina (no diabetes tipo 1) diminuiu a progressão de retinopatia diabética, bem como de nefropatia e neuropatia.

TABELA 11.12.1 Recomendações com base na retinopatia diabética basal na gravidez

Retinopatia diabética basal	Diabetes gestacional	Retinopatia diabética não proliferativa (RDNP) ausente ou mínima	RDNP leve a moderada	RDNP de alto risco	Retinopatia diabética proliferativa (RDP)
Curso gestacional	Sem risco de retinopatia	Sem progressão na grande maioria. Daquelas que progridem, apenas algumas poucas têm prejuízo visual.	Progressão em até 50%. Regressão pós-parto em muitas pacientes.	Progressão em até 50%. Regressão pós-parto em algumas pacientes.	Tende a progredir rapidamente.
Exames oculares	Nenhum	Primeiro e terceiro trimestres	A cada trimestre	Mensalmente	Mensalmente
Tratamento	Nenhum	Nenhum	Nenhum, a menos que retinopatia proliferativa de alto risco ocorra.	Nenhum, a menos que retinopatia proliferativa de alto risco ocorra.	Tratar a RDP com PFC. Edema macular diabético é observado (alta taxa de regressão espontânea pós-parto).

REFERÊNCIAS

Wilkinson CP, Ferris FL III, Klein RE, et al. Proposed international clinical diabetic retinopathy and diabetic macular edema disease severity scales. *Ophthalmology*. 2003;110:1677-1682.

Mitchell P, Bandello F, Schmidt-Erfurth U, et al. The RESTORE Study ranibizumab monotherapy or combined with laser *versus* laser monotherapy for diabetic macular edema. *Ophthalmology*. 2011;118:615-625.

Korobelnik JF, Do DV, Schmidt-Erfurth U, et al. Intravitreal aflibercept for diabetic macular edema. *Ophthalmology*. 2014;121(11):2247-2254.

Boyer DS, Yoon YH, Belfort R Jr, et al. Three-year, randomized, sham-controlled trial of dexamethasone intravitreal implant in patients with diabetic macular edema. *Ophthalmology*. 2014;121(10):1904-1914.

Cunha-Vaz J, Ashton P, Iezzi R, et al. Sustained delivery fluocinolone acetonide vitreous implants: long-term benefit in patients with chronic diabetic macular edema. *Ophthalmology*. 2014;121(10):1892-1903.

Diabetic Retinopathy Clinical Research Network. Panretinal photocoagulation vs intravitreous ranibizumab for proliferative diabetic retinopathy: a randomized trial. *J Am Med Assoc*. 2015;314(20):2137-2146.

Obeid A, Su D, Patel SN, et al. Outcomes of eyes lost to follow-up with proliferative diabetic retinopathy that received panretinal photocoagulation *versus* intravitreal anti-vascular endothelial growth factor. *Ophthalmology*. 2019;126(3):407-413.

11.13 Hemorragia vítrea

Sintomas

Perda súbita e indolor de visão ou surgimento súbito de manchas pretas, teias de aranha ou embaçamento na visão.

Sinais

(Ver Figura 11.13.1.)

Críticos. Em uma HV grave, o reflexo vermelho do fundo de olho pode estar ausente, e pode não haver visualização do fundo de olho ou esta pode estar limitada. Hemácias podem ser vistas no vítreo anterior (ou na câmara anterior). Em uma HV leve, pode haver visualização parcialmente obscurecida do fundo de olho. A HV crônica tem aparência

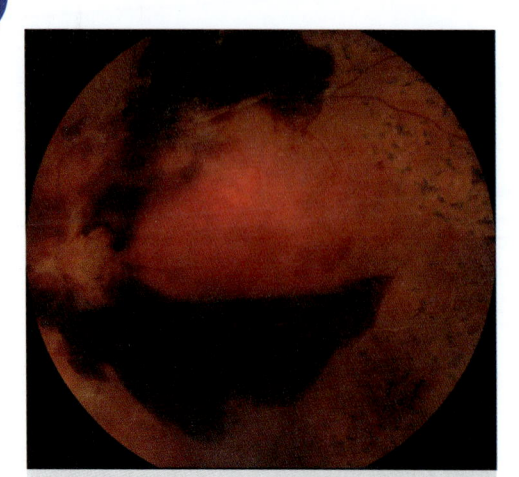

Figura 11.13.1 Hemorragia vítrea e pré-retiniana causada por retinopatia diabética proliferativa.

amarelo-ocre em função da decomposição da hemoglobina.

Outros. Um DPAR é possível em caso de hemorragia densa. Dependendo da etiologia, pode haver outras anormalidades do fundo de olho.

Diagnóstico diferencial
- Vitreíte (leucócitos no vítreo): Geralmente, sem início súbito; uveíte anterior ou posterior também podem estar presentes. Sem visualização de hemácias no vítreo. Ver Seção 12.3, Uveíte posterior e pan-uveíte.
- DR: Pode ocorrer sem uma HV, mas os sintomas podem ser idênticos. Na HV por DR, a retina periférica pode estar obscurecida à oftalmoscopia indireta, necessitando de US em modo-B para detectar o descolamento. Ver Seção 11.3, Descolamento de retina.

Etiologia
- Retinopatia diabética: Em geral, histórico de diabetes com retinopatia diabética. A retinopatia diabética costuma ser evidente no olho contralateral. Na HV causada por RDP, a retina periférica costuma ser visível à oftalmoscopia indireta. Ver Seção 11.12, Retinopatia diabética.
- DVP: Comum em pacientes de meia-idade ou idosos. Os pacientes geralmente notam moscas volantes e fotopsias. Ver Seção 11.1, Descolamento vítreo posterior.
- Ruptura da retina: Comumente superior em casos de HV densa. Isso pode ser demonstrado por depressão escleral e, se a visualização for precária, US em modo-B. Ver Seção 11.2, Ruptura de retina (laceração).
- DR: Pode ser diagnosticado por US em modo-B se a retina não puder ser visualizada no exame clínico. Ver Seção 11.3, Descolamento de retina.
- Oclusão de veia da retina (geralmente, uma ORVR): Ocorre comumente em pacientes mais velhos com histórico de pressão arterial elevada. Ver Seção 11.9, Oclusão de ramo da veia da retina.
- Degeneração macular relacionada à idade (DMRI) exsudativa: Geralmente, com NVC avançada. Visão ruim antes da HV como resultado da doença macular subjacente. Drusas maculares e/ou outros achados de DMRI são encontrados no olho contralateral. A US em modo-B pode auxiliar no diagnóstico. Ver Seção 11.17, Degeneração macular neovascular ou exsudativa (úmida) relacionada à idade.
- Anemia falciforme: Pode haver neovascularização da retina periférica no olho contralateral, normalmente em configuração de leque e coloração salmão. Ver Seção 11.20, Retinopatia falciforme (incluindo doença, anemia e traço falciforme).
- Trauma: Pelo histórico.
- Valsalva: Pelo histórico.
- Tumor intraocular: Pode ser visível à oftalmoscopia ou à US em modo-B. Ver Seção 5.13, Melanoma maligno da íris, e Seção 11.36, Nevo coroidal e melanoma maligno da coroide.
- Hemorragia subaracnoide ou subdural (síndrome de Terson): Frequentemente, podem ocorrer HVs ou hemorragias pré-retinianas bilaterais. Uma cefaleia severa geralmente precede os achados do fundo de olho. Pode resultar em coma.
- Outros: Ruptura de macroaneurismas arteriais, doença de Eales, doença de Coats, retinopatia da prematuridade, angiomas capilares retinianos da síndrome de von Hippel-Lindau, alça vascular pré-papilar congênita, hemangioma cavernoso retiniano, hipertensão, retinopatia por radiação, hemorragia de segmento anterior causada por uma lente intraocular, diátese hemorrágica, doença maligna hematológica etc. Ver seções específicas.

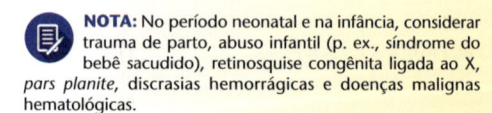

> **NOTA:** No período neonatal e na infância, considerar trauma de parto, abuso infantil (p. ex., síndrome do bebê sacudido), retinosquise congênita ligada ao X, *pars planite*, discrasias hemorrágicas e doenças malignas hematológicas.

Avaliação

1. História: Avaliar a presença de doenças oculares ou sistêmicas. Verificar se o paciente sofreu traumas.
2. Realizar exame oftalmológico completo, incluindo exame sob lâmpada de fenda com pupilas não dilatadas para avaliação de neovascularização da íris, mensuração da PIO e exame do fundo de olho sob dilatação de ambos os olhos utilizando-se oftalmoscopia indireta. Em casos de HV espontânea, a depressão escleral é realizada se uma visualização da retina puder ser obtida.
3. Quando não for possível a visualização da retina, a US em modo-B é realizada para detectar um DR associado ou tumor intraocular. Um *flap* de LR pode ser detectado com depressão escleral, e pode ser visto na US em modo-B (*flap* (aba) elevado).
4. A AFIV pode auxiliar na definição da etiologia, embora a qualidade da angiografia dependa da densidade da hemorragia. Além disso, ela pode ser útil para salientar anormalidades no olho contralateral.

Tratamento

1. Se a etiologia da HV não for conhecida e uma ruptura da retina ou um DR, ou ambos, não puderem ser descartados (i.e., se não houver histórico conhecido de uma das doenças mencionadas previamente, não há alterações no olho contralateral, e o fundo de olho está obscurecido por HV total), as opções são a observação cuidadosa ou a vitrectomia.
2. Observações:
   - Evitar levantar peso, fazer esforços ou curvar-se para frente. Manter a cabeceira da cama elevada. Isso reduz a chance de sangramento recorrente e permite que o sangue se deposite inferiormente, possibilitando visualização do fundo de olho periférico superior, local comum para possíveis rupturas retinianas.
   - Eliminar ácido acetilsalicílico, anti-inflamatórios não esteroides (AINEs) e outros agentes anticoagulantes, a menos que eles sejam clinicamente necessários.
   - A etiologia subjacente é tratada assim que possível (p. ex., as rupturas retinianas são tratadas com crioterapia ou fotocoagulação a *laser*, as retinas descoladas são reparadas, e as doenças vasculares retinianas proliferativas são tratadas com terapia anti-VEGF ou fotocoagulação a *laser*).
3. Vitrectomia:
   - HV acompanhada de DR ou LR vista na US em modo-B.
   - HV que não melhora. Já que dois terços dos pacientes com uma hemorragia idiopática que obscureça o fundo do olho apresentarão LRs ou DR, a vitrectomia precoce deve ser considerada.
   - HV com neovascularização da íris.
   - Glaucoma hemolítico ou de células fantasmas.

Seguimento

Se for optado pela observação, o paciente é avaliado diariamente nos primeiros 2 a 3 dias. Se houver persistência de uma HV densa total, e se a etiologia permanecer incerta, deve-se considerar a vitrectomia.

11.14 Edema macular cistoide

Sintomas
Visão diminuída.

Sinais
(Ver Figuras 11.14.1 a 11.14.3.)

Críticos. Irregularidade e diminuição do reflexo foveal à luz, espessamento macular com ou sem pequenos cistos intrarretinianos na região foveal.

Outros. Células no vítreo, edema do nervo óptico e hemorragias em ponto podem ser observados, dependendo da etiologia do EMC.

Etiologia
- Pós-operatório, seguindo-se a qualquer cirurgia ocular, incluindo fotocoagulação a *laser* e crioterapia. O pico de incidência de EMC pós-extração de catarata, ou Irvine-Gass, ocorre em aproximadamente 6 a 10 semanas; a incidência aumenta com complicações cirúrgicas, incluindo perda vítrea, vítreo na ferida corneoescleral, prolapso de íris e encarceramento uveal.
- Retinopatia diabética: Ver Seção 11.12, Retinopatia diabética.

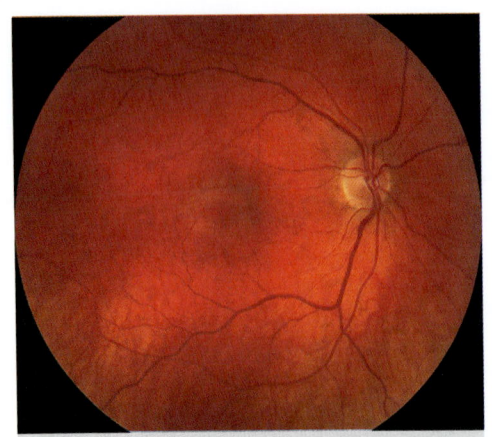

Figura 11.14.1 Edema macular cistoide.

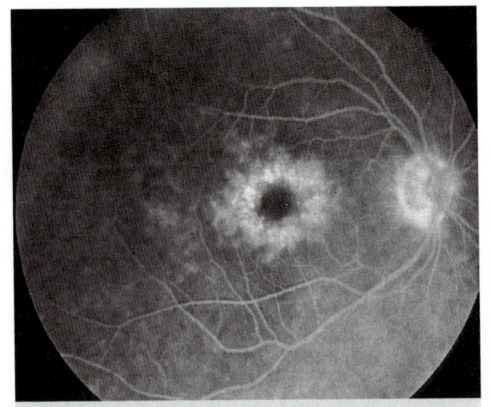

Figura 11.14.2 Angiografia com fluoresceína intravenosa de edema macular cistoide.

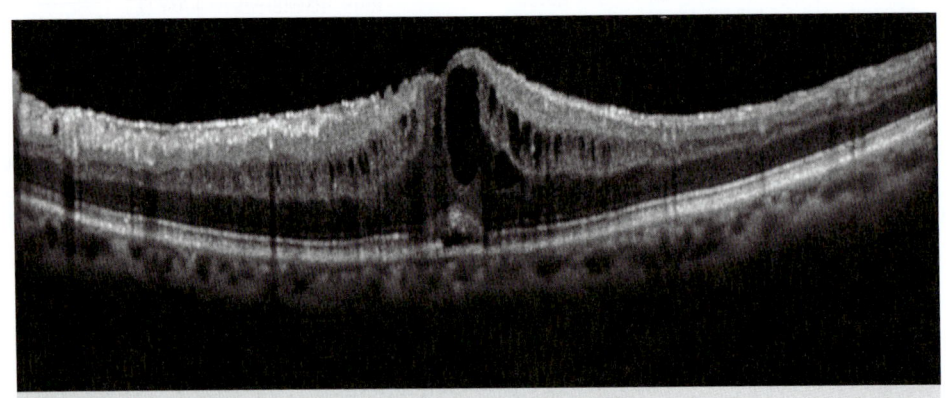

Figura 11.14.3 Tomografia de coerência óptica de edema macular cistoide.

- OVCR e ORVR: Ver Seção 11.8, Oclusão da veia central da retina, e Seção 11.9, Oclusão de ramo da veia da retina.
- Uveíte: Particularmente *pars planite*; ver Seção 12.2, Uveíte intermediária.
- Retinoide pigmentar (RP): Ver Seção 11.28, Retinoide pigmentar e distrofias coriorretinianas herdadas.
- Colírio tópico: Epinefrina, dipivefrina e análogos da prostaglandina, especialmente em pacientes submetidos à cirurgia de catarata.
- Vasculite retiniana: Doença de Eales, síndrome de Behçet, sarcoidose, angiite necrosante, esclerose múltipla, retinite por citomegalovírus etc.
- Telangiectasias retinianas: Doença de Coats, telangiectasia macular idiopática e outras.
- DMRI: Ver Seção 11.16, Degeneração macular não exsudativa (seca) relacionada à idade, e Seção 11.17, Degeneração macular neovascular ou exsudativa (úmida) relacionada à idade.
- MER: Ver Seção 11.26, Membrana epirretiniana (*pucker* macular, retinopatia por enrugamento da superfície, maculopatia em celofane).
- Associado a outras condições oculares: DR, NVC subfoveal, tumores intraoculares, outras.
- Outros: Hipertensão sistêmica, doença vascular do colágeno, EMC autossômico dominante e outras.
- Pseudo-EMC (sem vazamento na AFIV): Maculopatia por ácido nicotínico (geralmente vista apenas com doses relativamente altas de ácido nicotínico), fármacos taxanos, retinosquise ligada ao X (é possível observar vazamento na angiografia com ICV), esquise foveal miópica, doença de Goldmann-Favre (e outras retinopatias relacionadas a NR2E3), pseudoburaco devido à MER.

Avaliação

1. História: Verificar se o paciente foi submetido à cirurgia intraocular recente e se sofre de diabetes. Avaliar se já teve uveíte ou inflamação ocular, se sofre de cegueira noturna, bem como se há histórico familiar de doenças oculares. Verificar os medicamentos de que fez uso, incluindo epinefrina tópica, dipivefrina ou análogos tópicos da prostaglandina.
2. Exame oftalmológico completo, incluindo gonioscopia para descartar a presença de retenção de fragmentos do cristalino após cirurgia de catarata e mal posicionamento de hápticos de lente intraocular implantada em câmara anterior. Avaliação abrangente do fundo de olho periférico (uma depressão escleral inferiormente pode ser necessária para detectar *pars planite*). O exame da mácula é mais bem realizado com uma lâmpada de fenda e lente de 60 a 90 dioptrias, lente de fundo de contato ou lente de Hruby.
3. A AFIV mostra vazamento precoce dos capilares perifoveais e impregnação macular tardia, classicamente em padrão petaloide ou de raio de roda. Às vezes, é observado vazamento na cabeça do nervo óptico (síndrome de Irvine-Gass). O vazamento de fluoresceína não ocorre em casos selecionados de pseudo-EMC (ver anteriormente).
4. O OCT pode ser utilizado para documentar a presença de EMC e para demonstrar a eficácia da terapia. O OCT demonstra a perda de contorno foveal resultante de espaços císticos intrarretinianos alargados e espessamento da mácula.
5. Realizar outros testes diagnósticos quando indicado: Glicemia de jejum, hemoglobina A1c, ERG, outros.

NOTA: O EMC subclínico comumente se desenvolve após extração de catarata e é observado na AFIV (EMC angiográfico). O OCT não mostra EMC, e esses casos não são tratados.

Tratamento

Tratar o distúrbio subjacente quando possível. Para o EMC relacionado a etiologias específicas (p. ex., diabetes, oclusão de veia retiniana, uveíte intermediária etc.), ver as seções específicas.

1. AINEs tópicos (p. ex., cetorolaco a 0,5%, 4 x/dia, bronfenaco a 0,09% ou nepafenaco a 0,3% 1 x/dia) geralmente em conjunto com esteroides tópicos (p. ex., acetato de prednisolona a 1% 4 x/dia).
2. Descontinuar colírios de epinefrina, dipivefrina ou análogo da prostaglandina e medicamentos contendo ácido nicotínico.
3. Outras formas de terapia costumam ser usadas para tratar o EMC, dependendo da etiologia:
   - Esteroide subtenoniano (p. ex., triancinolona, 40 mg/mL, injetar 0,5-1,0 mL).
   - Esteroide intravítreo (p. ex., triancinolona, 40 mg/mL, injetar 1-4 mg).
   - Terapia com anti-VEGF intravítreo (p. ex., bevacizumabe, 1,25 mg, em 0,05 mL).
   - Esteroides sistêmicos (p. ex., prednisona, 40 mg, VO, 1 x/dia, por 5 dias, e, então, diminuído gradualmente durante 2 semanas).
   - AINEs sistêmicos (p. ex., indometacina, 25 mg, VO, 3 x/dia, por 6 semanas).
   - Inibidores da anidrase carbônica tópicos ou sistêmicos (p. ex., dorzolamida a 2%, 3 x/dia, ou acetazolamida, 500 mg, VO, 1 x/dia, como dose inicial) em casos de EMC associado à RP.
   - O EMC com ou sem encarceramento vítreo em uma ferida cirúrgica pode melhorar com vitrectomia ou lise com YAG *laser* da aderência vítrea.

Seguimento

Os pacientes com EMC pós-operatório devem começar a receber AINEs tópicos e um esteroide tópico com seguimento em 4 a 6 semanas para determinar a resposta à terapia tópica. Outras formas de EMC devem ser acompanhadas a intervalos semelhantes para monitorar a resposta à terapia inicial.

11.15 Coriorretinopatia serosa central

Sintomas

Escotoma central, visão borrada ou opaca, objetos parecendo distorcidos (metamorfopsia) e em tamanho menor (micropsia), cores parecendo desbotadas. Geralmente unilateral, mas pode ser bilateral (mais provável em pacientes mais velhos, podendo não serem sintomáticos ao mesmo tempo). Pode ser assintomática.

Sinais
(Ver Figura 11.15.1.)

Críticos. Descolamento seroso localizado da retina neurossensorial na mácula sem sangue sub-retiniano ou exsudatos lipídicos. As margens do descolamento são inclinadas e desaparecem gradualmente dentro da retina colada.

Outros. A acuidade visual geralmente varia de 20/20 para 20/200. O teste com tela de Amsler revela escotoma relativo e distorção de linhas retas. Pode haver um pequeno DPAR, descolamento seroso do EPR ou deposição de fibrina sub-retiniana. Alterações focais do EPR podem indicar locais de episódios prévios.

Diagnóstico diferencial
Tais entidades podem produzir descolamento seroso da retina neurossensorial na mácula.
- DMRI: Paciente geralmente ≥ 50 anos, drusas, alterações do epitélio pigmentar, pode apresentar neovascularização coroidal (sub-retiniana), muitas vezes bilateral. Ver Seção 11.16, Degeneração macular não exsudativa (seca) relacionada à idade, e Seção 11.17, Degeneração macular neovascular ou exsudativa (úmida) relacionada à idade.
- Fosseta do disco óptico: O disco óptico apresenta um pequeno defeito (uma fosseta) no tecido nervoso. Um DR seroso pode estar presente, adjacente ao disco óptico. Ver Seção 11.34, Fosseta do disco óptico.
- Descolamento macular como resultado de um descolamento de retina regmatogênico ou de um buraco macular: No DRR, pode ser encontrado um buraco na retina. Ver Seção 11.3, Descolamento de retina, e Seção 11.25, Adesão vitreomacular/tração vitreomacular/buraco macular.
- Tumor coroidal, particularmente hemangioma coroidal. Ver Seção 11.36, Nevo coroidal e melanoma maligno da coroide.
- Hipertensão: Ver Seção 11.10, Retinopatia hipertensiva.
- Descolamento do epitélio pigmentar (DEP): As margens de um DEP são mais distintas do que aquelas da CRSC, e o EPR está elevado. Ocasionalmente, o DEP pode acompanhar CRSC ou DMRI.
- Outros: Efusão coroidal idiopática, doenças coroidais inflamatórias e insuficiência renal crônica.

Etiologia
- Idiopática: Mais comum em adultos jovens a homens de meia-idade. Nas mulheres, a CRSC tem associação com gestação. Incidência aumentada em pacientes com lúpus.
- Cortisol endógeno aumentado: Isso pode explicar uma possível associação com estresse psicológico ou fisiológico (personalidade do tipo A). Há casos raros com síndrome de Cushing ou adenomas suprarrenais produtores de cortisol.
- Cortisol exógeno: Uso de corticosteroides, incluindo *sprays* nasais de corticosteroide e cremes tópicos.

Avaliação
1. Fazer teste com tela de Amsler para documentar a área do campo envolvida. Ver Apêndice 4, Tela de Amsler.
2. Realizar exame sob lâmpada de fenda da mácula com lente de fundo de contato, Hruby, ou de 60 ou 90 dioptrias para descartar uma NVC concomitante. Além disso, pesquisar uma possível fosseta do disco óptico.
3. Realizar exame de fundo de olho sob dilatação com oftalmoscopia indireta para descartar tumor coroidal ou DRR.
4. O OCT é útil para demonstrar fluido sub-retiniano ou DEP e para propósitos de monitoramento. O OCT com imagens mais aprofundadas normalmente demonstra espessamento coroidal e pode ser um auxílio útil no diagnóstico (ver **Figuras 11.15.2** e **11.15.3**).
5. Realizar AFIV e angiografia com ICV se houver dúvidas quanto ao diagnóstico ou a uma apresentação atípica, suspeita de NVC ou consideração de tratamento a *laser*. A AFIV mostra o padrão quase patognomônico de "fumaça de

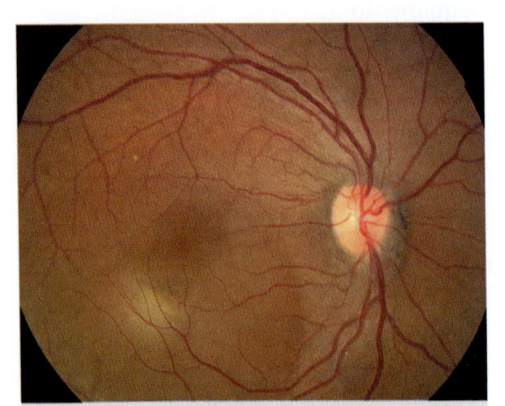

Figura 11.15.1 Coriorretinopatia serosa central.

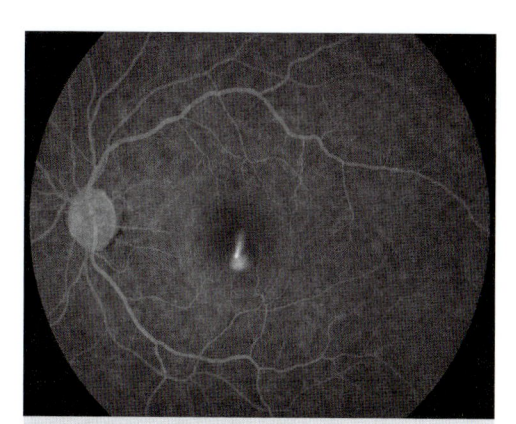

Figura 11.15.2 Angiografia com fluoresceína intravenosa de coriorretinopatia serosa central mostrando padrão de "fumaça de chaminé" do vazamento de contraste.

chaminé" de vazamento de contraste em 10 a 20% dos casos. A angiografia com ICV mostra atrasos de enchimento de artérias coroidais e coriocapilares e placas hiperfluorescentes multifocais características na fase inicial.
6. Em casos de CRSC crônica, deve ser considerada uma avaliação sistêmica incluindo-se concentrações de cortisol e função renal.

Tratamento

1. Observação: A CRSC aguda costuma ser autolimitada e ter bom prognóstico visual. O prognóstico é pior para pacientes com doença recorrente, múltiplas áreas de descolamento ou curso prolongado.
2. Interromper o uso de corticosteroides, se possível, incluindo preparações tópicas para pele e de *sprays* nasais.
3. Fotocoagulação a *laser*: Pode acelerar a recuperação visual, mas o benefício e a segurança em longo prazo não estão claros. Pode aumentar o risco de formação de NVC. Em virtude do risco de NVC, deve-se usar intensidade de *laser* baixa. Considerar *laser* para:
   - Persistência de um descolamento seroso por vários meses.
   - Recorrência da doença em um olho que manteve déficit visual remanescente de episódio anterior.
   - Ocorrência no olho contralateral depois que um déficit visual permanente surgiu como resultado de episódio anterior.
   - Paciente que precisa prontamente da restituição da visão (p. ex., necessidade ocupacional).
4. Terapia fotodinâmica (PDT, do inglês *photodynamic therapy*): Pode ser útil na CRSC. A PDT em meia-dose pode ser considerada para a resolução rápida de FSR em pacientes com CRSC aguda.
5. Antagonistas do receptor de mineralocorticoide: Eplerenona e espironolactona têm sido associadas com melhora dos desfechos anatômicos e visuais na CRSC crônica.
6. No caso de desenvolvimento de NVC, considerar a terapia anti-VEGF.

Seguimento

1. Examinar os pacientes a cada 6 a 8 semanas até a resolução.

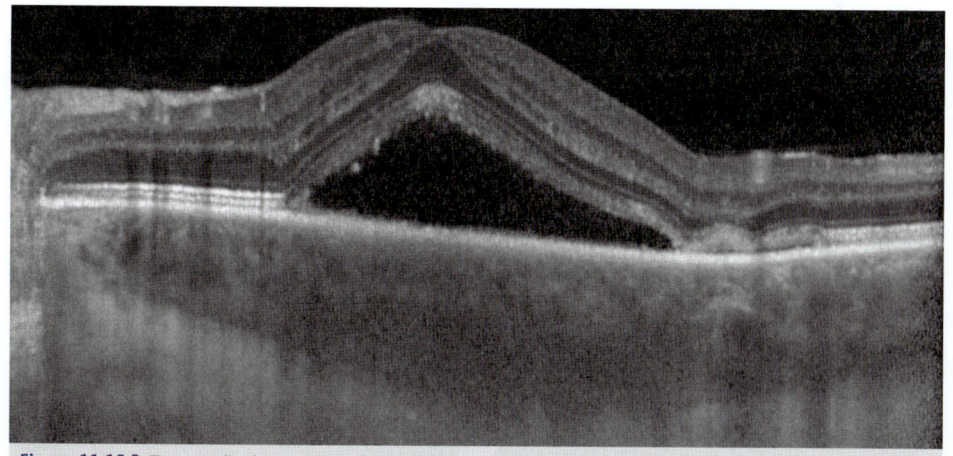

Figura 11.15.3 Tomografia de coerência óptica com profundidade aumentada de coriorretinopatia serosa central mostrando fluido sub-retiniano e espessamento coroidal.

11.16 Degeneração macular não exsudativa (seca) relacionada à idade

Sintomas
Perda gradual da visão central, alterações na tela de Amsler; pode ser assintomática.

Sinais
(Ver Figuras 11.16.1 e 11.16.2.)

Críticos. Drusas maculares, agregados de pigmento na retina externa e atrofia do EPR, quase sempre nos dois olhos.

Outros. Atrofia coriocapilar e retiniana confluente (p. ex., atrofia geográfica), calcificação distrófica.

Diagnóstico diferencial
- Drusas periféricas: Drusas localizadas somente fora da área macular.
- Degeneração miópica: Alterações peripapilares características e alterações maculares sem drusas. Ver Seção 11.22, Miopia patológica/degenerativa.
- CRSC: Elevação retiniana serosa, descolamentos do EPR, e EPR moteado sem drusas, hemorragia ou exsudato, geralmente em pacientes com menos de 50 anos de idade. Ver Seção 11.15, Coriorretinopatia serosa central.
- Distrofias retinianas centrais herdadas: Doença de Stargardt, distrofia padrão, doença de Best e outras. Alterações pigmentares maculares variáveis, atrofia ou acúmulo de lipofuscina ou uma combinação destas. Geralmente, idade inferior a 50 anos, sem drusas, ocorrência familiar. Ver entidades específicas.
- Retinopatias tóxicas (p. ex., toxicidade por cloroquina). Hipopigmentação moteada com anel de hiperpigmentação (maculopatia em alvo) sem drusas. Possível histórico de ingestão ou exposição a fármacos.
- Maculopatias inflamatórias: Coroidite multifocal, rubéola, coroidopatia serpiginosa e outras. Atrofia coriorretiniana variável, frequentemente com células vítreas e sem drusas. Ver entidades específicas.

Avaliação
1. História: Verificar a presença de fatores de risco (p. ex., histórico familiar, tabagismo). Ver os fatores de risco para perda de visão, na Seção 11.17, Degeneração macular neovascular ou exsudativa (úmida) relacionada à idade.
2. Teste com tela de Amsler ou perimetria de hiperacuidade preferencial (PHP) em casa para detectar escotomas centrais ou paracentrais potencialmente indicativos de transformação neovascular. Ver Apêndice 4, Tela de Amsler.
3. Realizar exame da mácula com lente de 60 ou 90 dioptrias ou lente de fundo de contato: Pesquisar fatores de risco para conversão à forma exsudativa, como drusas moles ou agregados

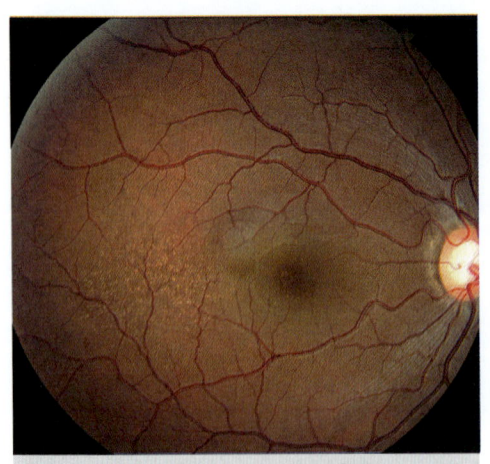

Figura 11.16.1 DMRI seca com drusas finas.

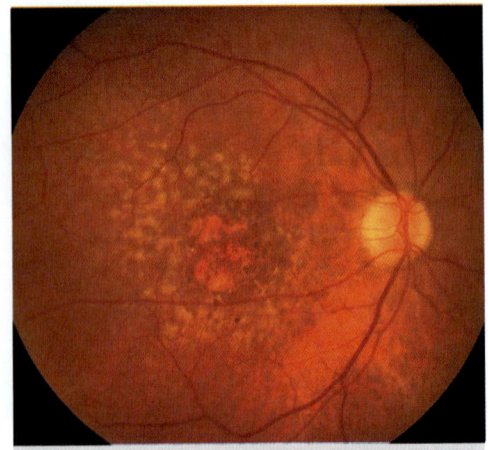

Figura 11.16.2 DMRI seca com drusas moles.

pigmentares. Procurar atrofia geográfica. Buscar sinais da forma exsudativa, como edema, FSR, exsudação lipídica ou hemorragia (o desaparecimento das drusas pode antecipar o desenvolvimento de NVC).

4. AFF basal e periódica pode ser útil para monitorar a progressão, particularmente a atrofia geográfica.
5. AFIV ou OCT quando houver suspeita de DMRI com base em alterações subjetivas ou objetivas na visão ou nos achados do exame clínico. Drusas e atrofia de EPR frequentemente são mais visíveis na AFIV e na AFF. A OCTA também é um teste diagnóstico potencialmente útil como substituto não invasivo para a AFIV ou quando esta é inconclusiva, em especial em caso de condições que mascaram o problema, como a distrofia padrão ou a CRSC.

Tratamento

Pacientes com DMRI seca intermediária (uma drusa grande [125 mícrons] e/ou ≥ 20 drusas médias [63-125 mícrons]), ou DMRI seca ou exsudativa avançada em um olho, mas não no outro, trazem alto risco para o desenvolvimento de estágios avançados de DMRI. O relato original do *Age-Related Eye Disease Study* (AREDS) demonstrou que o tratamento com uma fórmula de vitaminas/minerais consistindo em vitamina C (500 mg), vitamina E (400 UI), betacaroteno (15 mg), zinco (80 mg) e óxido cúprico (5 mg) reduz o risco de progressão para DMRI avançada em aproximadamente 25% ao longo de 5 anos e reduz o risco de perda de visão causada por DMRI avançada em cerca de 19% em 5 anos. Um segundo estudo (AREDS2) avaliou o papel da ingesta aumentada de diferentes carotenoides (luteína e zeaxantina), além de dois ácidos graxos poli-insaturados ômega-3 de cadeia longa (ácido docosa-hexanoico [DHA] + ácido eicosapentaenoico [EPA]). A adição de luteína + zeaxantina, DHA + EPA, ou ambos, à formulação original do estudo AREDS não aumentou a redução do risco de progressão para DMRI avançada, mas foi igualmente efetiva.

> **NOTA:** O betacaroteno (na fórmula original AREDS) não deve ser utilizado por ex-fumantes ou fumantes devido ao risco aumentado de câncer de pulmão. A formulação AREDS2 (com luteína + zeaxantina) é preferida, pois não contém betacaroteno.

Além disso, recomendar o consumo de vegetais de folhas verdes, se aprovado pelo médico clínico (a ingesta de vitamina K diminui a efetividade da varfarina), e de alimentos contendo altas concentrações de ácidos graxos ômega-3, como peixes de água fria e nozes.

1. Auxílios para visão subnormal podem beneficiar alguns pacientes com perda bilateral da função macular.
2. Encaminhar a um internista para tratamento de supostos fatores de risco: Hipertensão, hipercolesterolemia, cessação do tabagismo etc.
3. Aqueles pacientes com risco elevado para DMRI exsudativa podem se beneficiar com a tecnologia de monitoramento domiciliar para detecção precoce, como o dispositivo PHP ForeseeHome. A detecção precoce de NVC aumenta a probabilidade de melhor acuidade visual após o início da terapia anti-VEGF intravítrea.
4. Determinadas mutações genéticas conferem risco aumentado de DMRI (p. ex., polimorfismo de fator H do complemento e genes *ARMS2*). Isso pode ou não influenciar a resposta ao tratamento, e, dessa forma, ainda não é rotineiramente testado como rastreamento genético de rotina em pacientes com DMRI.

Seguimento

A cada 6 a 12 meses, observando sinais da forma exsudativa. Uso diário de tela de Amsler ou PHP com instruções para retornar imediatamente se alguma alteração for notada.

REFERÊNCIAS

Age-Related Eye Disease Study Research Group. A randomized, placebo-controlled, clinical trial of high-dose supplementation with vitamins C and E, beta-carotene, and zinc for age-related macular degeneration and vision loss: AREDS report no. 8. *Arch Ophthalmol*. 2001;119:1417-1436.

The Age-Related Eye Disease Study 2 (AREDS2) Research Group. Lutein + zeaxanthin and omega-3 fatty acids for age-related macular degeneration: The age-related eye disease study 2 (AREDS2) randomized clinical trial. *J Am Med Assoc*. 2013;309(19):2005-2015.

AREDS2-HOME Study Research Group; Chew EY, Clemons TE, et al. Randomized trial of a home monitoring system for early detection of choroidal neovascularization home monitoring of the Eye (HOME) study. AREDS2-HOME Study. *Ophthalmology*. 2014;121(2):535-544.

11.17 Degeneração macular neovascular ou exsudativa (úmida) relacionada à idade

Sintomas
Início variável de perda visual central, escotoma central ou paracentral, metamorfopsia, fotopsias no campo visual central.

Sinais
(Ver Figuras 11.17.1 e 11.17.2.)

Críticos. Drusas e FSR, EM ou descolamento do EPR associado à NVC.

Outros. Sangue sub-retiniano ou intrarretiniano. Exsudatos retinianos, fibrose sub-retiniana (cicatriz disciforme). Proliferação angiomatosa retiniana (RAP, do inglês *retinal angiomatous proliferation*) é uma variante intrarretiniana de DMRI neovascular e é caracterizada por vasos retinianos telangiectásicos focais com hemorragia retiniana superficial adjacente e edema intrarretiniano associado e descolamento de EPR. Alguns pacientes com DMRI neovascular podem apresentar-se com HV.

Fatores de risco para perda da visão
Idade avançada, hipermetropia, olhos azuis, histórico familiar, drusas moles (grandes), agregados pigmentares sub-retinianos focais, descolamentos de EPR, hipertensão sistêmica, tabagismo. Deve-se notar que pacientes com DMRI exsudativa em um olho têm risco de 10 a 12% ao ano de desenvolver NVC no outro olho. O risco aumenta para olhos com drusas moles confluentes ou múltiplas com agregados de EPR.

Diagnóstico diferencial
- Síndrome de histoplasmose ocular: Pequenas cicatrizes coriorretinianas branco-amareladas e atrofia peripapilar. Também pode apresentar-se com NVC. Ver Seção 11.24, Histoplasmose ocular.
- Estrias angioides: Faixas irregulares sub-retinianas bilaterais marrom-avermelhadas ou cinzentas frequentemente irradiando-se a partir do disco óptico. Ver Seção 11.23, Estrias angioides.
- Miopia elevada: Erro de refração miópico expressivo, *lacquer cracks*, disco inclinado. Ver Seção 11.22, Miopia patológica/degenerativa.
- Vasculopatia polipoidal idiopática da coroide (VPIC): Descolamentos de EPR e maculares serossanguinolentos múltiplos. A angiografia com ICV ressalta as características dilatações aneurismáticas polipoides mais comumente localizadas na região peripapilar. Esta é considerada uma variante da DMRI neovascular e é mais comum em pessoas de origem asiática e africana. Ver Seção 11.18, Vasculopatia polipoidal idiopática da coroide.
- Outras condições que predispõem à NVC incluem drusas do nervo óptico, ruptura coroidal, tumores coroidais, cicatrizes de fotocoagulação, manchas coriorretinianas focais inflamatórias e causas idiopáticas.

Tipos de lesões de DMRI neovascular
- NVC oculta (tipo 1): Vazamento tardio sutil na AFIV que é mal definido, pontilhado, plano

Figura 11.17.1 DMRI exsudativa.

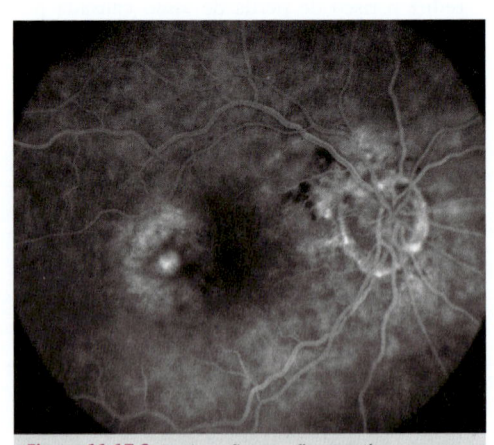

Figura 11.17.2 Angiografia com fluoresceína intravenosa de DMRI exsudativa.

ou elevado, sendo localizado na área sub-EPR ao OCT.
- NVC clássica (tipo 2): A AFIV de fase precoce demonstra uma área bem-delineada de hiperfluorescência com vazamento evidente nas fases tardias localizada na região subneurossensorial da retina ao OCT.
- RAP (tipo 3): Hiperfluorescência intrarretiniana focal na AFIV e na angiografia com ICV. A angiografia com ICV de alta velocidade é particularmente sensível e pode mostrar a característica "alça em forma de grampo de cabelo" com vasos retinianos de alimentação e de drenagem. A OCTA mostra que essa forma focal de neovascularização é intrarretiniana.

Avaliação

1. Fazer biomicroscopia com lâmpada de fenda com lente de fundo de contato ou de 60 ou 90 dioptrias para detectar NVC e exsudação associada. Devem-se examinar ambos os olhos.
2. Realizar AFIV ou OCTA se houver suspeita de NVC. A AFIV é útil para confirmar o tamanho, o tipo e a localização da DMRI neovascular. A OCTA é útil como alternativa não invasiva à AFIV ou quando esta não é conclusiva, como em distrofia padrão ou CRSC central. A OCTA também é útil se houver alergia ao contraste de fluoresceína ou na gestação, quando é melhor evitar o uso de contraste.
3. O OCT é útil para determinar a espessura retiniana, a espessura de NVC e a extensão do EM, do FSR e de descolamento de EPR. O OCT é a modalidade primária para acompanhar a resposta ao tratamento.
4. A angiografia com ICV pode auxiliar a delinear as bordas de certas NVCs ocultas obscurecidas, particularmente com sangue ou exsudato sub-retiniano. Ela também mostra RAP e lesões de VPIC com mais precisão do que a AFIV.

Tratamento

- Ranibizumabe: Fragmento de anticorpo anti--VEGF aplicado por injeção intravítrea e que é aprovado pela FDA para todos os subtipos de NVC. Nos ensaios de eficácia originais de fase III (MARINA e ANCHOR), o ranibizumabe foi administrado mensalmente para pacientes, com aproximadamente 40% destes em ambos os estudos ganhando três ou mais linhas de acuidade visual em 1 ano. Embora os melhores resultados visuais possam ocorrer com a administração mensal, esquemas de administração individualizados conforme a necessidade (PRN, do latim *pro re nata*) ou do tipo "tratar e estender (TE)" podem obter resultados visuais semelhantes com injeções menos frequentes.
- Aflibercepte: Proteína de fusão anti-VEGF que se liga a todas as isoformas de VEGF-A e fator de crescimento placentário. Aprovado pela FDA como injeção intravítrea para o tratamento de DMRI neovascular. O estudo de fase 3 VIEW mostrou eficácia em 1 ano, semelhante à do ranibizumabe intravítreo mensal com o aflibercepte administrado a cada 8 semanas após uma fase de indução mensal de 12 semanas.
- Bevacizumabe: Anticorpo anti-VEGF completo. Originalmente aprovado pela FDA para administração sistêmica no tratamento do câncer de colo do intestino. O uso não licenciado (*off-label*) como injeção intravítrea em dose de 1,25 mg é efetivo no tratamento de DMRI neovascular. Ele é custo-efetivo e comumente utilizado na prática clínica. O estudo *Comparison of Age-Related Macular Degeneration Treatments Trial* (CATT) demonstrou a não inferioridade do bevacizumabe em comparação ao ranibizumabe em 1 ano.
- Brolucizumabe: Fragmento de anticorpo anti--VEGF humanizado de cadeia única que se liga a todas as isoformas de VEGF-A. Aprovado pela FDA como injeção intravítrea para tratamento de DMRI neovascular. Estudos de fase 3 com doses a cada 8 ou 12 semanas com base na atividade da doença demonstraram a não inferioridade em 1 ano do Brolucizumabe em comparação com o aflibercepte administrado a cada 8 semanas após uma fase de indução mensal de 12 semanas (HAWK e HARRIER).
- PDT: Infusão IV, aprovada pela FDA, de contraste fotossensibilizante (verteporfina) seguida por aplicação de *laser* não destrutivo (frio) para ativar o contraste dentro da NVC. A PDT pode ser realizada até a cada 3 meses por 1 a 2 anos. A NVC subfoveal clássica pequena responde melhor, mas pequenas NVCs subfoveais ocultas ou minimamente clássicas também podem responder. A PDT diminui a perda visual, mas não melhora a visão como monoterapia. Atualmente, ela é pouco usada.
- Fotocoagulação térmica a *laser*: Os resultados são melhores para NVC extrafoveal (≥ 200 mm da fóvea) ou NVC peripapilar.

A fotocoagulação com *laser* é complicada por altas taxas de recorrência das NVCs. É usada com pouca frequência.

Seguimento

Depende do algoritmo de tratamento utilizado, mas é geralmente mensal até que a lesão de NVC esteja inativa com resolução dos sinais exsudativos com base no exame clínico e no OCT. Os pacientes que recebem terapia anti-VEGF necessitam de seguimento por tempo indefinido, embora sua frequência dependa da resposta ao tratamento e do algoritmo utilizado, por exemplo, PRN *versus* TE. Os pacientes que estão recebendo injeções intravítreas devem ser avisados sobre sintomas de endoftalmite e DR.

REFERÊNCIAS

Rosenfeld PJ, Brown DM, Heier JS, et al. Ranibizumab for neovascular age-related macular degeneration. *N Engl J Med.* 2006;355:1419-1431.

Lalwani GA, Rosenfeld PJ, Fung AE, et al. A variable-dosing regimen with intravitreal ranibizumab for neovascular age-related macular degeneration: year 2 of the PrONTO Study. *Am J Ophthalmol.* 2009;148(1):43-58.

The CATT Research Group. Ranibizumab and bevacizumab for neovascular age-related macular degeneration. *N Engl J Med.* 2011;364:1897-1908.

Heier JS, Brown DM, Chong V. Intravitreal aflibercept (VEGF trap-eye) in wet age-related macular degeneration. *Ophthalmology.* 2012;119:2537-2548.

Dugel, PU, Koh A, Ogura Y, et al. HAWK and HARRIER: phase 3, multicenter, randomized, double-masked trials of brolucizumab for neovascular age-related macular degeneration. *Ophthalmology.* 2020;127(1):72-84.

11.18 Vasculopatia polipoidal idiopática da coroide

Sintomas

Visão central diminuída; pode ser súbita ou gradual.

Sinais

Críticos. Lesões sub-retinianas vermelho-alaranjadas e tipo pólipos da vasculatura coroidal. Podem ser maculares (mais sintomáticas) ou peripapilares (ver **Figura 11.18.1**).

Outros. Sangue sub-retiniano e/ou sub-EPR bilateral, HV, exsudatos sub-retinianos circinados, fibrose sub-retiniana (cicatriz disciforme), FSR, NVC atípica e múltiplos DEPs serosos.

Fatores de risco

Mais comum em mulheres, indivíduos de origem africana ou asiática e em pacientes com hipertensão. Pode ocorrer mais cedo na vida em comparação com DMRI neovascular, mas geralmente sem drusas significativas ou atrofia geográfica.

Diagnóstico diferencial

- Ver Seção 11.17, Degeneração macular neovascular ou exsudativa (úmida) relacionada à idade.
- Ver Seção 11.19, Macroaneurisma arterial retiniano.
- Coriorretinopatia hemorrágica exsudativa periférica (CRHEP [CNV periférica]): Ocorre na retina periférica e se apresenta com fluido sub-retiniano, sangue sub-retiniano, exsudação, descolamento de EPR e/ou fibrose sub-retiniana.

Avaliação

1. Fazer biomicroscopia com lâmpada de fenda com uma lente de fundo de contato ou de 60 ou 90 dioptrias para detectar sinais de exsudação.
2. A angiografia com ICV é o padrão-ouro para o diagnóstico e pode confirmar a presença de uma rede ramificada de vasos emergindo da circulação coroidal interna com dilatações aneurismáticas terminais (lesões em pipoca). Diferentemente da NVC oculta, as lesões de VPIC não se impregnam tardiamente, a menos que esteja presente vazamento ativo.
3. A AFIV é realizada para avaliar outras causas de NVC.

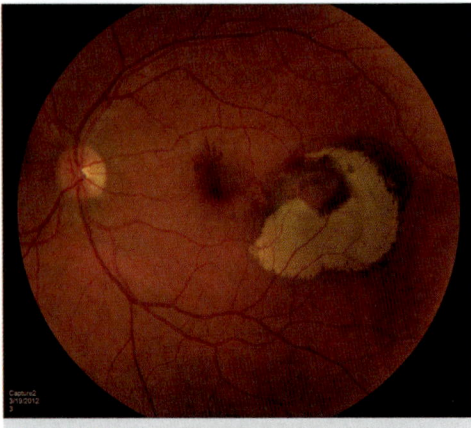

Figura 11.18.1 Vasculopatia polipoidal idiopática da coroide (VPIC).

4. O OCT é usada para avaliar EM, FSR e DEPs, podendo detectar pólipos em alguns olhos.

Tratamento
As lesões assintomáticas podem ser observadas e melhorar espontaneamente. A VPIC com exsudação e/ou complicações hemorrágicas tem sido tratada com anti-VEGF em monoterapia, PDT ou uma combinação delas. Os estudos EVEREST-II e PLANET demonstraram evidências de nível I de que a monoterapia anti-VEGF e a terapia combinada fornecem excelentes resultados visuais funcionais em pacientes que apresentam VPIC sintomática. A fotocoagulação térmica a *laser*, o tratamento de vasos nutridores e o deslocamento pneumático de grandes hemorragias submaculares também têm sido usados com sucesso variável.

Seguimento
O prognóstico da VPIC é geralmente melhor do que o da DMRI neovascular. A VPIC sintomática ou macular é acompanhada a cada 1 a 2 meses com OCT, AFIV e angiografia com ICV periodicamente conforme a necessidade para a progressão da doença. Avaliar a necessidade de tratamento ou retratamento se for demonstrado vazamento sintomático novo ou persistente.

REFERÊNCIAS
Cheung CMG, Lai TYY, Ruamviboonsuk P, et al. Polypoidal choroidal vasculopathy: definition, pathogenesis, diagnosis, and management. *Ophthalmology*. 2018;125(5):708-724.
Koh A, Lai TYY, Takahashi K, et al. Efficacy and safety of ranibizumab with or without verteporfin photodynamic therapy for polypoidal choroidal vasculopathy: a randomized clinical trial. *JAMA Ophthalmol*. 2017;135:1206-1213.

11.19 Macroaneurisma arterial retiniano

Sintomas
Visão diminuída; histórico de hipertensão arterial sistêmica (HAS). Geralmente unilateral, mas 10% são bilaterais.

Sinais
(Ver Figuras 11.19.1 e 11.19.2.)

Críticos. Hemorragias agudas em múltiplas camadas da retina (sub-retinianas, intrarretinianas, pré-retinianas), possivelmente com HV; geralmente, com manchas brancas ou amarelas no centro do macroaneurisma arterial retiniano (MAR). O vazamento crônico pode causar um anel de exsudatos duros e edema retiniano ao redor de aneurismas, resultando em visão diminuída se a mácula estiver envolvida.

Outros. EM, êmbolos arteriolares, telangiectasia capilar, oclusão arterial ou venosa distalmente ao macroaneurisma.

Diagnóstico diferencial
- Doença de Coats: Telangiectasias vasculares retinianas unilaterais. Exsudatos amarelos intrarretinianos e sub-retinianos extensos. Hemorragias não são comuns. Ver Seção 8.1, Leucocoria.
- Vasculite retiniana idiopática, aneurismas e neurorretinite: Uma síndrome caracterizada

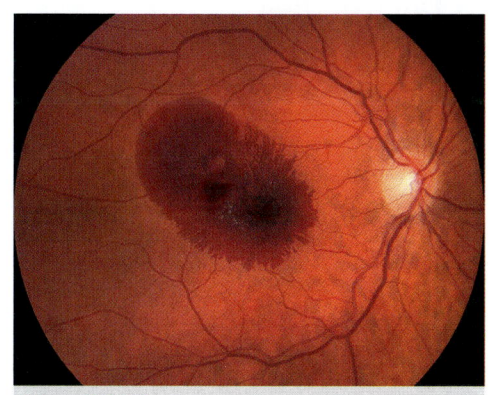

Figura 11.19.1 Macroaneurisma arterial retiniano na apresentação.

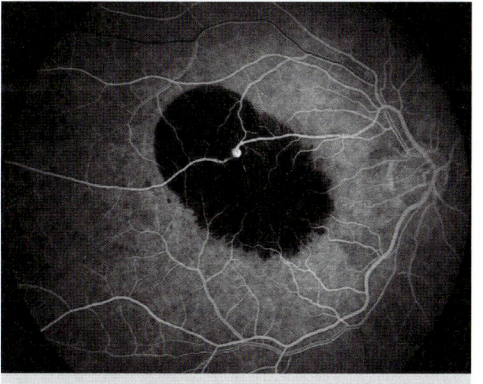

Figura 11.19.2 Angiografia com fluoresceína intravenosa de um macroaneurisma arterial retiniano.

por vasculite retiniana, macroaneurismas arteriais múltiplos, neurorretinite e não perfusão capilar periférica.
- Retinopatia diabética: As hemorragias não são sub-retinianas. Ver Seção 11.12, Retinopatia diabética.
- Retinopatia de Valsalva: Sem exsudatos duros associados. Ver Seção 11.21, Retinopatia de Valsalva.
- Telangiectasias retinianas: Telangiectasias retinianas justafoveais ou parafoveais podem causar exsudatos duros em um padrão circinado, em geral temporal à mácula. Associação com diabetes.
- Outros: Hemangioma capilar retiniano (hemangioblastoma), hemangioma cavernoso retiniano, melanoma coroidal, descolamento hemorrágico de EPR visto na DMRI, VPIC etc.

Etiologia

Dilatação vascular adquirida de artéria ou arteríola da retina, em geral no local de bifurcação arteriolar ou no cruzamento arteriovenoso. Costuma estar relacionada à HAS e à doença aterosclerótica generalizada.

Avaliação

1. História: Verificar se o paciente sofre de doença sistêmica, particularmente hipertensão ou diabetes.
2. Fazer exame oftalmológico completo com exame da retina sob dilatação com lente de 60 ou 90 dioptrias e oftalmoscopia indireta. Procurar por oclusão venosa retiniana concomitante, presente em um terço dos casos, e sinais de retinopatia hipertensiva (visível também no olho contralateral).
3. Verificar a pressão arterial.
4. Considerar a verificação do perfil lipídico, além da glicemia de jejum ou aleatória e da hemoglobina A1c.
5. A AFIV pode demonstrar hiperfluorescência precoce se não houver bloqueio causado pela hemorragia. Imagens tardias podem mostrar vazamento ou impregnação da parede dos vasos.
6. O OCT é útil para demonstrar e acompanhar qualquer EM.

Tratamento

Avaliar a necessidade de tratamento a *laser* se edema e/ou exsudato ameaçarem a visão central. Deve-se ter cuidado ao tratar arteríolas que suprem a mácula central, já que trombose distal ou oclusão com isquemia resultante podem ocorrer. O *laser* também pode causar ruptura de aneurisma, resultando em hemorragia retiniana e vítrea. Os fármacos anti-VEGF podem ser benéficos em pacientes com EM relacionado a macroaneurismas. Hemorragia vítrea densa ou que não melhora, hemorragia abaixo da membrana limitante interna (MLI) ou hemorragia submacular espessa podem se beneficiar com a vitrectomia.

Seguimento

A frequência tem como base a quantidade e a localização dos exsudatos e da hemorragia.

11.20 Retinopatia falciforme (incluindo doença, anemia e traço falciforme)

Sintomas

Em geral, não apresenta sintomas oculares. Moscas volantes, fotopsias ou perda de visão com doença avançada. Sistemicamente, os pacientes têm crises dolorosas com dor abdominal ou musculoesquelética severa com frequência. Os pacientes são de origem africana ou mediterrânea.

Sinais

(Ver Figura 11.20.1.)

Críticos. Neovascularização retiniana periférica na forma de um leque ("sinal *sea fan*"), vasos retinianos periféricos esclerosados ou coloração cinza opaco no fundo de olho periférico como resultado de oclusões arteriolares periféricas e isquemia.

Outros. Tortuosidade venosa, lesões pigmentadas médio-periféricas no fundo de olho com bordas espiculadas (*black sunbursts*), hemorragias intrarretinianas superficiais (placa em salmão), depósitos intrarretinianos refráteis (iridescentes) seguindo-se a uma reabsorção hemorrágica, estrias angioides, capilares da conjuntiva em forma de vírgula (especialmente ao longo do fórnice inferior). HV e faixas de tração, DR, OACR, oclusões arteriolares maculares e aumento da zona avascular foveal ocasionalmente se desenvolvem.

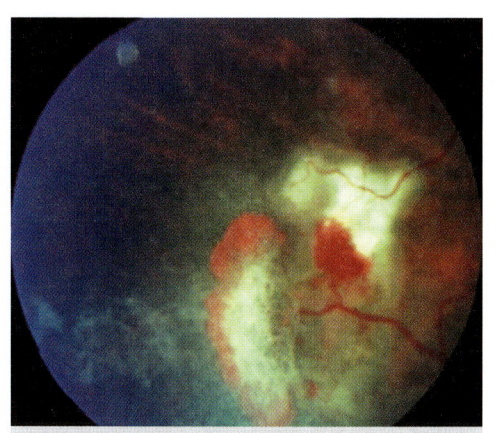

Figura 11.20.1 Retinopatia falciforme neovascular em leque com hemorragia vítrea associada.

Estadiamento
- Estágio 1: Oclusões arteriolares periféricas.
- Estágio 2: Anastomoses arteriovenosas periféricas.
- Estágio 3: Proliferação neovascular.
- Estágio 4: HV.
- Estágio 5: DR.

Diagnóstico diferencial de neovascularização retiniana periférica
- Sarcoidose: Neovascularização em leque periférica frequentemente associada à uveíte. Frequência aumentada em pacientes jovens de origem africana. Ver Seção 12.6, Sarcoidose.
- Retinopatia diabética: Patologia posterior mais proeminente. Hemorragias em "mata-borrão" associadas. Ver Seção 11.12, Retinopatia diabética.
- Retinopatia embólica (p. ex., talco): Histórico de abuso de drogas intravenosas. É possível observar partículas de talco refráteis nas arteríolas maculares. Ver Seção 11.33, Retinopatia cristalina.
- Doença de Eales: Oclusão vascular retiniana periférica de etiologia desconhecida; um diagnóstico de exclusão.

- Outros: Retinopatia da prematuridade, VREF, leucemia mieloide crônica, retinopatia por radiação, *pars planite*, fístula carotídeo-cavernosa, SIO, doença vascular do colágeno, estado hipercoagulável. Ver as seções específicas.

Avaliação
1. Histórico médico e histórico familiar: Verificar se o paciente sofre de anemia falciforme, diabetes ou problemas clínicos conhecidos e se houve abuso de drogas intravenosas.
2. Realizar exame de fundo de olho sob dilatação utilizando-se oftalmoscopia indireta.
3. Fazer Sickledex, teste de falcização e eletroforese de hemoglobina.

> **NOTA:** Pacientes com traço falciforme (i.e., HbSC), bem como com doença da hemoglobina C, podem ter um resultado negativo no Sickledex. A retinopatia é mais comum com a HbSC (mais grave) e com a HbS-Tal, sendo menos comum com a HbSS (anemia falciforme).

4. Considerar AFIV (particularmente de campo aberto) para auxiliar em considerações diagnósticas e terapêuticas.

Tratamento
Não há indicações bem-estabelecidas nem diretrizes para o tratamento. A neovascularização retiniana isolada por si só não exige tratamento, pois pode haver alta probabilidade de autoinfarto. A neovascularização com HV associada deve receber fotocoagulação da área avascular (anterior à neovascularização). DRs e HVs são mais bem tratados com vitrectomia. Os fármacos anti-VEGF podem ser benéficos, mas devem ser utilizados com cuidado em casos de tração significativa.

Seguimento
1. Sem retinopatia: Exames anuais de fundo de olho sob dilatação.
2. Retinopatia presente: Repetir exames de fundo de olho sob dilatação a cada 3 a 6 meses, dependendo da gravidade.

11.21 Retinopatia de Valsalva

Sintomas
Visão diminuída ou assintomática. Histórico de manobra de Valsalva (exalação forçada contra uma glote fechada), que pode ocorrer durante levantamento de peso, tosse, vômito ou esforço evacuatório. Às vezes, nenhum histórico de Valsalva pode ser obtido.

Sinais
(Ver Figura 11.21.1.)

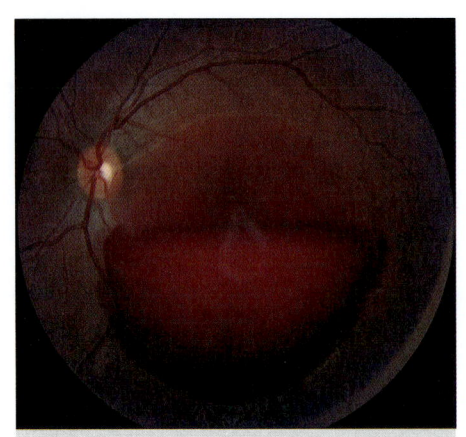

Figura 11.21.1 Retinopatia de Valsalva.

Críticos. Hemorragia única ou hemorragias múltiplas sob a MLI na área da mácula. Pode ser unilateral ou bilateral. O sangue pode ficar amarelo após alguns dias.

Outros. Pode haver hemorragia vítrea, intrarretiniana, sub-retiniana e subconjuntival.

Diagnóstico diferencial
- DVP: Pode causar HV agudamente, bem como hemorragias retinianas periféricas e de margem do disco. Porém, é raro haver hemorragia sub-MLI. Ver Seção 11.1, Descolamento vítreo posterior.
- MAR: Hemorragias em múltiplas camadas da retina e do vítreo. Pode apresentar-se com um anel circinado de exsudatos duros ao redor de um macroaneurisma. Ver Seção 11.19, Macroaneurisma arterial retiniano.
- Retinopatia diabética: Microaneurismas, hemorragias em "mata-borrão" e exsudatos duros bilateralmente. Não há hemorragia sub-MLI isoladamente. Também pode causar HV. Ver Seção 11.12, Retinopatia diabética.
- OVCR ou ORVR: Múltiplas hemorragias intrarretinianas unilaterais, dilatação e tortuosidade venosa. Ver Seção 11.8, Oclusão da veia central da retina, e Seção 11.9, Oclusão de ramo da veia da retina.

- Anemia ou leucemia: Pode apresentar múltiplas hemorragias bilaterais em chama de vela e puntiformes, bem como EAs. Também pode apresentar-se com hemorragia sub-MLI.
- LR: Pode ser circundada por hemorragia que obscurece a laceração. As lacerações raramente ocorrem na mácula.

Etiologia
A manobra de Valsalva causa aumento súbito de pressão venosa intraocular que provoca ruptura de capilares superficiais na mácula ou em outro local da retina. Pode estar associada à terapia anticoagulante.

Avaliação
1. História: Verificar se o paciente apresenta histórico de Valsalva, incluindo qualquer levantamento de peso recente, esforço evacuatório, tosse, espirro, vômito etc. O paciente pode não se lembrar do incidente.
2. Realizar exame oftalmológico completo, incluindo exame da retina sob dilatação com lâmpada de fenda e lente de 60 ou 90 dioptrias e oftalmoscopia indireta. Pesquisar achados sugestivos de uma etiologia diferente, incluindo microaneurismas, hemorragias em "mata-borrão" ou puntiformes, EAs, LR, DVP.
3. No caso de presença de HV densa, obter US em modo-B para descartar LR ou DR.
4. A AFIV pode ser útil para descartar outras causas, incluindo MARs ou retinopatia diabética.

Tratamento
O prognóstico é excelente. Muitos pacientes são apenas observados, uma vez que a hemorragia sub-MLI geralmente melhora após alguns dias ou semanas. Ocasionalmente, usa-se *laser* para se permitir que o sangue drene para dentro da cavidade vítrea, liberando a mácula. A vitrectomia raramente é considerada, muitas vezes apenas para HV que não melhora.

Seguimento
Pode-se fazer o acompanhamento a cada 2 semanas para as visitas iniciais para monitorar a melhora, e, então, acompanhamento rotineiro.

11.22 Miopia patológica/degenerativa

Sintomas
Visão diminuída. Geralmente assintomática até meados da vida adulta.

Sinais
(Ver Figura 11.22.1.)

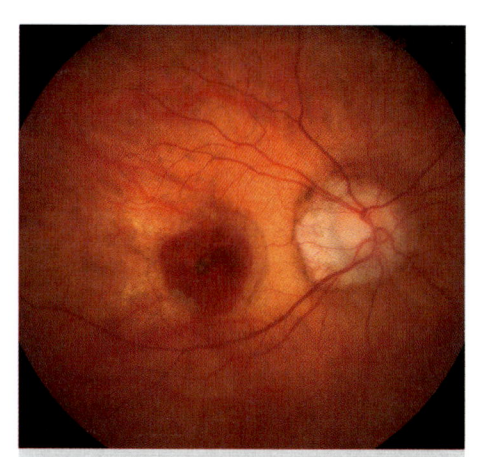

Figura 11.22.1 Miopia elevada com hemorragia macular.

oposição ao anel pigmentado separando a área atrófica da retina adjacente. Cicatrizes coroidais arredondadas (lesões em saca-bocado) estão espalhadas pelo fundo de olho. Ver Seção 11.24, Histoplasmose ocular.

- Discos inclinados: Discos anômalos com um crescente escleral, em geral inferonasalmente, um padrão vascular irregular à medida que os vasos emergem do disco (*situs inversus*) e uma área de ectasia no fundo de olho na direção da inclinação (inferonasalmente). Muitos pacientes têm miopia e astigmatismo, mas não têm degeneração coriorretiniana nem *lacquer cracks*. Costumam ser vistos defeitos de campo visual correspondendo às áreas de ectasia no fundo de olho. A maioria dos casos é bilateral.
- Atrofia girata: Causa rara. Múltiplas áreas bem demarcadas de atrofia coriorretiniana que se inicia na médio-periferia durante a infância e, então, coalesce para envolver grande porção do fundo de olho. As concentrações sanguíneas de ornitina estão aumentadas. Os pacientes, em geral, têm miopia elevada. Ver Seção 11.28, Retinoide pigmentar e distrofias coriorretinianas herdadas.
- Toxoplasmose: Cicatriz coriorretiniana bem circunscrita que geralmente não desenvolve NVC. A doença ativa mostra retinite e vitreíte. Ver Seção 12.5, Toxoplasmose.

Críticos. Crescente miópico (uma área em forma de crescente de esclera branca ou vasos coroidais adjacentes ao disco, separada do fundo de aspecto normal por uma linha hiperpigmentada); inserção oblíqua (inclinada) do disco óptico com ou sem alongamento vertical. Anormalidades pigmentares da mácula; manchas hiperpigmentadas na mácula (manchas de Fuchs). Normalmente, há correção refrativa de mais de –6,00 dioptrias e comprimento axial ≥ 26,5 mm.

Outros. Risco de NVC ou DRR. Palidez temporal do disco óptico, estafiloma posterior, entrada dos vasos retinianos pela porção nasal da escavação óptica. A retina e a coroide podem ser vistas se estendendo sobre a borda nasal do disco óptico. Pode haver áreas bem circunscritas de atrofia, manchas de hemorragia sub-retiniana, esclerose coroidal, estrias amarelas sub-retinianas (*lacquer cracks*), afinamento periférico da retina e degeneração *lattice*. Defeitos de campo visual podem estar presentes.

Diagnóstico diferencial

- DMRI: Pode desenvolver NVC e um aspecto semelhante na mácula, mas drusas normalmente estão presentes e os achados do disco miópico estão ausentes. Ver Seção 11.16, Degeneração macular não exsudativa (seca) relacionada à idade, e Seção 11.17, Degeneração macular neovascular ou exsudativa (úmida) relacionada à idade.
- Histoplasmose ocular: Atrofia peripapilar com risco para NVC. Um anel pigmentado pode separar o disco da atrofia peripapilar, em

Avaliação

1. Testar refração dinâmica e/ou cicloplegiada.
2. Fazer medição da PIO por tonometria de aplanação (a tonometria de Schiøtz ou por Tono-Pen podem subestimar a PIO em olhos com miopia elevada).
3. Realizar exame da retina sob dilatação com oftalmoscopia indireta para procurar descolamento ou ruptura da retina. A depressão escleral pode ser útil, mas deve ser realizada com cuidado sobre um estafiloma.
4. Realizar biomicroscopia com lente de fundo de contato ou de 60 ou 90 dioptrias para examinar a mácula procurando NVC (lesão cinza ou verde abaixo da retina, sangue ou exsudato sub-retiniano ou FSR).
5. Realizar AFIV para suspeita de NVC.
6. O OCT pode revelar NVC bem como descolamento macular sobre um estafiloma. Além disso, o OCT pode ser útil para identificar esquise da fóvea, uma possível causa de perda visual em pacientes com miopia elevada.

Tratamento

1. As rupturas retinianas sintomáticas são tratadas com fotocoagulação a *laser*, crioterapia ou cirurgia de introflexão escleral. O tratamento de rupturas retinianas assintomáticas pode ser considerado quando não há pigmentação circundante nem linha de demarcação.
2. Os fármacos anti-VEGF são utilizados para todos os subtipos de NVC associados à miopia elevada. A terapia de fotocoagulação a *laser* pode ser considerada para NVC extrafoveal ou justafoveal dentro de vários dias após obter uma AFIV, mas raramente é realizada. Ver Seção 11.17, Degeneração macular neovascular ou exsudativa (úmida) relacionada à idade.
3. Para casos de suspeita de glaucoma, um único campo visual em geral não pode diferenciar entre perda de campo visual por miopia e glaucoma inicial. A progressão da perda de campo visual na ausência de miopia progressiva, porém, sugere a presença de glaucoma e a necessidade de terapia. Ver Seção 9.1, Glaucoma primário de ângulo aberto.
4. Recomendar óculos de proteção inteiriços de policarbonato para prática de esportes em função do risco aumentado de ruptura coroidal após pequenos traumas.

Seguimento

Na ausência de complicações, reexaminar a cada 6 a 12 meses, com atenção para as doenças relacionadas discutidas anteriormente.

11.23 Estrias angioides

Sintomas
Geralmente assintomática. Visão diminuída pode ser o resultado de NVC.

Sinais
(Ver Figura 11.23.1.)

Críticos. Faixas bilaterais marrom-avermelhadas ou cinza localizadas profundamente à retina devido a rupturas na membrana de Bruch, em geral irradiando-se em padrão irregular ou raiado a partir do disco óptico. Pode ocorrer NVC.

Outros. Aspecto moteado do fundo de olho com coloração alaranjada (casca de laranja), mais comumente na periferia média temporal. Hemorragias sub-retinianas após traumas contusos leves. Alterações pigmentares reticulares na mácula; cicatrizes coriorretinianas pequenas, brancas e puntiformes (manchas tipo histoplasmose) na periferia média; corpos cristalinos dentro da mácula. Drusas do disco óptico (especialmente no pseudoxantoma elástico [PXE]). Padrão granular de linhas hiperfluorescentes à AFIV. O dano disseminado ao EPR é mais evidente à AFF em comparação com a oftalmoscopia do fundo de olho ou a AFIV.

Diagnóstico diferencial
- *Lacquer cracks* de degeneração coriorretiniana miópica: Miopia elevada presente. Ver Seção 11.22, Miopia patológica/degenerativa.
- Ruptura coroidal: As estrias sub-retinianas são geralmente concêntricas em relação ao disco óptico e de coloração amarelo-branca. Ver Seção 3.18, Ruptura coroidal traumática.

Etiologia
Cinquenta por cento dos casos estão associados a doenças sistêmicas; o restante é idiopático.
- PXE: Mais comum. Pregas de pele frouxas no pescoço, na axila e nos aspectos flexores das articulações, complicações cardiovasculares, risco aumentado de sangramentos gastrintestinais.
- Síndrome de Ehlers-Danlos: Hiperelasticidade da pele, articulações frouxas.

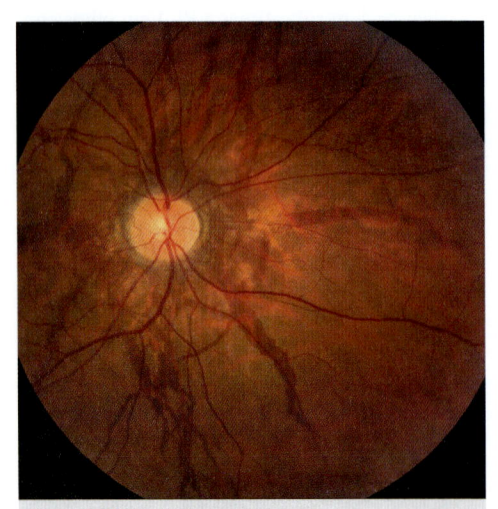

Figura 11.23.1 Estrias angioides.

- Doença óssea de Paget: Crânio aumentado, dor óssea, histórico de fraturas ósseas, perda auditiva, possíveis complicações cardiovasculares. Pode ser assintomática, mas pode desenvolver perda visual devido à compressão do nervo óptico por aumento de volume ósseo. Concentrações elevadas de fosfatase alcalina sérica e cálcio urinário. Dez por cento dos casos desenvolvem estrias angioides tardias.
- Anemia falciforme: Pode ser assintomática ou ter visão diminuída por anormalidades no fundo de olho. Pode ter histórico de infecções recorrentes e crises indolores ou dolorosas. Ver Seção 11.20, Retinopatia falciforme (incluindo doença, anemia e traço falciforme).
- Menos comuns: Talassemia, acromegalia, elastose senil, envenenamento por chumbo, síndrome de Marfan, anemia hemolítica etc.

Avaliação

1. História: Verificar se o paciente sofre de alguma doença sistêmica conhecida ou se já sofreu trauma ocular.
2. Realizar exame oftalmológico completo: Observar atentamente a mácula com lâmpada de fenda e lente de 60 ou 90 dioptrias, ou de fundo de contato, para detectar NVC.
3. Fazer AFF se houver dúvida quanto ao diagnóstico e AFIV ou OCTA na suspeita de NVC.
4. Realizar exame físico: Procurar por sinais clínicos das doenças citadas como etiologia.
5. Realizar teste de fosfatase alcalina sérica e concentrações de cálcio urinário no caso de suspeita de doença óssea de Paget.
6. Teste de falcização e eletroforese de hemoglobina em pacientes de origem africana.
7. Biópsia de pele ou de cicatriz se houver suspeita de PXE.
8. Hemograma se houver suspeita de etiologia hematológica.

Tratamento

1. A terapia anti-VEGF é atualmente utilizada para NVC associada a estrias angioides, pois a fotocoagulação focal a *laser* e a PDT apresentam desfechos desapontadores. Ver Seção 11.17, Degeneração macular neovascular ou exsudativa (úmida) relacionada à idade.
2. Tratamento de qualquer doença sistêmica subjacente por um internista.
3. Recomendar uso de óculos de proteção inteiriços de policarbonato para esportes em função do risco aumentado de hemorragia sub-retiniana e ruptura coroidal após pequenos traumas.

Seguimento

1. Exame de fundo de olho a cada 6 meses, monitorando se há NVC.
2. Orientar o paciente a verificar a tela de Amsler todos os dias e retornar imediatamente se alterações forem notadas. Ver Apêndice 4, Tela de Amsler.

11.24 Histoplasmose ocular

Sintomas

Mais comumente assintomática; pode apresentar-se com visão diminuída ou distorcida, sobretudo quando há desenvolvimento de NVC. Os pacientes frequentemente viveram ou visitaram o vale do Rio Ohio-Mississippi ou áreas onde a histoplasmose é endêmica. É mais comum na faixa etária de 20 a 50 anos.

Sinais

(Ver Figura 11.24.1.)

Críticos. Tríade clássica. São necessários dois dos três sinais para fazer o diagnóstico:

1. Manchas arredondadas em saca-bocado amarelo-brancas, cicatrizes coriorretinianas geralmente com diâmetro < 1 mm em qualquer local do fundo de olho (manchas tipo histoplasmose). Podem ser vistos agregados de pigmento dentro ou na margem das manchas.
2. NVC macular aparecendo como uma placa cinza-verde sob a retina, associada a edema retiniano, FSR, sangue ou exsudato sub-retiniano ou um anel de pigmento que se transforma em cicatriz disciforme.
3. Atrofia ou cicatriz peripapilar, algumas vezes com nódulos ou hemorragia. Pode haver uma borda de pigmento separando o disco da área de atrofia ou cicatriz.

Outros. Fileiras curvilineares de pequenas manchas tipo histoplasmose no fundo de olho periférico. Sem células no vítreo ou no aquoso.

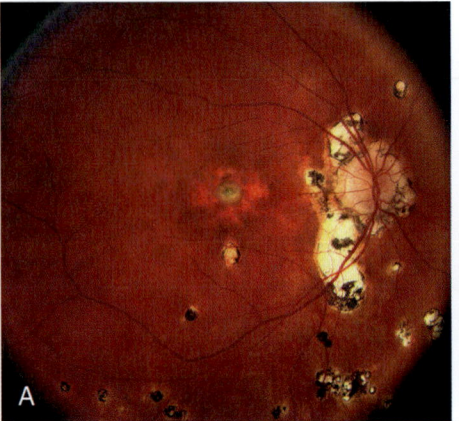

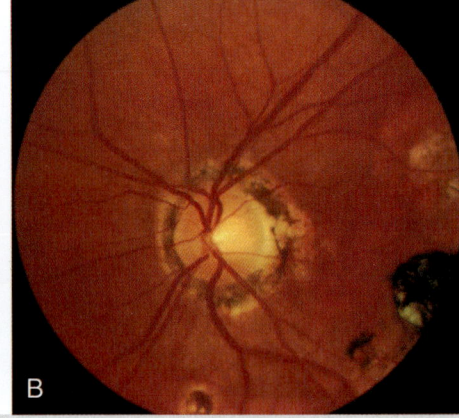

Figura 11.24.1 A e B: Histoplasmose ocular.

Diagnóstico diferencial
- Coroidite multifocal com pan-uveíte: Achados clínicos semelhantes, exceto pelo fato de que células inflamatórias anteriores ou no vítreo, ou ambas, também estão presentes. Ver Seção 12.3, Uveíte posterior e pan-uveíte.
- Miopia elevada: Pode haver manchas atróficas no polo posterior e crescente miópico no lado temporal do disco com borda de pigmento na margem externa (não interna), separando o crescente da retina. Manchas atróficas mais brancas que as manchas da histoplasmose. Ver Seção 11.22, Miopia patológica/degenerativa.
- DMRI: As alterações maculares podem parecer semelhantes, mas geralmente há drusas maculares, e os pacientes têm ≥ 50 anos de idade. Anormalidades mais difusas no EPR. Não há manchas arredondadas atróficas semelhantes às da histoplasmose e não há cicatriz ou atrofia ao redor do disco. Ver Seção 11.16, Degeneração macular não exsudativa (seca) relacionada à idade, e Seção 11.17, Degeneração macular neovascular ou exsudativa (úmida) relacionada à idade.
- Toxoplasmose antiga: Lesão coriorretiniana pigmentada com fibrose e condensações sobrejacentes no vítreo. Ver Seção 12.5, Toxoplasmose.
- Estrias angioides: Podem ocorrer manchas tipo histoplasmose na médio-periferia e degeneração macular. Linhas denteadas vermelhas, marrons ou cinzas profundamente aos vasos retinianos e irradiando-se a partir do disco óptico. Ver Seção 11.23, Estrias angioides.

Etiologia
Infecção fúngica causada pelo *Histoplasma capsulatum*. Uma vez adquiridos por inalação, os microrganismos podem passar para a coroide pela corrente sanguínea. É importante observar que a histoplasmose ocular *não* parece representar infecção ativa, e a terapia antifúngica não está indicada.

Avaliação
1. História: Investigar o tempo passado pelo paciente no vale do Rio Ohio-Mississippi ou em área endêmica. Verificar se esteve exposto a aves.
2. Fazer teste de tela de Amsler (ver Apêndice 4, Tela de Amsler) para avaliar o campo visual central de cada olho.
3. Realizar exame sob lâmpada de fenda: Não devem estar presentes células e *flare* na câmara anterior ou no vítreo.
4. Realizar exame de fundo de olho sob dilatação: Concentrar-se na área da mácula com lâmpada de fenda e lente de fundo de contato ou de 60 ou 90 dioptrias. Procurar sinais de NVC e células no vítreo.
5. Realizar AFIV e OCT para auxiliar a detectar a NVC e monitorar a resposta ao tratamento.

Tratamento
1. O tratamento antifúngico não é útil.
2. A terapia intravítrea com fármacos anti-VEGF para a NVC é a base do tratamento. A PDT (para NVC subfoveal) e a fotocoagulação focal a *laser* (para NVC extrafoveal) também podem raramente ser utilizadas.

Seguimento

1. Orientar todos os pacientes a usar a tela de Amsler todos os dias e retornar imediatamente se for notada qualquer mudança visual súbita.
2. Os pacientes tratados com injeções anti-VEGF são vistos a cada 4 a 6 semanas, dependendo da resposta clínica à terapia. Em geral, uma resposta mais completa ao tratamento é obtida com menos injeções que na DMRI. Os pacientes costumam conseguir parar com as injeções em vez de recebê-las por toda a vida. Os pacientes tratados com PDT ou *laser* focal são geralmente avaliados em 2 a 3 semanas, 4 a 6 semanas, 3 meses e 6 meses após o tratamento e, então, a cada 6 meses.
3. Um exame macular cuidadoso e um OCT são realizados em cada visita. A AFIV pode ser repetida sempre que houver suspeita de nova atividade neovascular.
4. Os pacientes sem NVC são avaliados a cada 6 meses quando alterações maculares estão presentes em um ou em ambos os olhos e anualmente quando não houver doença macular em nenhum dos olhos.

11.25 Adesão vitreomacular/tração vitreomacular/buraco macular

Sintomas
Visão diminuída variável (geralmente ao redor de 20/200 para um buraco de espessura total, melhor para um buraco de espessura parcial), metamorfopsia ou escotoma central. Probabilidade três vezes maior em mulheres; em geral, ocorre entre a sexta e a oitava décadas de vida. É bilateral em 10% dos casos.

Sinais
(Ver Figuras 11.25.1 e 11.25.2.)

Críticos. Um buraco macular aparece como uma mancha vermelha arredondada no centro da mácula, geralmente com tamanho de um terço a dois terços do diâmetro do disco, podendo ser circundada por um halo cinza/bolsa de FSR. A tração vitreomacular (TVM) demonstra perda da depressão foveolar normal e, em geral, uma mancha ou um anel amarelo no centro da mácula.

Outros. Pequenos precipitados amarelos profundamente à retina no buraco ou na retina circundante; cistos retinianos na margem do buraco ou um pequeno opérculo acima do buraco anteriormente à retina (estágio 3 ou 4 de Gass); ou ambos.

Estadiamento de Gass para buraco macular

- Estágio 1: Um anel, mancha amarela ou buraco iminente na fóvea.
- Estágio 2: Um pequeno buraco de espessura total.
- Estágio 3: Buraco de espessura total com bolsa de FSR, sem DVP.
- Estágio 4: Buraco de espessura total com bolsa de FSR, com DVP completo.

> **NOTA:** Foi desenvolvido um novo sistema de classificação envolvendo o uso do OCT. Ele se baseia no tamanho do buraco de espessura total, na presença de TVM e na etiologia subjacente (p. ex., TVM primária *versus* trauma secundário).

Diagnóstico diferencial
Pode ser difícil diferenciar um buraco macular de um pseudoburaco (sem perda de tecido foveal) ou de um buraco macular lamelar (espessura parcial).
- *Pucker* macular com pseudoburaco: Uma MER (enrugamento da superfície) na superfície da retina pode simular um buraco macular. Ver Seção 11.26, Membrana epirretiniana (*pucker* macular, retinopatia por enrugamento da superfície, maculopatia em celofane). Observar o brilho de alterações da MLI ou MER.

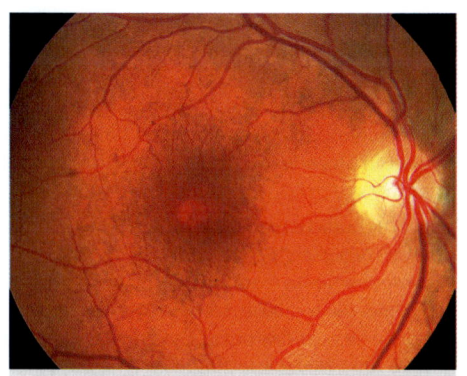

Figura 11.25.1 Buraco macular.

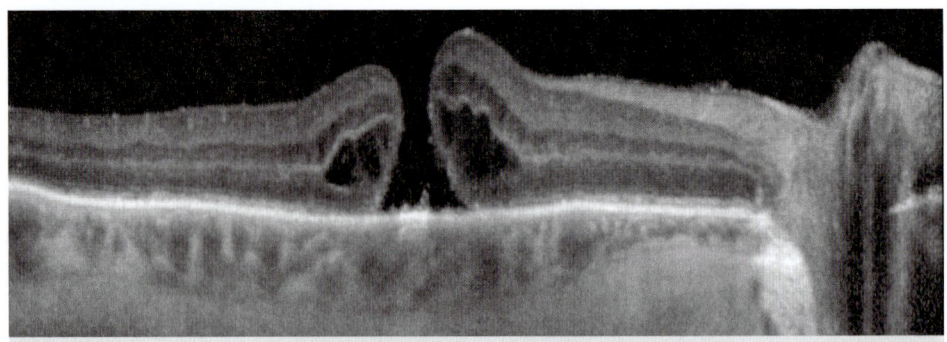

Figura 11.25.2 Tomografia de coerência óptica de buraco macular.

- Buraco lamelar: Não é tão vermelho quanto um buraco de espessura total, e o halo cinza circundante não costuma estar presente.
- Cistos intrarretinianos (p. ex., EMC crônico com cisto proeminente central).
- Retinopatia solar: Pequena lesão arredondada, vermelha ou amarela, no centro da fóvea, com fino pigmento cinza circundante em um observador de eclipse ou em alguém que observa demoradamente o sol. Ver 11.35, Retinopatia solar ou fótica.

Etiologia

Pode ser causado por tração do vítreo ou da MER sobre a mácula, trauma ou EMC. Nos estágios iniciais de adesão vitreomacular (AVM)/TVM, o córtex vítreo está ligado à fóvea, mas descolado da região perifoveal, exercendo tração anteroposterior sobre a fóvea. As forças de tração aumentadas podem permitir a eventual progressão para buraco macular de espessura total.

Avaliação

1. História: Avaliar se o paciente já sofreu trauma ou cirurgia ocular. Verificar se o paciente tem o hábito de observar o sol.
2. Realizar exame oftalmológico completo, incluindo exame da mácula com lâmpada de fenda e lente de 60 ou 90 dioptrias ou fundo de contato. Se houver DVP, é importante realizar exame cuidadoso do fundo de olho periférico para descartar rupturas periféricas.
3. Um buraco macular verdadeiro pode ser diferenciado de um pseudoburaco ou buraco lamelar direcionando-se um feixe de luz vertical fino através da área em questão com o uso de lente de 60 ou 90 dioptrias e o biomicroscópio da lâmpada de fenda. O paciente com um buraco verdadeiro relatará falha ou descontinuidade na linha (teste de Watzke-Allen). Um pseudoburaco ou buraco lamelar pode causar distorção da linha, mas ela não deve ser descontínua.
4. A AFIV pode ser útil na identificação de doença vascular retiniana exsudativa (i.e., retinopatia diabética, oclusão de veia, EMC pseudofácico) nos casos em que também há AVM/TVM.
5. O OCT é fundamental na avaliação da interface vitreorretiniana e na determinação do grau de tração pelo vítreo ou por MER. Ele também é útil no estadiamento de buracos maculares, diferenciando-os de pseudoburacos ou de buracos lamelares, e avaliando a progressão (ver **Figura 11.25.3**).

Tratamento

1. Os buracos maculares em estágio 1 podem ser observados, pois 50% deles melhoram espontaneamente.
2. A ocriplasmina é uma protease recombinante com atividade contra componentes da interface vítrea (fibronectina e laminina). Ela está aprovada pela FDA para tratamento de casos sintomáticos de AVM, TVM e buraco macular. Ela não funciona de maneira consistente, e efeitos colaterais raros, mas importantes, como alterações do ERG, subluxação de cristalino e discromatopsias, têm limitado a aceitação desse fármaco.
3. Para os buracos maculares sintomáticos, a vitrectomia via *pars plana* com *peeling* da MLI e tamponamento com gás permanece sendo o padrão-ouro para o tratamento. É preferível operar dentro dos primeiros 6 meses do início para uma maior possibilidade de recuperação visual. As complicações graves são raras, mas a

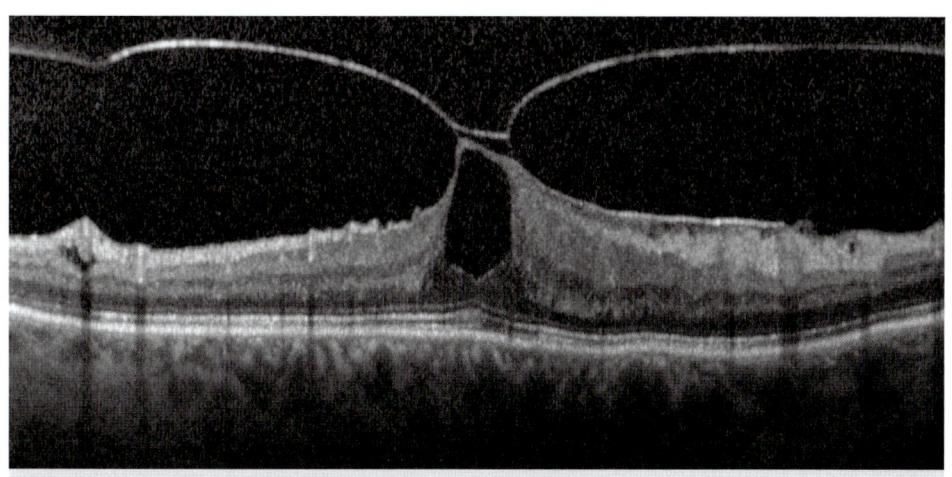

Figura 11.25.3 Tomografia de coerência óptica de tração vitreomacular.

progressão da catarata em pacientes fácicos é quase universal.

Seguimento

1. Os intervalos do seguimento variam dependendo dos sintomas, do exame clínico e do manejo cirúrgico.
2. Os pacientes com miopia alta costumam ser avaliados pelo menos 2 vezes por ano.
3. Todos os pacientes são vistos imediatamente se houver sintomas de DR.
4. Como há um pequeno risco de que a condição se desenvolva no olho contralateral, os pacientes recebem uma tela de Amsler para monitoramento periódico em casa.

REFERÊNCIA

Duker JS, Kaiser PK, Binder S, et al. The International Vitreomacular Traction Study Group classification of vitreomacular adhesion, traction, and macular hole. *Ophthalmology*. 2013;120(12):2611-2619.

11.26 Membrana epirretiniana (*pucker* macular, retinopatia por enrugamento da superfície, maculopatia em celofane)

Sintomas

A maioria dos casos é assintomática; pode apresentar visão diminuída ou distorcida, ou ambas. A incidência aumenta com a idade. Vinte por cento dos casos são bilaterais, embora costumem ser assimétricos.

Sinais

(Ver Figura 11.26.1.)

Críticos. O espectro varia de uma membrana fina, brilhante (maculopatia em celofane) até uma membrana cinza-esbranquiçada e espessa (*pucker* macular) presente na superfície da retina na área macular.

Outros. Pregas retinianas irradiando-se para fora da membrana, deslocamento, retificação ou tortuosidade dos vasos retinianos da mácula, EM

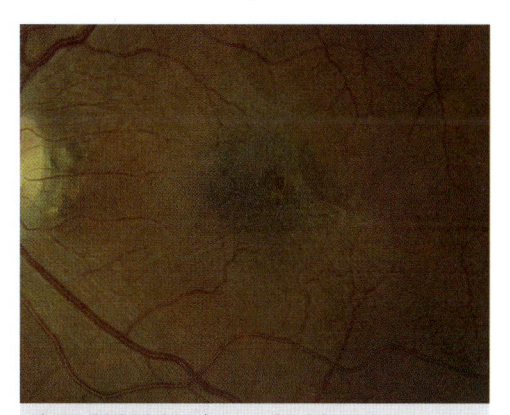

Figura 11.26.1 Membrana epirretiniana com pseudoburaco.

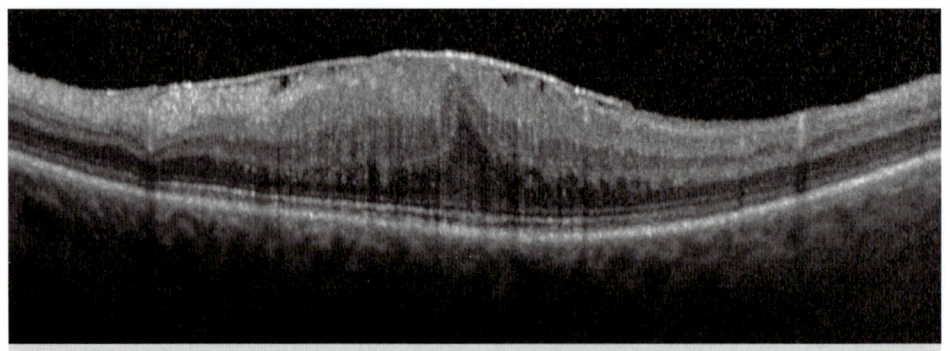

Figura 11.26.2 Tomografia de coerência óptica de membrana epirretiniana.

ou descolamento macular. Uma condensação em forma de anel na MER ao redor da fóvea pode simular um buraco macular (pseudoburaco).

Diagnóstico diferencial
- Retinopatia diabética: Pode produzir tecido fibrovascular pré-retiniano, que pode deslocar os vasos retinianos ou descolar a mácula. EM pode estar presente. Ver Seção 11.12, Retinopatia diabética.
- EMC. Ver Seção 11.14, Edema macular cistoide.

Etiologia
- DVP. Ver Seção 11.1, Descolamento vítreo posterior.
- Ruptura retiniana, DRR. Há maior risco de MER em pacientes com DVP que também apresentem laceração ou DRR *versus* DVP isoladamente. Ver Seção 11.2, Ruptura de retina (laceração), e Seção 11.3, Descolamento de retina.
- Idiopática. A MER pode ocorrer sem causa evidente, e tem sido vista em crianças bastante jovens.
- Após crioterapia ou fotocoagulação da retina.
- Após cirurgia intraocular, trauma ou hemorragia vítrea.
- Uveíte. Ver Capítulo 12, Uveíte.
- Outra doença vascular retiniana (retinopatia diabética, oclusão venosa etc.).

Avaliação
1. História: Verificar se o paciente foi submetido à cirurgia ocular ou se já teve doença ocular e se sofre de diabetes.
2. Realizar exame oftalmológico completo, particularmente uma avaliação completa do fundo de olho sob dilatação com lâmpada de fenda e lente de 60 ou 90 dioptrias, de Hruby ou de fundo de contato. Deve ser realizado exame cuidadoso da periferia para se descartar uma ruptura retiniana.
3. O OCT é útil na avaliação das MERs (ver **Figura 11.26.2**).

Tratamento
1. Tratar a doença subjacente.
2. Examinar a periferia para descartar ruptura da retina.
3. O *peeling* cirúrgico da membrana pode ser considerado quando há redução significativa da visão.

Seguimento
Esta não é uma condição de emergência, e o tratamento pode ser instituído a qualquer momento. Não costuma progredir com o tempo. Uma pequena porcentagem das MERs recorre após a remoção cirúrgica.

11.27 Efusão/descolamento coroidal

Sintomas
Visão diminuída ou assintomática em um descolamento coroidal seroso. Pode ocorrer diminuição da visão se os descolamentos coroidais se estenderem posteriormente com uma sombra ou envolvimento da mácula. Dor moderada a intensa e olho vermelho também podem ocorrer com um descolamento coroidal hemorrágico.

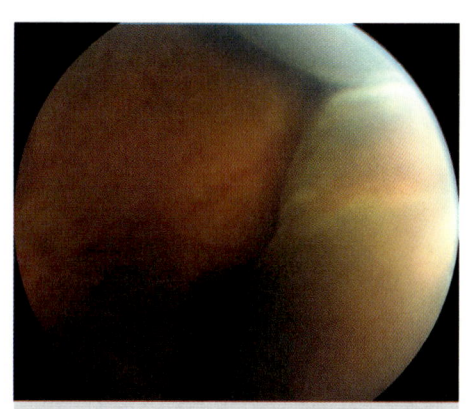

Figura 11.27.1 Descolamento coroidal.

Sinais
(Ver Figura 11.27.1.)

Críticos. Elevação lisa, bolhosa, marrom-alaranjada da retina e da coroide que geralmente se estende em 360 graus ao redor da periferia em uma configuração lobular. A ora serrata pode ser vista sem depressão escleral.

Outros. *Descolamento coroidal seroso*: PIO baixa (frequentemente, < 6 mmHg), câmara anterior rasa com células e *flare* leves, transiluminação positiva.

Descolamento de coroide hemorrágico: PIO elevada (se o descolamento for grande), câmara anterior rasa com células e *flare* leves, sem transiluminação.

Diagnóstico diferencial
- Melanoma do corpo ciliar: Normalmente, não é multilobular ou simétrico em cada quadrante do globo. Melanomas pigmentados não sofrem transiluminação. A US em modo-B pode auxiliar na diferenciação entre os dois. Ver Seção 11.36, Nevo coroidal e melanoma maligno da coroide.
- DRR: Parece branco e flutua com os movimentos oculares. Uma ruptura é, em geral, observada na retina, e células pigmentares estão comumente presentes no vítreo. Pode ocorrer descolamento coroidal seroso como resultado de DRR crônico. Ver Seção 11.3, Descolamento de retina.

Etiologia
Seroso
- Intraoperatório ou pós-operatório: Vazamento da ferida, perfuração da esclera a partir de sutura em rédea do reto superior, fenda de ciclodiálise, vazamento ou excesso de filtração a partir de uma bolha filtrante, após reparo de DR com introflexão escleral ou após fotocoagulação a *laser* ou crioterapia.
- Traumático: Frequentemente associado à ruptura de globo.
- Uveíte: esclerite ou uveíte posterior.
- Outros: Nanoftalmo, síndrome da efusão uveal, fístula carotídeo-cavernosa, tumor primário ou metastático etc. Ver seções específicas.

Hemorrágico
- Intraoperatório ou pós-operatório: A partir de deslocamento anterior dos conteúdos oculares e ruptura de artérias ciliares posteriores curtas.
- Espontâneo (p. ex., após perfuração de uma úlcera corneana). Pode não haver evento desencadeante, especialmente se o paciente usa anticoagulantes.

Avaliação
1. História: Verificar se recentemente o paciente sofreu algum trauma ou foi submetido à cirurgia ou se tem problema ocular ou clínico conhecido.
2. Realizar exame sob lâmpada de fenda: Verificar a presença de uma bolha filtrante e realizar teste de Seidel para descartar vazamento de ferida. Ver Apêndice 5, Teste de Seidel para detectar vazamento e ferida.
3. Realizar gonioscopia do ângulo da câmara anterior: Procurar uma fenda de ciclodiálise.
4. Realizar exame da retina sob dilatação: Determinar se há FSR, indicando um DR concomitante, e se há doença coroidal ou tumor subjacentes. O exame do olho contralateral pode ser útil para o diagnóstico.
5. Em casos sugestivos de melanoma, a US em modo-B e a transiluminação do globo são úteis para fazer o diagnóstico. A US em modo-B também é útil para distinguir entre descolamento coroidal seroso ou hemorrágico e para determinar se a hemorragia é móvel ou está coagulada.

Tratamento
Tratamento geral
1. Cicloplégico (p. ex., atropina a 1%, 3 x/dia).
2. Esteroide tópico (p. ex., acetato de prednisolona a 1%, 4-6 x/dia).
3. Considerar esteroides orais.

4. A drenagem cirúrgica do fluido supracoroidal pode estar indicada para uma câmara anterior plana ou progressivamente rasa, sobretudo na presença de inflamação (em função do risco de sinequias anteriores periféricas) ou descompensação corneana resultante do contato cristalino-córnea. *Kissing choroidals* (aposição de dois lóbulos na coroide descolada) pode geralmente ser tolerada, desde que a dor e a elevação da PIO não sejam intratáveis.

Tratamento específico: Reparo do problema subjacente

1. Seroso
   - Vazamento de ferida ou bolha filtrante: Usar curativo por 24 horas, diminuir esteroides e adicionar supressores do aquoso, suturar o local, usar cola de cianoacrilato, colocar lentes de contato terapêuticas, ou uma combinação destes.
   - Fenda de ciclodiálise: Terapia a *laser*, diatermia, crioterapia ou sutura na fenda para fechá-la.
   - Uveíte: Cicloplégico tópico e esteroide conforme discutido previamente.
   - Doença inflamatória: Ver a entidade específica.
   - DR: Reparo cirúrgico. A vitreorretinopatia proliferativa após o reparo é comum.
2. Hemorrágico: Nos casos graves, realiza-se drenagem do descolamento coroidal usando infusão intraocular com ou sem vitrectomia. Há mais chance de sucesso se a hemorragia estiver liquefeita, o que ocorre em 7 a 10 dias após o evento inicial. De outro modo, usar tratamento geral.

Seguimento
De acordo com o problema subjacente.

11.28 Retinoide pigmentar e distrofias coriorretinianas herdadas

RETINOIDE PIGMENTAR

Sintomas
Visão noturna diminuída (frequentemente, cegueira noturna) e perda da visão periférica. Pode ocorrer redução na visão central precoce ou tardia durante o processo de doença, dependendo do predomínio do envolvimento de cones ou bastonetes. A mesma situação ocorre para a visão de cores.

Sinais
(Ver Figura 11.28.1.)

Críticos. Classicamente, células vítreas (sinal mais consistente), agregados de pigmento dispersos ao longo da retina periférica em um padrão perivascular, frequentemente assumindo um arranjo em "espícula óssea" (embora as espículas ósseas possam não estar presentes), áreas de despigmentação ou atrofia do EPR, estreitamento de arteríolas e, posteriormente, palidez cérea do disco óptico. Perda progressiva do campo visual, em geral um escotoma em anel, que progride para um campo visual pequeno. ERG, em geral, moderado a marcadamente reduzido.

Outros. Aglomerados de pigmento focais ou setoriais, EMC, MER, catarata subcapsular posterior.

Padrões de herança
- Autossômica recessiva (mais comum): Visão diminuída (grave) e cegueira noturna ocorrem precocemente.
- Autossômica dominante (menos grave): Início mais gradual de RP, normalmente na vida adulta, penetrância variável, início tardio de catarata. Perda visual menos grave.

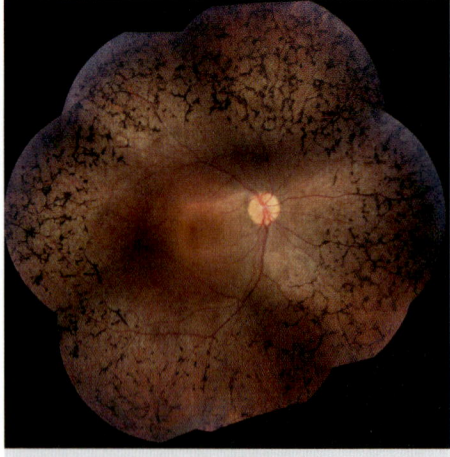

Figura 11.28.1 Retinoide pigmentar.

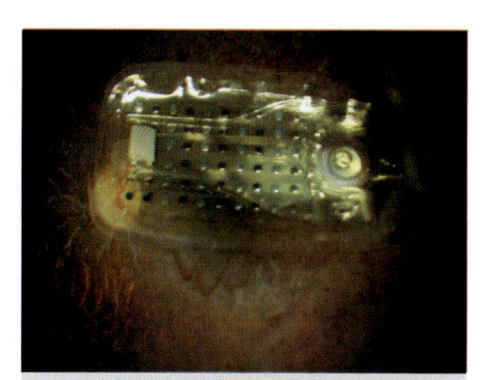

Figura 11.28.2 Implante de *microchip* epirretiniano em paciente com RP avançada.

- Recessiva ligada ao X (mais rara e mais grave): Início semelhante ao da autossômica recessiva. As mulheres portadoras frequentemente apresentam um fundo de olho com aspecto "sal e pimenta". A perda visual é grave.
- Esporádica.

Tratamento

Algumas evidências sustentam que dietas ricas em vitamina A (15.000 UI/dia) e luteína (12 mg/dia) podem ajudar a reduzir a velocidade da perda visual médio-periférica em não fumantes com RP, mas a literatura ainda é inconclusiva. Se for iniciado com altas doses de vitamina A, monitorar os testes de função hepática e as concentrações de vitamina A. Têm sido utilizados implantes de *microchips* epirretinianos e sub-retinianos com algum sucesso para melhorar a visão em pacientes com RP muito avançada (ver **Figura 11.28.2**). Há ensaios clínicos em andamento com vários delineamentos para determinar a segurança e a eficácia da tecnologia de implantes retinianos. Além disso, estão sendo realizadas pesquisas em terapia genética para tipos específicos de RP.

DOENÇAS SISTÊMICAS ASSOCIADAS À DEGENERAÇÃO RETINIANA HEREDITÁRIA

Doença de Refsum (deficiência de fitanoil-CoA-hidroxilase)

RP autossômica recessiva (frequentemente, sem espículas ósseas) com concentração aumentada de ácido fitânico sérico. Pode apresentar ataxia cerebelar, neuropatia periférica, surdez, pele seca, anosmia, doença hepática e anormalidades cardíacas. Tratar com dieta com baixa concentração de ácido fitânico e de fitol (minimizar a quantidade de produtos lácteos, gordura animal e vegetais de folhas verdes). Verificar concentrações de ácido fitânico sérico a cada 6 meses.

Abetalipoproteinemia hereditária (síndrome de Bassen-Kornzweig)

RP autossômica recessiva (em geral, sem espículas ósseas) com intolerância à gordura, diarreia, hemácias crenadas (acantócitos), ataxia, restrição progressiva da motilidade ocular e outros sintomas neurológicos como resultado de uma deficiência nas lipoproteínas e má absorção de vitaminas lipossolúveis (A, D, E e K). O diagnóstico tem como base a deficiência de apolipoproteína B sérica.

Tratamento

1. Vitamina A solúvel em água, 10.000 a 15.000 UI, VO, 1 x/dia.
2. Vitamina E, 200 a 300 UI/kg, VO, 1 x/dia.
3. Vitamina K, 5 mg, VO, 1 x/semana.
4. Restrição de gorduras na dieta para 15% da ingesta calórica.
5. Concentrações séricas de vitamina A e E 2 vezes ao ano; ERG anualmente e adaptometria para o escuro.
6. Considerar suplementação da dieta do paciente com zinco.

Amaurose congênita de Leber

Grupo de distrofias retinianas autossômicas recessivas que representa a causa genética mais comum de cegueira congênita em crianças. A aparência do fundo de olho é variável, mas geralmente mostra retinopatia pigmentar. Perda visual moderada a grave identificada ao nascer ou poucos meses depois, nistagmo infantil, resposta pupilar ruim e/ou paradoxal, fotofobia, sinal oculodigital (cutucada no olho) e ERG plano ou marcadamente reduzido. Há associação com ceratocone. O voretigene neparvovec é a primeira terapia genética aprovada pela FDA para degeneração retiniana herdada. O tratamento envolve a injeção sub-retiniana de um vetor viral AAV2 carregando o DNA RPE65.

Síndrome de Usher

Existem vários subtipos, todos autossômicos recessivos. Associa-se à perda auditiva neurossensorial congênita que costuma ser estável ao longo da vida. Os genes envolvidos codificam um complexo proteico presente nas células pilosas da orelha interna e nas células fotorreceptoras da retina. A testagem molecular para certos subtipos está disponível.

Complexo de Bardet-Biedl

Grupo principalmente autossômico recessivo de doenças diferentes com achados semelhantes que incluem retinopatia pigmentar, hipogonadismo, obesidade, polidactilia, retardo mental e outros. A síndrome de Lawrence-Moon é uma entidade relacionada, porém distinta, que está associada à paraplegia espástica sem polidactilia e obesidade.

Síndrome de Kearns-Sayre

Degeneração pigmentar retiniana em "sal e pimenta" com arteríolas normais. Limitação progressiva da movimentação ocular sem diplopia, ptose, baixa estatura e/ou defeitos da condução cardíaca. Os sinais oculares geralmente aparecem antes dos 20 anos de idade. Herança mitocondrial. Encaminhar o paciente para um cardiologista. O paciente pode precisar de um marca-passo. Ver Seção 10.12, Oftalmoplegia externa progressiva crônica.

Outras síndromes de RP

- Síndrome de Spielmeyer-Vogt-Batten-Mayou: Associada a convulsões, demência e ataxia.
- Síndromes de Alström, Cockayne e Alport: Associadas à perda auditiva.
- Síndrome de Zellweger: Associada à hipotonia, ao hipertelorismo e à hepatomegalia.
- Outras: Incontinência pigmentar, Jansky-Bielschowsky etc.

Diagnóstico diferencial

- **Toxicidade por fenotiazina**
  - Tioridazina: Aglomerados pigmentares entre o polo posterior e o equador, áreas de despigmentação retiniana, edema da retina, anormalidades do campo visual (escotoma central e constrição geral), ERG deprimido ou apagado. Os sintomas e sinais podem ocorrer dentro de semanas a partir do início da terapia com fenotiazina, particularmente se estiverem sendo utilizadas doses muito altas (≥ 2.000 mg/dia). Em geral, mais do que 800 mg/dia, cronicamente, são necessários para haver toxicidade. Descontinuar o uso em caso de desenvolvimento de toxicidade. Realizar acompanhamento a cada 6 meses.
  - Clorpromazina: Pigmentação anormal das pálpebras, da córnea, da conjuntiva (especialmente dentro da fissura palpebral) e da cápsula anterior do cristalino; catarata subcapsular anterior e posterior; raramente, uma retinopatia pigmentar com campo visual e alterações no ERG semelhantes àqueles descritos para tioridazina. Em geral, 1.200 a 2.400 mg/dia por mais de 12 meses são necessários para causar toxicidade. Descontinuar o uso em caso de desenvolvimento de toxicidade. Realizar acompanhamento a cada 6 meses.
- **Sífilis:** Exames de sangue positivos, campos visuais assimétricos, aspecto anormal do fundo de olho, pode haver história de uveíte recorrente. Não há histórico familiar de RP. O ERG costuma estar preservado em algum grau.
- **Rubéola congênita:** Um aspecto de fundo de olho em "sal e pimenta" pode ser acompanhado de microftalmo, catarata, surdez, anormalidade cardíaca congênita ou outra anormalidade sistêmica. O ERG, em geral, está normal.
- **Distrofia cristalina de Bietti:** Condição autossômica recessiva caracterizada por cristais de composição desconhecida no estroma corneano periférico e na retina em diferentes camadas. Pode causar atrofia coroidal, visão noturna diminuída, acuidade visual diminuída e um ERG plano.
- **Após a resolução de DR seroso:** A história é diagnóstica (p. ex., toxemia da gestação, doença de Harada).
- **Atrofia retinocoroidal paravenosa pigmentada:** Localização paravenosa de degeneração de EPR e deposição pigmentar. Sem padrão hereditário definido. Campos visuais e ERG variáveis (em geral, normais).
- **Após trauma fechado grave:** Normalmente, em função de resolução espontânea de DR.
- **Após oclusão de artéria oftálmica.**
- **Portadores de albinismo ocular:** Ver Seção 13.9, Albinismo.

> **NOTA:** As anormalidades pigmentares estão no nível do EPR com toxicidade por fenotiazina, sífilis e rubéola congênita. Com DR resolvido, o pigmento é intrarretiniano.

Avaliação

1. Históricos clínico e ocular relativos às doenças discutidas previamente.
2. Histórico medicamentoso.
3. Histórico familiar com genealogia e testagem genética para propósitos de diagnóstico e aconselhamento (ver anteriormente).
4. Realizar exame oftalmoscópico.

5. Fazer teste formal de campo visual (p. ex., Humphrey).
6. Estudos de adaptação ao escuro e ERG. Podem ajudar na diferenciação entre disfunção de bastonetes estacionária (cegueira noturna estacionária congênita) e RP (uma doença progressiva).
7. Tirar fotografias do fundo de olho.
8. Considerar a testagem para sífilis (RPR ou VDRL e FTA-ABS ou teste treponêmico específico).
9. Se o paciente for homem e o padrão de herança não for conhecido, examinar a mãe e realizar um ERG nela. Mulheres portadoras de doença ligada ao X frequentemente apresentam pigmentação anormal na médio-periferia e resultados anormais nos ERGs de adaptação ao escuro.
10. Se anormalidades neurológicas como ataxia, polineuropatia, surdez ou anosmia estiverem presentes, fazer teste em jejum (de pelo menos 14 horas) de concentração de ácido fitânico sérico para descartar doença de Refsum.
11. Se houver suspeita de abetalipoproteinemia hereditária, realizar exames de colesterol e triglicerídeos (os níveis estão baixos), eletroforese de proteína e lipoproteína séricas (é detectada deficiência de lipoproteína) e esfregaços de sangue periférico (é observada acantose).
12. Se houver suspeita de síndrome de Kearns-Sayre, o paciente deve ser examinado por um cardiologista com ECGs sequenciais; os pacientes podem morrer devido a bloqueio cardíaco completo. Todos os membros da família devem ser avaliados.

Tratamento

Para sífilis, ver Seção 12.12, Sífilis. Para deficiência de vitamina A, ver Seção 13.8, Deficiência de Vitamina A.

Atualmente, não se conhece tratamento definitivo para RP. Ver anteriormente, Retinoide pigmentar.

A cirurgia de catarata pode melhorar a acuidade visual central. Os inibidores da anidrase carbônica tópicos ou orais (p. ex., acetazolamida, 500 mg/dia) podem ser efetivos para EMC.

Todos os pacientes se beneficiam com aconselhamento genético e orientação sobre como lidar com seus déficits visuais. Lentes escuras podem fornecer conforto em ambientes externos e podem proporcionar melhor reforço de contraste. Em casos avançados, auxílios para visão subnormal e reabilitação vocacional podem ser úteis.

DISTROFIAS CORIORRETINIANAS HEREDITÁRIAS E OUTRAS CAUSAS DE NICTALOPIA (CEGUEIRA NOTURNA)

- Atrofia girata: Nictalopia e visão periférica diminuída, em geral ocorrendo na primeira década de vida, seguidas por constrição progressiva do campo visual. EPR bocelado e atrofia coriocapilar na médio-periferia durante a infância que coalescem para envolver o fundo de olho inteiro; catarata subcapsular posterior, miopia elevada com astigmatismo. Constrição de campos visuais e ERG anormal ou não registrável. A concentração de ornitina plasmática está 10 a 20 vezes maior do que o normal; a lisina está diminuída. Avaliar a necessidade de ERG e AFIV se a concentração de ornitina não estiver marcadamente aumentada. Autossômica recessiva.

Tratamento

1. Reduzir o consumo de proteínas na dieta e substituir por soluções de aminoácidos essenciais aromatizadas artificialmente sem arginina (p. ex., dieta com restrição de arginina). Monitorar concentrações séricas de amônia.
2. Vitamina B6 (piridoxina) suplementar: A dose não está atualmente estabelecida; considerar 20 mg/dia, VO, inicialmente e aumentar para até 500 mg/dia, VO, se não houver resposta. Acompanhar as concentrações séricas de ornitina para determinar a quantidade necessária de vitamina B6 suplementar e o grau em que a proteína na dieta deve ser restringida. Concentrações séricas de ornitina entre 0,15 e 0,2 mmol/L são o ideal.

> **NOTA:** Somente uma pequena porcentagem de pacientes responde à vitamina B6.

- Coroideremia: Os homens apresentam nictalopia na primeira ou na segunda década de vida, seguida por perda gradativa da visão periférica. A visão central diminuída ocorre posteriormente. Nos homens, achados precoces incluem grânulos pigmentares dispersos na periferia com áreas focais de atrofia de EPR. Achados tardios incluem ausência total de EPR e coriocapilares. Não há espículas ósseas. Pode ocorrer estreitamento arteriolar retiniano e atrofia óptica tardiamente no processo. Constrição de campos visuais, visão normal para cores, ERG marcadamente

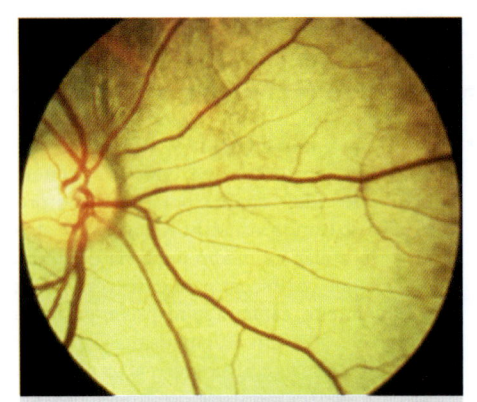

Figura 11.28.3 Doença de Oguchi com fundo de olho mostrando aspecto de *tapetum* (tapete) em estado adaptado à luz.

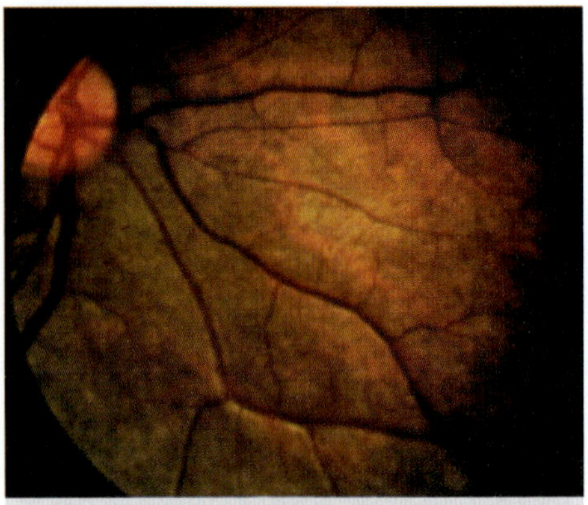

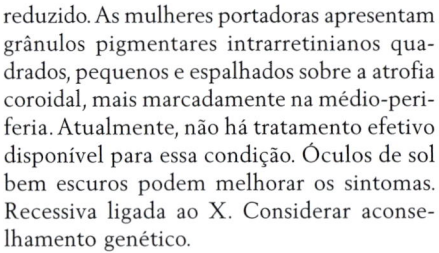

Figura 11.28.4 Doença de Oguchi mostrando o fenômeno de Mizuo, com um fundo de olho normalmente pigmentado em estado adaptado ao escuro.

reduzido. As mulheres portadoras apresentam grânulos pigmentares intrarretinianos quadrados, pequenos e espalhados sobre a atrofia coroidal, mais marcadamente na médio-periferia. Atualmente, não há tratamento efetivo disponível para essa condição. Óculos de sol bem escuros podem melhorar os sintomas. Recessiva ligada ao X. Considerar aconselhamento genético.

- Deficiência de vitamina A: Cegueira noturna marcada. Numerosas manchas pequenas, amarelo-esbranquiçadas e bem demarcadas profundamente na retina periférica. Olho seco e/ou manchas de Bitôt (lesões queratinizadas brancas) na conjuntiva. Ver Seção 13.8, Deficiência de vitamina A.
- Deficiência de zinco: Pode provocar adaptação anormal para o escuro (o zinco é necessário para o metabolismo da vitamina A).
- Cegueira noturna estacionária congênita: Cegueira noturna desde o nascimento, campos visuais normais; pode apresentar fundo de olho normal ou anormal, não progressiva. Resposta pupilar paradoxal. Uma variante é a doença de Oguchi, caracterizada pelo fenômeno de Mizuo – o fundo de olho tem um aspecto de *tapetum* em um estado adaptado à luz, mas parece normalmente pigmentado quando adaptado ao escuro (pode levar até 12 horas) (ver **Figuras 11.28.3** e **11.28.4**).
- Miopia hipocorrigida: É a causa mais comum de visão noturna baixa.

11.29 Distrofias de cones

Sintomas
Perda visual lentamente progressiva, fotofobia e visão ruim para cores, com início durante as primeiras três décadas de vida. A visão é pior em ambiente iluminado do que em ambiente escuro.

Sinais

Críticos
- Iniciais: Exame de fundo de olho essencialmente normal, mesmo com acuidade visual ruim. Função anormal de cones no ERG (p. ex., uma resposta fotópica reduzida a *flash* único e uma resposta reduzida no *flicker*).
- Tardios: Maculopatia em alvo ou atrofia geográfica central do EPR e coriocapilares.

Outros. Nistagmo, palidez temporal do disco óptico, agregados de pigmento salpicados na área macular, reflexo retiniano do tipo *tapetum*. Raramente, pode haver degeneração de bastonetes, levando a um quadro tipo RP (p. ex., degeneração de cones-bastonetes, que pode ter um padrão de herança autossômico dominante).

Herança
Em geral, esporádica. As formas hereditárias costumam ser autossômicas dominantes ou, menos frequentemente, ligadas ao X.

Diagnóstico diferencial
- Doença de Stargardt: Especialmente em um estágio precoce, quando as lesões amareladas

estão ausentes e o ERG costuma ser normal. Ver Seção 11.30, Doença de Stargardt (*fundus flavimaculatus*).

- Maculopatia por cloroquina/hidroxicloroquina: Pode apresentar maculopatia em alvo e visão para cores alterada. Histórico de uso dos medicamentos, sem histórico familiar de degeneração de cones, sem nistagmo. Ver Seção 11.32, Toxicidade por cloroquina/hidroxicloroquina.
- Distrofia coroidal areolar central: Atrofia geográfica do EPR com ERG fotópico normal.
- DMRI: Pode apresentar atrofia geográfica do EPR, porém com visão para cores e ERG fotópico normais. Ver Seção 11.16, Degeneração macular não exsudativa (seca) relacionada à idade, e Seção 11.17, Degeneração macular neovascular ou exsudativa (úmida) relacionada à idade.
- Cegueira congênita para cores: Acuidade visual normal, início ao nascimento, não progressiva.
- RP: Cegueira noturna e perda de campo visual periférico. Frequentemente, com espículas ósseas retinianas periféricas. Pode ser diferenciada por teste de adaptação ao escuro e ERG. Ver Seção 11.28, Retinoide pigmentar e distrofias coriorretinianas herdadas.
- Neuropatia ou atrofia óptica: Acuidade diminuída, visão para cores prejudicada, palidez temporal ou difusa do nervo óptico, ou ambas. Ver Seção 10.17, Neuropatia óptica isquêmica arterítica (arterite de células gigantes), Seção 10.18, Neuropatia óptica isquêmica não arterítica, e Seção 10.20, Neuropatias ópticas variadas.
- Perda visual não fisiológica: Resultados normais ao exame oftalmoscópico, AFIV, OCT, ERG e eletro-oculograma (EOG). Geralmente, os pacientes podem ser induzidos a enxergar melhor por meio de testes especiais. Ver Seção 10.25, Perda visual não fisiológica.

Avaliação

1. Histórico familiar.
2. Exame oftalmológico completo, incluindo avaliação formal para discromatopsia (p. ex., teste de 100 cores de Farnsworth-Munsell).
3. Fazer teste formal de campo visual.
4. ERG de campo completo: Resposta fotópica anormal com resposta isolada de bastonetes normal.
5. O OCT pode mostrar ruptura das camadas retinianas externas, mas pode ser normal mesmo em pacientes com anormalidades eletrofísicas.
6. A AFF pode ser útil no diagnóstico (particularmente sensível a distúrbios no EPR), bem como para monitoramento dessas doenças.

Tratamento

Não há cura comprovada para a distrofia de cones. As seguintes medidas podem ser paliativas:

1. Óculos ou lentes de contato fortemente escuros podem auxiliar a maximizar a visão.
2. Colírios mióticos (p. ex., pilocarpina a 0,5 ou 1%, 4 x/dia) são ocasionalmente experimentados para melhorar a visão e reduzir a fotofobia.
3. Aconselhamento genético.
4. Assistência para visão subnormal conforme a necessidade.

Seguimento

Anualmente.

11.30 Doença de Stargardt (*fundus flavimaculatus*)

Sintomas

Visão diminuída na infância ou na idade adulta jovem. Precocemente, na doença, a diminuição na visão, muitas vezes, é desproporcional ao aspecto oftalmoscópico clínico; assim, deve-se ter cuidado para não rotular a criança como alguém que esteja simulando.

Sinais

(Ver Figuras 11.30.1 a 11.30.3.)

Críticos. Qualquer um dos seguintes pode estar presente.

- Fundo de olho de aspecto normal, exceto pela discreta granularidade na fovéola.
- Depósitos tipo mancha amarelos ou amarelo--esbranquiçados no nível do EPR, em geral em configuração pisciforme (em rabo de peixe).
- Degeneração macular atrófica: Pode apresentar maculopatia em alvo como resultado de atrofia do EPR ao redor do núcleo central normal do EPR, aparência tipo "metal batido", agregados de pigmento ou atrofia geográfica marcada.

NOTA: Nos estágios precoces, a visão diminui **antes** do desenvolvimento de alterações maculares visíveis.

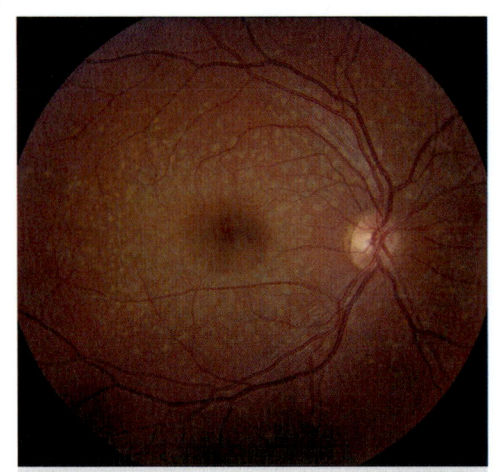

Figura 11.30.1 Doença de Stargardt.

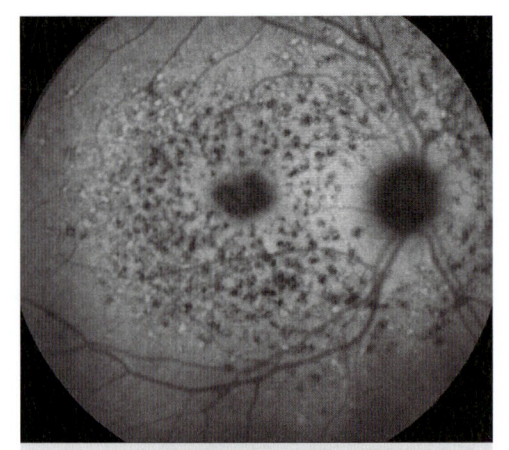

Figura 11.30.3 Autofluorescência de fundo de olho na doença de Stargardt.

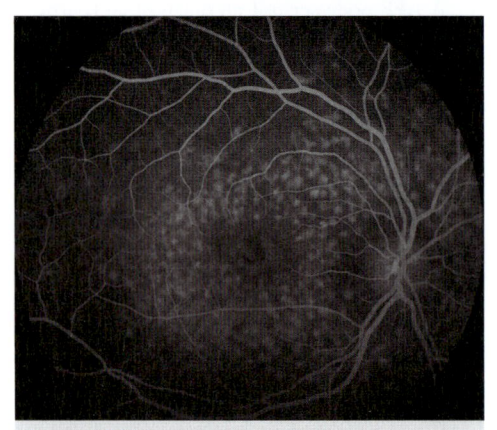

Figura 11.30.2 Angiografia com fluoresceína intravenosa de doença de Stargardt mostrando coroide silenciosa.

Outros. Atrofia do EPR margeando a mácula ou no fundo de olho médio-periférico, campos visuais periféricos normais na maioria dos casos e, raramente, uma distrofia de cones e bastonetes associados. O ERG é geralmente normal nos estágios iniciais, mas pode tornar-se anormal mais tarde no curso da doença. O EOG pode ser subnormal.

Herança

Geralmente, autossômica recessiva, mas autossômica dominante ocasionalmente (os casos dominantes podem ser assintomáticos até a meia-idade).

Diagnóstico diferencial

- *Fundus albipunctatus*: Pontos discretos difusos, pequenos e brancos, mais evidentes no fundo de olho médio-periférico e raramente presentes na fóvea; variante de cegueira noturna congênita estacionária; sem degeneração macular atrófica ou alterações pigmentares. A acuidade visual e os campos visuais permanecem normais. Tempo de adaptação para o escuro prolongado com ERG normal.
- *Retinitis punctata albescens*: Aspecto clínico semelhante ao de *fundus albipunctatus*, porém com acuidade visual, campo visual e cegueira noturna progressivamente piores. Ocorre o desenvolvimento de um ERG marcadamente anormal. Variante de RP.
- Drusas: Manchas pequenas, amarelo-esbranquiçadas, profundamente à retina, algumas vezes calcificadas, que costumam se desenvolver tardiamente. A AFIV pode ser útil (todas as drusas demonstram hiperfluorescência, enquanto as lesões de *fundus flavimaculatus* demonstram hiperfluorescência variável, e algumas áreas sem *flecks* demonstram hiperfluorescência).
- Distrofia de cones ou de cones-bastonetes: O fundo de olho pode ser normal nos estágios iniciais. Pode haver maculopatia em alvo, mas há déficit para visão de cores significativo e ERG característico. Ver Seção 11.29, Distrofias de cones.
- Doença de Batten e síndrome de Spielmeyer-Vogt: Doença do armazenamento lisossomal, autossômica recessiva, caracterizada por demência progressiva e convulsões. Pode haver maculopatia em alvo, grau variável de atrofia óptica, atenuação da vasculatura retiniana e alterações periféricas no EPR. Demonstra inclusões características curvilíneas ou em impressão

digital na microscopia eletrônica do sangue periférico ou na biópsia conjuntival. Variantes de RP.
- Maculopatia por cloroquina/hidroxicloroquina: Histórico de uso do medicamento. Ver Seção 11.32, Toxicidade por cloroquina/hidroxicloroquina.
- Perda visual não fisiológica: Exame oftalmoscópico, AFIV, OCT, ERG e EOG normais. Os pacientes podem ser induzidos a enxergar melhor por meio de testes especiais. Ver Seção 10.25, Perda visual não fisiológica.

Avaliação
Indicada quando há dúvidas quanto ao diagnóstico ou quando este precisa ser confirmado.
1. História: Investigar a idade de início dos sintomas, as medicações tomadas e o histórico familiar do paciente.
2. Realizar exame do fundo de olho sob dilatação.
3. O OCT pode mostrar desorganização de fotorreceptores, atrofia da retina periférica e alterações do EPR, o que pode aparecer precocemente mesmo com exame de fundo de olho normal.
4. A AFIV frequentemente mostra bloqueio de fluorescência coroidal produzindo uma "coroide silenciosa" como resultado de lipofuscina elevada nas células do EPR.
5. A AFF pode ser útil no diagnóstico e no monitoramento da progressão da doença.
6. Fazer ERG e EOG.
7. Realizar exame formal do campo visual (p. ex., Octopus, Humphrey).
8. Considerar testagem genética: Sequenciamento do gene *ABCA4* (anormal em muitos casos de doença de Stargardt e outras maculopatias relacionadas).

Tratamento
Evitar a suplementação de vitamina A. O uso de óculos com bloqueio de luz ultravioleta ao sair à rua pode ser benéfico. Equipamentos auxiliares para visão subnormal, serviços dedicados a auxiliar pessoas com déficits visuais e aconselhamento genético são úteis.

11.31 Doença de Best (distrofia macular viteliforme)

Sintomas
Visão reduzida, escotomas, metamorfopsia ou assintomática.

Sinais
(Ver Figura 11.31.1.)

Críticos. Lesões sub-retinianas amarelas, arredondadas, parecidas com uma gema de ovo (lipofuscina) ou, em alguns casos, com um pseudo-hipópio. Geralmente, bilaterais e localizadas na fóvea, medindo cerca de uma ou duas áreas do disco. Provavelmente presente ao nascer, embora possa não ser detectada até a realização do exame. Dez por cento das lesões são múltiplas e extrafoveais. O ERG é normal, e o EOG é anormal, mostrando perda severa da resposta à luz.

Outros. As lesões podem piorar, e o paciente pode desenvolver NVC macular (20% dos pacientes), hemorragia e cicatriz atrófica. No estágio de fibrose, podem ser indistinguíveis de DMRI. A hipermetropia é comum devido ao encurtamento do comprimento axial junto com glaucoma por fechamento do ângulo; também pode haver esoforia ou esotropia.

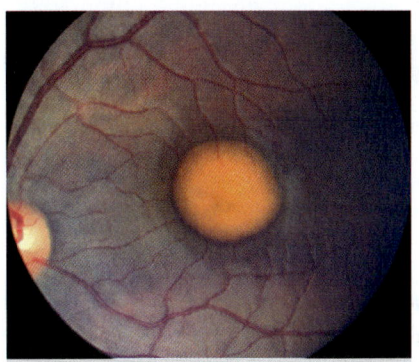

Figura 11.31.1 Doença de Best.

Herança
Autossômica dominante com penetrância e expressão variáveis. Causada por mutação no gene *BEST1*. Os portadores podem apresentar fundos de olho normais, porém com EOG anormal.

Diagnóstico diferencial
- Distrofia padrão: Um tipo de distrofia padrão, a distrofia foveomacular de início na vida adulta pode simular a doença de Best. As lesões em

gema de ovo geralmente são pequenas, aparecendo dos 30 aos 50 anos de idade. A condição é herdada de forma dominante, e o EOG pode ou não estar anormal. Frequentemente causada por mutação no gene *PRPH2*, em vez de *BEST1*. A acuidade visual costuma ser normal ou levemente diminuída até a sexta década de vida, quando a visão central pode ser comprometida pela atrofia geográfica. Não há tratamento efetivo para essa condição, a menos que haja NVC, e, assim, injeções de fármacos anti-VEGF podem ser usadas para tratar NVC.

- DMRI: Ver anteriormente e Seção 11.16, Degeneração macular não exsudativa (seca) relacionada à idade.

Avaliação

1. Histórico familiar: Frequentemente, é útil examinar membros da família.
2. Realizar exame oftalmológico completo, incluindo exame da retina sob dilatação, inspeção cuidadosa da mácula com lâmpada de fenda e lente de fundo de contato ou manual (60 e 90 dioptrias).
3. O EOG é altamente específico e pode ser utilizado para confirmar o diagnóstico ou para detectar o estado de portador da doença.
4. Testagem genética para confirmar a mutação do gene *BEST1*.
5. Considerar AFIV e OCT para detectar a presença ou delinear uma NVC.

Tratamento

Não há tratamento efetivo para a doença subjacente. O tratamento para NVC é controverso, porque a NVC pode cicatrizar sem perda visual devastadora. Na era dos fármacos anti-VEGF intravítreos, eles são atualmente medicamentos de primeira linha para NVC, mas a PDT e o *laser* focal também podem ser importantes. Além disso, devido ao desenvolvimento de hemorragia sub-retiniana com trauma leve, recomenda-se o uso de lentes de policarbonato o tempo todo e especialmente ao praticar esportes. Ver Seção 11.17, Degeneração macular neovascular ou exsudativa (úmida) relacionada à idade, para opções detalhadas de tratamento para NVC.

Seguimento

Os pacientes com NVC devem ser tratados imediatamente. De outro modo, não há urgência em atender os pacientes com esta doença. Os pacientes recebem uma tela de Amsler (ver Apêndice 4, Tela de Amsler), são orientados sobre o seu uso e instruídos a retornar caso alguma alteração seja notada.

11.32 Toxicidade por cloroquina/hidroxicloroquina

Sintomas
Costuma ser inicialmente assintomática, evoluindo com redução da visão, anormalidade da visão para cores, adaptação reduzida ao escuro.

Sinais
Críticos. Maculopatia em alvo (anel de despigmentação circundado por um anel de pigmentação aumentada), perda do reflexo foveal.

Outros. Pigmentação aumentada na mácula, estreitamento arteriolar, embainhamento vascular, pigmentação periférica, visão para cores diminuída, EMC, anormalidades de campo visual (escotoma central, paracentral ou periférico), ERG e EOG anormais e adaptação para o escuro anormal. Alterações corneanas tipo verticilata também podem ser observadas.

Principais fatores de risco
- Dosagem diária da cloroquina: > 2,3 mg/kg de peso real.
- Dosagem diária da hidroxicloroquina: > 5,0 mg/kg de peso real.
- Duração do uso: > 5 anos, supondo a ausência de outros fatores de risco.
- Doença renal, uso de tamoxifeno, doença macular associada.

Diagnóstico diferencial de maculopatia em alvo
- Distrofia de cones: Histórico familiar, geralmente < 30 anos de idade, fotofobia severa, ERG fotópico anormal a não registrável. Ver Seção 11.29, Distrofias de cones.
- Doença de Stargardt: Histórico familiar, geralmente < 25 anos de idade, pode apresentar manchas branco-amareladas no polo posterior e na médio-periferia. Ver Seção 11.30, Doença de Stargardt (*fundus flavimaculatus*).
- DMRI: Drusas; agregados de pigmento, atrofia e alterações exsudativas na forma neovascular. Ver Seção 11.16, Degeneração macular não

exsudativa (seca) relacionada à idade, e Seção 11.17, Degeneração macular neovascular ou exsudativa (úmida) relacionada à idade.
- Doença de Batten e síndrome de Spielmeyer-Vogt: Retinopatia pigmentar, convulsões, ataxia e demência progressiva. Ver Seção 11.30, Doença de Stargardt (*fundus flavimaculatus*).

Tratamento
Suspender o medicamento em conjunto com o médico prescritor se houver sinais de toxicidade.

Avaliação basal
A avaliação basal deve ser realizada dentro do primeiro ano do início do medicamento.
1. Realizar teste de melhor acuidade visual corrigida.
2. Realizar exame oftalmoscópico, incluindo fundo de olho com dilatação, prestando atenção especial a quaisquer alterações pigmentares.
3. Considerar fotografias do polo posterior do fundo de olho.
4. Considerar campos visuais e OCT se houver maculopatia.

Seguimento
Após 5 anos de uso do medicamento (ou antes na presença de fatores de risco importantes), iniciar o rastreamento anual:
1. Campos visuais automatizados: Preferivelmente, o teste de SITA branco e o padrão 10-2 para não asiáticos. Os padrões 24-2 ou 30-2 são recomendados para pacientes asiáticos, nos quais a toxicidade costuma se manifestar na mácula mais periférica.
2. OCT de domínio espectral: Afinamento da camada de fotorreceptores parafoveais e/ou ruptura das camadas retinianas externas ("sinal do disco voador"), atrofia do EPR, perda do contorno foveal. Considerar exames de campo amplo, incluindo arcadas vasculares em pacientes asiáticos.
3. As ferramentas adicionais que podem ser usadas conforme a disponibilidade ou em casos suspeitos incluem ERG multifocal e AFF (ver **Figura 11.32.1**).

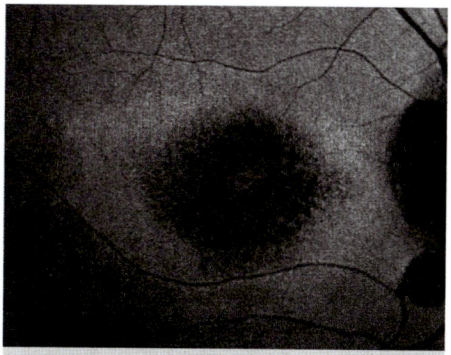

Figura 11.32.1 Autofluorescência do fundo na toxicidade por hidroxicloroquina.

> **NOTA:** Uma vez que ocorre o desenvolvimento de toxicidade ocular, esta, em geral, não regride, mesmo se a administração do fármaco for interrompida. Na verdade, efeitos tóxicos novos podem se desenvolver, e os antigos podem progredir mesmo depois que a cloroquina/hidroxicloroquina tiver sido descontinuada.

REFERÊNCIA
Marmor MF, Kellner U, Lai TY, et al; American Academy of Ophthalmology. Recommendations on screening for chloroquine and hydroxychloroquine retinopathy (2016 Revision). *Ophthalmology*. 2016;123(6):1386-1394.

11.33 Retinopatia cristalina

Sintomas
Visão diminuída ou assintomática.

Sinais
Críticos. Corpos refráteis intrarretinianos.

Outros. Se os cristais forem intravasculares e causarem não perfusão capilar, pode haver o desenvolvimento de neovascularização periférica e de neovascularização do nervo óptico (mais comumente, com talco). EM, *pucker* macular e HV também podem ocorrer. A pele pode mostrar evidências de abuso de drogas intravenosas.

Diagnóstico diferencial
- Exsudatos duros: Exsudatos lipídicos intrarretinianos, como podem ser vistos em múltiplas condições (p. ex., retinopatia diabética, OVCR/ORVR, doença de Coats, telangiectasia retiniana, MAR). Exsudatos duros não são observados nos vasos retinianos.
- Drusas calcificadas: Vistas na DMRI seca. As drusas são sub-retinianas, e não intravasculares.

Etiologia
- Toxicidade por cantaxantina: Agente bronzeador oral que causa depósitos em forma de anel

na retina superficial. Em geral, é assintomática e costuma melhorar quando o medicamento é interrompido depois de muitos anos. Geralmente, exige um total de 19 g ao longo de 2 anos. Os cristais parecem mais proeminentes em olhos com doença retiniana preexistente e em pacientes que tomam betacaroteno.

- Tamoxifeno: Utilizado em pacientes com câncer de mama com receptor positivo para hormônio. Normalmente, são necessários 7,7 g para que haja toxicidade. Os cristais aparecem na retina interna, em geral ao redor da mácula, e podem causar EM. A visão pode melhorar com a interrupção do uso do medicamento, mas os cristais permanecem. Os pacientes assintomáticos que estão usando tamoxifeno não precisam ser examinados. Considerar a mudança do medicamento se houver evidência de toxicidade em consultoria com o oncologista do paciente.
- Embolia arterial retiniana: Observada nos vasos. Ver Seção 11.6, Oclusão da artéria central da retina, e Seção 11.7, Oclusão de ramo arterial da retina.
- Talco: Partículas refráteis vermelho-amareladas vistas intravascularmente em usuários de drogas intravenosas. Geralmente, exige o uso crônico de drogas IV por muitos meses ou anos antes do desenvolvimento da retinopatia.
- Metoxiflurano: Um agente anestésico inalatório. Cristais de oxalato de cálcio depositados por todo o corpo podem levar à insuficiência renal irreversível. Os cristais são vistos no EPR e na retina interna.
- Distrofia cristalina de Bietti: Cristais de composição desconhecida no estroma corneano periférico e na retina em diferentes camadas. Ver Seção 11.28, Retinoide pigmentar e distrofias coriorretinianas herdadas.
- Telangiectasia justafoveal/parafoveal idiopática: Telangiectasias dos capilares retinianos justafoveais ou parafoveais causando exsudação e deposição de cristais na MLI, que podem ser placas de células de Mueller ou depósitos de cálcio ou colesterol. Os pacientes podem desenvolver EM e/ou NVC. O dano vascular é bastante semelhante ao visto na retinopatia diabética, e alguns pacientes com essa condição são posteriormente diagnosticados como portadores de resistência à insulina.
- Outros: Toxicidade por nitrofurantoína, síndrome de Sjögren-Larsson, maculopatia cristalina da África Ocidental, DR crônico etc.

Avaliação

1. História clínica pregressa e histórico de medicamentos. Avaliar se houve abuso de drogas intravenosas e se o paciente apresenta fatores de risco cardiovasculares, como HAS e colesterol elevado. No caso de mulheres, avaliar se já tiveram câncer de mama. Verificar também se o paciente faz uso de agentes bronzeadores orais. Para pacientes com insuficiência renal, obter informações sobre anestesias prévias.
2. Realizar exame oftalmológico completo, incluindo avaliação da retina sob dilatação com lâmpada de fenda e lente de 60 ou 90 dioptrias junto com oftalmoscopia indireta. Avaliar cuidadosamente a localização, profundidade, cor e morfologia dos cristais, além da possível presença de EM, neovascularização do disco e retina periférica ou infarto retiniano. Avaliar a córnea quanto à presença de cristais.
3. Avaliar a necessidade de US com Doppler de carótida e ecocardiograma em pacientes mais idosos e naqueles com fatores de risco cardiovascular.
4. Examinar o paciente para evidências de abuso de drogas intravenosas.
5. Avaliar a necessidade de teste para diabetes se houver suspeita de telangiectasia justafoveal/parafoveal idiopática.
6. A AFIV pode ser útil na demonstração de áreas de não perfusão distalmente a um cristal intravascular. O OCT pode ser útil na determinação da profundidade.

Tratamento

1. Interromper o uso de tamoxifeno ou cantaxantina, caso sejam os fármacos responsáveis pela toxicidade.
2. Parar o uso de drogas intravenosas.
3. No caso de êmbolos de colesterol, cálcio ou fibrinoplaquetários, ver Seção 10.22, Perda visual transitória/amaurose fugaz, Seção 11.6, Oclusão da artéria central da retina, e Seção 11.7, Oclusão de ramo arterial da retina.
4. Se houver não perfusão periférica ou neovascularização, considerar PFC ou fármacos anti-VEGF. A perda visual pode ser permanente se tiver havido não perfusão vascular na mácula decorrente de bloqueio por cristais intrarretinianos.

Seguimento

Depende da etiologia subjacente.

11.34 Fosseta do disco óptico

Sintomas
Assintomática quando isolada. Aparecem sintomas como distorção de linhas retas ou bordas, visão borrada, escotoma central ou micropsia se houver desenvolvimento de fluido macular.

Sinais
(Ver Figura 11.34.1.)

Críticos. Depressão arredondada e pequena (geralmente cinza, amarela ou preta) no tecido nervoso do disco óptico. A maior parte é temporal, aproximadamente um terço é central, mas pode estar presente em qualquer lugar da cabeça do nervo.

Outros. Atrofia peripapilar, membrana branca ou cinza sobre a fosseta, raramente DPAR, vários defeitos de campo visual. Podem ocorrer descolamento localizado da retina sensorial e/ou retinosquise estendendo-se do disco para a mácula, frequentemente unilaterais.

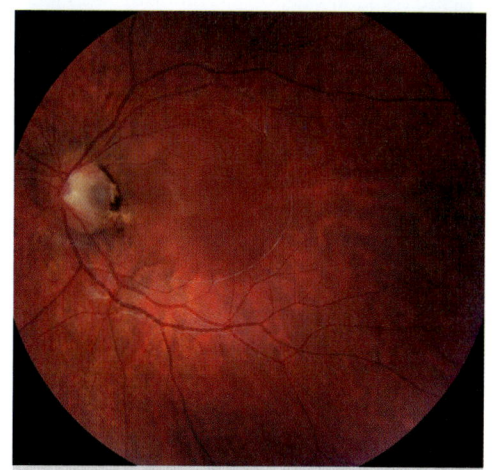

Figura 11.34.1 Fosseta do disco óptico com descolamento macular seroso associado.

Diagnóstico diferencial
- Fosseta adquirida (pseudofosseta): Às vezes, observada em pacientes com glaucoma de baixa tensão ou glaucoma primário de ângulo aberto. Ver Seção 9.1, Glaucoma primário de ângulo aberto.
- Outras causas de cisto, fluido ou buraco macular. O OCT é fundamental. Ver Seção 11.15, Coriorretinopatia serosa central.

Avaliação
- Exame oftalmológico completo, incluindo exame sob lâmpada de fenda do nervo óptico e da mácula com lente de fundo de contato ou de 60 ou 90 dioptrias para avaliar a presença de fluido macular.
- Medir a PIO.
- Obter testes de campo visual basais automatizados.
- Se houver fluido macular, considerar o OCT para caracterizar precisamente e a AFIV para descartar CRSC ou NVC.

Tratamento
1. Fosseta do disco óptico isolada: Não há necessidade de tratamento.
2. Fosseta do disco óptico com fluido macular causando perda visual: Observação vigilante ou vitrectomia e gás intravítreo são mais comumente usados. A fotocoagulação a *laser* da margem temporal do disco óptico e o *buckle* macular também foram descritos.

Seguimento
1. Fossetas do disco óptico isoladas: Exame anual, incluindo verificação da PIO, exame do fundo de olho sob dilatação e teste de campo visual, se indicado; mais cedo, se sintomático. Os pacientes devem receber uma tela de Amsler. Ver Apêndice 4, Tela de Amsler. Monitorar e tratar a ambliopia, quando houver.
2. Fossetas do disco óptico com descolamento macular seroso ou retinosquise: Encaminhar para avaliação da retina.

11.35 Retinopatia solar ou fótica

Sintomas
Acuidade visual diminuída, escotoma central/paracentral, discromatopsia, metamorfopsia. Normalmente bilateral.

Sinais
(Ver Figura 11.35.1.)

Críticos. Os achados agudos incluem uma mancha amarela-esbranquiçada na fóvea com ou sem

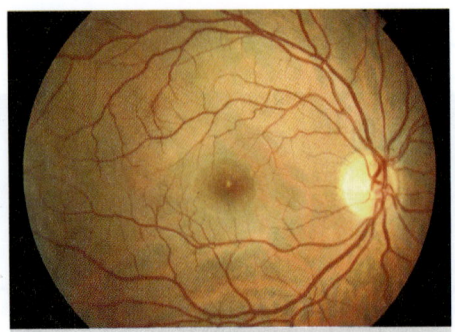

Figura 11.35.1 Retinopatia solar.

pigmentação granular cinza circundante. O achado tardio clássico é uma lesão vermelha e bem demarcada na fóvea.

Outros. A acuidade visual geralmente varia de 20/25 a 20/100. O teste com tela de Amsler pode revelar escotoma central ou paracentral. A resolução dos achados agudos dentro de várias semanas pode deixar um aspecto variável na fóvea (p. ex., distúrbio pigmentar, buraco lamelar, aparência normal etc.). Olhos com melhor acuidade visual inicial têm mais chance de mostrar exame fundoscópico normal no seguimento.

Diagnóstico diferencial
- Buraco macular ou tração vitreomacular: Ver Seção 11.25, Adesão vitreomacular/tração vitreomacular/buraco macular.
- Telangiectasia macular idiopática tipo 2: Pode haver achados no OCT semelhantes àqueles vistos na retinopatia solar crônica, embora, na AFIV, as telangiectasias capilares justafoveais sejam vistas com vazamento. Pode ser complicada por NVC.
- Cistos intrarretinianos, como, por exemplo, no EMC crônico, mas eles podem ser diferenciados pelo OCT.
- Distrofia padrão: Distrofia foveomacular de início no adulto. Ver Seção 11.31, Doença de Best (distrofia macular viteliforme).

Etiologia
Observadores de eclipse solar sem proteção, pessoas que observam o sol (p. ex., relação com rituais religiosos, doenças psiquiátricas, drogas alucinógenas), banhos de sol, exposição vocacional (p. ex., aviação, serviço militar, astronomia, soldagem a arco).

Avaliação
- História: Verificar se houve observação de eclipse ou do sol, exposição ocupacional ou uso de medicamentos fotossensibilizantes.
- Exame oftalmológico completo, incluindo exame do fundo de olho com dilatação e inspeção cuidadosa da mácula com lâmpada de fenda e lente de fundo de contato ou de 60 ou 90 dioptrias.
- Teste com tela de Amsler pode identificar escotoma central ou paracentral.
- A AFIV geralmente mostra um defeito em janela tardiamente no curso da doença.
- Os achados do OCT na fase aguda incluem hiporrefletividade ao nível do EPR e hiper-refletividade ocasional na retina neurossensorial lesada. Nos estágios crônicos, encontra-se um defeito hiporrefletivo central ao nível da junção dos segmentos fotorreceptores interno e externo (ver **Figura 11.35.2**).

Tratamento
1. Manter o paciente em observação. Os olhos com melhor acuidade visual ao exame inicial tendem a ter melhor recuperação visual. É raro haver redução significativa da acuidade visual a longo prazo. Porém, os escotomas centrais ou paracentrais podem persistir apesar da melhora na acuidade visual.

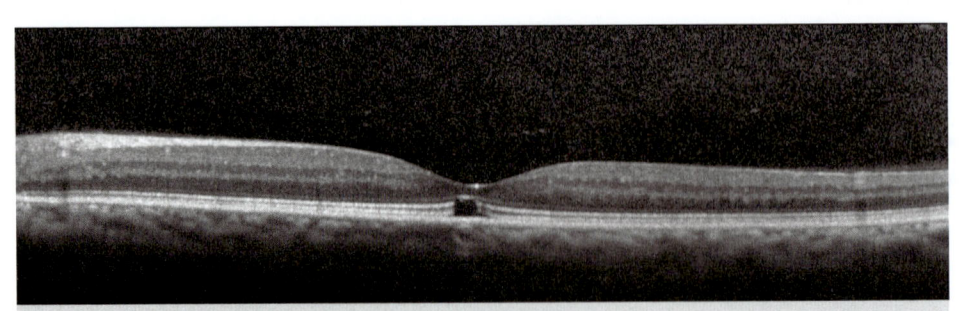

Figura 11.35.2 Tomografia de coerência óptica de retinopatia solar.

11.36 Nevo coroidal e melanoma maligno da coroide

NEVO COROIDAL

Sintomas
Geralmente assintomático. Sintomas raros incluem *flashes* de luz (na presença de FSR) ou diminuição da acuidade visual (se diretamente subfoveal).

Sinais
(Ver Figura 11.36.1.)

Críticos. Lesão coroidal pigmentada ou não pigmentada plana ou minimamente elevada.

Outros. Em geral, tem < 2 mm de espessura com elevação gradual a partir da coroide. As drusas sobrejacentes ficam mais proeminentes com a idade e podem parecer drusas cuticulares duras ou drusas moles. Atrofia, hiperplasia ou descolamento do EPR podem estar presentes. Raramente detecta-se pigmento laranja sobrejacente (lipofuscina) ou FSR. Pode haver crescimento mínimo de < 1 mm durante muitos anos. Se houver crescimento > 1 mm em período mais curto (um ano), deve ser considerada a transformação em melanoma.

Fatores de risco para transformação maligna
Estes são lembrados pela mnemônica "para encontrar pequenos melanomas oculares" (TFSOM, do inglês *to find small ocular melanoma*), em que a primeira letra de cada palavra representa um fator de risco encontrado com imagens multimodais.
- T: Espessura > 2 mm (US).
- F: Fluido sub-retiniano (OCT).
- S: Sintomas (perda visual, < 20/50 na acuidade visual de Snellen).
- O: Pigmento laranja (*orange*) hiperautofluorescente (autofluorescência).
- M: Melanoma oco (US).
- DIM: Diâmetro > 5 mm (fotografia).

> **NOTA:** Se quatro ou mais fatores de risco estiverem presentes, a lesão tem chance > 50% de mostrar crescimento, e é provável que ela seja um pequeno melanoma coroidal.

Diagnóstico diferencial
Ver adiante para diagnóstico diferencial de lesões coroidais pigmentadas/não pigmentadas.

Avaliação
1. Realizar exame oftalmológico completo, incluindo exame do fundo de olho sob dilatação com avaliação da lesão com lente de 20 dioptrias.
2. Fazer desenho clínico detalhado da lesão com atenção especial para localização e tamanho.
3. Tirar fotos coloridas basais da lesão para auxiliar na avaliação do diâmetro e na documentação de crescimento.
4. OCT para documentar as características retinianas sobrejacentes, FSR e a própria lesão utilizando imagens aprofundadas.
5. Autofluorescência para documentar a presença de lipofuscina ou distúrbio do EPR.
6. US para medida da espessura tumoral e qualidades acústicas internas.

Tratamento
Manter o paciente em observação. O primeiro exame deve ser feito em 3 a 4 meses para confirmar a estabilidade, e, depois, 1 ou 2 vezes ao ano para documentar a ausência de mudanças.

Seguimento
As lesões de baixo risco podem ser acompanhadas com exame anual do fundo de olho sob dilatação. As lesões de alto risco devem ser avaliadas a cada 3 a 6 meses.

MELANOMA MALIGNO DA COROIDE

Sintomas
Visão diminuída, defeito de campo visual, moscas volantes, fotopsias, raramente dor; frequentemente assintomático.

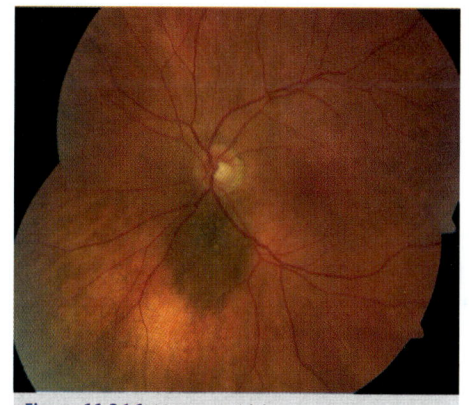

Figura 11.36.1 Nevo coroidal.

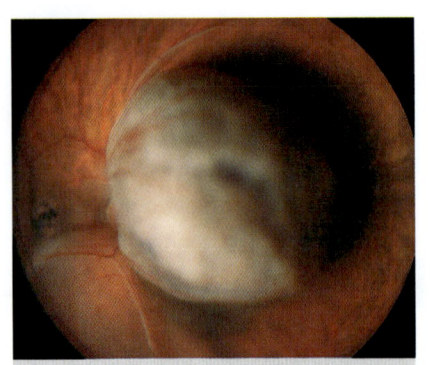

Figura 11.36.2 Melanoma coroidal.

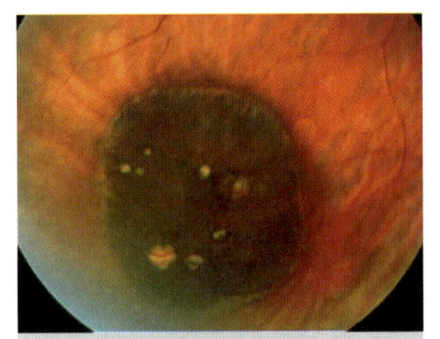

Figura 11.36.3 Hipertrofia congênita do epitélio pigmentar retiniano.

Sinais

(Ver Figura 11.36.2.)

Críticos. Massa coroidal cinza-esverdeada ou marrom (melanótica) ou amarela (amelanótica) que exibe um ou mais dos seguintes:
- Presença de FSR.
- Espessura ≥ 2 mm, especialmente com uma elevação abrupta a partir da coroide.
- Áreas geográficas grandes e mal definidas de pigmento laranja sobre a lesão.
- Uma forma de domo, cogumelo ou platô com vasos sanguíneos congestos no ápice do tumor.
- Ruptura na membrana de Bruch com hemorragia sub-retiniana.
- Crescimento.

> **NOTA:** Um melanoma coroidal difuso pode aparecer como uma lesão coroidal escura minimamente espessada sem uma massa elevada proeminente e pode simular um nevo.

Outros. Degeneração retiniana cistoide sobrejacente, HV ou células pigmentadas no vítreo, drusas na superfície do tumor, NVC, proptose (por invasão da órbita). O melanoma coroidal raramente ocorre em pessoas de pele mais escura, sendo mais comum em indivíduos de pele clara e de olhos verdes ou azuis.

Diagnóstico diferencial de lesões pigmentadas

- Nevo coroidal: Ver anteriormente.
- Hipertrofia congênita do EPR: Lesões planas negras que apresentam margens demarcadas e frequentemente ocorrem na periferia do fundo de olho. As margens, muitas vezes, são bem delineadas com um halo despigmentado e pigmentado circundante. Lacunas despigmentadas aparecem, muitas vezes, à medida que a lesão progride. Assintomática (ver **Figura 11.36.3**).
- Hiperplasia reativa do EPR: Relacionada à inflamação ou a trauma anteriores. As lesões são pretas, planas, com margens irregulares e podem estar associadas à gliose branca. Frequentemente multifocais.
- Sangue sub-retiniano: Por qualquer causa, pode simular um melanoma, incluindo DMRI, VPIC, CRHEP etc. A AFIV e a angiografia com ICV podem auxiliar na diferenciação. Ver as seções específicas.
- Melanocitoma do nervo óptico: Lesão preta do nervo óptico com margens fibriladas. Pode crescer lentamente em cerca de 15% dos casos. A AFIV pode permitir a diferenciação.
- Descolamento coroidal: Segue-se a uma cirurgia ocular, trauma ou hipotonia de outra etiologia. Massa de fundo de olho multilobular periférica escura. A ora serrata é frequentemente visível sem depressão escleral. A hemorragia supracoroidal localizada pode ser muito difícil de ser diferenciada de um melanoma com base apenas no aspecto. A transiluminação pode ajudar a diferenciar um descolamento coroidal seroso (mas não hemorrágico) de um melanoma. Nessas situações, a AFIV é o estudo adequado, geralmente permitindo a diferenciação entre essas duas entidades. Ver Seção 11.27, Efusão/descolamento coroidal.

Diagnóstico diferencial de lesões não pigmentadas

- Hemangioma coroidal: Vermelho-alaranjado, pode estar elevado, não apresenta forma de cogumelo.
- Carcinoma metastático: Coloração creme ou marrom-claro, plano ou levemente elevado,

FSR extenso, pode ser multifocal ou bilateral. O paciente pode ter um histórico de câncer (especialmente câncer de mama ou de pulmão).
- Osteoma coroidal: Amarelo-alaranjado, em geral próximo do disco óptico, projeções tipo pseudópodes da margem, frequentemente bilateral, em geral ocorrendo em mulheres jovens na segunda ou na terceira década de vida. A US pode mostrar lesão tipo placa calcificada, minimamente elevada.
- Esclerite posterior: Os pacientes podem ter pregas coroidais, dor, proptose, uveíte ou esclerite anterior associada a uma massa amelanótica. Procurar pelo sinal do T na US. Ver Seção 5.7, Esclerite.
- Linfoma: Infiltração amarelo-alaranjada; pode ser unilateral ou bilateral; costuma haver associação com linfoma orbital ou conjuntival.
- Calcificação esclerocoroidal: Placas amarelo-esbranquiçadas assintomáticas sub-EPR ou subcoroidais. Geralmente bilaterais e, muitas vezes, pós-equatoriais e superotemporais. Podem ser elevadas. Pode resultar de calcificação da inserção dos músculos oblíquos. A US em modo-B mostra uma lesão calcificada elevada. É geralmente idiopática, sendo vista em idosos. Pode haver associação com anormalidades do metabolismo de cálcio-fósforo e casos de alcalose metabólica tubular renal hipocalêmica (p. ex., síndromes de Gitelman e Bartter). Deve-se verificar a função renal, paratormônio e eletrólitos séricos, incluindo cálcio e magnésio.

Avaliação

1. História: Verificar se o paciente já teve trauma ocular, se já foi submetido à cirurgia, bem como se já teve câncer, anorexia, perda de peso ou doença sistêmica.
2. Realizar exame de fundo de olho sob dilatação utilizando-se oftalmoscopia indireta.
3. AFIV: Pode descartar lesões que simulam melanoma, mas não diferencia melanoma de nevos grandes, metástases ou hemangioma.
4. US em modo-A e em modo-B: Documenta o espessamento e confirma a impressão clínica. Com melanoma coroidal, a US geralmente mostra refratividade baixa a moderada com escavação coroidal. A espessura costuma ser > 2 mm. Pode haver aspecto de cogumelo.
5. OCT: Costuma documentar FSR fresco.
6. Autofluorescência: Costuma mostrar lipofuscina (pigmento laranja) sobrejacente proeminente.
7. Angiografia com ICV: Pode mostrar circulação dupla com vasos sanguíneos proeminentes dentro do melanoma.
8. Considerar a biópsia por aspiração com agulha fina para análise genética do tumor para o prognóstico e, em casos selecionados, para confirmação citológica.
9. Considerar TC ou RM da órbita e do crânio (úteis em pacientes com meios opacos).
    - Se o melanoma for confirmado, a avaliação sistêmica é feita de acordo com o nível de risco para doença metastática. Exames de sangue: Desidrogenase láctica, gamaglutamiltransferase (GGT), aspartato e alanina-aminotransferases e fosfatase alcalina duas vezes ao ano. Se as enzimas hepáticas estiverem aumentadas, considerar RM ou cintilografia do fígado para descartar metástase hepática.
    - Radiografia de tórax anual.
    - RM anual do fígado.
    - Exame físico completo anual por internista ou oncologista.
10. Encaminhar a um internista ou a um oncologista para exame de mama, exame de toda a pele, radiografia de tórax e considerar um ensaio de antígeno carcinoembriônico se houver suspeita de metástase coroidal.

Tratamento

Dependendo dos resultados da avaliação para metástases, das características do tumor, do estado do olho contralateral e da idade e saúde geral do paciente, o melanoma da coroide pode ser tratado por observação, fotocoagulação, termoterapia transpupilar, radioterapia, ressecção local, enucleação ou exenteração. A maioria dos casos é manejada com radioterapia em placas. Foi demonstrado que injeções de fármacos anti-VEGF a cada 4 meses nos primeiros 2 anos minimiza a perda visual final pela retinopatia por radiação. Em alguns casos, acrescenta-se a fotocoagulação setorial.

REFERÊNCIAS

Shields CL, Dalvin LA, Ancona-Lezama D, et al. Choroidal nevus imaging features in 3,806 cases and risk factors for transformation into melanoma in 2,355 cases: the 2020 Taylor R. Smith and Victor T. Curtin lecture. *Retina*. 2019;39(10):1840-1851.

Shields CL, Dalvin LA, Chang M, et al. Visual outcome at 4 years following iodine-125 plaque radiotherapy and prophylactic intravitreal bevacizumab (every 4 months for 2 years) for uveal melanoma in 1131 patients. *JAMA Ophthalmol*. 2019;138(2):136-146. doi:10.1001/jamaophthalmol.2019.5132.

Capítulo 12

Uveíte

ABORDAGEM DA UVEÍTE

A uveíte não é uma doença única, mas um conjunto de 30 a 40 distúrbios diferentes que podem ser caracterizados por sintomas clínicos, localização anatômica, morfologia, presença ou ausência de achados anatômicos fundamentais (como rubor ciliar, precipitados ceráticos [PC], nódulos na íris, sinequias, *snow ball* (bola de neve), *snow banks* (bancos de neve), vasculite retiniana, edema macular e neuropatia óptica) e resposta ao tratamento. Normalmente, uma anamnese abrangente e uma revisão de sistemas com exame completo irão estreitar o diagnóstico diferencial até um número muito mais manejável de possibilidades para basear a avaliação. Não existe uma "avaliação para uveíte". O uso de uma abordagem do tipo "atirar para todo lado" nos exames diagnósticos não apenas não é custo-efetivo, mas geralmente levará a diagnósticos e tratamentos incorretos com base em uma compreensão errada da sensibilidade, da especificidade e dos valores preditivos positivos e negativos de um determinado exame.

O Standardization of Uveitis Nomenclature Working Group enfatizou a apresentação clínica da doença, a lateralidade e a localização anatômica da inflamação na avaliação dos pacientes com uveíte.

- A história define a evolução da doença.
    - Início (súbito *versus* insidioso)
    - Duração
        - Limitada (< 3 meses) *versus* persistente (> 3 meses).
    - Evolução
        - Aguda (início súbito e duração limitada).
        - Recorrente (agudizações ocorrendo > 3 meses após suspender o tratamento).
        - Crônica (persistente ou com agudizações < 3 meses após suspender o tratamento).
        - Note que, de acordo com esses critérios, o termo "aguda ou crônica" não tem significado, e a uveíte controlada com medicamentos deve ser considerada "suprimida", e não "em remissão".
- Lateralidade
    - Unilateral.
    - Unilateral/alternante (bilateral e não simultânea).
    - Bilateral e simultânea.
- Localização anatômica
    - Anterior: Células limitadas à câmara anterior (irite) ou com algum envolvimento do vítreo anterior (iridociclite).
        - As células da câmara anterior devem ser maiores que as células vítreas.
        - A uveíte anterior isolada NUNCA deve ser diagnosticada sem avaliação da retina.
    - Uveíte intermediária: Células na camada vítrea (vitreíte) sem envolvimento coriorretiniano; pode haver células na câmara anterior.
        - As células vítreas devem ser maiores que as células da câmara anterior.
    - Posterior: Retinite isolada, coroidite, ou ambas.
        - Retinocoroidite: Primariamente retiniana com envolvimento coroidal secundário.
        - Coriorretinite: Primariamente coroidal com envolvimento retiniano secundário.
        - Pode haver células no vítreo posterior.
        - Pode haver edema e hiperemia do disco óptico.
        - Neurorretinite.
        - Vasculite retiniana
            - Venosa.
            - Arterial.
            - Mista venosa/arterial.
        - As lesões da uveíte posterior devem ser caracterizadas por:
            - Cor
                - Lesões brancas costumam ser retinianas.
                - Lesões amarelas costumam ser coroidais.

- Lesões pigmentadas costumam indicar doença de longa duração.
- Presença ou ausência de hemorragia.
- Presença ou ausência de vasculite retiniana.
- Aparência das bordas: cremosa *versus* granular *versus* bem definida.
- Padrão
  - Focal ou paucifocal.
  - Multifocal.
- Morfologia
  - Placoide.
  - Saca-bocado.
  - Serpiginoso.
  - Ameboide.
  - Ovoide.
  - Punctata.
- Pan-uveíte: uveíte anterior, intermediária e posterior concomitantes.

> **NOTA:** O edema macular e a vasculite retiniana periférica por si só não definem uveíte posterior (p. ex., *pars planite* pode ter edema macular cistoide [EMC], vazamento e embainhamento vascular periférico e edema do disco óptico, mas ainda é uma uveíte intermediária).

- Hipópio (camada de leucócitos na câmara anterior)
- Geralmente branco e de topo plano.
- O hipópio hemorrágico costuma sugerir uveíte por herpes.
- Hipópio alternante (muda conforme a posição da cabeça) sugere doença de Behçet.

Considerar diferentes causas ou fatores predisponentes à uveíte (reconhecendo que pode haver sobreposição substancial)
- Infecciosa.
- Doença inflamatória sistêmica.
- Distúrbios vasculares.
- Estado imune do hospedeiro.
- Genética.
- Induzida por fármacos.
- Trauma.
- Ambiental.

Os princípios da avaliação da uveíte devem ser os seguintes:
1. Diferenciar entre uveíte infecciosa e não infecciosa.
2. Distinguir a doença puramente ocular da uveíte associada a condições sistêmicas.
3. Considerar síndromes mascaradas (p. ex., retenção de corpo estranho intraocular, tumores, descolamento de retina crônico etc.).
4. Obter exames adicionais apenas se os resultados forem influenciar o diagnóstico diferencial, o manejo clínico ou cirúrgico, o prognóstico ou os padrões de encaminhamento.
5. Reconhecer que até 40% das uveítes são indiferenciadas (o termo preferido é "idiopática", pois não se conhece a causa de quase todas as uveítes não infecciosas) e explicar isso ao paciente.
6. Os exames de imagem, assim como os testes laboratoriais, devem se basear na doença e não serem usados indiscriminadamente. Os exames podem incluir:
   - Tomografia de coerência óptica (OCT, do inglês *optical coherence tomography*).
   - Angiografia com fluoresceína intravenosa (AFIV).
   - Angiografia com indocianina verde (ICV).
   - Autofluorescência do fundo (AFF).
   - Angiografia por OCT.
   - Fazer teste de campo visual.
   - Eletrofisiologia.

12.1 Uveíte anterior (irite/iridociclite)

Sintomas
- Agudos: Dor, vermelhidão, fotofobia, fotofobia consensual (dor no olho afetado quando uma luz é direcionada para o outro olho), lacrimejamento excessivo e visão diminuída.
- Crônicos: Visão diminuída (por catarata, debris vítreos, EMC ou membrana epirretiniana [MER]) e moscas volantes. Pode haver períodos de exacerbações e remissões com poucos sintomas agudos (p. ex., artrite idiopática juvenil [AIJ]).

Sinais
Críticos
- Células e *flare* na câmara anterior (ver **Tabelas 12.1.1 e 12.1.2**) e rubor ciliar.

Precipitados ceráticos (PCs)
- PCs finos: Herpes simples ou vírus varicela-zóster (VVZ), citomegalovírus (CMV), iridociclite heterocrômica de Fuchs (ICHF).
- PCs pequenos não granulomatosos (PCNGs): Associados a HLA-B27, trauma, síndromes

TABELA 12.1.1 Classificação de células na câmara anterior

Grau	Células em campo de 1 × 1 mm
0	< 1
0,5+	1 a 5
1+	6 a 15
2+	16 a 25
3+	26 a 50
4+	> 50

mascaradas, AIJ, síndrome de Posner-Schlossman (crise glaucomatociclítica), induzidos por drogas. Uveítes granulomatosas, como a sarcoidose, podem se apresentar com PCNGs; o inverso raramente ocorre.

- PCs granulomatosos (grandes, gordurosos ["*mutton-fat*"] ou "gordura de carneiro"; principalmente na córnea inferior): Sarcoidose, sífilis, tuberculose (TB), associados com AIJ, oftalmia simpática, facogênicos, síndrome de Vogt-Koyanagi-Harada (VKH) etc.
- A uveíte por CMV geralmente tem os característicos PCs em forma de moeda não encontrados em outras uveítes herpéticas.
- A localização dos PCs pode ajudar no diagnóstico.
  - PCs difusos são característicos de ICHF e uveítes herpéticas.
  - PCs sob áreas de opacificação do estroma sugerem herpes simples ou, menos comumente, ceratouveíte por herpes-zóster.
  - PCs granulomatosos em crescente periférico inferior sob áreas de opacificação estromal (geralmente, com vascularização estromal fina e profunda) são altamente sugestivos de sarcoidose.

TABELA 12.1.2 Classificação de *flare* na câmara anterior

Grau	Descrição
0	Nenhum
1+	Discreto
2+	Moderado (detalhes da íris/cristalino claros)
3+	Marcado (detalhes da íris/cristalino opacos)
4+	Intenso (aquoso plástico/fibrina)

- PCs granulomatosos no triângulo de Arlt (ápice próximo da córnea central, com base no limbo inferior) são inespecíficos.
- PCs "crenados" são lesões translúcidas e distintas, geralmente de tamanho médio, características de regressão de uveíte granulomatosa anterior.

Outros. A pressão intraocular (PIO) diminuída é vista com mais frequência (decorrente da hipossecreção do corpo ciliar); pode ocorrer PIO elevada (p. ex., herpética, facogênica, ICHF, síndrome de Posner-Schlossman), fibrina (p. ex., HLA-B27 ou endoftalmite), hipópio (p. ex., HLA-B27, doença de Behçet, endoftalmite infecciosa, induzida por rifabutina, tumor), nódulos na íris (sarcoidose, sífilis, TB), atrofia da íris (p. ex., herpética, fluoroquinolonas orais de quarta geração), heterocromia da íris (p. ex., ICHF), sinequias da íris (especialmente HLA-B27, sarcoidose), ceratopatia em faixa (especialmente AIJ em pacientes mais jovens, qualquer uveíte crônica em pacientes mais idosos), uveíte em um "olho calmo" (considerar AIJ, ICHF e síndromes mascaradas), EMC (ver **Figura 12.1.1**).

Diagnóstico diferencial

- Uveíte posterior com disseminação para a câmara anterior: Principalmente moscas volantes e visão diminuída, achados fundoscópicos positivos (ver Seção 12.3, Uveíte posterior e pan-uveíte).
- Irite traumática. Ver Seção 3.5, Irite traumática.
- Síndrome de Posner-Schlossman: Episódios recorrentes de PIO muito elevada e inflamação mínima. Muitos casos são causados por uveíte herpética (vírus herpes simples [VHS], VVZ e CMV). Ver Seção 9.8, Crise glaucomatociclítica/síndrome de Posner-Schlossman.

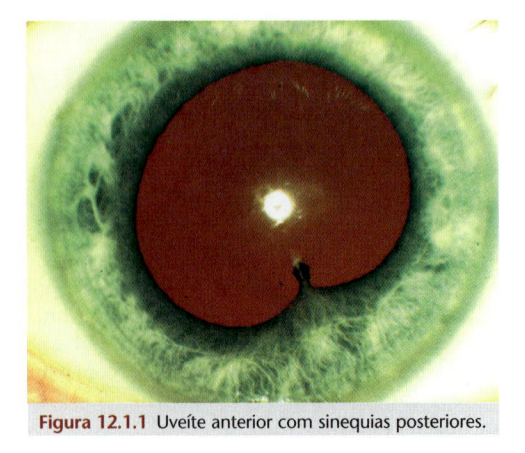

Figura 12.1.1 Uveíte anterior com sinequias posteriores.

- Uveíte induzida por fármacos (p. ex., rifabutina, cidofovir, sulfonamidas, pamidronato, fluoroquinolonas sistêmicas [especialmente moxifloxacino], agentes biológicos, imunoterapia contra o câncer [inibidores de *checkpoint*] e alguns quimioterápicos).
- Esclerouveíte: Uveíte secundária à esclerite; apresenta-se com dor intensa e hipersensibilidade à palpação. Ver Seção 5.7, Esclerite.
- CLARE (*contact lens-associated red eye**): Pode haver olho vermelho, edema corneano, defeitos epiteliais, irite com ou sem hipópio e sem infiltrados hipóxicos subepiteliais ou estromais (geralmente, múltiplos).
- Ceratouveíte infecciosa: Infiltrado corneano está presente. Ver Seção 4.11, Ceratite bacteriana.
- Endoftalmite infecciosa: História de cirurgia ocular recente (incluindo injeções vítreas), trauma penetrante, infecções sistêmicas (p. ex., infecções do trato urinário), cirurgia recente intestinal ou dentária e ferimentos de pele. Os sinais e sintomas incluem dor, hipópio, reação fibrinosa da câmara anterior, vitreíte, redução da visão e olho vermelho; pode haver uma fonte endógena com febre e leucocitose. Ver Seções 12.13 a 12.16 sobre endoftalmite.
- Síndrome de Schwartz-Matsuo: Pigmento liberado por descolamento de retina crônico obstruindo a malha trabecular (MT) e resultando em PIO elevada.
- Tumor: Retinoblastoma e xantogranuloma juvenil em crianças, linfoma primário intraocular em idosos, doença metastática em todas as idades e outros.
- Pseudouveíte por síndrome de dispersão pigmentar. Outros achados incluem fuso de Krukenberg e defeitos de transiluminação da íris. Células pigmentadas na câmara anterior são menores que os leucócitos e podem desaparecer quando visualizadas em luz com filtro vermelho.

Etiologia
- Indiferenciada (idiopática) (30-50% das uveítes anteriores não têm causa identificável nem associação com doenças).
- Uveíte associada a HLA-B27: As associações sistêmicas incluem espondilite anquilosante, artrite reativa (síndrome de Reiter), artrite psoriásica e doença inflamatória intestinal.

---

*N. de T. Olho vermelho por uso de lentes de contato.

> **NOTA:** A uveíte anterior alternante aguda recorrente bilateral é muito característica da uveíte por HLA-B27.

- Uveíte facogênica: Reação imune ao material do cristalino, em geral decorrente de extração incompleta da catarata, trauma com dano à cápsula do cristalino ou catarata hipermadura. Ver Seção 9.12, Glaucoma relacionado ao cristalino.
- Irite pós-operatória: Inflamação da câmara anterior após cirurgia intraocular. Descartar endoftalmite aguda, retenção de fragmentos do cristalino, atrito da íris ou recorrência de uveíte anterior preexistente (p. ex., uveíte associada a HLA-B27). Uma pequena porcentagem dos pacientes (especialmente afro-americanos) com lente intraocular (LIO) de câmara posterior bem posicionada pode ter uma uveíte anterior de baixo grau responsiva a esteroides que recorre quando os esteroides tópicos em baixa dose são reduzidos. Deve-se considerar endoftalmite se houver dor e inflamação severa. Ver Seção 12.14, Uveíte pós-operatória crônica.
- Síndrome uveíte-glaucoma-hifema (UGH): Em geral, decorrente de irritação por LIO (principalmente uma lente de câmara anterior de alça fechada ou LIO de peça única no sulco ciliar). Uma variante mais leve com atrito da íris, mas sem hifema, pode ocorrer (pesquisar defeitos de transiluminação da íris em uma pupila não dilatada). Ver Seção 9.16, Glaucoma pós-operatório.
- Doença de Behçet: Adultos jovens, hipópio e irite agudos bilaterais alternantes e simultâneos, úlceras aftosas, ulcerações genitais, eritema nodoso, hemorragias e vasculite retiniana (artérias e/ou veias); pode haver episódios recorrentes.
- Doença de VKH: Uveíte anterior aguda unilateral ou bilateral ocorre na doença de VKH crônica.
- Doença de Lyme: Pode haver histórico de erupção e picada de carrapato. Ver Seção 13.4, Doença de Lyme.
- Isquemia de segmento anterior: Unilateral. *Flare* desproporcional à reação celular. É comum haver edema corneano. Dor. Decorrente de insuficiência carotídea, introflexão (*buckle*) escleral apertada ou cirurgias musculares extraoculares prévias.
- Síndrome de nefrite tubulointersticial e uveíte (TINU, do inglês *tubulointerstitial nephritis and uveitis*): Incomum, mas frequentemente subdiagnosticada; uveíte granulomatosa geralmente bilateral em crianças e adultos jovens, com predileção por mulheres. Pode ser precipitada

pela terapia com anti-inflamatórios não esteroides (AINEs) orais. Os sintomas sistêmicos incluem dor abdominal, fadiga e mal-estar. Beta-2 microglobulina urinária, cilindros urinários e aumento de creatinina sérica auxiliam no diagnóstico.
- Toxoplasmose: uveíte anterior granulomatosa unilateral, sinequias posteriores e PC em *mutton-fat* no triângulo de Arlt estão presentes. Ocorre apenas com retinite toxoplásmica concomitante.
- Outras etiologias infecciosas raras de uveíte anterior incluem: Caxumba, *influenza*, adenovírus, sarampo, *Chlamydia*, leptospirose, doença de Kawasaki, doença por *Rickettsia*, vírus chikungunya etc. Perguntar ao paciente sobre história de viagem recente.

Crônica
- AIJ: Com frequência, ocorre em meninas com artrite pauciarticular (≤ 4 articulações envolvidas); pode ser indolor e assintomática com injeção mínima. Geralmente bilateral. A irite pode preceder a artrite típica. Fator antinuclear (FAN) positivo, fator reumatoide negativo e velocidade de sedimentação globular (VSG) aumentada são mais comumente vistos. Associada a glaucoma, catarata, ceratopatia em faixa e EMC. A uveíte ocorre menos comumente na AIJ poliarticular e raramente na AIJ sistêmica (doença de Still).
- Iridociclite crônica de crianças: Geralmente, ocorre em meninas; é semelhante à AIJ quanto a sinais e sintomas, mas não apresenta artrite.
- ICHF: Moscas volantes com ou sem visão borrada e ofuscamento, mas poucos outros sintomas, atrofia difusa do estroma da íris muitas vezes causando íris de coloração mais clara, com defeitos de transiluminação e enfraquecimento da arquitetura da íris. A gonioscopia pode revelar vasos finos cruzando a MT. PCs estrelados finos sobre todo o endotélio corneano e reação leve da câmara anterior. Opacidades vítreas, glaucoma e catarata são comuns, mas não há edema macular nem sinequias posteriores. Os corticosteroides tópicos não são úteis. A cirurgia de catarata pode causar hemorragia da câmara anterior por ruptura de vasos finos no ângulo, mas os desfechos costumam ser excelentes.
- Sarcoidose: Mais comum em afro-americanos e escandinavos. Costuma ser bilateral; pode ter sinequias posteriores extensas e nódulos na conjuntiva ou na íris. Ver Seção 12.6, Sarcoidose.
- VHS/VVZ/CMV: Pode ser crônica ou aguda e recorrente. PCs difusos, PIO elevada e atrofia da íris (defeitos de transiluminação). História de olho vermelho recorrente unilateral, ocasionalmente com história de vesículas na pele ou história de herpes-zóster. Pode haver cicatrizes corneanas associadas com diminuição da sensibilidade corneana. A uveíte anterior por VHS ou VVZ muitas vezes necessita de aciclovir, valaciclovir ou fanciclovir orais por longo prazo; a uveíte anterior por CMV geralmente necessita de valganciclovir oral. Todos os três tipos necessitam de corticosteroides tópicos crônicos em baixa dose para a supressão.
- Sífilis: As uveítes anterior e intermediária são mais comuns. Pode ter erupção maculopapular, roséola de íris (pápulas vasculares sobre a íris) e ceratite intersticial com vasos fantasmas em estágios tardios. Pode haver inflamação de qualquer estrutura ocular. A coriorretinite placoide é praticamente patognomônica. A neurossífilis pode causar meningismo. Ver Seção 12.12, Sífilis.
- TB: Uveíte "pegajosa" com sinequias posteriores extensas, geralmente bilaterais. Teste de derivado proteico tuberculínico (PPD, do inglês *purified protein derivative*) e/ou ensaio de liberação de gamainterferona (IGRA, do inglês *interferon-gamma release assay*) (p. ex., QuantiFERON-TB Gold) positivos, achados típicos na radiografia de tórax (úteis, mas não necessários para o diagnóstico; a maioria das uveítes por TB ocorre em pacientes sem TB pulmonar), ocasionalmente ceratite flictenular ou intersticial e, algumas vezes, sinais de uveíte posterior. Ver Seção 12.3, Uveíte posterior e pan-uveíte.
- Outros: Hanseníase, brucelose e outras causas infecciosas.

Avaliação
1. Obter histórico completo e revisão de sistemas. Questionar especificamente o paciente sobre febre, calafrios, fadiga, mal-estar, tosse, dispneia, dor/edema/rigidez em articulações, diarreia, sangue em urina/fezes, erupções cutâneas e úlceras orais ou genitais.

> **NOTA:** As doenças autoimunes são menos comuns nos pacientes muito jovens e muito idosos – considerar mascaradas.

2. Fazer exame oftalmológico completo, incluindo verificação da PIO, gonioscopia e exame de

fundo de olho sob dilatação. O vítreo deve ser avaliado quanto à presença de células.
3. Avaliação laboratorial pode não ser necessária em algumas situações:
   - Primeiro episódio de uveíte leve unilateral e não granulomatosa com histórico e exame físico não sugestivos de doença sistêmica ou uveíte herpética.
   - Uveíte em casos de doença sistêmica conhecida, como sarcoidose ou uso de medicamentos que podem causar uveíte (p. ex., rifabutina).
   - Achados clínicos clássicos de um diagnóstico em particular (p. ex., ceratouveíte herpética, ICHF, toxoplasmose).
4. Em todas as outras situações que exijam exames laboratoriais ou diagnósticos, recomenda-se uma avaliação dirigida. Se forem solicitados muitos exames de maneira desnecessária, uma porção deles pode resultar em falso-positivos e confundir o diagnóstico. Ver **Tabela 12.1.3**. Porém, se o paciente apresentar uveíte granulomatosa bilateral ou recorrente sem uma suspeita diagnóstica, nossa prática é pelo menos fazer avaliação para sarcoidose, sífilis e TB (nos pacientes de risco). Considerar a avaliação adicional, conforme a necessidade, com base na anamnese e no exame clínico.

- Testagem para sífilis (ver Seção 12.12, Sífilis).
- PPD e/ou IGRA. Limitar o uso dos testes para TB a pacientes:
  - Com risco para TB (p. ex., imigrantes de áreas de alto risco, como Índia, pacientes HIV-positivos), pacientes em situação de rua ou prisioneiros).
  - Se estiver sendo considerada a terapia imunossupressora (especialmente os biológicos).
  - Se a terapia anti-inflamatória não estiver funcionando.
- Radiografia de tórax ou tomografia computadorizada (TC) de tórax para descartar sarcoidose e tuberculose pulmonar.
- Enzima conversora da angiotensina (ECA) ± lisozima (utilidade questionável).
- Anticorpos para Lyme (considerar em áreas endêmicas).
- HLA-B27 (em uveíte anterior unilateral aguda ou bilateral alternante; especialmente se houver hipópio; perguntar ao paciente sobre sintomas de uma espondiloartropatia soronegativa).
- Paracentese da câmara anterior para teste de reação em cadeia da polimerase (PCR, do inglês *polymerase chain reaction*) para suspeita de uveíte anterior associada ao vírus herpes (VHS, VVZ e CMV) e toxoplasmose.
  - Os testes sorológicos para doenças infecciosas têm baixo valor preditivo negativo devido à alta soroprevalência na população geral, mas os testes negativos (p. ex., IgM e IgG para *Toxoplasma gondii*) podem ajudar a descartar doenças.

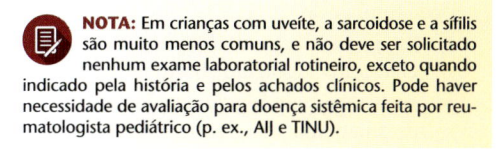

TABELA 12.1.3 Avaliação diagnóstica sugerida para uveíte anterior

Espondilite anquilosante	HLA-B27, raio X de articulações SI, consulta reumatológica
Artrite reativa	HLA-B27, raio X de articulações SI (se sintomática), swab para *Chlamydia*
Artrite psoriásica	HLA-B27, consulta reumatológica e/ou dermatológica
Doença de Lyme	Ensaio imunofluorescente de anticorpos para Lyme (p. ex., ELISA).
Artrite idiopática juvenil ou qualquer uveíte suspeita em crianças	Fator reumatoide, anticorpos antinucleares, HLA-B27, radiografias das articulações afetadas, exame comum de urina e testes de função renal, consulta com reumatologista.
Sarcoidose	Radiografia de tórax e/ou TC de tórax, PPD ou IGRA, ECA, lisozima.
Sífilis	RPR ou VDRL, FTA-ABS ou teste treponêmico específico; teste para HIV se positivos
Síndrome isquêmica ocular	Angiografia com fluoresceína intravenosa, exames com Doppler de carótidas

> **NOTA:** Em crianças com uveíte, a sarcoidose e a sífilis são muito menos comuns, e não deve ser solicitado nenhum exame laboratorial rotineiro, exceto quando indicado pela história e pelos achados clínicos. Pode haver necessidade de avaliação para doença sistêmica feita por reumatologista pediátrico (p. ex., AIJ e TINU).

Tratamento
1. Cicloplégico (p. ex., ciclopentolato a 1%, 3 x/dia, para inflamação leve a moderada; atropina a 1%, 2-4 x/dia, para inflamação grave).

2. Esteroides tópicos (p. ex., acetato de prednisolona a 1%) a cada 1 a 6 horas, dependendo da gravidade da inflamação. A maioria dos casos de uveíte aguda moderada a grave exige administração a cada 1 a 2 horas no início do quadro. O difluprednato a 0,05% pode permitir administração menos frequente que o acetato de prednisolona. Considerar uma dose inicial maior (colírio de acetato de prednisolona a 1%, a cada minuto, por 5 minutos, ao deitar e ao acordar) ou a pomada oftálmica de fluorometolona a 0,1% à noite. Se a uveíte anterior for grave, unilateral e não responder a esteroides tópicos, avaliar a necessidade de esteroides de depósito periocular (p. ex., 0,5-1 mL de triancinolona, 40 mg/mL, em injeção subtenoniana). Ver Apêndice 10, Técnica para injeções retrobulbar/subtenoniana/subconjuntival.

NOTA: O uso periocular de triancinolona é *off-label* e deve ser discutido com os pacientes. Um teste com esteroides tópicos em dose máxima pode auxiliar a identificar pacientes em risco de elevação significativa da PIO devido aos esteroides. Além disso, esteroides de depósito perioculares devem ser usados com extremo cuidado em pacientes com esclerite devido à possibilidade de derretimento (*melting*) corneano.

3. Se não houver melhora com esteroides tópicos e de depósito, em dose máxima, ou se a uveíte for bilateral e severa, considerar o uso de esteroides sistêmicos ou terapia imunossupressora. Avaliar a necessidade de encaminhamento a um especialista em uveíte e um reumatologista.

NOTA: Antes da administração de esteroides de depósito perioculares, é importante descartar causas infecciosas; os esteroides orais podem ser úteis nesses casos, começando 1 a 2 dias após iniciar o tratamento para a infecção subjacente.

4. Tratar o glaucoma secundário com supressores do aquoso. Evitar a pilocarpina. O glaucoma pode resultar de:
   - Bloqueio celular da MT. Ver Seção 9.7, Glaucoma de ângulo aberto inflamatório.
   - Fechamento do ângulo devido à formação de sinequias. Ver Seção 9.4, Glaucoma agudo de ângulo fechado.
   - Neovascularização da íris e do ângulo. Ver Seção 9.14, Glaucoma neovascular.
   - Em resposta a esteroides. Ver Seção 9.9, Glaucoma secundário aos esteroides.
   - Embora as prostaglandinas tópicas raramente possam causar uveíte, elas devem ser tentadas se outros modos de manejo clínico forem ineficazes antes de considerar a cirurgia para glaucoma.

5. Se for determinada a etiologia exata para a uveíte anterior, então o tratamento ocular e/ou sistêmico adicional pode estar indicado.
   - Espondilite anquilosante: Em geral, exige fármacos anti-inflamatórios sistêmicos (p. ex., AINEs como naproxeno). Considerar a consulta com reumatologista, fisioterapia e cardiologia (incidência aumentada de cardiomegalia, defeitos de condução e insuficiência aórtica).
   - Doença inflamatória intestinal (DII): Em geral, beneficia-se de esteroides sistêmicos, sulfadiazina ou outros fármacos imunossupressivos. Realizar consulta com clínico ou gastrenterologista.
   - Artrite reativa (anteriormente denominada síndrome de Reiter). Se houver uretrite, então o paciente e seus parceiros sexuais devem ser tratados para clamídia (p. ex., azitromicina, 1 g, via oral [VO], em dose única). Realizar consulta com clínico e/ou reumatologista ou urologista.
   - Artrite psoriásica: Avaliar a necessidade de consulta reumatológica e/ou dermatológica.
   - Crise glaucomatociclítica: Ver Seção 9.8, Crise glaucomatociclítica/síndrome de Posner-Schlossman.
   - Uveíte facogênica: Em geral, exige a retirada de material do cristalino. Ver Seção 9.12, Glaucoma relacionado ao cristalino.
   - Uveíte por herpes: O herpes simples normalmente exige antiviral tópico ou oral e colírio de esteroide para doença corneana não epitelial. A iridociclite herpética se beneficia com esteroides tópicos e medicamentos antivirais sistêmicos (p. ex., aciclovir, valaciclovir ou fanciclovir); antivirais tópicos não costumam ser efetivos para a uveíte devido à pouca penetração intraocular. Ver Seção 4.15, Vírus herpes simples, e Seção 4.16, Herpes-zóster oftálmico/vírus varicela-zóster.

- Síndrome UGH: Ver Seção 9.16, Glaucoma pós-operatório.
- Doença de Behçet: Ver Seção 12.7, Doença de Behçet.
- Doença de Lyme: Ver Seção 13.4, Doença de Lyme.
- AIJ: Os esteroides tópicos podem ser úteis agudamente para reduzir células e *flare*, mas devem ser minimizados como terapia de longo prazo para diminuir o risco de catarata e glaucoma, ambos sendo mais comuns em crianças. A terapia com esteroides sistêmicos em crianças pode causar supressão do crescimento e deve ser evitada sempre que possível. A terapia cicloplégica prolongada pode ser necessária e exige a correção adequada da refração. A consulta com reumatologia, pediatria e/ou especialista em uveíte é útil, pois a terapia imunomoduladora (p. ex., metotrexato, adalimumabe e infliximabe) costuma ser necessária. O seguimento regular é fundamental, pois as agudizações podem ser assintomáticas; a doença recorrente ou crônica pode levar a dano irreversível e a várias sequelas, incluindo sinequias, glaucoma (ou hipópio), EMC, membrana epirretiniana e formação de catarata.

> **NOTA:** A cirurgia de catarata em pacientes com uveíte associada à AIJ tem elevada taxa de complicações. Evitar cirurgia de catarata, se possível, até que o paciente esteja livre de inflamação por, pelo menos, 3 meses. Uma LIO pode ser colocada em circunstâncias selecionadas, sendo preferível à afacia na doença bem controlada.

- Iridociclite crônica de crianças: O mesmo que para AIJ.
- ICHF: Em geral, não responde a ou não exige esteroides (um teste com esteroides pode ser tentado, mas eles devem ser reduzidos rapidamente se não houver resposta); os cicloplégicos não são necessários.

> **NOTA:** Os pacientes com ICHF geralmente evoluem bem com a cirurgia de catarata; contudo, podem desenvolver um hifema.

- Sarcoidose: Ver Seção 12.6, Sarcoidose.
- Sífilis: Ver Seção 12.12, Sífilis.
- Tuberculose: Encaminhar o paciente para um internista, infectologista ou especialista em saúde pública para considerar o tratamento sistêmico. Os pacientes com TB ocular com frequência não têm doença pulmonar, mas ainda assim necessitam de terapia antituberculosa sistêmica com quatro fármacos. Pode haver necessidade de terapia concomitante com esteroides orais ou metotrexato.

Seguimento

1. A cada 1 a 7 dias, na fase aguda, dependendo da gravidade; a cada 1 a 3 meses, quando estável.
2. Em cada visita, deve-se avaliar a reação da câmara anterior e a PIO.
3. Um exame do vítreo e do fundo de olho deve ser realizado para todas as agudizações, quando a visão for afetada, ou a cada 3 a 6 meses. O edema macular é uma causa frequente de visão diminuída mesmo após o controle da uveíte; o OCT pode ser muito útil.
4. Se a reação da câmara anterior tiver melhorado, então os colírios esteroides podem ser lentamente reduzidos com exames intermitentes para garantir que a inflamação não retorne durante essa redução (em geral, uma gota por dia a cada 3-7 dias [p. ex., 4 x/dia por 1 semana, então 3 x/dia por 1 semana, e então 2 x/dia por uma semana etc.]). Os esteroides podem geralmente ser descontinuados após a redução gradual quando a câmara anterior estiver livre de inflamação. Ocasionalmente, esteroides a longo prazo em baixa dose diária ou em dias alternados são necessários para impedir que a inflamação volte. Técnicas de oclusão do ponto podem aumentar a potência do medicamento e diminuir a absorção sistêmica. Os agentes cicloplégicos também podem ser gradualmente reduzidos à medida que a reação da câmara anterior melhora sem que se note novas sinequias posteriores.

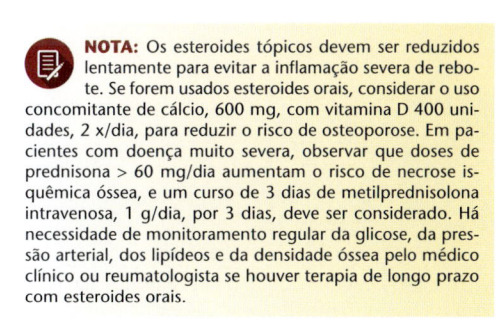

> **NOTA:** Os esteroides tópicos devem ser reduzidos lentamente para evitar a inflamação severa de rebote. Se forem usados esteroides orais, considerar o uso concomitante de cálcio, 600 mg, com vitamina D 400 unidades, 2 x/dia, para reduzir o risco de osteoporose. Em pacientes com doença muito severa, observar que doses de prednisona > 60 mg/dia aumentam o risco de necrose isquêmica óssea, e um curso de 3 dias de metilprednisolona intravenosa, 1 g/dia, por 3 dias, deve ser considerado. Há necessidade de monitoramento regular da glicose, da pressão arterial, dos lipídeos e da densidade óssea pelo médico clínico ou reumatologista se houver terapia de longo prazo com esteroides orais.

12.2 Uveíte intermediária

Sintomas
Moscas volantes indolores e visão diminuída. Fotofobia ou inflamação externa mínimas. A maioria dos casos é bilateral, classicamente afetando pacientes entre 15 e 40 anos.

Sinais
(Ver Figura 12.2.1.)

Críticos. Células no vítreo e agregados celulares flutuando predominantemente no vítreo inferior (bolas de neve). Pacientes mais novos podem sofrer hemorragia vítrea. Material exsudativo branco sobre a ora serrata inferior e *pars plana* (banco de neve) é sugestivo de *pars planite*.

> **NOTA:** A formação de bancos de neve ocorre geralmente no vítreo inferior, e com frequência pode ser vista apenas com oftalmoscopia indireta e depressão escleral.

Outros. Embainhamento vascular retiniano periférico, neovascularização periférica, inflamação leve da câmara anterior, EMC, catarata subcapsular posterior, ceratopatia em faixa, glaucoma secundário, MER e descolamento retiniano exsudativo. Sinequias posteriores são incomuns na *pars planite*, e, quando presentes, geralmente ocorrem precocemente na evolução da doença. É raro haver neovascularização coroidal.

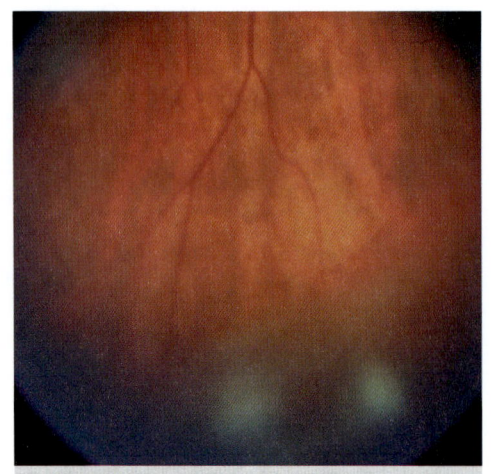

Figura 12.2.1 *Pars planite*/uveíte intermediária com bolas de neve.

Etiologia
- *Pars planite* (> 70%). Doença autoimune de causa desconhecida em adolescentes e adultos jovens; início insidioso; bilateral, podendo ser assimétrica; sem predileção de gênero clara. O EMC é a causa mais comum de perda de visão; a hemorragia vítrea pode causar perda visual aguda.
- Sarcoidose. Ver Seção 12.6, Sarcoidose.
- Esclerose múltipla. Ver Seção 10.14, Neurite óptica.
- Doença de Lyme. Ver Seção 13.4, Doença de Lyme.
- Sífilis: Ver Seção 12.12, Sífilis.
- TINU: Causa rara de uveíte, principalmente em mulheres jovens, mas com ampla distribuição etária. Doença ocular que costuma ocorrer após doença renal, mas que ocasionalmente a precede ou é concomitante a ela. Mais comumente se apresenta como uveíte anterior. Exige o manejo conjunto com nefrologista; a doença ocular pode continuar após a resolução da nefrite.
- Linfoma intraocular primário: uveíte intermediária pode ser a manifestação inicial. Perguntar sobre sintomas neurológicos em pacientes mais velhos; manter limiar baixo para exames de imagem do sistema nervoso central (SNC). Encaminhar para um especialista em retina ou um oncologista ocular para uma vitrectomia diagnóstica via *pars plana*, encaminhando as amostras não diluídas para um citopatologista ocular experiente; considerar a testagem para mutação MYD88 e interleucina-10. O uso de esteroides orais antes da biópsia pode reduzir a positividade do exame.
- Toxocaríase. Ver Seção 12.3, Uveíte posterior e pan-uveíte, e Seção 8.1, Leucocoria.
- Outros: DII, bartonelose (doença da arranhadura do gato), síndrome de Whipple, síndrome de Sjögren primária etc.
- As síndromes mascaradas incluem retinoblastoma em crianças, hemorragia vítrea antiga e hialose asteroide.

Avaliação
1. Realizar exame oftalmológico completo. Isso inclui a gonioscopia para avaliar a possibilidade de neovascularização.

2. A avaliação apropriada pode incluir radiografia de tórax e/ou TC de tórax, PPD e/ou IGRA, ECA ± lisozima, reagina plasmática rápida (RPR) ou *Venereal Disease Research Laboratories* (VDRL) e teste treponêmico fluorescente de absorção de anticorpos (FTA-ABS, do inglês *fluorescent treponemal antibody absorption*) ou teste treponêmico específico. Obter concentrações urinárias de beta-2 microglobulina, hemoglobina, creatinina e exame comum de urina se houver suspeita de TINU.
3. Considerar AFIV e/ou OCT para documentar EMC ou vasculite retiniana.
4. Avaliar a necessidade de testagem laboratorial para doença de Lyme, toxoplasmose, doença da arranhadura do gato no contexto clínico apropriado. Em pacientes mais velhos, considerar a avaliação para câncer/linfoma.
5. Avaliar a necessidade de ressonância magnética (RM) do crânio ± órbitas com gadolínio para avaliar quanto a lesões desmielinizantes, se a revisão dos sistemas for positiva para déficits neurológicos focais atuais ou prévios. Encaminhar a um neurologista para avaliação de esclerose múltipla, se necessário.

Tratamento

Tratar todas as complicações que ameacem a visão (p. ex., EMC e vitreíte) em pacientes sintomáticos com doença ativa. Poucas células vítreas, na ausência de sintomas, EMC ou perda de visão, podem ser observadas em casos de uveíte intermediária não infecciosa.

1. Uso tópico de acetato de prednisolona a 1% ou difluprednato a 0,05% a cada 1 a 2 horas. Considerar o uso de esteroide subtenoniano (p. ex., injeção de 0,5-1,0 mL de triancinolona, 40 mg/mL). Pode-se repetir as injeções a cada 6 a 8 semanas até que a visão e o EMC tenham estabilizado. Diminuir lentamente a frequência de injeções. As injeções subtenonianas de esteroides devem ser utilizadas com cautela em pacientes com glaucoma secundário a esteroides. Ver Apêndice 10, Técnica para injeções retrobulbar/subtenoniana/subconjuntival.
2. Se houver melhora mínima após três injeções de esteroides subtenonianos com intervalo de 1 a 2 meses, considerar o uso de esteroides sistêmicos (p. ex., prednisona, 40-60 mg, VO, 1 x/dia, por 4-6 semanas), diminuindo-se gradualmente de acordo com a resposta do paciente. A terapia com esteroides sistêmicos em altas doses não deve durar mais do que 2 a 3 meses, seguidos por redução gradual para não mais que 5 a 10 mg/dia. Outras opções incluem implantes de esteroides de liberação lenta (p. ex., implante intravítreo de dexametasona, 0,7 mg; implante intravítreo de fluocinolona acetonida, 0,19 ou 0,59 mg) e terapia imunomoduladora (p. ex., antimetabólitos, inibidores da calcineurina e fármacos antifator de necrose tumoral), geralmente em conjunto com reumatologista.

> **NOTA:** Em casos bilaterais, a terapia com esteroides sistêmicos costuma ser preferida em relação às injeções perioculares. Porém, em crianças e adolescentes, a supressão do crescimento (além das complicações habituais dos esteroides por longo prazo) é uma preocupação importante.

3. A crioterapia transescleral na área dos bancos de neve deve ser considerada para pacientes que não respondam a corticosteroides orais ou subtenonianos e que não tenham neovascularização.
4. A vitrectomia via *pars plana* (VVPP) pode ser útil em casos refratários a esteroides sistêmicos ou para tratar opacificação vítrea, descolamento de retina tracional, MER e outras complicações. Além disso, a biópsia do vítreo por meio de VVPP pode estar indicada em casos com suspeita de síndromes mascaradas, especialmente linfoma intraocular.

> **NOTA:**
> 1. Alguns médicos retardam as injeções de esteroides por algumas semanas para observar se a PIO aumenta com esteroides tópicos (resposta ao esteroide). Se for encontrada uma resposta marcada ao esteroide, injeções de depósito devem ser evitadas.
> 2. A injeção intravítrea de triancinolona sem conservantes e os implantes de dexametasona e fluocinolona acetonida são mais efetivos para o edema macular da uveíte que a triancinolona periocular.
> 3. Os fármacos anti-VEGF intravítreos (p. ex., ranibizumabe, bevacizumabe e aflibercepte) são efetivos no tratamento do EMC uveítico, mas apenas se a própria uveíte for suprimida.
> 4. A acetazolamida oral, 250 mg, 2 a 4 x/dia, pode reduzir o EMC, mas não costuma ser bem tolerada devido a náuseas, diarreia, fadiga, mal-estar, anorexia e hipopotassemia.
> 5. Os AINEs tópicos não costumam ser efetivos em pacientes com EMC uveítico.
> 6. Cataratas são uma complicação frequente da uveíte intermediária. Se a extração da catarata for realizada, o paciente deve idealmente estar livre de inflamação por 3 meses antes da cirurgia. Avaliar a necessidade de iniciar o tratamento do paciente com prednisona oral, 60 mg, diariamente, 2 a 5 dias antes da cirurgia, diminuindo gradualmente a prednisona durante as próximas 1 a 4 semanas. O uso pré-operatório vigoroso de AINEs tópicos (p. ex., cetorolaco

a 0,5%, 4 x/dia) e esteroides tópicos (p. ex., acetato de prednisolona a 1%, a cada 2 horas, ou difluprednato a 0,05%, 6 x/dia), iniciando 2 a 5 dias antes da cirurgia e continuados por pelo 4 a 6 semanas no pós-operatório, pode reduzir o risco de EMC pseudofácico e uveíte recorrente. Avaliar se é necessária uma VVPP na ocasião da cirurgia de catarata no caso de presença de opacificação vítrea significativa.

Seguimento

1. Na fase aguda, os pacientes são reavaliados a cada 1 a 4 semanas, dependendo da gravidade da condição.
2. Na fase crônica, o reexame é feito a cada 3 a 6 meses. Monitorar o surgimento de neovascularização, EMC, MER, glaucoma e catarata.

Outras causas de células no vítreo

- Isquemia ocular.
- Disseminação de uveíte anterior.
- Síndromes mascaradas: Avaliá-las sempre em pacientes muito idosos ou muito jovens.
  - Linfoma de células grandes: Persistência de células no vítreo em pacientes maiores de 50 anos, os quais, em geral, não respondem completamente aos esteroides sistêmicos. Infiltrados sub-retinianos amarelo-esbranquiçados, edema e hemorragia da retina, inflamação da câmara anterior ou sinais neurológicos podem ocorrer.
  - Melanoma maligno: Um descolamento retiniano e vitreíte associada podem ocultar o tumor subjacente. Ver Seção 11.36, Nevo coroidal e melanoma maligno da coroide.
  - Retinoide pigmentar: Células no vítreo e edema macular podem acompanhar palidez cerácea do disco óptico, alterações pigmentares em "espículas ósseas" e vasos retinianos atenuados. Ver Seção 11.28, Retinoide pigmentar e distrofias coriorretinianas herdadas.
  - Descolamento de retina regmatogênico (DRR): Um pequeno número de células pigmentadas no vítreo anterior e na câmara anterior frequentemente acompanha um DRR. A uveíte devido ao descolamento da retina crônico (síndrome de Schwartz-Matsuo) é uma das síndromes mascaradas. Ver Seção 11.3, Descolamento de retina.
  - Corpo estranho intraocular (CEIO) retido: Inflamação persistente após lesão ocular penetrante. Pode apresentar heterocromia da íris. Diagnosticado por oftalmoscopia indireta, gonioscopia, ultrassonografia (US) em modo B, biomicroscopia ultrassônica (UBM, do inglês *ultrasound biomicroscopy*), TC do globo. Ver Seção 3.15, Corpo estranho intraocular.
- Retinoblastoma: Quase sempre ocorre em crianças. Pode também apresentar pseudo-hipópio e células no vítreo. Uma ou mais lesões retinianas brancas e elevadas estão, geralmente (mas nem sempre), presentes. Ver Seção 8.1, Leucocoria.
- Leucemia: Retinite unilateral e vitreíte podem ocorrer em pacientes com leucemia conhecida. Exames laboratoriais (hemograma com diferencial) e paracentese da câmara anterior com diferencial (se houver uveíte anterior) para histologia e imuno-histoquímica costumam ser diagnósticos.
- Amiloidose: Depósitos tipo placas retrolenticulares, glóbulos vítreos ou membranas vítreas sem qualquer sinal de inflamação do segmento anterior. A eletroforese de proteína sérica e a vitrectomia diagnóstica confirmam o diagnóstico. Causa rara.
- Hialose asteroide: Pequenas partículas brancas e refráteis (pontos de cálcio) aderidas a fibras de colágeno e em suspensão no vítreo. Em geral, assintomática e sem significado clínico.

Avaliação

1. Histórico completo e revisão de sistemas: Perguntar sobre doença sistêmica ou infecção, erupção cutânea, tatuagens, abuso de drogas intravenosas, cateteres de longa permanência, fatores de risco para síndrome da imunodeficiência adquirida (Aids, do inglês *acquired immunodeficiency syndrome*), trauma ou cirurgia ocular recentes, viagem (principalmente para o Vale do Rio Ohio-Mississippi, sudoeste dos Estados Unidos, Nova Inglaterra ou região do Atlântico Médio) e exposições (p. ex., picada de carrapatos).
2. Realizar exame oftalmológico completo, incluindo medida da PIO e exame oftalmoscópico cuidadoso. Oftalmoscopia indireta com depressão escleral da ora serrata.
3. Avaliar a necessidade de AFIV para propósitos diagnósticos ou terapêuticos.
4. Realizar exames de sangue (qualquer um dos seguintes pode ser obtido, dependendo do diagnóstico sob suspeita, mas a abordagem do tipo "atirar para todo lado" é inadequada):

Sorologia para *Toxoplasma*, concentração de ECA, lisozima sérica, RPR ou VDRL, FTA-ABS ou teste treponêmico específico, VSG, FAN, anticorpo anticitoplasma de neutrófilo (ANCA, do inglês *antineutrophil cytoplasmic antibody*), HLA-B51 (doença de Behçet), HLA-A29 (retinocoroidopatia em *birdshot*), sorologia para *Toxocara*, IGRA ± PPD e/ou anticorpos para Lyme. Em neonatos ou em pacientes imunocomprometidos, considerar a necessidade de verificação da sorologia para VHS, VVZ, CMV e rubéola. Culturas de sangue e de cateteres intravenosos (IV) podem ser úteis quando há suspeita de etiologias infecciosas. Há técnicas de PCR disponíveis para VHS, VVZ, CMV e *Toxoplasma*.

5. Fazer radiografia ou TC de tórax.
6. TC/RM de crânio e punção lombar quando houver suspeita de linfoma ou quando houver possibilidade de envolvimento do SNC por infecção oportunista associada ao vírus da imunodeficiência humana (HIV, do inglês *human immunodeficiency virus*).
7. Fazer vitrectomia diagnóstica quando apropriado (ver seções individuais).
8. Ver seções individuais para diretrizes mais específicas para avaliação e tratamento.

12.3 Uveíte posterior e pan-uveíte

Sintomas
Visão borrada e moscas volantes. Escotomas e metamorfopsias são comuns. Fotopsias costumam estar presentes na uveíte posterior. Dor, vermelhidão e fotofobia costumam estar presentes devido à inflamação da câmara anterior.

> **NOTA:** A pan-uveíte descreve um padrão de inflamação grave e difusa tanto no segmento anterior como no posterior. Frequentemente bilateral. A endoftalmite e a esclerite posterior devem ser consideradas em pacientes com uveíte posterior e dor significativa.

Sinais
Críticos. Células no vítreo posterior, opacidades vítreas, lesões inflamatórias retinianas ou coroidais e vasculite retiniana (embainhamento e exsudatos ao redor de vasos).

Outros. Uveíte anterior e intermediária (indicativa de pan-uveíte), neovascularização retiniana, EMC, MER e membranas neovasculares coroidais.

Diagnóstico diferencial
Pan-uveíte
Possíveis etiologias são listadas a seguir:
- Sarcoidose: Ver Seção 12.6, Sarcoidose.
- Sífilis: Ver Seção 12.12, Sífilis.
- Síndrome de VKH: Ver Seção 12.11, Síndrome de Vogt-Koyanagi-Harada.
- Doença de Behçet: Ver Seção 12.1, Uveíte anterior (irite/iridociclite), e Seção 12.7, Doença de Behçet.
- Uveíte facogênica: Ver Seção 9.12, Glaucoma relacionado ao cristalino.
- Oftalmia simpática: Ver Seção 12.18, Oftalmia simpática.
- Tuberculose: Produz manifestações clínicas variadas. O diagnóstico, em geral, é feito por testes laboratoriais auxiliares e pela resposta à terapia antituberculosa. A tuberculose miliar pode produzir pequenas lesões multifocais amarelo-esbranquiçadas na coroide. A maioria dos pacientes apresenta uveíte não granulomatosa ou granulomatosa anterior.
- Uveíte associada a tatuagens: Uveíte anterior, intermediária ou pan-uveíte simulando a sarcoidose; associada com endurecimento e prurido da pele tatuada, mas não da pele adjacente. É comum haver sinequias posteriores e resistência à terapia esteroide. Costuma necessitar de terapia imunossupressiva. A remoção de tatuagens preexistentes não costuma ser efetiva nem factível.

Síndrome de pontos brancos
- Epiteliopatia pigmentar placoide multifocal posterior aguda (EPPMPA): Perda visual aguda em adultos jovens, frequentemente após uma doença viral. Múltiplas lesões sub-retinianas tipo placa, amarelo-esbranquiçadas ou cinza, tipo nata, em ambos os olhos (ver **Figuras 12.3.1A** e **B**). As lesões bloqueiam precocemente e coram tardiamente na AFIV. Costuma haver resolução espontânea ao longo de semanas ou meses sem tratamento. Pode haver associação com vasculite cerebral (considerar a angiografia por RM [ARM] se o paciente apresentar cefaleia ou outros sintomas neurológicos), quando então os esteroides sistêmicos estão indicados.

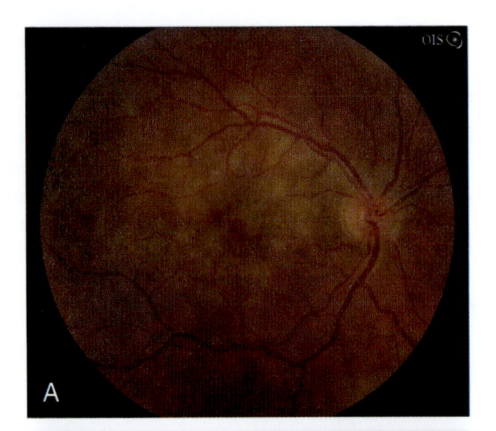

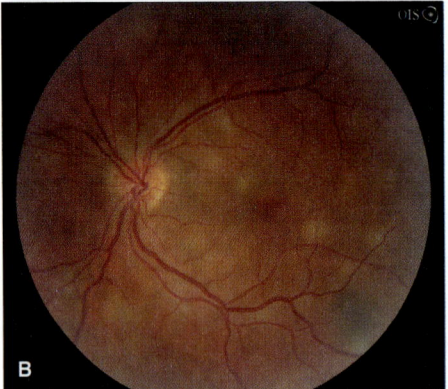

Figura 12.3.1 Fotografias do fundo de olho direito (A) e esquerdo (B) mostrando lesões sub-retinianas de cor amarelo-creme na EPPMPA. Observe um nevo coroidal pigmentado ao longo da arcada inferotemporal no olho esquerdo.

- Síndrome dos pontos brancos evanescentes multifocais (MEWDS, do inglês *multiple evanescent white dot syndrome*): Fotopsias e perda visual unilateral aguda, frequentemente após doença viral e em mulheres jovens. Pode haver um escotoma brilhante. É incomum ser bilateral, sequencial ou recorrente. Caracterizada por pequenas e múltiplas lesões brancas, profundamente na retina ou ao nível do epitélio pigmentar retiniano com granularidade foveal e, ocasionalmente, células no vítreo. A angiografia com fluoresceína pode mostrar um padrão perifoveal clássico de "guirlanda". Há, frequentemente, um escotoma aumentado no teste formal de campo visual. A visão volta ao normal dentro de 6 a 8 semanas sem tratamento.
- Retinocoroidopatia em *birdshot*: Geralmente, em pacientes na meia-idade, com múltiplas manchas bilaterais ovais amarelo-esbranquiçadas profundamente na retina, de cerca de 1 mm de diâmetro, espalhadas por todo o fundo de olho, mas mais proeminentes nos quadrantes inferiores. Há vitreíte leve a moderada. Pode haver vasculite retiniana, EMC e edema do nervo óptico. A angiografia com ICV mostra manchas hipofluorescentes características, mas a angiografia com fluoresceína costuma mostrar apenas vasculite retiniana, EMC e "extinção" do corante. O HLA-A29 é positivo em 95 a 100% dos pacientes. A imunossupressão sistêmica precoce costuma ser recomendada.
- Coroidite multifocal com pan-uveíte: Perda visual em mulheres jovens míopes, mais comumente que em homens, geralmente bilateral. Múltiplas e pequenas lesões inflamatórias pálidas e arredondadas (semelhantes às da histoplasmose) estão localizadas ao nível do epitélio pigmentar e coriocapilares. Diferentemente da histoplasmose, a vitreíte ocorre em 98% dos pacientes. As lesões podem ocorrer na mácula e na periferia média, frequentemente respondendo a esteroides orais e perioculares, mas recorrendo após a redução do tratamento, de modo que a terapia imunossupressiva costuma ser necessária. Neovascularização coroidal (NVC) ocorre em cerca de um terço dos pacientes, e estes devem ser orientados a retornar para avaliação urgente se apresentarem visão diminuída ou metamorfopsia.
- Coroidopatia interna punctata: Visão borrada, escotoma paracentral e/ou fotopsias, geralmente em mulheres jovens míopes. Há múltiplas manchas pequenas e arredondadas de cor amarelo-esbranquiçada predominantemente no polo posterior com mínima inflamação intraocular. As lesões se tornam cicatrizes atróficas bem demarcadas em semanas. Pode haver NVC em até 40% dos pacientes. A imunossupressão sistêmica costuma estar indicada.
- Coroidopatia serpiginosa: Coriorretinite recorrente, geralmente bilateral, caracterizada por lesões agudas (placas sub-retinianas amarelo-esbranquiçadas com margens indistintas) próximas a cicatrizes atróficas antigas. As alterações coriorretinianas geralmente se estendem, a partir do disco óptico, para fora; contudo, um terço delas pode começar na mácula. Os pacientes têm normalmente entre 30 e 60 anos de idade. Uma NVC pode se desenvolver. A imunossupressão sistêmica costuma ser indicada. Deve ser diferenciada do padrão "serpiginoso" da coriorretinite tuberculosa.

- Toxocaríase: Geralmente unilateral. Com frequência, ocorre em crianças. As apresentações mais comuns são um granuloma macular (lesão sub-retiniana/retiniana branca elevada) com visão ruim, uveíte intermediária unilateral com granuloma periférico ou endoftalmite. Uma lesão periférica pode ter relação com uma trave fibrosa se estendendo para o disco óptico, às vezes resultando em tração vascular macular. Uma vitreíte severa e uveíte anterior podem ocorrer. Um título não diluído negativo para *Toxocara* em um hospedeiro imunocompetente geralmente descarta esta doença. Ver Seção 8.1, Leucocoria.
- Síndrome da histoplasmose ocular presumida: Cicatrizes coriorretinianas em saca-bocado, atrofia peripapilar e, com frequência, NVC. Ausência de células no vítreo. Ver Seção 11.24, Histoplasmose ocular.

Retinite
- Retinite por CMV: Placas brancas de retina necrótica com bordas granulares, geralmente misturadas com hemorragia retiniana. Embainhamento vascular (angiite de ramos congelados secundária) em cerca de 20% dos olhos. A vitreíte e a uveíte anterior costumam ser leves. Vista em pacientes imunocomprometidos (mais comumente, em casos avançados de HIV/Aids, mas também em distúrbios hereditários ou iatrogênicos do sistema imune; raramente, após injeções perioculares ou intravítreas de esteroides) e em neonatos com infecção congênita. Ver Seção 12.9, Retinite por citomegalovírus.
- Necrose retiniana aguda (NRA): Manchas brancas periféricas de retina necrótica espessada, unilaterais ou bilaterais com embainhamento vascular que progride rapidamente. Com frequência, uma vitreíte severa e uveíte anterior estão presentes. Ver Seção 12.8, Necrose retiniana aguda.
- Necrose progressiva da retina externa (PORN, do inglês *progressive outer retinal necrosis*): Clinicamente semelhante à NRA, mas pode não haver células no vítreo. Envolve o polo posterior ou nervo óptico precocemente, poupando os vasos. Ocorre exclusivamente em pacientes com imunocomprometimento grave, em especial em casos avançados de HIV/Aids, com progressão rápida ao longo de vários dias. Ver Seção 12.8, Necrose retiniana aguda.
- Toxoplasmose: Lesão retiniana unilateral que pode ou não estar associada com cicatriz coriorretiniana pigmentada adjacente ou agregados de cicatrizes. Vitreíte focal densa sobre uma área de retinite branca constitui a morfologia de "farol no nevoeiro". Ver Seção 12.5, Toxoplasmose.
- *Candida*: Lesões coroidais discretas do tipo drusas progredindo para lesões pré-retinianas ou retinianas algodonosas e amarelo-esbranquiçadas. Ver Seção 12.17, Retinite/uveíte/endoftalmite por *Candida*.

Vasculite
Embainhamento retiniano ao redor dos vasos. Oclusões de ramos de veia da retina e de artéria da retina podem ocorrer.
- Periflebite (predominantemente veias)
    - Sarcoidose: Exsudatos em "cera de vela" amarelos ao redor das veias.
    - Sífilis.
    - *Pars planite*: Mais evidente na periferia inferior; neovascularização pode ocorrer.
    - Doença de Eales: Neovascularização periférica e/ou retina avascular.
    - Esclerose múltipla.
    - Retinocoroidopatia em *birdshot*.
- Arterite (predominantemente artérias)
    - Arterite de células gigantes.
    - Poliarterite nodosa.
    - Angiite de ramos congelados.
    - Doença de Churg-Strauss.
    - NRA.
    - Vasculite retiniana idiopática, aneurismas e neurorretinite (IRVAN, do inglês *idiopathic retinal vasculitis, aneurysms and neuroretinitis*).
    - Síndrome de Susac.
- Artérias e veias.
    - Lúpus eritematoso sistêmico.
    - Granulomatose com poliangeíte (GPA, anteriormente denominada granulomatose de Wegener).
    - Doença de Behçet.
    - Associada a HLA-B27 (rara).

Pós-cirúrgica/trauma
Ver Seção 12.13, Endoftalmite pós-operatória; Seção 12.14, Uveíte pós-operatória crônica; Seção 12.15, Endoftalmite traumática; e Seção 12.18, Oftalmia simpática.

Outras causas infecciosas de uveíte posterior
- Doença da arranhadura do gato: Exsudatos maculares estrelados unilaterais, edema de nervo óptico, células no vítreo, sorologia positiva para *Bartonella*. Ver Seção 5.3, Conjuntivite oculoglandular de Parinaud.

- Neurorretinite subaguda unilateral difusa (DUSN, do inglês *diffuse unilateral subacute neuroretinitis*): Perda de visão, geralmente unilateral, em crianças e adultos jovens, causada por um nematódeo. Edema de nervo óptico, células no vítreo e lesões retinianas cinza-esbranquiçadas profundas estão presentes no início, mas podem ser discretas. Posteriormente, há o desenvolvimento de atrofia óptica, estreitamento dos vasos retinianos e alterações epiteliais pigmentares atróficas. A visão, os campos visuais e o eletrorretinograma (ERG) pioram com o tempo. O tratamento é a aplicação de *laser* no nematódeo.
- Doença de Lyme: Produz formas variadas de uveíte posterior. Ver Seção 13.4, Doença de Lyme.
- *Nocardia*, espécies de *Coccidioides*, espécies de *Aspergillus*, espécies de *Cryptococcus*, meningococos, oftalmomiíase, oncocercose e cisticercose (vistas mais comumente na África e nas Américas Central e do Sul).

12.4 Uveíte associada ao antígeno leucocitário humano B27

Sintomas
Dor aguda, visão borrada, fotofobia. As queixas sistêmicas associadas podem incluir dor lombar, cervical ou em calcanhares (normalmente pior ao acordar), artrite, úlceras orais, dor ao urinar, queixas gastrintestinais e erupções cutâneas.

Sinais
Críticos. Uveíte anterior recorrente unilateral (ou bilateral alternante) não granulomatosa.

Outros. Reação severa da câmara anterior com células, *flare* e fibrina. Causa mais comum de hipópio unilateral. Tendência a formar sinequias posteriores precocemente. Rubor ciliar. Mais comum em homens do que em mulheres.

Diagnóstico diferencial
- Outras uveítes com hipópio: Doença de Behçet (envolvimento posterior é mais comum do que com HLA-B27), endoftalmite infecciosa, retinoblastoma, tumores metastáticos, induzida por fármacos (p. ex., rifabutina), sarcoidose, síndromes mascaradas.
- Uveíte anterior idiopática.

Tipos de doença por HLA-B27
- Uveíte associada a HLA-B27 sem doença sistêmica.
- Espondilite anquilosante: Homens adultos jovens, geralmente com dor lombar baixa ou rigidez, anormalidades nas radiografias de articulações sacroilíacas, VSG elevada, HLA-B27 positivo e fator reumatoide negativo (espondiloartropatia soronegativa).
- DII: Doença de Crohn e colite ulcerativa. Diarreia crônica, sangue nas fezes e dor abdominal em cólicas. Os pacientes com DII e com HLA-B27 negativos podem ter maior chance de apresentar escleroceratite ou ceratite ulcerativa periférica do que uveíte.
- Artrite reativa (síndrome de Reiter): Homens adultos jovens, conjuntivite, uretrite, poliartrite, ceratite ocasional, VSG elevada e HLA-B27 positivo. Pode apresentar episódios recorrentes. A artrite tende a envolver as extremidades inferiores.
- Artrite psoriásica: Achados cutâneos característicos com artrite envolvendo, normalmente, as extremidades superiores.

NOTA: Mais da metade dos pacientes que apresentam uveíte anterior aguda com HLA-B27 positivo têm uma espondiloartropatia soronegativa subjacente, e, entre eles, mais da metade é diagnosticada apenas após o início da uveíte.

Avaliação
1. Realizar HLA-B27 para confirmar o diagnóstico.
2. Espondilite anquilosante: As radiografias ou TCs de articulações sacroilíacas demonstram esclerose e estreitamento dos espaços articulares; a VSG costuma estar elevada, mas é inespecífica.
3. DII: Fazer consulta clínica ou gastrenterológica.
4. Artrite reativa: *Swabs* conjuntival e uretral para pesquisa de *Chlamydia*, se indicado. Consultar com clínico ou reumatologista.
5. Artrite psoriásica: Fazer consulta reumatológica ou dermatológica.

Tratamento
Ver Seção 12.1, Uveíte anterior (irite/iridociclite). Pacientes com uveíte por HLA-B27 costumam sofrer múltiplas recorrências. Para casos particularmente graves e recidivantes, considerar terapia imunomoduladora poupadora de esteroides por prazo maior, em geral com consultoria reumatológica.

12.5 Toxoplasmose

Sintomas
Visão borrada e moscas volantes. Pode ter vermelhidão e fotofobia. A dor depende da gravidade da iridociclite associada.

Sinais
(Ver Figura 12.5.1.)

Críticos. Lesão retiniana nova unilateral branca, geralmente associada à cicatriz coriorretiniana pigmentada antiga. Há reação inflamatória vítrea focal moderada a severa diretamente sobre a lesão. A cicatriz pode estar ausente em casos de toxoplasmose adquirida recentemente.

Outros
- Anterior: Disseminação leve para a câmara anterior pode ocorrer, PIO elevada em 10 a 20%.
- Posterior: Debris vítreos, edema do disco óptico devido a lesões peripapilares, geralmente com edema se estendendo para a retina, neurorretinite com ou sem estrela macular, neurite óptica com vitreíte significativa, vasculite retiniana, raramente com oclusão de artéria ou veia retinianas na área da inflamação. A arterite de Kyrieleis consiste no acúmulo periarterial de exsudato que pode ocorrer próximo à retinite ou em outro local da retina; a AFIV não mostra oclusão vascular. Cicatrizes coriorretinianas são ocasionalmente encontradas no olho não envolvido. Um EMC pode estar presente.

NOTA: A toxoplasmose é a causa mais comum de uveíte posterior e é responsável por aproximadamente 90% dos casos de retinite necrosante focal.

A toxoplasmose também pode se desenvolver na retina profunda (toxoplasmose retiniana punctata externa) com poucas ou nenhuma célula presente no vítreo. É mais comum em pacientes infectados com HIV. Ver Considerações especiais em pacientes imunocomprometidos, ao final da seção.

Diagnóstico diferencial
Ver Seção 12.3, Uveíte posterior e pan-uveíte, para uma lista completa. Raras vezes, as seguintes ocorrências podem simular uma toxoplasmose de maneira muito parecida.
- Sífilis (ver Seção 12.12, Sífilis) e tuberculose.
- Toxocaríase: Normalmente, afeta crianças. Em geral, cicatrizes coriorretinianas não são observadas. Ver Seção 12.3, Uveíte posterior e pan-uveíte, e Seção 8.1, Leucocoria.
- NRA. Ver Seção 12.8, Necrose retiniana aguda (ver **Tabela 12.8.1**).
- PORN. Ver Seção 12.8, Necrose retiniana aguda (ver **Tabela 12.8.1**).

Avaliação
Ver Seção 12.3, Uveíte posterior e pan-uveíte, para recomendações de avaliação quando houver dúvidas em relação ao diagnóstico.

1. História: os fatores de risco incluem o manuseio ou a ingestão de carne crua (p. ex., carne de veado), exposição a gatos, especialmente a filhotes (fonte de infecção adquirida), e caçadores que lidam com órgãos internos de suas caças. Perguntar sobre fatores de risco para HIV em casos atípicos (p. ex., retinite multifocal). Há surtos relatados de toxoplasmose transmitida por água ou ar.
2. Realizar exame oftalmológico completo, incluindo avaliação do fundo de olho sob dilatação.
3. Obter títulos séricos de anticorpos antitoxoplasma para indicar infecção remota (imunoglobulina G [IgG]) ou recente (imunoglobulina M [IgM]) (em geral, não necessários). A IgM é encontrada em aproximadamente 2 semanas a 6 meses depois da infecção inicial, período após o qual apenas IgG permanece positiva.
4. O teste de PCR para *Toxoplasma gondii* em amostras de aquoso ou vítreo é mais específico que a sorologia.

A alta soropositividade na população reduz o valor preditivo positivo de um título positivo, mas um título negativo torna o diagnóstico improvável.

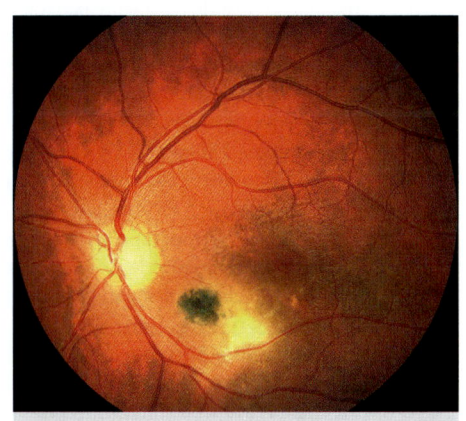

Figura 12.5.1 Toxoplasmose.

> **NOTA:** Solicitar diluição 1:1, porque qualquer título sérico de anticorpos é significativo no contexto de achados clássicos no fundo de olho.

5. Títulos de anticorpo para toxoplasmose e PCR podem ser realizados em punções de câmara anterior ou por vitrectomia diagnóstica em casos duvidosos.
6. Considerar RPR ou VDRL, FTA-ABS ou teste treponêmico específico, PPD ou IGRA, radiografia ou TC de tórax e ensaio imunossorvente sérico ligado à enzima (ELISA, do inglês *enzyme-linked immunosorbent assay*) para *Toxocara* quando o diagnóstico é duvidoso.
7. Avaliar a necessidade de teste de HIV em casos atípicos ou em pacientes de alto risco. Ver adiante.

Tratamento

1. Retinocoroidite periférica leve.
   - Autolimitada em pacientes imunocompetentes. Pode-se considerar apenas observação para lesões periféricas.
   - Tratar a PIO elevada com medicamentos antiglaucoma e a uveíte anterior com cicloplégico tópico (p. ex., ciclopentolato a 1 ou 2%, 3 x/dia) com ou sem esteroide tópico (p. ex., acetato de prednisolona a 1%, a cada 2 horas).
2. Tratamento geralmente recomendado para lesões na mácula, dentro de 2 a 3 mm do disco, ameaçando um vaso retiniano grande, associação com vitreíte grave, causando diminuição da visão ou doença em um paciente imunocomprometido. Os pacientes imunocomprometidos podem necessitar de tratamento estendido.
   - Terapia tripla clássica de primeira linha (por 4-6 semanas):
     - Pirimetamina, 200 mg, VO, em dose inicial (ou 2 doses de 100 mg, VO, com intervalo de 12 horas) e, então, 25 a 50 mg, VO, diariamente. Não administrar pirimetamina a gestantes e mulheres que amamentam (espiramicina, 1 g, VO, 3 x/dia, para mulheres que fazem soroconversão durante a gravidez).
     - Ácido folínico, 10 mg, VO, em dias alternados (para minimizar a toxicidade da pirimetamina à medula óssea).
     - Sulfadiazina, 2 g, VO, em dose inicial, e, então, 1 g, VO, 4 x/dia. É um medicamento caro e difícil de obter; pode-se usar como substituto o sulfametoxazol/trimetoprima, 800 mg/160 mg, 2 x/dia, conforme descrito adiante.
   - Pode ser adicionada prednisona, 20 a 60 mg, VO, 1 x/dia, começando no mínimo 24 horas após o início da terapia antimicrobiana e diminuída 10 dias antes de parar os antibióticos. Esteroides perioculares não devem ser administrados.

Os esteroides sistêmicos devem ser utilizados apenas raramente em pacientes imunocomprometidos. Antes do uso de esteroides sistêmicos, é prudente realizar a avaliação da glicemia de jejum/hemoglobina A1c e estudos para descartar tuberculose.

> **NOTA:** Em função do potencial para supressão da medula óssea, um hemograma completo deve ser obtido 1 vez por semana enquanto o paciente estiver tomando pirimetamina. Se a contagem de plaquetas baixar para menos de 100.000, reduzir a dosagem de pirimetamina e aumentar o ácido folínico. Os pacientes que estão utilizando pirimetamina não devem tomar vitaminas que contenham ácido fólico. O medicamento deve ser administrado com as refeições para reduzir a anorexia.

   - Regimes alternativos:
     - Clindamicina, 150 a 450 mg, VO, 3 a 4 x/dia (máximo de 1,8 g/dia), pode ser utilizada de forma isolada, com pirimetamina como terapia alternativa (se o paciente for alérgico a sulfas) ou adjuntamente (terapia quádrupla). Os pacientes que estão fazendo uso de clindamicina devem ser avisados sobre colite pseudomembranosa, e o medicamento deve ser suspenso em caso de diarreia. A injeção intravítrea de clindamicina (0,1 mg/0,1 mL) pode ser efetiva para casos que ameacem a mácula ou quando o paciente não tolera a medicação sistêmica. A combinação intravítrea de clindamicina (0,1 mg/0,1 mL) e dexametasona (0,4 mg/0,1 mL) foi relatada como útil.
     - Atovaquona, 750 mg, VO, 4 x/dia, utilizada como alternativa semelhante à clindamicina.
     - Sulfametoxazol/trimetoprima (800 mg/160 mg), 1 comprimido, VO, 2 x/dia, com ou sem clindamicina e prednisona.
     - Dose inicial de azitromicina 1 g (dia 1) e, então, 250 a 500 mg, diariamente. Pode ser utilizada de forma isolada ou em combinação com pirimetamina (50 mg/dia).

- A espiramicina, 400 mg, VO, 3 x/dia, pode ser considerada em casos de gestação.
- A inflamação do segmento anterior é tratada conforme citado anteriormente.

3. A vitrectomia tem sido utilizada para vitreíte densa que não melhora ou outras complicações.
4. Terapia de manutenção (se o paciente for imunossuprimido):
    - Sulfametoxazol/trimetoprima, 800 mg/ 160 mg, 1 comprimido, VO, 3 x/semana.
    ou
    - Em caso de alergia a sulfa (comum em pacientes infectados pelo HIV), pode-se usar clindamicina, 300 mg, VO, 4 x/dia.
5. Profilaxia: Em pacientes com história de toxoplasmose submetidos à cirurgia refrativa ou para catarata, considerar o uso de sulfametoxazol/trimetoprima, 2 x/dia, durante o período perioperatório.

Seguimento
Em 3 a 7 dias para exames de sangue e/ou avaliação ocular, e, então, a cada 1 a 2 semanas durante a terapia.

CONSIDERAÇÃO ESPECIAL EM PACIENTES IMUNOCOMPROMETIDOS

A vitreíte costuma ser muito menos proeminente. Pode não haver cicatrizes retinocoroidais adjacentes. As lesões podem ser únicas ou multifocais, discretas ou difusas e unilaterais ou bilaterais. Exames de imagem do SNC são fundamentais em virtude da alta associação com doença do SNC (p. ex., encefalite por toxoplasmose em pacientes com HIV). A vitrectomia diagnóstica pode ser necessária em função de múltiplas entidades que podem simular a enfermidade e da variabilidade dos testes diagnósticos laboratoriais. Os esteroides sistêmicos devem ser usados com muito cuidado na toxoplasmose ocular em pacientes com Aids.

12.6 Sarcoidose

Sintomas
Dor ocular bilateral, fotofobia e visão diminuída. Pode haver início insidioso, especialmente em pacientes mais velhos com doença crônica. Achados sistêmicos podem incluir respiração curta, aumento da parótida, febre, artralgias e, raramente, sintomas neurológicos incluindo paralisia de nervos cranianos. É mais comum na faixa etária de 20 a 50 anos. É mais comum em afro-americanos e escandinavos.

Sinais

Críticos. Nódulos na íris, grandes PCs *mutton-fat* (especialmente no triângulo de Arlt) e embainhamento ao longo de veias retinianas periféricas (gotejamento de cera de vela).

Outros. Nódulos conjuntivais, aumento da glândula lacrimal, olhos secos, sinequias posteriores, glaucoma, catarata, uveíte intermediária, EMC, vitreíte, lesões pálidas e redondas da coroide que podem simular coroidite multifocal ou retinocoroidopatia em *birdshot*, coriorretinite, granuloma de nervo óptico, neovascularização retiniana periférica ou do disco (ver **Figura 12.6.1**).

Sistêmicos. Taquipneia, paralisia de nervo facial, aumento de glândula salivar ou lacrimal, adenopatia hilar simétrica bilateral à radiografia ou TC de tórax, eritema nodoso (nódulos eritematosos e dolorosos sob a pele, frequentemente encontrados nas canelas), lúpus pérnio (uma erupção roxa escura no nariz e nas bochechas), artrite, linfadenopatia, hepatoesplenomegalia.

> **NOTA:** Uveíte, glaucoma secundário, catarata e EMC são as complicações da sarcoidose ocular mais comuns ameaçadoras à visão.

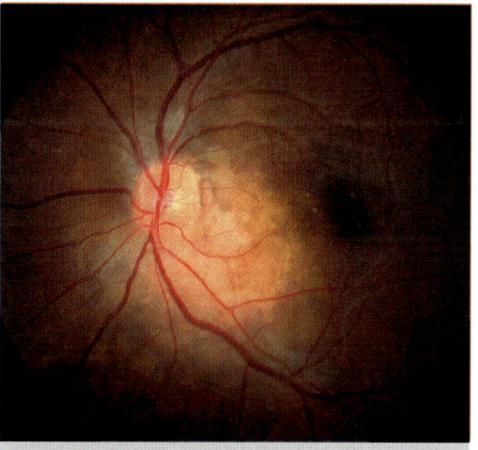

Figura 12.6.1 Granuloma coroidal sarcoide.

Diagnóstico diferencial

- Outras causas de PC *mutton-fat* e nódulos na íris incluem sífilis, tuberculose, oftalmia simpática, uveíte associada a tatuagens ou uveíte induzida por cristalino. Ver Seção 12.1, Uveíte anterior (irite/iridociclite).
- A uveíte intermediária pode ser idiopática ou decorrente da sarcoidose, esclerose múltipla, doença de Lyme ou outras causas. Ver Seção 12.2, Uveíte intermediária.
- A uveíte posterior com lesões coriorretinianas múltiplas pode ser causada por coriorretinopatia em *birdshot*, linfoma intraocular, sífilis, oftalmia simpática, coroidite multifocal, síndrome de VKH e outras. Ver Seção 12.3, Uveíte posterior e pan-uveíte.

Avaliação

Os testes a seguir são os que devem ser realizados quando houver suspeita clínica de sarcoidose. Ver Seção 12.1, Uveíte anterior (irite/iridociclite), e Seção 12.3, Uveíte posterior e pan-uveíte, para outras avaliações para uveíte.

1. Radiografia de tórax: Pode revelar adenopatia hilar bilateral e simétrica e/ou infiltrados indicativos de fibrose pulmonar, mas pode ser normal em muitos pacientes, e um resultado negativo não descarta sarcoidose. A TC de tórax é mais sensível, mas é mais cara. Em casos de doença pulmonar unilateral ou atípica, considerar doença maligna.
2. ECA sérica: Elevada em 60 a 90% dos pacientes com sarcoidose ativa. Da mesma forma que a radiografia de tórax, concentrações normais não descartam sarcoidose, e a elevação não é específica. HIV, tuberculose, histoplasmose e hanseníase também podem se apresentar com ECA elevada. Os pacientes com doença pulmonar subjacente (p. ex., doença pulmonar obstrutiva crônica [DPOC]) ou os pacientes que usam esteroides orais e/ou inibidores da ECA podem ter concentrações de ECA falsamente baixos. As concentrações de ECA em crianças são menos úteis no diagnóstico.
3. Biópsia de tecido: O diagnóstico definitivo exige a demonstração de inflamação granulomatosa não caseosa. Obter uma biópsia de lesão acessível, incluindo linfonodos e margens de placas ou nódulos cutâneos. Os granulomas sarcoides não estão presentes no eritema nodoso, e essas lesões não devem ser biopsiadas. Uma coloração álcool-ácido-resistente e uma coloração de metenamina de prata podem ser realizadas para descartar tuberculose ou infecção fúngica. Uma biópsia conjuntival não direcionada na ausência de lesões visíveis tem baixo rendimento e não é recomendada. Áreas endurecidas de pele tatuada com uveíte concomitante podem sugerir uveíte associada a tatuagens; a biópsia de pele pode mostrar granulomas não caseosos, enquanto a radiografia de tórax é normal.
4. PPD ou IGRA: Úteis para diferenciar entre tuberculose e sarcoidose quando houver achados pulmonares. Até 50% dos pacientes com sarcoidose são anérgicos e não respondem ao PPD ou controles.
5. Outros: Alguns autores recomendam concentrações séricas e urinárias de cálcio, testes de função hepática e lisozima sérica. Um resultado positivo em um desses testes, na ausência de achados na radiografia de tórax ou outros exames, em geral, não é útil no diagnóstico. A lisozima sérica pode ser útil em crianças, nas quais as concentrações de ECA costumam ser normais.

Se os exames laboratoriais e radiográficos do tórax sugerirem sarcoidose, ou no contexto de uma avaliação negativa, porém de alta suspeição clínica da doença, a realização dos seguintes testes deve ser considerada:

1. A TC de tórax é mais sensível que a radiografia.
2. Uma cintilografia de corpo inteiro com gálio é sensível para sarcoidose. Um "sinal do panda" indica o envolvimento das glândulas lacrimal, parótida e submandibular. Um "sinal lambda" indica envolvimento de linfonodos hilares bilaterais e paratraqueais direitos. Uma cintilografia com gálio positiva e uma concentração de ECA elevada têm sensibilidade de 73% e especificidade de 100% para sarcoidose. Os problemas consistem nos custos e nos inconvenientes dos exames.
3. Providenciar encaminhamento a um pneumologista para testes de função pulmonar e biópsia pulmonar transbrônquica.
4. Os riscos de um exame diagnóstico invasivo ou da exposição à radiação devem ser ponderados contra o impacto dos resultados no tratamento.

Tratamento

Encaminhar os pacientes a um internista ou pneumologista para avaliação sistêmica e tratamento clínico. Considerar a necessidade de encaminhamento precoce a um especialista em uveíte em casos complicados. Um resultado visual pobre tem sido observado na presença de uveíte posterior, glaucoma, retardo no início do tratamento definitivo ou na presença de condições ameaçadoras à mácula, como EMC.

1. Uveíte anterior:
   - Agente cicloplégico (p. ex., ciclopentolato a 1%, 3 x/dia, ou atropina a 1%, 2 x/dia).
   - Esteroide tópico (p. ex., acetato de prednisolona a 1%, a cada 1-6 horas).
2. Uveíte posterior:
   - Fazer suplementação de cálcio e vitamina D (p. ex., 600 mg com 400 UI), 1-2 x/dia, e considerar um bloqueador do receptor de histamina tipo 2 (H2) (p. ex., ranitidina, 150 mg, VO, 2 x/dia) ou inibidor da bomba de prótons (p. ex., pantoprazol, 40 mg, 1 x/dia).
   - Os esteroides perioculares (p. ex., triancinolona, 40 mg/mL, em injeção de 0,5-1,0 mL) podem ser considerados no lugar dos esteroides sistêmicos, especialmente em casos unilaterais ou assimétricos. Pode-se repetir a injeção a cada 3 a 4 semanas. Ver Apêndice 10, Técnica para injeções retrobulbar/subtenoniana/subconjuntival.
3. Os imunossupressores (p. ex., metotrexato, azatioprina, micofenolato de mofetila, ciclosporina, ciclofosfamida e infliximabe) têm sido utilizados efetivamente como fármacos poupadores de esteroides. As decisões relativas à terapia devem ser individualizadas devido ao conhecido perfil de efeitos colaterais de cada regime.

NOTA: Os esteroides tópicos isoladamente são inadequados para o tratamento de uveíte posterior.

4. EMC: Ver Seção 11.14, Edema macular cistoide.

5. Glaucoma: Ver Seção 9.7, Glaucoma de ângulo aberto inflamatório; Seção 9.9, Glaucoma secundário aos esteroides; Seção 9.4, Glaucoma agudo de ângulo fechado; ou Seção 9.14, Glaucoma neovascular, dependendo da etiologia do glaucoma.
6. Neovascularização retiniana: Pode exigir panfotocoagulação retiniana.
7. A doença da órbita é tratada com esteroides sistêmicos, conforme descrito anteriormente.
8. Granulomas de nervo óptico exigem consulta com neuro-oftalmologista e tratamento com esteroides sistêmicos.
9. Doença pulmonar, paralisia de nervo facial, doença do SNC e doença renal exigem esteroides sistêmicos e tratamento por um internista ou neurologista.

Seguimento

1. Os pacientes são reexaminados em 1 a 7 dias, dependendo da gravidade da inflamação. As dosagens dos esteroides são ajustadas de acordo com a resposta ao tratamento. Diminuir lentamente os esteroides e o agente cicloplégico à medida que a inflamação cessa. Monitorar a PIO e reavaliar o fundo de olho a cada consulta.
2. Os pacientes com doença quiescente são reavaliados a cada 3 a 6 meses.
3. Os pacientes que estão sendo tratados com esteroides ou imunossupressão sistêmica são monitorados a cada 2 a 6 semanas, dependendo da resposta clínica.
4. A má resposta ao tratamento com esteroides deve motivar uma avaliação para outras causas de uveíte ou encaminhamento a um subespecialista.

12.7 Doença de Behçet

Sintomas
Início súbito de baixa bilateral de visão, moscas volantes e fotofobia. A dor costuma ser leve ou moderada.

Sinais
Críticos. Úlceras aftosas orais dolorosas (bordas bem definidas com centro necrótico branco-amarelado, geralmente com eritema circundante, em 98 a 100% dos pacientes) pelo menos 3 vezes ao ano e dois dos seguintes: úlceras genitais, lesões cutâneas, teste de behçetina positivo (patergia) (formação de uma pústula local 48 horas após a punção da pele com agulha) e lesões oculares. Pode haver outros achados cutâneos, incluindo eritema nodoso, pseudofoliculite, púrpura palpável, tromboflebite superficial ou dermografismo.

Outros. Outras manifestações sistêmicas incluem artrite, hemoptise por envolvimento de artéria pulmonar, envolvimento renal, doença gastrintestinal com ulceração intestinal, epididimite e neuro-Behçet (p. ex., vasculite, encefalite, trombose venosa cerebral, sintomas neuropsiquiátricos).

Sinais oculares

- Anteriores: Hipópio bilateral e reação de câmara anterior; a esclerite é algumas vezes relatada.

> **NOTA:** Os pacientes com doença de Behçet quase nunca têm fibrina, mesmo quando a reação de câmara anterior é intensa, e, assim, o hipópio parece móvel ("alternante") em comparação com a uveíte associada a HLA-B27.

- Posteriores: Vitreíte, vasculite retiniana afetando artérias e veias, oclusão venosa, atenuação arterial, neovascularização retiniana, retinite necrosante focal, palidez cerácea do nervo óptico e descolamento de retina.

Epidemiologia

Idade de 20 a 40 anos, especialmente em descendentes de japoneses, turcos ou do Oriente Médio.

Diagnóstico diferencial

- Sarcoidose: Pode ocasionalmente apresentar-se com úlceras orais. Ver Seção 12.6, Sarcoidose.
- HLA-B27: Geralmente, uma uveíte unilateral ou bilateral alternante. Uveíte fibrinosa severa. As úlceras orais são menos dolorosas e severas. Ver Seção 12.4, Uveíte associada ao antígeno leucocitário humano B27.
- NRA: Branqueamento confluente da retina na periferia. Mais dor do que na doença de Behçet. Ver Seção 12.8, Necrose retiniana aguda.
- GPA: Nefrite, inflamação orbital, inflamação dos seios paranasais e dos pulmões.
- Sífilis: Ver Seção 12.12, Sífilis.
- Lúpus eritematoso sistêmico e outras doenças vasculares do colágeno.

Avaliação

- Radiografia ou TC de tórax, concentração de ECA, PPD ou IGRA, RPR ou VDRL e FTA-ABS ou teste treponêmico específico.
- Verificar se é necessário teste de HLA-B27 em homens jovens com revisão de sistemas positiva, sugerindo espondiloartropatia soronegativa.
- Fazer teste de coloração citoplasmática granular para anticorpo anticitoplasma de neutrófilo com coloração citoplásmica (cANCA, do inglês *cytoplasmic staining antineutrophil cytoplasmic antibody*) no caso de suspeita de GPA.
- Considerar a testagem para HLA-B51 e HLA-DR5 para doença de Behçet (os valores preditivos positivos e negativos não estão claros).
- Considerar o teste de behçetina (patergia). O teste é considerado positivo se houver desenvolvimento de uma pápula de 2 mm ou mais de tamanho 48 horas após uma punção com profundidade de 5 mm com agulha 20G.

Tratamento

Se não for tratada, com frequência ocorre cegueira bilateral dentro de 3 a 4 anos. A morte pode resultar de envolvimento do SNC. É fundamental o encaminhamento para a terapia imunossupressiva.

1. Corticosteroides tópicos (p. ex., acetato de prednisolona a 1%, a cada 1-6 horas, dependendo da intensidade da inflamação) e cicloplégicos (p. ex., atropina a 1%, 2 x/dia) para a inflamação anterior.
2. Os corticosteroides sistêmicos devem ser iniciados (prednisona, 1 mg/kg, VO, 1 x/dia, ou succinato sódico de metilprednisolona intravenosa, 1 g, 1 x/dia, por 3 dias, seguido por prednisona). Os esteroides retardam o início da cegueira, mas não alteram o desfecho a longo prazo. Antes da terapia imunossupressiva sistêmica, é importante descartar sífilis, tuberculose e hepatite.
3. Todos os pacientes com doença de Behçet e uveíte posterior devem ser encaminhados a um especialista para início da terapia imunossupressora. Os antagonistas do antifator de necrose tumoral (TNF, do inglês *tumor necrosis factor*), como o infliximabe e o adalimumabe, são atualmente considerados terapia de primeira linha para a doença de Behçet. Podem ser usados os inibidores da calcineurina (tacrolimo e ciclosporina) e os antimetabólitos (p. ex., micofenolato de mofetila, metotrexato e azatioprina), mas eles demoram 1 a 2 meses para obter um efeito máximo.

Seguimento

Diariamente, durante o episódio agudo, para monitorar inflamação e PIO. Encaminhar a um especialista em uveíte para acompanhamento adicional.

12.8 Necrose retiniana aguda

Sintomas

Visão borrada, moscas volantes, dor ocular e fotofobia. Os pacientes acometidos costumam ser imunocompetentes.

Sinais

(Ver Figura 12.8.1.)

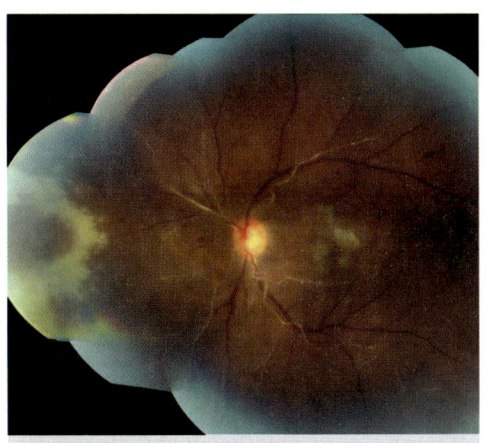

Figura 12.8.1 Necrose retiniana aguda.

Críticos. Os critérios da American Uveitis Society incluem um ou mais focos de necrose retiniana com bordas distintas na retina periférica, progressão rápida da doença na ausência de terapia antiviral, disseminação circunferencial, evidência de vasculopatia oclusiva com envolvimento arterial e reação inflamatória proeminente na câmara anterior e no vítreo. Sem tratamento, a progressão circunferencial da necrose pode se tornar confluente e se disseminar posteriormente. A mácula é geralmente poupada no início da doença.

Outros. Reação de câmara anterior; PC; injeção conjuntival; episclerite ou esclerite; PIO elevada; embainhamento de arteríolas e, às vezes, vênulas retinianas, especialmente na periferia; hemorragias retinianas (achado menor); edema de disco óptico; DRR retardado ocorre em aproximadamente 70% dos pacientes, secundário a rupturas posteriores irregulares grandes. Costuma iniciar de forma unilateral, mas pode envolver o outro olho em um terço dos casos dentro de semanas a meses. Uma neuropatia óptica com palidez ou edema de disco pode se desenvolver algumas vezes.

Etiologia
A NRA é uma síndrome clínica causada pela família do vírus herpes: VVZ (pacientes mais velhos), VHS (pacientes mais jovens) ou, raramente, CMV ou vírus Epstein-Barr (EBV, do inglês *Epstein-Barr virus*).

Diagnóstico diferencial
Ver Seção 12.3, Uveíte posterior e pan-uveíte.
- Retinite por CMV (**Tabela 12.8.1**).
- PORN: Retinite rapidamente progressiva caracterizada por vítreo claro e opacificação larga e plana profundamente aos vasos retinianos de aparência normal e, ocasionalmente, hemorragia vítrea espontânea. A PORN é geralmente encontrada em pacientes imunocomprometidos e, com frequência, provoca cegueira bilateral em função ou da própria infecção ou de descolamento de retina secundário, o que torna essencial o diagnóstico e o tratamento imediatos. Diferentemente da NRA, dor e vitreíte são mínimos e o envolvimento macular é precoce.
- Sífilis.
- Coriorretinite por *Toxoplasma*.
- Doença de Behçet.
- Sarcoidose.
- Endoftalmite fúngica ou bacteriana.
- Linfoma de células grandes. Considerar em pacientes com mais de 50 anos de idade com vitreíte unilateral refratária, infiltrados sub-retinianos amarelo-esbranquiçados e ausência de dor.

TABELA 12.8.1 Retinite por citomegalovírus (CMV) *versus* necrose retiniana aguda (NRA) *versus* necrose progressiva da retina externa (PORN) *versus* toxoplasmose

	CMV	NRA	PORN	Toxoplasmose
Hemorragias retinianas	Comuns	Incomuns	Incomuns	Geralmente ausentes
Vitreíte	Mínima	Significativa	Ausente	Significativa
Dor	Ausente	Significativa	Ausente	Moderada
Estado imune	Imunocomprometido	Em geral, saudável	Imunocomprometido	Qualquer um
Aspecto	Borda tipo "fogo em arbustos" (*brushfire*) com margem principal de retinite ativa e com resultante retina necrótica e epitélio pigmentar retiniano moteado	Lesões bem demarcadas com aspecto quase homogêneo	Placas multifocais de necrose retiniana profunda, progressão rápida com envolvimento da mácula	"Farol na neblina" com vitreíte densa e bordas lisas

Avaliação

Ver Seção 12.3, Uveíte posterior e pan-uveíte, para uma avaliação não específica de uveíte.

1. História: Avaliar se há fatores de risco para Aids ou outros estados de imunocomprometimento (iatrogênico, autoimune, por doença maligna ou genético). Se for o caso, o diagnóstico diferencial inclui retinite por CMV e PORN. Perguntar ao paciente sobre história de herpes-zóster (especialmente zóster oftálmico) ou infecções por herpes simples. Traumatismo craniano (incluindo neurocirurgia) e cirurgia ocular podem precipitar a NRA. Raramente, a NRA pode ocorrer após injeções perioculares ou intravítreas de corticosteroides. A maioria dos pacientes não tem fatores precipitantes identificáveis.
2. Realizar exame oftalmológico completo: Avaliar a câmara anterior e o vítreo quanto a células, medir a PIO e fazer exame da retina sob dilatação utilizando oftalmoscopia indireta; fazer depressão escleral delicada, pois a retina necrótica tem risco aumentado de descolamento de retina.
3. Avaliar a necessidade de um hemograma com diferencial, RPR ou VDRL, FTA-ABS ou teste treponêmico específico, VSG, títulos de toxoplasmose, PPD ou IGRA e radiografia ou TC de tórax para descartar outras etiologias.
4. Avaliar a necessidade de teste para HIV.
5. A paracentese da câmara anterior com PCR para vírus herpes e *Toxoplasma* para confirmar o vírus causador é altamente específica, mas a sensibilidade pode variar. Ver Apêndice 13, Paracentese da câmara anterior.
6. Considerar a AFIV para identificar vasculite retiniana e áreas de isquemia.
7. RM de crânio e órbitas em casos suspeitos de disfunção do nervo óptico.
8. Realizar TC ou RM do crânio e punção lombar se houver suspeita de linfoma de células grandes, sífilis terciária ou encefalite.

Tratamento

> **NOTA:** Todos os pacientes com NRA devem ser encaminhados a um especialista.

1. Providenciar tratamento imediato em regime hospitalar ou ambulatorial. O objetivo é diminuir a incidência da doença no olho contralateral. O tratamento não reduz a taxa de descolamento da retina no primeiro olho.
2. Antivirais orais (valaciclovir, 1 a 2 g, 3 x/dia, ou fanciclovir, 500 mg, 3 x/dia, são preferidos; aciclovir, 800 mg, 5 x/dia, é a opção de segunda linha, pois atinge menores concentrações intravítreas) com injeções intravítreas suplementares de foscarnete (2,4 mg/0,1 mL) ou ganciclovir (2 mg/0,1 mL) administrados 1 a 2 x/semana. As terapias alternativas incluem o aciclovir, IV, 10 mg/kg, 3 x/dia, por 5 a 14 dias (exige ajuste de dose na insuficiência renal), com injeções intravítreas suplementares conforme descrito anteriormente, seguido por valaciclovir oral, 1 g, 3 x/dia, ou aciclovir, 400 a 800 mg, 5 x/dia. Qualquer desses esquemas deve ser mantido por até 14 semanas a partir do início da infecção. O envolvimento do segundo olho normalmente inicia dentro de 6 semanas da infecção inicial. A literatura existente sugere que o tratamento primário com antivirais orais em conjunto com as injeções intravítreas descritas tem eficácia semelhante à terapia intravenosa. Em geral, a estabilização e a regressão inicial da retinite são observadas dentro de 4 dias. As lesões podem progredir durante as primeiras 48 horas de tratamento. A duração ideal da terapia antiviral oral ainda não está clara, mas como há replicação do vírus na câmara anterior por até 2 meses após o início da doença, recomenda-se um mínimo de 2 meses de tratamento, e alguns especialistas recomendam tratamento por toda a vida para reduzir o risco de envolvimento do segundo olho (especialmente se o primeiro olho perder a função).
3. Aplicar cicloplégico tópico (p. ex., atropina a 1%, 3 x/dia) e esteroide tópico (p. ex., acetato de prednisolona a 1%, a cada 2-6 horas) na presença de inflamação do segmento anterior.
4. Os benefícios da terapia antiplaquetária (p. ex., ácido acetilsalicílico, 100-600 mg, 1 x/dia) para minimizar a trombose vascular e ajudar a prevenir isquemia retiniana adicional ainda não foram comprovados.
5. Esteroides sistêmicos podem ser considerados, em particular quando se acredita que o nervo óptico esteja afetado. Em geral, aguarda-se por evidências de regressão da necrose retiniana ou pelo menos 24 horas após o início dos antivirais para começar os esteroides. Um regime corticosteroide oral típico é prednisona, 60 a 80 mg/dia, por 1 a 2 semanas, seguidos por uma

diminuição ao longo de 2 a 6 semanas. A injeção subtenoniana de triancinolona (40 mg/1 mL) pode ser considerada após uma dose inicial adequada de terapia antiviral, mas ela pode interferir com a eliminação do vírus ocular.
6. Ver Seção 9.7, Glaucoma de ângulo aberto inflamatório, para PIO elevada.
7. Avaliar a necessidade de fotocoagulação a *laser* como barreira profilática posteriormente à retinite ativa para limitar ou prevenir DRR subsequente (eficácia incerta).
8. A VVPP, com óleo de silicone ou gás de longa ação, é a melhor maneira de reparar o DRR complexo associado. A vitreorretinopatia proliferativa é comum.

Seguimento
1. Os pacientes são observados diariamente no início do tratamento e examinados a cada poucas semanas a meses durante o ano seguinte; é fundamental examinar ambos os olhos.
2. Uma avaliação cuidadosa do fundo de olho é realizada em cada consulta para se descartarem buracos retinianos que possam causar descolamento. Se tiver sido realizada a demarcação de barreira a *laser*, e se a retinite subsequentemente cruzar a margem posterior, considerar a aplicação de terapia adicional com *laser*.
3. Uma avaliação da pupila deve ser feita, e neuropatia óptica deve ser considerada se a retinopatia não explicar a intensidade de perda visual.

12.9 Retinite por citomegalovírus

O CMV é a infecção ocular oportunista mais frequente em pacientes com Aids, mas é 80 a 90% menos comum na era da terapia antirretroviral combinada (TARV). O CMV quase nunca é visto, a menos que a contagem de CD4+ seja < 100 células/mm³. Como a retinite ativa costuma ser assintomática, os pacientes com contagens de CD4+ < 100 células/mm³ devem ser examinados, pelo menos, a cada 3 a 6 meses. Também pode ser vista em outros estados de imunocomprometimento (p. ex., leucemia e pós-transplante). A imunossupressão ocular local (p. ex., injeções regionais de esteroide) pode precipitar a retinite por CMV em pacientes saudáveis sob outros aspectos.

Sintomas
Escotoma ou visão diminuída em um ou em ambos os olhos, moscas volantes ou fotopsias. Dor e fotofobia são incomuns. Com frequência, assintomática.

Sinais
Críticos
- Forma indolente: Opacidades granulares periféricas com ou sem hemorragia. A ausência de hemorragia não descarta retinite por CMV.
- Forma fulminante: Áreas confluentes de necrose com hemorragia evidente, começando ao longo das arcadas vasculares maiores da retina. A atrofia retiniana progressiva também pode indicar CMV ativo (ver **Figura 12.9.1**).

Outros. Uveíte anterior com PCs estrelados não granulomatosos está quase sempre presente, mas é leve. A vitreíte costuma ser leve. A atrofia do epitélio pigmentar da retina (EPR) e o agregado de pigmento ocorrem depois que o processo ativo melhora. O DRR ocorre em aproximadamente um terço dos pacientes com retinite por CMV com risco aumentado quando mais de 25% da retina estão envolvidos.

Avaliação
1. Histórico e exame oftalmológico completo.
2. Considerar paracentese da câmara anterior com PCR viral em casos duvidosos. Ver Apêndice 13, Paracentese da câmara anterior.
3. Encaminhamento do paciente a um internista ou especialista em doenças infecciosas para avaliação sistêmica e tratamento.

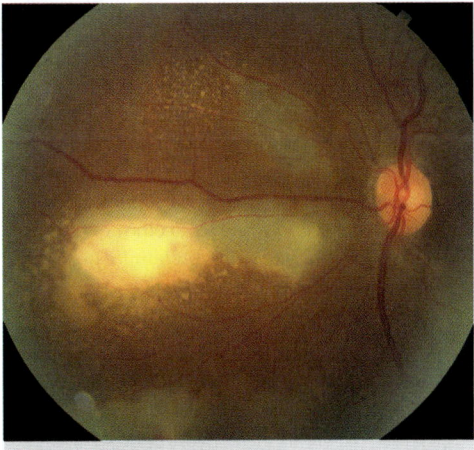

Figura 12.9.1 Retinite por CMV.

TABELA 12.9.1 Terapia para retinite por CMV

Fármaco	Dosagem	Toxicidades	Contraindicações
Ganciclovir*	Indução: 5 mg/kg, IV, 2 x/dia, por 14 dias Manutenção: 5 mg/kg, IV, 1 x/dia	Neutropenia,** trombocitopenia, anemia; Suspender amamentação	Contagem absoluta de neutrófilos < 500/mm³, plaquetas < 25.000/mm³; Potencialmente embriotóxico
Valganciclovir	Indução: 900 mg, VO, 2 x/dia, por 21 dias Manutenção: 900 mg, VO, 1 x/dia	Neutropenia,** trombocitopenia, anemia; Suspender amamentação	Contagem absoluta de neutrófilos < 500/mm³, plaquetas < 25.000/mm³; Potencialmente embriotóxico
Foscarnete	Indução: 90 mg/kg, IV, 2 x/dia, 2 x/semana Manutenção: 90 a 120 mg/kg, IV, 1 x/dia*** (monitorar creatinina e eletrólitos e ajustar a dosagem conforme a necessidade)	Dano renal; neutropenia; anemia; desequilíbrio eletrolítico	Usar com cuidado na insuficiência renal ou no desequilíbrio eletrolítico
Cidofovir	Indução: 5 mg/kg, IV, 1 x/semana, por 3 semanas Manutenção: 3 a 5 mg/kg, IV, a cada 2 semanas	Nefrotoxicidade dependente de dose e posologia, hipotonia (exige descontinuação), irite (responsiva a esteroide); Deve ser administrado com probenecida	Uveíte recorrente, doença renal moderada a grave, intolerância à probenecida

* Em comparação com a terapia intravítrea isoladamente, há redução do risco de mortalidade (50%), doença sistêmica (90%) e envolvimento do olho contralateral (80%) em pacientes tratados com a terapia sistêmica anti-CMV. Além disso, o risco de progressão da retinite é significativamente maior em olhos tratados com a terapia intravítrea isoladamente.

** Em comparação com o ganciclovir IV, há risco aumentado de doença sistêmica (30%) e envolvimento do olho contralateral (50%) após 6 meses. Contudo, o intervalo livre de recorrência é grandemente aumentado.

*** Durante a fase de indução, 500 mL de soro fisiológico são utilizados para cada dose. Durante a manutenção, 1.000 mL de soro fisiológico devem ser utilizados.

Tratamento

Ver **Tabela 12.9.1** para detalhes sobre o tratamento.

1. Terapia oral com valganciclovir, 900 mg, VO, 2 x/dia, para indução (21 dias), seguida por 900 mg, VO, 1 x/dia, para manutenção. De modo alternativo, pode-se fazer uso intravenoso de ganciclovir, 5 mg/kg, 2 x/dia, ou foscarnete, 90 mg/kg, 2 x/dia (ajustando para função renal), seguido por terapia oral com valganciclovir (900 mg, VO, 2 x/dia, até completar 3 semanas de indução, e, depois, 900 mg, VO, 1 x/dia). Os pacientes com progressão da retinite, apesar da indução ou que tenham doença que ameace a mácula, podem se beneficiar com a injeção intravítrea de antivirais, mas a terapia sistêmica ainda é necessária para evitar o envolvimento do olho contralateral. O objetivo do tratamento é a retinite quiescente (áreas não progressivas de atrofia de EPR com uma borda opacificada estável).

2. Sob a orientação de um internista ou infectologista, a terapia antirretroviral altamente ativa (HAART, do inglês *highly active antiretroviral therapy*) deve ser iniciada ou otimizada; a recuperação imune com contagens sustentadas de CD4+ > 200 células/mm³ resulta em risco reduzido de descolamento de retina, de envolvimento do olho contralateral, de resistência aos antivirais e de mortalidade. Além disso, monitorar quanto à toxicidade da terapia anti-CMV (valganciclovir e ganciclovir causam toxicidade da medula óssea; foscarnete é nefrotóxico e pode causar anormalidades eletrolíticas e convulsões; ganciclovir e foscarnete intravenosos exigem a colocação de um cateter de longa permanência, o que pode causar infecção de cateter e sepse).

3. Os DRRs pequenos e que não envolvem a mácula podem ser tratados com demarcação por *laser*, mas é típico haver múltiplas rupturas retinianas que podem passar despercebidas; a vitrectomia via *pars plana* com óleo de silicone é indicada na maioria dos descolamentos, em especial naqueles que envolvem a mácula.

4. A profilaxia primária (prevenção da retinite por CMV) com valganciclovir oral em pacientes de alto risco não costuma ser recomendada devido à possível toxicidade, com exceção dos pacientes transplantados.

Seguimento

1. A resistência ao ganciclovir (refletida por culturas positivas para CMV no sangue ou na urina) pode ocorrer com o tratamento prolongado.
2. Todos os tratamentos atualmente disponíveis anti-CMV são virostáticos, em vez de viricidas, e quase todos os pacientes acabam recidivando se não forem tratados com HAART. As fotografias seriadas do fundo de olho são úteis para comparação.
3. A recorrência é definida como retinite nova ou recorrente, movimento da borda opacificada ou expansão da zona atrófica.
4. A recorrência pode ocorrer por resistência ou por concentrações intraoculares subterapêuticas dos fármacos. A reindução com o mesmo medicamento é o tratamento de primeira linha.
5. A resistência clínica é definida como retinite persistente ou progressiva apesar de medicação em dose de indução por 6 semanas. A confirmação laboratorial é possível para as mutações UL97 de baixo grau (fosfotransferase viral) ou UL54 de alto grau (DNA-polimerase viral).
6. Se a resistência for reconhecida, indica-se mudança na terapia para outro antiviral. Considerar o cidofovir, IV, 5 mg/kg, 1 x/semana, por 2 semanas, e, depois, 3 a 5 mg/kg, a cada 2 semanas. O cidofovir por si só pode causar uveíte e dano renal, devendo ser administrado com probenecida para reduzir a nefrotoxicidade.

O cidofovir intravítreo está contraindicado devido ao elevado risco de uveíte e hipotonia. Pode ocorrer resistência cruzada, pois todos os três fármacos anti-CMV são inibidores da DNA-polimerase do CMV.

7. A interrupção da terapia de manutenção anti-CMV pode ser considerada necessária em pacientes selecionados que estão recebendo HAART, que têm contagens CD4+ > 100 células/mm^3 por mais de 6 meses e retinite por CMV completamente quiescente. Nesses pacientes, cujo sistema imune é capaz de controlar o CMV, a interrupção da terapia de manutenção pode prevenir a toxicidade do medicamento e o surgimento de organismos resistentes a fármacos. Nos pacientes com imunossupressão iatrogênica, a cessação ou redução da dose dos fármacos imunossupressores pode ser necessária para o controle de longo prazo da retinite por CMV.
8. Uveíte de recuperação imune (URI): Ocorre em pacientes previamente imunocomprometidos (HIV/iatrogenia) com CMV após a reconstituição das contagens de CD4+ ou do sistema imune. Na presença de um sistema imune funcionante, os antígenos do CMV desencadeiam uma resposta inflamatória que é predominantemente posterior (p. ex., vitreíte, papilite, EMC e MER). O tratamento pode exigir esteroides tópicos, perioculares ou intraoculares. Os antivirais devem ser continuados para evitar a reativação do CMV em casos de contagens limítrofes de CD4+.

12.10 Microvasculopatia retiniana não infecciosa/ retinopatia por HIV

A retinopatia não infecciosa é a manifestação ocular mais comum de HIV/Aids. Cerca de 50 a 70% dos pacientes com Aids têm essa condição.

Sintomas
Raramente sintomática (escotomas focais e diminuição do contraste).

Sinais
Exsudatos algodonosos, hemorragias intrarretinianas e microaneurismas. Uma maculopatia isquêmica pode ocorrer com perda visual significativa em 3% dos pacientes acometidos.

Avaliação
A retinopatia por HIV é um sinal de baixas contagens de CD4+. Deve-se buscar infecções oportunistas concomitantes (ver Seção 12.9, Retinite por citomegalovírus). Descartar outras causas para exsudatos algodonosos não explicados (ver Seção 11.5, Exsudatos algodonosos).

Tratamento
Não há necessidade de tratamento ocular específico, mas, em geral, melhora com a TARV e a elevação das contagens de CD4+.

Seguimento
Pacientes com contagens de CD4+ < 50 devem ser examinados a cada 3 a 4 meses.

12.11 Síndrome de Vogt-Koyanagi-Harada

Doença autoimune que apresenta inflamação de tecidos contendo melanócitos.

Sintomas

Visão diminuída, fotofobia, dor e olhos vermelhos, acompanhados ou precedidos de cefaleia, rigidez de nuca, náuseas, vômitos, febre e mal-estar. Perda auditiva, ruídos causando otalgia e zumbido são frequentes. Geralmente bilateral.

> **NOTA:** A doença de Harada refere-se a achados oculares isolados sem sinais sistêmicos associados da síndrome de VKH.

Sinais

Os critérios diagnósticos incluem os seguintes:
- (1) ausência de história de trauma ocular; (2) ausência de evidências de outros processos patológicos; (3) uveíte anterior ou pan-uveíte bilateral; (4) achados neurológicos/auditivos (geralmente, ocorrem antes da doença ocular); e (5) achados dermatológicos (geralmente, ocorrem após a doença ocular).
- A síndrome de VKH completa inclui os critérios 1 a 5, a VKH incompleta inclui os critérios 1 a 3 mais o 4 ou o 5, e a VKH provável (doença ocular isolada) inclui os critérios 1 a 3. (Ver **Figura 12.11.1**.)

Críticos
- Anteriores: Células e *flare* na câmara anterior, PCs granulomatosos (*mutton-fat*), vitiligo perilímbico (p. ex., despigmentação ao redor do limbo).
- Posteriores: Descolamentos retinianos serosos bilaterais com espessamento coroidal subjacente, opacidades e células no vítreo, edema de disco óptico.
- Sistêmicos (quatro fases):
  - Prodrômica: perda da audição para frequências altas, zumbido, meningismo, encefalopatia e hipersensibilidade da pele ao toque.
  - Uveítica: Achados oculares agudos (ver a descrição precedente).
  - Convalescente: Alopecia, vitiligo, fundo de olho em "brilho do pôr do sol" (aspecto amarelo-alaranjado do fundo de olho devido à despigmentação do EPR e da coroide).
  - Recorrente crônica: Recorrência da uveíte anterior, fibrose sub-retiniana, neovascularização, glaucoma e catarata.
- AFIV: Múltiplas áreas puntiformes de vazamento de hiperfluorescência no nível do epitélio pigmentar retiniano (ver **Figura 12.11.2**).

Outros
- Anterior: Nódulos na íris, sinequias periféricas anteriores ou posteriores, esclerite, hipotonia ou PIO elevada em função de rotação para frente dos processos ciliares.
- Posterior: Fundo de olho em "brilho do pôr do sol" (moteamento e atrofia do epitélio pigmentar retiniano após resolução de descolamento retiniano seroso), vasculite retiniana, neovascularização coroidal e cicatrizes coriorretinianas.
- Sistêmicos: Sinais neurológicos, incluindo perda da consciência, paralisia, convulsões.

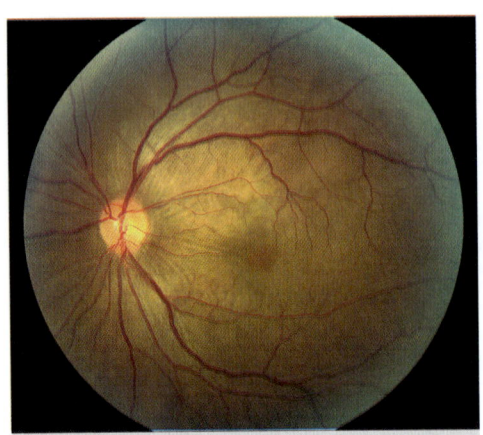

Figura 12.11.1 Doença de Vogt-Koyanagi-Harada (VKH).

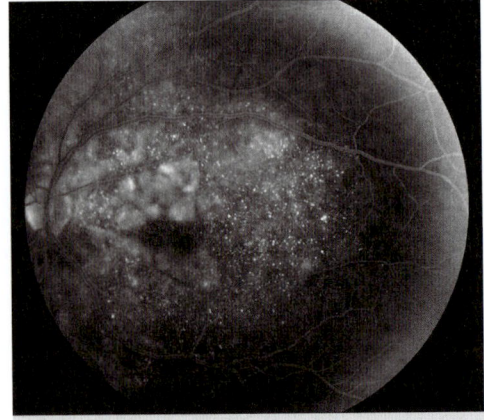

Figura 12.11.2 AFIV de VKH.

Epidemiologia
Geralmente, os pacientes têm entre 20 e 50 anos de idade, são mulheres (77%), e apresentam pele pigmentada (especialmente em asiáticos, do Oriente Médio, hispânicos ou americanos nativos).

Diagnóstico diferencial
Ver **Tabela 12.11.1** para diagnóstico diferencial de descolamentos retinianos serosos e Seção 12.3, Uveíte posterior e pan-uveíte. Em particular, considerar o seguinte:
- Oftalmia simpática: História de trauma ou cirurgia (especialmente de procedimentos vitreorretinianos repetidos) no olho contralateral. Em geral, sem sinais sistêmicos. Ver Seção 12.18, Oftalmia simpática.
- EPPMPA: As características oftalmoscópicas e da AFIV são muito parecidas, mas há menos inflamação no vítreo e não há envolvimento do segmento anterior. Ver Seção 12.3, Uveíte posterior e pan-uveíte.
- Esclerite posterior: Com frequência, unilateral, não associada com achados neurológicos ou dermatológicos. Associação com um sinal do "T" à ultrassonografia.
- Hipertensão arterial sistêmica e hipertensão relacionada à gestação: Uma elevação aguda na pressão arterial pode produzir descolamentos retinianos serosos multifocais.
- Outras pan-uveítes granulomatosas (p. ex., sífilis, sarcoidose, tuberculose).

TABELA 12.11.1 Diagnóstico diferencial de descolamentos retinianos serosos

Doença de Harada
Hipertensão maligna
Toxemia da gravidez
Coagulopatia intravascular disseminada
Síndrome de efusão uveal idiopática
Oftalmia simpática
Esclerite posterior
Coriorretinopatia serosa central
Tumores coroidais (incluindo metástases)
Neovascularização coroidal
Fosseta congênita de disco óptico
Nanoftalmo

Avaliação
Ver Seção 12.3, Uveíte posterior, para uma avaliação não específica de uveíte e pan-uveíte.
1. História: Verificar se o paciente apresenta sintomas neurológicos, de perda auditiva e de cabelos, bem como se já sofreu cirurgia ou trauma ocular.
2. Fazer exame oftalmológico completo, incluindo avaliação da retina sob dilatação.
3. Avaliar hemograma, RPR ou VDRL, FTA-ABS ou teste treponêmico específico, ECA, PPD ou IGRA, pressão arterial e, possivelmente, radiografia ou TC de tórax para descartar doenças de aparência semelhante.
4. Considerar a ultrassonografia em modo-B para descartar esclerite posterior.
5. Avaliar a necessidade de TC ou RM de crânio com ou sem contraste na presença de sinais neurológicos para descartar doença do SNC.
6. Realizar punção lombar durante crises com sintomas meníngeos para contagem de células e diferencial, proteína, glicose, VDRL, coloração de Gram e metenamina de prata e cultura. A pleocitose no líquido cerebrospinal (LCS) é frequentemente observada em VKH e EPPMPA.
7. Considerar AFIV para avaliar quanto a áreas puntiformes de vazamento de hiperfluorescência no nível do epitélio pigmentar retiniano.

Tratamento
A inflamação é controlada inicialmente com esteroides; a dose depende da gravidade da inflamação. Em casos moderados a graves, o seguinte regime pode ser utilizado. Os esteroides são diminuídos muito lentamente conforme a condição melhora.
1. Esteroides tópicos (p. ex., acetato de prednisolona a 1%, a cada 1 hora).
2. Esteroides sistêmicos (p. ex., prednisona, 60-80 mg, VO, 1 x/dia, ou succinato sódico de metilprednisolona, 1 g, 1 x/dia, por 3 dias, seguido por terapia oral) com suplementação concomitante de cálcio/vitamina D e profilaxia antiúlcera.
3. Cicloplégicos tópicos (p. ex., ciclopentolato a 1%, 3 x/dia, ou atropina a 1%, 2 x/dia).
4. Tratamento de qualquer doença neurológica específica (p. ex., convulsões ou coma).
5. Para pacientes que não toleram ou não apresentam resposta a esteroides orais de longo prazo, considerar fármacos imunossupressores (p. ex., antimetabólitos, inibidores da calcineurina, fármacos citotóxicos e inibidores do TNF-alfa).

Seguimento

1. O manejo inicial exige hospitalização se forem iniciados corticosteroides intravenosos.
2. Realizar o reexame semanalmente, e, após, mensalmente, com atenção especial para inflamação recorrente e PIO elevada.
3. Os esteroides são diminuídos muito lentamente, e a maioria dos pacientes deve ter o tratamento trocado para imunossupressores poupadores de esteroides para o manejo a longo prazo. Pode haver recorrência da inflamação em até 9 meses após a interrupção do uso de esteroides. Caso isso ocorra, os esteroides devem voltar a ser utilizados.

12.12 Sífilis

SÍFILIS ADQUIRIDA

Sinais

Sistêmicos. A maioria dos pacientes com sífilis nunca apresentará envolvimento ocular. Deve ser avaliada a história de doença sexualmente transmissível, HIV ou atividade sexual de alto risco. Os homens que fazem sexo com outros homens apresentam risco aumentado.

- Primária: Cancro (lesão ulcerada, indolor), linfadenopatia regional.
- Secundária: Lesões na pele ou nas membranas mucosas, linfadenopatia generalizada, sintomas constitucionais (p. ex., dor de garganta, febre), meningite sintomática ou assintomática.
- Latente: Sem manifestações clínicas.
- Terciária: Doença cardiovascular (p. ex., aortite), doença do SNC (p. ex., doença meningovascular, paresia geral, *tabes dorsalis*).

Oculares

- Primária: Pode ocorrer um cancro na pálpebra ou conjuntiva, madarose (perda de cílios ou sobrancelhas).
- Secundária: Uveíte (posterior ou pan-uveíte são mais comuns que a anterior), neurite óptica, coriorretinite, descolamento da retina seroso, retinite, vasculite retiniana, conjuntivite, dacrioadenite, dacriocistite, episclerite, esclerite, ceratite intersticial e outros. Ver **Figura 12.12.1**.
- Terciária: Atrofia óptica, coriorretinite antiga, ceratite intersticial, uveíte crônica anterior, pupilas de Argyll Robertson (ver Seção 10.3, Pupilas de Argyll Robertson), além de outros sinais vistos na doença secundária.

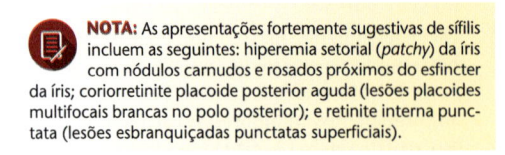

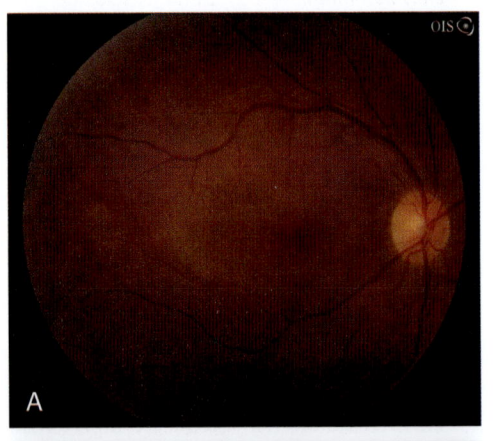

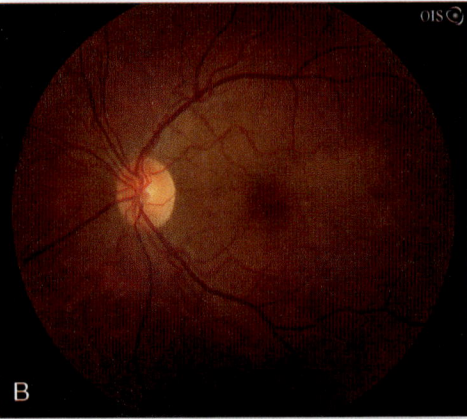

> **NOTA:** As apresentações fortemente sugestivas de sífilis incluem as seguintes: hiperemia setorial (*patchy*) da íris com nódulos carnudos e rosados próximos do esfincter da íris; coriorretinite placoide posterior aguda (lesões placoides multifocais brancas no polo posterior); e retinite interna punctata (lesões esbranquiçadas punctatas superficiais).

Figura 12.12.1 Fotografia do fundo de olho dos olhos direito (A) e esquerdo (B) mostrando retinopatia placoide na sífilis secundária.

Diagnóstico diferencial

Ver Seção 12.1, Uveíte anterior (irite/iridociclite), e Seção 12.3, Uveíte posterior e pan-uveíte.

Avaliação

Ver Seção 12.1, Uveíte anterior (irite/iridociclite), e Seção 12.3, Uveíte posterior e pan-uveíte, para avaliação não específica para uveíte.

1. Fazer exame oftálmico completo, incluindo exame das pupilas e do fundo de olho sob dilatação. Lesões cutâneas palmares são comuns e facilmente avaliadas na prática.
2. Deve ser usado o "algoritmo reverso", com testes treponêmicos realizados antes para confirmar a doença, e (se reagentes), então, os testes não treponêmicos para permitir a avaliação da resposta ao tratamento. Os testes treponêmicos com imunoensaio enzimático (EIA, do inglês *enzyme immunoassay*), imunoensaios de quimioluminescência (CIA, do inglês *chemiluminescent immunoassays*), FTA-ABS ou ensaio de micro-hemaglutinação para *Treponema pallidum* (MHA-TP) são altamente sensíveis e específicos em todos os estágios da sífilis com exceção da primária, durante a qual o envolvimento ocular é muito raro. Os testes não treponêmicos quantitativos, como RPR ou VDRL, são então realizados para avaliar a atividade da infecção, sendo repetidos periodicamente após o tratamento para confirmar a resolução da infecção. Uma vez reativos, os testes treponêmicos não normalizam nem podem ser utilizados para avaliar a resposta do paciente ao tratamento.
3. VDRL e RPR não devem ser usados para triagem, pois resultados falso-negativos podem ocorrer nas sífilis primária inicial, latente ou tardia devido à baixa sensibilidade. Também pode haver falso-negativos devido a uma interferência de títulos excessivamente elevados (reação prozona). Podem ocorrer resultados falso-positivos em razão de doenças virais, gestação e reatividade cruzada dos testes com doenças vasculares do colágeno ou autoimunes. Os títulos de RPR e VDRL são usados para acompanhar a resposta ao tratamento.
4. Em paciente com achados consistentes com sífilis, mas sem história documentada de tratamento, um teste treponêmico positivo com um teste não treponêmico negativo ainda exige tratamento.
5. O teste de HIV é indicado para qualquer paciente com sífilis em função do curso relativamente agressivo em pacientes infectados pelo HIV e pela alta frequência da coinfecção.
6. Os pacientes devem ser avaliados para doenças sexualmente transmissíveis concomitantes, enviando-se a notificação para o departamento de saúde local quando indicado.
7. Deve-se realizar punção lombar com teste de VDRL ou FTA, proteínas e contagens celulares com diferencial em todos os casos de uveíte sifilítica confirmada, o que deve ser considerado consistente com neurossífilis. Títulos de VDRL no LCS persistentemente estáveis ou elevados sugerem tratamento incompleto ou reinfecção.

Indicações de tratamento

Na presença de uveíte consistente com sífilis:
1. Teste treponêmico negativo: A sífilis é improvável, considerar a retestagem se houver suspeita elevada e/ou avaliação para outras causas de uveíte.
2. Testes treponêmicos positivos e testes não treponêmicos negativos:
    - Se não houver documentação de tratamento apropriado no passado, o tratamento para sífilis é indicado.
    - Se houver documentação de tratamento prévio adequado, o tratamento para sífilis não está indicado se outra causa for identificada e se o paciente responder à terapia para aquela condição.
3. Testes treponêmicos positivos e testes não treponêmicos positivos: Tratar para sífilis.

NOTA: Os pacientes com HIV e sífilis ativa concomitantes podem ter sorologias negativas (treponêmica e não treponêmica) em função de seu estado imunocomprometido. Esses pacientes manifestam sífilis agressiva e recalcitrante e devem ser tratados com dosagens para neurossífilis durante períodos de tratamento mais longos. Uma consulta com infectologista é recomendada. É fundamental fazer o tratamento da infecção pelo HIV.

Tratamento

1. A uveíte sifilítica representa uma ruptura da barreira hematoencefálica (ocular) e deve ser tratada como neurossífilis: Penicilina G cristalina aquosa, 3 a 4 milhões de unidades IV, a cada 4 horas, por 10 a 14 dias, seguida por penicilina benzatina, 2,4 milhões de unidades intramuscular (IM) semanalmente, durante 3 semanas.
2. No caso de inflamação do segmento anterior, o tratamento com cicloplégico (p. ex., ciclopentolato a 1%, 2 x/dia) e esteroide tópico (p. ex., acetato de prednisolona a 1%, a cada 2 horas) deve ser iniciado.
3. Os esteroides orais podem ser iniciados 24 a 48 horas após a indução com terapia de penicilina, podendo acelerar a recuperação visual, mas não foi demonstrado que afetem os resultados visuais finais. Os esteroides orais também

podem ajudar a prevenir complicações inflamatórias sistêmicas associadas com a reação de Jarisch-Herxheimer.

> **NOTA**
> - É possível haver resposta incompleta à penicilina IM, enquanto um curso completo de terapia IV é quase sempre efetivo; assim, a terapia IV é considerada como terapia definitiva.
> - O tratamento para infecção por clamídia com dose única de azitromicina, 1 g, VO, é normalmente indicado.
> - A terapia para pacientes alérgicos a penicilina deve ser efetuada em conjunto com um especialista em doenças infecciosas. O Centers for Disease Control and Prevention (CDC) recomenda a hospitalização e a dessensibilização à penicilina para pacientes com alergia grave a penicilina e com neurossífilis. Os regimes alternativos incluem ceftriaxona, 2 g, IV/IM, 1 x/dia, por 10 a 14 dias, ou doxiciclina, 200 mg, VO, 2 x/dia, por 21 a 28 dias. É importante observar que as cefalosporinas têm um pequeno risco de reatividade cruzada em pacientes com alergia à penicilina.

Seguimento

1. Uveíte (VDRL negativo no LCS): Repetir o teste sérico de VDRL/RPR a cada 3 meses após o tratamento. Se um título de 1:8 ou mais não diminuir quatro vezes dentro de 6 meses, se o título aumentar quatro vezes, ou se os sintomas e sinais clínicos de sífilis persistirem ou retornarem, estão indicados punção lombar para verificar o VDRL e retratamento. Se um título de VDRL/RPR pré-tratamento for menor do que 1:8, o retratamento é indicado somente quando o título aumentar ou quando os sinais de sífilis retornarem.

2. Uveíte e neurossífilis (VDRL positivo no LCS): Exige seguimento com infectologista. Repetir a punção lombar a cada 6 meses durante 2 anos; com menos frequência se a contagem de células voltar ao normal mais cedo. A contagem de células deve diminuir para uma concentração normal dentro desse período, e o título de VDRL no LCS deve diminuir quatro vezes dentro de 6 a 12 meses. Uma concentração significativamente aumentada de proteínas no LCS diminui mais lentamente. A falha na melhora desses índices sugere tratamento incompleto ou reinfecção.

SÍFILIS CONGÊNITA

Os sinais oculares incluem ceratite intersticial bilateral, catarata secundária, coriorretinite em "sal e pimenta" e uveíte anterior crônica. A tríade de Hutchinson de sífilis congênita inclui dentes incisivos amplamente espaçados e em formato de pino, ceratite intersticial e surdez. A testagem sorológica é semelhante à da sífilis adquirida, discutida anteriormente. O tratamento-padrão é penicilina G, mas a dosagem deve ser estabelecida em conjunto com um pediatra ou um especialista em doenças infecciosas.

12.13 Endoftalmite pós-operatória

AGUDA (DIA[S] APÓS A CIRURGIA)

Sintomas
Início súbito de visão diminuída e dor ocular crescente após procedimento cirúrgico.

Sinais
(Ver Figura 12.13.1.)

Críticos. Hipópio, fibrina, reação da câmara anterior intensa, *haze* e células no vítreo, reflexo vermelho diminuído.

Outros. Edema palpebral, edema corneano, injeção conjuntival intensa, quemose (todos são altamente variáveis).

Microrganismos
- Pós-extração de catarata:
  - Mais comuns: *Staphylococcus epidermidis*.
  - Comuns: *Staphylococcus aureus*, espécies de estreptococos (exceto *Pneumococcus*).
  - Menos comuns: Bactérias Gram-negativas (espécies incluindo *Pseudomonas, Aerobacter, Proteus, Klebsiella, Bacillus, Enterobacter, Haemophilus influenzae, Escherichia coli*) e anaeróbios.
- Associados à bolha: Infecções estreptocócicas ou Gram-negativas.
- Pós-vitrectomia: *S. epidermidis*.
- Pós-injeção intravítrea: *S. epidermidis* e flora oral (notavelmente, espécies de estreptococos).

Diagnóstico diferencial
- Síndrome tóxica do segmento anterior (TASS, do inglês *toxic anterior segment syndrome*): Ocorre 6 a 24 horas após a cirurgia de catarata. Edema corneano difuso com PC. Causada por endotoxina de fluidos ou instrumentos

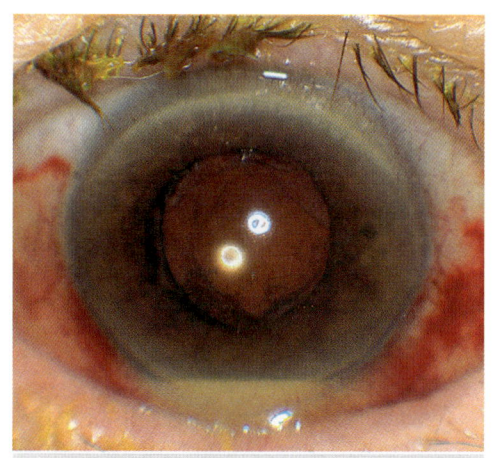

Figura 12.13.1 Endoftalmite pós-operatória com hipópio.

cirúrgicos. Geralmente responde a esteroides tópicos intensivos e terapia cicloplégica, mas pode necessitar de ceratoplastia endotelial ou de ceratoplastia penetrante para edema corneano persistente.
- *Flare* agudo de uveíte não infecciosa: Perguntar ao paciente sobre histórico de uveíte prévia; a uveíte anterior associada a HLA-B27 pode ser precipitada por trauma, incluindo cirurgia.
- Endoftalmite estéril (não infecciosa) (p. ex., após injeção intravítrea de triancinolona acetonida ou anti-VEGF).
- Uveíte por partículas de cristalino (retenção de fragmentos do cristalino no ângulo ou vítreo ou retenção do córtex do cristalino no saco capsular).
- Ver Seção 12.14, Uveíte pós-operatória crônica.

Avaliação
1. Histórico e exame oftalmológico completos. Procurar por vazamento na incisão/bolha, sutura exposta, vítreo na ferida, blefarite ou outros fatores predisponentes para endoftalmite.
2. Considerar a US em modo-B se a visualização do segmento posterior for limitada, a qual pode confirmar vitreíte marcada e/ou formação de membrana e estabelecer uma linha de base pela qual o sucesso da terapia pode ser medido.
3. Se o nível da visão for apenas a percepção de luz após a extração da catarata, a vitrectomia diagnóstica (e terapêutica) está geralmente indicada. Culturas (sangue, ágar-chocolate, Sabouraud, tioglicolato) e esfregaços (colorações de Gram e Giemsa) devem ser obtidos, e antibióticos intravítreos devem ser administrados. Se a visão for movimentos das mãos ou melhor, realiza-se a aspiração de vítreo ou uma paracentese de câmara anterior de 0,2 mL, se a amostra de vítreo não puder ser obtida, sendo encaminhada para culturas variadas. Ver Apêndice 13, Paracentese da câmara anterior.

Tratamento
1. Prevenção: A preparação da conjuntiva com iodopovidona a 5% em todos os casos, assim como a das pálpebras para cirurgia ocular incisional antes da cirurgia, comprovadamente reduz o risco de endoftalmite. Também foi demonstrado que antibióticos intraoperatórios (p. ex., intracameral) reduzem o risco de endoftalmite. Embora o uso perioperatório de antibióticos tópicos de amplo espectro possa diminuir a carga bacteriana, não foi comprovado que reduza as taxas de endoftalmite, podendo promover a resistência bacteriana.
2. Coleta de material da câmara anterior ou do vítreo para coloração de Gram, cultura e testes de sensibilidade junto com a injeção oportuna de antibióticos intravítreos de amplo espectro (geralmente, vancomicina e ceftazidima; amicacina na alergia à penicilina). Ver Apêndice 11, Punção e injeção intravítrea, e Apêndice 12, Antibióticos intravítreos. Considerar o uso de esteroides intravítreos (p. ex., dexametasona, 0,4 mg/0,1 mL) em casos selecionados com inflamação grave do vítreo.
3. Avaliar a necessidade de hospitalização para observação.
4. Considerar o uso de esteroides tópicos (p. ex., acetato de prednisolona a 1%, a cada 1 hora, durante as 24 horas) para controle da inflamação do segmento anterior.
5. Considerar o uso intensivo de antibióticos tópicos fortificados (p. ex., vancomicina e tobramicina, a cada 1 hora, durante as 24 horas, por 24-48 horas) em casos de bolha filtrante, vazamento de ferida ou suturas expostas. Ver Apêndice 9, Antibióticos/antifúngicos tópicos fortificados.
6. Atropina a 1%, 2 a 3 x/dia.
7. Para endoftalmite pós-extração de catarata, a VVPP imediata é benéfica se a acuidade visual na apresentação é apenas de percepção de luz. A vitrectomia para outras causas de endoftalmite (relacionada à bolha, pós-traumática ou endógena) pode ser benéfica em casos específicos.

8. Antibióticos sistêmicos podem ser considerados. Os antibióticos intravenosos não são rotineiramente utilizados. Avaliar a necessidade de administrar fluoroquinolonas IV (p. ex., moxifloxacino) em circunstâncias especiais (p. ex., endoftalmite relacionada à bolha ou ao trauma). Alguns antibióticos orais (p. ex., moxifloxacino, 400 mg, VO, 1 x/dia) podem alcançar concentrações terapêuticas no vítreo, podendo ser considerados alternativas aos antibióticos intravenosos.
9. Os antibióticos subconjuntivais (vancomicina e ceftazidima) foram usados no *Endophtalmitis Vitrectomy Study*; porém, seu uso agora é menos comum.

Seguimento

1. Monitorar a evolução clínica a cada 12 a 24 horas inicialmente.
2. O alívio da dor é o primeiro sinal útil de resposta ao tratamento.
3. A prednisona precoce (60 mg, VO, 1 x/dia, por 5 dias) era parte do protocolo do *Endophtalmitis Vitrectomy Study*. Porém, seu uso depende do microrganismo causador, de comorbidades do paciente (p. ex., diabetes) e da gravidade e da duração da doença. Após a esterilização da infecção, a inflamação pós-endoftalmite pode ser significativa e deve ser tratada com esteroides tópicos intensivos e, ocasionalmente, orais.
4. Após 48 horas, os pacientes devem mostrar melhora clínica (p. ex., alívio da dor, diminuição da inflamação, redução do hipópio). Verificar a necessidade de reinjeção de antibióticos se não houver melhora ou se a coloração de Gram mostrar um microrganismo não habitual. Verificar a necessidade de vitrectomia se o paciente estiver piorando.
5. O regime antibiótico é modificado de acordo com a resposta ao tratamento e com os resultados de cultura e testes de sensibilidade.
6. Se o paciente estiver respondendo bem, os antibióticos tópicos e esteroides podem ser reduzidos de forma lenta e gradual. Um acompanhamento cuidadoso do paciente ambulatorial é necessário.

SUBAGUDA (SEMANAS A MESES APÓS A CIRURGIA)

Sintomas

Variáveis. Gradual diminuição da visão, aumento de vermelhidão e dor.

Sinais

Críticos. Inflamação da câmara anterior e do vítreo, placas capsulares no cristalino, hipópio; agregados de exsudato fibrinoso na câmara anterior, na superfície da íris ou ao longo da borda pupilar; abscessos vítreos; e vitreíte.

Outros. Injeção conjuntival variável, PC, edema corneano e blebite.

Microrganismos

- *S. epidermidis* ou outras bactérias comuns (p. ex., estreptococos com bolha filtrante).
- *Cutibacterium acnes* (anteriormente denominada *Propionibacterium acnes*) ou outras bactérias raras e indolentes: Uveíte anterior recorrente, podendo apresentar hipópio e PCs granulomatosos, mas com injeção conjuntival e dor mínimas. Uma placa branca ou opacidades na cápsula do cristalino podem ser evidentes. Apenas uma resposta transitória aos esteroides.
- Fungos (*Aspergillus*, *Candida*, *Cephalosporium*, espécies de *Penicillium*; outros).

Diagnóstico diferencial

- Uveíte facogênica: Realizar gonioscopia e exame sob dilatação para pesquisar retenção de fragmentos do cristalino no ângulo ou no vítreo.
- Uveíte induzida por LIO (atrito da íris): Pesquisar a transiluminação da íris e a descentralização da LIO. Mais comum com LIO acrílica de peça única (hápticos espessos e de bordas quadradas) no sulco e com qualquer lente que toque na íris ou no corpo ciliar.
- Ver Seção 12.14, Uveíte pós-operatória crônica.

Avaliação

1. Histórico e exame oftalmológico completos.
2. Aspiração do vítreo para esfregaços (Gram, Giemsa e metenamina de prata) e culturas (sangue, ágar-chocolate, Sabouraud, tioglicolato e um meio sólido para cultura anaeróbia).

Ver Apêndice 11, Punção e injeção intravítrea. Antibióticos intravítreos devem ser administrados conforme descrito previamente. Ver Apêndice 12, Antibióticos intravítreos.

> **NOTA:** O *C. acnes* passará despercebido a menos que sejam obtidas culturas anaeróbicas adequadas mantidas por tempo estendido (14 dias).

Tratamento

1. Inicialmente, tratar como endoftalmite pós-operatória aguda, conforme descrito anteriormente, mas não iniciar o uso de esteroides.
2. A VVPP imediata é benéfica se a acuidade visual na apresentação for apenas percepção de luzes dentro de 6 semanas após a cirurgia de catarata. A vitrectomia imediata por endoftalmite devido a outros procedimentos não foi estudada em grandes ensaios clínicos randomizados.
3. Se houver suspeita de infecção fúngica, administrar anfotericina B (5-10 µg/0,1 mL) intravítrea ou voriconazol (100 µg/0,1 mL) intravítreo.
4. A remoção da lente intraocular e dos remanescentes capsulares pode ser necessária para o diagnóstico e o tratamento da endoftalmite por C. *acnes*, que pode ser sensível à penicilina, cefoxitina, clindamicina ou vancomicina intravítreas.
5. Se *S. epidermidis* for isolado, a vancomicina intraocular (incluindo a irrigação do saco capsular) sozinha pode ser suficiente.
6. A terapia antimicrobiana deve ser modificada de acordo com os resultados da cultura, os testes de sensibilidade, o curso clínico e a tolerância aos agentes terapêuticos.
7. Pode-se considerar uma vitrectomia com capsuloctomia limitada da placa capsular se as culturas do aspirado vítreo forem negativas ou se a resposta clínica for incompleta. Em casos de resposta incompleta, a remoção de toda a cápsula e da LIO, junto com antibióticos intravítreos, deve ser considerada.

Seguimento

1. Dependente do microrganismo.
2. Em geral, o acompanhamento é o mesmo descrito previamente para endoftalmite pós-operatória aguda.

12.14 Uveíte pós-operatória crônica

A inflamação pós-operatória rotineira costuma ser leve, responde prontamente aos esteroides e, em geral, melhora dentro de 6 semanas. Considerar as seguintes etiologias quando a inflamação pós-operatória é atípica.

Etiologia

- Inflamação intraocular grave no período pós-operatório inicial:
  - Endoftalmite infecciosa: Visão piorando, dor, fibrina ou hipópio na câmara anterior, vitreíte. Ver Seção 12.13, Endoftalmite pós-operatória.
  - Retenção de material do cristalino: Uma inflamação granulomatosa grave com PC *mutton-fat*, resultando de reação de hipersensibilidade às proteínas do cristalino expostas durante a cirurgia, podendo provocar elevação da PIO. Ver Seção 9.12, Glaucoma relacionado ao cristalino.
  - Endoftalmite asséptica (estéril): Uveíte pós-operatória não infecciosa grave causada por injeções intraoperatórias (p. ex., triancinolona acetonida) ou excesso de manipulação tecidual, especialmente manipulação do vítreo, durante a cirurgia. Hipópio ou reação celular vítrea leve podem se desenvolver. Em geral, não é caracterizada por dor profunda ou progressiva nem perda visual. Não costuma haver reação fibrinoide. O edema palpebral e a quemose são atípicos. Não costuma haver injeção conjuntival. Geralmente, melhora com terapia esteroide tópica.
  - TASS: Inflamação aguda e estéril seguindo-se a uma cirurgia rotineira e que se desenvolve rapidamente em um prazo de 6 a 24 horas. Caracterizada por células e *flare* na câmara anterior, possivelmente com fibrina ou hipópio, e edema corneano grave excessivo em relação ao que seria esperado após cirurgia. A PIO pode estar aumentada. Pode ser causada por qualquer material colocado no olho durante a cirurgia, incluindo soluções de irrigação ou injetadas (p. ex., em virtude da presença de conservante ou da concentração ou do pH incorretos de uma solução) ou instrumentos que não foram limpos de forma adequada.
  - *Flare* de iridociclite aguda: *Flares* de uveíte herpética e associada ao HLA-B27 podem ser desencadeados pelo trauma cirúrgico.
- Inflamação pós-operatória persistente (p. ex., além de 6 semanas):
  - Baixa adesão aos esteroides tópicos.

- Colírios esteroides diminuídos de forma muito rápida.
- Retenção de material do cristalino.
- Encarceramento da íris ou do vítreo na ferida.
- Síndrome UGH: Irritação da íris ou do corpo ciliar por LIO. PIO elevada e eritrócitos na câmara anterior acompanham a inflamação do segmento anterior. Ver Seção 9.16, Glaucoma pós-operatório.
- Descolamento de retina: Frequentemente, produz reação da câmara anterior de baixo grau. Ver Seção 11.3, Descolamento de retina.
- Endoftalmite subaguda (p. ex., *C. acnes* e outras bactérias indolentes, fungos ou endoftalmite bacteriana parcialmente tratada).
- Crescimento epitelial intraocular: O epitélio corneano ou conjuntival cresce para dentro do olho por meio da incisão na córnea e pode ser visto na superfície corneana posterior e na íris. A íris pode parecer achatada e com perda de detalhes em razão da disseminação da membrana sobre o ângulo da câmara anterior na íris. Células grandes podem ser vistas na câmara anterior, e glaucoma pode ocorrer. O diagnóstico de crescimento epitelial intraocular pode ser confirmado pela observação do surgimento imediato de manchas brancas após tratamento a *laser* de argônio de potência média nas áreas de íris cobertas pela membrana. Uma punção da câmara anterior também pode revelar muitas células epiteliais.
- Uveíte crônica preexistente: Ver Seção 12.1, Uveíte anterior (irite/iridociclite).
- Oftalmia simpática: Inflamação granulomatosa difusa em ambos os olhos, após trauma penetrante ou cirurgia. Ver Seção 12.18, Oftalmia simpática.

Avaliação e Tratamento

1. História: Verificar se o paciente está utilizando o colírio esteroide adequadamente ou se interrompeu o colírio esteroide abruptamente. Investigar se havia vazamento de ferida pós-operatório que possibilitasse o crescimento epitelial intraocular. Avaliar se há histórico prévio de uveíte.
2. Realizar exame oftalmológico completo de ambos os olhos, incluindo avaliação da reação da câmara anterior sob lâmpada de fenda, determinação quanto à presença ou não de vítreo ou resíduos de material de cristalino na câmara anterior e inspeção da cápsula do cristalino quanto a opacidades capsulares (p. ex., placas capsulares de *C. acnes*). Realizar gonioscopia (para avaliar a íris ou o vítreo na ferida ou pequenos fragmentos de lente retidos), mensuração da PIO, avaliação do vítreo para células inflamatórias e exame sob dilatação do fundo de olho periférico e posterior (para descartar retenção de material do cristalino na *pars plana* inferior, descolamento de retina ou sinais de coriorretinite).
3. Obter US em modo-B quando a visão do fundo de olho estiver obscurecida. Considerar a UBM para avaliar a posição da LIO, o contato entre LIO e íris e para avaliar a retenção de material do cristalino.
4. Quando houver suspeita de endoftalmite pós-operatória subaguda: Deve ser realizada uma punção do vítreo (ver Apêndice 11, Punção e injeção intravítrea) com cultura para anaeróbios, usando meios sólidos e caldo para isolar microrganismos atípicos como *C. acnes* (as culturas de rotina também devem ser obtidas; ver Seção 12.13, Endoftalmite pós-operatória). As culturas anaeróbias devem ser incubadas em um ambiente anaeróbio tão rapidamente quanto possível e deixadas crescer por período estendido (14 dias).
5. Avaliar a necessidade de paracentese de câmara anterior para culturas e esfregaços diagnósticos. Ver Apêndice 13, Paracentese da câmara anterior.
6. Avaliar a necessidade de aplicação com propósito diagnóstico de *laser* de argônio em potência média nas áreas da íris com suspeita de crescimento epitelial intraocular.

Em casos de placas capsulares, melhora transitória na inflamação com esteroides e avaliação negativa, a cirurgia pode ser necessária para diagnosticar e tratar a endoftalmite subaguda, como *C. acnes*. Inicialmente, deve-se considerar uma vitrectomia com capsuloctomia limitada da placa capsular e injeção de antibióticos intravítreos. Pode haver necessidade de remoção de toda a cápsula e da LIO se houver resposta incompleta, pois isso costuma erradicar com sucesso a infecção.

Ver Seção 12.1, Uveíte anterior (irite/iridociclite); Seção 12.3, Uveíte posterior e pan-uveíte; 12.13, Endoftalmite pós-operatória; e Seção 12.18, Oftalmia simpática, para informações mais específicas sobre diagnóstico e tratamento.

12.15 Endoftalmite traumática

Esta condição é uma emergência que exige atenção imediata.

Sintomas e Sinais
Semelhantes aos da Seção 12.13, Endoftalmite pós-operatória. Um CEIO oculto ou perdido deve ser descartado. Ver Seção 3.15, Corpo estranho intraocular.

> **NOTA:** Pacientes com endoftalmite por *Bacillus* podem apresentar febre alta, leucocitose, proptose, úlcera corneana na forma de anel e piora visual rápida.

Microrganismos
Espécies de *Staphylococcus*, espécies de *Streptococcus*, espécies de Gram-negativos, fungos, espécies de *Bacillus* e outros. Pode estar presente flora mista. A compreensão do mecanismo de lesão é útil para predizer o tipo de microrganismo infectante (p. ex., trauma penetrante por matéria orgânica aumenta o risco de infecção fúngica).

Diagnóstico diferencial
- Inflamação facoanafilática: Reação de hipersensibilidade estéril como resultado de exposição a proteínas do cristalino em associação com reação da câmara anterior, PC e, algumas vezes, PIO elevada. Ver Seção 9.12, Glaucoma relacionado ao cristalino.
- Córtex do cristalino: Material da cortical do cristalino espalhado e hidratado, especialmente em pacientes jovens com núcleos moles, após violação da cápsula do cristalino em associação com grandes partículas do cristalino na câmara anterior, mas sem PC.
- Resposta inflamatória estéril a um CEIO retido, sangue no vítreo, descolamento de retina ou como resultado de manipulação cirúrgica.

Avaliação
Igual à da Seção 12.13, Endoftalmite pós-operatória, além de uma TC de órbita (incidências axial, coronal e parassagital) com cortes finos de 1 mm e US em modo-B para avaliar a presença de CEIO.

Tratamento
1. Considerar a hospitalização.
2. Tratamento para ruptura de globo ou lesão ocular penetrante, caso presentes. Ver Seção 3.14, Ruptura de globo e lesão ocular penetrante.
3. A remoção de um corpo estranho intraocular na endoftalmite traumática é fundamental para o controle da infecção. Ver Seção 3.15, Corpo estranho intraocular.
4. Antibióticos intravítreos (p. ex., ceftazidima, 2,2 mg em 0,1 mL, e vancomicina, 1 mg em 0,1 mL; clindamicina, 1 mg em 0,1 mL, ou amicacina, 0,4 mg em 0,1 mL, podem também ser considerados para cobertura de anaeróbios, em especial se houver suspeita forte de *Bacillus*, corpo estranho intraocular ou quando houver alergia à penicilina). Os aminoglicosídeos intravítreos devem ser usados com cautela devido ao risco potencial para infarto macular. Esses medicamentos podem ser repetidos a cada 48 a 72 horas, conforme a necessidade. Ver Apêndice 12, Antibióticos intravítreos.
5. Antibióticos sistêmicos (p. ex., ciprofloxacino, 400 mg, IV, a cada 12 horas, ou moxifloxacino, 400 mg, VO ou IV, 1 x/dia; e cefazolina, 1 g, IV, a cada 8 horas). Avaliar a necessidade de consulta com especialista em doenças infecciosas para orientação em casos específicos. Pode ser necessário ajustar a dose para pacientes com insuficiência renal e crianças.
6. O benefício da VVPP é desconhecido para a endoftalmite traumática sem CEIO. Contudo, a VVPP reduz a carga infecciosa e inflamatória global, fornecendo material suficiente para cultura diagnóstica e investigação patológica.
7. Administrar toxoide tetânico, 0,5 mL, IM, se a imunização não estiver atualizada. Ver Apêndice 2, Profilaxia do tétano.
8. Normalmente, os esteroides não são usados até se descartar a presença de microrganismos fúngicos, embora relatos recentes tenham demonstrado que os esteroides tópicos possam não ser tão deletérios como se acreditava. Esteroides tópicos e orais podem ser usados conforme o médico assistente para controlar a inflamação pós-infecciosa depois da esterilização da infecção.

Seguimento
Igual ao da Seção 12.13, Endoftalmite pós-operatória.

12.16 Endoftalmite bacteriana endógena

Sintomas
Diminuição da visão em paciente agudamente enfermo (p. ex., séptico) ou recentemente hospitalizado, em imunocomprometidos, em pacientes com cateteres de longa permanência, em usuário de drogas intravenosas ou em paciente com história de procedimento sistêmico recente (p. ex., substituição ou reparo de valva cardíaca). Sem histórico de cirurgia intraocular recente.

Sinais
Críticos. Coriorretinite, células e debris no vítreo, células e *flare* na câmara anterior e/ou um hipópio.

Outros. Microabscessos na íris, reflexo vermelho ausente, infiltrados inflamatórios retinianos, hemorragias retinianas em chama de vela com ou sem centros brancos, abscesso retiniano/sub-retiniano/coroidal, edema corneano, edema palpebral, quemose, injeção conjuntival e pan-oftalmite com envolvimento da órbita (proptose, motilidade ocular restrita). Pode ser bilateral.

Microrganismos
Bacillus cereus (especialmente, em usuários de drogas IV), estreptococos, *Neisseria meningitidis*, *Staphylococcus aureus*, *Haemophilus influenzae*, *Klebsiella* no leste asiático e outros.

Diagnóstico diferencial
- Endoftalmite fúngica endógena: Pode-se ver opacidades vítreas brancas e algodonosas. Os microrganismos incluem *Aspergillus* e *Candida*. Ver Seção 12.17, Retinite/uveíte/endoftalmite por *Candida*.
- Retinite viral: um ou mais focos de branqueamento retiniano com níveis variados de inflamação vítrea. Ver Seção 12.8, Necrose retiniana aguda.
- Infecção retinocoroidal (p. ex., toxoplasmose e toxocaríase): Presença de lesões retinocoroidais amarelas ou brancas.
- Uveíte posterior ou intermediária não infecciosa (p. ex., sarcoidose, *pars planite*). Pouca probabilidade de que o primeiro episódio aconteça durante a sepse.
- Condições neoplásicas (p. ex., linfoma de células grandes e retinoblastoma).

Avaliação
1. História: Determinar a duração dos sintomas. Avaliar se há sintomas de infecção ou doença subjacente, cateter de longa permanência ou se houve abuso de drogas intravenosas. Avaliar se o paciente está imunocomprometido ou submeteu-se a procedimentos médicos.
2. Realizar exame oftalmológico completo, incluindo avaliação do fundo de olho sob dilatação.
3. Fazer US em modo-B se não for possível visualizar o fundo de olho para avaliação de vitreíte e abscessos.
4. Obter avaliação clínica completa de um especialista em doenças infecciosas.
5. Obter radiografia de tórax; culturas de sangue, urina e de todos os cateteres implantados e acessos IV; coloração de Gram de qualquer secreção. Considerar ecocardiograma transesofágica ou transtorácica para descartar endocardite. Uma punção lombar é indicada quando sinais meníngeos estiverem presentes.

Tratamento
Todo tratamento deve ser estabelecido em conjunto com um médico internista.
1. Hospitalizar o paciente.
2. Antibióticos de amplo espectro (IV e/ou orais) são aplicados após a obtenção de culturas e esfregaços apropriados. As escolhas dos antibióticos variam de acordo com a fonte suspeita de infecção séptica (p. ex., trato gastrintestinal, trato geniturinário, cardíaca) e são determinadas em consultoria com um especialista em doenças infecciosas. São utilizadas dosagens recomendadas para meningite e infecções graves. Se antibióticos orais forem utilizados, deve-se confirmar que o regime inclui antibióticos com boa penetração vítrea.

> **NOTA:** Usuários de drogas intravenosas recebem aminoglicosídeo e clindamicina para erradicar *Bacillus cereus*.

3. Cicloplégico tópico (p. ex., atropina a 1%, 2-3 x/dia).
4. Esteroide tópico (p. ex., acetato de prednisolona a 1%, a cada 1-6 horas, dependendo do grau de inflamação do segmento anterior).

5. Considerar antibióticos intravítreos se houver envolvimento vítreo significativo ou se este piorar (p. ex., ceftazidima, 2,2 mg em 0,1 mL, e vancomicina, 1 mg em 0,1 mL; clindamicina, 1 mg em 0,1 mL, ou amicacina, 0,4 mg em 0,1 mL, podem também ser considerados para cobertura de anaeróbios, em especial se houver suspeita forte de *Bacillus*, corpo estranho intraocular ou quando houver alergia à penicilina). Os aminoglicosídeos intravítreos, incluindo a amicacina, podem causar infarto macular. O momento do uso dos antibióticos intravítreos é controverso, embora eles ofereçam maiores concentrações intraoculares. Avaliar a necessidade de fármacos antifúngicos intravítreos, se houver suspeita clínica. Ver Apêndice 11, Punção e injeção intravítrea, e Apêndice 12, Antibióticos intravítreos.
6. Considerar a VVPP se for grave ou não responder à terapia inicial. A vitrectomia oferece o benefício de reduzir a carga infecciosa e inflamatória, fornecendo material suficiente para cultura diagnóstica e estudo patológico. Além disso, os antibióticos intravítreos podem ser administrados no momento da cirurgia.
7. Antibióticos perioculares (p. ex., injeções subconjuntivais ou subtenonianas) são algumas vezes utilizados. Ver Apêndice 10, Técnica para injeções retrobulbar/subtenoniana/subconjuntival.

Seguimento

1. Diariamente no hospital.
2. Avaliação das concentrações mínima e de pico para muitos fármacos antibióticos devem ser obtidas a cada poucos dias. A função renal deve ser monitorada durante a terapia com aminoglicosídeos. O regime antibiótico é guiado pelos resultados de cultura e testes de sensibilidade, bem como pela resposta clínica do paciente ao tratamento. Os antibióticos intravítreos devem ser mantidos por pelo menos 2 semanas (dependendo da identificação da fonte clínica e da resposta ao tratamento).

12.17 Retinite/uveíte/endoftalmite por *Candida*

Sintomas
Visão diminuída, moscas volantes, dor frequentemente bilateral. Geralmente, os pacientes têm história de hospitalização e cirurgia abdominal recentes, imunocomprometimento, acesso ou cateter de longa permanência (p. ex., para hiperalimentação, hemodiálise ou antibióticos) ou uso de drogas intravenosas.

Sinais
(Ver Figura 12.17.1.)

Críticos. Lesões coriorretinianas algodonosas e discretas, multifocais, amarelo-esbranquiçadas, com diâmetro do tamanho de um a vários discos. Ao longo do tempo, as lesões aumentam de tamanho, espalham-se para dentro do vítreo e parecem "bolas de algodão" ou "colar de pérolas".

Outros. *Haze* e células no vítreo, abscessos vítreos, hemorragias retinianas com ou sem centros pálidos, células na câmara anterior e hipópio. Pode ocorrer descolamento de retina.

Diagnóstico diferencial
Os seguintes devem ser considerados em hospedeiros imunocomprometidos.

- Retinite por CMV: Áreas de branqueamento retiniano granular e multifocal com reação vítrea mínima ou ausente, mais provavelmente em associação com hemorragias retinianas. Ver Seção 12.9, Retinite por citomegalovírus.

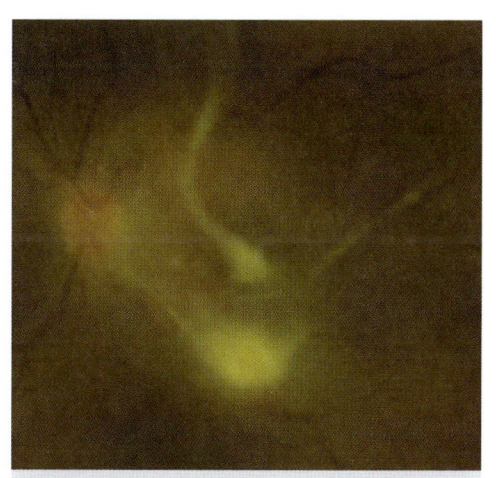

Figura 12.17.1 Coriorretinite por *Candida* com envolvimento do vítreo.

- Toxoplasmose: Lesões retinianas amarelo-esbranquiçadas, frequentemente com cicatriz coriorretiniana adjacente. Ver Seção 12.5, Toxoplasmose.
- Coroidopatia por *Pneumocystis*: Manifestação rara de infecção por *Pneumocystis carinii* amplamente disseminada. Em geral, em pacientes com Aids. Com frequência, assintomática. Histórico de *P. carinii* e tratamento com pentamidina aerossolizada. Lesões coroidais profundas, redondas, amarelas e multifocais com tamanho aproximado do diâmetro de meio a dois discos, localizadas no polo posterior. Sem vitreíte. Os pacientes costumam apresentar caquexia. O tratamento é feito com sulfametoxazol/trimetoprima IV ou pentamidina IV e em conjunto com um especialista em doenças infecciosas.
- Outros: Retinite viral por herpes; espécies de *Nocardia*, *Aspergillus* e *Cryptococcus*; micobactérias atípicas, coccidioidomicose etc.

Avaliação

1. História: Investigar se há histórico de bacteremia ou infecção fúngica e quais são as condições clínicas subjacentes. Avaliar os medicamentos ingeridos e se há cateter de longa permanência ou uso de drogas intravenosas. Pesquisar se há outros fatores de risco para imunocomprometimento.
2. Examinar a pele para sinais de injeção de drogas intravenosas.
3. A maioria dos clínicos recomenda que todos os pacientes com candidemia tenham um exame fundoscópico completo e sob dilatação (idealmente, dentro de 72 horas), pois o envolvimento ocular pode ser assintomático. Um novo exame de fundo de olho é recomendado 2 semanas após o exame negativo inicial.
4. Obter culturas fúngicas de sangue, urina ou ponta de cateter; estas frequentemente precisam ser repetidas várias vezes e podem ser negativas apesar da candidíase ocular. As culturas de sangue podem precisar ser mantidas durante 7 dias completos e podem levar de 3 a 4 dias para se tornarem positivas para as espécies de *Candida*.
5. Avaliar a necessidade de vitrectomia para se obter uma amostra e remover o vítreo opacificado. As culturas e os esfregaços podem confirmar o diagnóstico. Realiza-se a injeção de anfotericina B, 5 a 10 µg em 0,1 mL, ou de voriconazol, 50 a 100 µg em 0,1 mL, dentro da cavidade vítrea após o procedimento.
6. Fazer hemograma, testes de função renal e hepática basais.

Tratamento

1. A suspeita de endoftalmite fúngica sem fonte evidente deve ser considerada evidência de uma infecção disseminada, necessitando de avaliação sistêmica adicional.
2. Hospitalizar todos os pacientes que não são confiáveis, os pacientes sistemicamente enfermos e aqueles com comprometimento moderado a grave do vítreo.
3. Deve-se consultar um infectologista para realizar a avaliação sistêmica em busca de uma fonte e de outros locais de envolvimento.
4. Geralmente, a coriorretinite sem envolvimento do vítreo pode ser tratada com sucesso utilizando-se terapia sistêmica de forma isolada, com um dos regimes a seguir: Fluconazol, 800 mg, VO, em dose inicial, seguido por 400 a 800 mg, VO, 1 x/dia. De modo alternativo, voriconazol, 400 mg, IV, 2 x/dia, por 2 doses, seguido por 300 mg, IV ou VO, 2 x/dia, para espécies resistentes ao fluconazol. Para espécies resistentes a fluconazol e voriconazol, recomenda-se a anfotericina B lipossomal (3-5 mg/kg, IV, 1 x/dia). A terapia deve ser orientada pelas culturas e pelos testes de sensibilidade. Outros fármacos que podem ser utilizados incluem caspofungina, itraconazol e micafungina.
5. Injeção intravítrea de fármacos antifúngicos conforme descrito anteriormente (voriconazol ou anfotericina B), se houver envolvimento do vítreo. Dependendo da resposta e da localização do envolvimento retiniano (anterior *versus* posterior), as injeções podem ser repetidas.
6. Agente cicloplégico tópico (p. ex., atropina a 1%, 2-3 x/dia).
7. Ver Seção 9.7, Glaucoma de ângulo aberto inflamatório, para controle da PIO.

Seguimento

1. Os pacientes devem ser vistos diariamente no início do tratamento. A acuidade visual, a PIO e o grau de inflamação da câmara anterior e do vítreo são avaliados.
2. Os pacientes que estão recebendo antifúngicos azólicos precisam realizar testes de função

hepática a intervalos de 1 a 2 semanas e conforme clinicamente indicado. Os pacientes que estão recebendo anfotericina precisam de monitoração de eletrólitos, função renal e hemograma, de acordo com as orientações do especialista em doenças infecciosas.

12.18 Oftalmia simpática

Sintomas
Dor ocular bilateral, fotofobia, visão diminuída e olhos vermelhos. Pode ser obtido histórico de trauma penetrante ou cirurgia intraocular (mais comumente, cirurgia vitreorretiniana) em um olho (em geral, 4-8 semanas antes, mas varia de dias a décadas, com 90% ocorrendo dentro de 1 ano). A oftalmia simpática é rara (a literatura estima uma incidência anual de 0,03/100.000 pessoas).

Sinais
Críticos. Suspeitar de qualquer inflamação no olho não envolvido após trauma ou cirurgia ocular unilateral. Reação de câmara anterior bilateral intensa com PCs *mutton-fat* grandes; pode haver envolvimento assimétrico, geralmente com reação maior no olho não lesado. Os achados do segmento posterior incluem nódulos despigmentados pequenos no nível do epitélio pigmentar retiniano (correspondendo histopatologicamente aos nódulos de Dalen-Fuchs) e espessamento da coroide. Sinais de lesão ou cirurgia anteriores em um olho estão geralmente presentes. Nos países desenvolvidos, os procedimentos vitreorretinianos repetidos após trauma ocular são o fator de risco mais comum.

Outros. Infiltração nodular da íris, sinequias anteriores periféricas, neovascularização da íris, oclusão e seclusão da pupila, catarata, descolamento retiniano exsudativo e papilite. O sinal mais precoce pode ser a perda da acomodação ou uveíte anterior ou posterior leve no olho não lesado.

Diagnóstico diferencial
- Síndrome de VKH: Sinais semelhantes, porém sem histórico de trauma ou cirurgia ocular. Outros sintomas sistêmicos. Ver Seção 12.11, Síndrome de Vogt-Koyanagi-Harada.
- Endoftalmite facoantigênica (anteriormente denominada facoanafilaxia): Reação de câmara anterior intensa por lesão à cápsula do cristalino. O olho contralateral não está envolvido. Ver Seção 9.12, Glaucoma relacionado ao cristalino.
- Sarcoidose: Costuma haver sintomas sistêmicos associados envolvendo pulmões ou pele, concentração elevada de ECA ou alterações pulmonares características na TC de tórax. Pode causar pan-uveíte granulomatosa bilateral. Ver Seção 12.6, Sarcoidose.
- Sífilis: Teste treponêmico positivo e não treponêmico reflexo. Pode causar pan-uveíte granulomatosa bilateral. Ver Seção 12.12, Sífilis.
- Tuberculose: PPD ou IGRA positivos com possíveis achados característicos na radiografia ou TC de tórax. Pode causar pan-uveíte granulomatosa bilateral.
- Coroidite multifocal com pan-uveíte: Geralmente, bilateral sem história de trauma.

Avaliação
1. História: Pesquisar se houve lesão ou cirurgia oculares prévias. Avaliar se o paciente tem história de doença sexualmente transmissível ou atividade sexual de alto risco. Investigar se há dificuldade de respiração.
2. Realizar exame oftalmológico completo, incluindo avaliação da retina sob dilatação.
3. Avaliar a presença de quaisquer achados sistêmicos para descartar VKH (p. ex., alterações neurológicas, cutâneas ou auditivas).
4. Hemograma, EIA ou outro teste treponêmico seguido por teste não treponêmico reflexo se positivo.
5. Radiografia e/ou TC de tórax para avaliar a possibilidade de tuberculose e sarcoidose.
6. Fazer AFIV ou US em modo-B, ou ambas, para auxiliar na confirmação do diagnóstico.

Tratamento
1. Prevenção: Historicamente, era recomendada a enucleação de um olho traumatizado cego dentro de 14 dias do trauma para reduzir o risco de oftalmia simpática. Porém, esse procedimento tem suporte limitado na literatura e só deve ser realizado se o olho for considerado não passível de resgate. Após o desenvolvimento de oftalmia simpática, a enucleação do olho simpatizante não parece ter benefício.
2. O tratamento inicial com altas doses de esteroides (p. ex., prednisona, 1 mg/kg, VO, 1 x/dia)

com suplementação de cálcio/vitamina D e profilaxia para úlcera gástrica pode ser usado inicialmente para controlar a inflamação ocular.

3. No entanto, a imunossupressão local ou sistêmica de longo prazo é fundamental na maioria dos casos. O controle local pode ser obtido com implantes de esteroides intravítreos (p. ex., implante intravítreo de dexametasona, 0,7 mg, ou implantes intravítreos de fluocinolona acetonida, 0,19 ou 0,59 mg). O controle da inflamação também pode ser obtido com imunossupressão sistêmica com poupadores de esteroides. A escolha da supressão imune local ou sistêmica específica deve ser feita em conjunto com um especialista em uveíte e individualizado para cada paciente.

4. Cicloplégicos (p. ex., ciclopentolato a 1%, 2 x/dia) para inflamação ativa da câmara anterior.

5. Esteroides tópicos para inflamação ativa da câmara anterior (p. ex., acetato de prednisolona a 1%, a cada 1-2 horas, ou difluprednato a 0,05%, a cada 2 horas), os quais são reduzidos de forma lenta e gradual à medida que a inflamação melhora.

6. Os esteroides perioculares ou intravítreos (p. ex., acetato de triancinolona subconjuntival, 40 mg, em 1 mL) podem ser usados para auxiliar o controle local antes de buscar as opções de longo prazo. Ver Apêndice 10, Técnica para injeções retrobulbar/subtenoniana/subconjuntival.

Seguimento

1. Inicialmente, a cada 1 a 7 dias, para monitorar a efetividade da terapia e a PIO.

2. À medida que a condição melhora, o intervalo do acompanhamento pode ser estendido para períodos de 3 a 4 semanas.

3. Esteroides orais podem ser usados primeiramente para reduzir a inflamação com início sequencial rápido de imunossupressão local ou sistêmica poupadora de esteroides de longo prazo para permitir a redução gradual dos esteroides orais. O objetivo deve ser a redução lenta e gradual da prednisona oral para 5 mg ou menos em 3 meses para evitar os efeitos adversos dos esteroides sistêmicos. Em função da possibilidade de recorrência, verificações periódicas são importantes.

4. O prognóstico em longo prazo em pacientes tratados com terapia imunossupressiva pode ser bom, com 81% dos olhos enxergando ≥ 20/40 na avaliação final.

Capítulo 13

Problemas oftálmicos gerais

13.1 Catarata adquirida

Sintomas
Borramento ou perda da visão lentamente progressivos, em geral ao longo de meses a anos, afetando um ou ambos os olhos. Ofuscamento, especialmente na luz brilhante ou por faróis de automóvel ao dirigir à noite, e percepção alterada para cores podem ocorrer, mas não no mesmo grau que nas neuropatias ópticas. As características da catarata determinam os sintomas específicos.

Sinais
(Ver Figura 13.1.1.)

Críticos. Opacificação ou descoloração do cristalino normalmente claro.

Outros. Visão borrada da retina com turvação ou alteração do reflexo vermelho à retinoscopia. Desvio miópico por esclerose nuclear podendo causar melhora da visão para perto – a chamada "segunda visão". A catarata isoladamente não causa defeito pupilar aferente relativo (DPAR).

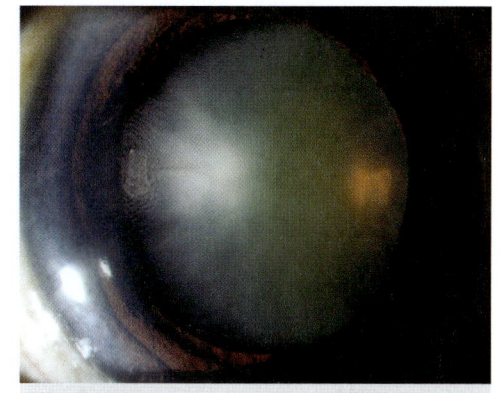

Figura 13.1.1 Catarata com alterações corticais iniciais e esclerose nuclear.

Etiologia
- Relacionada à idade: Mais comum. As formas avançadas incluem madura, hipermadura e morganiana.
- Trauma: Penetrante, concussão (anel de Vossius) e choque elétrico.
- Tóxica: Esteroides em qualquer forma (incluindo injeções intravítreas), mióticos, antipsicóticos (p. ex., fenotiazinas) e outros.
- Secundária.
  - Uveíte anterior crônica. Ver Seção 12.1, Uveíte anterior (irite/iridociclite).
  - História de vitrectomia.
  - Injeções intravítreas repetidas (se ocorrer trauma do cristalino durante um procedimento).
  - Radiação ionizante.
  - Tumor (corpo ciliar).
- Glaucoma agudo de ângulo fechado: Pode haver *glaukomflecken* – opacidades subcapsulares anteriores. Ver Seção 9.4, Glaucoma agudo de ângulo fechado.
- Doença ocular degenerativa: Retinoide pigmentar, amaurose congênita de Leber, atrofia girata, síndromes de Wagner e Stickler associadas a cataratas subcapsulares posteriores e outras.
- Endócrina/metabólica/cromossômica.
  - Diabetes: Forma juvenil caracterizada por opacidades brancas tipo "floco de neve" rapidamente progressivas em localizações subcapsulares anteriores e posteriores. Cataratas relacionadas à idade formam-se antes do que em não diabéticos.
  - Hipocalcemia: Alterações corticais iridescentes pequenas e brancas, em geral vistas na presença de tetania.
  - Doença de Wilson: Deposição de pigmento marrom-avermelhado no córtex abaixo da cápsula anterior (catarata em "girassol"). Ver Seção 13.10, Doença de Wilson.

- Distrofia miotônica: Opacidades multicoloridas birrefringentes, "catarata em árvore de Natal" atrás da cápsula anterior.
- Outros: Síndrome de Down, neurofibromatose tipo 2 (catarata subcapsular posterior), dermatite atópica (subcapsular anterior) etc.

Tipos

1. Nuclear: Descoloração amarela ou marrom do cristalino central. Normalmente, borra a visão para longe, mais do que a visão para perto (desvio miópico).
2. Subcapsular posterior: Opacidade em forma de placa próxima da cápsula posterior do cristalino. É mais bem visualizada por retroiluminação como uma sombra escura contra o reflexo vermelho. Ofuscamento e dificuldade para leitura são queixas comuns. Os sintomas podem melhorar após a dilatação. Associada a inflamação ocular, uso de esteroides, diabetes, trauma, radiação ou uso excessivo de álcool. Ocorre classicamente em pacientes com menos de 50 anos de idade. Em geral, com início mais rápido.
3. Cortical: Vacúolos e opacidades radiais, ou do tipo raio de roda, na periferia que se expandem envolvendo o cristalino anterior e posterior. Ofuscamento é a queixa mais comum. Frequentemente, é assintomática até que alterações centrais se desenvolvam.

NOTA: Tradicionalmente, uma catarata madura é definida como alterações lenticulares densas o suficiente para obscurecerem totalmente a visão do cristalino posterior e o segmento posterior do olho. Não se observa sombra da íris no momento da iluminação oblíqua ao nível da margem pupilar. Raramente, o córtex pode se liquefazer, e o núcleo fica suspenso dentro da cápsula, o que é conhecido como uma catarata hipermadura ou morganiana. Se o córtex liquefeito vazar através da cápsula intacta, pode-se ver enrugamento na cápsula do cristalino e desenvolvimento de glaucoma facolítico. Ver Seção 9.12.1, Glaucoma facolítico. Uma catarata visualmente significativa é aquela que subjetivamente causa sintomas visuais preocupantes.

Avaliação

Determinar a etiologia, se a catarata é a responsável pela visão diminuída, e se a remoção cirúrgica melhoraria a visão.

1. História: Medicamentos (p. ex., tansulosina ou outros medicamentos utilizados para retenção urinária [antagonistas alfa-1] estão fortemente associados à síndrome da frouxidão da íris intraoperatória). Verificar se o paciente já foi acometido por doenças sistêmicas e se já sofreu traumas. Pesquisar se o paciente já teve doença ocular ou visão ruim antes da catarata.
2. Realizar exame oftalmológico completo, incluindo visão para longe e para perto, exame das pupilas e refração. Quando a melhor acuidade corrigida for 20/30 ou mais, o teste de ofuscamento é útil para demonstrar redução da visão. Um exame sob lâmpada de fenda com dilatação utilizando tanto técnicas diretas como de retroiluminação é necessário para visualizar a catarata adequadamente. O exame do fundo de olho, concentrando-se na mácula, é essencial para descartar outras causas de visão diminuída.
3. Para planejamento pré-operatório, observar o grau de dilatação das pupilas, a densidade da catarata e a presença ou ausência de pseudoexfoliação, facodonese (balanço do cristalino indicando fraqueza ou dano zonular) ou córnea gutata.
4. Fazer ultrassonografia (US) em modo-B caso o fundo de olho esteja obscurecido para descartar doença detectável do segmento posterior.
5. O medidor de acuidade potencial (PAM, do inglês *potential acuity meter*) ou a interferometria a *laser* podem ser utilizados para estimar o potencial visual quando a extração da catarata estiver sendo considerada em um olho com doença do segmento posterior.

NOTA: Com frequência, a interferometria a *laser* e o PAM superestimam o potencial visual do olho na presença de buracos maculares ou descolamentos do epitélio pigmentar da mácula. A interferometria também superestima os resultados em casos de ambliopia. A visão para perto é, muitas vezes, a maneira mais precisa de avaliar a função da mácula caso a catarata não seja densa demais. De qualquer forma, tanto a interferometria quanto o PAM são instrumentos clínicos valiosos.

6. As leituras de ceratometria e a medida do comprimento axial são necessárias para determinar o poder da lente intraocular (LIO) desejada. A paquimetria corneana ou a contagem de células endoteliais são ocasionalmente úteis no caso de córnea gutata.

Tratamento

1. A cirurgia de catarata pode ser realizada pelas seguintes razões:
   - Para melhorar a função visual em pacientes com incapacidade visual sintomática.
   - Como terapia cirúrgica para doença ocular (p. ex., uveíte ou glaucoma relacionado ao cristalino).
   - Para facilitar o tratamento de doença ocular (p. ex., para permitir a visualização do fundo e monitorar ou tratar retinopatia diabética ou glaucoma).

2. Corrigir qualquer erro de refração (p. ex., prescrição de lentes corretivas) se o paciente recusar a cirurgia de catarata.
3. Uma tentativa de midríase (p. ex., ciclopentolato a 1%, 2-3 x/dia) pode ser utilizada com sucesso em alguns pacientes que desejem o tratamento não cirúrgico. Os benefícios dessa terapia são apenas temporários. É mais útil para cataratas subcapsulares posteriores.

Seguimento
A menos que haja complicação decorrente da catarata (p. ex., glaucoma), ela, por si só, não exige ação urgente. Se o paciente necessitar de extração de catarata bilateral, a cirurgia é realizada primeiro na catarata mais avançada. Os pacientes que recusam a remoção cirúrgica devem ser reexaminados anualmente ou com frequência maior se os sintomas piorarem.

Se congênita, ver Seção 8.8, Catarata congênita.

13.2 Cristalino subluxado ou luxado

Definição
- Subluxação: Ruptura parcial das fibras zonulares. O cristalino está descentralizado, mas continua parcialmente visível por meio da pupila.
- Deslocamento/luxação: Ruptura completa das fibras zonulares. O cristalino está completamente deslocado da abertura pupilar.

Sintomas
Visão diminuída, visão dupla que persiste quando se cobre um olho (diplopia monocular).

Sinais
(Ver Figura 13.2.1.)

Críticos. Cristalino descentralizado ou deslocado, iridodonese (tremor da íris), facodonese (tremor do cristalino).

Outros. Alteração no erro de refração, astigmatismo marcado, catarata, glaucoma de ângulo fechado como resultado de bloqueio pupilar, vítreo na câmara anterior e assimetria da profundidade da câmara anterior.

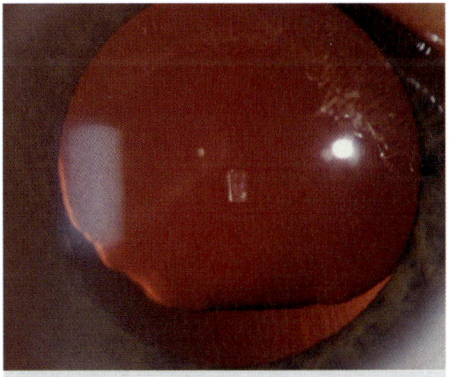

Figura 13.2.1 Ectopia *lentis*.

Etiologia
- Trauma: Mais comum. Resulta em subluxação se mais do que cerca de 25% das fibras zonulares sofrerem ruptura. É necessário descartar uma condição predisponente (ver outras etiologias).
- Pseudoexfoliação: Material escamoso visto como rolos de papel em um "padrão em alvo" na cápsula anterior do cristalino; associada a glaucoma; dilatação pupilar ruim; pacientes com maior risco de complicações durante cirurgia de catarata em função de fibras zonulares fracas (ver Seção 9.11, Síndrome de pseudoexfoliação/glaucoma esfoliativo.
- Síndrome de Marfan: Subluxação bilateral do cristalino, classicamente superotemporal. Risco aumentado de descolamento de retina. Autossômica dominante com miocardiopatia, aneurisma de aorta, dissecção da aorta, alta estatura com extremidades longas e cifoescoliose.
- Homocistinúria: Subluxação bilateral do cristalino, classicamente inferonasal. Risco aumentado de descolamento de retina. Autossômica recessiva com aparecimento frequente de retardo mental, deformidades do esqueleto, alta incidência de eventos tromboembólicos (particularmente, com anestesia geral). A subluxação do cristalino pode ser a primeira manifestação em pacientes com doença leve.
- Síndrome de Weill-Marchesani: Um cristalino pequeno pode deslocar-se para a câmara anterior, causando bloqueio pupilar reverso. Em geral, autossômica recessiva com baixa estatura e dedos curtos, convulsões, microesferofacia (cristalino pequeno e arredondado), miopia, sem retardo mental.
- Outros: Sífilis adquirida, ectopia *lentis* congênita, ectopia *lentis* simples, aniridia, síndrome de Ehlers-Danlos, doença de Crouzon,

hiperlisinemia, deficiência de sulfito-oxidase, miopia elevada, inflamações crônicas, catarata hipermadura etc.

Avaliação

1. História: Verificar se o paciente sofreu traumas ou se há histórico dos distúrbios listados anteriormente ou doenças sistêmicas (p. ex., sífilis) e sintomas neurológicos (p. ex., convulsões).
2. Indicar se a condição é unilateral ou bilateral. Determinar a direção do deslocamento e avaliar a presença de facodonese sutil pela observação do cristalino durante movimento ocular sacádico para frente e para trás. Verificar a presença de pseudoexfoliação. Avaliar sinais agudos ou remotos de trauma ocular, incluindo hifema, recessão angular, iridodiálise, ciclodiálise, lacerações e descolamentos retinianos.
3. Fazer avaliação sistêmica: Avaliar estatura, extremidades, mãos e dedos; em geral, em conjunto com um internista, incluindo exames de sangue e urina para descartar homocistinúria e ecocardiograma para descartar aneurismas aórticos em pacientes com possível síndrome de Marfan. Considerar testagem genética quando apropriado e disponível.
4. Testes de triagem para sífilis (reagina plasmática rápida [RPR] ou *Venereal Disease Research Laboratory* [VDRL] e treponêmico fluorescente de absorção de anticorpos [FTA-ABS, do inglês *fluorescent treponemal antibody absorption*] ou testes treponêmicos específicos).

Tratamento

1. Cristalino deslocado para a câmara anterior.
   - Dilatar a pupila, colocar o paciente de costas, e tentar recolocar o cristalino na câmara posterior por manipulação da cabeça. Pode ser necessário endentar a córnea após anestesia tópica com um gonioprisma de Zeiss ou cotonete para reposicionar o cristalino. Depois que o cristalino for reposicionado na câmara posterior, contrair a pupila com pilocarpina a 0,5% ou 1%, 4 x/dia, e realizar iridotomia periférica a *laser* para evitar bloqueio pupilar.

   ou

   - Remover cirurgicamente o cristalino e considerar a colocação de uma LIO (tratamento preferido se houver catarata significativa, descompensação corneana, falha de tratamento prévio, deslocamento recorrente ou preocupação quanto à adesão ao tratamento com pilocarpina).
2. Cristalino deslocado para o vítreo.
   - Cápsula do cristalino intacta, paciente assintomático, sem sinais de inflamação: Observação *versus* lensectomia via *pars plana* e possível colocação de LIO.
   - Cápsula do cristalino rompida com inflamação intraocular: Lensectomia via *pars plana* com possível colocação de LIO.
3. Subluxação.
   - Assintomática ou erro refrativo estável: Observação em adultos. Correção refrativa oportuna para evitar ambliopia em crianças.
   - Astigmatismo não passível de correção, erros de refração instáveis ou diplopia monocular: Remoção cirúrgica do cristalino e possível colocação de LIO.
   - Catarata sintomática: As opções incluem remoção cirúrgica do cristalino, midríase (p. ex., atropina a 1%, 1 x/dia) e correção afácica (i.e., lente de contato se o outro olho for fácico ou pseudofácico para prevenir a anisometropia), constrição pupilar (p. ex., pilocarpina a 4%, em gel, ao deitar) e correção fácica, ou iridectomia óptica grande (longe do cristalino) com correção fácica.
4. Bloqueio pupilar: O tratamento é idêntico àquele para bloqueio pupilar afácico. Ver Seção 9.16, Glaucoma pós-operatório.
5. Na suspeita de síndrome de Marfan, encaminhar o paciente a um cardiologista para ecocardiograma anual e tratamento de quaisquer anormalidades cardíacas. Podem ser necessários antibióticos sistêmicos profiláticos se o paciente se submeter à cirurgia (ou ao tratamento dentário) para prevenir endocardite.
6. Na suspeita de homocistinúria: Encaminhar a um internista. A terapia habitual consiste em:
   - Suplementação oral diária de piridoxina (vitamina B6) e dieta com restrição de metionina e suplementação de cisteína.
   - Evitar cirurgia, se possível, em função do risco de complicações tromboembólicas. Se for necessária intervenção cirúrgica, é indicada a terapia anticoagulante em conjunto com internista.

Seguimento

Depende da etiologia, do grau de subluxação ou deslocamento e dos sintomas.

13.3 Gravidez

ALTERAÇÕES NO SEGMENTO ANTERIOR

Perda transitória da acomodação e aumento de espessura, edema e curvatura da córnea. A alteração de refração resulta da condição hormonal ou de um desvio de fluidos, tendendo a normalizar após o parto. Evitar a prescrição de óculos novos até várias semanas após o parto. As usuárias de lentes de contato rígidas podem apresentar intolerância às lentes de contato devido a alterações corneanas. A cirurgia refrativa corneana costuma ser postergada até pelo menos 3 meses após a gestação ou interrupção da amamentação.

PRÉ-ECLÂMPSIA/ECLÂMPSIA

É uma das principais causas de morbidade e mortalidade materna/fetal/neonatal no mundo todo. Ocorre em 2 a 5% das gestações, mas pode chegar a 10% nos países em desenvolvimento. Ocorre após 20 semanas de gestação; mais comumente em primigrávidas.

Sintomas

Cefaleias, visão borrada, fotopsias, diplopia e escotomas.

Sinais

Sistêmicos

- Pré-eclâmpsia ou hipertensão induzida pela gestação: Hipertensão e proteinúria em mulher previamente normotensa. Outros sinais incluem edema periférico, falência hepática, insuficiência renal e síndrome HELLP (do inglês *hemolysis, elevated liver enzymes, and low platelet counts* – hemólise, elevação de enzimas hepáticas e plaquetopenia).
- Eclâmpsia: Pré-eclâmpsia com convulsões.

Oculares. Estreitamento e espasmo arteriolar retiniano focal, áreas focais ou peripapilares de edema retiniano, hemorragias retinianas, exsudatos, infartos da camada de fibras nervosas, hemorragia vítrea decorrente de neovascularização, descolamento seroso de retina em 1% das pacientes com pré-eclâmpsia e em 10% das pacientes com eclâmpsia, neuropatia óptica isquêmica não arterítica aguda, infartos bilaterais de lobo occipital e edema cerebral posterior (síndrome de encefalopatia reversível posterior [PRES, do inglês *posterior reversible encephalopathy syndrome*]). O diagnóstico diferencial de PRES inclui acidente vascular encefálico (AVE) de circulação posterior, cerebrite infecciosa, distúrbios da coagulação causando trombose venosa intracraniana, hemorragia intracraniana, tumor oculto com sangramento secundário, enxaquecas, convulsões atípicas ou desmielinização.

História natural

1. As anormalidades na ressonância magnética (RM) melhoram em 1 a 2 semanas após o controle da pressão arterial, momento em que se deve esperar recuperação neurológica completa.
2. Descolamentos retinianos serosos; em geral, bilaterais e bolhosos; melhoram após o parto, com alterações residuais no epitélio pigmentar (ver **Figura 13.3.1**).
3. As alterações vasculares retinianas também normalizam após o parto.

Avaliação

1. Realizar exame neuro-oftalmológico e de fundo de olho completos. Visão ruim com pupilas vivas sem DPAR sugere lesões occipitais.
2. Os achados de RM na PRES incluem edema vasogênico nas regiões parietoccipitais de ambos os hemisférios cerebrais envolvendo a substância branca subcortical com possível extensão para a junção branco-acinzentada, superfície cortical, cápsula externa e gânglios da base.

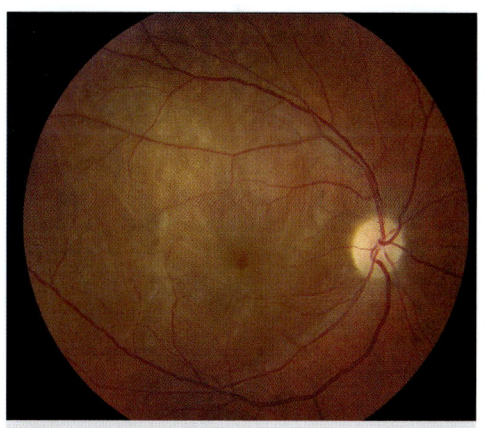

Figura 13.3.1 Descolamento macular seroso em paciente com pré-eclâmpsia.

3. Com apresentação típica, estudos invasivos adicionais não são aconselhados.
4. Fazer avaliação sistêmica, incluindo monitoração da pressão arterial e exame de urina, em conjunto com consulta a um ginecologista/obstetra.

Tratamento

1. Controlar a pressão arterial e os desequilíbrios eletrolíticos.
2. Parto imediato é o ideal.

DOENÇAS VASCULARES OCLUSIVAS

A gestação representa um estado hipercoagulável que possivelmente ocasione desenvolvimento de oclusões de artérias e veias retinianas, coagulação intravascular disseminada (CIVD) e púrpura trombocitopênica trombótica (PTT). A CIVD ocular caracteriza-se por trombose disseminada de pequenos vasos, particularmente na coroide, associada à hemorragia, à necrose tecidual e a descolamentos retinianos serosos.

MENINGIOMA DA GRAVIDEZ

Meningiomas podem ter um padrão de crescimento muito agressivo durante a gestação, sendo difíceis de manejar. Eles podem regredir após o parto, mas podem reaparecer durante gestações subsequentes.

NOTA: Todas as mulheres grávidas que se queixam de cefaleia devem fazer exame de pressão arterial, campos visuais e fundo de olho (procurando particularmente por papiledema). RM/venografia por ressonância magnética (VRM) ou punção lombar costumam ser necessárias na suspeita de hemorragia ou trombose venosa cortical.

OUTRAS CONDIÇÕES INFLUENCIADAS PELA GRAVIDEZ

Múltiplas enfermidades podem ser afetadas pela gravidez. Ver Seção 3.20, Retinopatia de Purtscher; Seção 10.10, Seio cavernoso e síndromes associadas (paralisias múltiplas de nervos motores oculares); Seção 10.16, Hipertensão intracraniana idiopática/pseudotumor cerebral; Seção 10.27, Enxaqueca; Seção 11.12, Retinopatia diabética; e Seção 11.15, Coriorretinopatia serosa central. Deve-se lembrar que os medicamentos merecem atenção especial durante a gestação. Em 2015, a Food and Drug Administration (FDA) substituiu as antigas categorias de letras para o risco gestacional (A, B, C, D, X) pela atualizada Pregnancy and Lactation Labeling Rule (PLLR). No sistema antigo, os colírios oftálmicos regularmente usados para o exame, como o cloridrato de proparacaína a 0,5%, para anestesia tópica, e a tropicamida a 0,5% ou 1% e cloridrato de fenilefrina a 2,5% para dilatação, foram considerados fármacos de categoria C na gestação. Isso significa que seus efeitos são desconhecidos, pois não há estudos adequados e bem controlados em seres humanos. Muitos colírios oftálmicos ainda não foram reclassificados com o uso do sistema PLLR. Os médicos devem se familiarizar com o sistema de rotulagem atual, revisar as bulas dos medicamentos e/ou consultar o ginecologista/obstetra da paciente antes do uso. Se forem utilizados colírios tópicos durante a gestação, as pacientes devem ser aconselhadas a realizar a oclusão do ponto com um dedo durante vários minutos após a instilação para reduzir a absorção sistêmica.

13.4 Doença de Lyme

Sintomas

As manifestações oftálmicas incluem visão diminuída, visão dupla, dor, fotofobia e fraqueza facial. As queixas sistêmicas podem incluir cefaleia, fraqueza, fadiga, febre, calafrios, palpitações ou dores musculares/articulares. Histórico de picada de carrapato nos últimos meses pode ser solicitado.

Sinais

Oculares. Conjuntivite (mais comum), episclerite, ceratopatia de exposição (devido à paralisia do sétimo nervo craniano), ceratite estromal, irite, vitreíte, coroidite, neurite ou perineurite óptica, edema de nervo óptico bilateral (frequentemente, em crianças com doença disseminada), paralisias de nervos cranianos e síndrome inflamatória orbital idiopática. Ver as seções específicas.

Sistêmicos críticos. Uma ou mais lesões cutâneas planas, eritematosas ou em alvo, as quais aumentam de tamanho em todas as direções (*eritema migrans*); paralisias de nervo facial unilateral ou bilateral; artrite migratória poliarticular. Pode não estar presente quando se desenvolvem sinais oculares.

Outros sistêmicos. Meningite, radiculoneuropatia periférica, sinovite, derrame articular e anormalidades cardíacas.

Diagnóstico diferencial
- Sífilis: Altos títulos positivos para FTA-ABS podem produzir baixo título falso-positivo de anticorpos contra *Borrelia burgdorferi*. Ver Seção 12.12, Sífilis.
- Outros: Infecções por *Rickettsia*, febre reumática aguda, artrite inflamatória juvenil, sarcoidose, tuberculose, infecções por herpes vírus etc.

Avaliação
1. História: Verificar se o paciente vive em área endêmica ou se há ocorrência anterior de picada de carrapato, erupção cutânea, paralisia de nervo facial, dores articulares ou musculares, doença tipo *influenza*, bem como sintomas meníngeos. Avaliar se há positividade prévia em teste para anticorpos contra a doença de Lyme.
2. Fazer exames ocular, neurológico e sistêmico completos.
3. Realizar diagnóstico em dois passos com um ensaio de triagem e *Western blot* confirmativo para *B. burgdorferi*.

> **NOTA:** Uma interpretação positiva é geralmente considerada se 5 de 10 bandas de imunoglobulina G (IgG) forem positivas ou se 2 de 3 bandas de imunoglobulina M (IgM) forem positivas. A IgM é útil para apresentações agudas (< 4 semanas). Os anticorpos IgG podem demorar até 4 a 6 semanas para se desenvolverem.

4. RPR ou VDRL séricos e FTA-ABS ou teste treponêmico específico. Considerar a concentração sérica de enzima conversora de angiotensina, radiografia de tórax e derivado proteico purificado e/ou ensaio de liberação de gamainterferona (p. ex., QuantiFERON-TB Gold).
5. Avaliar a necessidade de punção lombar na suspeita de meningite ou na presença de sinais ou sintomas neurológicos.

Tratamento
Doença de Lyme inicial (incluindo uveíte, ceratite ou paralisia de nervo facial relacionadas a Lyme)
1. Doxiciclina, 100 mg, via oral (VO), 2 x/dia, por 10 a 21 dias.
2. Em crianças, gestantes e pacientes que não podem tomar doxiciclina, substituir por amoxicilina, 500 mg, VO, 3 x/dia, axetilcefuroxima, 500 mg, VO, 2 x/dia, claritromicina, 500 mg, VO, 2 x/dia, ou azitromicina, 500 mg, VO, 1 x/dia.

Pacientes com sinais neuro-oftálmicos ou infecção recorrente ou resistente
1. Ceftriaxona, 2 g, intravenoso (IV), 1 x/dia, por 2 a 3 semanas.
2. De maneira alternativa, penicilina G, 20 milhões de unidades, IV, 1 x/dia, por 2 a 3 semanas.

Seguimento
A cada 1 a 3 dias, até demonstração de melhora, e, após, semanalmente, até a resolução.

13.5 Insuficiência de convergência

Sintomas
Desconforto ocular ou visão borrada causados por leitura ou trabalho que exigem mais a visão para perto. Mais comum em adultos jovens, mas pode ocorrer em pessoas mais idosas.

Sinais
Críticos. Exoforia para perto na presença de amplitudes de convergência fusionais ruins, baixo índice de convergência acomodativa/acomodação (CA/A) e um ponto próximo de convergência afastado.

Diagnóstico diferencial
- Erro de refração não corrigido: Hipermetropia ou miopia hipercorrigida (*over-minused*).
- Insuficiência acomodativa (IA): Frequentemente, na faixa de idade da pré-presbiopia por hipermetropia baixa não corrigida ou miopia hipercorrigida. Durante a leitura, um prisma de 4 dioptrias com a base para dentro colocado na frente do olho borra as letras na IA, mas melhora a clareza na insuficiência de convergência (IC). Raramente, adolescentes desenvolvem paresia transitória de acomodação, que exige óculos para leitura ou bifocais. Essa doença idiopática melhora depois de vários anos.
- Paralisia da convergência: Início agudo de exotropia e diplopia somente na fixação para perto; adução e acomodação normais. Geralmente, resulta de lesão nos corpos quadrigêmeos ou no núcleo do terceiro nervo craniano e pode estar associada à síndrome de Parinaud.

> **NOTA:** Um diagnóstico de paralisia de convergência deve levar à realização imediata de neuroimagem para descartar uma lesão intracraniana.

Etiologia

- Fadiga ou doença.
- Fármacos (parassimpaticolíticos).
- Uveíte.
- Óculos induzindo efeito de prisma com base para fora.
- Encefalite pós-viral.
- Lesão cerebral traumática.
- Doença de Parkinson.
- Idiopática.

Avaliação

1. Realizar refração dinâmica (sem cicloplegia).
2. Determinar o ponto de convergência para perto: Solicitar ao paciente que focalize o olhar em um alvo acomodativo (p. ex., uma ponta de lápis) e que diga quando a visão dupla ocorre durante o tempo em que você aproxima o lápis do paciente; um ponto de convergência para perto normal é menor do que 8 cm.
3. Verificar se há exodesvios ou esodesvios na visão para longe ou para perto utilizando testes de cobertura (ver Apêndice 3, Testes de cobertura e de cobertura alternada) ou o teste com vareta de Maddox.
4. Medir a capacidade fusional do paciente para perto. Fazer o paciente focalizar o olhar em um alvo acomodativo na sua distância de leitura. Com uma barra de prisma, aumentar lentamente a quantidade de prisma com base para fora em frente ao olho até que o paciente note visão dupla (o ponto de quebra), e, então, reduzir aos poucos a quantidade de prisma com base para fora até que uma imagem única seja novamente notada (o ponto de recuperação). Um ponto de quebra baixo (10-15 dioptrias prismáticas), um ponto de recuperação baixo ou ambos têm relação com IC.
5. Colocar um prisma de 4 dioptrias com base para dentro em frente a um dos olhos enquanto o paciente está lendo. Determinar se as letras começam a ficar mais claras ou mais borradas para descartar IA.
6. Realizar refração cicloplegiada após os testes anteriores.

> **NOTA:** Para a realização desses testes, o paciente deve estar utilizando seus óculos (caso sejam utilizados óculos com visão para perto).

Tratamento

1. Corrigir qualquer erro de refração. Realizar discreta subcorreção da hipermetropia e corrigir completamente a miopia.
2. Fazer exercícios de ponto próximo (p. ex., flexões com lápis): O paciente focaliza o olhar em uma ponta do lápis enquanto ela é movida lentamente do comprimento do braço até a face. Concentrar-se para manter a imagem da ponta, repetindo a manobra quando a diplopia se manifestar. Tentar aproximar a ponta mais perto a cada vez enquanto se mantém a visão única. Repetir o exercício 15 vezes, 5 x/dia.
3. Fazer exercícios de ponto próximo com prismas com base para fora (para pacientes cujo ponto de convergência para perto é satisfatório ou para aqueles que dominaram as flexões com lápis sem um prisma): O paciente realiza as flexões com lápis conforme descrito previamente, enquanto se mantém um prisma com base para fora de 6 dioptrias em frente a um dos olhos.
4. Estimular o uso de boa iluminação e intervalos para descansar entre os períodos de trabalho com visão para perto.
5. Para pacientes mais idosos, ou para aqueles cuja condição não mostra melhora apesar dos exercícios de ponto próximo, óculos para leitura com prisma com base para dentro podem ser úteis.
6. Considerar o encaminhamento para um ortoptista para a terapia visual, a qual tem se mostrado mais efetiva na redução dos sinais e sintomas de IC em crianças que o exercício com o lápis.

Seguimento

Não é urgente. Os pacientes devem ser reexaminados em 1 mês.

13.6 Espasmo acomodativo

Sintomas

Visão flutuante, visão para longe borrada bilateralmente, visão borrada ao mudar a visão de perto para longe, cefaleia e esforço ocular durante leitura. Frequentemente observado em adolescentes sob estresse. Os sintomas podem ocorrer após períodos prolongados e intensos de trabalho com visão para perto.

Sinais

Críticos. A refração cicloplegiada revela substancialmente menos miopia (ou mais hipermetropia) do que a originalmente encontrada quando a refração tiver sido realizada sem cicloplegia (refração dinâmica). A miopia manifesta pode ser de até 10 dioptrias. O espasmo do reflexo para perto está associado com excesso de acomodação, excesso de convergência e miose, e está no diagnóstico diferencial da paralisia do sexto nervo craniano (ver Seção 10.8, Paralisia isolada do sexto nervo craniano).

Outros. Ponto de foco para perto anormalmente próximo, miose e amplitude normal de acomodação que pode parecer baixa.

Etiologia

- Incapacidade de relaxar os músculos ciliares. Involuntário ou associado a situações estressantes ou neuroses funcionais.
- Fadiga.
- Um tempo de leitura prolongado pode precipitar as ocorrências.

Diagnóstico diferencial

- Hipermetropia não corrigida: Lentes positivas aceitas durante refração dinâmica.
- Outras causas de pseudomiopia: Hiperglicemia, induzida por medicamentos (p. ex., fármacos derivados da sulfa e medicamentos anticolinesterásicos), deslocamento anterior do diafragma iridocristaliniano.
- Manifestação de iridociclite.

Avaliação

1. Fazer exame oftálmico completo. A refração dinâmica pode ser altamente variável, mas é importante determinar a menor quantidade de força negativa ou a maior quantidade de força positiva que propicia visão clara para longe.
2. Refração cicloplegiada.

Tratamento

1. Erros de refração verdadeiros devem ser corrigidos. Se uma quantidade significativa de esoforia para perto ocorrer, pode ser útil adicionar força positiva (p. ex., +2,50 dioptrias) em óculos para leitura ou na forma bifocal.
2. Aconselhar o paciente e seus familiares a criarem uma atmosfera mais relaxada e evitar situações estressantes.
3. Os cicloplégicos têm sido utilizados para interromper o espasmo, mas raramente são necessários, exceto em casos resistentes.

Seguimento

Reavaliar em várias semanas.

13.7 Eritema multiforme, síndrome de Stevens-Johnson e necrólise epidérmica tóxica

O eritema multiforme (EM) é distinto da síndrome de Stevens-Johnson (SSJ) e da necrólise epidérmica tóxica (NET). SSJ e NET são consideradas variantes ao longo do mesmo espectro de doenças. Todas as três condições causam lesões mucocutâneas que podem envolver o olho.

Sintomas

Pródromos tipo *influenza* (febre, mal-estar, artralgia, disfagia), olho vermelho, dor/queimação ocular e erupção cutânea.

Sinais

Sistêmicos. Lesões clássicas em "alvo" (mácula/pápula vermelha central circundada por círculos concêntricos de zona intermediária pálida/branca e margem externa eritematosa), lesões em "alvo" atípicas, máculas escuras, lesões bolhosas, lesões mucocutâneas eritematosas dolorosas envolvendo os tratos oral (p. ex., estomatite ulcerativa; crostas labiais hemorrágicas), gastrintestinal, respiratório ou genital.

Oculares

- Fase aguda: Conjuntivite mucopurulenta ou pseudomembranosa; episclerite; irite; erosões corneanas punctatas, defeitos epiteliais e úlceras; ulceração da margem palpebral.
- Complicações tardias: Olho seco grave; triquíase; fibrose conjuntival, simbléfaro e anquilobléfaro; deformidades palpebrais (p. ex., entrópio); deficiência lacrimal; neovascularização corneana, ulceração, perfuração ou fibrose.

Tipos

1. EM *minor*: Envolvimento principalmente cutâneo; envolvimento mucoso ausente ou leve; ausência de sintomas sistêmicos.

2. EM *major*: Envolvimento cutâneo com envolvimento mucoso moderado a grave; geralmente, com sintomas sistêmicos.

SSJ e NET têm envolvimento mucoso grave e são definidas pela área de superfície corporal (ASC) de descolamento cutâneo.

1. SSJ: < 10% da ASC de descolamento epidérmico.
2. Sobreposição SSJ-NET: 10 a 30% da ASC de descolamento epidérmico.
3. NET: > 30% da ASC de descolamento epidérmico; forma mais grave com extensas erupções vesiculobolhosas e descamação epidérmica. Mais comum em crianças e pacientes imunossuprimidos.

Etiologia

Reação de hipersensibilidade mediada por imunocomplexos precipitada por muitos fármacos.

Eritema multiforme
- Agentes infecciosos (mais comum): vírus herpes simples, *Mycoplasma pneumoniae* e adenovírus.
- Raramente por exposição a fármacos.

Síndrome de Stevens-Johnson e necrólise epidérmica tóxica
- Exposição a fármacos (mais comum): Antibióticos (sulfonamidas, penicilinas, cefalosporinas), anticonvulsivantes (carbamazepina, fenitoína, barbituratos), anti-inflamatórios não esteroides (AINEs) (do tipo oxicam), alopurinol, corticosteroides e outros. O maior risco de reação ocorre durante os primeiros 2 meses de tratamento.
- Alergia e doenças autoimunes.
- Genética: HLA-B*15:02 e carbamazepina em populações asiáticas; HLA-B*58:01 e alopurinol.
- Radioterapia.
- Doença maligna.
- Idiopática (50% dos casos).

Avaliação

1. História: tentar determinar o fator precipitante (p. ex., exposição a fármacos, doença recente).
2. Realizar exame sob lâmpada de fenda, incluindo eversão da pálpebra com exame dos fórnices.
3. Obter culturas conjuntivais ou corneanas em caso de suspeita de infecção. Ver Apêndice 8, Procedimento de cultura da córnea.
4. Consulta com medicina interna para avaliação sistêmica e dermatológica para exame de corpo inteiro e possível biópsia de pele, o que pode auxiliar no diagnóstico.

Tratamento

EM: Cuidado de suporte; tratar a infecção subjacente quando identificada.

SSJ, NET

1. Hospitalização, em geral na unidade de queimados, quando disponível.
2. Remover (p. ex., fármacos) ou tratar (p. ex., infecção) o fator precipitante.
3. Cuidado de suporte é a base da terapia.
4. Manejo combinado com medicina interna e dermatologia.

Ocular

1. Inflamação da superfície ocular: Colírio de esteroide tópico (p. ex., acetato de prednisolona a 1% ou difluprednato a 0,05%, 4-8 x/dia).
2. Produção deficiente de lágrimas: Lubrificação vigorosa com lágrimas artificiais sem conservantes, géis e pomadas. Ciclosporina a 0,05% ou 2%, tópica, oclusão de ponto, câmaras úmidas ou tarsorrafia.
3. Irite: Colírio esteroide tópico (p. ex., acetato de prednisolona a 1% ou difluprednato a 0,05%, 4-8 x/dia) e cicloplégico (p. ex., atropina a 1%, 2 x/dia).
4. Infecções: Tratar conforme resumido na Seção 4.11, Ceratite bacteriana.
5. Defeitos conjuntivais e/ou de margem palpebral: Retirada diária de pseudomembrana com cotonete umedecido. Lise de simbléfaro e possível enxerto de membrana amniótica (p. ex., Prokera, AmnioGraft) para minimizar a fibrose. Em casos graves, considerar a sutura da membrana amniótica sobre a margem palpebral, conjuntiva palpebral e até o fórnice durante a fase hiperaguda (< 72 horas após o início da doença). Quando houver defeitos epiteliais da conjuntiva, margem palpebral e/ou córnea, também se deve utilizar antibióticos tópicos profiláticos para evitar infecções.
6. Possíveis tratamentos adicionais:
   - Vitamina A sistêmica ou tópica.
   - Imunoglobulina intravenosa.

Sistêmico. Tratamento de acordo com as normas da unidade de queimados, incluindo-se hidratação, cuidado com a ferida e antibióticos sistêmicos.

Seguimento

1. Durante hospitalização: Acompanhamento diário, com vigilância da infecção e da pressão intraocular (PIO).
2. Ambulatorialmente: No início, acompanhamento semanal, atentando-se para complicações oculares a longo prazo.
   - Antibióticos e esteroides tópicos devem ser mantidos por 48 horas após a melhora, e, então, diminuídos gradualmente.
   - Se houver formação de cicatrizes conjuntivais severas, pode ser necessário manter indefinidamente lágrimas artificiais e pomada lubrificante.
3. Intervenções cirúrgicas tardias possíveis.
   - Triquíase: Epilação repetida, eletrólise, crioterapia ou reparo cirúrgico.
   - Reparo do entrópio com enxertos de mucosa bucal.
- Ceratoplastia penetrante: Prognóstico ruim mesmo quando combinada com transplante de células-tronco límbicas ou de membrana amniótica em função de deficiências subjacentes, como olhos secos e anormalidade de célula-tronco límbica.
- Ceratoprótese permanente (prognóstico reservado).

Prognóstico

Geralmente, o EM é autolimitado, mas pode recorrer. SSJ e NET são potencialmente fatais com taxas de mortalidade médias de 1 a 5% na SSJ e de até 25 a 35% na NET. O prognóstico ocular depende da gravidade do dano conjuntival. O enxerto precoce de membrana amniótica recobrindo as superfícies da conjuntiva palpebral e bulbar, quando indicado, melhoram muito o prognóstico.

13.8 Deficiência de vitamina A

(Ver Tabela 13.8.1.)

Sintomas

Cegueira noturna (a manifestação mais precoce e mais comum), olhos secos, dor ocular e grave perda de visão.

Sinais

Oculares. Manchas de Bitôt (placas triangulares, perilímbicas, cinzas e espumosas de debris conjuntivais queratinizados); tempo de quebra do filme lacrimal diminuído; ressecamento corneano e conjuntival bilateral; defeitos epiteliais corneanos, ulceração estéril ou infecciosa (frequentemente, periférica com aspecto em saca-bocado), perfuração, formação de cicatriz; ceratomalácia (muitas vezes precedida por infecção gastrintestinal, respiratória ou por sarampo); anormalidades do fundo de olho (pontos amarelos ou brancos na periferia da retina representando defeitos do epitélio pigmentar da retina [EPR]).

Sistêmicos. Retardo de crescimento em crianças; pele seca e hiperceratótica; suscetibilidade aumentada a infecções.

Diagnóstico diferencial

Ver Seção 4.3, Síndrome do olho seco, e Seção 11.28, Retinoide pigmentar e distrofias coriorretinianas herdadas.

Etiologia

- Primária: Deficiência dietética ou alcoolismo crônico (relativamente incomum em países desenvolvidos). Depois de 6 meses de pós-parto, é improvável que o leite materno de mães com deficiência de vitamina A mantenha concentrações de vitamina A em lactentes.
- Secundária: Má absorção de lipídeos (p. ex., fibrose cística, pancreatite crônica, doença intestinal inflamatória, espru celíaco, pós-gastrectomia

TABELA 13.8.1 Classificação da Organização Mundial da Saúde (OMS) para a deficiência de vitamina A

XN	Cegueira noturna
X1A	Xerose conjuntival
X1B	Mancha de Bitôt
X2	Xerose corneana
X3A	Ulceração da córnea ou ceratomalácia com menos de um terço de comprometimento corneano
X3B	Ulceração da córnea ou ceratomalácia com um terço ou mais de comprometimento corneano
XS	Cicatriz corneana
XF	Xeroftalmia do fundo de olho

ou pós-cirurgia de *bypass* intestinal, doença hepática crônica, abetalipoproteinemia [síndrome de Bassen-Kornzweig]).

Avaliação

1. História: Verificar se o paciente apresenta desnutrição ou dieta ruim. Investigar se há histórico de doenças gastrintestinais ou hepáticas ou cirurgia ocular. Avaliar se já teve sarampo.
2. Realizar exame oftálmico completo, incluindo inspeção cuidadosa das margens palpebrais e dos fórnices inferiores.
3. Uma resposta positiva ao tratamento é uma maneira simples e custo-efetiva para confirmar o diagnóstico.
4. Verificar a concentração sérica de vitamina A antes do início do tratamento. Lembrar que pode haver deficiências de outras vitaminas e necessidade de testagem.
5. Avaliar a necessidade de teste citológico de impressão da conjuntiva, procurando por diminuição de densidade de células caliciformes.
6. Avaliar a necessidade de exames de adaptação ao escuro e eletrorretinograma (podem apresentar maior fidelidade do que a concentração sérica de vitamina A).
7. Obter culturas corneanas se houver suspeita de infecção. Ver Apêndice 8, Procedimento de cultura da córnea.

Tratamento

1. Terapia de reposição imediata de vitamina A via oral (preferível) ou intramuscular nas seguintes dosagens recomendadas pela OMS para xeroftalmia clínica:
   - Crianças menores de 12 meses: 100.000 UI, 1 x/dia, por 2 dias, repetidas em 2 semanas.
   - Adultos e crianças maiores de 12 meses: 200.000 UI, 1 x/dia, por 2 dias, repetidas em 2 semanas.
   - Mulheres em idade fértil (reduzir a dose devido a possíveis efeitos teratogênicos): Cegueira noturna ou manchas de Bitôt apenas, 10.000 UI, 1 x/dia, por 2 semanas, ou 25.000 UI, semanalmente, por 4 semanas; em caso de alguma lesão na córnea, administrar dose para adultos conforme descrito anteriormente.
2. Fazer lubrificação ocular intensiva com lágrimas artificiais sem conservantes a cada 15 a 60 minutos e pomada de lágrima artificial sem conservante ao deitar.
3. Tratar a desnutrição/doença subjacente, se houver.
4. Avaliar a necessidade de suplementação de zinco e vitamina A na dieta do paciente.
5. Avaliar a necessidade de cirurgia corneana (p. ex., ceratoplastia penetrante ou ceratoprótese) para cicatrizes corneanas nos olhos com visão potencialmente boa.
6. Fazer profilaxia em regiões endêmicas:
   - Lactentes: Considerar 50.000 UI.
   - Crianças de 6 a 12 meses: 100.000 UI a cada 4 a 6 meses.
   - Crianças maiores de 12 meses: 200.000 UI a cada 4 a 6 meses.
   - O palmitato de retinol tem sido utilizado na fortificação de açúcares nos países em desenvolvimento.

Seguimento

Determinado pela apresentação clínica e resposta ao tratamento, variando de hospitalização a acompanhamento diário ou semanal.

13.9 Albinismo

Sintomas

Visão diminuída. Fotossensibilidade em alguns pacientes.

Sinais

Melhor acuidade visual corrigida variando de 20/40 a 20/400. Pode haver erro de refração, estrabismo, estereopsia reduzida, nistagmo, ambliopia secundária a estrabismo ou anisometropia, defeitos de transiluminação da íris, hipopigmentação do fundo com vasculatura coroidal altamente visível e hipoplasia foveal com ou sem falha dos vasos retinianos em circundar adequadamente a fóvea.

> **NOTA:** Indivíduos albinos mostram grande variedade de níveis de acuidade visual, erros de refração, nistagmo e ambliopia.

Doenças associadas

- Síndrome de Hermansky-Pudlak: Distúrbio autossômico recessivo caracterizado por disfunção plaquetária levando a hematomas e

sangramento; alguns indivíduos também apresentam fibrose pulmonar ou colite. É mais comum em pacientes de origem porto--riquenha e suíça. Múltiplos genes.
- Síndrome de Chédiak-Higashi: Distúrbio autossômico recessivo que afeta a função leucocitária, resultando em suscetibilidade aumentada a infecções e predisposição a uma condição maligna tipo linfoma. Gene *LYST* no cromossomo 1q42.1-q42.2.
- Múltiplas outras síndromes, algumas envolvendo surdez ou imunodeficiência.

Tipos

1. Albinismo oculocutâneo: Geralmente, autossômico recessivo com hipopigmentação de cabelos, pele e olhos.
   - Mutações no gene da tirosinase (OCA1): Inclui fenótipos graves, moderados e sensíveis à temperatura.
   - Mutações no gene *P* (OCA2): Grau variável de pigmentação.
2. Albinismo ocular: Apenas a hipopigmentação ocular é clinicamente aparente. Geralmente, recessiva ligada ao X. As portadoras podem ter transiluminação parcial da íris, placas de hipopigmentação cutânea e moteamento da pigmentação retiniana médio-periférica e periférica (fundo em respingos de lama).

Avaliação

1. História: Avaliar se o paciente tem hematomas fáceis, se tem epistaxes frequentes e histórico de sangramento prolongado após tratamento dentário. Avaliar se há fibrose pulmonar e/ou colite, bem como frequentes infecções. Pesquisar a presença de problemas de audição, investigar no histórico familiar a descendência porto-riquenha ou suíça.
2. Realizar exame externo (incluindo cor da pele e dos cabelos).
3. Exame oftalmológico completo do paciente e de membros da família.
4. Verificar os exames e a ultraestrutura da agregação plaquetária (especialmente no pré--operatório) e a função de leucócitos polimorfonucleares, conforme indicado com base em sintomas associados. Consultar o médico clínico ou hematologista, de acordo com a necessidade.
5. Consultar com genética ocular.

Tratamento

Atualmente, não há tratamento efetivo para o albinismo, mas os descritos a seguir podem ser úteis:

1. O tratamento da ambliopia, do estrabismo e do erro de refração pode reduzir o nistagmo, quando presente. Ver Seção 8.7, Ambliopia.
2. Encaminhar por visão diminuída, quando indicado.
3. Cirurgia muscular ocular pode ser considerada para pacientes com estrabismo significativo ou posição anormal da cabeça em função de nistagmo. Contudo, indivíduos com albinismo e estrabismo raramente alcançam binocularidade após correção cirúrgica. A cirurgia para redução do nistagmo também pode apresentar benefícios.
4. Aconselhamento genético.
5. Aconselhar proteção solar ultravioleta.
6. Consultoria hematológica, conforme indicado. Os pacientes com síndrome de Hermansky--Pudlak podem precisar de transfusões de plaquetas antes de cirurgia.

13.10 Doença de Wilson

Sintomas

Queixas oculares são raras. Os pacientes experimentam sintomas de cirrose, doenças neurológicas, problemas psiquiátricos ou doença renal. Inicia-se, geralmente, entre os 5 e os 40 anos de idade.

Sinais

Críticos. Anel de Kayser-Fleischer: Faixa marrom, amarela, verde ou vermelha de 1 a 3 mm que representa deposição de cobre na periferia da membrana de Descemet (ver **Figura 13.10.1**). Presente em 50 a 60% dos pacientes com comprometimento hepático isolado e em mais de 90% dos pacientes com manifestações neurológicas. Aparece pela primeira vez superiormente (pode ser visível apenas na gonioscopia), e acaba formando um anel que envolve toda a periferia da córnea, estendendo-se para o limbo. A tomografia de coerência óptica (OCT, do inglês *optical coherence tomography*) de segmento anterior pode ser útil para detectar os anéis de Kayser-Fleischer iniciais não prontamente detectados pelo exame sob lâmpada de fenda; eles

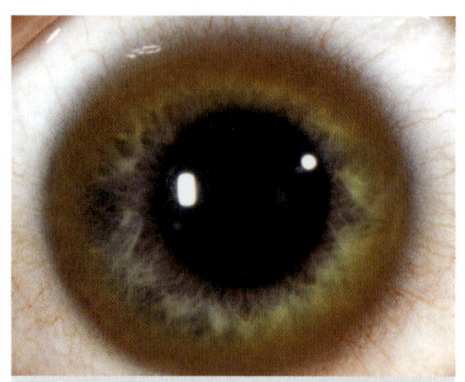

Figura 13.10.1 Anel de Kayser-Fleischer na doença de Wilson.

aparecem como um material hiper-refletivo sobre a membrana de Descemet.

Outros. Catarata em "girassol": Opacidade anelar ou estrelada de cor amarela, marrom ou vermelha na cápsula anterior devido à deposição de cobre sobre a cápsula do cristalino.

Diagnóstico diferencial

- Anel tipo Kayser-Fleischer: Pode raramente ser visto em cirrose biliar primária, hepatite ativa crônica, colestase intra-hepática progressiva e mieloma múltiplo. Esses pacientes geralmente têm concentração sérica normal de ceruloplasmina.
- Arco senil: Opacificação em forma de anel branca, cinza ou azul na periferia da córnea devido à deposição de lipídeos no estroma, inicialmente aparecendo inferiormente e superiormente, antes de se estender. Uma zona de 1 mm de córnea clara separa o limite do arco do limbo. Verificar perfil de lipídeos em jejum se essa condição for observada em pacientes com menos de 40 anos de idade.
- Calcose: Deposição de cobre nas membranas basais, incluindo membrana de Descemet, decorrente de corpo estranho intraocular que contém cobre. Ligas que contêm mais do que 85% de cobre podem induzir inflamação grave, enquanto aquelas com quantidades menores podem causar toxicidade retiniana. A deposição corneana é mais difusa.

Etiologia

Erro inato do metabolismo de cobre autossômico recessivo que resulta em déficit da excreção de cobre e acúmulo tóxico de cobre em múltiplos sistemas orgânicos (p. ex., fígado, cérebro, córnea, rins). Gene *ATP7B* no cromossomo 13.

Avaliação

1. Realizar exame sob lâmpada de fenda: A deposição na membrana de Descemet fica aparente com um feixe de luz estreito.
2. Fazer gonioscopia se o anel de Kayser-Fleischer não estiver evidente no exame sob lâmpada de fenda.
3. Verificar as concentrações séricas de cobre e ceruloplasmina, a concentração urinária de cobre (concentrações séricas baixas de cobre e ceruloplasmina e concentrações urinárias de cobre com achados oculares confirmam o diagnóstico).
4. Encaminhar para os especialistas sistêmicos apropriados.

Tratamento

1. A terapia sistêmica por toda a vida (p. ex., sais de zinco, d-penicilamina, trientina) é iniciada pelo especialista sistêmico apropriado. O transplante de fígado pode ser necessário para insuficiência hepática fulminante ou progressão da doença após terapia clínica.
2. As manifestações oculares, em geral, não exigem tratamento específico.

Seguimento

1. Terapia sistêmica e monitoramento.
2. O tratamento bem-sucedido deve levar à reabsorção da deposição de cobre na córnea e ao clareamento do anel de Kayser-Fleischer, embora alterações corneanas periféricas residuais possam permanecer. Essa alteração pode ser utilizada para monitorar a resposta ao tratamento. O reaparecimento do anel pode sugerir não adesão ao tratamento.
3. Considerar o encaminhamento de familiares para testagem genética para a detecção precoce e a prevenção.

13.11 Síndrome de hipotonia

Definição
Função visual diminuída e outros sintomas oculares relacionados à PIO baixa.

Sintomas
Dor leve a severa, redução da visão, ou pode ser assintomática. Os pacientes com cirurgia filtrante

recente para glaucoma podem apresentar "lacrimejamento excessivo".

Sinais

Críticos. PIO baixa, geralmente ≤ 5 mmHg, mas pode ocorrer com PIO de até 10 mmHg.

Outros. Pregas e edema corneano, descompensação corneana, células e *flare* no aquoso, câmara anterior plana ou rasa, edema de retina, maculopatia por hipotonia, pregas coriorretinianas, descolamento coroidal seroso, hemorragia supracoroidal, edema do disco óptico e tortuosidade de vasos retinianos.

Etiologia

- Pós-cirúrgica: Vazamento da incisão, filtração excessiva/vazamento na bolha (mais comum com o uso de antimetabólitos durante a cirurgia) ou dispositivo de drenagem para glaucoma, fenda de ciclodiálise (desinserção do corpo ciliar da esclera no nível do esporão escleral), perfuração escleral (p. ex., por sutura em rédea do reto superior ou injeção retrobulbar), iridociclite, descolamento de retina ou de coroide etc.
- Pós-traumática: Mesmas causas da pós-cirúrgica.
- Descolamento de retina regmatogênico.
- Farmacológica: Em geral, por um inibidor da anidrase carbônica oral em combinação com um betabloqueador tópico. Também associada à cidofovir.
- Sistêmica (hipotonia bilateral): Condições que causam hipertonicidade sanguínea (p. ex., desidratação, uremia, hiperglicemia), distrofia miotônica, gestação etc. Rara.
- Doença oclusiva vascular (p. ex., síndrome isquêmica ocular, arterite de células gigantes, oclusão de artéria ou veia central da retina): Geralmente, hipotonia leve devido a uma produção reduzida de humor aquoso por hipoperfusão do corpo ciliar. Rara.
- Uveíte: Provocada por bloqueio do corpo ciliar.

Avaliação

1. História: Verificar se o paciente recentemente sofreu algum trauma ou foi submetido à cirurgia. Analisar se apresentou outros sintomas sistêmicos (náuseas, vômitos, sonolência, poliúria). Confirmar se não há histórico de doença renal, diabetes ou distrofia miotônica, bem como relacionar os medicamentos ingeridos.
2. Realizar exame oftalmológico completo, incluindo avaliação sob lâmpada de fenda de feridas oculares cirúrgicas ou traumáticas, verificação da PIO, classificação da profundidade da câmara anterior, gonioscopia para descartar fenda de ciclodiálise, avaliação da mácula para pesquisa de pregas e oftalmoscopia indireta para descartar descolamento de retina ou de coroide.
3. Fazer teste de Seidel (com ou sem pressão suave) para descartar um vazamento da incisão. Ver Apêndice 5, Teste de Seidel para detectar vazamento de ferida).
4. OCT de mácula para avaliar a presença de pregas maculares (evidenciadas pelo aspecto enrugado do EPR).

> **NOTA:** Um vazamento da incisão pode drenar sob a conjuntiva, produzindo uma bolha filtrante inadvertida. Isso pode ser visto em feridas antigas de extração de catarata extracapsular, as quais são grandes e podem não fechar completamente. O teste de Seidel será, então, negativo.

5. Fazer US em modo-B quando o fundo de olho não puder ser visualizado clinicamente. Considerar a biomicroscopia por US ou o OCT da câmara anterior para ajudar na avaliação da câmara anterior, especialmente na avaliação de fenda de ciclodiálise. O OCT macular pode ser usada para confirmação diagnóstica e monitoramento terapêutico.
6. Avaliação sistêmica em casos bilaterais, incluindo painel metabólico básico.

Tratamento

O reparo do distúrbio subjacente pode ser necessário se os sintomas forem significativos ou progressivos. A PIO baixa, mesmo tão baixa quanto 2 mmHg, pode não causar problemas ou sintomas, podendo ser apenas observada.

Vazamento da incisão

1. Grandes vazamentos pela incisão: Suturar a incisão.
2. Pequenos vazamentos pela incisão: Podem ser suturados ou podem ser ocluídos com curativo compressivo ou lente de contato terapêutica gelatinosa e pomada antibiótica (p. ex., eritromicina) por uma noite para permitir que a ferida feche espontaneamente. Ocasionalmente, a cola de cianoacrilato é aplicada em pequenos vazamentos da incisão e coberta por uma lente de contato terapêutica. Os supressores do aquoso costumam ser administrados

de maneira concomitante para reduzir o fluxo de aquoso pela incisão.

3. Vazamentos da incisão sob um retalho conjuntival: O reparo é necessário apenas se a visão for afetada ou para complicações oculares secundárias, como uma câmara anterior plana ou uma infecção.

Câmara anterior rasa
Se a câmara anterior for muito rasa ou plana, iniciar um cicloplégico tópico (p. ex., ciclopentolato a 1%, 3 x/dia, ou atropina a 1%, 1 x/dia) e esteroides tópicos (p. ex., acetato de prednisolona a 1% ou difluprednato a 0,05%, a cada 2 horas), desde que não haja suspeita de infecção. Isto fará uma rotação posterior com complexo íris-cristalino e pode aprofundar a câmara para evitar dano ao endotélio corneano.

Hiperfiltração da bolha
A compressão com uma lente de contato grande pode, algumas vezes, reduzir a exuberância da bolha. Pode haver necessidade de reparo em bloco cirúrgico com suturas compressivas (via transconjuntival ou diretamente sobre o retalho escleral), colocação de um enxerto corneano ou escleral sobre um retalho escleral encolhido, ou remoção do dispositivo de *shunt* do aquoso da câmara anterior.

Fenda de ciclodiálise
Fixar novamente o corpo ciliar na esclera por meio de terapia crônica com atropina, diatermia, sutura, crioterapia, fotocoagulação a *laser* ou plumbagem externa. Ver Seção 3.7, Iridodiálise/ciclodiálise.

Perfuração escleral
O local pode ser fechado por sutura ou crioterapia.

Iridociclite
Esteroide tópico (p. ex., acetato de prednisolona a 1% ou difluprednato a 0,05%, a cada 1-6 horas) e um cicloplégico tópico (p. ex., ciclopentolato a 1%, 3 x/dia). Ver Seção 12.1, Uveíte anterior (irite/iridociclite).

Descolamento de retina
Reparo cirúrgico. Ver Seção 11.3, Descolamento de retina.

Descolamento coroidal
Ver Seção 11.27, Efusão/descolamento coroidal. A drenagem cirúrgica da efusão coroidal, juntamente com a reconstituição do olho e da câmara anterior, é indicada para qualquer um dos seguintes:

1. Aposição retiniana (descolamentos com *kissing* coroidal).
2. Contato cristalino-córnea (exige atenção de emergência).
3. Câmara anterior plana ou persistentemente rasa acompanhada por bolha filtrante não funcionante ou olho inflamado.
4. Descompensação corneana.

Se esses achados não estiverem presentes, a efusão coroidal pode ser manejada de forma conservadora com cicloplégico tópico e esteroides tópicos por um período.

Farmacológica
Reduzir ou descontinuar os medicamentos redutores da PIO.

Distúrbios sistêmicos
Encaminhar a um internista.

> **NOTA:** Na distrofia miotônica, a hipotonia raramente é grave o suficiente para produzir efeitos deletérios, e o tratamento da hipotonia sob o ponto de vista ocular é desnecessário.

Seguimento
Se a visão for boa, se a câmara anterior estiver bem configurada e se não houver vazamento da incisão, descolamento de retina ou descolamentos com *kissing* coroidal, então a PIO baixa não impõe problema imediato, e o tratamento e o acompanhamento não são urgentes. Pode haver desenvolvimento de pregas retinianas fixas na mácula em função de hipotonia de longa duração.

13.12 Olho cego e doloroso

Um paciente com um olho que não enxerga e visão que não pode ser recuperada pode ter dor ocular leve a intensa por várias razões.

Causas de dor
- Descompensação corneana: Defeito(s) à coloração por fluoresceína no exame sob lâmpada

de fenda. A dor melhora com anestésicos tópicos.
- Uveíte: Leucócitos na câmara anterior ou no vítreo. A opacificação corneana pode obscurecer a visão de uma reação inflamatória.
- Glaucoma com PIO elevada.
- Hipotonia: Bloqueio do corpo ciliar, descolamento de retina, descolamento coroidal e descolamento do corpo ciliar. Ver Seção 13.11, Síndrome de hipotonia.

Avaliação

1. História: Determinar a etiologia e a duração da cegueira.
2. Realizar exame ocular: Corar a córnea com fluoresceína para detectar defeito epitelial e medir a PIO. Medidas por Tono-Pen podem ser necessárias se a superfície da córnea estiver irregular. Se a córnea estiver clara, procurar neovascularização da íris e do ângulo por gonioscopia e inspecionar a câmara anterior quanto a células e *flare*. Tentar exame do fundo de olho sob dilatação para descartar tumor intraocular ou descolamento de retina.
3. Quando o fundo não puder ser adequadamente visualizado, fazer US em modo-B do segmento posterior para descartar tumor intraocular, descolamento de retina, de coroide ou do corpo ciliar.

Tratamento

1. Descompensação corneana estéril (se ela parecer infectada, ver Seção 4.11, Ceratite bacteriana).
   - Antibióticos ou pomada lubrificante (p. ex., eritromicina ou bacitracina-polimixina B), 1 a 4 x/dia, no olho durante semanas a meses (ou mesmo permanentemente). Pode-se também acrescentar agente cicloplégico (p. ex., atropina a 1%) para conforto adicional. Considerar o uso de fitas adesivas nas pálpebras à noite.
   - Avaliar a necessidade de tarsorrafia, enxerto de membrana amniótica ou retalho conjuntival de Gunderson em casos refratários.
2. Uveíte.
   - Cicloplegia (p. ex., atropina a 1%, 2 x/dia).
   - Esteroide tópico (p. ex., acetato de prednisolona a 1%, a cada 1-6 horas). Ver Seção 12.1, Uveíte anterior (irite/iridociclite).
   - Deve-se descartar endoftalmite na presença de uveíte grave ou hipópio.
3. PIO marcadamente elevada.
   - Betabloqueador tópico (p. ex., timolol a 0,5%, 1-2 x/dia) com ou sem um agonista adrenérgico (p. ex., brimonidina a 0,1%, 0,15% ou 0,2%, 2-3 x/dia). Inibidores da anidrase carbônica tópicos (p. ex., dorzolamida a 2%, 3 x/dia) são efetivos, mas seus potenciais efeitos colaterais sistêmicos podem não permitir seu uso para o alívio da dor; mióticos e análogos de prostaglandinas podem aumentar a irritação ocular.
   - Se a PIO continuar marcadamente elevada, e caso ela seja a responsável pela dor, um procedimento ciclodestrutivo (p. ex., ciclofotocoagulação com *laser* diodo) pode ser tentado. O potencial para oftalmia simpática deve ser considerado.
   - Se a dor persistir apesar do tratamento aqui descrito, um bloqueio retrobulbar com álcool pode ser realizado.

> **NOTA:** Técnica: 2 a 3 mL de lidocaína são aplicados na região retrobulbar. A agulha é, então, mantida no local enquanto a seringa de lidocaína é substituída por uma seringa de 1 mL contendo álcool 95 a 100% (alguns médicos usam álcool 50%). O conteúdo da seringa de álcool é injetado dentro do espaço retrobulbar por meio da agulha. As seringas são novamente trocadas, de modo que uma pequena quantidade de lidocaína possa lavar o álcool remanescente. A agulha retrobulbar é retirada. Os pacientes são avisados sobre possível queda ou edema transitório das pálpebras, limitação dos movimentos oculares ou anestesia. Clorpromazina retrobulbar (25-50 mg, usando 25 mg/mL) ou fenol também podem ser utilizados. Ver Apêndice 10, Técnica para injeções retrobulbar/subtenoniana/subconjuntival.

4. Hipotonia.
   - Tratar as causas de hipotonia (p. ex., reparar vazamento da incisão, tratar uveíte ou descolamento ciliocoroidal). Se houver descolamento de retina, o reparo pode corrigir a hipotonia.
5. Causa desconhecida de dor.
   - Cicloplegia (p. ex., atropina a 1%, 3 x/dia).
   - Esteroide tópico (p. ex., acetato de prednisolona a 1%, a cada 1-6 horas).
   - Injeções retrobulbares de fármacos neurolíticos podem ser consideradas. Ver Apêndice 10, Técnica para injeções retrobulbar/subtenoniana/subconjuntival.

6. Dor ocular refratária a medicamentos tópicos e/ou injeções retrobulbares.
   - Considerar a enucleação ou evisceração do olho. A evisceração não deve ser realizada no caso de suspeita de doença maligna intraocular. A enucleação não alivia parestesias faciais.
   - Considerar a nevralgia pós-infecciosa ou pós-cirúrgica, quando se deve encaminhar o paciente para o manejo da dor.

NOTA: Todos os pacientes monoculares devem usar sempre óculos de proteção (p. ex., lentes de policarbonato) para evitarem lesões do olho contralateral.

Seguimento
Depende do grau de dor e do exame clínico. Uma vez que a dor melhore, os pacientes devem ser reexaminados a cada 6 a 12 meses. US em modo-B pode ser realizada periodicamente (em geral, a cada 3 anos) para descartar tumor intraocular quando o polo posterior não puder ser visualizado.

13.13 Facomatoses

NEUROFIBROMATOSE TIPO 1 (SÍNDROME DE VON RECKLINGHAUSEN)

Critérios para diagnóstico
(Ver Tabela 13.13.1.)

NOTA: Os nódulos de Lisch (lesões elevadas de cor marrom-claro em íris mais escuras ou lesões de cor marrom em íris de cor azul/castanho) ocorrem a uma taxa de cerca de idade em anos x 10% (p. ex., 50% aos 5 anos de idade). Cerca de 98% dos indivíduos afetados têm nódulos de Lisch após a puberdade.

Sinais
(Ver Figuras 13.13.1 e 13.13.2.)

Oculares. Nódulos de Lisch, glioma de vias visuais (12-15%), nervos corneanos proeminentes, nevos coroidais multifocais, hamartomas coroidais (detectáveis por OCT de alta frequência quase infravermelha), lesões de nervos cranianos (p. ex., paralisia de oblíquo superior), glaucoma (geralmente associado com neuromas plexiformes da pálpebra superior ipsilateral), proptose pulsátil secundária à ausência da asa maior do osso esfenoide, *ectropion uveae* e melanose da íris.

Sistêmicos. (Ver Tabela 13.13.1.) Retardo do desenvolvimento, convulsões, escoliose, leucemia, xantogranuloma juvenil, anomalias aórticas e arteriovasculares e outros cânceres.

Herança
Autossômica dominante com expressão variável: cromossomo 17q11.2.

Avaliação
1. Histórico familiar: Exame dos pais para pesquisa de nódulos de Lisch. Se a criança for acometida, considerar avaliações adicionais sistêmicas e oculares.
2. RM de crânio e órbitas apenas quando indicado por sinais e sintomas, incluindo achados oftálmicos de disfunção do nervo óptico,

TABELA 13.13.1 Critérios diagnósticos para neurofibromatoses tipo 1 e 2

Neurofibromatose 1	Neurofibromatose 2
Pelo menos dois dos seguintes:	Ou A ou B:
1. Pelo menos seis manchas café com leite 　1. Maior diâmetro pré-puberal de 5 mm ou 　2. 15 mm pós-puberal 2. Neurofibromas 　1. Um neurofibroma plexiforme ou 　2. Pelo menos dois de qualquer outro tipo 3. Sardas em axilas/virilhas 4. Glioma de vias visuais 5. Pelo menos dois nódulos de Lisch 6. Displasia óssea distintiva (asa esfenoidal ou tibial) 7. Parente em primeiro grau afetado	A. Neuromas acústicos bilaterais (por TC ou RM) ou B. Parente em primeiro grau afetado e 　1. Neuroma acústico unilateral ou 　2. Pelo menos dois dos seguintes: 　　Neurofibroma 　　Meningismo 　　Glioma 　　Schwanoma 　　Catarata subcapsular posterior juvenil

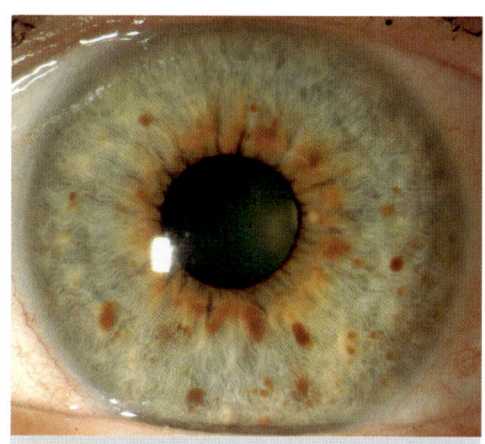

Figura 13.13.1 Nódulos de Lisch.

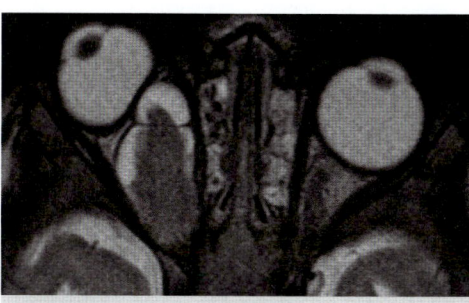

Figura 13.13.2 Glioma do nervo óptico.

palidez/edema/*shunt* de vasos do nervo óptico ou proptose.
3. Outros: Conforme recomendado por profissionais não oftalmologistas.

Tratamento/Seguimento
Depende dos achados. Anualmente, por até 6 anos de idade, quando o risco de glioma de vias visuais diminui. A cada 2 anos depois disso. Seguimento mais frequente conforme a necessidade para pacientes com gliomas ou outros sinais de envolvimento oftálmico ou orbital, especialmente se houver fatores de risco para ambliopia (p. ex., ptose por neurofibroma plexiforme).

NEUROFIBROMATOSE 2

Critérios para diagnóstico
(Ver Tabela 13.13.1.)

Sinais
Oculares. Catarata subcapsular posterior de início juvenil, hamartoma combinado do EPR, membrana epirretiniana, meningioma da bainha do nervo óptico e paralisias de nervos cranianos.

Herança
Autossômica dominante com expressão variável: cromossomo 22q12.2.

Avaliação
1. Histórico familiar: Se a criança for afetada, considerar avaliações adicionais sistêmica e ocular.
2. Avaliação audiológica e RM reforçada com gadolínio do crânio e dos canais auditivos deve ser realizada.
3. OCT de membrana epirretiniana.
4. Outros: Conforme indicado por sinais e sintomas.

Tratamento/Seguimento
Depende dos achados.

SÍNDROME DE STURGE-WEBER (ANGIOMATOSE LEPTOMENÍNGEA)

Sinais
(Ver Figura 13.13.3.)

Oculares. Hemangioma coroidal difuso ("fundo em *ketchup*" com vermelhidão uniforme de fundo obscurecendo a vasculatura coroidal), glaucoma (risco aumentado de mancha de nascimento em vinho do Porto ou hemangioma coroidal na pálpebra superior ou nas pálpebras superior e inferior combinadas), heterocromia da íris, sangue no canal de Schlemm à gonioscopia e descolamento seroso da retina secundário. Os sinais oculares são todos ipsilaterais à mancha de nascimento em vinho do Porto.

Sistêmicos. Mancha de nascimento em vinho do Porto unilateral ou bilateral (10%) (padrão de distribuição do nervo trigêmeo), retardo de desenvolvimento, convulsões, hemi-hipertrofia facial ipsilateral, angiomatose leptomeníngea e calcificações cerebrais.

Herança
Mutação somática em *GNAQ* de transmissão extremamente rara.

Avaliação
Exames oftálmico e geral completos com triagem específica para glaucoma e ambliopia. OCT periódica da mácula se houver hemangioma coroidal. Exames de neuroimagem do crânio (TC ou RM).

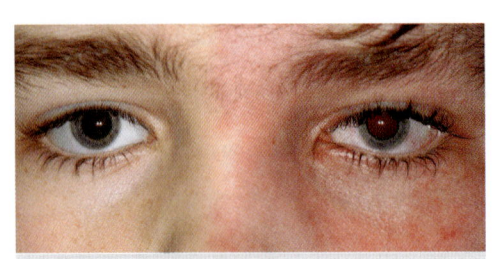

Figura 13.13.3 Nevus flammeus.

Tratamento

1. Tratar o glaucoma, se presente. Início precoce (< 4 anos de idade) geralmente causado por goniodisgenesia (ver Seção 8.11, Glaucoma congênito/infantil). Início mais tardio geralmente causado por aumento da pressão venosa episcleral. A presença de angiomatose leptomeníngea é uma contraindicação relativa para o uso de alfa-agonistas tópicos.
2. Considerar o tratamento do descolamento de retina seroso pelo hemangioma coroidal subjacente. A taxa de sucesso da fotocoagulação a *laser* é baixa, mas a terapia fotodinâmica pode obter sucesso em tumores menores e circunscritos. A radioterapia em baixas doses usando uma placa costuma ser bem-sucedida em levar à resolução do fluido sub-retiniano.

Seguimento

A cada 6 meses ou mais cedo para triagem de glaucoma e anual para exame retiniano por OCT.

COMPLEXO DA ESCLEROSE TUBEROSA (SÍNDROME DE BOURNEVILLE)

Sinais

(Ver Figuras 13.13.4 e 13.13.5.)

Oculares. Hamartoma astrocítico da retina ou do disco óptico (tumor branco, semitransparente ou com aspecto de amora na retina superficial que pode sofrer calcificação com a idade; sem vasos alimentadores proeminentes, sem descolamento de retina associado; costuma ser multifocal e bilateral) e despigmentação coriorretiniana em saca-bocado.

Sistêmicos. Adenoma sebáceo (angiofibroma amarelo-vermelho com distribuição em borboleta na parte superior das bochechas), convulsões, hamartomas periventriculares, retardo de desenvolvimento, angiofibromas subungueais, placas em chagrém, manchas em folha de freixo (lesões cutâneas hipopigmentadas que são iluminadas por lâmpada de Wood); carcinoma de células renais ou angiomiolipoma; lipoma ou rabdomioma intracardíaco; cistos pleurais e possível pneumotórax espontâneo; lesões ósseas císticas; e hamartomas de fígado, tireoide, pâncreas ou testículos.

Diagnóstico diferencial de hamartoma astrocítico

Retinoblastoma. Ver Seção 8.1, Leucocoria.

Herança

Autossômica dominante com expressão variável: Gene *TSC1* no cromossomo 9q34 ou gene *TSC2* no cromossomo 16p13.

Avaliação

1. Histórico familiar: Os pais da criança afetada devem primeiro ser avaliados por exames/testes oculares e sistêmicos. Se um dos pais for positivo, considerar o exame e a testagem dos irmãos do paciente afetado.
2. RM de crânio e testes sistêmicos adicionais conforme indicado pelos sinais e sintomas ou pelo protocolo de rastreamento.

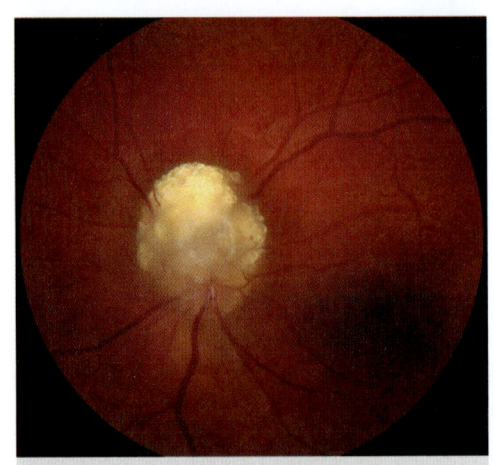

Figura 13.13.4 Hamartoma astrocítico retiniano.

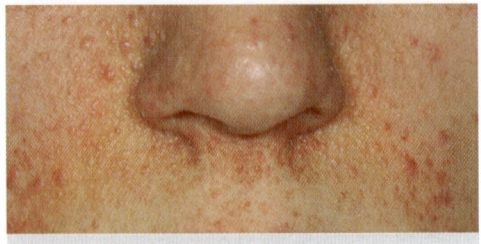

Figura 13.13.5 Adenoma sebáceo.

Capítulo 13 PROBLEMAS OFTÁLMICOS GERAIS

Tratamento/Seguimento
Os astrocitomas retinianos não costumam exigir tratamento. Exame oftálmico a cada 6 meses até 1 ano após a identificação da lesão.

SÍNDROME DE VON HIPPEL-LINDAU

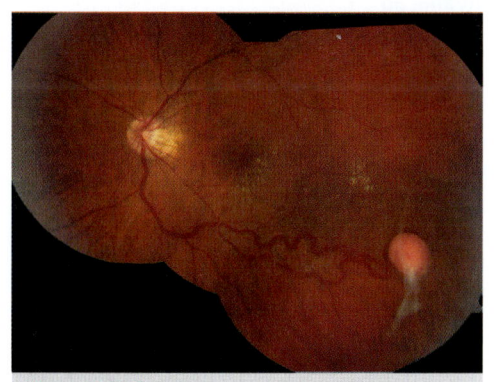

Sinais
(Ver Figura 13.13.6.)

Oculares. Hemangioma/hemangioblastoma capilar retiniano (pequeno tumor arredondado e laranja-avermelhado com artéria alimentadora e veia drenadora dilatadas e proeminentes), algumas vezes associado a exsudatos sub-retinianos, fluido sub-retiniano e descolamento total da retina. Bilateral em 50% dos casos. Pode produzir tração macular e membrana epirretiniana. As lesões periféricas costumam estar presentes com exsudatos maculares.

Sistêmicos. Hemangioblastoma do sistema nervoso central (SNC) (mais comumente no cerebelo e na medula espinal, em 25% dos casos), carcinoma de células renais, cistos renais, feocromocitoma (possível hipertensão maligna), cistos pancreáticos, cistoadenoma de epidídimo, tumor do saco endolinfático com perda auditiva e tumores do ligamento largo (mulheres).

Herança
Autossômica dominante com expressão variável: Gene *VHL* no cromossomo 3p26.

Diagnóstico diferencial de hemangioblastoma retiniano
- Doença de Coats: Dilatação aneurismática de vasos sanguíneos com exsudato sub-retiniano evidente e sem tumor identificável. Ver Seção 8.1, Leucocoria.
- Hemangiomatose racemosa: Vasos tortuosos grandes e dilatados formam comunicações arteriovenosas sem leitos capilares intervenientes e sem exsudação ou fluido sub-retiniano.
- Hemangioma cavernoso retiniano: Pequenas dilatações vasculares (aspecto característico de "cacho de uvas") ao redor de veias retinianas sem vasos alimentadores. Geralmente assintomático.
- Tumor vasoproliferativo retiniano: Tumor vascular que aparece como massa retiniana amarelo-vermelha, mais comumente na retina periférica inferior de pacientes mais velhos. A perda visual costuma estar associada a edema macular ou membrana epirretiniana. Os vasos alimentadores podem ser discretamente dilatados e tortuosos, mas não tanto quanto no hemangioblastoma retiniano.
- Macrovaso retiniano: Grande vaso solitário não tortuoso, sem conexão arteriovenosa que supre ou drena a área da mácula e cruza a rafe horizontal. Veias são mais comuns do que artérias.
- Tortuosidade vascular retiniana congênita: Vasos retinianos tortuosos, sem componente racemoso.
- Vitreorretinopatia exsudativa familiar: Exsudação periférica temporal bilateral com tração e anormalidades vasculares retinianas. Ver Seção 8.3, Vitreorretinopatia exsudativa familiar.

Avaliação
A avaliação sistêmica está indicada em todos os pacientes com hemangioblastoma retiniano. Os tumores solitários podem ocorrer sem a doença de Von Hippel-Lindau, mas os tumores múltiplos ou bilaterais são diagnósticos da doença de Von Hippel-Lindau.

1. Histórico familiar: Inicia-se com exame ocular dos pais e consideração para avaliação sistêmica. Se um dos pais for afetado, então os irmãos dos pacientes afetados também necessitam de avaliação completa.
2. Considerar a realização periódica de angiografia com fluoresceína intravenosa.
3. As crianças menores podem necessitar de exame sob anestesia para identificar tumores retinianos periféricos.
4. Avaliações sistêmicas periódicas para medidas da pressão arterial, catecolaminas urinárias, RM cerebral e ultrassonografia abdominal.
5. Outros exames conforme sinais e sintomas.

Figura 13.13.6 Hemangioma/hemangioblastoma capilar retiniano.

Tratamento/Seguimento

1. Se o hemangioblastoma retiniano estiver afetando ou ameaçando a visão, são indicadas fotocoagulação a *laser*, crioterapia, termoterapia transpupilar, terapia fotodinâmica com verteporfina ou radioterapia, dependendo do tamanho do tumor.
2. Exame do fundo de olho sob dilatação anualmente ou com maior frequência com base nos achados.

SÍNDROME DE WYBURN-MASON (HEMANGIOMATOSE RACEMOSA)

Sinais

(Ver Figura 13.13.7.)

Oculares. Vasos retinianos tortuosos e enormemente dilatados com comunicações arteriovenosas, sem leitos capilares comunicantes e sem massa ou exsudato. Raramente com proptose por um hemangioma racemoso orbital.

Sistêmicos. Hemangiomas racemosos do mesencéfalo, calcificação intracraniana, convulsões, hemiparesia, alterações mentais, nevos faciais e hemangiomas maxilares, mandibulares e de fossa pterigóidea ipsilaterais.

Herança

Não é herdada.

Diagnóstico diferencial de hemangiomas racemosos

Ver Síndrome de Von Hippel-Lindau anteriormente.

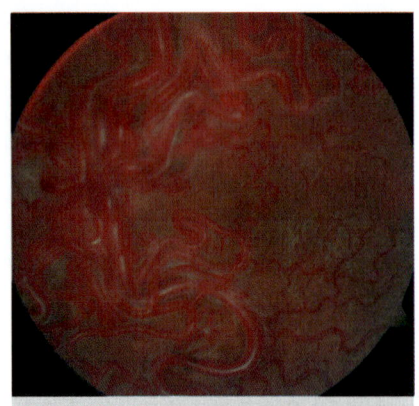

Figura 13.13.7 Hemangioma racemoso.

Avaliação

Fazer exames oftálmico e geral completos. RM de crânio.

Tratamento/Seguimento

Não há tratamento indicado para as lesões retinianas. As complicações incluem cegueira e, raramente, hemorragia intraocular, oclusão vascular retiniana e glaucoma neovascular. Alertar quanto ao risco de hemorragia com cirurgia facial ou dental ipsilaterais. Acompanhamento anual.

ATAXIA-TELANGIECTASIA (SÍNDROME DE LOUIS-BAR)

Sinais

Oculares. Telangiectasias da conjuntiva, apraxia oculomotora horizontal ou vertical (incapacidade de gerar movimentos sacádicos, mas busca normal) e movimentos oculares cerebelares.

Sistêmicos. Ataxia cerebelar progressiva com deterioração gradual da função motora. Telangiectasias cutâneas. Infecções sinopulmonares recorrentes. Várias anormalidades imunológicas (p. ex., deficiência de imunoglobulina A [IgA] e disfunção de células T). Alta incidência de doenças malignas (principalmente leucemia ou linfoma), retardo de desenvolvimento e perda de marcos motores, vitiligo, aparecimento prematuro de cabelos grisalhos, atrofia testicular ou ovariana, timo hipoplásico ou atrófico e radiossensibilidade aguda.

Herança

Autossômica recessiva: Gene *ATM* no cromossomo 11q22.

Avaliação

1. Histórico familiar: Considerar a avaliação dos irmãos.
2. Considerar RM de crânio.
3. Avaliações sistêmicas conforme os sinais e sintomas.

Tratamento/Seguimento

Sem tratamento ocular específico. Acompanhamento anual. Monitoramento dermatológico rotineiro e excisão da espessura completa das lesões, conforme a necessidade.

Capítulo 14

Modalidades de imagem em oftalmologia

14.1 Radiografia simples

Descrição
Imagens de tecidos radiopacos obtidas por exposição de placas fotográficas especiais à radiação ionizante.

Usos em oftalmologia
As radiografias simples têm uso limitado em oftalmologia. Elas podem ser utilizadas para identificar ou excluir corpos estranhos radiopacos intraorbitais ou intraoculares. Contudo, a tomografia computadorizada (TC) é o exame de escolha para avaliar corpo estranho, pois a TC tem maior sensibilidade ao contraste em relação à radiografia convencional. A radiografia simples permanece sendo uma modalidade válida de rastreamento antes da ressonância magnética (RM) se houver suspeita de corpo estranho metálico. Radiografias simples nunca devem ser usadas em casos de trauma ou para diagnóstico de fraturas orbitais, pois elas expõem desnecessariamente o paciente à radiação sem oferecer detalhes suficientes de ossos e tecidos moles orbitais.

14.2 Tomografia computadorizada

Descrição
A TC usa radiação ionizante e formatação auxiliada por computador para produzir múltiplas imagens no plano transversal. Com o uso da tecnologia de múltiplos detectores, a TC atualmente oferece imagens diretas axiais, coronais e parassagitais sem a necessidade de reposicionamento do paciente ou de reformatação dos dados. As janelas para ossos e tecidos moles devem ser sempre revisadas nas orientações axial, coronal e parassagital (ver **Figuras 14.2.1 a 14.2.3**). Os exames da órbita devem ser obtidos com o uso da menor dose de radiação necessária para o diagnóstico (tão baixo quanto seja razoavelmente aceitável [ALARA, do inglês *as low as reasonably acceptable*]; ver adiante). Isso é especialmente importante em crianças; para receberem a acreditação do American College of Radiology, as instituições de saúde devem manter protocolos de TC específicos para a pediatria. O contraste iodado radiopaco permite a avaliação mais completa de estruturas vasculares e de áreas onde exista ruptura da barreira endotelial capilar normal (como na inflamação).

Usos em oftalmologia
1. Excelente para definir anormalidades ósseas, como fraturas (da parede orbital ou do canal óptico), calcificação ou envolvimento ósseo por uma massa de tecidos moles.

2. Localização em caso de suspeita de corpos estranhos metálicos intraorbitais ou intraoculares. Vidro, madeira e plástico são menos radiopacos e mais difíceis de isolar na TC.

3. Janelas para tecidos moles são boas para determinar algumas características patológicas, incluindo celulite/abscesso orbital, inflamação e tumores. Podem ser úteis na determinação de ruptura escleral posterior quando o exame clínico não for conclusivo, mas a ultrassonografia (US) em modo-B provavelmente apresente maior acurácia. A TC nunca deve ser usada para descartar de maneira definitiva uma ruptura de globo; o exame clínico e/ou a exploração cirúrgica são modalidades mais sensíveis.

4. Excelente para a demonstração de doença e da anatomia dos seios paranasais.

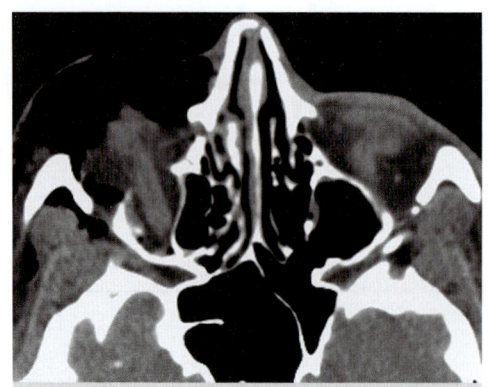

Figura 14.2.1 Janela axial para tecidos moles da órbita inferior mostrando anormalidade de difícil avaliação com essa janela.

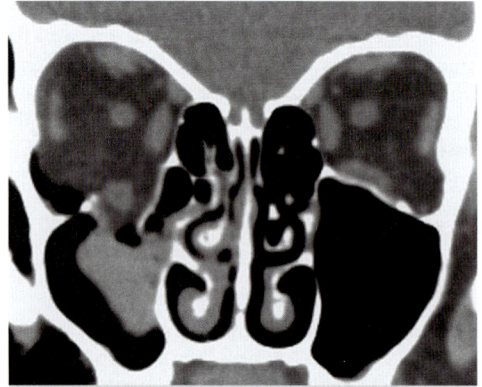

Figura 14.2.2 Janela coronal para tecidos moles mostrando uma grande fratura *blow-out* do assoalho da órbita. Este achado não foi percebido no exame axial na **Figura 14.2.1**, demonstrando a importância de revisar tanto as imagens axiais como as coronais.

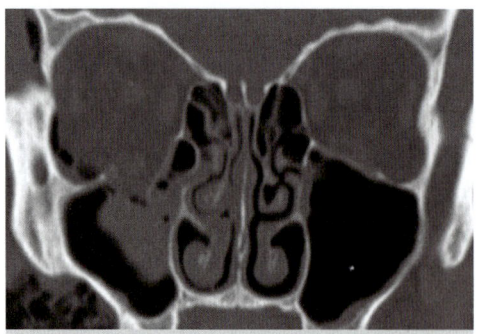

Figura 14.2.3 Janela óssea coronal mostrando a fratura novamente. Nas janelas ósseas, há perda de detalhes de tecidos moles, mas os detalhes ósseos são reforçados, permitindo melhor exame da anatomia óssea.

5. A TC de crânio é muito sensível para localizar hemorragia parenquimatosa, subaracnoide, subdural e epidural tanto no contexto agudo quanto no subagudo. Embora a TC possa mostrar hemorragia orbital como uma opacificação inespecífica dentro da gordura orbital radioluzente, ela é significativamente menos sensível para hemorragia orbital do que para hemorragia no sistema nervoso central (SNC).
6. É a modalidade de imagem de escolha para a maioria dos casos de doença ocular da tireoide. Ver Seção 7.2.1, Doença ocular da tireoide.
7. Perda de consciência ou traumatismo craniano não testemunhado com história não confiável exigem TC de crânio, a menos que seja feita recomendação diferente por neurocirurgião consultor.
8. Observe que a TC de crânio não oferece detalhamento adequado da anatomia orbital, e a TC de órbita não mostra o cérebro inteiro. *Cada sítio tem seu protocolo de TC distinto e específico.*

Diretrizes para solicitação de um exame da órbita

1. Sempre solicitar um exame dedicado à órbita se houver suspeita de patologia ocular ou orbital. Sempre incluir cortes dos seios paranasais e cavernosos.
2. Solicitar incidências axiais diretas e coronais diretas se forem usados aparelhos mais antigos. Os novos equipamentos de TC com multidetectores oferecem excelentes incidências nos planos coronal e parassagital, com tempo de exame muito curto e sem reposicionamento do paciente. A TC com multidetectores suplantou a tecnologia mais antiga na grande maioria dos hospitais e centros de imagem.
3. Ao avaliar uma neuropatia óptica traumática, solicitar cortes de 1 mm do ápice orbital e do canal óptico para descartar pinçamento ósseo do nervo óptico. Ver Seção 3.11, Neuropatia óptica traumática.
4. Na tentativa de localizar corpos estranhos oculares ou orbitais, solicitar cortes de 1 mm.
5. O contraste intravenoso pode ser necessário para suspeita de infecções ou inflamações. O contraste é útil para distinguir celulite orbital de abscesso. Contudo, o contraste não é obrigatório para descartar inflamação da órbita ou envolvimento pós-septal. Contraindicações relativas para o uso de contraste incluem insuficiência renal, diabetes, insuficiência cardíaca congestiva,

mieloma múltiplo e outras proteinemias, anemia falciforme, múltiplas alergias graves e asma. Verificar a função renal e discutir as opções com o radiologista em pacientes com suspeita de insuficiência renal. A alergia a frutos do mar não é uma contraindicação para a TC com contraste.

> **NOTA:** O radiologista pode recomendar pré-medicação com corticosteroides e anti-histamínicos se for necessário usar contraste e se houver suspeita de alergia prévia. Seguir as normas estabelecidas pelo setor de radiologia.

6. Obter um teste de gravidez antes de solicitar TC em mulheres em idade fértil.
7. A angiografia por TC (ATC) é útil para diagnosticar patologia vascular intracraniana, incluindo aneurismas. Ela está disponível em todos os aparelhos de TC com multidetectores e pode ser mais precisa do que a angiografia por ressonância magnética (ARM) em situações clínicas específicas. No entanto, é necessário o uso de contraste iodado intravenoso. Deve-se notar também que a ATC exige significativamente mais radiação que a TC. A ATC deve ser evitada sempre que possível nas crianças; a ARM é a modalidade preferida na população pediátrica.
8. Podem ser obtidas TCs em crianças considerando-se cuidadosamente o risco de exposição à radiação *versus* o benefício de realizar o exame. Conforme o paradigma ALARA, é melhor evitar a TC sempre que possível em crianças, a menos que não exista substituto razoável. Verificar com o radiologista a possibilidade do uso de um protocolo pediátrico para limitar a exposição à radiação. Cada TC expõe as crianças a doses cumulativas de radiação que podem aumentar o risco de câncer durante toda a vida. A exposição à radiação por TC em crianças é uma preocupação especial quando há necessidade de exames seriados. Nesses casos, a RM/ARM costuma ser uma melhor opção em crianças, embora a sedação intravenosa (IV) ou a anestesia geral possam ser necessárias devido ao tempo de execução do exame ser significativamente maior.

> **NOTA:** A TC é uma ferramenta extremamente útil e é uma modalidade de imagem aceitável nas crianças, quando necessário. Devido à sua fácil disponibilidade, tempo de execução rápido, excelente resolução óssea e capacidade de diagnosticar hemorragia intracraniana aguda, a TC é a modalidade de escolha no trauma craniano e orbital em todas as faixas etárias, incluindo as crianças.

14.3 Ressonância magnética

Descrição

1. A RM usa um campo magnético grande para excitar prótons de moléculas de água. A energia liberada à medida que os prótons se reequilibram em seu estado normal é detectada por receptores especializados (bobinas), e essa informação é reconstruída em uma imagem de computador.
2. A RM obtém imagens multiplanares sem perda de resolução.
3. Os princípios básicos da RM estão listados na **Tabela 14.3.1**. As **Figuras 14.3.1 a 14.3.4** fornecem exemplos específicos.

> **NOTA:** Em geral, os aparelhos de RM "fechados" convencionais oferecem melhor resolução e supressão de gordura que os aparelhos abertos, a menos que o aparelho aberto contenha um magneto mais potente. Como regra, deve-se sempre tentar o uso de aparelhos "fechados" convencionais para os exames orbitais.

4. Os exames de contraste podem ser solicitados utilizando-se gadolínio, um agente paramagnético bem tolerado não baseado em iodo.
5. A imagem ponderada em difusão (DWI, do inglês *diffusion weighted imaging*) é uma técnica que mede o movimento browniano de água dentro dos tecidos. As lesões que são firmemente preenchidas por células com elevada relação entre núcleo e citoplasma minimizarão o movimento browniano e "restringirão a difusão". A DWI costuma ser combinada com uma imagem do coeficiente de difusão aparente (ADC, do inglês *apparent diffusion coefficient*). O uso de DWI/ADC na órbita é limitado devido à proximidade do SNC e a limitações de resolução, mas ele pode ser útil em determinados distúrbios, como o linfoma.

Usos em oftalmologia

1. Excelente para definir a extensão de massas na órbita e no SNC. As propriedades de sinal específicas de certas patologias podem ser úteis no diagnóstico (ver **Tabela 14.3.2**).

TABELA 14.3.1 Resumo das sequências de ressonância magnética (RM)[a]

	T1	Supressão de gordura	Gadolínio	T2
Propriedades	Útil para estruturas intraorbitais, como nervo óptico, músculos extraoculares e vasos orbitais. O forte sinal da gordura dentro da órbita gera má resolução da glândula lacrimal e pode mascarar estruturas intraoculares.	Imagens ponderadas em T1 com o sinal brilhante da gordura intraconal suprimido na órbita, permitindo melhor detalhamento anatômico. Essencial para todas as RMs de órbita. Usada com contraste (gadolínio).	Um agente paramagnético que se distribui no espaço extracelular e não atravessa a barreira hematoencefálica intacta. O Gadolínio é melhor para imagens em T1 e com supressão de gordura. A glândula lacrimal, os músculos extraoculares e a maioria das patologias orbitais sofrem reforço pelo gadolínio. Essencial para todas as RMs de órbita. Sempre solicitar supressão de gordura nos exames orbitais.	Contraste intraocular subótimo. Lesões desmielinizantes (p. ex., esclerose múltipla) são brilhantes. O sinal do líquido cerebrospinal (LCS) pode ser útil na interpretação de lesões/ processos do nervo óptico.
Interpretação	A gordura é brilhante (alta intensidade de sinal). O vítreo e os ventrículos intracranianos são escuros.	O vítreo e a gordura são escuros. Os músculos extraoculares são brilhantes.	A maioria das massas orbitais são escuras em T1 e tornam-se brilhantes com o reforço de gadolínio. Exceções importantes estão listadas na **Tabela 14.3.2**.	Estruturas que contêm fluido como vítreo e LCS são brilhantes. A melanina é escura. A sequência *fluid-attenuated inversion recovery* (FLAIR) em T2 suprime o sinal brilhante do LCS e é especialmente útil na identificação de lesões periventriculares de doenças desmielinizantes.

[a]Nota: Áreas de alto fluxo criam uma área escura, "*flow void*", ou ausência de sinal de fluxo, que é útil na identificação de estruturas arteriais (p. ex., sifão carotídeo dentro do seio cavernoso).

2. Má definição para ossos (p. ex., fraturas).
3. Excelente para diagnosticar lesões intracranianas, de seio cavernoso e do ápice orbital, muitas das quais afetam vias neuro-oftálmicas.
4. O gadolínio é essencial para a definição da extensão das lesões na suspeita de tumores neurogênicos (meningioma, glioma).
5. Todos os pacientes com sinais ou sintomas clínicos de neurite óptica por suspeita de doença desmielinizante devem ser submetidos à RM de crânio com gadolínio. As imagens em FLAIR são especialmente úteis. Ver **Figura 14.3.4** e Seção 10.14, Neurite óptica.
6. Para exames orbitais, a supressão de gordura (também denominada saturação de gordura) deve sempre ser utilizada em conjunto com gadolínio intravenoso para melhorar a visualização da patologia subjacente (p. ex., neurite óptica, lesões contendo gordura). Observe que o gadolínio sem supressão de gordura pode fazer a patologia "desaparecer" na gordura orbital circundante.
7. A DWI pode auxiliar a diferenciar as várias fases do infarto cerebral (p. ex., hiperaguda, aguda, subaguda e crônica). A DWI também ajuda a diferenciar entre tumores altamente celulares (p. ex., linfoma) e inflamação.

Diretrizes para solicitação do exame

1. Para a grande maioria dos exames da órbita, uma bobina de cabeça é indicada para fornecer cortes orbitais bilaterais estendendo-se para o quiasma óptico.
2. O gadolínio intravenoso é um adjunto útil para reforçar massas oculares, orbitais e perineurais. Em pacientes com insuficiência

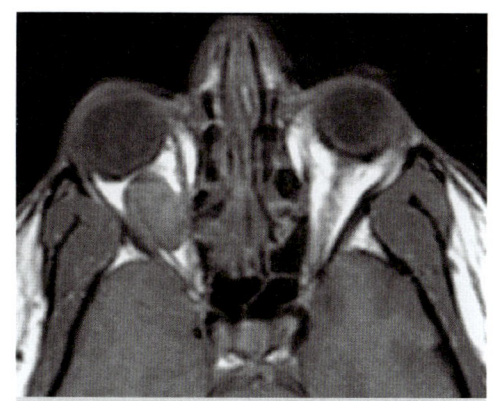

Capítulo 14 MODALIDADES DE IMAGEM EM OFTALMOLOGIA

Figura 14.3.1 Imagem axial ponderada em T1 sem supressão de gordura ou gadolínio. O vítreo é escuro (hipointenso) em relação ao sinal brilhante da gordura. Uma massa bem circunscrita é claramente visível na órbita direita, também hipointensa. A maioria das lesões orbitais é escura em T1 antes da injeção de gadolínio. As exceções importantes estão listadas na **Tabela 14.3.2**.

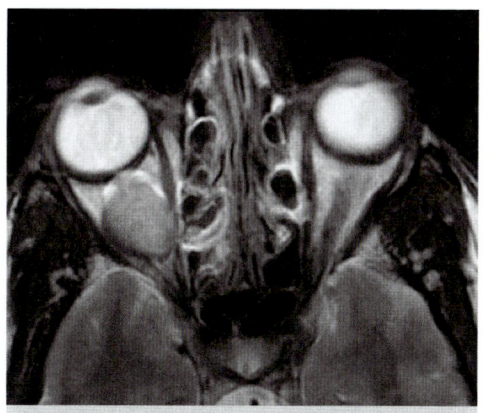

Figura 14.3.3 Imagem axial ponderada em T2. O vítreo é hiperintenso (brilhante) em relação à gordura orbital. A lesão também é brilhante, mas, em alguns casos, pode ser isointensa em relação à gordura circundante.

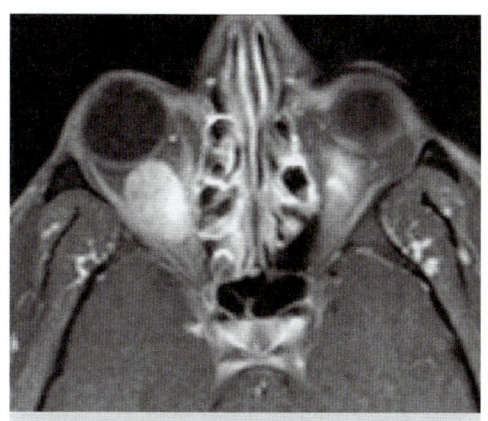

Figura 14.3.2 Imagem em T1 com supressão de gordura e gadolínio. Observe como tanto o vítreo quanto a gordura são escuros, mas os músculos extraoculares ficam brilhantes. Agora, a massa orbital fica claramente visível. Essa técnica deve ser realizada em todas as RMs de órbita.

há terapia ou profilaxia comprovada conhecida. Avaliar a função renal em pacientes cuja função renal é suspeita e discutir as opções com o radiologista e a nefrologia. Recentemente, foi observada a deposição de gadolínio em áreas específicas do cérebro em pacientes submetidos a exames de imagem seriados. A significância clínica desse achado é desconhecida e está sendo revisada pela Food and Drug Administration (FDA).

TABELA 14.3.2 Tecidos/lesões que aparecem brilhantes (hiperintensos) em relação ao vítreo em T1 *antes* da injeção de gadolínio*

Tecidos/lesões	Exemplos
Gordura	Lipoma, lipossarcoma
Muco/material proteináceo	Cisto dermoide, mucocele, dacriocistocele, craniofaringeoma
Melanina	Melanoma
Sangue subagudo (3-14 dias de evolução)	Linfangioma com cisto sanguíneo, descolamento coroidal hemorrágico, hematoma orbital subperiosteal
Determinadas infecções fúngicas ("varredores" de ferro – *iron scavengers*)	*Aspergillus*

*Nota: A maioria das lesões orbitais se tornará hiperintensa após a infusão de gadolínio.

renal, sepse ou cirurgia recente de grande porte, o risco de desenvolver fibrose sistêmica nefrogênica (FSN) pode ser uma contraindicação. A FSN é uma complicação rara, mas devastadora, do gadolínio, e que ocorre semanas a meses após a administração. A FSN se caracteriza por uma fibrose do tipo esclerodermia da pele, em especial de extremidades e tronco, podendo envolver as vísceras. Não

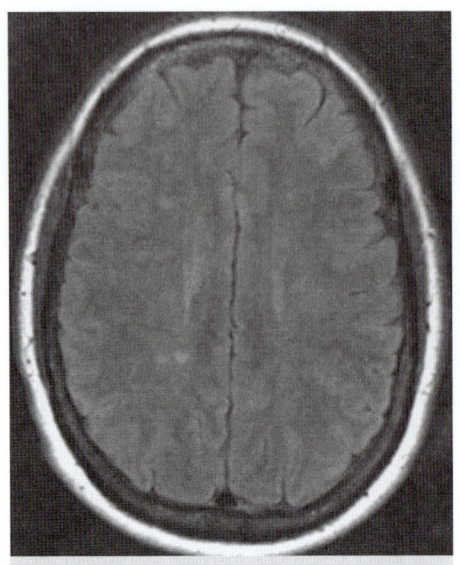

Figura 14.3.4 Ressonância magnética com sequência FLAIR de lesões desmielinizantes na esclerose múltipla.

3. As contraindicações à RM incluem claustrofobia grave, obesidade importante, alguns marca-passos cardíacos, algumas válvulas cardíacas, suspeita de corpos estranhos intraoculares/intraorbitais magnéticos, estimuladores espinais, estimuladores do nervo vago, implantes de estribo e implantes de mama e de pênis específicos. As placas de titânio e clipes mais novos para aneurisma são seguros para RM, assim como os pesos de ouro e a platina colocados nas pálpebras. Quando houver dúvida, pedir que o radiologista examine o dispositivo específico em um catálogo de segurança para RM. Qualquer paciente com um dispositivo implantado sem documentação apropriada NÃO deve ser submetido à RM até esclarecer a questão. Algumas vezes, tipos específicos de marca-passos devem ser desligados e reajustados para uma RM.

14.4 Angiografia por ressonância magnética

Descrição
Aplicação especial de tecnologia de RM na qual um sinal da corrente sanguínea é ampliado enquanto sinais de tecidos estacionários são suprimidos. A ARM permite a reconstrução rotacional tridimensional. É importante observar que a ARM *não* é realizada com gadolínio e, assim, é útil em pacientes com história de doença renal e outras contraindicações para gadolínio ou contraste de TC.

Usos em oftalmologia
1. Suspeita de estenose, oclusão, aneurisma ou dissecção de carótida.
2. Suspeita de aneurismas arteriais intracranianos e orbitais (p. ex., envolvimento pupilar em paralisia do terceiro nervo craniano), malformações arteriovenosas e comunicações arteriovenosas adquiridas.
3. Suspeita de massa vascular orbital ou intracraniana. É importante observar que a ARM é mais adequada para demonstrar lesões de alto fluxo e grande calibre. As lesões com menor fluxo (p. ex., varizes) não são bem visualizadas. Tanto a ATC como a ARM têm potencial limitado na visualização de fístulas do seio cavernoso; os exames com Doppler colorido podem ser mais sensíveis para fazer esse diagnóstico, mas a arteriografia convencional segue sendo a modalidade mais sensível e específica.

Diretrizes para solicitação do exame
A arteriografia cerebral convencional continua sendo o padrão-ouro para o diagnóstico de lesões vasculares, mas tem morbidade e mortalidade potenciais em determinadas populações. Atualmente, o limite da ARM é um aneurisma maior do que cerca de 2 mm. Contudo, a sensibilidade é altamente dependente de diversos fatores: *hardware*, *software*, disponibilidade de anamnese adequada e experiência do neurorradiologista. Observe que, em um grande estudo, os dois fatores mais importantes para se deixar de perceber um aneurisma de artéria comunicante posterior (ACP) na RM/ARM foram a ausência da história clínica pelo médico solicitante e uma interpretação do exame por um radiologista sem treinamento específico em neurorradiologia. Deve-se observar também que a maioria dos aneurismas da ACP que se manifestam como paresia ou paralisia do nervo oculomotor tem pelo menos 4 mm de diâmetro. Apesar dessas potenciais limitações, a ARM continua sendo um teste de triagem seguro e preciso, especialmente em conjunto com a RM para imagem concomitante de tecidos moles.

14.5 Venografia por ressonância magnética

A venografia por ressonância magnética (VRM) é útil no diagnóstico de trombose de seio venoso central. A RM *e* a VRM são partes essenciais da avaliação de qualquer paciente com edema bilateral de disco óptico. Ver Seção 10.15, Papiledema.

14.6 Arteriografia convencional

Descrição
Este exame intervencionista engloba a injeção intra-arterial de contraste radiopaco seguida por radiografias em sequência rápida da região de interesse para avaliação do trânsito de sangue pela vasculatura regional. Diferentemente da ARM ou da ATC, a angiografia por cateter permite a opção de tratamento simultâneo das lesões por técnicas intravasculares. A arteriografia cerebral é o padrão-ouro para o diagnóstico de aneurismas intracranianos, mas está sendo substituída pela ATC como modalidade de imagem inicial em muitos centros; observe que, diferentemente da angiografia por cateter, a ATC é uma modalidade somente diagnóstica. A arteriografia cerebral confere um risco de acidente vascular encefálico (AVE) de 0,3 a 1,8% em pacientes sem ataque isquêmico transitório (AIT) ou AVE prévio.

Usos em oftalmologia
1. Suspeita de malformação arteriovenosa, fístulas carotídeo-cavernosas, fístula do seio cavernoso, aneurisma e massas vasculares (p. ex., variz).
2. Avaliação de síndrome isquêmica ocular ou amaurose fugaz por suspeita de doença oclusiva aterosclerótica em carótida, arco aórtico ou artéria oftálmica. Em geral, a US com Doppler de carótidas, a ARM ou a ATC são adequadas para o diagnóstico.

> **NOTA:** A arteriografia convencional é geralmente contraindicada para pacientes com suspeita de dissecção de artéria carótida (a colocação do cateter pode propagar a dissecção). Assim, em alguns centros, a arteriografia é usada para colocação de *stent* em áreas de dissecção carotídea.

14.7 Medicina nuclear

Descrição
A imagem por medicina nuclear usa contraste radiativo (radionuclídeo) que emite radiação gama, a qual é captada por um detector de raios gama. Os tipos clássicos de exames com radionuclídeos conhecidos dos oftalmologistas incluem cintilografia óssea, cintilografia de fígado-baço e cintilografia com gálio. A tomografia por emissão de pósitrons (PET, do inglês *positron emission tomography*) é útil para determinar a atividade metabólica em uma lesão, e geralmente é combinada com a TC para detalhamento anatômico.

Usos em oftalmologia
1. Cintilografia (p. ex., com tecnécio-99): Útil para avaliação da fisiologia de drenagem lacrimal em pacientes com teste de irrigação inconsistente.
2. Cintilografia sistêmica com gálio: Útil para a detecção de sarcoidose extraocular e síndrome de Sjögren. O uso da cintilografia com gálio para diagnóstico de sarcoidose tem sido, em grande medida, substituído por outros testes, incluindo a dosagem sérica da enzima conversora de angiotensina (ECA) e a TC de tórax. Ver Seção 12.6, Sarcoidose.
3. Estudo com hemácias marcadas com tecnécio-99m: Ocasionalmente utilizado para diferenciar hemangioma cavernoso de outras massas sólidas na órbita. Essa modalidade foi, em grande medida, substituída por técnicas específicas de RM.
4. PET/TC: O uso da PET/TC para diagnóstico e manejo de doença da órbita ainda é uma técnica em evolução. As limitações nessa área incluem a alta atividade metabólica de fundo no SNC adjacente, a qual pode mascarar anormalidades orbitais, o tamanho da patologia orbital (os aparelhos de PET atuais apresentam limite de resolução de cerca de 7 mm) e a natureza relativamente indolente da maioria dos linfomas orbitais (diminuindo a intensidade do sinal na PET). A PET é extremamente

útil no diagnóstico e na vigilância de patologias sistêmicas, incluindo metástases e subtipos agressivos de linfoma. No momento, o papel primário da PET no manejo da doença da órbita é o diagnóstico, a vigilância e a resposta à terapia de qualquer componente sistêmico do processo patológico. A PET raramente é obtida de maneira isolada; ela é geralmente combinada com TC de baixa resolução para fornecer informações anatômicas (PET/TC).

14.8 Ultrassonografia oftálmica

MODO-A

Descrição

A modo-A, ou US de amplitude modulada, usa ondas ultrassônicas (8-12 Mhz) que atravessam diferentes tecidos com velocidades diferentes para gerar curvas de distância linear *versus* amplitude de reflexividade dos tecidos orbitais e oculares avaliados. A modo-A é unidimensional e é utilizada para medir e caracterizar a composição dos tecidos com base nas curvas de reflexividade. Nem todos os instrumentos de modo-A são padronizados (ver **Figura 14.8.1**).

Usos em oftalmologia

1. O principal uso em oftalmologia é na medida do comprimento axial do globo. Essa informação é importantíssima para cálculos do poder de lentes intraoculares (LIOs) para cirurgia de catarata. A informação sobre o comprimento axial também pode ser utilizada para identificar determinadas doenças congênitas, como microftalmo, nanoftalmo, tamanho de tumor intraocular, vascularidade intrínseca do tumor e glaucoma congênito. A modo-A é usada para acompanhar os pacientes com glaucoma congênito.

2. Uma sonda de modo-A padronizada calibrada em uma curva S pode ser usada para identificação diagnóstica das características de ecogenicidade de massas no globo ou na órbita.

3. A ultrassonografia em modo-A especializada pode ser utilizada para paquimetria corneana (medida da espessura da córnea).

Diretrizes para solicitação do exame

1. Quando utilizada para cálculos do poder da LIO, certificar-se de checar ambos os olhos. Os dois olhos costumam ter uma diferença de até 0,3 mm entre si.

2. As espículas na linha de base devem subir agudamente em um ângulo de 90 graus.

3. Se necessário, leituras de ceratometria devem ser obtidas antes do exame ou 30 minutos depois do exame, para resultados acurados.

MODO-B

Descrição

(Ver Figura 14.8.2.)

A modo-B, ou US modulada por brilho, fornece imagem em tempo real e em duas dimensões (transversal) do olho, desde a parte posterior da córnea até a porção posterior ao globo. A sonda de modo-B pode ser colocada diretamente sobre o globo (após a aplicação de anestésico) ou sobre a pálpebra fechada, o que é preferido em casos de trauma ou de pacientes que não colaboram.

Usos em oftalmologia

1. Definição da anatomia ocular na presença de opacidades de meio (p. ex., catarata madura,

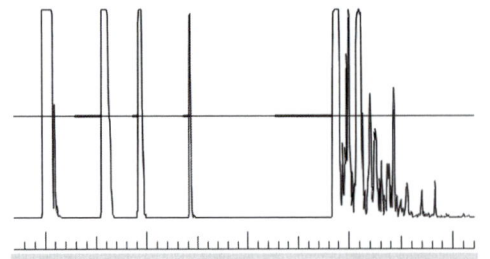

Figura 14.8.1 Ultrassonografia em modo-A normal.

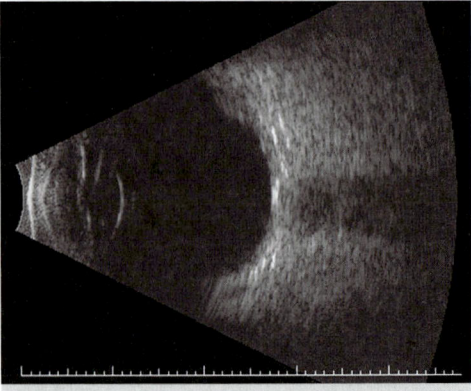

Figura 14.8.2 US em modo-B normal.

hifema, opacidade corneana, hemorragia vítrea, trauma) para avaliar patologia retiniana e/ou coroidal.
2. Diagnóstico de ruptura escleral posterior às inserções musculares ou quando opacidades de meio impedirem a visualização direta.
3. Identificação de corpos estranhos intraoculares, especialmente se forem de metal ou vidro (objetos esféricos apresentam sombra acústica específica); madeira ou matéria vegetal têm ecogenicidade variável; também pode fornecer localização mais precisa se o corpo estranho estiver próximo da parede escleral.
4. Avaliação de consistência e vascularização de tumor/massa intraocular, descolamento de retina, descolamento coroidal (seroso *versus* hemorrágico) e anormalidades do disco óptico (p. ex., drusas no disco óptico, coloboma). Também é usado para monitorar tumor/massa intraocular ao longo do tempo quanto à resposta ao tratamento.
5. Rastreamento de patologia intraocular (especialmente, melanoma coroidal) em olhos cegos antes da evisceração.
6. Avaliação da esclera posterior e órbita anterior quanto a sinais de inflamação em casos suspeitos de esclerite posterior.

Diretrizes para solicitação do exame

1. Se utilizada no contexto de trauma para determinar ruptura escleral desconhecida, usar a sonda sobre as pálpebras fechadas com imersão em quantidades copiosas de metilcelulose estéril, de forma que não seja aplicada pressão sobre o globo. O ganho deve ser ajustado mais alto para superar a atenuação de som das pálpebras. Uma ruptura conhecida do globo é contraindicação relativa para a US em modo-B.
2. Quando a integridade escleral não está em questão, a US em modo-B deve ser realizada dinamicamente para auxiliar a diferenciar condições patológicas, como descolamento de retina *versus* descolamento vítreo posterior. Para determinar a localização exata da patologia retiniana (p. ex., laceração retiniana, tumor), o exame deve ser realizado diretamente sobre o globo.
3. Calcificações intraoculares densas (como as que ocorrem em muitos olhos com *phthisis bulbi*) resultam em imagens de má qualidade.
4. O óleo de silicone e o gás intraocular no vítreo causam distorção da imagem obtida, motivo pelo qual o exame deve ser realizado com o paciente em posição vertical para melhorar a qualidade das imagens.

BIOMICROSCOPIA ULTRASSONOGRÁFICA

Descrição
(Ver Figura 14.8.3.)

A biomicroscopia ultrassonográfica usa US em modo-B de frequência ultra-alta (50-100 MHz) da quinta parte anterior do globo para gerar cortes transversais de resolução próxima à microscopia. Usa uma sonda palpebral de imersão com líquido viscoso na cavidade da sonda.

Usos em oftalmologia

1. Excelente para a definição dos seguintes sítios anatômicos: Região corneoescleral ou límbica, ângulo da câmara anterior, íris, corpo ciliar e sulco. Útil para detalhamento do segmento anterior e identificação de várias condições patológicas (p. ex., corpos estranhos oculares anteriores pequenos, massa/cisto de corpo ciliar, íris em platô, localização de LIO).
2. Estreitamento ou fechamento de ângulo unilateral não explicado.
3. Suspeita de ciclodiálise.

Diretrizes para solicitação do exame
Ruptura de globo conhecida é uma contraindicação ao exame.

ULTRASSONOGRAFIA/ DOPPLER ORBITAL

Descrição
Utiliza US em modo-B em conjunto com tecnologia de Doppler para visualizar o fluxo nos vasos da órbita.

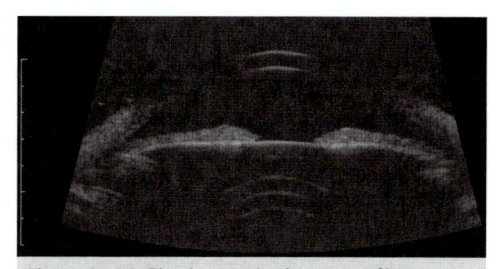

Figura 14.8.3 Biomicroscopia ultrassonográfica anterior normal.

Usos em oftalmologia

1. Patologia de veia oftálmica superior: Fístulas do seio cavernoso, trombose de veia oftálmica superior.
2. Varizes orbitárias.
3. Malformações arteriovenosas.
4. Doença vascular, incluindo oclusão de artéria central da retina, oclusão da veia central da retina, síndrome isquêmica ocular e arterite de células gigantes.

14.9 Estudos fotográficos

Descrição
Vários métodos de exame de imagem dos olhos ou regiões selecionadas do olho, utilizando luz branca ou diversos comprimentos de onda espectrais de luz.

Tipos de exame de imagem fotográfico em oftalmologia

1. Fotografia para documentação: Fotos coloridas da face, do olho externo, da córnea, do segmento anterior e do fundo de olho (luz branca ou iluminação com filtro vermelho). (Ver **Figura 14.9.1**.)
2. Autofluorescência do fundo (AFF): Modalidade de imagem que aproveita os fluoróforos que ocorrem no fundo de olho de forma natural ou patológica. Fornece informação sensível sobre a saúde do epitélio pigmentar da retina (EPR) e permite a detecção precoce e o monitoramento de uma variedade de condições, como a degeneração macular relacionada à idade (DMRI), distrofias maculares e toxicidade medicamentosa. Além disso, a AFF é útil na avaliação de certos tumores oculares, especificamente nevos coroidais e melanomas. (Ver **Figura 14.9.2**.)
3. Microscopia especular: Técnicas fotográficas com e sem contato utilizadas para a obtenção de imagens do endotélio corneano. As imagens podem ser utilizadas para avaliar a qualidade e a quantidade das células endoteliais.
4. Óptica adaptativa: Um meio de superalta resolução para realizar imagens da retina, permitindo a identificação da morfologia de bastonetes e cones, sendo útil no delineamento de distrofias retinianas.

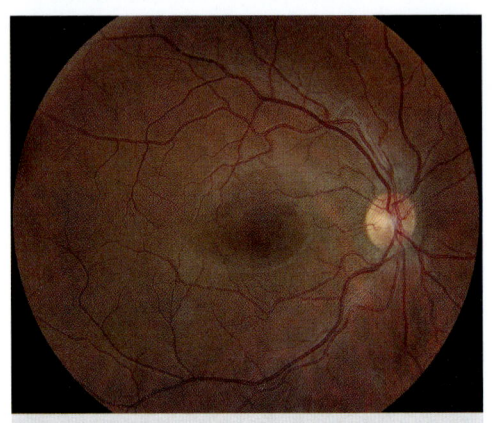

Figura 14.9.1 Fotografia do fundo normal.

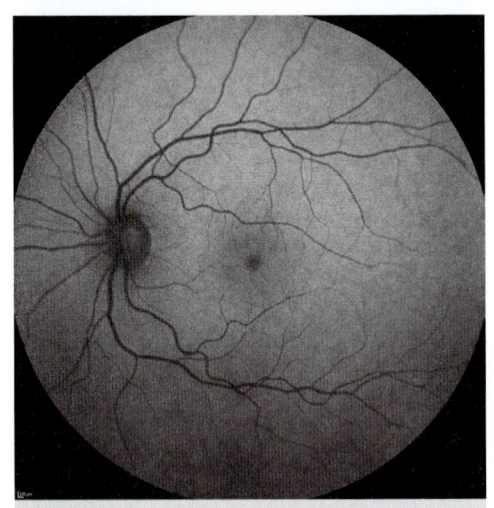

Figura 14.9.2 Autofluorescência do fundo normal.

14.10 Angiografia com fluoresceína intravenosa

Descrição
(Ver **Figura 14.10.1**.)

A angiografia com fluoresceína intravenosa (AFIV) é um tipo de fotografia angiográfica que não usa radiação ionizante nem contraste iodado. Após injeção intravenosa de solução de fluoresceína (em geral, em uma veia na mão ou no braço), é realizada uma fotografia de sequência rápida utilizando-se uma câmera com excitação espectral e filtros de

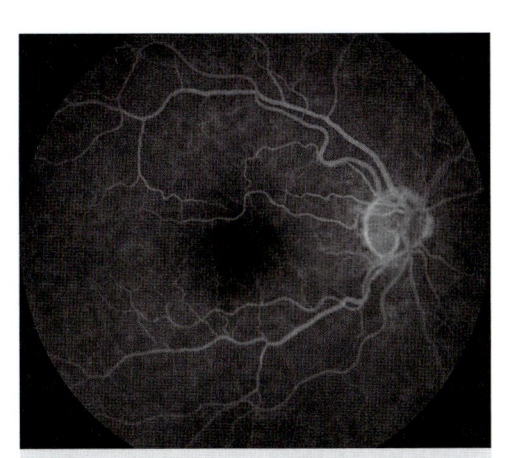

Capítulo 14 MODALIDADES DE IMAGEM EM OFTALMOLOGIA

Figura 14.10.1 Angiografia com fluoresceína intravenosa normal.

barreira. A fluoresceína sódica absorve a luz azul com o pico de absorção e excitação ocorrendo em comprimentos de onda de 465 a 490 nm. A fluorescência ocorre, então, em comprimentos de onda amarelo-esverdeados de 520 a 530 nm. A molécula de fluoresceína é 80% ligada a proteínas e não atravessa as estreitas junções de uma saudável barreira hematorretiniana (o EPR e os capilares retinianos são impermeáveis, enquanto a membrana de Bruch e os coriocapilares não apresentam junções apertadas e são livremente permeáveis).

Fases da angiografia com fluoresceína intravenosa

1. Preenchimento coroidal (fluorescência de fundo): Começa 8 a 15 segundos após a injeção. A coroide costuma ser completamente preenchida dentro de 5 segundos após o aparecimento do contraste dentro do tecido.
2. Fase arterial: Inicia em 1 a 2 segundos após o preenchimento coroidal.
3. Fase arteriovenosa (fluxo laminar).
4. Fase venosa: O tempo de trânsito arteriovenoso é o tempo desde a primeira aparição do contraste dentro das artérias retinianas da arcada temporal até o completo preenchimento das veias correspondentes – normalmente, em < 11 segundos.
5. Fase de recirculação: Ocorre 45 a 60 segundos após a fase arterial.
6. Fase tardia: Ocorre 10 a 30 minutos após a injeção.

A hipofluorescência foveal pode resultar de pigmento de xantofila na camada plexiforme externa ou células altas no EPR com aumento de melanina ou lipofuscina. A zona avascular foveal é a área central que não tem capilares retinianos (diâmetro de 300-500 mícrons).

Descrição de um estudo anormal

Hiperfluorescência

1. Vazamento: A fluoresceína penetra a barreira hematorretiniana e se acumula em situação sub-retiniana, intrarretiniana ou pré-retiniana. A hiperfluorescência aumenta em tamanho e fica mais brilhante à medida que o exame progride (p. ex., neovascularização coroidal ou retiniana, coriorretinopatia serosa central [CRSC], edema macular cistoide [EMC]).
2. Impregnação: A fluorescência leve aparece na fase tardia, enquanto suas bordas permanecem fixas (p. ex., fibrose).
3. Represamento: Acúmulo de fluoresceína em um espaço preenchido por fluido na retina ou na coroide. As margens do espaço que delimitam a fluoresceína são distintas (p. ex., descolamento do epitélio pigmentar [DEP], CRSC).
4. Defeito de janela ou transmissão: Área focal de hiperfluorescência sem vazamento, em geral causada por atrofia do EPR, que aparece precocemente e permanece estável quanto ao brilho (p. ex., atrofia geográfica, fenda no EPR, cicatriz de *laser*).
5. Autofluorescência: Estruturas que naturalmente fluorescem podem ser capturadas no filme antes da injeção de fluoresceína intravenosa (p. ex., lipofuscina e drusas do nervo óptico).

Hipofluorescência

1. Bloqueio: Devido à densidade óptica, como sangue, pigmento ou tecido fibroso interposto, entre a câmera e a coriocapilar.
2. Não perfusão: Vasos que não são preenchidos causando hipofluorescência relativa ou absoluta (p. ex., oclusão de artéria central da retina). Aplica-se tanto a capilares quanto a vasos maiores.

Usos em oftalmologia

1. Utilizada para demonstrar a vasculatura da retina, da coroide, do disco óptico, da íris ou uma combinação destas. É utilizada para diagnóstico e planejamento terapêutico (p. ex., *laser* retiniano).
2. O tempo de trânsito entre a injeção e o aparecimento de contraste na coroide, nas artérias retinianas e nas veias também pode ser

utilizado para avaliar o fluxo vascular. O tempo entre braço e retina é menos acurado do que o tempo de circulação intrarretiniana.
3. Suspeita de isquemia retiniana (não perfusão capilar) e neovascularização por várias condições (p. ex., diabetes).
4. Suspeita de neovascularização coroidal (NVC) por várias doenças (p. ex., DMRI).

Diretrizes para solicitação do exame
1. Os efeitos colaterais da fluoresceína intravenosa são náuseas (10%), vômitos (2%), urticária, prurido e resposta vasovagal. A anafilaxia verdadeira é rara. Pode ocorrer morte em 1 a cada 220.000 injeções. O extravasamento para o espaço extracelular no local da injeção pode produzir necrose local. Tratar com compressas frias. É excretada na urina em 24 a 36 horas. A urina ficará amarelo-brilhante; lembrar de alertar todos os pacientes a respeito disso.
2. Por tratar-se de método fotográfico, um meio moderadamente claro é necessário para a visualização.

14.11 Angiografia com indocianina verde

Descrição
Método fotográfico de angiografia ocular semelhante à AFIV que utiliza corante tricarbocianina, um corante iodado. A angiografia com indocianina verde (ICV) difere pelo fato de que a fluorescência ocorre no espectro infravermelho (835 nm), permitindo sua penetração por meio de pigmento, fluido e sangue. A ICV fornece melhor avaliação da vasculatura coroidal. A excitação da ICV ocorre em 805 nm, com a fluorescência em 835 nm. A molécula de ICV é aproximadamente 95% ligada a proteínas.

Usos em oftalmologia
1. Suspeita de NVC oculta.
2. Suspeita de NVC recorrente após tratamento prévio.
3. Suspeita de NVC com DEP retiniano.
4. Suspeita de vasculopatia coroidal polipoide. Ver Seção 11.18, Vasculopatia polipoidal idiopática da coroide.
5. Outros usos aceitos: Identificação de vasos alimentadores em lesões proliferativas angiomatosas da retina na DMRI, CRSC crônica, determinadas condições inflamatórias (p. ex., coroidopatia em *birdshot*) e, ocasionalmente, é útil no diagnóstico de determinados tumores do segmento posterior.

Diretrizes para solicitação do exame
1. Contraindicada para pacientes com alergia a iodo ou mariscos.
2. O efeito colateral mais comum da administração do contraste ICV é a resposta vasovagal.
3. É excretada pelas células parenquimatosas hepáticas por meio da bile.

14.12 Tomografia de coerência óptica

Descrição
(Ver Figura 14.12.1.)

A tomografia de coerência óptica (OCT, do inglês *optical coherence tomography*) fornece imagens não invasivas e bidimensionais ou tridimensionais sem contato por meio da medida das reflexões ópticas de luz. Dessa forma, o OCT é semelhante à US, exceto pelo fato de que o OCT tem como base a reflexão da luz, e não a do som. O aparelho de OCT envia luz de baixa coerência (comprimento de onda de cerca de 820 nm para imagens do segmento posterior e de cerca de 1.310 nm para imagens do segmento anterior) emitida por um diodo superluminescente para o tecido a ser examinado e para um feixe de luz de referência. O atraso do tempo das reflexões de luz das estruturas retinianas é registrado por um interferômetro. Por meio de um espelho de referência, essas reflexões de luz são transportadas para dentro de um objeto cuja imagem foi obtida com alta resolução, de até 3 mícrons. As estruturas mais altamente reflexivas são a camada de fibras nervosas e o EPR. As lesões altamente refletivas incluem pigmentações densas, tecido fibroso, hemorragia sub-hialoide e exsudatos duros. A baixa reflexividade em condições patológicas inclui fluido intrarretiniano ou sub-retiniano.

O OCT de domínio espectral substituiu, em grande medida, o OCT de domínio de tempo

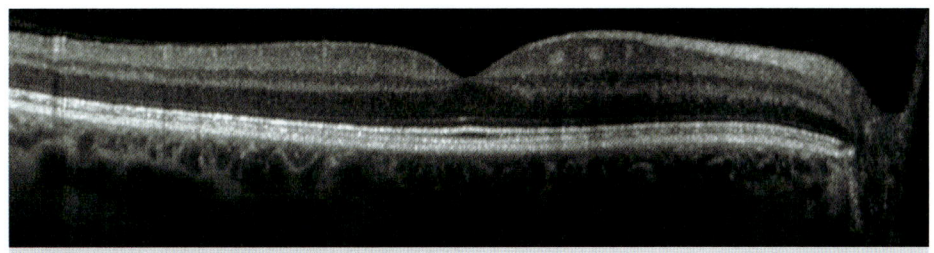

Figura 14.12.1 Tomografia de coerência óptica normal.

devido à maior resolução das imagens, ao menor tempo de aquisição e a menos artefatos. O OCT com imagens mais aprofundadas consiste em uma técnica utilizada para melhorar o detalhamento da coroide. Modalidades mais novas, como o OCT com *swept-source* e as imagens com *laser* multicolorido, estão sendo avaliadas. O OCT com *swept-source* oferece melhor resolução para estruturas retinianas e coroidais dentro do mesmo equipamento. As imagens multicoloridas complementam o OCT e utilizam *lasers* vermelho, verde e azul para fornecer um mapa topográfico da retina externa, média e interna, respectivamente. A angiografia por OCT (OCTA) permite a aquisição rápida e não invasiva de imagens da microvasculatura retiniana, podendo também ser aplicada ao segmento anterior. As limitações da OCTA incluem um campo de visão pequeno e a necessidade de bastante colaboração do paciente.

Usos em oftalmologia

1. Doenças da retina, incluindo edema macular, atrofia macular, CRSC, DMRI, NVC, EMC, descolamento de retina, DEP, tumores da retina, drusas e exsudatos duros.
2. Anormalidades da interface vitreorretiniana, incluindo buracos maculares, cistos, membranas epirretinianas, hemorragia sub-hialoide e tração ou aderências vitreorretinianas.
3. Suspeita de glaucoma, incluindo quantificação da espessura da camada de fibras nervosas, espessura macular e características da escavação do nervo óptico.
4. Suspeita de neurite óptica, outras neuropatias ópticas, drusas do nervo óptico, edema de disco e esclerose múltipla.
5. Patologia do segmento anterior, como o descolamento da membrana de Descemet em uma córnea edematosa.

Diretrizes para solicitação do exame

Necessita da capacidade do paciente de fixar o olhar e de um meio relativamente claro.

14.13 Oftalmoscopia confocal por varredura a *laser*

Descrição

A oftalmoscopia confocal por varredura a *laser* é uma técnica de imagem não invasiva usada para obter imagens ópticas de alta resolução e avaliar a topografia de estruturas oculares. Esse sistema óptico confocal fornece um mapa do contorno da estrutura desejada no processo conhecido como "seccionamento óptico". O sistema visa detectar a luz refletida a partir de um plano óptico muito fino, o plano focal. Uma série de "planos focais" ou imagens podem ser registradas e combinadas para se criar uma imagem tridimensional (p. ex., tomografia retiniana de Heidelberg).

Usos em oftalmologia

1. Suspeita de doença do nervo óptico, incluindo glaucoma e papiledema.
2. Suspeita de elevações do fundo de olho, incluindo edema macular e nevos coroidais.

Diretrizes para solicitação do exame

1. Necessita da capacidade do paciente de fixar o olhar e de um meio relativamente claro.
2. Uma vez que a principal característica do exame seja a de fornecer dados para comparação, os exames subsequentes no mesmo paciente precisam de alinhamento acurado no mesmo plano focal para propiciarem informações úteis.

14.14 Microscopia confocal

Descrição
O microscópio confocal secciona opticamente a córnea com o objetivo de obter, de forma não invasiva, informação estrutural de diferentes camadas da córnea.

Usos em oftalmologia
O alto nível de detalhamento disponível pode ser útil na detecção de microrganismos corneanos, como *Acanthamoeba* e fungos. Também pode permitir a visualização de alterações não infecciosas, como aquelas vistas em distrofias corneanas, síndrome iridocorneana endotelial, neuropatias corneanas e crescimento epitelial intraocular. Ela é excelente para a obtenção de imagens do endotélio corneano e de mensurações da densidade de células endoteliais.

14.15 Topografia e tomografia da córnea

Descrição
A ceratometria-padrão mede o raio da curvatura corneana e, então, o converte em poder dióptrico da córnea. A topografia computadorizada da córnea é realizada utilizando-se vários métodos, incluindo análise de disco de Plácido e rasterestereografia. Essas técnicas projetam uma imagem na córnea, mais comumente uma série de anéis concêntricos, e analisam a reflexão para determinar a curvatura corneana. Elas podem fornecer informações sobre o poder e a regularidade da córnea anterior. Leituras simuladas de ceratometria podem ser geradas, e os resultados podem ser representados em formatos gráficos, como uma variedade de mapas coloridos.

A tomografia corneana, com reconstrução computadorizada de múltiplas imagens da córnea, pode fornecer informações detalhadas sobre as curvaturas da córnea anterior e posterior, bem como a espessura corneana. Essas técnicas incluem a varredura por fenda (*scanning slit*), a fotografia rotacional de Scheimpflug e sistemas baseados em OCT do segmento anterior. A técnica de *slit-scan* e a fotografia de Scheimpflug rotacional são particularmente úteis no exame de imagem para elevação da córnea posterior. A fotografia rotacional de Scheimpflug e o OCT de segmento anterior podem gerar imagens da anatomia do segmento anterior e da córnea.

Usos em oftalmologia
Detecção de astigmatismo irregular secundário a ceratocone, degeneração marginal pelúcida, cirurgia corneana, trauma de córnea e *warpage* por lentes de contato; avaliação de opacidades em distrofias corneanas herdadas e cicatrizes corneanas causadas por etiologias inflamatórias ou infecciosas. Ela consegue obter imagens de estruturas normais e anormais da córnea e do segmento anterior. Pode ser útil na identificação da causa de visão diminuída em pacientes sem motivo conhecido. É útil na triagem para cirurgia refrativa e para obtenção de imagens da córnea pós-cirurgia refrativa. As imagens seriadas são fundamentais na avaliação da progressão de ectasias corneanas.

Apêndices

A.1 Colírios dilatadores

AGENTES MIDRIÁTICOS E CICLOPLÉGICOS

	Efeito máximo aproximado	Duração de ação aproximada
Agente midriático		
Fenilefrina, 2,5%, 10%	20 minutos	3 horas
Agentes cicloplégicos/midriáticos		
Tropicamida, 0,5%, 1%	20 a 30 minutos	3 a 6 horas
Ciclopentolato, 0,5%, 1%, 2%	20 a 45 minutos	24 horas
Homatropina, 2%, 5%	20 a 90 minutos	2 a 3 dias
Escopolamina, 0,25%	20 a 45 minutos	4 a 7 dias
Atropina, 0,5%, 1%, 2%	30 a 40 minutos	1 a 2 semanas

O regime habitual para um exame sob dilatação é:
- Adultos: Fenilefrina, 2,5%, e tropicamida, 1%. Repetir os colírios em 15 a 30 minutos se o olho não estiver dilatado.
- Crianças (> 1 anos de idade) e lactentes a termo (considerar qualquer combinação de dois agentes entre os seguintes): Fenilefrina, 2,5%; tropicamida, 1%; e ciclopentolato, 1 a 2%. Considerar a repetição dos colírios em 30 minutos se o olho não estiver dilatado.
- Lactentes pré-termo e neonatos (considerar qualquer combinação de dois agentes entre os seguintes): Fenilefrina, 1%; tropicamida, 1%; e ciclopentolato, 0,2 a 0,5%. Considerar a repetição dos colírios em 30 a 45 minutos se o olho não estiver dilatado.

NOTA:
1. Colírios dilatadores são contraindicados na maioria dos tipos de glaucoma de ângulo fechado e em olhos com ângulos da câmara anterior severamente estreitos.
2. Colírios dilatadores tendem a ser menos efetivos com a mesma concentração em olhos com pigmentação escura.

A.2 Profilaxia do tétano

Histórico de imunização para tétano (doses)	Ferimentos menores limpos		Todos os outros ferimentos	
	Toxoide tetânico*	Imunoglobulina	Toxoide tetânico	Imunoglobulina
Incerta ou menos de 2 doses	Sim	Não	Sim	Sim
2	Sim	Não	Sim	Não[a]
3 ou mais	Não[b]	Não	Não[c]	Não

*A dose de toxoide tetânico é de 0,5 mL intramuscular (IM).
[a]A menos que o ferimento tenha evolução por mais de 24 horas.
[b]A menos que > 10 anos desde a última dose.
[c]A menos que > 5 anos desde a última dose.

A.3 Testes de cobertura e de cobertura alternada

TESTE DE COBERTURA

A principal finalidade é a de detectar tropia (um desvio quando os dois olhos estão abertos) e/ou foria (um desvio latente que se manifesta quando é rompida a fusão binocular). É idealmente realizado com a melhor correção, pois o paciente deve ter visão adequada para fixar um alvo.

Exigências

Motilidade ocular normal, visão adequada para enxergar o alvo de fixação, fixação foveal em cada olho e colaboração do paciente. Este teste deve ser realizado antes do teste de cobertura alternada (ver adiante).

Método

1. Solicitar que o paciente fixe o olhar em um alvo não acomodativo a distância (p. ex., uma letra em um cartaz).
2. Cobrir um dos olhos do paciente enquanto observa o olho não coberto. Um movimento de refixação no olho não coberto indica a presença de um desvio manifesto (tropia). Repetir o procedimento cobrindo o olho oposto. Um desvio na fixação pode não ocorrer se o olho não coberto for o olho preferido ou fixante. Prismas podem ser utilizados para quantificar o desvio observado.
3. Se não houver movimento em nenhum dos olhos, estes estão alinhados com ambos os olhos abertos (sem tropia).
4. Pedir que o paciente fixe o olhar em um alvo acomodativo próximo. Ambos os olhos são testados para perto conforme descrito anteriormente.

NOTA: Um esodesvio é detectado por um movimento temporal de refixação (o olho em observação vira-se para longe do nariz). Um exodesvio é detectado por um movimento nasal de refixação (o olho em observação vira em direção ao nariz). Um hiperdesvio é detectado por um movimento inferior de refixação.

TESTE DE COBERTURA ALTERNADA

Na ausência de tropia, o teste de cobertura alternada pode ser usado para revelar qualquer desvio latente que ocorre com a interrupção ou a suspensão da fusão binocular (foria). Após a determinação de tropia pelo teste de cobertura, o teste de cobertura alternada pode ser utilizado para dissociar os dois olhos e quantificar ainda melhor o desvio total (tropia manifesta e foria latente combinada). O teste de cobertura alternada não diferencia entre desvios manifestos e latentes.

Exigências
As mesmas que para o teste de cobertura.

Método
1. Solicitar que o paciente fixe o olhar em um alvo não acomodativo a distância. Para certificar-se de que ele esteja com o olhar fixo no alvo, solicitar que as letras sejam lidas, ou a figura seja descrita.
2. Cobrir repetidamente um olho e, então, rapidamente, mover a cobertura para o outro olho. Pode-se notar no olho que está sendo descoberto uma mudança para refixar o alvo, o que indica a presença de um desvio. Depois disso, repetir o teste para perto.

TESTE DE COBERTURA ALTERNADA COM PRISMA

Mede o tamanho do desvio total, independentemente de presença de foria ou tropia.

Método
1. Para medir um desvio, são posicionados prismas em frente a um olho com a base do prisma colocada na direção do movimento de refixação ocular. Enquanto se continua a alternar a cobertura, conforme descrito, deve-se aumentar a força do prisma até que o movimento do olho cesse. A força de prisma mais fraca, que elimina o movimento ocular durante a cobertura alternada, é a quantidade de desvio.
2. Podem ser feitas medidas para qualquer direção do olhar virando-se a cabeça do paciente para longe do alvo enquanto lhe é solicitado para manter a fixação no alvo (p. ex., o olhar para a direita é medido pela virada da cabeça do paciente em direção ao ombro esquerdo, solicitando que ele olhe para o alvo).
3. Em geral, as medidas são feitas na posição virada para a frente (tanto para longe como para perto), ao olhar para a direita, para a esquerda, para baixo (a cabeça é inclinada para cima enquanto o paciente focaliza o olhar no alvo), para cima (a cabeça é inclinada para baixo enquanto o paciente focaliza o olhar no alvo) e com a cabeça do paciente inclinada em direção ao ombro. As medidas também costumam ser feitas com e sem óculos, na posição virada para frente.

A.4 Tela de Amsler

Utilizada para testar a função macular ou para detectar escotoma central ou paracentral.

1. Solicitar que o paciente coloque seus óculos; ocluir o olho esquerdo enquanto a tela de Amsler é mantida a aproximadamente 30 cm em frente ao olho direito (ver **Figura A.4.1**).
2. Perguntar ao paciente o que está no centro da página. A incapacidade de ver o ponto central pode indicar escotoma central.
3. Solicitar que o paciente fixe o olhar no ponto central (ou no centro da página caso ele não enxergue o ponto). Perguntar se todos os quatro cantos do diagrama são visíveis e se não há quadrados faltando.
4. Novamente, enquanto o paciente olha fixamente para o ponto central, perguntá-lo se todas as linhas estão retas e contínuas ou se algumas estão distorcidas ou quebradas.
5. Solicitar que o paciente desenhe quaisquer áreas distorcidas ou ausentes na tela com um lápis.
6. Repetir o procedimento, cobrindo o olho direito e testando o esquerdo.

> **NOTA:**
> 1. É muito importante monitorar o olho do paciente quanto a quaisquer movimentos para longe do ponto central.
> 2. A tela de Amsler vermelha pode definir defeitos mais sutis.

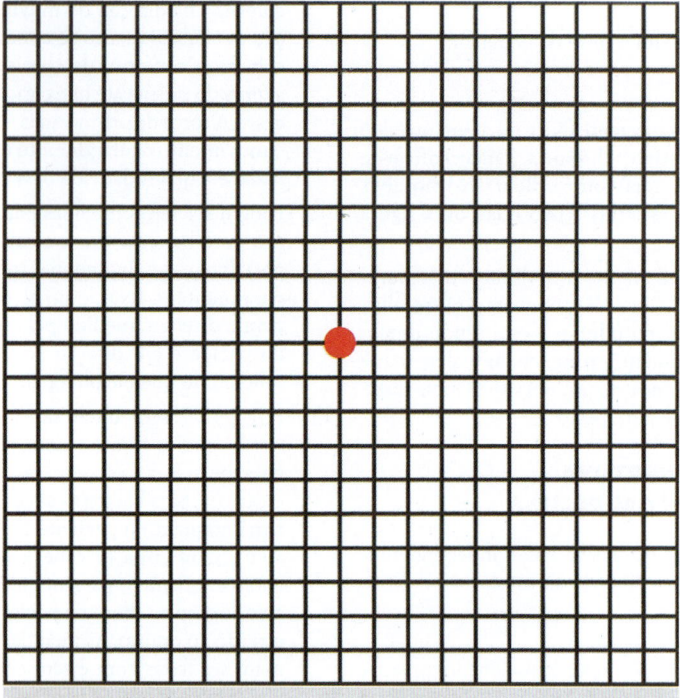

Figura A.4.1 Tela de Amsler.

A.5 Teste de Seidel para detectar vazamento de ferida

Um corante de fluoresceína concentrado (de uma tira de fluoresceína umedecida) é aplicado diretamente sobre o local potencial de perfuração enquanto se observa a área com lâmpada de fenda (ver **Figura A.5.1**). Se houver perfuração e vazamento, o corante de fluoresceína se diluirá pelo aquoso e aparecerá como um fluxo verde (diluído) dentro do corante laranja-escuro (concentrado). O fluxo de aquoso é mais bem visualizado com a luz de azul-cobalto da lâmpada de fenda.

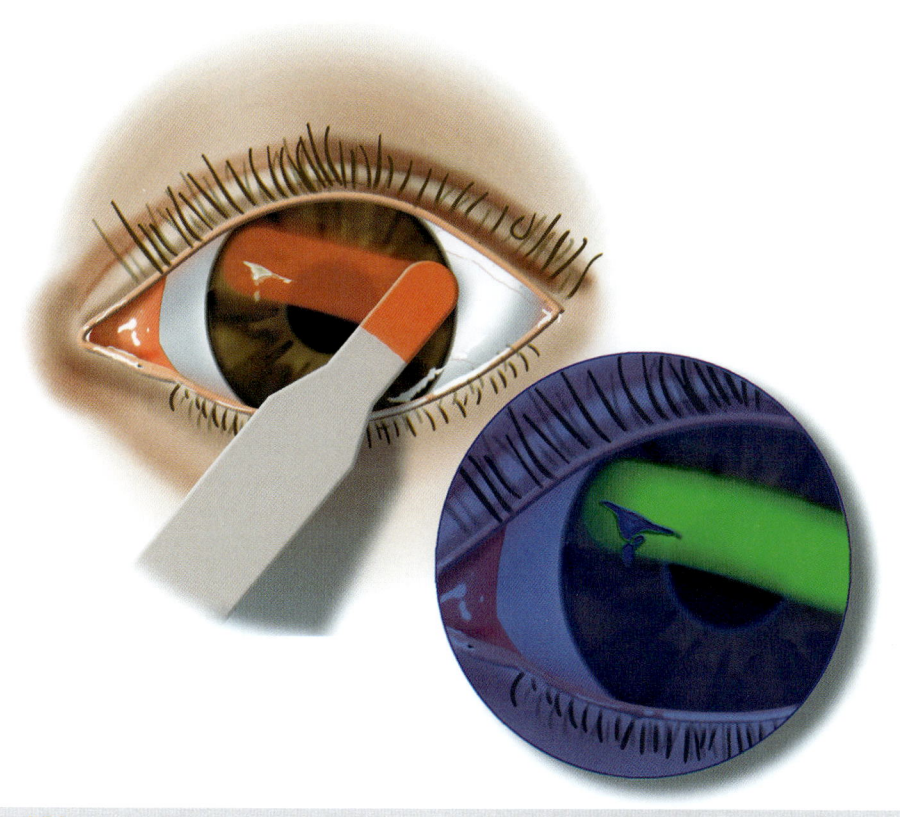

Figura A.5.1 Teste de Seidel.

A.6 Teste de ducção forçada e teste de geração de força ativa

Teste de ducção forçada
(Ver Figura A.6.1.)

Esse teste distingue causas restritivas de motilidade ocular diminuída de outros distúrbios da motilidade. Uma técnica é a seguinte:

1. Colocar uma gota de um anestésico tópico (p. ex., proparacaína) no olho.
2. Aplicar lidocaína viscosa para anestesiar um pouco mais o olho.
3. Usar pinça dentada (p. ex., pinça de fixação de Graefe) para manter firmemente a cápsula de Tenon próxima ao limbo em ambas as localizações perpendicularmente à direção desejada do movimento. Essa ação auxilia na prevenção de abrasões corneanas caso o fórceps escorregue. Rodar o olho na direção "parética". Se houver resistência à rotação passiva do olho, há uma doença restritiva. Esse teste não exige que o paciente esteja consciente.

Teste de geração de força ativa

Solicita-se que o paciente olhe na direção "parética" enquanto um cotonete estéril é mantido logo abaixo do limbo, no mesmo lado. A quantidade de força gerada pelo músculo "parético" é comparada à gerada no olho contralateral normal. O teste só pode ser utilizado em um paciente cooperativo e alerta.

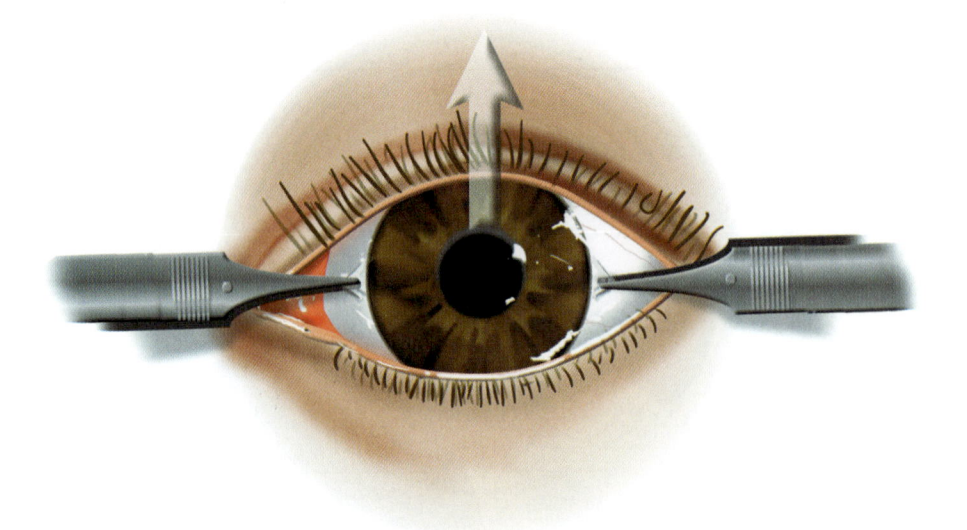

Figura A.6.1 Teste de ducção forçada.

A.7 Técnica para sondagem diagnóstica e irrigação do sistema lacrimal

1. Anestesiar o olho com uma gota de um anestésico tópico (p. ex., proparacaína) e manter um cotonete embebido em anestésico tópico ou aplicar lidocaína viscosa sobre o ponto lacrimal envolvido por vários minutos para conforto adicional.
2. Dilatar o ponto lacrimal com um dilatador de ponto (ver **Figura A.7.1**).
3. Inserir suavemente uma sonda #00 de Bowman dentro do ponto lacrimal por 2 mm verticalmente e, então, por 8 mm horizontalmente, em direção ao nariz. Evitar o uso de sondas menores, uma vez que elas podem criar uma passagem falsa. Puxar a pálpebra envolvida lateralmente enquanto move de forma vagarosa a sonda horizontalmente para facilitar o procedimento e evitar a criação de uma passagem falsa.
4. Na presença de laceração palpebral, um canalículo lacerado pode ser diagnosticado pelo aparecimento da sonda no local da laceração palpebral. Ver Seção 3.8, Laceração palpebral.
5. A irrigação do sistema lacrimal é realizada após a remoção da sonda e a inserção de uma cânula de irrigação da mesma maneira pela qual a sonda foi inserida. Antes da irrigação, alertar o paciente para esperar um reflexo de vômito súbito. De 2 a 3 mL de soro fisiológico devem ser injetados delicadamente dentro do sistema. O vazamento através de uma pálpebra lacerada também diagnostica um canalículo rompido. Resistência à injeção de soro fisiológico, abaulamento do saco lacrimal ou vazamento de soro fisiológico para fora do ponto pode ser decorrente de obstrução do sistema lacrimal. Se ocorrer edema dos tecidos moles durante a irrigação, deve-se parar imediatamente – uma passagem falsa pode ter sido criada. Um sistema lacrimal patente costuma drenar para a garganta prontamente, e a chegada de soro fisiológico pode ser notada pelo paciente. Interrompe-se a irrigação tão logo o paciente sinta o líquido.

NOTA: Se o objetivo for apenas o de avaliar a patência do sistema lacrimal, e não o de descartar laceração, o sistema pode ser irrigado imediatamente após a dilatação do ponto.

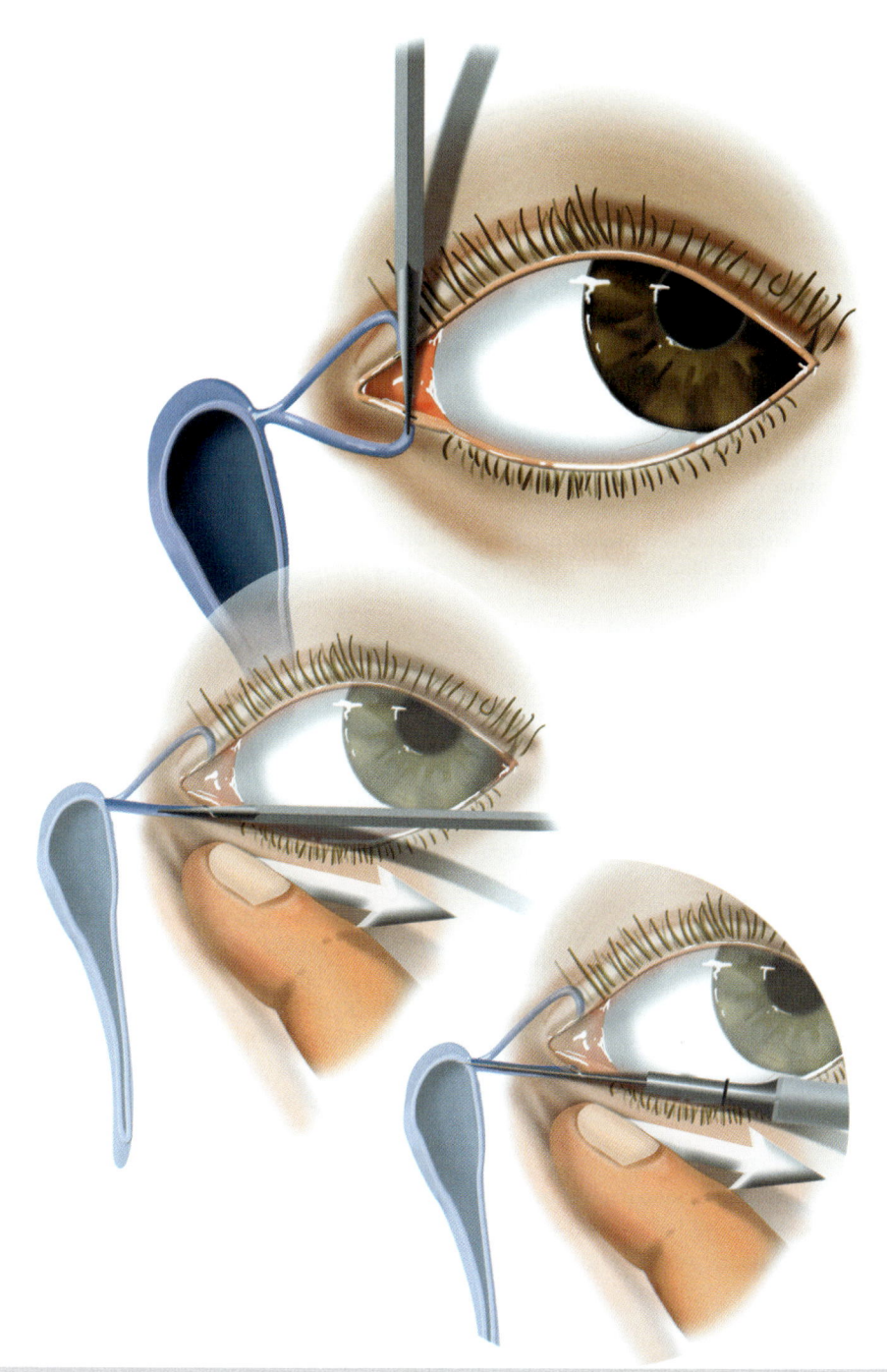

Figura A.7.1 Sondagem e irrigação: Após anestesiar o olho, dilatar o ponto lacrimal com um dilatador de ponto. Inserir o dilatador 2 mm verticalmente. Puxar a pálpebra lateralmente. Rodar o dilatador em 90 graus e continuar avançando-o horizontalmente. Utilizando uma técnica de inserção semelhante, avançar a cânula de irrigação.

A.8 Procedimento de cultura da córnea

Indicações
Os infiltrados pequenos (< 1 mm) podem ser tratados empiricamente com antibióticos intensivos de amplo espectro disponíveis comercialmente sem raspagem prévia. Cultivam-se rotineiramente infiltrados maiores do que 1 a 2 mm, no eixo visual, que não respondam ao tratamento inicial, ou quando há suspeita de um organismo não habitual com base no histórico ou no exame do paciente. Ver Seção 4.11, Ceratite bacteriana.

Equipamento
Lâmpada de fenda; espátula estéril de Kimura, lâmina de bisturi ou *swab* de alginato de cálcio umedecido (p. ex., com soro fisiológico estéril sem conservantes ou tioglicolato ou caldo tripticase soja); meio de cultura; lâminas de microscopia; lamparina de álcool.

Procedimento
1. Anestesiar a córnea com colírio tópico. A proparacaína é mais adequada, porque parece ser menos bactericida do que outros.
2. No exame sob lâmpada de fenda, raspar a base da úlcera (a menos que tenha ocorrido significativo afinamento corneano) e a margem principal do infiltrado firmemente com a espátula, a lâmina ou o *swab*. Colocar as amostras nas lâminas primeiramente e, então, no meio de cultura. Esterilizar a espátula na chama de uma lamparina de álcool entre cada cultura ou lâmina. Certificar-se de que a temperatura da ponta da espátula tenha voltado ao normal antes de tocar novamente na córnea.

Meio
Rotina
1. Ágar-sangue (a maioria das bactérias).
2. Ágar de dextrose de Sabouraud sem ciclo-heximida; colocar em temperatura ambiente (fungos).
3. Caldo de tioglicolato (bactérias aeróbias e anaeróbias).
4. Ágar-chocolate; o laboratório irá colocá-lo em um recipiente com CO_2 (espécies de *Haemophilus*, *Neisseria gonorrhoeae*).

Opcional
1. Meio de Löwenstein-Jensen (micobactérias, espécies de *Nocardia*) deve ser incluído nos pacientes com histórico de ceratomileuse local assistida por *laser* (LASIK, do inglês *laser in situ keratomileusis*) ou úlcera de aspecto atípico.
2. Ágar não nutriente com cobertura de *Escherichia coli*, se disponível (*Acanthamoeba*).

Lâminas
Rotina
1. Coloração de Gram (bactérias e fungos).
2. Branco de calcoflúor; microscopia de fluorescência é necessária (fungos e *Acanthamoeba*).

Opcional
1. Coloração de Giemsa (bactérias, fungos e *Acanthamoeba*).
2. Coloração de bacilos álcool-ácido resistentes (BAAR) (espécies de *Mycobacterium*, espécies de *Nocardia*).
3. Coloração de metenamina de prata Gomori, coloração periódica de ácido Schiff (PAS, do inglês *periodic acid*-Schiff) (fungos e *Acanthamoeba*).
4. Exame direto com hidróxido de potássio (KOH) (fungos, espécies de *Nocardia* e *Acanthamoeba*).
5. Lâmina extra para envio ao setor de patologia da instituição.

> **NOTA:** Quando há suspeita de infecção fúngica, raspados profundos dentro da base da úlcera são essenciais. Às vezes, é necessária biópsia da córnea para obtenção de informação diagnóstica para infecções fúngicas, micobacterianas atípicas e por *Acanthamoeba*.

A.9 Antibióticos/antifúngicos tópicos fortificados

Bacitracina fortificada (10.000 U/mL)
Adicionar água estéril o suficiente (sem conservantes) a 50.000 U de bacitracina em pó seco para formar 5 mL de solução. Isso fornece uma concentração de 10.000 U/mL. Refrigerar. Validade de 7 dias.

Cefazolina fortificada (50 mg/mL)
Adicionar água estéril o suficiente (sem conservantes) a 500 mg de cefazolina em pó seco para formar 10 mL de solução. Isso fornece uma concentração de 50 mg/mL. Refrigerar. Validade de 7 dias.

Ceftazidima fortificada (50 mg/mL)
Adicionar 10 mL de água estéril a 1 g de ceftazidima. Retirar 7,5 mL dessa solução e adicionar a um frasco conta-gotas estéril. Adicionar, então, 7,5 mL de água estéril ao frasco conta-gotas para produzir uma concentração de 50 mg/mL. Refrigerar. Validade de 7 dias.

Tobramicina (ou gentamicina) fortificada (15 mg/mL)
Com uma seringa, injetar 2 mL de tobramicina, 40 mg/mL, diretamente em um frasco de 5 mL de tobramicina, 0,3%, solução oftálmica. Isso fornece uma solução com 7 mL de tobramicina fortificada (aproximadamente, 15 mg/mL). Refrigerar. Validade de 14 dias.

Vancomicina fortificada (25 mg/mL)
Adicionar água estéril o suficiente (sem conservantes) a 500 mg de vancomicina em pó seco para formar 10 mL de solução. Isso fornece uma concentração de 50 mg/mL. Para alcançar uma concentração de 25 mg/mL, retirar 5 mL da solução de 50 mg/mL e adicionar 5 mL de água estéril. Refrigerar. Validade de 7 dias.

Voriconazol fortificado (0,5 mg/mL)
Diluir 1 mL de voriconazol intravenoso (IV) (10 mg/mL) com 19 mL de água estéril. Isso fornece uma concentração de 0,5 mg/mL. Refrigerar. Validade de 7 dias. Filtrar a solução antes da administração tópica.

A.10 Técnica para injeções retrobulbar/subtenoniana/subconjuntival

Injeção retrobulbar
1. Limpar a pele da pálpebra inferior e parte superior da face ao redor da área da borda orbital inferior com um *swab* com álcool.
2. Com o paciente em olhar primário, usar uma agulha de 1,25 polegadas e calibre 25 ou 27 (de preferência, uma agulha retrobulbar romba curta e biselada) para penetrar na pele logo superiormente à borda orbital inferior em linha com o limbo lateral.
3. Avançar a agulha paralelamente ao assoalho orbital. Após passar paralelamente ao equador do globo, redirecionar a agulha superonasalmente para dentro do cone muscular.
4. Movimentos laterais da agulha são feitos para assegurar que ela não tenha penetrado a esclera (quando, então, a movimentação lateral seria inibida).
5. Aspirar a seringa para garantir que nenhuma estrutura vascular tenha sido penetrada. Se não houver aspiração, injetar lentamente o conteúdo da seringa. Em uma injeção bem-sucedida, o globo pode se mover anteriormente devido à pressão retrobulbar.
6. Retirar a agulha pelo mesmo trajeto da inserção. Pode-se realizar compressão orbital por pelo menos 2 minutos.

Injeção subtenoniana
1. Aplicar anestesia tópica na área a receber a injeção (p. ex., proparacaína tópica ou um cotonete embebido em proparacaína, ou ambos, mantidos na área por 1-2 minutos). Pingar uma gota de iodopovidona a 5%, tópico, na superfície do olho. Caso se esteja considerando a injeção de esteroides subtenonianos, 0,1 mL de lidocaína

pode ser injetado da mesma forma conforme descrito adiante, vários minutos antes dos esteroides. Geralmente, o quadrante inferotemporal é o local mais fácil para injeção.

2. Com a abertura de uma agulha de calibre 25 e 15 mm voltada para a esclera, a conjuntiva bulbar é penetrada em 2 a 3 mm a partir do fórnice, evitando vasos sanguíneos conjuntivais.
3. À medida que a agulha é inserida, devem ser feitos movimentos laterais da agulha para garantir que ela não tenha penetrado a esclera (ponto em que o movimento lateral seria inibido).
4. A curvatura do globo ocular é acompanhada, tentando colocar a abertura da agulha perto da esclera posterior.
5. Quando a agulha tiver sido empurrada completamente, o êmbolo da seringa é tracionado para garantir que a agulha não esteja dentro dos vasos.
6. O conteúdo da seringa é injetado, e a agulha, removida.

Injeção subconjuntival

1. Aplicar anestesia e antisséptico tópico conforme mencionado.
2. São utilizadas pinças para esticar a conjuntiva, permitindo-se que a ponta de uma agulha de calibre 25 e 15 mm penetre o espaço subconjuntival. A agulha é posicionada vários milímetros abaixo do limbo na posição de 4 ou 8 horas, com a abertura virada para a esclera e a agulha apontada inferiormente em direção ao fórnice.
3. Quando toda a ponta da agulha estiver sob a conjuntiva, o êmbolo da seringa é tracionado para garantir que a agulha não esteja dentro dos vasos.
4. O conteúdo da seringa é injetado, e a agulha, removida.

> **NOTA:** Um espéculo palpebral pode ser útil para manter as pálpebras abertas durante injeções subtenonianas e subconjuntivais.

A.11 Punção e injeção intravítrea

Suprimentos necessários

1. Proparacaína ou tetracaína oftálmicas.
2. Iodopovidona a 5%.
3. Espéculo ocular.
4. Lidocaína a 1 ou 2%, sem epinefrina.
5. Lenços com álcool.
6. Cotonetes conforme a necessidade.
7. Seringa de 1 ou 3 mL com agulha de calibre 18 para preencher uma seringa com lidocaína e uma agulha de calibre 30 (comprimento de 12-15 mm) para a injeção de lidocaína subconjuntival.
8. Agulha de calibre 25 ou 27 (comprimento de 12-15 mm) em seringa de 3 mL para a punção vítrea. Se o paciente tiver sido submetido à vitrectomia via *pars plana*, pode seu usada uma agulha de calibre 30.
9. Agulha de calibre 30 (comprimento de 12-15 mm) em seringa de 1 mL para punção da câmara anterior.
10. Seringa de 1 mL ou compasso para marcar o local da injeção.
11. Agulha de calibre 30 (comprimento de 12-15 mm) em seringa de 1 mL com injeções intravítreas indicadas.
12. Tampa para amostra.

Etapas do procedimento

1. Anestesiar o olho com proparacaína ou tetracaína tópicas.
2. Aplicar 1 ou 2 gotas de iodopovidona a 5%.
3. Inserir o espéculo.
   a. Dicas: Pode ser usado um espéculo metálico ou de placa. O espéculo de placa pode ser mais confortável se o olho estiver dolorido.
4. Usando uma seringa de 1 mL com agulha de calibre 30, injetar cerca de 0,5 mL de lidocaína subconjuntival (conforme apresentado no vídeo, sugerimos esperar pelo menos 5 minutos após a injeção subconjuntival de lidocaína antes de proceder com a punção e injeção. Pode ser melhor aguardar mais em olhos muito inflamados. O espéculo palpebral pode ser removido enquanto se espera, sendo reinserido antes das etapas subsequentes). A injeção deve ser feita na área prevista para a punção e injeção vítreas.
   a. Dicas:
      i. Para otimizar a anestesia ocular, aguardar pelo menos 5 minutos após a injeção de lidocaína.
      ii. A lidocaína subconjuntival pode não fornecer anestesia ocular completa com a punção, especialmente em

olhos muito inflamados. Médico e paciente devem estar preparados para uma possível movimentação do paciente se houver qualquer desconforto durante o procedimento.
5. Marcar o local da injeção com a ponta de uma seringa de 1 mL na superfície do olho, criando uma impressão. Colocar uma margem da ponta da seringa no limbo inferotemporal. A margem externa da ponta marcará 4 mm a partir do limbo.
   a. Dicas:
      i. O ponto de entrada da injeção deve estar a 4 mm do limbo em pacientes fácicos e a 3,5 mm em pacientes afácicos.
      ii. De modo alternativo, pode-se usar um compasso para medir a distância exata.
6. Aplicar mais 1 ou 2 gotas de iodopovidona a 5%.
7. Usando uma agulha de calibre 25 ou 27 em seringa de 3 mL, penetrar o olho no local marcado, visando posteriormente em direção ao nervo óptico.
   a. Dicas:
      i. Em pacientes fácicos, é fundamental permanecer perpendicularmente ao plano de entrada para evitar o cristalino.
8. Retrair cuidadosamente o êmbolo para criar um vácuo. O volume da amostra deve ser de 0,1 a 0,3 mL.
   a. Dicas:
      i. A amostra pode não ser obtida imediatamente. Várias técnicas podem ser usadas para otimizar o rendimento:
         1. Aspirar primeiro em uma localização. Se não houver retorno de líquido, liberar a aspiração e lentamente avançar a agulha até uma posição um pouco diferente, tentando aspirar novamente.

         Ou

         2. Mover de forma lenta e cuidadosa a agulha para dentro e para fora após a inserção na cavidade vítrea para encontrar uma bolsa de vítreo líquido.
9. Se a punção vítrea não obtiver sucesso, convertê-la em uma punção da câmara anterior. Usando uma agulha de calibre 30 em seringa de 1 mL, inserir a agulha com bisel para cima através da córnea clara no quadrante inferotemporal sobre a íris. Puxar delicadamente o êmbolo para obter uma amostra de 0,1 a 0,2 mL.
   a. Dicas:
      i. Se o paciente for fácico, é fundamental manter a agulha no plano horizontal sobre a íris para evitar a cápsula do cristalino. Se o paciente for pseudofácico, pode-se penetrar no limbo e direcionar a agulha mais centralmente, tomando cuidado para evitar o contato com a íris, a lente intraocular ou o endotélio corneano. Pode ser usado um cotonete estéril para estabilizar o globo colocando-se a ponta do cotonete sobre o aspecto nasal do globo para fornecer contratração.
10. Colocar a tampa de amostra na seringa.
11. Preparar a injeção intravítrea aplicando 1 a 2 gotas de iodopovidona a 5% na superfície ocular.
12. Injetar os agentes intravítreos no local de injeção prévio usando uma agulha de calibre 30 em seringa de 1 mL.
13. Remover o espéculo.

A.12 Antibióticos intravítreos

Cefazolina intravítrea (2,25 mg/0,1 mL)
Reconstituir um frasco de 500 mg de cefazolina com 2 mL de água estéril. Retirar 1 mL da solução com uma seringa Tb e injetar em um frasco vazio de 30 mL. Adicionar 9 mL de água estéril. Misturar. Retirar 0,2 mL de solução do frasco de 30 mL com uma seringa Tb. Remover a agulha da seringa Tb e substituí-la por uma agulha de calibre 30. Expelir 0,1 mL de maneira a restar 0,1 mL da solução de cefazolina, 2,25 mg/0,1 mL.

Vancomicina intravítrea (1 mg/0,1 mL)
Reconstituir um frasco de 500 mg de vancomicina com 10 mL de água estéril. Retirar 1 mL da solução e injetar em um frasco estéril de 10 mL. Adicionar 4 mL de água estéril ao frasco de 10 mL. Misturar. Retirar 0,2 mL da solução de vancomicina com uma seringa Tb. Remover a agulha da seringa Tb e substituí-la por uma agulha de calibre 30. Expelir 0,1 mL de maneira a restar 0,1 mL da solução de vancomicina, 1 mg/0,1 mL.

Amicacina intravítrea (400 mcg/0,1 mL)

Retirar 0,8 mL (40 mg) de amicacina de um frasco de amicacina com 100 mg/2 mL. Injetar em um frasco estéril de 10 mL. Adicionar 9,2 mL de cloreto de sódio sem conservantes e misturar. Retirar 0,3 mL em uma seringa Tb estéril e substituir a agulha por uma de calibre 30. Expelir 0,2 mL de maneira a restar 0,1 mL da solução de amicacina, 400 mcg/0,1 mL.

Ceftazidima (2 mg/0,1 mL)

Adicionar 9,4 mL de água estéril a 1 g de injeção de ceftazidima (em um frasco). Após a dissolução, ventilar o frasco. A partir do frasco de ceftazidima, transferir 2 mL a um frasco estéril de 10 mL. A este frasco estéril, adicionar 8 mL de cloreto de sódio, 0,9%, sem conservantes. Retirar 0,3 mL em uma seringa Tb estéril e substituir a agulha por uma de calibre 30. Expelir 0,2 mL de maneira a restar 0,1 mL da solução de ceftazidima, 2 mg/0,1 mL.

A.13 Paracentese da câmara anterior

1. Pingar uma gota de anestésico tópico (p. ex., proparacaína) na superfície do olho.
2. Retrair as pálpebras com um espéculo estéril.
3. Colocar uma gota de iodopovidona a 5% na superfície do olho e permitir que ela permaneça no local por pelo menos 30 a 60 segundos.
4. Se disponível, usar um microscópio cirúrgico ou lâmpada de fenda.
5. Em um olho com pressão intraocular normal ou elevada, pinças de fixação não são necessárias.
6. Em olhos com pressão intraocular menor do que 8 mmHg, pode ser necessário o uso de pinças de fixação. Anestesiar a base do músculo reto lateral, mantendo um cotonete embebido em anestésico tópico contra o músculo por 1 minuto. Segurar a base do músculo reto lateral com a pinça de fixação no local anestesiado.

NOTA: Para uma melhor contratração e minimização da rotação do globo, o olho é fixado do mesmo lado da inserção da agulha.

7. Usar uma agulha curta de calibre 30 em uma seringa e remover o êmbolo.
8. Penetrar o olho em uma área com uma câmara anterior suficientemente formada. Manter o bisel da agulha apontando anteriormente (em direção ao epitélio) e para longe do cristalino. Manter a ponta da agulha sobre a íris (e não sobre o cristalino) ao entrar na câmara anterior (ver **Figura A.13.1**).

NOTA: Certificar-se de que o plano da agulha esteja paralelo ao plano da íris.

9. Deixar a ponta da agulha na câmara anterior por cerca de 2 a 3 segundos. O aquoso sairá da seringa sem êmbolo.

NOTA: Em alguns casos (p. ex., quando uma amostra do aquoso é necessária), pode ser preciso aspirar o aquoso. Isso aumenta significativamente o risco de complicação e deve ser evitado, se possível.

10. Retirar a agulha e pingar uma gota de antibiótico no olho (p. ex., gatifloxacino ou moxifloxacino). Considerar antibióticos tópicos, 4 x/dia, por 4 a 7 dias.

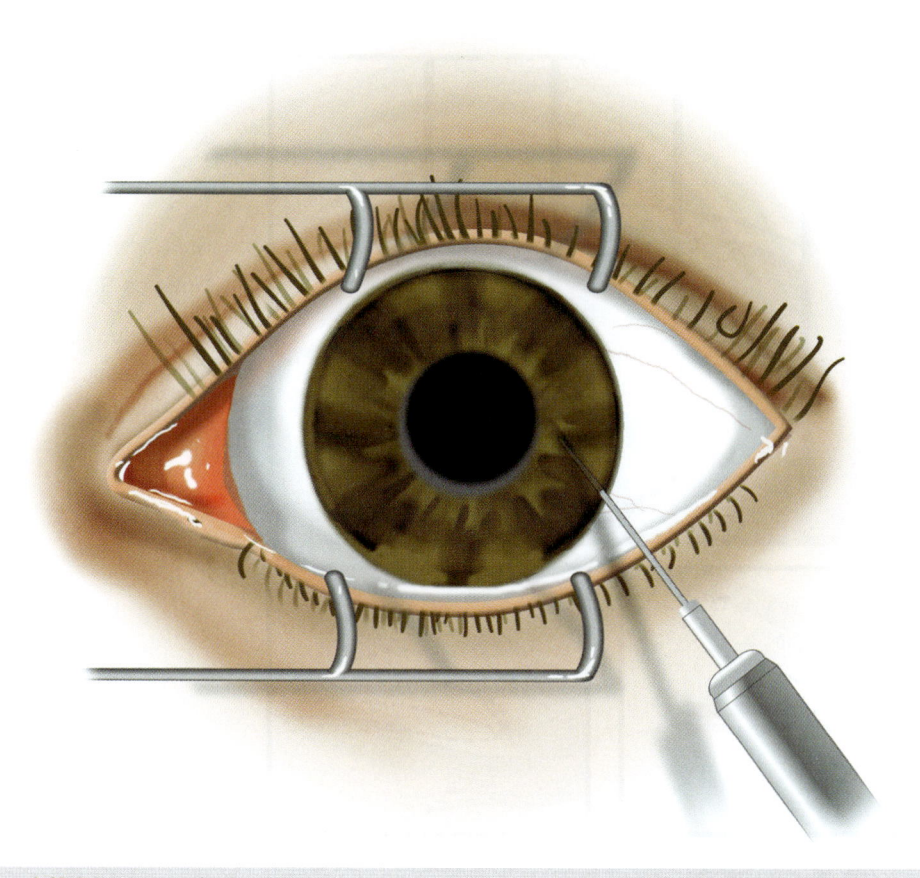

Figura A.13.1 Paracentese da câmara anterior.

A.14 Classificação do ângulo

Uma avaliação adequada da configuração da câmara anterior exige o uso de, pelo menos, três parâmetros: o ponto em que a íris periférica está aderida à córnea ou à úvea, a profundidade da câmara anterior e a curvatura da íris periférica. O sistema de graduação de Spaeth do ângulo da câmara anterior considera os três atributos.

Sistema de graduação de Spaeth
(Ver Figura A.14.1.)

Inserção da íris
A = Anterior à linha de Schwalbe (LS).
B = Entre a LS e o esporão escleral.
C = Esporão escleral visível (comum em negros e asiáticos).
D = Profunda: Corpo ciliar visível (comum em brancos).
E = Extremamente profunda: > 1 mm do corpo ciliar está visível.

A gonioscopia de endentação pode ser necessária para diferenciar a falsa oposição da íris contra estruturas no ângulo iridocorneano da inserção verdadeira da íris. Primeiro, observar a porção mais posterior da parede interna do olho que pode ser vista sem endentação. A íris é, então, deslocada

Figura A.14.1 Classificação de ângulo de Spaeth.

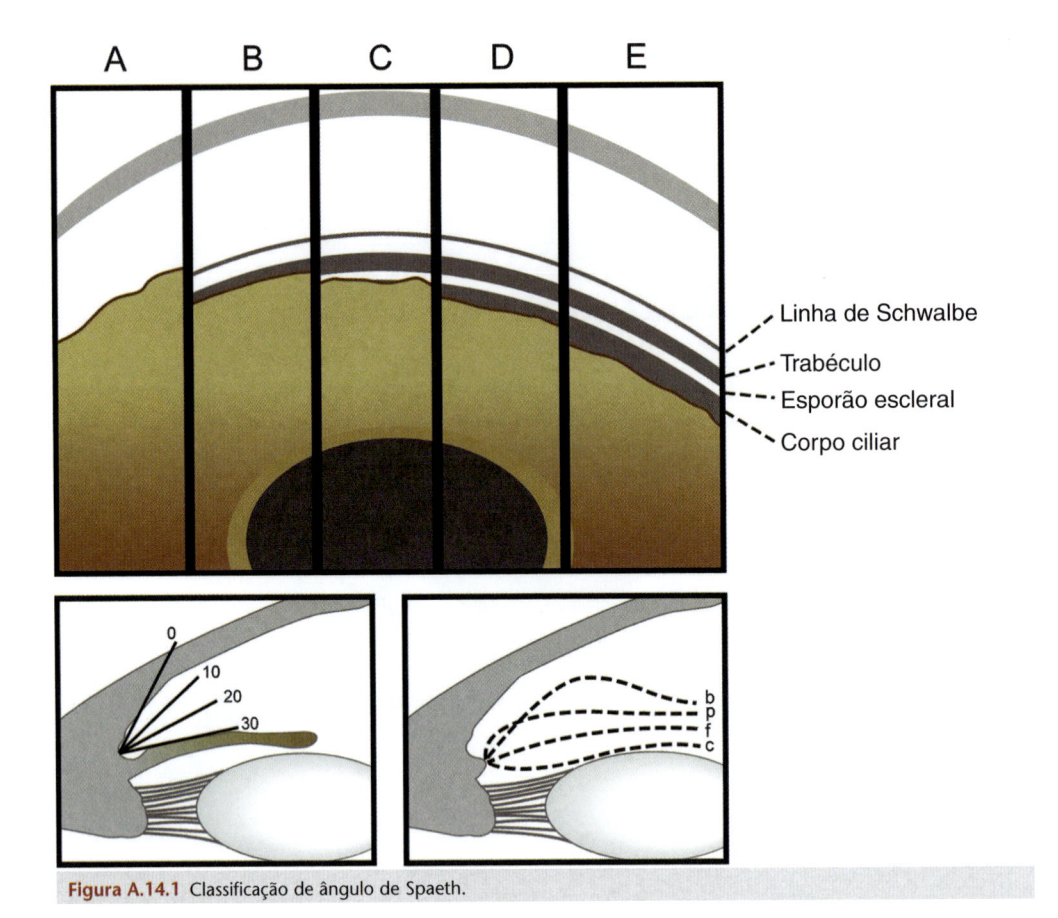

posteriormente pela compressão da córnea. Isso permite a determinação da inserção verdadeira da íris. Quando a inserção verdadeira da íris é diferente do aspecto pré-endentação, este é colocado entre parênteses. Por exemplo, um grau B(D) significa que, sem endentação, não é possível ver esporão escleral ou corpo ciliar, mas, com endentação, é possível visualizar o corpo ciliar.

Ângulo da câmara anterior

A largura do ângulo que é medida de acordo com o ângulo entre uma linha paralela ao endotélio corneano na linha de Schwalbe e uma linha paralela à superfície anterior da íris.

Curvatura da íris

b = abaulamento anterior
p = configuração em platô
f = plana
c = abaulamento posterior côncavo

Pigmentação da malha trabecular posterior (MTP)

Visualização do ângulo na posição de 12 horas com espelho na posição de 6 horas, pigmentação graduada em uma escala de 0 (sem pigmento visto na MTP) a 4+ (intenso pigmento na MTP).

Diretrizes gerais

1. Ângulos ocluíveis incluiriam os seguintes:
   - Qualquer ângulo mais estreito do que 10 graus.
   - Qualquer configuração em ângulo *p*.

2. Ângulos potencialmente ocluíveis incluem:
   - Qualquer ângulo mais estreito do que 20 graus.
   - Qualquer inserção B.
3. Inserções anormais da íris incluem:
   - Qualquer inserção A.
   - Qualquer inserção B.
   - Ligação C em determinadas populações.
4. Abaulamento da íris > 1+ geralmente indica bloqueio pupilar.
5. Pigmentação > 2+ é geralmente patológica, embora possa ocorrer naturalmente em pacientes com intensa pigmentação da pele.

Exemplos do sistema de graduação de Spaeth

1. C15b 2+ mtp = Ângulo ocluível aberto, porém estreito.
2. A40f = Ângulo fechado.
3. (B)D30p 0 mtp = Ângulo aberto, atipicamente estreito, ocluível com dilatação.
4. D40c 4+ mtp = Ângulo aberto característico de pacientes com miopia ou síndrome de dispersão do pigmento da íris.

Classificação de Shaffer
(Ver Figura A.14.2.)

Grau 0: O ângulo está fechado.

Grau 1: Ângulo extremamente estreito (10 graus). Somente a linha de Schwalbe e, talvez, a porção mais superior do trabeculado podem ser visualizadas. O fechamento do ângulo é provável.

Grau 2: Ângulo moderadamente estreito (20 graus). Somente a malha trabecular pode ser vista. O fechamento do ângulo é possível.

Grau 3: Ângulo moderadamente aberto (20-35 graus). O esporão escleral pode ser visto. O fechamento do ângulo não é possível.

Grau 4: Ângulo amplamente aberto (35-45 graus). O corpo ciliar pode ser visualizado com facilidade. O fechamento do ângulo não é possível.

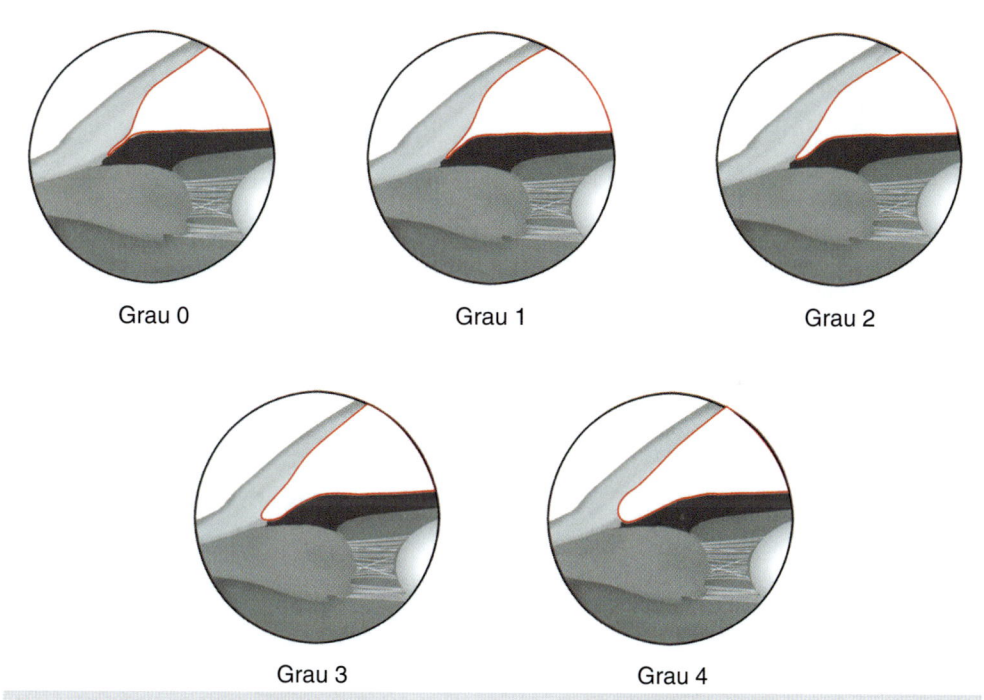

Figura A.14.2 Classificação de ângulo de Shaffer.

Estimativa de profundidade do ângulo de Van Herick

> **NOTA:** O método de avaliação por lâmpada de fenda de Vah Herick permite apenas uma estimativa da profundidade da câmara anterior, não sendo um substituto para a gonioscopia formal. Para a graduação de Van Herick, focar no aspecto temporal da córnea com feixe de luz fino e brilhante ajustado para cerca de 60 graus temporalmente às oculares. A espessura da córnea é comparada com a profundidade da câmara anterior periférica.

Grau 1: Profundidade da câmara < 1/4 da espessura corneana. Sugere ângulo estreito com risco aumentado de fechamento.

Grau 2: Profundidade da câmara de 1/4 da espessura corneana. Sugere que o fechamento do ângulo é possível.

Grau 3: Profundidade da câmara de 1/2 a 1/4 da espessura corneana. Sugere baixa probabilidade de fechamento do ângulo.

Grau 4: Profundidade da câmara ≥ espessura corneana. Sugere ângulo aberto sem risco de fechamento.

A.15 Iridotomia periférica com YAG laser

Ver também Seção 9.4, Glaucoma agudo de ângulo fechado.

1. Realizar gonioscopia pré-iridotomia periférica a *laser* (IPL) para avaliar o ângulo basal.
2. Informar ao paciente que ele pode ver imagens fantasmas após a IPL em razão da recente criação de defeito na íris. É preferível a criação da IPL na posição de 3 e 9 horas do relógio para evitar o efeito prismático do filme lacrimal e da margem palpebral que se supõe causar as imagens fantasmas. A IPL superior é desencorajada mesmo se for completamente coberta pela pálpebra superior devido à elevada taxa de disfotopsias pós-operatórias.
3. Pré-tratar o olho com uma gota de apraclonidina a 1% e uma gota de pilocarpina (a 1% para íris de coloração clara, a 2% para íris de coloração escura). Como alternativa à pilocarpina, alguns oftalmologistas preferem incidir uma luz brilhante no outro olho imediatamente antes de aplicar o *laser* ou usar luz ambiente brilhante. Isso permite a constrição fisiológica da pupila do olho operado.
4. Ajustes recomendados para o *laser*:
   - Energia: 4 a 7 mJ (geralmente, para um total de 12-21 mJ).
   - Tamanho da mira: 10 a 70 mm.
   - Disparos/pulsos: 3.

> **NOTA:** Íris mais escuras geralmente precisam de mais potência total. Sempre começar com energia menor e aumentar gradualmente conforme a necessidade para cada paciente. O pré-tratamento com *laser* de argônio antes da terapia com YAG *laser* é uma opção para pacientes com íris mais escuras e espessas ou quando houver preocupação com sangramento intraoperatório. O *laser* de argônio coagula o tecido para reduzir o sangramento e afina a íris, facilitando a penetração do YAG *laser* com menor aplicação de energia. Utilizar tamanho de mira de 50 um com energia escalonada começando em 300 mJ, 50 aplicações de *laser* até 600 mJ, 50 aplicações de *laser* e, por fim, 900 mJ, 50 aplicações de *laser* com YAG *laser* a seguir (conforme descrito adiante).

5. Anestesiar o olho (p. ex., proparacaína).
6. Posicionar uma lente de contato de Abraham para iridotomia YAG sobre hidroxipropilmetilcelulose a 2,5%, posicionando a porção de magnificação sobre o local previsto para a penetração na íris.

> **NOTA:** Manter a lente perpendicular ao feixe de YAG para garantir bom foco e concentração do *laser*.

7. Focalizar o feixe YAG na localização predeterminada da íris (ver item 2, anteriormente). Focalizar dentro de uma cripta da íris, se possível (ver **Figura A.15.1**).
8. Aplicar o *laser*. Haverá um jorro de pigmento da íris posterior quando a íris for completamente penetrada. Se não for penetrada, avançar

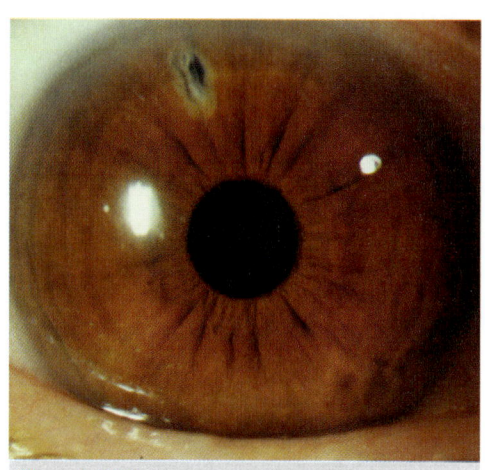

Figura A.15.1 Iridotomia periférica a *laser*.

o feixe de YAG para refocalizar na cratera recém-formada. Reaplicar o *laser* até que a íris seja completamente penetrada.

9. Administrar uma gota de prednisolona a 1% e apraclonidina a 1% após o tratamento com *laser*.
10. Verificar a pressão intraocular pós-IPL.
11. Tratar a inflamação com prednisolona a 1%, 4 x/dia, por 4 a 7 dias. Se a IPL exigiu uma quantidade significativa de potência (p. ex., mais do que seis disparos triplos), diminuir lentamente os esteroides antes da suspensão para evitar a inflamação de rebote.
12. Pedir para o paciente retornar dentro de 1 a 2 semanas para medida da pressão intraocular (PIO), avaliação da iridotomia e gonioscopia.

Acrônimos e abreviaturas

A

AAO — American Academy of Ophthalmology
ACG — Arterite de células gigantes
ACP — Artéria comunicante posterior
ACP — Ângulo cerebelopontino
ACTH — Hormônio adrenocorticotrófico
ADC — Coeficiente de difusão aparente
AFF — Autofluorescência do fundo
AFIV — Angiografia com fluoresceína intravenosa
Aids — Síndrome da imunodeficiência adquirida (do inglês *acquired immunodeficiency syndrome*)
AIJ — Artrite idiopática juvenil
AINE — Anti-inflamatório não esteroide
AIT — Ataque isquêmico transitório
ALARA — Tão baixo quanto seja razoavelmente aceitável
ANA — Anticorpo antinuclear
ANCA — Anticorpo anticitoplasma de neutrófilo (do inglês *antineutrophil cytoplasmic antibody*)
AREDS — *Age-Related Eye Disease Study*
ARM — Angiografia por ressonância magnética
ASC — Área de superfície corporal
ASP — Abscesso subperiostal
ATC — Angiografia por tomografia computadorizada
AV — Arteriovenoso
AVE — Acidente vascular encefálico
AVM — Adesão vitreomacular

B

BAAR — Bacilo álcool-ácido resistente
BUN — Tempo de quebra do filme lacrimal (do inglês *break up time*)

C

C_3F_8 — Perfluoropropano
CA — Câmara anterior
CA — Ceratotomia astigmática
CA/A — Convergência acomodativa/acomodação
CA-MRSA — *Staphylococcus aureus* resistente à meticilina adquirido da comunidade (do inglês *community-cquired methicillin-resistant Staphylococcus aureus*)
cANCA — Anticorpo anticitoplasma de neutrófilo com coloração citoplásmica
CATT — *Comparison of Age-Related Macular Degeneration Treatments Trial*
CCA — Carcinoma cístico adenoide
CEIO — Corpo estranho intraocular
CFN — Camada de fibras nervosas
CFNR — Camada de fibras nervosas da retina
CGRP — Peptídeo relacionado ao gene da calcitonina (do inglês *calcitonin gene-related peptide*)
CI — Ceratite intersticial
CIA — Imunoensaio de quimioluminescência
CIVD — Coagulação intravascular disseminada
CLARE — Olho vermelho associado a lentes de contato (do inglês *contact lens-associated red*)
CLD — Ceratite lamelar difusa
CLS — Ceratoconjuntivite límbica superior
MIGS — Cirurgia minimamente invasiva para glaucoma (do inglês *minimally invasive glaucoma surgery*)
CMV — Citomegalovírus
CNO — Cabeça do nervo óptico
CNTGS — *Collaborative Normal Tension Glaucoma Study*

CP Ceratoplastia penetrante
CPI Compressão pneumática intermitente
CPS Ceratopatia punctata superficial
CR Ceratotomia radial
CRASH Corticosteroid Randomization After Significant Head Injury
CRHEP Coriorretinopatia hemorrágica exsudativa periférica
CRSC Coriorretinopatia serosa central
CTC Ceratopatia tóxica central
CUP Ceratite ulcerativa periférica
CXL Cross-linking corneano (do inglês *corneal cross-linking*)

D

DCPP Distrofia corneana polimorfa posterior
dd Diâmetro(s) do disco
DDLS Escala de probabilidade de dano ao disco (do inglês *disc damage likelihood scale*)
DEP Descolamento do epitélio pigmentar
DHA Ácido docosa-hexanoico
DII Doença inflamatória intestinal
DMEK Ceratoplastia endotelial da membrana de Descemet (do inglês *Descemet membrane endothelial keratoplasty*)
DMRI Degeneração macular relacionada à idade
DOT Doença ocular da tireoide
DPAR Defeito pupilar aferente relativo
DPOC Doença pulmonar obstrutiva crônica
DR Descolamento de retina
DRR Descolamento de retina regmatogênico
DRT Descolamento de retina tracional
DSEK Ceratoplastia endotelial com desnudamento da membrana de Descemet (do inglês *Descemet stripping endothelial keratoplasty*)
DSO Desnudamento apenas da membrana de Descemet (do inglês *Descemet stripping only*)
DUSN Neurorretinite subaguda unilateral difusa (do inglês *diffuse unilateral subacute neuroretinitis*)
DVP Descolamento vítreo posterior
DWI Imagem ponderada em difusão (do inglês *diffusion weighted imaging*)

E

E/D Assimetria escavação/disco
EA Exsudato algodonoso
EBV Vírus Epstein-Barr (do inglês *Epstein-Barr virus*)
ECA Enzima conversora da angiotensina
ECC Espessura central da córnea
ECF Endociclofotocoagulação
EDTA Ácido etilenodiaminotetracético
EFOD Exame de fundo de olho sob dilatação
EIA Imunoensaio enzimático (do inglês *enzyme immunoassay*)
ELISA Ensaio imunossorvente sérico ligado à enzima (do inglês *enzymelinked immunosorbent assay*)
EM Eritema multiforme
EM Edema macular
EM Esclerose múltipla
EMC Edema macular cistoide
EMCD Esclerose múltipla clinicamente definida
EMD Edema macular diabético
EMG Eletromiografia
EOG Eletro-oculograma
EP Embolia pulmonar
EPA Ácido eicosapentaenoico
epi-LASIK Ceratomileuse local assistida por laser epitelial (do inglês *epitelial laser in situ keratomileusis*)
EPO Eritropoietina
EPPMPA Epiteliopatia **pigmentar placoide multifocal posterior aguda**
EPR Epitélio pigmentar da retina
EPS Eletroforese de proteínas séricas
ERG Eletrorretinograma
ERS Velocidade de hemossedimentação (do inglês *erythrocyte sedimentation rate*)
ESA Exame sob anestesia

F

FAN Fator antinuclear
FAV Fístula arteriovenosa
FCC Fístula carotídeo-cavernosa

FDA Food and Drug Administration
FLAIR *Fluid-attenuated inversion recovery*
FLM Fascículo longitudinal medial
FSN Fibrose sistêmica nefrogênica
FSR Fluido sub-retiniano
FTA-ABS Teste treponêmico fluorescente de absorção de anticorpos (do inglês *fluorescent treponemal antibody absorption*)

G

G-6-PD Glicose-6-fosfato-desidrogenase
GAF Glaucoma de ângulo fechado
GCAF Glaucoma crônico de ângulo fechado
GMOA Glioma maligno do nervo óptico do adulto
GPA Granulomatose com poliangeíte (do inglês *granulomatosis with polyangiitis*)
GPAA Glaucoma primário de ângulo aberto

H

H&E Hematoxilina e eosina (coloração de)
HAART Terapia antirretroviral altamente ativa (do inglês *highly active antiretroviral therapy*)
HA-MRSA *Staphylococcus aureus* resistente à meticilina associado à hospitalização (do inglês *hospital-associated methicillin-resistant Staphylococcus aureus*)
HCL Histiocitose de células de Langerhans
HELLP Hemólise, elevação de enzimas hepáticas e plaquetopenia (do inglês *Hemolysis, elevated liver enzymes, and low platelet counts*)
HIV Vírus da imunodeficiência humana (do inglês *human immunodeficiency virus*)
HV Hemorragia vítrea

I

IA Insuficiência acomodativa
IAC Inibidor da anidrase carbônica
IC Insuficiência de convergência
ICE Síndrome iridocorneana endotelial
ICHD-II Classificação Internacional das Cefaleias (do inglês *International Classification of Headache Disorders*)
ICHF Iridociclite heterocrômica de Fuchs
ICV Indocianina verde
Ig Imunoglobulina
IGF-IR Receptor I do fator de crescimento semelhante à insulina (do inglês *insulin-like growth factor I receptor*)
IGRA Ensaio de liberação de gamainteferona (do inglês *interferon-gamma release assay*)
INR Índice normalizado internacional
IP Iridotomia periférica
IPL Iridotomia periférica a *laser*
IRVAN Vasculite retiniana idiopática, aneurismas e neurorretinite (do inglês *idiopathic retinal vasculitis, aneurysms and neuroretinitis*)
ISEs Infiltrados subepiteliais

L

LASEK Ceratomileuse subepitelial a *laser*
Laser Amplificação da luz por emissão estimulada de radiação (do inglês *light amplification by stimulated emission of radiation*)
LASIK Ceratomileuse local assistida por *laser* (do inglês *laser in situ keratomileusis*)
LCS Líquido cerebrospinal
LCT Lesão cerebral traumática
LDH Desidrogenase láctica (do inglês *lactate dehydrogenase*)
LNH Linfoma não Hodgkin
LR Laceração de retina
LS Linha de Schwalbe
LZME Linfoma de zona marginal extranodal

M

MAR Macroaneurisma arterial retiniano
MAVC Melhor acuidade visual corrigida
MBNO Meningioma da bainha do nervo óptico
MER Membrana epirretiniana
MEWDS Síndrome dos pontos brancos evanescentes multifocais (do inglês *multiple evanescent white dot syndrome*)
MHA-TP Micro-hemaglutinação para *Treponema pallidum*
MLI Membrana limitante interna
MM Movimentação de mãos
MMP Metaloproteinase da matriz (do inglês *matrix metalloproteinase*)
MMP-9 Metaloproteinase-9 da matriz

MRD Distância reflexo margem (do inglês *margin reflex distance*)

MRSA *Staphylococcus aureus* resistente à meticilina (do inglês *methicillin-resistant Staphylococcus aureus*)

MT Malha trabecular

MTP Malha trabecular posterior

MUSK Cinase específica de músculo

N

NC Nervo craniano

Nd-YAG *Neodymium-doped yttrium-aluminum-garnet laser*

NET Necrólise epidérmica tóxica

NIC Neoplasia intraepitelial conjuntival

NMOSD Distúrbio do espectro da neuromielite óptica (do inglês *neuromyelitis optica spectrum disorder*)

NOIA Neuropatia óptica isquêmica arterítica

NOINA Neuropatia óptica isquêmica não arterítica

NOT-IP Neuropatia óptica traumática indireta posterior

NPO Hospitalização em jejum (do latim *nil per os*)

NRA Necrose retiniana aguda

NV Neovascularização

NVA Neovascularização do ângulo

NVC Neovascularização coroidal

NVD Neovascularização do disco

NVI Neovascularização da íris

NVR Neovascularização da retina

O

OACR Oclusão da artéria central da retina

OCT Tomografia de coerência óptica (do inglês *optical coherence tomography*)

OCTA Angiografia por OCT

OD Olho direito

OE Olho esquerdo

OEPC Oftalmoplegia externa progressiva crônica

OIN Oftalmoplegia internuclear

ONTT *Optic Neuritis Treatment Trial*

ORAR Oclusão de ramo arterial da retina

ORVR Oclusão de ramo da veia da retina

OTS Escore de Trauma Ocular (do inglês *Ocular Trauma Score*)

OVCR Oclusão da veia central da retina

P

PAM Medidor de acuidade potencial (do inglês *potential acuity meter*)

pANCA Anticorpo anticitoplasma de neutrófilo com coloração perinuclear (do inglês *perinuclear staining antineutrophil cytoplasmic antibody*)

PAS Coloração periódica de ácido Schiff (do inglês *periodic acid-Schiff*)

PC Precipitado cerático

PCNG Precipitado cerático não granulomatoso

PCR Proteína C-reativa (do inglês *polymerase chain reaction*)

PCR Reação em cadeia da polimerase

PDT Terapia fotodinâmica (do inglês *photodynamic therapy*)

PET Tomografia por emissão de pósitrons (do inglês *positron emission tomography*)

PFC Panfotocoagulação retiniana

PGS Proteinograma sérico

PGU Proteinograma urinário

PHMB Poli-hexametileno biguanida

PHP Perimetria de hiperacuidade preferencial

PIO Pressão intraocular

PISK Ceratite estromal induzida por pressão (do inglês *pressure-induced stromal keratitis*)

PL Punção lombar

PLLR *Pregnancy and Lactation Labeling Rule*

PM Penfigoide de mucosas

PORN Necrose progressiva da retina externa (do inglês *progressive outer retinal necrosis*)

PPD Derivado proteico purificado (do inglês *purified protein derivative*)

PRES Síndrome de encefalopatia reversível posterior (do inglês *posterior reversible encephalopathy syndrome*)

PRK Ceratectomia fotorrefrativa (do inglês *photorefractive keratectomy*)

PROSE *Prosthetic replacement of the ocular surface ecosystem*

PSA Antígeno prostático específico (do inglês *prostate-specific antigen*)

PSP Paralisia supranuclear progressiva
PTK Ceratectomia fototerapêutica (do inglês *phototherapeutic keratectomy*)
PTT Púrpura trombocitopênica trombótica
PVE Pulsação venosa espontânea
PVF Persistência da vasculatura fetal
PXE Pseudoxantoma elástico

R

RAC Retinopatia associada a câncer
RAM Retinopatia associada a melanoma
RAP Proliferação angiomatosa retiniana (do inglês *retinal angiomatous proliferation*)
Rb Retinoblastoma
RCP Ressuscitação cardiopulmonar
RDNP Retinopatia diabética não proliferativa
RDP Retinopatia diabética proliferativa
RGP Rígida gás-permeável (lente de contato)
RM Ressonância magnética
RP Retinopatia da prematuridade
RPR Reagina plasmática rápida

S

SAP Sinequias anteriores periféricas
SCO Síndrome de compartimento orbital
SDP Síndrome de dispersão pigmentar
SF_6 Hexafluoreto de enxofre
SHU Síndrome hemolítico-urêmica
SIO Síndrome isquêmica ocular
SIOI Síndrome inflamatória orbital idiopática
SMILE Extração lenticular com pequena incisão (do inglês *small incision lenticule extraction*)
SPL Sem percepção luminosa
SSJ Síndrome de Stevens-Johnson
STH Síndrome de Tolosa-Hunt

T

TARV Terapia antirretroviral combinada
TASS Síndrome tóxica do segmento anterior (do inglês *toxic anterior segment syndrome*)
TB Tuberculose
TC Tomografia computadorizada
TE "Tratar e estender" (esquema)
TES Estimulação elétrica transcorneana (do inglês *transcorneal electrical stimulation*)
TFS Tumor fibroso solitário
TFSOM "Para encontrar pequenos melanomas oculares" (do inglês *to find small ocular melanoma*)
TINU Nefrite tubulointersticial e uveíte (do inglês *tubulointerstitial nephritis and uveitis*)
TL Trabeculoplastia a *laser*
TLA Trabeculoplastia a *laser* com argônio
TLS Trabeculoplastia a *laser* seletiva
TNF-α Antifator de necrose tumoral α
TP Tempo de protrombina
TPO Anticorpo antitireoperoxidase (do inglês *antithyroid peroxidase antibody*)
TRH Tomografia retiniana de Heidelberg
TSH Hormônio tireoestimulante (do inglês *thyroid-stimulating hormone*)
TSI Imunoglobulina tireoestimulante (do inglês *thyroid-stimulating immunoglobulin*)
TTP Tempo de tromboplastina parcial
TVM Tração vitreomacular
TVP Trombose venosa profunda

U

UBM Biomicroscopia ultrassônica (do inglês *ultrasound biomicroscopy*)
UGH Uveíte-glaucoma-hifema (**síndrome**)
URI Uveíte de recuperação imune
US Ultrassonografia

V

VPIC Vasculopatia polipoidal idiopática da coroide
VDRL *Venereal Disease Research Laboratories*
VEGF Fator de crescimento endotelial vascular (do inglês *vascular endothelial growth factor*)
VHS Vírus herpes simples
VKH Doença de Vogt-Koyanagi-Harada
VREF Vitreorretinopatia exsudativa familiar
VRM Venografia por ressonância magnética
VRP Vitreorretinopatia proliferativa
VSG Velocidade de sedimentação globular
VVPP Vitrectomia via *pars plana*
VVZ Vírus da varicela-zóster

W

WEBINO *"Wall-eyed" bilateral internuclear ophthalmoplegia*

WEBOF Fratura *blow-out* em "olho branco" (do inglês *'white-eyed' blow-out fracture*)

X

XGJ Xantogranuloma juvenil

Y

YAG *Yttrium-aluminum-garnet*

Índice

Nota: Números de páginas seguidos por "f" indicam figuras. Números de páginas seguidos por "t" indicam tabelas.

A

Abdução, paralisia isolada de sexto nervo craniano e limitação, 258-259
Abrasão corneana, 14-15, 14f
Abscesso subperiostal, 165-166, 166t
Acanthamoeba, ceratite por, 72-74, 73f
Acetazolamida, 12, 20, 36, 204, 216, 221, 225, 227, 233, 237, 240-242, 277, 305, 321, 345
Acetilcisteína, colírio, 13, 58-59, 119
Aciclovir, 77-82, 82t, 111, 201, 226, 262, 362, 364, 380
Ácido acetilsalicílico, 19-20, 22, 35, 36, 82
Ácido etilenodiaminotetracético (EDTA dissódico), 66
Ácido graxo ômega-3 oral, 58
Acromatopsia (monocromatismo de bastonetes), 209
Acuidade visual no albinismo, 410
Adesão vitreomacular (AVM)/ buraco macular, 337-339, 339f
  diagnóstico diferencial, 337
  estadiamento de Gass, 337
  etiologia, 338
  tratamento, 338
Adie, pupila de (tônica), 251-252
Afacia primária, 206
Afinamento/ulceração corneana periférica, 91-94, 92f
AFIV. *Ver* Angiografia com fluoresceína intravenosa (AFIV)
Albinismo, 410-411
Albumina, 62, 66, 75
Alfa-agonistas, 20, 20, 36
Alport, síndrome de, 8, 198-199, 205, 344
Alström, síndrome de, 344
Alucinações, diagnóstico diferencial, 3
Amaurose fugaz, 285-286
Ambliopia, 196-197
Amicacina, 70, 389, 393, 395
Amiloide
  conjuntival, 132, 132f
  orbital, 182
Aminoglicosídeos, colírios, 54
Amitriptilina, 81
Amoxicilina, 25, 29, 41, 70, 113, 146-147, 149, 165, 168, 200, 405
Amsler, tela de, 437, 438f
Analgésicos, 20, 55
  locais, 25, 33
Anfotericina, colírios, 72, 265-266, 391, 396
Angiografia
  fases, 431
  fluoresceína intravenosa (AFIV), 430-432, 431f
  hiperfluorescência/hipofluorescência, 431

indocianina verde, 432
  ressonância magnética (ARM), 426
Angiomatose leptomeníngea, 417-418, 418f
  sinais oculares/sistêmicos, 417
Ângulo, classificação, 447-450
  Shaffer, classificação de, 449, 449f
  Spaeth, sistema de graduação, 447-449, 448f
  Van Herick, estimativa de profundidade do ângulo, 450
Aniridia, 203, 206
Anisocoria, 247, 248f, 249
  pupila anormal contraída, 247
  pupila anormal dilatada, 247
Anormalidades do campo visual
  aumento da mancha cega, 10
  constrição de campos periféricos, 10
  defeito de campo altitudinal, 10
  defeito de campo nasal binocular, 10
  diagnóstico diferencial, 10
    aumento da mancha cega, 10
    constrição de campos periféricos, 10
    defeito de campo altitudinal, 10
    defeito de campo binasal, 10
    escotoma arqueado, 10
    escotoma central, 10
    hemianopsia bitemporal, 10
    hemianopsia homônima, 10
  escotoma arqueado, 10
  escotoma central, 10
  hemianopsia bitemporal, 10
  hemianopsia homônima, 10
Anormalidades neuro-oftálmicas, diagnóstico diferencial, 8-9
  anisocoria, 9
  atrofia do disco óptico, 9
  defeito pupilar aferente, 8-9
    traumático, 37
  edema do disco óptico, 9
  limitações da motilidade ocular, 9
  reação pupilar paradoxal, 9
  vasos de *shunt* optociliar, 9
Antibiótico(s)
  profilático, colírio, 30, 62
  intravítreos, 445-446
  tópicos de amplo espectro, 69
Antieméticos, 20, 44
Anti-inflamatórios não esteroides (AINEs), 15, 20, 22, 74
Antimetabólitos, 244
Apoplexia cavernosa, seio cavernoso, 266
Apraclonidina, 20, 215, 242, 249
Argirose, pigmentação conjuntival e, 134

Argyll Robertson, pupilas de, 251
Arteriografia cerebral, 427
Arterite de células gigantes, 277-279, 278f
Ascorbato, 13
Astenopia, diagnóstico diferencial, 4
Astrocitoma retiniano, 18-184
Ataxia-telangiectasia, sinais oculares/sistêmicos, 420
Atraso de maturação do sistema visual, 209
Atrofia de disco óptico, diagnóstico diferencial, 9
Atrofia óptica congênita, 208
Atrofia óptica hereditária complicada, 282
Atropina, 12, 20-21, 23, 46, 54, 69, 72, 74, 84, 93, 196-197, 221, 237, 241-242, 244, 267, 341, 363, 376, 378, 380, 385, 389, 394, 396, 402, 408, 413, 415
Aumento da mancha cega, diagnóstico diferencial, 10
Autofluorescência do fundo (AFF), 301, 359, 430
Axenfeld, anomalia de, 205f
Axenfeld-Rieger, espectro de, 205, 205f

B

Bacitracina, pomada, 12, 14, 17, 18, 26, 42, 54, 55, 62-63, 66, 80-81, 85-86, 88, 101, 139-142, 150, 201
Baixa tensão, glaucoma primário de ângulo aberto, 244
Bardet-Biedl, complexo de, 343
Bassen-Kornzweig, síndrome de, 343
Bebê sacudido, síndrome do, 51-52, 208
Bepotastina, 91, 112
Besifloxacino, 54, 69, 112
Best, doença de (distrofia macular viteliforme), 349-350, 349f
    herança, 349
Betabloqueadores, 12, 20, 36, 172, 204, 206, 215, 267, 305, 413, 415
Biomicroscopia ultrassônica, 198, 429, 429f
Blefarite, 125-126
    com colarinhos nos cílios, 125f
Blefaroconjuntivite, 77
Blefarospasmo, 143-144
Bloqueio pupilar, 240-241
Bolas de neve, em uveíte intermediária, 366, 366f
Bolha, infecção (blebite), 242, 245-246, 245f
Botulismo na paralisia isolada de sétimo nervo craniano, 261
Bourneville, síndrome de, 418, 418f (*Ver também* Síndrome de Bourneville)
Brimonidina, 20, 81, 96, 204, 215, 218, 221, 225, 227, 233, 237, 241-242, 415
Brinzolamida, 20, 204, 215
Brown, síndrome de, 195

C

CA. *Ver* Ceratotomia astigmática
Calázio, 138-139, 139f, 150

Câmara anterior
    paracentese, 446, 447f
    rasa no pós-operatório, diagnóstico diferencial, 9-10
Campos periféricos, diagnóstico diferencial de constrição, 10
Canaliculite, 144-145, 144f
Candida, retinite/uveíte/endoftalmite por, 395-396, 395f
Capsaicina, 81
Carcinoma (s)
    basocelular, 151, 151f
        morfeaforme, 151
        nodular, 151
    de glândula sudorípara, 152
    epidermoide
        conjuntiva, 131-132
        pálpebra, 151
    maligno, 151
    sebáceo
        conjuntiva, 132
        pálpebra, 152, 152f
Catarata
    adquirida, 399-401, 399f
        avaliação, 400
            interferometria a *laser*/PAM em, 400
        tipos, 400
    congênita, 197-198
    hipermadura/morganiana, 399
    madura, 399
    pediátrica, 197-199
    sarcoidose e, 375
Cefaleia, 290-291
    diagnóstico diferencial, 3
    em salvas, 293-294
Cefalexina, 25, 30
Cefazolina, 41, 43, 69-70, 147, 246, 393
Ceftazidima, 46, 70, 150, 389-390, 393, 395
Cegueira bilateral em lactentes, 208-209
Cegueira cortical, 287-288
Cegueira noturna
    diagnóstico diferencial, 3
    estacionária congênita, 209
Células no vítreo na uveíte posterior, 371
Células-tronco límbicas, deficiência, 87, 89
Celulite
    facial, 146
    orbital, 162-164, 162f
    pré-septal, 147-150, 147f-148f
Ceratectomia
    a laser subepitelial (LASEK),
        características cirúrgicas, 104t
        complicações, 103, 105
        complicações de fotorrefrativa, 103, 105

fotorrefrativa (PRK, do inglês *photorefractive keratectomy*)
    características cirúrgicas, 104t
    complicações, 103, 105
Ceratite
    Acanthamoeba, 72-74, 73
    bacteriana, 67-71, 67f, 69f
    dendrítica por herpes simples, 76, 77f
    endotelial, 78
    epitelial, 76-78
    estromal, 76, 78
        induzida por pressão, 106-107
    fúngica, 71-72, 71f
    intersticial, 83-84, 83f
    lamelar difusa (CLD), 105-107
    punctata superficial de Thygeson, 63-64, 63f
    ulcerativa periférica (CUP), 91, 92f
Ceratoacantoma, 151
Ceratocone, 94-96, 95f
Ceratoconjuntivite
    epidêmica, 109-111, 110f
    microsporídios, 117
    límbica superior, 119-120, 119f, 142
    seca, 5
Ceratomileuse
    complicações do *laser* epitelial *in situ*, 103, 105
    complicações do *laser in situ*, 105-106, 106f
    local assistida por *laser* (LASIK, do inglês *laser in situ keratomileusis*)
        características cirúrgicas, 104t
        complicações, 105-106, 106f
    local assistida por *laser* epitelial (epi-LASIK, do inglês *epitelial laser in situ keratomileusis*)
        características cirúrgicas, 104t
        complicações, 103, 105
    subepitelial a *laser* (LASEK)
        características cirúrgicas, 104t
        complicações, 103, 105
Ceratopatia
    afácica bolhosa, 101-102, 101f
    bolhosa
        afácica, 101-102, 101f
        pseudofácica, 101-102, 101f
    cristalina, 74-75
    em faixa, 65-66, 66f
    filamentar, 58-59
    neurotrófica, 61-62
    pseudofácica bolhosa, 101-102, 101f
    por exposição, 59-60, 60f
    por ultravioleta, 62-63
    punctata superficial, 53-55, 53f
    térmica, 62-63
    tóxica central (CTC), 105-106

Ceratose
    actínica, 151
    seborreica, 150
Ceratotomia
    astigmática (CA), 108
    radial (CR), complicações, 108
Cetoconazol, 74
Cetorolaco, 15, 65, 112, 228, 321
Cetotifeno, 65, 112-113
Chediak-Higashi, síndrome de, albinismo e, 411
Chlamydia trachomatis, 199-200
CI. *Ver* Ceratite intersticial (CI)
Cianoacrilato, lesão ocular por, 13-14
Ciclodiálise, 22-23
Ciclopentolato, 12, 15, 18, 20, 42, 54-55, 63, 66, 69, 72, 74, 78, 81-82, 84, 89, 96, 101, 103, 113, 187, 199, 221, 225, 227, 233, 240, 363, 374, 376, 385, 387, 398, 401, 413-414, 435
Cicloplégicos, colírios, 3, 54-55, 63, 66, 69, 72, 74, 78, 81-82, 88-89, 93
Ciclosporina, 57-58, 64
Ciprofloxacino
    colírio, 13-14, 46, 54, 69-70, 114, 117-118, 164, 246, 393
    pomada, 69, 201
Cirurgia
    complicações de cirurgia refrativa, 103-108
        LASIK, 105-106, 106f
        ceratotomia radial (CR), 108
        SMILE, 106-107
        procedimentos de ablação de superfície (PRK, epi-LASIK, LASEK), 103, 105
Cisteamina tópica, 75
Cistos palpebrais, 150
Citomegalovírus (CMV), retinite, 381-383, 381f
    NRA, 379, 379t
    tratamento, 381-382, 382t
Citrato, para queimadura por álcalis, 13
Clivo, tumores, 263
Clopidogrel, 35
Cloreto de sódio
    colírio, 54
    pomada, 54-55
Clorexidina, colírio, 73, 87
Cloroquina, 3, 6
Clotrimazol, colírio, 74
Coats, doença de, 183, 184f, 185
Cockayne, síndrome de, 344
Colagenase, inibidores da, 13
Collaborative Normal Tension Glaucoma Study (CNTGS), 218
Commotio retinae, 47-48, 48f
Complicações pós-operatória de cirurgia para glaucoma, 242-245

antimetabólitos, 244
complicações de procedimentos com tubo, 245
complicações de procedimentos filtrantes, 245
infecção da bolha (blebite), 242
PIO após procedimento filtrante
    aumentada, 242-244, 243t
    baixa, 244
procedimentos ciclodestrutivos, 245
Complicações pós-operatórias, diagnóstico diferencial, 9-10
  câmara anterior rasa, 9-10
  hipotonia, 10
Comprometimento visual cortical, 209
Conjuntiva palpebral inferior, folículos, 110f
Conjuntiva palpebral, fusão com conjuntiva bulbar, diagnóstico diferencial, 6
Conjuntiva
  corpo estranho, 15-17, 16f
  distúrbios, 109-135
  edema conjuntival, diagnóstico diferencial, 5
  folículos na pálpebra inferior, 109f
  fusão palpebral/bulbar, diagnóstico diferencial, 6
  laceração, 17-18
  pigmentação, causas menos comuns, 134
  pigmentação/descoloração, diagnóstico diferencial, 6
  ressecamento conjuntival, diagnóstico diferencial, 5
  tumores, 130-134
    lesões amelanóticas, 130-133
      amiloide, 132, 132f
      carcinoma sebáceo, 132
      coristoma ósseo epibulbar, 132
      dermoide límbico, 130
      dermolipoma, 131-132
      granuloma, 131
      granuloma piogênico, 131
      linfangioma, 131
      melanoma amelanótico, 132
      neoplasia intraepitelial conjuntival, 131-132, 132f
      papiloma, 131
      sarcoma de Kaposi, 131
      tumores linfoides, 132, 132f
    lesões melanóticas, 133-134
      melanocitose ocular/oculodérmica, 133
      melanoma maligno, 133, 133f
      melanose primária adquirida, 133
      nevos, 133, 133f
Conjuntivite
  aguda, 109-115, 109f
    alérgica, 111-112, 111f
    bacteriana, 113
    gonocócica, 113-114, 114f
    pediculose, 114-115, 115f
    pelo vírus herpes simples, 111

    viral/ceratoconjuntivite epidêmica, 109-111, 110f
  atópica, 112-113, 112f
  alérgica, 111-112, 111f
  bacteriana, 113
  crônica, 115-117
    ceratoconjuntivite por microsporídios, 117
    de inclusão por clamídia, 115-116
    molusco contagioso, 117
    tóxica/medicamentosa, 117
    tracoma, 116-117, 116f
      classificação da OMS, 116
      classificação de MacCallan, 116
  de inclusão por clamídia, 115-116
  do recém-nascido, 199-201
  gonocócica, 113-114, 114f
  medicamentosa, 117
  membranosa, diagnóstico diferencial, 6
  oculoglandular de Parinaud, 118
  papilar gigante, 90-91, 90f
    induzida por lentes de contato, 90-91, 90f
  pelo vírus herpes-simples, 111
  pseudomembranosa, diagnóstico diferencial, 6
  tóxica, 117
  vernal/atópica, 112-113, 112f
  viral, 109-111, 110f
Coriorretinite
  esclopetária, 48-50, 49f
  hemorrágica exsudativa periférica (CRHEP), 356, 356f
Coristoma epibulbar ósseo, 132
Coristomas ósseos epibulbares, 132
Córnea verticilata, diagnóstico diferencial, 6
Córnea, 53-108
  abrasão da. *Ver* Abrasão corneana
  distúrbios da
    afilamento/ulceração corneana periférica, 91-94, 92f
    ceratite
      Acanthamoeba, 72-74, 73f
      bacteriana, 67-71, 67f, 69f
      fúngica, 71-72, 71f
      herpes simples dendrítico, 76, 77f
      intersticial, 83-84, 83f
      punctata superficial de Thygeson, 63-64, 63f
    ceratocone, 94-96, 95f
    ceratopatia
      afácica bolhosa, 101-102, 101f
      cristalina, 74-75
      de exposição, 59-60, 60f
      em faixa, 65-66, 66f
      filamentar, 58-59
      neurotrófica, 61-62
      por ultravioleta, 62-63
      pseudofácica bolhosa, 101-102, 101f

punctata superficial, 53-55, 53f
térmica, 62-63
complicações de cirurgia refrativa, 103-108
 ceratotomia radial (CR), 108
 extração lenticular com pequena incisão (SMILE), 106-107
 LASIK, 105-106, 106f
 procedimentos de ablação de superfície (PRK, epi-LASIK, LASEK), 103, 104t, 105
conjuntivite membranosa, diagnóstico diferencial, 6
conjuntivite papilar gigante induzida por lentes de contato, 90-91, 90f
conjuntivite pseudomembranosa, diagnóstico diferencial, 6
corpo estranho, 15-17, 16f
distrofias endoteliais corneanas, 99
 distrofia corneana polimorfa posterior, 99, 99f
 distrofia de Fuchs, 99-100, 100f
 distrofia endotelial hereditária congênita, 99
distrofias epiteliais e subepiteliais, 96-97
 distrofia de Meesmann, 97, 97f
 distrofia de membrana basal epitelial, 96, 97f
 distrofia de Reis-Bücklers, 97, 98f
 distrofia de Thiel-Behnke, 97, 98f
 distrofias TGFBI epiteliais-estromais, 97, 98f
distrofias estromais corneanas, 97-99
 cristais, diagnóstico diferencial, 5
 dellen, 94
 distrofia corneana de Schnyder, 98-99, 99f
 distrofia granular, 98, 98f
 distrofia *lattice*, 97-98, 98f
 distrofia macular, 98, 98f
edema corneano, diagnóstico diferencial, 5
erosão corneana recorrente, 55-56
flictenulose, 85-86, 86f
folículos na conjuntiva, diagnóstico diferencial, 6
hipersensibilidade estafilocócica, 84-85, 85f
laceração. *Ver* Laceração corneana
nervos corneanos aumentados, diagnóstico diferencial, 6
opacidades espiraladas no epitélio corneano, diagnóstico diferencial, 6
opacificação na infância, diagnóstico diferencial, 5
pannus, diagnóstico diferencial, 6
pigmentação/descoloração da conjuntiva, diagnóstico diferencial, 6
problemas relacionados a lentes de contato, 87-90
pterígio/pinguécula, 64-65, 64f
rejeição de enxerto corneano, 102-103, 103f
simbléfaro, diagnóstico diferencial, 6
síndrome do olho seco, 56-58
vasos episclerais dilatados, diagnóstico diferencial, 5

vírus herpes simples, 75-79, 77f
vírus herpes-zóster oftálmico, 79-82, 81f, 82t
vírus varicela-zóster, 79-82
Coroide, descolamento. *Ver* Efusão coroidal
Coroide, melanoma maligno da, 355-357, 356f
 diagnóstico diferencial
 hipertrofia congênita do epitélio pigmentar da retina, 356, 356f
 lesões não pigmentadas, 356-357
 lesões pigmentadas, 356
Coroidite
 multifocal com pan-uveíte, 335
 uveíte posterior e, 370
Corpo estranho
 corneano/conjuntival, 15-17, 16f
 intraocular, 39-41, 39f-40f
 intraorbital, 15-17, 16f
 no fórnice, 139
CPS. *Ver* Ceratopatia punctata superficial (CPS)
CR. *Ver* Ceratotomia radial (CR)
Crescimento epitelial
 interno, 105-107
 para baixo, 102
CRHEP. *Ver* Coriorretinopatia hemorrágica exsudativa periférica, 356, 356f
Crise glaucomatocíclítica, 226-227
Cristais corneanos, diagnóstico diferencial, 5
Cristalino
 anomalias/disgenesia, 205-206
 afacia primária, 206
 anomalia de Peters, 205, 205f
 ectopia *lentis et pupillae*, 205
 espectro de Axenfeld-Rieger, 205, 205f
 lenticone anterior e posterior, 205
 microesferofacia, 205, 206f
 deslocado, diagnóstico diferencial, 8
 lenticone, diagnóstico diferencial, 8
 partículas iridescentes do cristalino, diagnóstico diferencial, 8

D

Dabigatrana, 35
Dacrioadenite
 aguda, 166-168, 167f-168f
 crônica, 178-181, 179f
Dacriocistite, 145-147, 146f
Dacriocistocele, 146
Dapsona, 129
Defeito de campo altitudinal, diagnóstico diferencial, 10
Defeito de campo binasal, diagnóstico diferencial, 10
Defeito pupilar aferente
 diagnóstico diferencial, 8-9
 traumático, diagnóstico diferencial, 37

Deficiência de elevação monocular, 195
Degeneração corneana subepitelial hipertrófica periférica, 64-65
Degeneração macular relacionada à idade (DMRI)
    fatores de risco para perda visual, 326
    não exsudativa (seca), 324-326, 324f
    neovascular/exsudativa (úmida), 326-328, 326f
        tipos de lesões, 327
    tratamento, 327-328
        NVC subfoveal, 328
Degeneração retiniana, doença sistêmica hereditária
    abetalipoproteinemia hereditária, 343
    amaurose congênita de Leber, 343
    complexo de Bardet-Biedl, 343
    doença de Refsum, 343
    síndrome de Alport, 8, 198-199, 205, 344
    síndrome de Alström, 344
    síndrome de Cockayne, 344
    síndrome de Kearns-Sayre, 343-344
    síndrome de Spielmeyer-Vogt-Batten-Mayou, 344
    síndrome de Usher, 343
    síndrome de Zellweger, 344
Dellen, 94
    corneano, 94
Depósitos de adrenocromo e pigmentação conjuntival, 134
Dermatite de contato, 129-130, 130f
Dermoide límbico, 130
Dermolipoma, 130-132
Descolamento de retina (DR), 297-300
    diagnóstico diferencial, 300
    exsudativo/seroso, 298-299, 299f
    no diagnóstico diferencial da síndrome de VKH, 384, 385t
    regmatogênico, 297-298, 298f-299f
    tracional, 299-300, 299f
    tratamento, 414
Descolamento vítreo posterior, 295-296, 295f
Descongestionantes nasais, 30
Dexametasona, 13, 85, 308
Digital, 3
Dilatadores, colírios, 435
Discinesia tardia, 144
Disfunção cerebral difusa, 209
Dispersão pigmentar, síndrome de, 228-230, 229f
Distiquíase, 142
Distorção da visão, diagnóstico diferencial, 1-2
Distrofia(s)
    corneana polimorfa posterior, 99, 99f
    corneanas anteriores, 96-99
        de Meesmann, 97, 97f
        de membrana basal epitelial, 96-97, 97f
        de Reis-Bücklers, 97, 98f
        de Thiel-Behnke, 97
        epiteliais-estromais TGFBI, 97
    de membrana basal epitelial, 96, 97f
    endotelial hereditária congênita, 99
    endoteliais corneanas, 99
        distrofia corneana polimorfa posterior, 99, 99f
        distrofia de Fuchs, 99-100, 100f
        distrofia endotelial hereditária congênita, 99
    epiteliais e subepiteliais, 96-97
        distrofia de Meesmann, 97, 97f
        distrofia de membrana basal epitelial, 96, 97f
        distrofia de Reis-Bücklers, 97, 98f
        distrofia de Thiel-Behnke, 97, 98f
    estromais corneanas, 97-99
        distrofia corneana de Schnyder, 98-99, 99f
        distrofia granular, 98, 98f
        distrofia *lattice*, 97-98, 98f
        distrofia macular, 98, 98f
    granular, 98, 98f
    lattice, 97-98, 98f
    macular, 98, 98*f*
Distúrbio do espectro da neuromielite óptica (NMOSD, do inglês *neuromyelitis optica spectrum disorder*), 271-274
Diuréticos, 20
Doença da arranhadura do gato, uveíte posterior, 371
Doença intracraniana, 181
Doença ocular da tireoide (DOT), 156-159, 156f
Doença orbital, 154-182
    infecciosa, 162-168
        abscesso subperiostal, 165-166, 166t
        celulite orbital, 162-164, 162f
        dacrioadenite aguda, 166-168, 167f-168f
    inflamatória, 156-161
        orbitopatia relacionada à tireoide, 156-159, 156f
        síndrome inflamatória orbital idiopática, 159-161
    massa de glândula lacrimal/dacrioadenite crônica, 178-181, 179f
    miscelânea, 181-182
        amiloide orbital, 182
        doença intracraniana, 181
        fístula arteriovenosa de seio cavernoso, 181
        pseudotumor orbital esclerosante, 182
        síndrome de Tolosa-Hunt, 181-182
        trombose séptica de seio cavernoso, 181
        variz, 181
        vasculite orbital, 181
    modelo para avaliação, 154-155
    proptose, diagnóstico diferencial, 2, 154
    traumática, 178
        fratura *blow-out* orbital, 28-32, 29f-30f, 178
        hemorragia retrobulbar, 32-36, 32f, 34f, 178
Doença vestibular periférica, 284

Doenças externas, 109-135
Doenças vasculares do colágeno em paralisia isolada de sétimo nervo craniano, 261
Doppler, tecnologia na ultrassonografia orbital, 429
Dor
  ocular, diagnóstico diferencial, 4
  orbital, diagnóstico diferencial, 4
  periorbital, diagnóstico diferencial, 4
Dorzolamida, 20, 81
DOT. *Ver* Doença ocular da tireoide (DOT)
Doxiciclina, 13, 25, 30, 56, 62, 70, 85, 93, 114, 116, 118, 120, 126-127, 129, 139, 145, 149, 165, 200, 262, 276, 405
Duane, síndrome de, 193
Ducto nasolacrimal, obstrução congênita, 201-202
  dacriocistocele e, 201

E

Ectopia lentis et pupillae, 205
Ectrópio, 140, 140f
Edema conjuntival, diagnóstico diferencial, 5
Edema corneano
  diagnóstico diferencial, 5
  pós-operatório, 100
Edema macular diabético, 314, 314f-315f
EDTA. *Ver* Ácido etilenodiaminotetracético (EDTA dissódico)
Efusão coroidal, 340-342, 341f
  etiologia
    hemorrágica, 341
    serosa, 341
  tratamento
    do problema subjacente, 342
    geral, 341
Êmbolo, diagnóstico diferencial, 7
Embriotóxon posterior, 205
Endoftalmite
  bacteriana endógena, 394-395
    microrganismos causando, 394
    usuários de drogas intravenosas, 394
  Candida, retinite/uveíte, 395-396, 395f
  pós-operatória, 388-391
    aguda, 388-390,
      com hipópio, 389f
      microrganismos causando, 388
    subaguda, 390-391
      microrganismos causando, 390
  uveíte e traumática, 393
Entrópio, 141, 141f
Enxaqueca, 291-293
  associações/fatores precipitantes, 292
  classificação internacional, 292
    aura típica sem enxaqueca (enxaqueca acefálgica), 292

enxaqueca com aura típica, 292
enxaqueca hemiplégica familiar/esporádica, 292
enxaqueca oftalmoplégica, 292
enxaqueca retiniana, 292
enxaqueca sem aura, 292
enxaqueca tipo basilar, 292
Enxertos corneanos, rejeição, 102-103, 103f
Epibléfaro, 142
Epi-LASIK. *Ver* Ceratomileuse local assistida por *laser* epitelial (epi-LASIK, do inglês *epitelial laser in situ keratomileusis*)
Episclerite, 121-122, 121f
Epitélio corneano, diagnóstico diferencial de opacidades espiraladas, 6
Eritema multiforme (EM)
  maior, 407
  menor, 407
  sinais sistêmicos/oculares, 407
  tratamento sistêmico/ocular, 408
Eritromicina, pomada, 12, 14, 17, 26, 54-55, 62-63, 66, 78, 80-82, 85-86, 93, 101, 113, 115-117, 119, 126-127, 129, 139-143, 164, 199-200, 413-414
Erosão corneana recorrente, 55-56
Erro de refração extremo, 208
Esclera, distúrbios, 109-135, 109f
Esclerite, 122-125
  anterior difusa, 123
  anterior necrosante
    com inflamação, 123, 123f
    sem inflamação, 123
  anterior nodular, 123, 123f
  posterior, 123-124
Esclerocórnea, 206
Escleromalácia perfurante, 122
Esclerose múltipla (EM), 249, 259, 267, 271-274
Esclerose tuberosa, complexo, 418
  diagnóstico diferencial de hamartoma astrocítico, 418
  herança, 418
  sinais oculares/sistêmicos, 418, 418f
Escotoma
  arqueado, diagnóstico diferencial, 10
  central, diagnóstico diferencial, 10
Esodesvios, 189-192
  desvios esotrópicos comitantes/concomitantes, 189-190
  diagnóstico diferencial, 189, 190f
  esoforia, 191
  esotropia intermitente, 191
  incomitante/não comitante, 190-191
Esoforia, 191
Esotropia, 190f
  acomodativa, 190
    não refrativa, 190
    parcial/descompensada, 190
    refrativa, 190

congênita, 189-190
intermitente, 191
não acomodativa adquirida, 190
por privação sensorial, 190
Espasmo acomodativo, 406-407
Espasmo hemifacial, 143
Espessamento de músculos extraoculares em exames de imagem, diagnóstico diferencial, 9
Estafilococos, hipersensibilidade estafilocócica, 84-85, 85f
Estafiloma ciliar, pigmentação conjuntival e, 134
Estilhaços/projéteis, lesões oculares relacionadas a, 46-47
Estrabismo, síndromes, 195
deficiência de elevação monocular, 195
síndrome da fibrose congênita, 195
síndrome de Brown, 195
síndrome de Duane, 195
síndrome de Möbius, 195
Estrias angioides, 334-335, 334f
Estudos fotográficos, 430, 430f
Etanol, 22
Exames de imagem, diagnóstico diferencial de espessamento de músculos extraoculares, 9
Exodesvios, 192-194, 193f
diagnóstico diferencial, 1
Exsudato algodonoso (EA), diagnóstico diferencial, 7
Exsudatos maculares, diagnóstico diferencial, 7
Extração lenticular com pequena incisão (SMILE, do inglês *small incision lenticule extraction*)
características cirúrgicas, 104t
complicações, 106-107

F

Facomatoses, 416-420
ataxia-telangiectasia, 420
sinais oculares/sistêmicos, 420
complexo da esclerose tuberosa, 418
diagnóstico diferencial de hamartoma astrocítico, 418
herança, 418
sinais oculares/sistêmicos, 418
neurofibromatose tipo 1/tipo 2, 416-417
critérios diagnósticos, 416, 416t
nódulos de Lisch, 417f
síndrome de Sturge-Weber, 417-418
sinais oculares/sistêmicos, 417
síndrome de von Hippel-Lindau, 418-419
diagnóstico diferencial de hemangioblastoma retiniano, 419
herança, 419
síndrome de Wyburn-Mason, 420
diagnóstico diferencial de hemangiomas racemosos, 420f, 420f

Fanciclovir, 77-78
Fármacos
antifúngicos, 72, 74
antivirais, 62, 78-80, 82t
cicloplégicos, 15, 18, 21, 96, 103
fator de crescimento endotelial vascular (VEGF, do inglês *vascular endothelial growth factor*), 49
FAV. *Ver* Fístula arteriovenosa (FAV)
Fenda de ciclodiálise, tratamento, 413-414
Fenilefrina, 3, 6, 10, 121-123, 137, 187, 199, 221, 240, 242
Fenotiazinas, 3
Fibrose tracomatosa, 116
Filmes, exames de imagem usando fotografias, 421
Fístula
arteriovenosa (FAV), 181
carotídeo-cavernosa, 4, 32, 154, 160, 181, 210-211, 220, 264, 331, 341, 427
do seio dural, 181
Flashes de luz
diagnóstico diferencial de halos ao redor de luzes, 3
diagnóstico diferencial, 3
Flictenulose, 85-86, 86f
Fluconazol, 72
Fluid-attenuated inversion recovery (FLAIR), imagens de RM, 424
Fluorometolona, 56, 58, 64-65
Fluoroquinolonas, colírios, 12, 14-15, 17, 42-43, 46, 54, 59, 69-70, 85, 88, 102, 113-114, 125, 164, 246, 360-361, 390
Folículos
algoritmos, 109f
conjuntivais, diagnóstico diferencial, 6
na conjuntiva palpebral inferior, 110f
Fotofobia, diagnóstico diferencial, 3
Fratura *blow-out* da órbita, 28-32, 29f-30f
Fratura de osso temporal, na paralisia isolada de sétimo nervo craniano, 261
Fuchs
distrofia endotelial, 99-100, 100f
iridociclite heterocrômica, 135, 225

G

Gabapentina, 81
Gadolínio em RM, 423-426, 424t-425t, 425f
Ganciclovir, gel oftálmico, 77-78
Gatifloxacino, 54, 66, 69-70
Gentamicina, 43, 69
Gestações, condições influenciadas por
alterações de segmento anterior, 403
distúrbios vasculares oclusivos, 403
meningioma da gestação, 404
pré-eclampsia/eclampsia, 403, 404f

Glândula(s)
  doença orbital e lacrimal, 178-181, 179f
  lacrimal, diagnóstico diferencial de lesões, 9
  meibomite com meibomianas espessadas, 125-126, 126f
  orbitopatia relacionada à tireoide, 156-159, 156f
  sudoríparas
    carcinoma, 151
    tumores benignos, 151
Glaucoma
  blebite, 245-246, 245f
  complicações pós-operatórias, 242-245
    antimetabólitos, 244
    complicações de procedimentos de *shunt* com tubo, 245
    complicações de procedimentos filtrantes, 245
    infecção da bolha (blebite), 242
    PIO após procedimento filtrante
      aumentada, 242-244, 243t
      baixa, 244
    procedimentos ciclodestrutivos, 245
    síndrome de pseudoexfoliação/glaucoma exfoliativo, 230-232, 231f
      como resposta a esteroides, 227-228
  congênito, 198, 202-204, 203f
  crise glaucomatociclítica/síndrome de Posner-Schlossman, 226-227
  de ângulo aberto, 210-217
    inflamatório, 224-226
    baixa tensão, 217-218
    primário, 210-217, 210f-212f, 214f
  de ângulo fechado
    agudo, 219-222, 219f
    crônico, 223, 223f
    recessão angular, 224, 224f
  de células fantasmas, 232
  de recessão angular, 224, 224f
  de tensão normal, 217-218
  em resposta a esteroides, 227-228
  exfoliativo, 230-232, 231f
  facolítico, 232-233
  facomórfico, 234
  hipertensão ocular, 218-219
  infantil, 202-204, 203f
  íris em platô, 234-236, 235f
  malignos/síndrome de desvio do aquoso, 241-242
  neovascular, 236-238, 236f-237f
  pigmentar, 228-230, 229f
  por partículas do cristalino, 233
  pós-operatório, 240-241
    bloqueio pupilar, 240-241
    glaucoma inicial, 240
    síndrome de hifema, 241
    uveíte, 241

primário de ângulo aberto, 210-217, 210f-212f, 214f
relacionado ao cristalino, 232-234
  deslocamento/subluxação do cristalino causando, 234
  facoantigênico, 234
  glaucoma facolítico, 232-233
  glaucoma facomórfico, 234
  glaucoma por partículas do cristalino, 233
secundário, sarcoidose, 375
síndrome de dispersão pigmentar/glaucoma pigmentar, 228-230, 229f
síndrome iridocorneana endotelial, 238-239, 238f
Glicose-6-fosfato-desidrogenase (G-6-PD), 129
Glioma de nervo óptico, 416, 417f
Globo, ruptura, 43-44, 43f, 44t
Gonioscopia, sangue no canal de Schlemm, 5
Granuloma piogênico, 131
Granulomas, 131
  piogênicos, 131, 139
Granulomatose com poliangeíte, 57, 91-93, 123, 154, 160, 179, 181, 264-265, 303, 371, 378
Graves, doença de, 156-159, 156f

H

Halos ao redor de luzes, diagnóstico diferencial, 3
Hamartoma astrocítico, no diagnóstico diferencial do complexo da esclerose tuberosa, 418
Hemangioma capilar retiniano, 418-419, 419f
  herança, 419
  no diagnóstico diferencial da síndrome de von Hippel-Lindau, 419
  no diagnóstico diferencial da síndrome de Wyburn-Mason, 420
  sinais críticos/sistêmicos, 418-419
Hemangiomatose
  capilar retiniana, 418-419, 419f
    diagnóstico diferencial de hemangioma capilar retiniano, 419
    herança, 419
    sinais críticos/sistêmicos, 418-419
  coroidal difusa, 417-418, 418f
    sinais oculares/sistêmicos, 417
  da infância, 171
  racemosa, 420, 420f
    diagnóstico diferencial de hemangioma capilar retiniano, 420
    herança, 420
    sinais críticos/sistêmicos, 420
Hemianopsia
  bitemporal, diagnóstico diferencial, 10
  homônima, diagnóstico diferencial, 10
Hemocromatose, pigmentação conjuntival e, 134
Hemorragia(s)
  retrobulbar traumática, 32-36, 32f, 34f

sarcoma de Kaposi, 120
   subconjuntival, 120-121, 120f
Herpes simples, vírus (VHS), 75-79, 77f, 200
   ceratite dendrítica, 76, 77f
   conjuntivite, 111
Herpes-zóster oftálmico, 79-82, 81f, 82t
Heterocromia da íris, diagnóstico diferencial, 8
Hexamidina, 74
Hifema, 19-22
   diagnóstico diferencial, 5
   pós-cirúrgica não traumática, 22
   traumática, 19-21, 19f
Hifema/micro-hifema pós-operatório, 22
   não traumático, 22
Hipermetropia, diagnóstico diferencial de, progressiva, 10
Hipertensão ocular, 218-219
Hipópio, diagnóstico diferencial, 5
Hipotonia
   diagnóstico diferencial, 8
   pós-operatória, diagnóstico diferencial, 10
   síndrome de, 412-414
      sinais críticos/outros, 412-413
      teste de Seidel e vazamento da ferida, 413
      tratamento, 413-414
         câmara anterior rasa, 413
         descolamento coroidal, 414
         descolamento de retina (DR), 414
         distúrbio sistêmico, 414
         em distrofia miotônica, 414
         farmacológica, 414
         fenda de ciclodiálise, 413-414
         filtração excessiva em bolha, 413
         iridociclite, 414
         perfuração escleral, 414
         vazamento de ferida, 413
Homatropina, 12, 20
Hordéolo, 138-139, 139f, 150
Horner, síndrome de, 249-250, 249f

I

ICV. *Ver* Indocianina verde, angiografia com (ICV)
Imagem com profundidade aumentada, 432
Imagens formadas, diagnóstico diferencial, 3
Incontinência pigmentar, 185
Indocianina verde, angiografia com (ICV), 432
Inflamação
   do saco lacrimal, 145-147, 146f
   tracomatosa
      folicular, 116
      intensa, 116
Inibidores da anidrase carbônica, 20, 36, 81, 204, 215, 301, 321, 345, 413, 415

Injeções
   retrobulbares, 443
   subconjuntivais, 444
   subtenonianas, 443-444
Insuficiência arterial vertebrobasilar, 287
Insuficiência de convergência, 405-406
   exodesvios na, 406
Insuficiência de divergência, 190
Iridociclite
   heterocrômica de Fuchs, 135
Iridodiálise, 22-23, 23f
Iridotomia periférica com YAG *laser*, 450-451, 451f
Íris
   despigmentação bilateral aguda, 229
   dispersão pigmentar, 135
   distúrbios da, 109-135
   em platô, em glaucoma, 234-236, 235f
   glaucoma e platô, 234-236, 235f
   hemossiderose, 135
   heterocromia congênita da íris, 135
   heterocromia, diagnóstico diferencial, 8
   iridociclite heterocrômica de Fuchs, 135
   lesão, diagnóstico diferencial, 8
   lesões difusas, 135
   massas amelanóticas
      cisto da íris, 134
      granuloma inflamatório, 134
      leiomioma, 134
      metástase, 134
   massas melanóticas
      nevos, 134
      tumores do epitélio pigmentar da íris, 134
   melanoma maligno, 134-135
   neovascularização, diagnóstico diferencial, 8
   siderose por corpo estranho metálico, 135
   síndrome do nevo da íris, 135
Irite traumática, 18
Isetionato de dibromopropamidina, pomada, 73
Isetionato de propamidina, colírio, 73-74
Itraconazol, 72, 74, 117

K

Kaposi, sarcoma de, 131
   hemorragia subconjuntival, 120

L

Laceração
   conjuntival, 17-18
   corneana, 41-42
      espessura completa, 42, 42f
      espessura parcial, 41-42, 42f
   escleral, 43, 43f
   palpebral, 23-27, 24f

canalicular, 24, 24f
marginal, 26-27, 27f
não marginal, 25-26
reparo, 25
Lacrimejamento, diagnóstico diferencial, 4
Lagoftalmo, diagnóstico diferencial, 2
Lágrimas artificiais sem conservantes, 12-13, 17, 54, 57-60, 62, 81, 86, 88, 93
Lágrimas de soro autólogo, 58
LASEK. *Ver* Ceratomileuse subepitelial a *laser* (LASEK)
LASIK. *Ver* Ceratomileuse local assistida por *laser* (LASIK, do inglês *laser in situ keratomileusis*)
Leber, amaurose congênita, 209
Lentes de contato
conjuntivite papilar gigante induzida por lentes de contato, 90-91, 90f
problemas relacionados, 87-90
Lenticone
anterior, 205
diagnóstico diferencial, 8
posterior, 205
Lesão de nervo óptico, diagnóstico diferencial, 9
Lesão ocular penetrante, 43-44, 43f, 44t
Lesões do tronco encefálico na paralisia isolada de sétimo nervo craniano, 261
Lesões melanóticas conjuntivais, 133-134
conjuntiva/outras causas de pigmentação, 134
melanoma maligno, 133, 133f
melanocitose ocular/oculodérmica, 133
melanose primária adquirida, 133
nevo, 133, 133f
Lesões oculares relacionadas a estilhaços/projéteis, 46-47
Lesões oculares relacionadas a fogos de artifício ou estilhaços/projéteis, 46-47
Leucocoria, 183-185, 183f-184f
diagnóstico diferencial, 9
Levobunolol, 20, 204, 215, 305
Levofloxacino, 69, 114, 164
Lifitegraste, 58
Linfangioma, 131
Lisch, nódulos, diagnóstico de neurofibromatose, 416
Loteprednol, 58, 64, 79, 81, 85, 86, 89, 111-113, 119, 122, 130, 227
Louis-Bar, síndrome de, 420
sinais oculares/sistêmicos, 420
Luxação de cristalino
cristalino, 401-402
glaucoma induzido por, 234
sinais críticos/outros, 401, 402f
Luz, diagnóstico diferencial de sensibilidade, 3
Lyme, doença de, 404-405

na paralisia isolada de sétimo nervo craniano, 261
uveíte posterior, 371

M

MacCallan, classificação de tracoma, 116
Macroaneurismas arteriais retinianos, 329-330, 330f
Maculopatia
em alvo
diagnóstico diferencial, 6
e toxicidade por cloroquina/hidroxicloroquina, 350
em celofane, 339-340, 339f-340f
Manchas na frente dos olhos, diagnóstico diferencial, 4
Manitol, 20, 36
Massa de glândula lacrimal, doença orbital, 178-181, 179f
Medidor de acuidade potencial (PAM, do inglês *potential acuity meter*), 400
Medroxiprogesterona, acetato, 13
Meesmann, distrofia de, 97, 97f
Meibomite, 125-126, 126f
Melanocitose
ocular, 133
oculodérmica, 133
Melanoma maligno, 134-135, 134f, 241-242
amelanótico, 134
da coroide, 355-357, 356f
da íris, 134-135, 134f, 241-242
Melanose primária adquirida, 133
Metazolamida, 12, 20, 216, 225
Metilprednisolona, 30, 38, 103, 124, 221, 273, 278, 365, 378, 385
Miastenia grave, 266-268
Miconazol, colírio, 74
Microcórnea, 205
Microesferofacia, 205, 206f
Micro-hifema, 21-22
não traumático/pós-operatório, 22
traumático, 21-22
Microscopia confocal, 434
Microsporídios, ceratoconjuntivite, 117
Miltefosina, 74
Miopia progressiva, diagnóstico diferencial, 10
Mióticos, colírio, 2, 20
Möbius, síndrome de, 195
Modalidades de imagem, 421-434
angiografia com fluoresceína intravenosa (AFIV), 430-432, 431f
fases de, 431
hiperfluorescência/hipofluorescência, 431
angiografia por indocianina verde (ICV), 432
ARM, 426
arteriografia cerebral, 427
estudos fotográficos, 430, 430f

medicina nuclear, 427-428
microscopia confocal, 434
tomografia de coerência óptica, 432-433, 433f
oftalmoscopia por varredura confocal a *laser*, 433
radiografias simples, 421
ressonância magnética, 423-426
    exemplos, 424f
    gadolínio em, 423-426, 424t-425t, 425f
    imagens em FLAIR, 424
    princípios básicos, 424t
tomografia computadorizada, 421-423
    corticosteroides, 423
    janela para ossos/tecidos moles, 422f
topografia e tomografia corneana, 434
ultrassonografia oftálmica, 428-430
    biomicroscopia ultrassônica, 429, 429f
    modo-A, 428, 429f
    modo-B, 428, 429f
    ultrassonografia/Doppler orbital, 429-430
venografia por ressonância magnética, 427
Modo-A, ultrassonografia oftálmica em, 428-429, 429f
Modo-B, ultrassonografia oftálmica em, 428-429, 429f
Molusco contagioso, 150-151
Moscas volantes, diagnóstico diferencial, 3
Motilidade ocular limitada, diagnóstico diferencial, 9
Moxifloxacino, colírio, 14, 43, 46, 54, 62, 66, 69, 70, 114, 145, 149, 164, 246, 361, 390, 393
Mucocele/mucopiocele do seio frontal, 146

N

Naproxeno, 74, 122, 124, 364
Natamicina, colírio, 72
Necrólise epidérmica tóxica (NET), 407-409
Necrose retiniana aguda (NRA), 378-381, 379f
    diagnóstico diferencial, 379
    encaminhamento para especialista, 380
    retinite por CMV, 379, 379t
    toxoplasmose, 379, 379t
    tratamento, 380
Neisseria gonorrhoeae, 199
Neoplasia intraepitelial conjuntival, 131-132, 132f
Neovascularização
    coroidal, diagnóstico diferencial, 7
    retiniana, diagnóstico diferencial, 7
Nervos
    corneanos aumentados, diagnóstico diferencial, 6
NET. *Ver* Necrólise epidérmica tóxica (NET)
Neurite óptica, 271-274, 273f
Neurofibromatose tipo 1/tipo 2, 416-417
    critérios diagnósticos, 416, 416t
    Lisch, nódulos de, 392f
Neuropatia óptica
    compressiva, 281
    dominante, 282

    hereditária de Leber, 281-282
    isquêmica
        arterítica, 277-279, 278f
        não arterítica, 279-280, 279f
        posterior, 280
    radiação, 282
    tóxica, 272
    tóxica/metabólica, 280-281
    traumática, 36-39, 37f
Nevo
    conjuntival, 133, 133f
    coroidal, 354-355, 355f
    palpebral, 151
Nictalopia, distúrbios causando
    atrofia girata, 345
    cegueira noturna estacionária congênita, 345, 346f
    coroideremia, 345
    deficiência de vitamina A, 345
    deficiência de zinco, 345
    miopia não corrigida, 345
Nistagmo
    diagnóstico diferencial de lactentes, 9
    motor congênito, 208, 282-285
NMOSD. *Ver* Distúrbio do espectro da neuromielite óptica (NMOSD, do inglês *neuromyelitis optica spectrum disorder*)

O

Obstrução congênita do ducto nasolacrimal, 201-202
    dacriocistocele e, 201
Oclusões arteriais
    central da retina, 304-305, 304f
    gestação influenciando, 404
    ramo da retina, 305-306, 306f
Oclusões de ramo da veia da retina, 309-310, 309f
Ocronose com alcaptonúria e pigmentação conjuntival, 134
Ofloxacino, colírio, 14, 62
Oftalmia neonatal, 199-201
Oftalmoplegia
    externa progressiva crônica, 269-270
    internuclear, 270-271, 270f
Oftalmoscopia a *laser* por varredura confocal, 433
Oftalmoscopia por varredura a *laser* confocal, 433
Ofuscamento, diagnóstico diferencial, 3
Oguchi, doença de, 345, 346f
Óleo de linhaça oral, 58
Olho cego doloroso, 414-415
Olho seco
    diagnóstico diferencial, 2
    síndrome do, 56-58
Olho vermelho, diagnóstico diferencial, 4
Olopatadina, 65

Omeprazol, 38
Ondansetrona, 44
Opacidades vítreas, diagnóstico diferencial, 10
Opacificação corneana, diagnóstico diferencial, 5
Orbitopatia relacionada à tireoide, 156-159, 156f
Organização Mundial da Saúde (OMS)
    classificação de tracoma, 116
    erradicação do tracoma, 117
Oscilopsia, diagnóstico diferencial, 3
Oximetazolina, *spray* nasal, 30

P

Pálpebra(s)
    apraxia, 144
    calázio/hordéolo, 150
    carcinoma basocelular, 151, 151f
    carcinoma epidermoide, 151
    carcinoma sebáceo, 132, 152
    ceratoacantoma, 151
    ceratose actínica, 151
    ceratose seborreica, 150
    cistos, 150
    crostas, diagnóstico diferencial, 2
    distúrbios
        blefarospasmo, 143-144
        calázio/hordéolo, 138-139, 139f
        canaliculite, 144-145, 144f
        celulite pré-septal, 147-150, 147f-148f
        dacriocistite/inflamação do saco lacrimal, 145-147, 146f
        ectrópio, 140, 140f
        entrópio, 141, 141f
        ptose, 136-138, 136f
        síndrome da frouxidão palpebral, 142-143
        triquíase, 141-142
        tumores palpebrais malignos, 150-153, 151f-152f
    edema, diagnóstico diferencial, 2
    fasciculação, diagnóstico diferencial, 2
    laceração de, 23-27, 24f
        canalicular, 24, 24f
        marginal, 26-27, 27f
        não marginal, 25-26
        reparo, 25
    lagoftalmo, diagnóstico diferencial, 3
    mioquimia, 143
    molusco contagioso, 150-151
    nevos, 151
    papiloma escamoso, 151
    tumores malignos, 150-153
    xantelasma, 151
PAM. *Ver* Medidor de acuidade potencial (PAM, do inglês *potential acuity meter*)
Pannus, diagnóstico diferencial, 6

Papilas
    algoritmo para, 109f
    conjuntivite vernal/atópica com tarsais superiores grandes, 112-113, 112f
Papiledema, 274-276, 274f
Papiloma
    conjuntival, 131
    escamoso, palpebral, 151
    palpebral, 151
Paracetamol, 12, 15, 20, 66, 147, 168
Paralisia dupla do elevador, 195
Paralisia
    isolada de quarto nervo craniano, 256-258, 256f
    isolada de sétimo nervo craniano, 260-262
        lesões centrais, etiologia, 260-261
            extrapiramidais, 260-261
            lesões corticais, 260
            lesões de tronco encefálico, 261
        lesões periféricas, etiologia, 261
            botulismo, 261
            carcinoma nasofaríngeo, 261
            diabetes melito, 261
            doença de Lyme, 261
            doença vascular do colágeno, 261
            fratura de osso temporal, 261
            HIV, 261
            massas no ACP, 261
            metástase, 261
            neoplasia de parótida, 261
            otite externa maligna, 261
            otite média supurativa aguda/crônica, 261
            paralisia de Bell, 261
            porfiria aguda, 261
            sarcoidose, 261
            sífilis, 261
            síndrome de Guillain-Barré, 261
            síndrome de Ramsay-Hunt, 261
            trauma acidental/iatrogênico, 261
            vírus Epstein-Barr, 261
    isolada de sexto nervo craniano, 258-260, 258f
        abdução limitada, 258-259
        em adultos
            avaliação, 259
            etiologia, 259
        em crianças
            avaliação, 259-260
            etiologia, 259
    isolada de terceiro nervo craniano, 252-254, 252f-253f
Parinaud
    conjuntivite oculoglandular de, 118
    síndrome de, 251-252
Paromomicina, colírio, 74
Parótida, neoplasia na paralisia isolada de sétimo nervo craniano, 261

Partículas iridescentes do cristalino, diagnóstico diferencial, 8
Pediculose, 114-115, 115f
Penfigoide
   cicatricial ocular, 128-129, 128f
   de membranas mucosas, 128-129, 128f
   dor, diagnóstico diferencial, 4
   hipertensão, 218-219
   irritação, 143
   lesões relacionadas a estilhaços/projéteis, 46-47
   melanocitose, 133
   motilidade limitada, diagnóstico diferencial, 9
   rosácea, 126-127
   sinais, diagnóstico diferencial, 5-10
      achados corneanos/conjuntivais, 5-6
      câmara anterior/ângulo da câmara anterior, 5
      edema conjuntival, 5
      hifema, 5
      hipópio, 5
      ressecamento conjuntival, 5
      sangue no canal de Schlemm à gonioscopia, 5
      vasos episclerais dilatados, 5
Penicilina V, 25
Perfuração escleral, tratamento, 414
Periflebite, diagnóstico diferencial, 7
Persistência da vasculatura fetal (PVF), 183
Peters, anomalia de, 205, 205f
PHMB. *Ver* Poli-hexametileno biguanida (PHMB)
Pinguécula, 64-65, 64f
PIO. *Ver* Pressão intraocular (PIO)
Piolho(s)
   pediculose causada por, 114-115, 115f
   pubiano, pediculose causada por, 114-115, 115f
Poliarterite nodosa, 181
Poli-hexametileno biguanida (PHMB), colírio, 73
Polimixina B/bacitracina, pomada, 18, 42, 54, 55, 80-81, 113, 118, 139, 414-415
Polimixina B/trimetoprima, colírio, 12, 14, 18
Posner-Schlossman, síndrome de, em glaucoma, 226-227
Prednisolona, acetato, 13, 18, 20, 78-79, 81-82, 84-86, 102-103, 106-107
Prednisona, 78, 81
Pregabalina, 81
Pregas coroidais, diagnóstico diferencial, 7
Pressão intraocular (PIO). *Ver também* Glaucoma primário de ângulo aberto
   elevação aguda, diagnóstico diferencial, 7
   elevação crônica, diagnóstico diferencial, 8
   reduzida, diagnóstico diferencial, 8
PRK. *Ver* Ceratectomia fotorrefrativa (PRK, do inglês *photorefractive keratectomy*)
Problemas refrativos, diagnóstico diferencial, 10
   hipermetropia progressiva, 10
   miopia progressiva, 10
Problemas relacionados a lentes de contato, 87-90
Procedimento de cultura corneana, 442
Procedimentos de ablação de superfície (PRK, epi-LASIK, LASEK), complicações, 103, 104t, 105
Projéteis, lesões relacionadas a, 46-47
Proparacaína, 17, 53
Proteína C-reativa (PCR), 164
Prurido ocular, diagnóstico diferencial, 3
Pseudoesotropia, 189, 190f
Pseudoexfoliação, síndrome de, 230-232, 231f
Pseudotumor orbital
   esclerosante, 182
   inflamatório, 159-161
Pterígio, 64-65, 64f
Ptose, 136-138, 136f
   aponeurótica, 136
   congênita, 207-208, 207f
   diagnóstico diferencial, 2
   mecânica, 137
   miogênica, 136
   neurogênica, 136-137
   pseudoptose, 137
   traumática, 137
Pucker macular, 339-340, 339f-340f
Punção e injeção intravítrea, 444-445
Pupila(s)
   Adie (tônica), 251-252
   anisocoria, 248f
      constrição anormal, 247
      dilação anormal, 247
   Argyll Robertson, 251
   tônicas, 247
Purtscher, retinopatia, 50-51, 50f

Q

Queimação, diagnóstico diferencial, 1
Queimadura química, 11-14
   cianoacrilato, 13-14
   tratamento de emergência, 11
   leve a moderada, 11-12
   severa, 12-13, 12f
Quemose, diagnóstico diferencial, 5
Quinina, 3

R

Radiografias simples, 421
Reação pupilar paradoxal, diagnóstico diferencial, 9
Refsum, doença de, 343
Reis-Bücklers, distrofia de, 97, 98f
Rejeição de enxerto corneano, 102-103, 103f
Ressecamento conjuntival, diagnóstico diferencial, 5
Ressonância magnética (RM), 423-426
   exemplos, 424f

gadolínio, 423-426, 424t-425t, 425f
imagens em FLAIR, 424
princípios básicos, 424t
Retina, distúrbios da
  anemia falciforme, 330-331, 331f
  Best, doença (distrofia macular viteliforme), 349-350, 349f
    herança, 349
  buraco macular, 337-339, 337f-338f
  aderência/tração vitreomacular, 337-339, 339f
  coriorretinopatia serosa central, 322-324, 322f-323f
  derrame/descolamento coroidal, 340-342, 341f
    etiologia de hemorrágico/seroso, 341
    tratamento geral de problemas subjacentes, 341
  descolamento vítreo posterior, 295-296, 295f
  descolamento, 297-300
    diagnóstico diferencial e tipos, 300
    exsudativo/seroso, 298-299, 299f
    regmatogênico, 297-298, 298f-299f
    tradicional, 299-300, 299f
  distrofia de cones, 346-347
    herança, 346
  DMRI. *Ver* Degeneração macular relacionada à idade.
    fatores de risco para perda visual, 326
    não exsudativa (seca), 324-326, 324f
    neovascular/exsudativa (úmida), 326-328, 326f
      tratamento de subfoveal, 328
    tratamento, 327-328
  edema macular cistoide, 320-322, 320f-321f
  estadiamento, 331
  estrias angioides, 334-335, 334f
  exsudato algodonoso (EA), 302-304, 302f-303f
  fosseta óptica, 352-353, 353f
  hemorragia vítrea, 318-319, 318f
  histoplasmose ocular, 335-337, 336f
  macroaneurismas arteriais, 329-330, 330f
  melanoma maligno da coroide, 355-357, 356f
    CRHEP, 356, 356f
    lesões não pigmentadas, 356-357
    lesões pigmentadas, 356
  nevo coroidal, 354-355
    diagnóstico diferencial de lesões pigmentadas/não pigmentadas, 355
    fatores de risco para transformação maligna, 355
  oclusões
    de ramo/artéria central da retina, 305-306, 304f, 306f
    de ramo/veia central da retina, 306-310, 307f, 309f
    influência da gestação, 404
  retinoide pigmentar/distrofias coriorretinianas hereditárias, 342-345
    distrofias coriorretinianas hereditárias/outras causas de nictalopia, 345, 346f

    doença sistêmica na degeneração retiniana hereditária, 343-345
    padrões de herança da retinoide pigmentar, 342
    retinoide pigmentar, 342-343, 342f-343f
  retinopatia cristalina, 351-352
  retinopatia de Valsalva, 332, 332f
  retinopatia diabética, 312-317
    características de alto risco, 316f
    diabetes gestacional, 317, 317t
    diagnóstico diferencial de não proliferativa, 312-313
    diagnóstico diferencial de proliferativa, 314
    edema macular diabético, 314, 314f-315f
    escala de gravidade da doença, 312, 313f-314f
    indicações de vitrectomia, 315-316
    membrana epirretiniana, 339-340, 339f-340f
    miopia elevada, 333-334, 333f
    não proliferativa, 312, 313f
      grave, 312, 313f
      leve, 313
      moderada, 312, 313f
    proliferativa, 314-315, 313f, 316f
  retinopatia hipertensiva, 310-311, 310f
  vasculopatia polipoidal idiopática da coroide, 328-329, 328f
    fatores de risco, 328
  retinosquise, 300-302
    degenerativa relacionada à idade, 301-302, 301f
    ligada ao X (juvenil), 300-301
  ruptura, 296-297, 297f
  síndrome isquêmica ocular/doença oclusiva carotídea, 311-312
  solar/fótica, 353-354, 353f-355f
  Stargardt, doença de (*fundus flavimaculatus*), 347-349
    autofluorescência do fundo, 348f
    coroide silenciosa exibida por, 348f
    herança, 348
  toxicidade por cloroquina/hidroxicloroquina, 350-351
    diagnóstico diferencial de maculopatia em alvo, 350
    dose, 350
Retinite
  toxoplasmose, 371
  uveíte/endoftalmite por *Candida*, 395-396, 395f
  uveíte posterior, 371
  viral, 394
Retinoblastoma, 183
Retinopatia
  da prematuridade (RP), 184-188, 186f-188f
    doença limiar, 187
    doença *plus*, 186, 187f
    doença pré-limiar, 187
    tipo I, 186
    tipo II, 187

diabética, 312-317
  características de alto risco, 316f
  diabetes gestacional, 317, 317t
  edema macular diabético, 314, 314f-315f
  escala de gravidade da doença, 312, 313f-314f
  indicações para vitrectomia, 315-316
  não proliferativa, 312, 313f
    diagnóstico diferencial, 312-313
    leve, 313
    moderada, 312, 313f
    severa, 312, 313f
  proliferativa, 314-315, 313f, 316f
Rifampicina, 5
Rímel, pigmentação conjuntival, 134
Ringer lactato, solução, 11
Rivaroxabana, 34, 120
Rosácea ocular, 126-127
Roth, manchas, diagnóstico diferencial, 7
RP. *Ver* Retinopatia da prematuridade (RP)
Ruptura
  coroidal traumática, 48-49, 49f
  de globo, 43-44, 43f, 44t

S

Saco lacrimal, inflamação, 145-147, 146f
Sangue no canal de Schlemm à gonioscopia, 5
Sarcoidose, 375-377
  catarata, 375
  edema macular, 377
  glaucoma secundário, 375
  granuloma coroidal, 375f
  granuloma sarcoide coroidal, 375f
  na paralisia isolada de sétimo nervo craniano, 261
  uveíte complicando, 375
Schlemm, gonioscopia mostrando sangue no canal, 5
Schnyder, distrofia corneana, 98-99, 99f
Schwartz-Matsuo, síndrome de, 211, 361
Secreção. *Ver* Olho vermelho
Segmento anterior, anomalias do desenvolvimento, 205-206
  afacia primária, 206
  aniridia, 206
  anomalia de Peters, 205, 205f
  ectopia *lentis et pupillae*, 205
  embriotóxon posterior, 205
  esclerocórnea, 206
  espectro de Axenfeld-Rieger, 205, 205f
  lenticones anterior e posterior, 205
  microcórnea, 205
  microesferofacia, 205, 206f
Seidel, teste, 438, 439f
  hipotonia, 413
Seio cavernoso, síndromes associadas
  aneurisma intracavernoso, 265
  apoplexia pituitária, 266
  doença metastática para o seio cavernoso, 265
  fístula arteriovenosa, 181, 265
  herpes-zóster, 79-82
  mucormicose, 265-266
  paralisias múltiplas de nervos motores oculares, 263-266
  síndrome de Tolosa-Hunt, 181-182, 266
  trombose de seio cavernoso, 164, 266
  vírus varicela-zóster, 364
Sensação de corpo estranho, diagnóstico diferencial, 3
Shunt com tubo, complicações de procedimentos, 245
Sífilis
  adquirida, 386-388, 386f
    indicações de tratamento, 387
  congênita, 388
  em paralisia isolada de sétimo nervo craniano, 261
  hiperemia difusa da íris, 386
Simbléfaro, 128
  diagnóstico diferencial, 6
Sinais oculares, diagnóstico diferencial, 5-10
  achados corneanos/conjuntivais, 5-6
  câmara anterior/ângulo da câmara anterior, 5
  edema conjuntival, 5
  hifema, 5
  hipópio, 5
  ressecamento conjuntival, 5
  sangue no canal de Schlemm à gonioscopia, 5
  vasos episclerais dilatados, 5
Síndrome da fibrose congênita, 195
Síndrome da frouxidão palpebral, 142-143
Síndrome de Alport, 8, 198-199, 205, 344
Síndrome de Alström, 344
Síndrome de Bassen-Kornzweig, 343
Síndrome de Bourneville, 418, 418f (*Ver também* Síndrome de Bourneville)
  diagnóstico diferencial de hamartoma astrocítico, 418
  herança, 418
  sinais oculares/sistêmicos, 418
Síndrome de Brown, 195
Síndrome de Cockayne, 344
Síndrome de desvio do aquoso, 241-242
Síndrome de dispersão pigmentar, 228-230, 229f
Síndrome de Duane, 193
Síndrome de hipotonia (*Ver* Hipotonia, síndrome de)
Síndrome de Horner, 249-250, 249f
Síndrome de Louis-Bar, 420
Síndrome de Möbius, 195
Síndrome de Parinaud, 251-252
Síndrome de Posner-Schlossman, em glaucoma, 226-227
Síndrome de pseudoexfoliação, 230-232, 231f
Síndrome de Schwartz-Matsuo, 211, 361
Síndrome de Stevens-Johnson (SSJ), 407-409

eritema multiforme maior, 407
eritema multiforme menor, 407
necrólise epidérmica tóxica (NET), 408
prognóstico, 409
sinais sistêmicos/oculares, 407
tipos, 407
tratamento sistêmico/ocular, 408
Síndrome de Sturge-Weber, 417-418
sinais oculares/sistêmicos, 417
Síndrome de Tolosa-Hunt (STH), 181-182
Síndrome de Tourette, 144
Síndrome de Usher, 343
Síndrome de von Hippel-Lindau, 418-419
diagnóstico diferencial de hemangioblastoma retiniano, 419
herança, 419
sinais críticos/sistêmicos, 418-419, 419f
Síndrome de von Recklinghausen, 416-417
critérios diagnósticos, 416, 416t
nódulos de Lisch, 417f
Síndrome de Wyburn-Mason, síndrome de, 420
diagnóstico diferencial de hemangiomas racemosos, 420f, 420f
sinais oculares/sistêmicos, 420
Síndrome de Zellweger, 344
Síndrome do bebê sacudido, 51-52, 208
Síndrome do olho seco, 56-58
Síndrome do seio cavernoso, síndromes do
Síndrome inflamatória orbital idiopática (SIOI), 159-161
Síndrome iridocorneana endotelial, 238-239, 238f
Síndrome mesencefálica dorsal (de Parinaud), 251-252
Sintomas oculares, diagnóstico diferencial, 1-4
distorção da visão, 1-2
estrabismo em crianças, 1
olho seco, 2
perda de cílios, 2
queimação, 1
secreção, 1
visão diminuída, 1
visão dupla (diplopia), 2
Sinusite etmoidal aguda, 146
SIOI. *Ver* Síndrome inflamatória orbital idiopática (SIOI)
SMILE. *Ver* Extração lenticular com pequena incisão (SMILE, do inglês *small incision lenticule extraction*)
Soro de cordão umbilical, colírio, 62
Spaeth, sistema de graduação, 447-449, 448f
câmara anterior, 448
curvatura da íris, 448
diretrizes, 448-449
inserção da íris, 447-448
pigmentação da MTP, 448
Spielmeyer-Vogt-Batten-Mayou, syndrome de, 344

Staphylococcus aureus resistente à meticilina (MRSA, do inglês *methicillin-resistant Staphylococcus aureus*), 147
Stevens-Johnson, síndrome de (SSJ), 407-409 (*Ver também* Síndrome de Stevens-Johnson)
STH. *Ver* Tolosa-Hunt, síndrome de (STH)
Sturge-Weber, síndrome de, 417-418
Subluxação
do cristalino, 401-402
glaucoma induzido por, 234
sinais críticos/outros, 401, 402f
Sulfa, fármacos, 10
Sulfametoxazol, 25
Sulfametoxazol/trimetoprima, 25, 30, 118, 147, 149, 164-165, 374-375, 396
Super cola, lesão ocular, 14

T

Tatuagens, uveíte associada, 369
Terapia antifator de crescimento endotelial vascular (VEGF, do inglês *vascular endothelial growth factor*), 49
Terceiro nervo craniano, regeneração aberrante, 255-256, 255f
Teste de cobertura alternada, 436-437
com prisma, 437
Teste de ducção forçada, 439, 440f
Teste de geração de força ativa, 439, 440f
Tétano, profilaxia, 436
Tetraciclina, 10, 13, 85
pseudotumor cerebral/hipertensão intracraniana idiopática, 276
Thiel-Behnke, distrofia, 97, 98f
Thygeson, ceratopatia punctata superficial, 63-64, 63f
Tic douloureux, 144
Timolol, 12, 20, 61, 81
Tireoide, orbitopatia relacionada, 156-159, 156f
Tobramicina, 54, 69-70, 85-86, 111, 126, 201, 246, 389
pomada, 69
Tobramicina/dexametasona, colírio, 13, 85
Tocilizumabe, 279
Tolosa-Hunt, síndrome de (STH), 181-182
Tomografia computadorizada (TC), 421-423
corticosteroides para, 423
janela para ossos/tecidos moles, 421, 422f
Tomografia de coerência óptica (OCT, do inglês *optical coherence tomography*), 432-433, 433f
Topografia e tomografia corneana, 434
Tourette, síndrome de, 144
Toxocaríase, 183, 185, 370
Toxoide tetânico, 41-42, 44
Toxoplasmose, 373-375
NRA, 379, 379t
pacientes imunocomprometidos, 375

pirimetamina/hemograma no tratamento, 374
uveíte posterior/retinite necrosante focal, 373
uveíte punctata retiniana externa, 373
Tração vitreomacular (TVM)/buraco macular, 337-339, 339f
   diagnóstico diferencial, 337
   estadiamento de Gass, 337
   etiologia, 338
   tratamento, 338
Tracoma, 116-117, 116f
   classificação da OMS, 116
   classificação de MacCallan, 116
Trauma
   abrasão corneana, 14-15, 14f
   ciclodiálise, 22-23
   commotio retinae, 47-48, 48f
   coriorretinite esclopetária, 49-50, 49f
   corpo estranho corneano/conjuntival, 15-17, 16f
   corpo estranho intraocular, 45-46, 45f
   corpo estranho intraorbital, 39-41, 39f-40f
   fratura *blow-out* orbital, 28-32, 29f-30f
   hemorragia retrobulbar, 32-36, 32f, 34f
   hifema, 19-21, 19f
   hifema não traumático (espontâneo) e pós-operatório, 22
   iridodiálise, 22-23, 23f
   irite, 18
   laceração conjuntival, 17-18
   laceração corneana, 17-18
      espessura completa, 41-42, 42f
      espessura parcial, 42, 42f
   laceração palpebral, 23-27, 24f
      canalicular, 24, 24f
      marginal, 26-27, 27f
      não marginal, 25-26
      reparo, 25
   lesões oculares relacionadas a fogos de artifício ou estilhaços/projéteis, 46-47
   micro-hifema, 21-22
   neuropatia óptica, 36-39, 37f
   ptose, 137
   queimadura química, 11-14, 12f
   retinopatia de Purtscher, 50-51, 50f
   ruptura coroidal, 48-49, 49f
   ruptura de globo/lesão ocular penetrante, 43-44, 43f, 44t
   síndrome do bebê sacudido, 51-52
Trifluridina, colírio, 77, 78
Trimetoprima/polimixina B, colírio, 12, 14, 15, 17, 69, 85
Triquíase, 141-142
   tracomatosa, 116
Trombose de seio cavernoso, 266
Tropicamida, 187, 235, 289

Tumores
   blefarite e carcinoma sebáceo da pálpebra, 126
   conjuntivais, 130-134
      carcinoma sebáceo, 126
      lesões amelanóticas, 130-133
         amiloide, 132, 132f
         carcinoma sebáceo, 132
         coristoma ósseo epibulbar, 132
         dermoide límbico, 130
         dermolipoma, 131-132
         granuloma, 131
         granuloma piogênico, 131
         linfangioma, 131
         melanoma amelanótico, 132
         neoplasia intraepitelial conjuntival, 131-132, 132f
         papiloma, 131
         sarcoma de Kaposi, 131
         tumores linfoides, 132, 132f
      lesões melanóticas, 133-134
         conjuntivais/outras causas de pigmentação, 134
         melanocitose ocular/oculodérmica, 133
         melanoma maligno, 133, 133f
         melanose primária adquirida, 133
         nevo, 133, 133f
   linfoides, 132, 132f
   malignos da pálpebra, 150-153, 151f-152f
   orbitais, 168-178
      em adultos, 173-178, 174t, 175f
      em crianças, 168-173, 169t-170t, 171f
   palpebrais, 150-153
      calázio/hordéolo, 150
      carcinoma basocelular, 151, 151f
      carcinoma epidermoide, 151
      carcinoma sebáceo, 152-153, 152f
      ceratoacantoma, 151
      ceratose actínica, 151
      ceratose seborreica, 150
      cistos, 150
      molusco contagioso, 150-151
      nevo, 151
      papiloma escamoso, 151
      xantelasma, 151

U

Úlcera neurotrófica, 76, 78
Ulceração corneana periférica, 91-94, 92f
Ultrassonografia oftálmica, 428-430
   biomicroscopia ultrassônica, 429, 429f
   modo-A, 428, 429f
   modo-B, 428, 429f
   ultrassonografia/Doppler orbital, 429-430
Usher, síndrome de, 343
Uveíte
   abordagem, 358-359

anterior, 359-365
    aguda, 359
    avaliação diagnóstica, 362-363, 363t
    células na câmara, 359, 360t
    com sinequias posteriores, 360, 360f
    crônica, 359, 362
    flare na câmara, 359, 360t
    induzida pelo cristalino, 360
    induzida por fármacos, 360
    precipitados ceráticos, 359-360
associada a HLA-B27, 372
    tipos de doença por HLA-B27, 372
CMV, 381-383, 381f
    tratamento, 381-382, 382t
doença de Behçet, 377-378
    epidemiologia, 378
e neurossífilis, 388
endoftalmite
    bacteriana endógena, 394-395
        microrganismos causando, 394
        usuários de drogas intravenosas, 394
    pós-operatória, 388-391
        aguda, 388-390, 389f
        subaguda, 390-391
    traumática, 393
        endoftalmite por Bacillus, 393
        microrganismos causando, 393
intermediária, 366-369, 366f
    causas de células no vítreo, 368
microvasculopatia retiniana não infecciosa/
    retinopatia por HIV, 383
NRA, 378-381, 79f
    diagnóstico diferencial, 379
        retinite por CMV, 379, 379t
        toxoplasmose, 379, 379t
    tratamento, 380
        encaminhamento para especialista, 380
oftalmia simpática, 397-398
pós-operatória crônica, 391-392
posterior, 369-371
    diagnóstico diferencial, 369-371
        coroidite, 370
        doença da arranhadura do gato, 371
        doença de Lyme, 371
        neurorretinite subaguda unilateral difusa
            (DUSN), 372
        outras causas de células no vítreo, 371
        pan-uveíte, 369
        pós-operatória/trauma, 371
        retinite, 371
        síndromes de pontos brancos, 369-370, 370f
        vasculite, 371
    esteroides tópicos, 377
    toxoplasmose, 371

retinite/uveíte/endoftalmite por *Candida*, 395-396, 395f
pós-operatória crônica, 391-392
sarcoidose, 375-377
    catarata, 375
    edema macular, 377
    glaucoma secundário, 375
    granuloma coroidal sarcoide, 375f
    uveíte complicando, 375
sífilis, 386-388
    adquirida, 386-388, 386f
        indicações de tratamento, 387
    congênita, 388
    hiperemia difusa da íris, 386
síndrome de VKH, 383-385
    diagnóstico diferencial, 384-385
        doença de Harada, 384, 384f
        DR grave, 384, 385t
    epidemiologia, 384
toxoplasmose, 373-375
    pacientes imunocomprometidos, 375
    pirimetamina/hemograma no tratamento, 374
    punctata retiniana externa, 373
    uveíte posterior/retinite necrosante focal, 373

V

Valaciclovir, 77-80, 82t
Vancomicina, colírio, 69, 149, 164, 246, 389-391, 393, 395
Varfarina, 19, 22, 35-36, 266
Varicela, 82
Variz, 181
Vasculite orbital, 181
Vasos de *shunt* optociliar no disco, diagnóstico diferencial, 7
Vasos episclerais, diagnóstico diferencial de dilatação, 5
Vazamentos de feridas
    teste de Seidel, 413, 438, 439f
    tratamento, 413
Veias retinianas, embainhamento, 8
Venografia por ressonância magnética (VRM), 427
Vicryl, fio, 18, 26
Vírus
    ceratite por herpes-zóster, 81f
    herpes simples (VHS), 75-79, 77f, 200
        ceratite dendrítica, 76, 77f
        conjuntivite, 111
    varicela-zóster (VVZ), 79-82, 81t
Visão
    diagnóstico diferencial de fundo normal/reduzida, 7
    distorção, diagnóstico diferencial, 1-2
    dupla, diagnóstico diferencial, 2
    perda não fisiológica, 288-289
        crianças, 289

movimento de mãos à ausência de percepção de
    luz, 288-289
  ausência de percepção de luz, 288
  perda transitória, 285-286
  sintomas descritos pelos pacientes, 288
  visão 20/40-20/400, 289
 reduzida, diagnóstico diferencial, 1
Vitamina A
 classificação da OMS, 410t
 deficiência, 409-410
 sinais oculares/sistêmicos, 409
Vitamina C, 13
Vitamina D, 159
Vitrectomia, retinopatia diabética e indicações, 315-316
Vitreorretinopatia exsudativa familiar (VREF),
    188-189, 189f
Vogt-Koyanagi-Harada (VKH), doença, uveíte,
    383-385, 384f
  diagnóstico diferencial, 384-385
    DR grave, 384, 385t
  epidemiologia, 384
von Hippel-Lindau, síndrome de, 418-419 (*Ver
    também* Síndrome de Hippel-Lindau)

Voriconazol, 72, 74, 391, 396
VREF. *Ver* Vitreorretinopatia exsudativa familiar
    (VREF)

W

Wegener, granulomatose. *Ver* Granulomatose com
    poliangeíte
Wilson, doença de, 411-412, 412f
Wyburn-Mason, síndrome de, 420 (*Ver também*
    Síndrome de Wyburn-Mason)

X

Xantelasma, 151

Y

YAG, laser. *Ver Yttrium-aluminum-garnet* (YAG),
    laser
Yttrium-aluminum-garnet (YAG), *laser*
 iridotomia periférica, 450-451, 451f

Z

Zellweger, síndrome de, 344